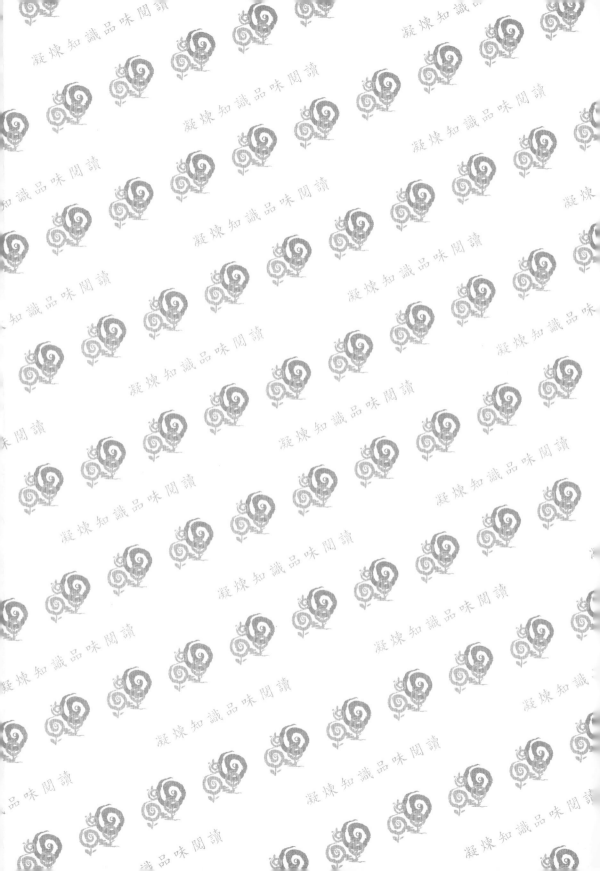

藥物濫用、毒品與防治

·第三版·

楊士隆、李思賢——主編

五南圖書出版公司 印行

吳校長序

　　毒品問題嚴重程度已是臺灣5大民怨之一，影星與校園學生吸毒事件層出不窮，更造成社會巨大衝擊，根據法務部的統計資料，近年來毒品緝獲量與毒品施用人數皆持續增加，毒品施用者再累犯比率趨近9成，第三級毒品（如K他命）濫用問題更爲嚴重，吸食人數尚無法估算。本校犯罪研究中心每半年進行之「全國民眾犯罪被害暨政府維護治安施政滿意度調查」發現，每年民眾認爲住家附近毒品嚴重約占10%，而毒品查獲公斤數近年均達2至3千公斤。根據聯合國之統計，涉及毒品之組織犯罪每年高達3,000億美金，引發之犯罪與公衛問題更無法估計。因此，在毒品防治領域的研究成果，可以協助解決國內毒品問題，目前本校在本人之構想推動下，整合相關學門領域，在犯罪研究中心成立毒品防治計畫ADAPT（Advanced Drug Abuse Prevention and Treatment Project），企圖組成臺灣最周延之毒品防治研究領域團隊，共同推動毒品防治研究事宜。

　　鑑於毒害日益嚴重，戕害國人身心健康且造成治安與公衛問題，本校犯罪研究中心主任，毒品防治計畫執行長楊士隆教授邀集臺灣師範大學健康促進與衛生教育學系教授李思賢、行政院衛生署組長朱日橋博士、中央研究院李宗憲博士等學者專家，就藥物濫用與毒品之議題，撰寫成專門論著，供關心毒品與藥物濫用防治之學術與實務工作者之參考。

　　該書共計十八章，除第一章導論簡介毒品之意涵與影響外，其餘十七章分別對藥物濫用之型態與毒害症狀、藥物濫用與吸毒之相關因素、少年藥物濫用問題與防治、毒品之監測、藥物濫用治療與處遇成效、心理輔導方案、社區處遇與社會復歸、減害計畫與評估、藥物濫用之處遇模式、美國毒品法庭、毒品防治政策之檢討與展望、兩岸毒品法制之比較及國際趨勢等進行深入探討。

　　本書作者長期投入毒品防治研究，理論與實務經驗兼備，為目前臺灣與亞太地區對於毒品防治議題有深入研究之專家學者，書中以提綱挈領、深入淺出方式介紹國內外毒品防治相關原理與研究成果，期能使讀者迅速對此一議題具整合宏觀的掌握，相信對於毒品防治相關工作或研究學者，應具有很高的參考價值，值該書出版之際，樂為之序，並予以推薦。

吳志揚

國立中正大學校長

國立中正大學犯罪研究中心榮譽主任謹識

作者序

　　從事犯罪防治研究近三十年，2006年在一個偶然的機會下接受行政院研考會委託進行「毒品問題與對策」研究，檢視臺灣毒品防治工作之效能與挑戰，開啓了對藥物濫用與毒品研究之契機。從此以後，一連進行近20個成年及少年使用毒品盛行率、病人及犯人成本效益分析、機構處遇、社區處遇與社區資源的應用與規劃、毒品問題與對策、少年藥物濫用盛行率與防治政策評估、臺灣整體毒品防制之規劃、新興毒品之趨勢及大麻流行原因等研究，有機會至臺灣及美國、日本、澳洲、荷蘭、新加坡、泰國、中國、香港、澳門等地毒品防治機構參訪與蒐集資料，使得個人有機會對毒品防治研究之國際發展及相關議題有更深入之瞭解。復因擔任行政院毒品防制會報、法務部毒品審議委員會、毒品防制基金管理會委員、臺灣高等檢察署毒品情勢及資料庫觀測諮詢委員等職，讓我接觸臺灣毒品防制之第一手資料與瞭解臺灣面臨之各項挑戰與因應策略，進而提出各項建言供政府參考，似乎有意無意間跟毒品防治工作結下深厚的機緣。

　　在國立中正大學學務處及副校長服務期間兼任犯罪研究中心主任一職，在當時吳志揚校長的支持下，負責推動中正大學毒品防治計畫，協助本校與政府推動防制藥物濫用教育中心計畫及研究事宜，工作甚具挑戰，但卻深覺意義非凡，蓋國內毒品問題至爲棘手，影星與年輕人吸毒事件層出不窮，毒品犯累再犯比率甚高，能有機會投入毒品防治研究工作應屬有意義且對國家社會有貢獻之事，故引以爲樂。鑑於毒害日益嚴重，戕害國人身心健康且造成嚴重治安與公衛問題，個人邀集臺灣師範大學健康促進與衛生教育學系特聘教授李思賢、行政院衛生福利部技監朱日橋博士、高雄毒品防制基金會執行長李宗憲博士、高雄醫學大學李志

恒教授、臺北市立聯合醫院松德院區成癮防治科前主任束連文醫師、高雄長庚醫院精神科系精神科主治醫師蔡孟璋、國立中正大學犯罪防治學系戴伸峰教授、曾淑萍副教授等，就藥物濫用與毒品之防治議題，彙整新近研究文獻與心得，撰寫成專門論著，以供關心毒品與藥物濫用防治之學者與實務工作者之參考。

本書於2012年初版，2013年二版，本次於2020年再度大幅修訂並增加新世代反毒策略、RANT及科學實證之毒品犯處遇、新興影響精神物質濫用與管制、毒品施用與持有制裁之國際趨勢等內容。本書之特色在於廣泛的介紹藥物濫用與毒品之意涵、種類、毒害症狀與影 及吸毒成因外，並針對毒品之監測、治療與處遇制度、心理輔導方案、減害計畫與評估等進行探討，最後並就毒品防治政策與趨勢參考國際動向等加以檢視，以促使讀者有全面性與宏觀之瞭解。因藥物濫用與毒品防治研究博大精深，本書仍有未盡周延事宜，請藥物濫用與毒品防治先進不吝予以指教。最後感謝匿名審查者之寶貴意見及劉子瑄老師及翁瑄祈研究生協助校稿與蒐集最新統計資料。

楊士隆

國立中正大學防制藥物濫用教育中心計畫召集人

犯罪防治學系特聘教授／犯罪研究中心主任

2020年2月謹誌於

國立中正大學犯罪防治系暨研究所

台灣藥物濫用防治研究學會

contents 目錄

Part II　藥物濫用現況與監測

Part IV　毒品政策之比較與展望

Part I

藥物濫用與成癮之
危害與相關因素

第一章　緒　論

楊士隆、李思賢、朱日僑

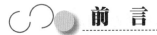 **前　言**

　　藥物或稱物質之使用與濫用危害越來越受到臺灣社會與學術界的重視，特別是當這些物質包含菸、酒、俱樂部藥物與非法藥物，以及其他有成癮可能的合法處方藥物。這些物質使用後對個人與社會的影響取決於幾個因素，包含：每一種物質對生理的藥理作用、藥物被個人使用的方式、每一種物質在生活中被賦予的意義、使用的理由，以及誤用或濫用帶來的傷害。現今的生理神經學、精神醫學、心理學、犯罪學、文化人類學，與其他跨學門的學科所做的研究結果大幅提升我們對於影響精神物質、藥物作用，與藥物濫用的瞭解。本書主要是聚焦於「毒品危害防制條例」中所規定之第一級到第四級中常被施用或濫用的毒品，特別是海洛因、安非他命、搖頭丸與迷幻藥。本章是對於物質濫用與非法藥物做基本介紹，並澄清一些基本概念。

　　在閱讀本書與瞭解影響精神藥物或稱毒品之施用的複雜問題與本質前，有三件事情需要先為讀者做重要的區別：

一、區分此藥物是天然的還是化學合成製劑

　　在19世紀以前，幾乎所有影響精神的藥物是以天然的形式被使用，直到現代化學的出現，這些天然物質中會影響精神的成分被分離與分析出來，然後將此知識應用於成分提取並製成專利產品，例如嗎啡與古柯鹼。自此之後，製造影響精神物質形式的合成毒品（Synthetic Drugs）變成可能，例如海洛因；並且知識被應用於製造新的、更為迷幻的藥物，例如迷幻藥（LSD）、安眠藥等，甚至更多的新興影響精神物質（New Psychoactive Substances, NPS）等。就如同蒸餾酒一樣，能夠製造類似天然藥物的效果且具有更高純度，使得合成藥物的可移動性與成癮可能性都增加了。

二、區分藥物的施用方式

使用這些藥物的方法至少分成四種常見的方式：

（一）經口服用天然物質（嚼古柯葉）或是合成藥劑（例如止痛藥）。

（二）將藥物吸進黏膜，例如用鼻子吸古柯鹼到鼻黏膜。

（三）透過煙霧吸入，例如大麻煙、海洛因捲煙。

（四）透過注射，例如將海洛因毒品，或藥品直接透過注射到血液中，可以提供快速傳輸到大腦，這種施用方式大幅提升了濫用、依賴與傷害的可能性。

三、區分是否可以被接受為是一種治療藥物

許多「毒品危害防制條例」中列出的藥物是被發展出來並視為醫療藥物，在醫療處方使用下是被允許的。有些影響精神藥物在管制下是可接受的醫療藥物，例如嗎啡；有些則是不論其是否有醫療用途都不被允許使用的，例如大部分國家不允許對於海洛因、迷幻藥（LSD）與古柯鹼的任何因素之使用。上述這些區分是在談論影響精神藥物的本質與其各種藥物間的複雜度藥品（包括：類似物質、同類物，或稱類緣物（Analogue）、藥物化學結構與生理活性作用關係近似之藥物（Structure-Activity Relationship, SAR））時均屬必須，但還不夠充分地區分內容，將在接下來幾章的介紹中，再進一步考慮不同的藥物、不同的施用方式，與是否為處方用藥所呈現出來的藥物作用（過量死亡）、情境危險（用藥後開車、使用迷幻藥失去記憶）、危險行為（危險性行為、針具共用）。

第一節　藥物使用、濫用與成癮

藥物使用的合法與非法，是依據各個國家的法令而定；如果先不談施用藥品是否犯罪，藥物使用是指在不違法，或是經醫師處方，正常服用相關藥物，稱為藥物使用。藥物濫用的定義，係指非以醫療目的，在未經醫師處方指示情況下，或雖基於醫療上的需要過量或經常使用某種藥物，致使個人健康及社會安寧深受傷害。藥物成癮，是由於重複使用某種藥物而產生的間歇性或慢性中

毒現象，包括：耐受性（Tolerance）、生理依賴（Physical Dependence）、心理依賴（Pychological Dpendence）及繼續使用藥物之強烈衝動。非理性的物質持續使用造成社會及職業功能障礙，呈現中毒症狀，且無法減少停止使用，稱為「物質濫用」（Substance Abuse）；而「成癮」（Addiction）乃指一旦物質濫用在使用上已經影響個人的工作與生活功能，尚未達到生理上的依賴；而「物質依賴」（Substance Dependence）是因使用物質成癮，已經出現「耐受性」與「戒斷症狀」（Withdrawal Syndrome）等問題。依據美國精神醫學會（American Psychiatric Association, APA）出版之《精神疾病診斷與統計手冊》第五版（The Diagnostic and Statistical Manual of Mental Disorders, Fifth Edition, DSM-5）（APA, 2013）的定義，已經捨去了物質濫用與物質依賴的區別，統一改以物質使用障礙（Substance Use Disorders）[1] 來說明成癮的問題，並認為造成上癮、不易戒除的原因，主要是在於心理依賴而非生理依賴。另外，也將物質關聯疾患（Substance-Related Disorders, SRD）變更為物質相關及成癮障礙症（Substance-Related and Addictive Disorders, SRAD）[2]。然而，由於物質使用之精神障礙經常涉及多個診斷類別，且並非完全適用於單一疾病的範圍，有些可能包括多個群組關聯疾病的共同特性，因而實務上，運用《精神疾病診斷與統計手冊》第五版（DSM-5）其所收錄疾病加以重組分類的臨床觀點，通常建議可與2018年世界衛生組織（World Health Organization, WHO）「國際疾病傷害及死因分類標準」第十一版（International Classification of Diseases 11th Revision, ICD-11）[3] 相互對照，確定診斷名稱與編碼系統，彼此相輔相成。就行為的觀察而言，一個藥物成癮者具有下列特徵[4]。

----

[1]　John M. Grohol (2018). Final DSM 5 Approved by American Psychiatric Association, https://psychcentral.com/blog/final-dsm-5-approved-by-american-psychiatric-association/, Psych Central, 28 Dec 2019.

[2]　American Psychiatric Association (2013). Diagnostic and Statistical Manual of Mental Disorders, Fifth Edition. Arlington, VA: Author. https://dsm.psychiatryonline.org/doi/book/10.1176/appi.books.9780890425596, 2019.12.26.

[3]　WHO (2018). International Classification of Diseases 11th Revision, https://icd.who.int/en, 2019.12.27.

[4]　楊士隆、李思賢、朱日僑、李宗憲等（2013），藥物濫用、毒品與防治（2版）。臺北：五南圖書出版公司。

一、成癮症狀

（一）對藥物有強烈之意識上的需求。

（二）有復發的現象：即生理上之依賴性解除後，仍會再度使用該藥物。

（三）對藥物之心理上的依賴有恆常性，即具有全天候的需要感覺。

（四）對藥物之需要衝動超過身體上的需要，為了滿足習癖，須不斷增加藥物的使用量。

（五）當對某種藥物成癮後，使用者會繼續使用藥物，為了尋求藥物來源，維持供給，不惜任何代價及犧牲。

二、耐受性（Tolerance）

對於某些藥物，慢性使用者發現他必須經常不斷地增加使用量，才能產生初次使用特定藥量之相等效果。耐受性並不發生於所有的藥物，且對不同的人也有個別差異，對於嗎啡及海洛因，使用者很快就產生強烈的耐藥力。但某種藥物之各種可能效果並不一定造成相等的耐受性。

第二節　臺灣毒品危害防制政策之演變

檢視我國近代的毒品犯罪的變遷史，1987年解嚴以來，社會管制鬆綁，大幅開放，因此，整體犯罪率呈現增加的情勢（瞿海源、陳玉書，2007）[5]（圖1-1-1）。然而，社會變遷、解組也帶動導致新興合成物質（安非他命）氾濫，在國際間毒品與相關法制「重刑化」的競賽下，自然會形成毒品犯罪行為流向法令較為寬鬆國家地區的現象，出現地域性的犯罪移轉（Displacement Effect of Crime）效應，致使該等毒品大量流入臺灣，而造成我國施用安非他命之中樞神經興奮劑迅速蔓延。政府並於1990年10月9日公告將安非他命列入「麻醉藥品管理條例」[6]第2條第4款所規定的化學合成麻醉藥品製劑，以特別

---

[5] 瞿海源、陳玉書（2007），犯罪趨勢變遷之分析，http://www2.ios.sinica.edu.tw/TSCpedia/index.php/%E7%8A%AF%E7%BD%AA%E8%B6%A8%E5%8B%A2%E8%AE%8A%E9%81%B7%E4%9B%8B%E5%88%86%E6%9E%90。2019年12月27日。

[6] 按行政院衛生署（現為衛生福利部）於1979年7月7日以衛署藥字第221433號公告列為，列入「藥

刑法管制，對於持有、販賣或吸食安非他命者，均予以科處刑罰，以致1991年毒品定罪人數暴增，毒品犯罪人數受到政策列管安非他命之影響而呈跳躍式增加，因此，為打擊毒品供給面，政府列管的毒品種類與項數越多，則觸犯毒品罪人數必然越多（內政部警政署刑事警察局）。再對照法務部1990年至2006年（將近十七年）吸毒新生人口的分析資料發現，以毒品需求層面觀之，十七年間吸毒新生人口計232,717人，再犯人數128,444人，再犯率55.19%（亦即未再犯罪者計有44.81%）[7]（圖1-1-2）（呂源益、石玉華、王秀月，2008）。1991年至1993年間施用毒品初犯人數驟增，即吸毒新生人口呈現陡升的現象，且新增人數達到臨界頂點後降低而至逐漸穩定，此期間每年仍約有（近3萬人）一定量的施用再犯人數[8]（圖1-1-3）。

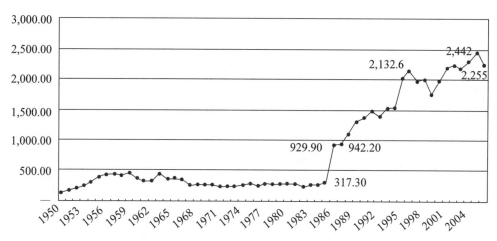

圖1-1-1　1950年至2006年整體犯罪率長期變遷趨勢

資料來源：內政部警政署刑事警察局（1950年至2006年）、臺閩刑案統計。

物藥商管理法」第16條第1款（即現行「藥事法」第22條第1款）之禁藥管理；惟於1990年10月9日以衛署藥字第904142號公告併列為化學合成麻醉藥品，兼具禁藥與化學合成麻醉藥品之性質。因「麻醉藥品管理條例」第13條之1第2項第1款之非法輸入化學合成麻醉藥品之罰則較「藥事法」第82條之刑罰為重，前者為後者之特別法，依法規競合之法理，1990年10月9日後僅能適用「麻醉藥品管理條例」第13條之1第2項第1款之規定處斷，至此已將吸食安非他命「入罪化」。

[7]　呂源益、石玉華、王秀月（2008），吸毒新生人口分析。矯正月刊，187期。

[8]　內政部警政署刑事警察局，「臺灣刑案統計」，1974-1997；「臺閩刑案統計」，1998-2007，刑事警察局。

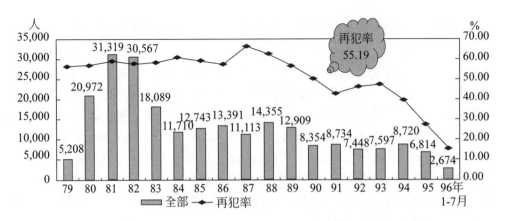

圖1-1-2　1990年至2006年初次施用毒品人數及施用毒品再犯率

資料來源：呂源益、石玉華、王秀月（2008），吸毒新生人口分析。

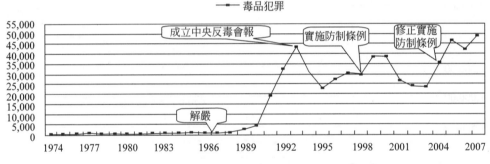

圖1-1-3　1974年至2007年毒品犯罪人口趨勢的變遷

資料來源：內政部警政署刑事警察局：臺灣刑案統計，1974-1997；臺閩刑案統計，1998-2007。

一、反毒作戰與毒品防制政策之發展

　　政府自1993年5月12日正式（第一次）向毒品宣戰，即確立以「斷絕供給、減少需求」為策略方針，並以「緝毒」、「拒毒」及「戒毒」三項任務分工為手段，在相互對照比較之下，不難理解，依賴緝毒的刑事司法作為下，呈現毒品犯罪人數降低係因吸毒新生人口數的降低影響所致，產生反毒措施初期有效的結果；很明顯的，在刑事司法的嚇阻效能逐漸適應後，於減少需求層面

之新生吸毒人口的降低影響漸趨平穩後，而再犯施用毒品人口卻仍然未減（近3萬人）的情形下，隨後犯罪人口又逐漸攀升。因此，欲達成毒品減少需求的目標，必須同時降低吸毒人口的新增與減少再犯，則不言而喻。

　　臺灣地區在不同的年代盛行不同類型毒品犯罪，早期以吸食鴉片爲主，1960年代轉爲流行強力膠，1970年代盛行速賜康，至1980年代則以紅中、青發及白板最多，1990年以後開始安非他命大流行，從校園流行至社會，大流行原因主要是價廉及法律規範太慢，除（甲基）安非他命外，海洛因和強力膠濫用亦引起重視，另外大麻、FM2、MDMA、愷他命（Ketamine）等所謂「俱樂部濫用藥」（Club Drugs）亦在2000年以後逐漸興起，以搖頭丸等標新立異的名稱，流竄於PUB、KTV和網咖等娛樂場所（陳玉書、施雅甄，2009）[9]。其後陸續發現毒品先驅化學物質製毒工廠的成長蹤跡，例如（甲基）安非他命毒品先驅化學原料麻黃鹼類（Pseudoephedrine），與愷他命毒品先驅化學原料鹽酸羥亞胺（Hydroxylimine）等製毒工廠的大量查獲，因而（甲基）安非他命與愷他命成爲坊間毒品主流，此間，也發現校園內有類似安眠鎮靜藥品發生流入非醫療使用與提煉感冒藥品成分轉供製造毒品的情形，在2008年「毒品危害防制條例」修法後，大幅發生增加第三、四級毒品行政罰，竟造成未滿24歲之青少年合計達50.91%，逾半數青少年自此已開始落入毒品犯罪生涯歷程。其後2010年至2011年開始流行青少年各式生活化改裝型混合式毒品（如毒咖啡包、毒梅粉包、毒彩虹菸、茶包或糖果包裝等）混摻混合不純物，陸續發現查獲毒品案件中即溶包毒品，甚至與國際同步出現新興影響精神物質（New Psychoactive Substances, NPS）、合成（Synthetic）安非他命類（Amphetamine-Typestimulants, ATS）毒品，或其類似化學結構物質（例如合成卡西酮類（Cathinone）喵喵、新興合成苯乙胺（Phenethylamine）系列）、類大麻活性物質K2或Spice等的出現，或可謂正式開啓了新世代或新時代的「反新興毒品戰爭」。依據法務部統計，毒品施用紀錄人口，自1949年統計至2009年（仍存活者），曾有吸毒查獲紀錄者，計約27萬5千人。另依據衛生福利部自2005年起，每四年至五年即執行一次全國藥物濫用調查，由該部食品藥物管理署，與國家衛生研究院、國民健康署，以及委託國立臺灣大學公共衛生學院等機構合作執行，於2005年、2009年、2014年及2018年調查結果顯示，社區當中12歲以

---

[9] 陳玉書、施雅甄（2009），毒品犯罪，http://www.ios.sinica.edu.tw/TSCpedia/index.php/%E6%AF%92%E5%93%81%E7%8A%AF%E7%BD%AA。

上至64歲以下受訪者之非法藥物使用終生盛行率，分別為1.2%、1.4%、1.29%與1.15%，十餘年間共同的主要濫用藥物仍以（甲基）安非他命為主。依據衛生福利部委託委託國立臺灣大學公共衛生學院執行之「2018年全國物質使用調查」結果顯示，12歲至64歲的民眾中約有20萬4千人曾經用過非法藥物，且可明確指認藥物之種類，首次藥物濫用的動機是「好奇」（70.5%），其他依序是「放鬆自己／解除壓力」（16.9%）、「娛樂助興」（14.7%）及「因為朋友有用」（11.6%）。濫用種類以安非他命（0.42%）、愷他命（0.40%）、搖頭丸（0.36%）及大麻（0.32%）為最常被使用的前四名濫用藥物。另外值得注意的是，改裝型混合式毒品首次納入即排名第五（0.18%）[10]（衛生福利部，2018）。其後，鑑於安非他命入侵校園的情況嚴重，教育部於1990年成立「春暉專案推動小組」，並訂頒「各級學校防制學生藥物濫用實施計畫」，導入「公共衛生三級預防模式」為策略，持續精進防制學生藥物濫用三級預防措施，以因應新興毒品的危害（教育部、法務部、衛生福利部，2015）。依據2010行政院第4次「毒品防制會報」結論指出，初次吸毒人口的年齡層分析，61%集中在24歲到40歲之間，學歷為國、高中居多。2014年行政院第15次「毒品防制會報」結論指出，施用第三、四級毒品年齡層分布仍以18歲以上、24歲未滿年齡層居多，所占比例高達4成，如再加計24歲以上30歲未滿年齡層則達7成，顯見青少年族群濫用愷他命毒品問題令人憂心。2015年行政院第18次「毒品防制會報」結論也指出，臺灣高等法院檢察署「當前毒品情勢分析」報告，施用第二級毒品（安非他命為大宗）增幅最大，而施用第三級毒品人數卻較去年同期減少3.6%，此變化是單純查緝數量的增減，或為毒品問題已發生質變，從第三級板塊移動到第二級，請法務部會同衛福部、教育部結合巨量資料分析，審慎解讀並妥善因應。2016年行政院第21次「毒品防制會報」結論指出，毒品新生人口主要介於18歲到24歲的年輕族群，因此，減少青少年濫用藥物也是重要的反毒工作，請教育部繼續努力，降低學校毒品新生人口。可見，歷來毒品犯罪數據的解讀與分析，均為「毒品防制會報」的工作重心之一。

行政院於1998年5月施行「毒品危害防制條例」，除了依據聯合國規定，擴大毒品管制範圍並予以分級管理外，戒毒政策亦在基本思維上有重大改變，對於毒品使用者採取「治療勝於處罰」、「醫療先於司法」之理念（教育部、

---

[10] 衛生福利部（2019），停看聽——107年全國物質使用調查結果，https://www.mohw.gov.tw/cp-4255-48855-1.html。2019年12月26日。

法務部、衛生署，2006），將毒品使用者認定係兼具「病人」與「犯人」雙重
特性之「病犯」；依據毒品減害（Harm Reduction）與病犯思維，主張矯正機
構之戒治過程，應包括「生理戒斷」、「心理輔導」及「社會復健」三個階
段。「生理戒斷」係指對藥物生理依賴之解除；「心理輔導」的功能在於協助
患者解除對藥物的心理依賴，學習改變行為的技巧，需時約數月甚至數年之
久；而「社會復健」則以協助藥癮患者遠離引發藥癮的高危險環境，維持不再
使用毒品的狀態，並以恢復其家庭、社會與職業功能為目標，需時可能更為長
久[11]（李思賢，2006）。同時亦兼具犯罪及醫療觀點，主張除刑不除罪，務實
處理毒品刑事政策的處遇。然而「毒品危害防制條例」因為視毒癮者先病患後
罪犯的同時，由法務部委託於醫院內附設勒戒，或是戒治所之規定，或是由矯
正機構進行衛生醫療專業，都有執行上之困難等問題，遂於2003年7月新修正
「毒品危害防制條例」，其中主要修正是正視限於醫療專業人力、經費等相關
問題的現實考量下，改為於看守所或醫院附設勒戒處所之雙軌制，對於醫療衛
生與法務在協助藥癮者戒治毒品上奠立基礎。同時，增列第四級毒品處罰規
定，另亦毒品犯出所後之將保護管束規定予以刪除[12]。惟保護管束屬保安處分
之一種，其目的正是在防止受保護管束人再犯，並促進其適應社會生活。依據
林健陽、陳玉書、林褕泓、呂豐足（2014）研究[13]指出，研究追蹤調查734名
初次毒品施用者，截至2012年11月30日止再犯率為43.73%。如果統計再犯毒品
罪次數，毒品施用者出所再犯毒品罪者，平均每人再犯3.52次。如依再犯毒品
罪時距統計，犯罪人出所超過半年至一年內之再犯毒品罪人數為占29.60%，
達到最高峰，而出所後一年半內再犯毒品罪人數比例78.82%，再犯之高峰期
集中在初觀察勒戒所或強制戒治所後之半年至一年內。如以再犯毒品罪比率
統計，再犯3次以下者，約65%的人犯了約30%的罪；再犯4次以上至9次以下
者，約30%的人犯了約50%的罪；再犯10次以上至20次以下者，約5%的人犯
了約20%的罪。另由出觀察勒戒所或強制戒治所一年內再犯人數比例占再犯樣

----

[11] 李思賢（2006），減少傷害緣起與思維：以美沙冬療法做為防制愛滋感染、減少犯罪與海洛因戒
治之策略，https://antidrug.moj.gov.tw/dl-33-74b1818c-d45b-4996-bea6-feb4e954d424.html。2019年
12月26日。

[12] 朱日僑、張傑雄、鄭憲覬、張家榮、簡俊生（2007），防治藥物濫用再犯循環之對策。犯罪矯正
國際研討會論文集，國立中正大學犯罪防治研究所。

[13] 林健陽、陳玉書、呂豐足、林褕泓（2014），初次毒品施用者個人特性與再犯毒品罪之關聯性。
刑事政策與犯罪研究論文集，17期，頁139-172。

本66.7%，顯見初次毒品施用者復歸社會後一年內為再犯罪之高危險期，（單純）施用毒品犯入監的政策決定，與短期自由刑造成的感染效應，乃至形成高度再犯的連結，其後或因考量再犯可能、公共利益，或意在排除輕罪的轉向處遇的負荷，修法刪除保安處分的保護管束監督機制，以致一連串整個司法毒品處遇防制環節的不良結構，應該受到關注不宜忽視。因此，對於一般犯罪人復歸社會，如何建構銜接出所前的日間外出工作、中途之家等的緩衝機制，出所後除了司法更生保護輔導就業、戒癮治療外，對於必要的密集觀護監督、保護管束與保安處分等機制，仍屬避免落入犯罪循環的優先配套，實為政府因應犯罪人復歸社會最基本的司法行政配套法制措施。

　　法務部於2004年11月3日提出反毒工作之新策略，政府遂將2005年至2008年定為「全國反毒作戰年」[14]，2004年12月3日政府再次向毒品宣戰，加強反毒；行政院於2006年調整反毒架構及反毒措施[15]。並於2006年6月2日首次召開「毒品防制會報」以來（詳見本章附錄：歷年行政院毒品防制會報重要內容概要），將原毒品防制工作的緝毒、拒毒、戒毒三大面向再區分為「防毒」、「拒毒」、「戒毒」、「緝毒」四區塊之部會反毒分工機制，將原先「斷絕供應，減少需求」的策略，調整為「首重降低需求，平衡抑制供需」的國家反毒策略，並輔以「公共衛生三級預防模式」為策略，將反毒政策轉向注重拒毒與戒毒，並擴大毒品打擊層面，將反毒策略向前推展延伸，防制由「藥品」轉變為「毒品」的防毒層面，並同步納入減害思維。同時，政府為強化毒品犯出所後之追蹤輔導，協助施用毒品者復歸社會，亟思整合社政、警政、教育、醫療、勞政（就業、職訓）及司法保護等單位，推動毒品防制之整合平台，自2006年7月起陸續成立各縣市地方政府毒品危害防制中心。法務部於2008年施政目標宣示落實「反毒新策略」中長程反毒計畫之各項執行策略，從中央設置防毒監控組、拒毒預防組、緝毒合作組、毒品戒治組等4分組；其中關於非法藥物使用者醫療戒治問題，立法院也在2008年4月三讀通過「毒品危害防制條例」的第24條修正案，將附命完成戒癮治療之緩起訴處分實務操作法制化，讓海洛因成癮者在接受美沙冬替代療法期間，得以緩起訴處分（六法全書，2011）。2012年法務部修訂「監獄毒品犯輔導計畫」變更為「監獄毒品犯戒治輔導計畫」，期使毒品收容人不論於新入監、在監與出監以前均有機會接受戒

---

[14] 法務部，「反毒新策略」專案報告，2004年11月11日。
[15] 楊士隆、林瑞欽、鄭昆山（2005年9月），毒品問題與對策。行政院研究發展考核委員會。

治與輔導服務，並加入「家庭支持方案」來擴大延伸至家庭層面連續性的輔導計畫。此對照與美國犯罪心理學家Hirschi提出的社會控制理論（Social Control Theory），收容人緊密連結家庭關係，意在驗證減少偏差行為的再發生。

　　法務部於2013年進一步修正「毒品戒癮治療實施辦法及完成治療認定標準」，將第二級毒品成癮者正式納入緩起訴處分附命完成戒癮治療之範圍。2015年對第一級毒品施用者以緩起訴方式附命完成戒癮治療者達503人次，被撤銷緩起訴處分者為313人次，撤銷比率為62.2%；對第二級毒品施用者以緩起訴方式附命完成戒癮治療者達1,973人次，被撤銷緩起訴處分者為900人次，撤銷比率為45.6%。可知，縱使以緩起訴方式附命其戒癮治療者仍有高達4至6成比例中途中斷而被撤銷緩起訴處分，無異仍是復發再進入司法犯罪的循環。因此，為使更生人順利復歸社會減少再犯，依據衛生福利部「強化社會安全網計畫」的建構，整合連結法務部辦理強化監所收容人及更生人家庭支持服務方案，重建更生人家庭支持與接納的保護網絡，有必要結合司法觀護更生與保護管束而延伸出所後的社區矯正與社區處遇機制，已為未來的發展趨勢。更生人復歸社會後，再犯罪與否的核心關鍵，仍在於更生人出監所後面對社會情境與環境之因應能力，正如犯罪社會學家Reckless（1967）的抑制理論（Containment Theory）所指，社會上有不同的內、外在吸引力將人推向犯罪，個案在面對環境的誘惑時，端賴本身自我（內部、外部）控制的概念，能否發揮正面功能而抗拒違法[16]（蔡德輝、楊士隆，2004）；猶如我們所說的自制力。又如，美國當代最有影響力的犯罪學大師Hirschi（1969）出版的《少年偏差行為原因論》（Causes of Delinquency）經典作品，所提出之社會控制論，或稱社會鍵理論（Social Bonding Theory）[17]指出，人與動物行為無異，天生具有犯罪的傾向，（大多數）人為什麼不犯罪？乃是因為有良好的內部與外部控制；一旦個案面臨社會、學校、家庭、社會環境之附著（Attachment）、參與（Involvement）、奉獻（Committment）、信念（Belief）等的連結維繫（Bond）關係薄弱時，將容易發生犯罪的傾向；因而較為緊密的人際社交關係，將有助於減少犯罪傾向。因此，如欲從事於犯罪預防的發生，自然必須著重於社區鄰里互動、主動的社會關懷、生活學習參與、社交與家庭親子關係，以及被動的個案追蹤管制、密集觀護、心理輔導、規範監督（控）等，毒品犯罪預防亦然。

----

[16] 蔡德輝、楊士隆（2003），少年犯罪理論與實務。臺北：五南圖書出版公司。

[17] Hirschi, T. (1969). Causes of Delinquency. Berkeley: University of California Press.

　　為貫徹行政院「新世代反毒策略」及「新世代反毒策略行動綱領」，至2019年12月17日，由法務部提出經行政院送請立法院審議之「毒品危害防制條例」部分條文修正草案，終獲三讀通過[18]。除了提出重懲毒販，提高製造、販賣、運輸毒品之刑度及罰金；加重販賣混合式毒品及對懷孕、未成年人販毒之刑度，同時擴大沒收、徹底剝奪毒販不法所得。扣案毒品物可於判決確定前銷燬外，特別值得關切討論的議題，包括縮短新興毒品具有類似化學結構之物質列管時程。如日本在2013年前，受列管毒品及藥物合計僅234種，有鑑於新興影響精神物質遭大量濫用致發生多起重大死亡車禍，乃允許以概括認定方式認定為列管毒藥物，因而2013年2月至3月間，日本主管機關即公布「合成大麻素類型」等多達772種新興精神活性物質為列管毒藥物。因此，我國毒品審議委員會之管制機制，也參考聯合國新興影響精神物質（NPS）早期預警報告系統各國之濫用通報資料、世界各國及國內之列管情形或資料，截至2019年8月被通報的NPS的種類已經上升至971種，而我國列管的毒品品項僅339種，意在避免因毒品列管審議期間造成查緝犯罪之空窗，並與國際毒品情勢接軌。其次，為將持有第三、四級毒品（純質淨重）由20公克降為5公克以上，即懲以刑罰，擴大4倍入刑範圍。理論上修法處罰應更為嚴格（意指：持有第三級毒品純質淨重5公克以上者，處二年以下有期徒刑，得併科新臺幣20萬元以下罰金。持有第四級毒品純質淨重5公克以上者，處一年以下有期徒刑，得併科新臺幣10萬元以下罰金）。整體研判此次修法，主要應屬「緝毒觀點」之修法思維，意在改善現行法規標準過高，造成重蹈毒品偵查案件的徒勞無功，與經常造成查緝定罪之困境。另一方面，修法後或許也可能意味著，只要緝獲偵辦持有少量毒品，即可逮捕、送驗，便利構成法定違法標準，而單純利於查緝持有第三、四級毒品者的定罪。其所達到的法律效果，也包括更加強應驗了實質上的「微量」與「持有」第三、四級毒品入罪化；未來檢警偵辦毒品案件時，其

---

[18] 按立法院2019年12月17日三讀通過「毒品危害防制條例部分條文修正案」，本次修法除將製造、運輸、販賣第一、二、三、四級毒品者得併科罰金金額，依序提高為新臺幣3千萬、1,500萬、1千萬與5百萬元，而製造、運輸、販賣專供製造或施用毒品之器具者，得併科罰金金額也提高新臺幣為150萬元。持有一級毒品的罰金上限從5萬元提高至30萬元，持有二級毒品的罰金上限從3萬元提高至20萬元。此外，過去持有三級、四級毒品須超過淨重20公克以上才有刑責，本次修法將門檻下修至5公克以上，不過也同步將三級毒品的刑責從三年以下改為二年以下，得併科之罰金從30萬元改為20萬元以下。另外，也將公務員假借職務上之權力、機會或方法，製造、運輸、販賣第二級毒品，或以強暴、脅迫、欺瞞方式使人施用第一級毒品，而處以無期徒刑得併科之罰金，由1千萬提高為3千萬元等。

衍生的可能相關問題，例如：是否會面臨大量移送（偵辦微罪量少移送案件量增加，微罪不舉裁量範圍降低），加重各級毒品檢驗機關／機構人力與工作負荷、大幅增加毒品的防制與檢驗的社會成本，又或者造成毒品檢驗送檢數統計分母多而陽性率降低、毒品刑事案件偵辦量增加、未來統計定罪率降低等相關問題與影響層面，值得各界進一步留意其發展。另外，修法也對於毒品施用者戒除適當處遇之緩起訴條件回歸刑事訴訟法規定，與縮短觀察、勒戒或強制戒治執行完畢釋放後，三年後始再犯（縮短修正了自從2003年修法主張的五年內再犯）施用第一級、第二級毒品之行為者，再採以觀察、勒戒方式戒除其身癮及以強制戒治方式戒除其心癮之措施，或為強化機構處遇變革，彈性化不同條件或期限之緩起訴處分，並力圖強化觀察、勒戒或強制戒治等日漸萎縮的矯正業務。目標則在於瞭解施用毒品者是否適合為戒癮治療、精神治療、心理輔導或其他適當之處遇措施，建立宜由醫療機構或其他相關機關（構）評估，提供意見予檢察官參考之機制。

二、反毒組織權責分工的適當性

我國反毒分工傳統係以各級政府與部會五大分組下執行，能否因應邁向數位化政府的資訊透明化與效率政府時代，不無疑義。在「拒毒預防」工作方面，政府持續宣傳紫錐花反毒運動，深化校園的反毒教育，培訓社區藥局的藥師、社區的志工，成為反毒宣導種子，有效強化家庭、學校及社區的反毒網絡；在「防毒監控」工作方面，除持續強化毒品先驅原料管制機制，加強掌握與監控流行趨勢，有效斷絕毒品製造及供應的來源外，運用GIS（Geographic Information System）地理圖資以瞭解當前國人藥物濫用的盛行率及藥物濫用的分布情形；在「緝毒合作」工作方面，秉持「拒毒於彼岸、截毒於關口、緝毒於內陸」原則，積極建立我國與國際及大陸地區反毒合作機制，佐以海岸巡防及海關查核效能，有效杜絕毒品流入國境；在「毒品戒治」工作方面，持續強化藥癮戒治體系及戒癮醫療服務，也針對替代療法、社區復健、減害計畫、家庭支持服務方案等相關措施，落實國民身心健康的維護；在「國際參與」工作方面，持續推動與外國政府簽署反毒合作協定，積極推動及參與反毒多邊、雙邊機制，落實國際參與合作及情資交換（教育部、法務部、衛生福利部，2015）；其後，於2015年9月21日修正行政院毒品防制會報設置要點，「國際參與」組業務已調整回歸各組，並另設「綜合規劃組」。惟整體防毒體系規劃

仍對於連結司法矯正圍牆監內、監外之轉銜機制，建構社區整體防衛之修復性司法、觀護、更生、保護、就學、就業、就醫、就養等連結家庭、學校及社區的各項反毒支持網絡等機制，卻仍然未見整合規劃，至為可惜。2015年6月15日行政院函頒「有我無毒，反毒總動員方案」[19]，強化中央與地方政府連結合作關係，將「提升地方毒品危害防制中心功能」（組織分工，圖1-1-4，其中「綜合規劃組」係法務部與內政部所督導，故圖中原由「防毒監控組」虛線指向「綜合規劃組」應屬誤植，正確分工應為緝毒合作組出發虛線指向「綜合規劃組」，可參圖1-1-5）列為重要目標，自2016年起建立毒防中心專業督導制度，期藉由督導制度之推行，強化輔導人員對毒品成癮者之服務品質，並期待能因應施用不同級別毒品個案發展差異化追蹤頻率之輔導模式。法務部於2015年9月21日再度修正行政院毒品防制會報設置要點，將「反毒架構」調整為「防毒監控」（權責機關衛生福利部）、「拒毒預防」（權責機關教育部）、「緝毒合作」（權責機關法務部）、「毒品戒治」（權責機關衛生福利部）及因應彈性專案任務之「綜合規劃」（視毒品防制專案任務之需要，由召集人指

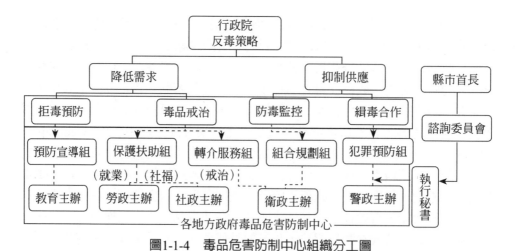

圖1-1-4　毒品危害防制中心組織分工圖

資料來源：行政院（2015年6月15日），反毒總動員方案，http://antidrug.moj.gov.tw/cp-7-2509-1.html。

---

[19] 反毒大本營（2015年6月15日），有我無毒，反毒總動員方案。行政院2015年6月15日院臺法字第1040135872號函，http://antidrug.moj.gov.tw/cp-7-2509-1.html, 2019.12.27。行政院2013年6月6日院臺法字第1020136129號函核定之「防毒拒毒緝毒戒毒聯線行動方案」同時停止適用。

定權責機關）等5分組，並將原本國際參與組之工作，則依業務屬性回歸至各組。至此，「整體毒品防制工作」區分為防毒監控（權責機關衛生福利部）、拒毒預防（權責機關教育部）、緝毒合作（權責機關法務部）、毒品戒治（權責機關衛生福利部）與提升地方毒品防制組織與功能（權責機關法務部）等五大領域，成為政府部門進行毒品防制工作之重要方略（法務部、衛生福利部、教育部，2016）。

　　綜合上述，如將反毒架構「5分組」與整體毒品防制工作「五大領域」組織分工的相互對應，可以很明顯地觀察出，攸關連結地方縣市政府毒品危害防制中心整合機制，原係由法務部（保護司）所規劃，其所對應的中央各部會毒品防制組織在「反毒架構」在5分組中是否有可相互對應的組織定位？是否「反毒架構」在5分組「綜合規劃」組即為連結整合地方縣市政府毒品危害防制中心執行成效的對應組織？依據2015年9月21日修正之行政院毒品防制會報設置要點第5點，「綜合規劃」工作分組：視毒品防制專案任務之需要，由召集人指定權責機關。是否已形成權責不明的現象？但是，2015年9月17日行政院第18次「毒品防制會報」結論指出，為使巨量資料分析與應用更具效益，「毒品防制會報」特別成立「綜合規劃組」主責該項工作，首先將依相關分析資料，應用到青少年的防毒工作，未來再擴大聚焦應用其他層面。復依2015年1月21日行政院第16次「毒品防制會報」結論指出，大數據是近來新興科技，請科技部會同衛生福利部、法務部等相關機關，並邀請毒品防制的專家學者整合政府各機關現有的資料，進行毒品防制「大數據」細緻分析，以作為未來擬訂毒品防制政策的參考。又目前法務部規劃之地方「毒品危害防制中心」業務業務內涵，包括（一）由教育部督導之預防宣導組、（二）由衛生福利部督導之轉介服務組、（三）由衛生福利部及勞動部督導之保護扶助組（何以沒有融合司法保護、觀護體系？更生與保護服務部門？）、（四）由法務部及內政部警政署督導之「綜合規劃組」等，各縣市毒品危害防制中心之「綜合規劃組」（執掌事項為何？緝毒？防毒？）又是否相當於「反毒架構」5分組之「綜合規劃」組？依據2016年反毒報告書第8頁記載之毒品危害防制中心組織分工，「綜合規劃」組係法務部與內政部所督導，經檢討，圖1-1-4原由「防毒監控組」虛線指向「綜合規劃組」複雜的分工，易致混淆，正確分工應為緝毒合作組出發虛線指向「綜合規劃組」（圖1-1-5）。綜合歸納整體毒品防制工作有「五大領域」、中央「反毒架構」5分組、地方「毒品危害防制中心」4分組，由2015年6月15日「有我無毒，反毒總動員方案」組織分工（法務務部，

2015），與2016年6月3日「反毒報告書」組織分工（法務部、衛生福利部、教育部，2016）對照後明顯發現左下「綜合規劃組」（應為緝毒合作）圖虛線指向容易混淆不清（圖1-1-6），形成中央向、錯綜複雜的組織交叉分工，與地方毒防制中心各分組聯繫龐雜，類此，中央部會間的橫部會各自縱向合作聯繫、地方政府間的橫向聯繫合作，或許正是容易形成各部會間權責紛亂，發生相互推諉的源頭？是否更會導致業務運作流程不清？因而發生「毒品危害防制中心之權責、分工不明問題」？如以各直轄市及縣（市）政府有限人力而言，實不難發現地方政府一人負責對應中央多項目業務的情形。因應數位化時代，將著重於基層組織神經觸角的延伸，是否仍宜繼續維持目前此種權力上移的現象，也值得省思。地方縣市政府「毒品危害防制中心」在配合執行「防毒監控」業務時，經常面臨能量與資源不足，是否宜以專責組織加速組改調整？是否到了應該徹底組改的時機？抑或改變戰法呢？同時，我們也須要規劃一套透明化、明確化、可預期性的短、中、長程毒品監測與政策目標的發展藍圖，作為全民與各行各業以及各級政府部門共同配合的具體施政方針。

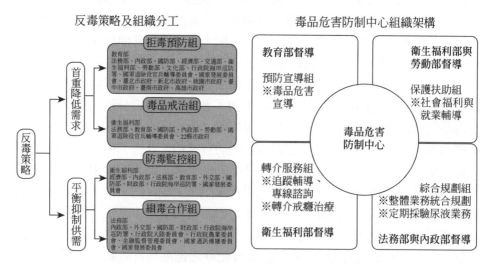

圖1-1-5　反毒策略與毒品危害防制中心組織分工

資料來源：反毒報告書，2016，頁7-8。

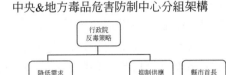

中央&地方毒品危害防制中心分組架構

毒品危害防制中心組織中央督導分工

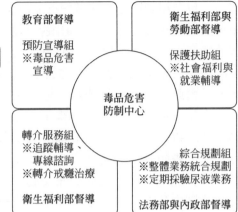

資料來源：2015年6月15日院臺法字第
1040135872號函，有我無毒，反
毒總動員方案。

資料來源：法務部、衛生福利部、教育部，
反毒報告書，2016年6月3日。

圖1-1-6　毒品危害防制中心分組架構與中央督導分工

三、毒品防制服務網絡的整合性

　　縱觀位居樞紐地位的地方毒品危害防制中心，成立至今業已十餘年，除各縣市各中心自建置相關服務外，有無整合呈現從中央至地方組織系統性資訊公開的網絡服務平台？自1993年向毒品宣戰以來，此類跨部會反毒分工模式已有二十四年，成效如何，社會自有公評，毒品政策始終缺乏專責組織負責，自不用待言。法務部與內政部為我國兩大主要刑事司法犯罪預防系統主管機關，而情資整合則透過檢、警、調、憲、海巡、關務六大緝毒系統，多年來政出多門，始終難以「預防」優先於「緝毒」的防制執行架構，是否在於我們長期以來，司法檢警緝毒掛帥而容易突顯績效的執法型態，早已將毒品與黑道幫派、槍枝等暴力犯罪畫上等號的思維有關，乃至在社會大眾媒體的既定有印象觀念中，「吸毒犯」是否早已經成為與暴力、危險、恐懼之連動代名詞？又是否已經難以復歸社會？非常值得進一步關注。各地方政府毒品危害防制中心，原先服務對象乃是對於「施用第一、二級毒品出監所、戒治所之毒癮更生人及其他有需求之藥癮者」，提供追蹤輔導等服務。至2009年11月20日「毒品危害事件

統一裁罰基準及講習辦法」施行後，服務對象已經擴及至「第三、四級毒品個案」，包含規劃多元方式辦理毒品危害講習，並進一步針對自願接受服務之施用毒品個案開案列管，納入追蹤輔導範圍。其後，法務部召集司法院、相關部會及地方毒品危害防制中心研商後，已於2016年7月1日起，再將毒品危害防制中心服務對象納入「五年內遭警查獲3次（含）以上之施用第三、四級毒品個案」（警政）、「少年法院（庭）裁定保護處分及保護管束個案」（司法）及「出矯正機關之少年」（矯正/保護）等類型，全面化提供各級刑事司法體系下之毒品成癮個案追蹤輔導與相關服務，及早介入處遇，彷彿在有了地方毒品危害防制中心所建立的毒品成癮個案管理輔導機制後，就能一切迎刃而解？有無巧妙的造成刑法保安處分的功能，是否移轉至地方毒品防制度的行政管制中？而以往防制人力不足或已經常成為政府後續推動地方政府毒品防制工作的隱憂。行政院院會於2017年2月9日通過「毒品防制條例」、「毒品危害防制條例」第2條之2、第31條之1及第36條修正案，增訂特定營業場所應執行之防制措施（例如八大行業觀光飯店、Pub夜店等4項義務[20]），包括在入口明顯處標示毒品防制資訊、設置入口管理人員、備置從業人員名冊、通報警察機關處理等措施（並增訂違反相關規定之處罰，例如最高可處200萬元罰緩，情節嚴重者，可勒令停業一年半，或是撤照廢止其營業等）；明定為推動毒品防制業務，增訂由法務部設置基金；後續將待立法院審議。並於2017年底行政院完成相關施行細則經立法院備查後實施[21]（中央社，2017）。另依「無毒新家園，反毒具體策進作為」策略提出，進一步透過四面向建立整體性無毒防護網與關懷計畫：（一）由毒品施用者預判供應者；（二）由供應者預判需求者；（三）由戒毒者預判干擾源；（四）加強關懷高風險族群[22]（法務部，2016），並有待後續司法行政誘因建立機制。

　　依據Laub與Sampson於1993年所提出的「逐級年齡非正式社會控制理論」（Age-Graded Informal Social Control Theory of Criminal Behavior）[23]，針對

---

[20] 陳郁仁（2017年2月9日），特定營業場所查獲毒品店家恐被勒令停業。蘋果日報電子報。

[21] 中央社（2017年3月2日），八大行業毒品通報 邱太三：年底前實施。中時電子報，http://www.chinatimes.com/realtimenews/20170302004132-260407，2019年12月28日。

[22] 法務部（2016），「無毒新家園，反毒具體策進作為」策略，https://antidrug.moj.gov.tw/dl-1299-c6cedeae-3410-464e-836e-896670ac23d3.html。2019年12月28日。

[23] Laub, John H. & Robert J. Sampson (1993). Turning Points in the Life Course: Why Change Matters to the Study of Crime. Criminology, 31, pp.301-325.

1939年Glueck夫婦對偏差行爲少年的縱貫性研究重新整理。正是生命史理論（Life Course Theories）認爲社會鍵的品質乃在於非正式社會控制運作的基礎，有助於解釋犯罪與偏差行爲的開始、持續與終止；並指出婚姻與工作乃是個體犯罪最重要的人生轉捩點（Turning Point），成爲犯罪生命史中止犯罪（Desistance）的主要機制[24]（Cullen, Francis & Robert Agnew, 2006）；毒品成癮個案亦不例外，其最重要的人生各階段社會控制鍵，包括家庭連結、學校同儕、職業交友、婚姻伴侶、入監服刑、鄰里環境等，對個人是否開始或持續犯罪影響重大（Laub & Sampson, 1993）。多數研究均已指出，初次接觸毒品青少年有高達7成係因好奇而使用，正是由於前述社會鍵的連結非常薄弱所致。因而，關鍵在於所有配套措施均應聚焦於完整而綿密的社會（區）安全防護體系，監內、監外轉銜與學校、家庭、親友等緊密的正向社交支持系統，亟待有效連結；雖然前述個案陸續移入地方毒品危害防制中心輔導追蹤管理，但是如果僅是將再犯業務移轉與擴散，卻沒有將原本的司法觀護、保護、更生等追蹤服務體系等均納入毒品危害防制中心的防護網絡內共同整合，僅憑地方政府單薄的人力與專業恐難竟其功，仍無法發揮有效的觀護監、督管理，非屬刑事司法假釋的任何醫療（成癮治療）、追蹤、輔導均無法形成對個案產生拘束力，再犯與否仍在於個案拒絕技能與對抗成癮復發的意志力。另一方面，從兩極化刑事政策（Polarized Criminal Policy）觀察，重刑部分自導入「三振法案」（Three-Strikes Law）後，一罪一罰的重刑政策，不僅刪除牽連犯、連續犯與常業犯，數罪併罰的有期徒刑上限，亦從二十年提高到三十年，似乎捨棄矯正教化功能，而僅簡化成拘禁與隔離免生社會危害思維，成爲刑事加重刑罰的主流；並持續援引重刑國家的法制，以興論民粹質疑我國法制是否相對刑罰過輕？爲政者存乎一心，端視心之所向，持續將輕刑犯監禁化、傾斜重刑化的結果，已陸續浮現「輕刑轉向失能而罪責不輕，重刑持續加重而監獄爆滿」的現象，連輕罪者都難以更生復歸社會而落入再犯罪的循環，甚至輕罪者惡化成

---

[24] Cullen, Francis T. & Robert Agnew (2006). Criminological theory: Past to Present Essential Readings. California：Roxbury Publishing Company. 按Laub與Sampson於1993年所提出的「逐級年齡非正式社會控制理論」（Age-Graded Informal Social Control Theory of Criminal Behavior）包括：(1)結構性脈絡（Structural Context）透過家庭、學校非正式社會控制的中介（Mediated），解釋孩童與青少年時期的偏差行爲。(2)在不同的生活領域（Life Domains），孩童至成年時期的反社會行爲具有持續性。(3)無論早期個人犯罪傾向差異爲何，成年時期的非正式社會資本，解釋了生命歷程中犯罪行爲的改變。

更再犯多元複合重罪的弊病。然而，由於出監後之毒品成癮者，已無司法約束力，更生人行蹤掌握不易，戒癮治療輔導工作執行困難，且因整體經濟環境就業不易，同儕誘惑大，刑法保安處分對於危險再犯之預防功能不彰，再犯率已位居所有刑事犯罪再犯率首位，再犯人數已然有增無減，何以社會安全網又獨漏施用毒品犯觀護處遇、更生保護處遇配套？因此，國家司法行政是否有必要檢討刑事司法（如監獄刑行法等）多數監禁戒毒矯治的措施，轉而將防制資源優先投入朝向加強防範加強藥癮者高度再犯出所後之社區服務（Community Service）、替代監禁（Alternatives to Imprisonment），包括介於監禁處遇與及社區處遇之中間性制裁方案（如中途之家等），中間保護處遇如保護觀察之家（Probation Home）、保護觀察所（Probation Hostel）等，結合保安處分、司法觀護、更生保護等社會安全網絡，並健全對於（施用）毒品犯有效產生家庭、學校、職場與社會的緊密連結，是否改變監禁而得以選擇性替代監禁的思維予，並須加速建立矯正機關、更生保護與司法觀護體系等與監所外職場的法定連結機制。

四、大數據決策資訊實證性透明防毒服務網絡的平衡性效能

法務部（資訊處偕同保護司）曾於2007年5月著手規劃「毒品成癮者單一窗口服務」[25]，整合法務、警政、社政、醫療、職訓、教育等部會及各縣市毒品危害防制中心之資訊交換網絡及民間反毒資源，達到跨機關（包括內政部、教育部、國防部、衛生福利部、警政署、勞動力發展署、臺北市、新北市、桃園市、臺南市、臺東縣等5個縣市毒品危害防制中心，系統業於2008年12月建置完成，2009年6月5個毒品危害防制中心已完成系統推廣作業）資訊交流、共享平台之目標，提升追蹤輔導品質的作法，開啟反毒資訊流運作的新思維，值得稱許。毒品成癮者單一窗口服務系統整體架構如圖1-1-7。後續仍有進一步延伸至其他毒品危害防制中心與擴大其他部門整合相關資訊系統的發展空間，但是縱使已經成立反毒大本營，至今缺乏貫串橫向資訊的專法，或許是美中不足之處。行政院於2015年1月召開之行政院「毒品防制會報」第16次會議結論指示，由衛生福利部及科技部會同相關部會，並邀請毒品防制的專家學者，整

---

[25] 法務部（資訊處／保護司）（2017年8月4日），毒品成癮者單一窗口服務，https://www.moj.gov.tw/fp-793-47301-34288-001.html。2019年12月29日。

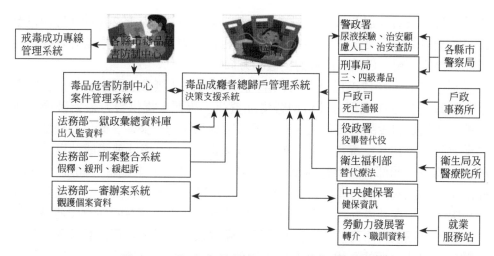

圖1-1-7　毒品成癮者單一窗口服務整體架構圖

資料來源：http://www.dgbas.gov.tw/public/Data/0611795271.pdf。

合政府各機關現有資料，截至2015年底為止至少已有17個（例如毒品相關資料庫毒品危害防制中心案件管理系統、三、四級毒品行政裁罰系統、刑案紀錄處理系統、醫療機構替代治療作業管理系統、藥物濫用學生個案輔導管理系統、法學資藥檢索系統、衛生福利部統計處死因資料檔、健保就醫資料、主計處、各縣市政府資料庫、法務部獄政系統、法務部緝獲毒品數量統計、法務部刑案系統、內政部（警政署）應受尿液採驗人採驗處理系統、衛生福利部（食藥署）濫用藥物檢驗通報系統、衛生福利部（食藥署）管制藥品濫用通報資訊系統、教育部中輟通報系統等）完成串聯，由相關部會及學術研究團隊進行毒品防制的大數據細緻分析，並擬訂政策之需要。並可研議是否進一步擴大整合，其他涉及毒品與藥物濫用（檢驗）業務相關作業系統是否完成（或等待）建置，例如包括國防、法醫、海巡港務、航警、關務、交通（毒駕）、家暴與性侵（加害通報、被害輔導）、郵務、農政、司法保護更生、觀護、少年事件調查等相關資訊系統，期能建構一套毒品流向動態，從上游至下游的論人（Who）、事（Why）、時（When）、地（Where）、物（What）等總歸戶乃至交叉分析之整體資訊圖像。經由法務部臺高檢署統合後，於2016年7月4日至12月22日發動5波「全國鐵腕大掃毒」緝獲9,208人，查獲製造、運輸、販賣及轉讓毒品案件3,740件，查獲第一級毒品25.2公斤、第二級毒品44.9公斤等各類

毒品，且查獲新興混合式毒品製造（分裝）廠數量30處，於2017年1月19日至22日陸續掃蕩緝獲藥頭藥腳1,628人，成果相當豐碩[26]，以此觀察或許管控斷絕毒品原料的瓶頸，仍為有待努力突破的方向。

另一方面，2017年1月18日法務部整合原有的「無毒家園網」，結合內政部（警政署）合作規劃之「新型態毒品資訊」專區，提供警方最新破獲之新型態、新包裝的毒品偽裝資訊、教育部「紫錐花運動」網站、衛生福利部（食品藥物管理署）「反毒資源館」網站（「求助E點通」與「戒毒成功專線」功能），盤整相關部會反毒宣導資訊內容「反毒大本營」新網頁（網址：http://antidrug.moj.gov.tw/mp-4.html）[27]，已有部分資訊公開，提供反毒知識庫，應予以喝采，相當值得嘉許；惟仍非專屬於「反毒」平台應有的完整與連續性統計資訊，夾雜原有法務統計分析的連結，難以瞭解比較刑事司法體系內、外，整體各面向或分類的濫用危害圖像；複雜而多達5百餘種毒品（包含異構物、毒品原料）等，至今竟仍無法以毒品品項別為基礎，查詢人、事、時、地、物等已檢出或緝獲的數量、人（次）數等毒品供需層面數據檔案分析與決策統計資訊，以至毒品列管與否的法制決策緩不濟急，美中不足。惟美中不足的是，既為反毒大本營資訊，應能分析從上游至下游各種面向的分類統計，何以不是整體性、系統性的毒品統計資訊而是夾雜整個法務統計的資料連結？目前並不容易尋找毒品的各類型統計分析，且時間凌亂難以比較，已經逐漸淪為連結散亂於各處資訊的匯集窗口，在時間演進下網站管理維護勢必將又出現缺口，如此，又如何能因應數位化政府即將來臨的世代？在目前反毒分工的情況下，不僅缺乏各縣市地方毒品危害防制中心的相關分地區性分眾族群的濫用統計，所提供的內容、項目、時程、格式不一的紛亂，也未見地方各縣市毒品危害防制中心全國性完整比較、排行、績效評比，或者分類統計？已造成難以觀察各分眾族群毒品濫用的整體圖像，面對新興影響精神物質的危害濫用問題叢生，且

---

[26] 按行政院政務委員督導及跨部會政策協調業務報告，行政院全球資訊網。2017年2月17日。

[27] 按法務部為預防毒品對社會危害，依行政院之指示建置於2017年1月18日發布成立「反毒大本營網站」，規劃「視覺化統計圖表」、「新型態毒品資訊」、「宣導師資媒介平台」等全新功能。法務部以原有的「無毒家園網」，整合因應近年來新興毒品的推陳出新而由內政部警政署合作規劃之「新型態毒品資訊」專區，提供警方最新破獲之新型態、新包裝的毒品偽裝資訊；教育部「紫錐花運動」網站以校園推動紫錐花運動為起點，實施教育宣導、清查篩檢及輔導戒治三級預防策略；衛生福利部食品藥物管理署「反毒資源館」網站，盤整相關部會之反毒宣導資訊內容提供豐富完整之反毒「求助E點通」與「戒毒成功專線」功能資訊管道，作為民眾反毒知識庫。http://antidrug.moj.gov.tw/mp-4.html，2019年12月28日。

面對新移民已經成為國家外來人口逐漸重要的一群卻未見監測？那麼，如何期待能夠進行系統化的藥物濫用介入預防？移動的族群又該如何跨縣市執行追蹤？亦無法看出社區濫用、地區性移轉與擴散的圖像？以實務執行面的觀點而論，與現行地方毒品危害防制中心的個案管理輔導、改善毒品防制的實務功能脫節，對於運作成效缺失的檢討、未來努力的目標與突破的方向，尚未具體透明化，仍宜速建置提供部會同步協作之毒品防制會報相關資訊公開的專責管理平台（例如持續擴增「反毒大本營」網站資訊，提供數據化實證毒品防制會報決策資訊等），並開放民間團體（例如台灣藥物濫用防治研究學會、中華民國犯罪學學會、台灣青少年犯罪研究學會等）監督「毒品防治會報」的會議資訊公開運作，落實民眾（如黑客松／Hackathon=Hack + Marathon）共同參與分析機制，並以毒品大數據資料庫（開放分享、提供犯罪防治學校系所同步進行公益學術用途）分析作為政府實證決策資訊。

五、列管決策效能的機動性

至2008年，我國業已結束第2次為期四年的全國反毒作戰年。經由2009年至2012年規劃階段的毒品防制政策整體的目標方向，且已於第4次「毒品防制會報」進行討論。整體上，我國毒品防制政策基於「減少需求」前提下，已經運用公共衛生三級預防的觀點，強調預防先於治療之重要性，並著重於上游之「拒毒」與「緝毒」工作並進，遏止吸毒人口之新生，結合國際司法互助，境外阻絕毒品。其後，為求阻絕源頭納入「防毒」，亦即，消除毒品取得管道源頭，減少販售利潤，避免民眾墜入使用毒品之深淵。雖然戰略上擬採優先管制毒品先驅化學品工業原料（係指可流供製造毒品之原料）與新興濫用物質、毒品類似物質合成途徑，但是不斷面臨合法使用用途流入非法濫用的管制漏洞；或因考量愷他命第三級毒品如升級列管成為第二級毒品或將造成青少年提早入監，因而始終錯失（提升管制等級的決定）及時杜絕愷他命的結果；如以愷他命緝獲數量統計進行回顧觀察，自2006年至2015年愷他命緝獲量已經連續十年排名第一位，其後緝獲數量雖有稍減仍居高不下，是否已經造成並顯示當時司法行政猶豫而未能及時列管的負面影響？如果青少年愷他命持續濫用至今（或因黑數未遭查獲），竟已持續十年，政府是否未能善盡免於青少年濫用毒品的保護責任？如果當時是國一的中學生，轉眼已經完成大學畢業而早已進入社會，而歷年校園學生藥物濫用（施用）第三級毒品每年約有1.7千人

至2.0千人遭通報或已入罪化，2015年學生藥物濫用絕大多數均為第三級毒品（愷他命）約占84.9%，而國中生與高中生約占93%，此亦為造成毒品決策面臨天人交戰的困難與重要影響所在。另觀察自2002年，精神醫療院所出現就診通報愷他命濫用首例個案後，2012年（達901人次）相較2002年（20人次），十年之間通報增加約45倍，是否也已經普遍氾濫且因多重毒品混用而成癮的現象？不僅列管速度時效遲緩，甚至管制法令不夠機動彈性，如此緩慢的毒品管制運作機制，如何追得上毒品流行濫用而予以即時列管，以及因應國際麻醉品管制局（International Narcotics Control Board, INCB）截至2015年10月已經確認發現602種新興影響精神物質（New Psychoactive Substances, NPS）的濫用危害發生？至2019年8月被通報的NPS的種類已上升至971種，而我國列管的毒品僅339種，恐怕是遠遠落後、不及列管；研究指出，美國聯邦緝毒局（Drug Enforcement Administration, DEA）已於1984年修訂「管制物質法」（Controlled Substances Act, CSA），增列緊急暫時列管措施（Emergency Temporary Scheduling），考量新興濫用物質／毒品化學結構、濫用史、模式、範圍、期間、重要性、對公眾衛生的危害風險等因素，緊急將新興合成類鴉片藥物U-47700（與海洛因、處方類鴉片藥物及其他新型類鴉片物質相似）緊急暫時列管為第一級管制物質，並於2016年11月14日生效，期限為二年，必要時延長一年，在此期間美國聯邦緝毒局（DEA）將蒐集更充足的科學證據，以評估後續是否需將U-47700永久列為管制物質管理，以保障民眾的健康與安全，已經建構完成提供新興濫用物質未正式列為管制物質前之緊急管控機制（郭立芬，2017）。難道司法機關無法打破百年反毒戰爭的既定循環，坐待已知或可預見的緝毒劇本不斷發生嗎？當我們需要高檢署加強整合司法行政體系的六大緝毒系統後，是否早已顯示過去刑事司法的緝毒管理已經發生權責與指揮協調問題？是否因毒品分級列管法制彈性不足（例如：何不採取氾濫時先提高等級，待濫用遏止或趨緩後再調降列管等級？），因而導致第三級毒品施用者產生進階施用第二級毒品的情形？法制面的調整變動，自然永遠來不及同步反應司法管制實務，有無給予行政機關裁量彈性管制的必要？反毒的作為一旦決定管制，就必須劍及履及地決斷，斷不容許「管制猶豫」，因為青少年施用而延緩，造成累積、多重施用而隨著結束步入社會邁入成癮，中游加強辦理戒毒，廣泛提供多元戒治醫療、心理及社會復建服務，加強對於反覆實行吸毒行為之犯罪、高成癮慢

性習慣犯[28]（Chronic Offenders）的個別化（楊士隆，2001），期加強司法監督之治療處遇，以降低再犯人口，減少毒品需求。

六、防毒資源配置的合宜性

　　對於下游的毒品防制與治療資源投入，從「減少傷害」策略在過去十年成爲國際潮流，臺灣地區因爲愛滋感染的快速擴散，雖於2006年9月由法務部與衛生福利部（當時行政院衛生署）合作試辦減害計畫替代療法，也加入必須採用減少傷害的思維來因應共用針具與稀釋液的愛滋傳染；但是，包括過去監所試辦（美沙冬（Methadone）、丁基原啡因（Buprenorphine）等）藥品替代治療方案，對於減少傷害的思維落實於毒品防制與遠離毒品的現實面作法，仍舊資源投入不足，缺乏導入全面性治療策略的推動應用，包括安非他命類戒癮治療的矩陣模式（Matrix Model Treatment）[29]、動機誘發式的加強藥物濫用恢復性治療（Motivational Incentives for Enhanced Drug Abuse Recovery）、嫌惡治療法（Aversion Therapy）、個案管理觀護追蹤輔導計畫（Treatment Accountability for Safer Communities, TASC）[30]、藝術治療（Art Therapy）、行爲治療與勞動治療等，乃至於形成第二級毒品犯（含施用）逐漸成爲監禁收容爆滿的主因之一，而精神司法體系的社會防護網絡亦未受到重視，每個國家所能負擔的防制成本與經費，絕對是重要的考量。2013年12月24日行政院第13次「毒品防制會報」提及，地方毒防中心確有擴充服務及功能的必要，爲有效挹注地方毒防中心相關經費；研議將「毒品危害事件統一裁罰基準及講習辦法」罰鍰收入專款專用於毒品防制業務的實際作法及入法可行性。至2015年5月26日行政院第17次「毒品防制會報」指出，公益彩券盈餘與施用第三、四級毒品裁罰金，都屬地方財源，各地方政府應積極運用投入毒品防制業務。至

---

[28] 楊士隆（2001），少年犯罪生涯與常習犯罪研究之發展與啓示。中華民國犯罪學學會會刊，2卷2期。按慢性習慣犯，係指反覆實行同種行爲之犯罪，其具有機會就犯之意圖或不務正業等習性，以排除偶發、突然、一時間之犯罪態樣。高危險群之早期介入與處遇，加強家庭教養功能、強化父母參與輔導方案、採取認輔措施、密集觀護監督、延長留置觀察輔導期間、強制職業訓練、就業安置轉介並採兼具嚇阻與矯正之刑罰政策因應。

[29] 按美國國家藥物濫用研究所（National Institute on Drug Abuse, NIDA）研究證實，矩陣模式治療（Matrix Model Treatment），亦即著重於病人互助學習毒癮復發因應的行爲式治療，已成爲目前認可爲最有效的甲基安非他命治療之行爲模式療法。

[30] Nancy E. Gist (1995). Treatment Accountability for Safer Communities, http://www.ncjrs.gov/pdffiles/tasc.pdf, U.S. Department of Justice Office of Justice Programs, Bureau of Justice Assistance. 2019.12.29.

此有關成立毒品防制基金，原則上支持，然因涉及經費來源、基金規模、運作管理及修法等事宜，請馮燕政委邀集法務部、教育部、衛福部與主計總處再進一步討論，提出具體方向。2015年亦有立法委員多人連署，擬具「毒品危害防制條例」增訂第2條之2條文草案[31]，明定中央主管機關應設置毒品防制基金，用於戒癮、教育、研究、毒品施用者之家庭支持協助等事項；行政院應設置基金運用管理監督小組，俾使該基金針對毒品防制發揮最大效能。有鑑於行政院第23次「毒品防制會報」指出：毒品是國安問題。將以四年至少投入100億元的規模，……反毒經費無上限，設置戒治場所、地點、所需鑑定新興毒品（原料、藥物）的鑑定儀器，及建立資料庫所需設備。目標定爲自2018年爲強力掃蕩期，2019年至2020年進入全面掌控吸毒人數的控制期，期能至2021年毒品犯罪人口數逐年減少，使毒品新生人口及其他衍生犯罪有效下降。因而，終於在2019年1月1日「毒品防制基金」正式上路，首年經費優先補助方向爲「施用毒品者成癮治療」、「復歸社會」及「解決少年毒品」等3大面向，由法務部、衛生福利部、教育部、內政部、勞動部等所共同提出之6項業務計畫、16項計畫項目下，行程計畫經費預算共新臺幣3億6千餘萬元的經費。可見，歷年毒品防制工作的財源經費來源，始終是反毒工作的關注焦點與挑戰。

　　總體來說，我們應以「減少傷害」作爲國家面對毒品的防制策略，才是國家眞正的在面對問題解決。但是很不幸的，通常在亞洲國家普遍以「緝毒」、「犯人」、「毒品零容忍」政策的反毒作戰口號下，總有不願意正面進行體制內溝通的毒品「病犯」議題，甚至由政府願意正面與社會大眾進行「社會溝通」，卻經常簡單的以「無毒社會」期許，往往刻意忽略毒源根本難清的事實，缺少整體社會對於毒品施用（理性或非理性）「行爲」、「成癮」、「高再犯病犯」、「毒品難戒」應有的討論與落實建構配套。在完成毒品防制基金的法源下，未來究應如何建構完善的社區保安處分、密集監督下執行出監轉銜、保護管束、日間外出工作、中途之家、觀護、更生保護、電子錄影監控、監視社會等機制，從司法審判、監禁，乃至回歸社（區）會，在在都需要以治療爲前題下，大量投入各類醫事、（精神）醫療、（臨床）心理、犯罪防制等專業人力的加入，倘若我們刻意忽略而怠惰配套，將使毒品更生人有機會成爲社會風險的一環。然而，持續加蓋冰冷的監獄、（反覆）延長「抽象危險犯」

----

[31] 按立法委員王育敏、詹滿容、江惠貞、陳鎮湘、林國正等20人，擬具「毒品危害防制條例修訂案」。立法院議案關係文書，2015年11月11日印發，院總第308號委員提案第18085號。

監禁予以治標「隔離」，何不多設中途之家？是否我們永遠無法打破再犯的循環？當一個人短期進入擁擠的監獄，而非分類處遇，不僅被永久標籤化、污名化，且失去矯正教化的品質效能，同時還感染了監獄副文化，形成更多的犯罪惡習；另一方面，一旦個案長久被監獄隔離，回歸社會適應生活的難度越高，不僅社會不接納，長期以來政府不負責（學校中輟學生或家庭輔導功能不明），家屬（如果個案成為加害人）可能早已經身心疲憊或斷絕關係，受刑人／更生人／社會邊緣人在付出法律代價後仍無法回歸社區，成為「常習犯」、「慢性習慣犯」（Chronic Offenders）回到監獄，「風險社會」[32]（Beck, 1999; Beck, 1992）下的犯罪治理已成為當前國家的重大挑戰，值得進一步關注。當國家政策上期待並引導社會接納將施用毒品者視為「病人」而尋求社會接納時，回顧我們所簡化的毒品媒體報導「吸毒導致精神錯亂、缺錢買毒而衍生暴力搶奪財務，或殺人等社會問題」時，忽略了「社會風險溝通」與「接納復歸」的難題，致整體社會長期以來欠缺對於高度再犯者之保安處分與社會防衛配套機制。可以預期的是，社會輿論自然會顯現出「與毒品病犯（人）疾病共存」及「毒品（緝毒）零容忍」政策間的矛盾，由於不願意面對的毒品成癮的真相，甚至連同減少傷害政策的發展空間亦遭到相對壓縮。

多年以來，政府執行反毒品戰爭（包括擴大施用入罪化）造成的緊張關係結果，毒品供需數量、種類，此消彼長，主要的毒品新生人口（介於18歲到24歲的年輕族群）呈現一定成長，而監獄人滿為患，矯治與出所後更生、觀護、預防再犯的保護成效不彰，社區戒癮醫療資源不足，施用毒品累犯、再犯不斷升高，而阻礙社會復歸、轉銜、觀護、司法保護、更生輔導等預防再犯[33]

----

[32] Beck, U (1999). World Risk Society. Cambridge: Polity. Beck, U (1992). Risk Society: Towards a New Modernity (Trans. by Mark Ritter). London: Sage. 按德國社會學家Ulrich Beck（1944.5-2015.1）於1986年出版《風險社會：邁向一種新的現代性》一書中提出「風險社會理論」（Risk Society Theory），係指對於未來社會危害發生的可能性（Probability）、風險不確定性（Uncertainty）、以及所產生風險的人為決策形成過程（Decision-Making），乃是一套面對未來社會預測的建構。因此，該理論可說是面對現代化危機下，公民溝通與協調「風險理性」（Risikorationalität）的一種蛻變與創新。另壹讀傳媒（2015）提及貝克風險社會理論四個關鍵詞：第二現代性、反思性、社會理性與「亞政治」、世界主義。https://read01.com/jDA08m.html。2019年12月29日。

[33] 郭文東（2008），司法保護暨社區關懷理念、策略與方法。彰化地方法院檢察署2008年辦理司法保護暨社區關懷方案成果發表暨學術研討會會議手冊，頁9-13。按完整的犯罪防治模式包含預防犯罪於先、阻止犯罪於中、防止再犯於後，即所謂三級預防觀念。第一級「預防犯罪於先」，在於強化一般民眾的法治觀念及守法意願，使其不會、不想、不願犯罪；第二級「阻止犯罪於中」，乃是針對有犯罪之虞，或是已處理犯罪邊緣之特定對象，採取輔導或防治措施，使其不

網絡的整合機制，有效的社區處遇模式，仍然尚待突破與創新。實務上，刑事司法體系的運作支離破碎，調節不良，似已造成兩極化刑事政策的精神喪失；又我國雖非聯合國會員國，惟向來同步遵循國際「毒品公約」的精神，並自我期許，善盡一切努力，加強毒品犯的治療、教育及預防；配合聯合國「公民與政治權利國際公約」及「經濟社會文化權利國際公約」，制定「兩公約施行法」，據以落實執行公約內容，期能直接與聯合國公約接軌，提升國際形象，實為我國現階段徹底思考，重新檢討毒品政策的最佳時刻。2013年12月24日行政院第13次「毒品防制會報」結論指出，將施用毒品入監者視為罹病狀態，並考慮以社區戒治或其他治療方式取代現行在監治療，讓毒品防制與戒治作為更有成效，值得進一步思考，指示法務部另邀專家學者深入研究檢討。2016年12月28日行政院第22次「毒品防制會報」結論指出，有關「毒品戒治現況、問題分析與策進作為」報告，政府對於吸毒成癮者應以「病人」視之，而非以「罪犯」對待。為投入戒癮治療，落實協助毒癮者復歸社會、就業等配套措施，請衛福部積極規劃相關資源、結合人力，以及培養醫療與社會輔導等專業人才，採系統性作法將策進作為轉化為具體制度，以利相關部會加強配合，行政院亦將協助適當的資源與經費。因而，時至今日，成為未來核心樞紐的縣市政府毒品危害防制中心，乃至成立專責機關的縣市政府毒品危害防制局，應如何在社區矯治法（Law of Community Corrections）草案[34]規劃下，實現社區處遇功能[35]與運作效能，已為各界關注，共創新猷。

能、不敢犯罪；第三級「防止再犯於後」，係對已犯罪之特定人實施監督管束及更生保護措施，使其改悔向善，復歸社會並防範其再犯。

[34] 法務部，「社區矯治法外國發展新趨勢研究與立法建議」委託研究成果報告，https://www.moj.gov.tw/dl-28575-7c261b4564214e57a088bc7046b1ad69.html。2019年12月28日。

[35] 按法務部2017年施政目標與重點規劃之（一）「防制毒品沒收犯罪所得，強化並落實毒品防制策略」：包括加強毒品查緝，斷絕製造、運輸、販賣管道，以達「拔根斷源、阻斷供給」目標；採取「公共衛生三級預防」模式，防止新犯並降低再犯；建置全國性毒品犯罪資料庫，跨區資料整合及分析，擬出正確緝毒策略所需資訊數據，準確擊潰毒品犯罪；協調、整合與執行各項毒品防制措施，強化「毒品審議委員會」功能，以有效消弭毒品危害；研議修正「毒品危害防制條例」，推動設立毒品防制基金，課以特定營業場所自我管理及通報責任，建立無毒場所標章認證機制，以全面提升反毒綜效。強化收容人就業能力，落實出獄轉銜機制：配合勞動部「促進就業圈」執行計畫，並開辦技能訓練課程，另研擬受刑人於執行期間外出從事就業活動方案，俾使受刑人接受職能訓練，並周全提前與社會銜接之就業管道。（二）「推動社區處遇、被害保護服務及相關犯罪預防與法律宣導」：(1)推動各地毒品危害防制中心辦理強化藥癮者輔導處遇工作，協助藥癮者復歸社會：透過訪視轉介提供服務，並每年督核辦理成效。(2)推動社會勞動制度：推動易刑替代措施，藉由無酬勞動服務回饋社會。(3)實施更生人認輔制度，推動個人及家庭整合性服

七、因應新興毒品法制變革的方向性

　　本書同步檢視我國近代反毒史，自1993年5月12日首次「向毒品宣戰」以來，乃至2004年12月27日再度「向毒品宣戰」，政府擬訂2005年至2008年爲「全國反毒作戰年」計畫結束後，反毒迄今已歷二十四年之久，雖有一定的成效，惟整體毒品問題（如肅清煙毒、矯治行爲人等）改善卻相當有限，毒品是否能完全禁絕？依據2009年行政院研考會的民調顯示[36]，毒品充斥已然列爲十大民怨之一。然而，2009年5月20日修正公布之「毒品危害防制條例」第11條之1更進一步規範，增訂持有或施用第三級或第四級毒品者將科以罰鍰及命參加講習，於2009年11月20日施行「毒品危害事件統一裁罰基準及講習辦法」；至此，第三級與第四級施用毒品犯亦已入罪化。是以，我們觀察法務部統計資料[37]顯示，第三級毒品施用查獲人數2015年已增加達到2萬4,626人，第四級毒品施用查獲人數爲32人（每年皆40人以下）年；而2010年至2015年（近五年）地方法院檢察署偵查新收毒品製賣運輸案件人數約於1萬人上下變動，以2011年的1萬餘人最多，有逐年下降之勢；2015年查獲製賣運輸第一級毒品人數爲2,823人，查獲第二級毒品製賣運輸人數爲4,703人，查獲製賣運輸第三級毒品人數爲2,644人，第二、三級正在增加中，查獲第四級毒品製賣運輸人數爲145人；分析2015年警察機關查獲施用或持有第三、四級毒品未滿20公克案件，其中以「18歲以上24歲未滿」占41.6%最多，「未滿18歲」者占10.2%，顯示第三、四級毒品（兩者合計51.8%）多數仍爲青少年族群，是否來自大專校院的學生？抑或係爲國中與高中學校階段以前的中輟學生？我們不僅需要更細緻的數據探究分析，也應檢視是否已經納入警政毒品治安人口？以及地方毒品危害防制中心的追蹤輔導範圍？同時，亦亟待更深入的毒品大數據統計與資訊分析，而目前第三、四級毒品施用者大量反覆講習與裁罰的成效，以及是否未來惡化而落入第三、四級毒品進入觀查勒戒？抑或延伸發展成爲第三、四級毒品

務：強化更生保護、矯正及觀護機制之連結，協助建構個人、家庭支持與復歸社會機制，建構以反毒爲中心的司法安全防護網。推動易服社會勞動制度。

[36] 按行政院研究發展考核委員會依據歸納出15項民怨，於2009年11月27日舉辦「十大民怨」網路票選，挑出「重中之重」的前5項主要民怨，包括電話詐騙、都會區房價過高、求職不易、民生物價過高與毒品充斥。經濟日報，十大民怨，惟一寇難除。2009年12月3日。

[37] 法務部（2016），毒品情勢分析（上），http://www.rjsd.moj.gov.tw/RJSDWEB/common/WebListFile.ashx?list_id=1439。2019年12月27日。

緩起訴（或緩刑）附命戒癮治療、毒品法庭、社區矯正、勞動就業、社區服務處遇機制？又是否啟動司法觀護、保護管束、保安處分與毒品犯更生保護等配套機制，終將考驗我們的睿智決斷與因應，值得密切觀察。

　　2015年9月17日行政院第18次「毒品防制會報」結論，2015年1月至7月施用毒品人數較2014年同期將近增加約10%，其中以施用第二級毒品（安非他命為大宗）增幅最大，而施用第三級毒品人數卻較去年同期減少3.6%，此變化是單純查緝數量的增減，或為毒品問題已發生質變，從第三級板塊移動到第二級，請法務部會同衛福部、教育部結合巨量資料分析，審慎解讀並妥善因應。另依2010年2月2日行政院第4次「毒品防制會報」結論指出，2006年第1次會報通過之反毒規劃分組執行結果中，降低再犯、以及降低毒品裁判確定有罪人數，並未達成預期目標。已故醫院臨床毒物科醫師林杰樑醫師曾表示，雖然政府有控制毒品濫用情形，但是臺灣毒品使用人口卻有增無減，其中又以高職生較為嚴重；並調查發現，學生錯誤的認知，以為使用毒品可以舒壓、解決煩惱、忘記挫折；此亦為監獄行刑法的立法精神，對於監所矯正教化後，收容人應達成提升正向意念自我管理、抗制不當誘惑與有效情緒管理的能力，以因應復歸社會當時生活環境中，能否真正抗制外界情境、阻絕同儕誘惑的焦點所在。因此，如何教育青少年、學生運用正確方法紓壓、調適挫折、及早增進社會連結機制，才是預防再犯工作的一大重點。2016年8月26日行政院第20次「毒品防制會報」結論，毒品新生人口主要介於18歲到24歲的年輕族群，如何訂出矯正戒護機構具體可供檢視的戒癮治療績效指標我們應如何調整並檢討因應？大專校院的自治是否會成為毒品新生人口防制拒毒的另一缺口？犯罪與毒品矯治對於可教化性復歸社會的可教化性評估，乃至於出所後密集觀護與更生保護等保安處分／保護管束機制又要如何打破再犯循環？在在均值得我們進一步審慎省思。另一方面，目前衛生福利部委託學者專家所建立的毒品大數據，高檢署雖已掌握串聯17個毒品相關資料庫，檢、警、調、憲、海巡、關務六大緝毒系統已能進行情資整合。但是，依據1960年密西根大學教授E.Jerome Mccarthy提出行銷學「4P」理論，包括產品（Product）、價格（Price）、促銷（Promotion）、通路（Place）概念。因而，以法制面毒品查緝管理資訊面觀察，對於運輸業與販賣業等「通路商」的隱蔽性資訊，目前仍有待透過緝獲案例、筆錄、情資、法院判決書等建立毒品的市場交易通路流向，深入分析。就斬斷現金流而言，瑞典「無現金社會」（意指現金交易僅占整體經濟的3%）

的電子支付系統[38]，或許是阻絕地下黑市、毒品交易、洗錢等犯罪發生的創新契機。

　　依據1988年聯合國「禁止非法販運麻醉藥品和精神藥物公約」（The Convention Against Illicit Traffic in Narcotic Drugs and Psychotropic Substances）內涵，已要求各國要求各締約國經由國際合作，共同取締，適當採取控制下交付以查明非法犯罪者，並強化引渡之有效性及相互法律協助，並對於因非法販運能獲得巨額利潤及財富，亦要求各國所擬訂之法規得以沒入非法販運者之財產、工具或任何物品，以沒收非法販運者從其販運活動中得到之收益[39]（UNODC, 1988）。林達（2017）[40]指出，現行「毒品危害防制條例」對大盤毒販是「大容忍」，因為制度縱容毒販保有資金繼續周轉進貨！並援引德國刑法以「擴大沒收」來解決，一旦法院認定被告是常習性犯罪，則類似的犯罪所得也應該要剝奪。因此，反毒供給層面的「零容忍」政策，優先法制化後，目前已完成新增「擴大沒收」的修法規定，後續將加強從毒販所得下手，徹底剝奪毒販不法所得。參據日本「預防犯罪所得移轉法」（Act on Prevention of Transfer of Criminal Proceeds）[41]係針對反洗錢之主要法規，第1條立法目的即在防止犯罪所得可能被轉移金援組織犯罪，或者成為恐怖主義活動之融資，故特立法規範，透過識別客戶、保存交易紀錄，或者賦予特定商業管理人員（Specified Business Operator）法律義務報告可疑交易資訊等等措施，防止犯罪所得轉移。另一方面，現行「毒品危害防制條例」與部會及各級政府的任務

----

[38] 盧沛樺譯（2016年8月17日），瑞典帶頭歐洲現金消失中。天下雜誌，604期，http://www.cw.com.tw/article/article.action?id=5077947。2016年10月1日。按《現金的詛咒》一書作者羅格夫（Kenneth Rogoff）指出，現金帶來逃稅和非法活動。

[39] http://www.unodc.org/pdf/convention_1988_en.pdf. 2019.12.29.

[40] 林達（2017），反毒「零容忍」先從毒販所得下手。蘋果電子報，http://www.appledaily.com.tw/realtimenews/article/new/20170104/1027196。2019年12月28日。按中華民國「洗錢防制法」第18條明訂，「以集團性或常習性方式犯洗錢罪者，有事實足以證明行為人所得支配之財產或財產上利益，係取自其他違法行為所得者，沒收之。」「毒品危害防制條例」已經於2019年12月17日修法完成，並首度納入「擴大沒收」的新制度，是我國洗錢防制的一大重要進程。

[41] 按日本「預防犯罪所得移轉法」（Act on Prevention of Transfer of Criminal Proceeds）（Act No. 22 of 2007）。規範特定商業管理人員在洗錢預防上所應遵守之法律義務，依據該法第2條第2款規定，所謂特定商業管理人員，除銀行、信貸銀行、保險公司等金融商業管理相關人員之外，亦將註冊會計師（Certified Public Accountant, CPA）納入規範範疇（The term "specified business operator" as used in this Act means any of the following: ... (xlii) Certified public accountant including a registered foreign certified public accountant prescribed in Article 16-2, paragraph 5 of the Certified Public Accountant Act (Act No. 103 of 1948) or audit firm）。

分工也沒有連結；最困難且統合最艱巨的需求面毒品防制，參諸2008年實施之「中華人民共和國禁毒法」[42]，已對於要求全民各行業防制毒品的「宣導」事項不僅以專章規範，規範配合「預防」的通報、監測、收集等有10多個條文，戒毒亦有20餘條文規範，尙有城市執行國際合作的執法等，均值得省思。終究使用毒品的是吸毒者（消費者），完整的使用者歸戶檔案系統與整體圖像的法制化，更是必要，因爲毒品正需要透過通路商流入吸毒者。當前數位化、離線商務O2O通路（Online to Offline）、線上到線下的電子商務（E-Commerce）模式時代，經由行動互聯網（Internet of Things, IoT），吸毒者（消費者）甚至可以透過（網際網路）線上的行銷（折扣、提供訊息、預訂、廣告、體驗服務等）交易購買機制，沒有通路商，「促進」直接線下的到指定地點店面、物流面交取貨，已經使查緝毒品供需的交易平台，更進入到必須突破虛實整合的境界。因此，爲徹底斬斷毒販金流與沒收不法犯罪所得，在當前進入數位化（Digitized）電子支付（Electronic Payment）時代下的毒品法制，該如何因應網路與社群媒體多元化的多元化毒品交易型態，值得我們特別關注。

八、更生人復歸社會的挑戰性

2009年修正公布「刑法」第41條及第42條之1相關規定，易服社會勞動制度的實施，對於短期自由刑及罰金刑的執行，參酌歐美刑罰制度，以社區服務代替，具體實現寬嚴並進的刑事政策，是世界各國犯罪處遇的趨勢，讓輕罪的社會勞動人，不因入監服刑而被標籤，難以復歸社會，同時因爲提供無償的社會服務，修補了社會的損失及人際關係，因社會勞動人未入監服刑，而得以維持既有的工作與生活，除節省社會及國家的財政負擔，也同時減少因犯罪所衍生的其他社會問題。行政院曾於2009年全國反毒會議曾提出討論，於下游繼續推動辦理「去毒」相關之輔導安置與社會復健工作，即爲減少社會排除（Social Exclusion）與毒品成癮疾病失調（Disorder）帶來的傷害；規劃新增「去毒」的社會復歸工作，預期將依據社會支持觀點、復元觀點及增強權能等理論，提供物質成癮者宗教心靈支持、替代性家庭的溫暖安置、技職培訓、就業輔導、心理輔導、學習理財規劃、重建社交群體、培養健康的生活等，輔導

---

[42] 按「中華人民共和國禁毒法」，全國人大常委會2007年12月29日頒布，2008年6月1日實施。http://www.6law.idv.tw/6law/law-gb/%E4%B8%AD%E8%8F%AF%E4%BA%BA%E6%B0%91%E5%85%B1%E5%92%8C%E5%9C%8B%E7%A6%81%E6%AF%92%E6%B3%95.htm。2019年12月28日。

物質成癮者重新認識自我，增強自信心，找到人生新目標，以作為物質成癮者身心復原（Recovery）與社會適應之緩衝；但是，如何建構保護更生人復歸社會機制，對於高度復發再犯的保安處分，完備社會安全防護網絡，於藥癮更生人重返社會之際導入修復式司法正義（Restorative Justice），提供物質成癮者出監所後整合性的加強觀護轉銜服務，連結整體社會、職訓與就業服務資源，以期協助進入就業市場、返回家庭、回歸社會，並降低再犯率，卻是整體社會有待面對因應與始終未解的難題。2009年完成毒品危害防制中心法制化，透過中央部會與地方縣市政府的合作，期使毒品危害防制中心成為各縣市防制毒品的樞紐。依據法務部所勾勒出「毒品危害防制中心」之業務內涵：任務即是針對開案輔導之藥癮者，辦理各項追蹤輔導服務（宋麗玉，2003）。並藉由密集性的服務，如於個案出監所前入監銜接輔導、出監所後電訪、家庭訪視（包含協尋失聯藥癮人口及瞭解案家實際需求提供服務等功能）、切合藥癮者各項需求並提供戒癮治療、就醫、就業、就學及就養等各項資源轉介服務，協助藥癮者本人維持戒癮生活。此外，也辦理「毒品成癮者家庭支持服務方案」（2009年法務部保護司規劃推動計畫，各地方政府毒品危害防制中心主辦，各地方法院檢察署、臺灣更生保護會、各縣市觀護志工協進會協辦），以團體方式建立藥癮者家屬自助互助機制，並培養家人支持藥癮者戒毒之家族動力，以協助藥癮者及家屬共同度過漫長艱辛的戒癮之路，達到全面性扶助毒癮者家庭功能重建之目標。針對施用第三、四級毒品者，亦辦理裁罰講習，提供因地制宜或分齡分類之教材內容，以及相關諮詢或服務，並針對自願接受服務之第三、四級藥癮者開案輔導，提供完善戒癮相關服務，避免其再犯或進階施用一、二級毒品。2011年12月14日行政院第5次「毒品防制會報」結論，更期許如何針對毒品問題建構一個完整的社會防衛體系，積極發展多元化的戒治模式，增強個案的參與戒治動機，並以如何防制新興毒品的氾濫，以及遏阻施用人口的校園化與低齡化趨勢，均已成為當前反毒的首要工作。2016年2月2日行政院第20次「毒品防制會報」結論，協助監獄裡單純施用毒品的收容人，脫離毒品危害，不僅在監所內需有妥善的戒治，出監所後也要有妥適的追蹤輔導銜接，協助其與家庭、社會建立穩固的連結。2016年12月28日行政院第21次「毒品防制會報」結論，政府對於吸毒成癮者應以「病人」視之，而非以「罪犯」對待。為投入戒癮治療，落實協助毒癮者復歸社會、就業等配套措施，請衛福部積極規劃相關資源、結合人力，以及培養醫療與社會輔導等專業人才，採系統性作法將策進作為轉化為具體制度，以利相關部會加強配合，行政院亦將協助適當的

資源與經費。這樣的結論，看似呼應內政部引述蔡英文總統於2016年5月21日就職演說提及[43]「要強化社會安全網」，也符合應將吸毒犯視為需要幫助者的重點。因此，整體歸納國家對於（毒品）犯罪人社會復歸的前置研判與保護防衛機制可以加強三個重大環節：

（一）司法觀護調查保護：刑事司法偵查與審判階段之社會復歸調查機制，例如美國緩宣判前之試驗觀察、日本起訴裁量制度中之「檢察官保護觀察」（Praetorian Probation）、檢察官依「犯罪者預防更生法」第53條規定之請求包括社會復歸調查之指導監督及輔導援助、德國「刑事訴訟法」第153條a第1項第1款至第4款規定之微罪不舉附帶命令或指示、我國「少年事件處理法」所設少年事件之審前調查與判決前之觀護措置、「刑事訴訟法」第253條之2第1項之緩起訴附帶處分、刑法第74條第2項之緩刑附帶處分等[44]（林順昌，2013）。

（二）矯正出所前置轉銜復歸保護機制：受刑人在監獄行刑後之矯治教化抗制犯罪是有效？可教化性實證評估？例如香港「更生中心條例」（Rehabilitation Centres Ordinance）第6條（監管令）規定[45]，保安局禁毒處懲教署負責執行針對服刑完畢從更生中心釋放者，提供更生服務及處遇計畫，懲教署長作出固定限期為一年的監管令，協助罪犯重返社會，由懲教署及社會福利署人員組成負責，定期探望受監管者，並在有需要時提供協助，如暫居宿舍、介紹工作、協助申請綜合社會保障援助，以及安排心理或精神輔導，協助他們解決困難；另「監管釋囚條例」（Post-Release Supervision of Prisoners Ordinance）[46]第7條規定，正在服獲判兩年或以上監禁刑期（終身監禁除外），在六個月內刑期將屆（最早釋放日期）的在囚人士，均符合資格申請

---

[43] 周思宇（2016），應把毒犯當病人不是犯人。中國時報，A11版。2016年5月21日。另按衛生福利部研擬「強化社會安全網計畫」草案整合各部會策略與作為，結合地方政府高風險家庭與保護性業務、就學網、就業網、醫養等的服務模式，連結法務部辦理強化監所收容人及更生人家庭支持服務方案，重建更生人家庭支持與接納的保護網絡，使更生人順利復歸社會，減少再犯。參法務部推動辦理更生人家庭支持服務方案。

[44] 林順昌（2019），輕刑與緩刑與保護管束之實務與檢討。全國律師，9月號，頁72-89。另按台灣觀護學會指觀護制度問世百餘年，臚列整理各種犯罪者社區處遇的法理，http://mypaper.pchome.com.tw/probationology/post/1320617933，2019年12月29日。

[45] 香港懲教署，懲教署2015-2018年報，https://www.csd.gov.hk/tc_chi/pub/pub_ar/pub_ar.html。2019年12月28日。

[46] 香港「監管釋囚條例」（2014年4月10日版），https://www.elegislation.gov.hk/hk/cap475A?_lang=zh-Hant-HK。2019年12月29日。

「釋前就業計畫」[47]；根據「監獄規則」（Prison Rules）[48]第69條規定，獲得減刑後，監禁刑期六個月內屆滿的囚犯在受監管下可獲釋出獄，第11條規範在適當的條件規限下，囚犯可暫離宿舍不超過五天的期間，如未遵守監管令的條件，即屬犯罪，實已充分展現囚犯社區處遇與協助社會復歸的精神；香港社會重返更生成功，營造更安全與共融社會的4個主要因素，在於提供完善的更生服務、提供優質監管服務、罪犯對更生計畫的反應與改過決心，以及社會的支持。我們能否經由密集觀護監督（Intensive Probation Supervision, IPS）下執行出監前置轉銜，研議例如銜接監內與監外強制職業訓練、（日間）外出工作制度（Work Realease Program）、就學外出制度（Study Realease Program）、中途之家（Half-Way House，或稱社區矯治中心（Community Correction Center, CCC））、認輔措施、延長留置觀察輔導、中間性刑罰（Intermediate Sanctions，社區監督與控制方案）、保護管束、假釋評估、並結合假釋制度付保護管束（司法處分），或兼採易刑替代社會勞動制度等指導執行機制，採兼具嚇阻與矯正之刑罰政策，考核受刑人復歸適應社會生活的可行性措施，因此，宜注重罪犯之再社會化過程（Re-Socialization Process），理論上自入監起，即應有輔導協助受刑人早日適應社會為開始的思維。

　　（三）社區處遇網絡整合機制：各縣市地方毒品危害防制中心連結更生輔導、矯正出所及觀護機制、司法保護、密集觀護監督、無酬服務回饋的社會勞動制度、訪視轉介、藥癮者處遇，例如日本更生保護制度整併了原本的「犯罪者預防更生法」，與我國成人觀護制度類似，形成完整的「更生保護法」規範[49]、「保護司法」[50]、「更生保護事業法」[51]等更生體系法規中，執掌罪犯

---

[47] 香港新聞公報，「釋前就業計畫」協助在囚人士早日重投社會。按「釋前就業計畫」於1988年開始實施，至今超過二十年，參考實施經驗，獲准參與「釋前就業計畫」的在囚人士，再犯罪率甚低，足見「釋前就業計畫」的成效。http://www.info.gov.hk/gia/general/201008/10/P201008100256.htm。2019年12月28日。

[48] 香港「監獄規則」（2015年12月11日版），https://www.elegislation.gov.hk/hk/cap234A!zh-Hant-HK。2019年12月28日。

[49] 日本「更生保護法」（こうせいほごほう），平成19年6月15日法律第88號，平成20年6月1日施行。為加強犯罪預防整合更生法令，設置保護觀察所，協助罪犯改善生活環境、社會重返。日本1981年導入由地方更生委員會事務局所屬之保護觀察官，常駐監獄的「設施派駐官」制度，協助假釋準備調查及各種處遇業務。

[50] 日本「保護司法」，平成19年6月15日法律第88號，平成20年6月1日施行，http://hourei.ndl.go.jp/SearchSys/viewEnkaku.do?i=kkSYec13L5CqxUJUGjWBwg%3D%3D，2019年12月28日。

[51] 日本「更生保護事業法」（こうせいほごじぎょうほう），平成7年5月8日法律第86號，https://

出監所後的更生保護觀察服務；並設置保護觀察官，執行罪犯保護觀察與犯罪預防事宜；中央設置保護局、地方設置保護司分別規劃、執行協助保護觀察所（設於地方法院）配置之保護觀察官，從事犯罪預防、更生保護與協助保護觀察事宜[52]（林順昌，2008）。並依據「更生保護法」設置保護設施以收容保護管束人，協助教養訓練、就業等。此外，另結合更生保護協力組織與事業雇主，擴大協同推動更生人就業，協助其改過遷善[53]；德國從1969年開始引進社區服務處分制度，適用於未成年犯罪與代替自由刑的非罰金刑；泰國、紐西蘭運用拘禁的替代措置，發揮修復式司法[54]（Restorative Justice），間接緩和人犯爆滿問題的功能。我國觀護處遇制度、觀護組織架構與觀護法草案，已經研究多年[55]（蔡德輝、楊士隆，2010），且2010年亦有立法委員早已提出觀護法草案[56]，實應有效提升觀護處遇的組織並重視觀護相關法制。因此，也只有透過建構整合性服務，緊密連結個人與家庭的支持系統，始能協助受刑人真正的復歸社會，確保司法體系完成整合預防再犯的社會安全網絡機制。

- - - - - - - - - - - - -

elaws.e-gov.go.jp/search/elawsSearch/elaws_search/lsg0500/detail?lawId=407AC0000000086，2019年12月28日。

[52] 林順昌（2008），概述2007年日本更生保護法——整合式觀護法制的全方位檢討。中央警察大學法學論集，頁75-105。參見林順昌，概述日本觀護志工法與觀護志工組織，台灣觀護學會，http://mypaper.pchome.com.tw/probationology/post/1321385125，2019年12月28日。

[53] 按日本犯罪白書——再犯防止施策の充実，平成21年版，時事通信出版局，2009年11月26日。另參見日本更生保護制度改革のゆくえ—犯罪をした人の社会復帰のために，現代人文社，2007年6月1日。按平成26年6月13日法律第69號，修訂「刑事收容施設及び被收容者等の處遇に關する法律」，規範保安處分替代收容刑事施設、留置、監外勞動、刑務場所監督處遇等。

[54] 按修復式正義（Restorative Justice），或稱社區性司法（Community Justice），係一種以社區參與，治療重於處罰為機制，透過會議、調解、道歉、責任、寬恕、賠償、服務、社區處遇等方式，回復犯罪所造成的傷害、和平解決犯罪案件的仲裁制度，並以社會的觀點，而非法律觀點，處理犯罪問題，又稱為整合性司法（Integrated Justice），復歸式正義、關係式正義、修復式司法或和平建構犯罪學。應優先適用於處理輕微犯罪、惡性不大的非暴力性犯罪、初犯、吸毒案件，主要用於非暴力犯罪或低再犯風險者。歐美1970年代開始，一種新的社區模式（Community Model）觀念，植基於人犯重整復歸社會的矯正目標，有時稱為復歸模式（Reintegration Model），強調人犯的社會生活適應，優點在於重建人犯的家庭關係及工作機會，且能從賺取工資部分作為被害人補償金、支付罰金及各種計畫維持費用，更進而運用心理治療或教育職業訓練來改善人犯工作技術。參見Turpin, J. (1999). Restorative Justice Challenges Corrections.American Correctional Association, Inc.

[55] 蔡德輝、楊士隆（2010），觀護組織架構與觀護法草案。法務部委託研究案。

[56] 按立法委員早已提出觀護法草案，台灣觀護學會，http://mypaper.pchome.com.tw/probationology/post/1320617933，2019年12月28日。

　　為協助毒品施用者脫離毒品回到社會，依據2016年12月28日蔡總統執政決策會議指示，法務部提出「無毒新家園，反毒具體策進作為」[57]之策略，會同各部會擬具「防毒監控」、「緝毒合作」、「拒毒預防」、「毒品戒治」四分組精進作為後，經2017年2月23日行政院院會裁示，目前十大具體策略：包括（一）鐵腕大掃毒，強化沒收販毒利得；（二）建構全國毒品資料庫；（三）無毒防護網及溫暖關懷計畫；（四）偏鄉及青少年（校園）毒品防制計畫；（五）積極進行國際情資交換，拒毒於境外；（六）強化社會復歸功能；（七）提升毒品危害防制中心位階；（八）成立毒品防制基金；（九）建立特定營業場所通報責任；（十）強化新興及混合型毒品之防制等。依據美國前總統Obama政府在任內通過的減刑案超過1,000例，其中大部分為非暴力的毒品犯。美國前司法部長Eric Holder[58]指出，對於輕型、非暴力毒品罪犯減輕的嚴厲刑罰改革措施，會為美國節省4億美元，並鼓勵以社區服務和毒品治療來替代刑罰。另要求聯邦檢察官製定分類準則，以區分哪些案件能夠以州與地方來處理的低度犯罪（Low-Level Offenses），決定哪些更嚴重犯罪由聯邦政府處理。然而，據美國現任總統Trump目前僅提出[59]，將向執法者提供大力幫助和支持，並表示政府將禁止邊境販毒活動、禁止毒品被偷運入境、嚴禁人口販賣，嚴懲毒品犯罪，清除毒品對美國青少年的嚴重毒害，其後續相關政策。然而，監察院糾正案亦指出，毒品防制會報未依規定期間召開會議，又各部會權責分散，缺乏密切交流合作，認知不同，各自為政，加以預算有限，故毒品防制會報之統合、督考、協調力道嚴重不足，反毒成效不彰，毒品問題日趨嚴重[60]（監察院，2013）。我國刑事司法原本已有法務（檢調）與內政（警政）兩大犯罪預防體系，再加上高檢署指揮六大緝毒行政組織系統，政出多

---

[57] 法務部「無毒新家園，反毒具體策進方案」簡報，2016年12月28日。2017年3月15日向行政院提報方案。

[58] Yahoo News (2013). Holder Proposes Changes in Criminal Justice System, https://www.yahoo.com/news/holder-proposes-changes-criminal-justice-system-040724234.html?ref=gs, 2019.12.27. 新唐人（2013年8月12日），非暴力毒品犯擬輕罰省數十億，http://www.ntdtv.com/xtr/b5/2013/08/12/atext948261.html。2016年12月9日。按美國司法部的刑事司法政策將出現重大轉變，聯邦法律減輕對毒品犯罪的量刑，對量少、沒有暴力、與主要毒品組織和毒梟沒有關係的毒品犯罪，可不再按照最低量刑的規定提出起訴，以緩解聯邦監獄的擁擠。

[59] 大紀元（2017年2月13日），川普會見全美地方警長承諾嚴懲毒品犯罪，http://www.epochtimes.com/b5/17/2/9/n8790290.htm。2017年2月14日。

[60] 監察院（2013年11月7日），行政院等3機關未落實毒品防制工作監察院糾正，http://www.cy.gov.tw/sp.asp?xdURL=./di/Message/message_1.asp&ctNode=903&msg_id=4706。2019年12月28日

門，緝毒組織規模與拒毒、戒毒組織的發展顯不相稱，其後為執行緝毒製毒原料進行上游源頭管控分出防毒，竟將責任分離於緝毒系統之外，交由沒有司法警察權限的衛生福利部門主政「執行」防毒，充其量只是研究「防」的思維，至如何執行或者是否能夠完全阻絕「防制上游」，仍在於擁有刑事司法警察緝毒權責的法務（檢調）與內政（警政）及六大緝毒行政組織系統，甚至端賴高檢署指揮統合權責。然而，真正的防毒執行緝毒，則應在於是否落實查緝斷絕有關參與毒品製造流程「毒品原料」（經濟工業）、「合法用途醫藥」（衛生）、「實驗用藥」（法務毒品實驗用藥、教育校院生化等實驗用藥、農政之獸醫、動物植物、漁業等用藥）等，而現況的法制、政策與執行層面依然分離。因此，倘若以行政院的高度，仍然無法深入掌握、專責統合現行毒品法制與管理組織效能，任由各機關各自本位而行其是，未能徹底變革防制會報的運作與公民監督機制，則前述呼籲社會接納吸毒犯的理想期待，能否在一個毒品零容忍，而將吸食毒品、施用、持有毒品者入罪化的社會，動輒連結毒品犯成為黑道、幫派、槍枝走私的暴力犯，並將「沒錢吸（購）毒自動連結搶奪、進而引發殺人動機」的吸毒犯標籤化，而驟然要求一般民眾將「吸毒犯」等同視為普通「病人」看待，是否亦將永無實現達成的可能？依據內政部警政署刑事警察局分析[61]指出，2015年查獲近7萬9千名毒品人口，發現約有2萬3千人（占29%）毒品犯曾有殺人前科；另有1萬2千人（約1成）曾犯下重傷害案，另外，除殺人、重傷害案外，吸毒者涉及搶奪、強盜、擄人勒贖案的比例也超過5成，其形成犯罪的緣由，究係何者所導致？暴力犯？毒品（施用、製造、販賣、運輸）犯？抑或兩者兼具？其犯罪順序為何？與其入監後的造成的影響為何？倘若不問因果的犯罪防制，只要在採取監禁（包括單純施用毒品者）且超收的監所管理機制下，以目前再犯毒品罪的成長速度（如假釋中再犯毒品罪近5成）觀察，假以時日，是否其結果將演變成為絕大多數均是曾具有毒品前科的抽象危險犯？然而，國際間（如英國等）對於單純施用的毒品犯又何以得以社區，特別值得留意。而全民免於恐懼的社區防衛、生活安全的保障何在？或是否將會嚴重傷害人民對於司法、醫療信賴的法情感？更遑論目前在監（單純施用）毒品犯（反復）入監後，是否已與各類罪犯形成相互學習的交叉感染（由單純施用兼參與財產犯罪與暴力犯罪等）、複合效應（由單純施用轉變為

[61] 劉文淵（2016年3月29日），驚人！2015年查獲近8萬吸毒者竟有2.3萬人曾犯殺人罪。蘋果電子報，http://www.appledaily.com.tw/realtimenews/article/new/20160329/827497/。2016年12月5日。

兼有參與製造、運輸、販賣毒品）、多重毒性（各級毒品進階、兼同步混合或不純施用）、加重成癮（戒斷後加重劑量、毒品或非毒品混用加重毒性）？是否受到監獄化（Prisonization）影響早已形成大量的再犯循環？問題的真相爲何？我們又該如何面對與因應？將有待未來透過毒品大數據的客觀、透明的實證數據分析，並於反毒大本營進行分享與交流，才能解除各界先進心中的憂慮。毒品犯罪防制政策，特別是單純施用品毒品犯的社會復歸，是一項嚴肅的刑事司法（Criminal Justice）、社會議題與公共政策，過度依賴監禁的社會經濟成本支出，政府已難以因應大量犯罪導致的財政負荷，長遠觀察，將有賴於國家落實規劃完整的配套立法（例如毒品法庭、觀護法制、更生保護等）法制，積極因應再犯循環，建立預防高度再犯罪的保安處分（Sicherungs-massnahme）、轉向社區矯正（Community Corrections）、觀護（Probation）處遇，及深耕更生保護（Rehabilitation Protection）體系，並輔以運用科技（例如導入行動機器人結合無線射頻識別技術（Radio Frequency Identification, RFID））強化社區自然監控，以期增進家庭連結與社區動能，發揮在地專業支援，結合刑罰的社區治療／處遇（Community Treatment），提升（毒品犯）更生人面對挫折之復原力（Resilience），建立更堅實的社會安全防護網絡；因此，非常需要我們大家植基於社會公共參與，及在不斷討論對話之下，逐步地凝聚與建立共識。

第三節 結 語

聯合國毒品防制政策的核心，乃以「減少供應」（Supply Reduction）、「減少需求」（Demand Reduction），以及「減少傷害」（Harm Reduction）政策爲主要策略方針，簡稱爲「三減」的藥物濫用防制政策。而「減害」政策是植基於「減少供應」及「減少需求」的前提下，發展人道、選擇、人權思想及呼應降低社會成本的防制觀點。聯合國（United Nations）2016年經濟及社會理事會第七十一屆第2016/19號決議[62]，大會通過以下草案：重申第二十屆特別議通過的《政治宣言》與《開展國際合作根除非法藥物作與促進替代發展行

---

[62] 按聯合國，2016年經濟及社會理事第七十一屆會議報告，正式紀錄A/71/3，2015年7月24日至2016年7月27日，紐約。

動計畫》。大會回顧2013年12月18日第68/196號決議，通過了《聯合國替代發展問題指導原則》，並鼓勵會員國、國際組織、國際金融機構、實體與其他相關利益方在擬訂並執行替代發展方案（包括預防性替代發展方案 / Preventive Alternative Development）時考慮到該《指導原則》。還回顧麻醉藥品委員會2015年3月17日第58/4號決議文，通過《2030年可持續發展議程》，並強調實施《聯合國替代發展問題指導原則》將有助於實現《2030年議程》所載各項可持續發展目標（The Sustainable Development Goals Report 2016, SDG），其主要的關鍵目標包括：目標1：消除貧窮（No Poverty）、目標10：減少不平等（Reduced Inequalities）、目標16：和平、公正與包容的社會（Peaceful, Just and Inclusive Society）等三項[63]（圖1-1-8）；……替代發展專案側重於提高個人和社區復原力。亦重申《根除非法藥物作與促進替代發展》增加其對於毒品

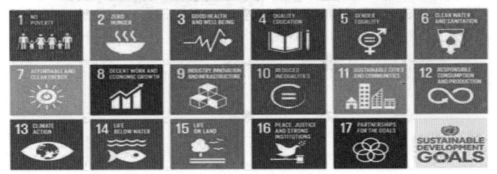

圖1-1-8 聯合國2030年可持續發展目標（The Sustainable Development Goals, SDG）

資料來源：United Nations (2016), UN Web Services Section, Department of Public Information, http://www.un.org/sustainabledevelopment/news/communications-material/.

----

[63] 按2015年9月25日，聯合國開發計畫署世界領導人齊聚聯合國紐約總部召開可持續發展峰會，正式通過2030年可持續發展議程。17個可持續發展目標中，目標1：消除貧窮、目標10：減少不平等、目標16：和平、公正與包容的社會等三項，是最重要工作的重中之重。United Nations, Resolution adopted by the General Assembly on 25 September 2015, 70/1. Transforming Our World: the 2030 Agenda for Sustainable Development. http://www.un.org/ga/search/view_doc.asp?symbol=A/RES/70/1&Lang=E, 2017.1.31. United Nations, The Sustainable Development Goals Report 2016, New York, 2016. http://unstats.un.org/sdgs/report/2016/The%20Sustainable%20Development%20Goals%20Report%202016.pdf, 2017.2.3.

作物（運用自願捐助資源、引進轉植技術、建立或加強監督非法作物的國家機制、提高地方社區與主管機關的能力與自主權）的重要、合法可行且可持續的替代作法，是應對世界毒品問題，與其他相關犯罪挑戰的有效措施，也是減少非法藥物生產方案的政策與關鍵組成部分之一（UN, 2016）。因此，反毒政策的執法的原則，宜兼以「減輕對社會之危害」為反毒策略的考量，司法界一旦介入採取處罰與勒戒之舉措，則應儘量降低因毒品問題造成之傷害與社會成本，且應避免造成監獄化的問題擴散或移轉，確保毒品施用者能儘快回歸到正常社會，但如何建構高度反覆毒癮再犯之社區保安處分機制，建議行政部門仍宜專責建立整體、統合刑事司法、社會防衛機制，以及透明公開的資訊分享平台，透過長期的司法修復、重建更生、觀護、保護等實證研究與宣導，建立社會大眾的安全感、信任與問題的共識，以積極正面的態度，始能期待毒品問題的妥善因應。

聯合國毒品暨犯罪辦公室（UNODC）主任Antonio Maria Costa指出：「人們使用藥物是醫療上需要，而不應以刑事懲罰對待。（People who take drugs need medical help, not criminal retribution.）」亦提到，控制非法黑市，以使暴力問題與腐敗現象減少（He acknowledges that controls have generated an illicit black market of macro-economic proportions that uses violence and corruption.）；並提出警告：「以毒品合法化，解除毒害威脅，將是一個歷史性的錯誤。（He warns that legalizing drugs as a way of removing this threat - as some have suggested - would be an historic mistake.）」非法毒品危害健康，因而毒品仍然必須管控（Illicit drugs pose a danger to health. That's why drugs are, and must remain, controlled.）。然而，另一觀點在2016年4月聯合國大會召開之毒品特別會議討論，聯合國前秘書長Kofi Annan卻指出，「無毒世界」是沒有可能的，應集中

確保毒品的禍害減至最低[64,65,66,67]，正在提醒各國，當前國際間所面臨的毒品政策衝擊，將是非常嚴峻的挑戰。這樣的發展情形，已在2009年當時的世界毒品報告，美國國家毒品管制政策主任Gil Kerlikowske所說：「毒品是一個問題，涉及每一個國家；我們社會上所有人，都有責任解決藥物濫用問題。」以上的精典名言，已道出藥物成癮與濫用防治哲學之精髓，亦為爭執之所在。依據19世紀末到20世紀初，德國刑事法學與犯罪學家Franz von Liszt教授於1898年有句名言：「好的社會政策就是最好的刑事政策。（A good social policy is the best criminal policy.）[68]（Franz von Liszt, 1905）」亦即言下之意，有確切針對目標的社會政策，同時也將是最好、最有效的刑事政策。倘能開放毒品資料庫分析，除了官方本身的應用開發以外，政府開放資料也可以藉由不同的相關活動，例如透過程式開發者、設計師、相關專家的黑客松聚集場合[69]，密集

----

[64] 李藹明（2019年12月29日），聯合國4月議毒前秘書長安南倡毒品合法化：無毒無可能，http://www.hk01.com/%E5%9C%8B%E9%9A%9B/8792/%E8%81%AF%E5%90%88%E5%9C%8B%E6%9C%88%E8%AD%B0%E6%AF%92-%E5%89%8D%E7%A7%98%E6%9B%B8%E9%95%B7%E5%AE%89%E5%8D%97%E5%80%A1%E6%AF%92%E5%93%81%E5%90%88%E6%B3%95%E5%8C%96-%E7%84%A1%E6%AF%92%E7%84%A1%E5%8F%AF%E8%83%BD。2016年5月23日。

[65] Jon Greenberg, Former U.N. Secretary General Kofi Annan Says the War on Drugs has Failed, http://www.politifact.com/global-news/statements/2016/apr/22/kofi-annan/former-un-secretary-general-says-war-drugs-has-fai/, 2019.12.29.

[66] UN Backs Prohibitionist Drug Policies Despite Call for More 'Humane Solution' https://www.theguardian.com/world/2016/apr/19/un-summit-global-war-drugs-agreement-approved, 2019.12.29.

[67] The 'War on Drugs' In Numbers: A Systematic Failure of Policy, https://www.theguardian.com/world/2016/apr/19/war-on-drugs-statistics-systematic-policy-failure-united-nations?CMP=Share_iOSApp_Other, 2019.12.30.

[68] Franz von Liszt (1905). 'Kriminalpolitische Aufgaben' in Franz von Liszt: Strafrechtliche Aufsätze und Vorträge, erster Band 1875 bis 1891, Berlin: J. Guttentag, Verlagsbuchhandlung G.m.b.H., pp. 290-467 (original 1889-1892). 按Liszt, Franz von: Das Verbrechen als sozial-pathologische Erscheinung. Vortrag gehalten in der Gehe-Stiftung zu Dresden am 10.12.1898（PDF）（德文）。Liszt教授特別預防理論，矯治優先於應報《將犯罪看作是社會病理的表徵》（Das Verbrechen als sozial-pathologische Erscheinung）。

[69] 按資料庫分析實務相關活動，例如黑客松台灣（Hackathon Taiwan, https://hackathon.tw/）以外，尚有Data Jam（通常指一場聚集相關專家針對單一主題，討論解決方案，尋找可能所需資料的活動，如2015年Open Data／TW禽流感Data JAM），參閱張維志（2015），從開放資料到資料經濟——商機到底在哪，聯盟月刊，12期。Datapalooza（指一場結合Data Jam與Hackathon模式運行的討論會，多分為三個階段，在第一階段時，以Data Jam的模式尋找解決方案與挖掘資料集，第二階段展示前一階段的解決方案，第三階段透過Hackathon活動，繼續挖掘需要解決的問題與提供實作成果，如美國Health Datapalooza）。

合作找出解決方案的活動，激發更多的創意與解決方法，讓資料庫的匯集發揮
更大的相乘效益。因此，要如何凝聚共識，發展、定義具有確切目標的社會政
策，正是各國毒品政策治理的世代難題。藥物濫用問題面貌多元且複雜，在合
法與非法使用的用途判斷，完全取決於每個人，而毒品種類與範圍的界定，也
會因為先驅化學物質的轉變、合成，或者相互類似的結構物質繁多難辨，以致
造成「毒品」是一個會隨著時空不同而變動的概念，因而，在衡量與呈現藥物
濫用問題的整體面貌上，並非易事。本專書從藥物使用、濫用與成癮的危險因
素與造成的影響談起，然後在第二部分呈現現況與監測，第三部分回顧處遇制
度、模式與成效，第四部分提出政策比較與展望。

參考書目

一、中文部分

中央社，八大行業毒品通報 邱太三：年底前實施。中時電子報，http://www.china-times.com/realtimenews/20170302004132-260407。2017年3月2日。

中華人民共和國禁毒法，全國人大常委會2007年12月29日頒布，2008年6月1日實施。

內政部警政署刑事警察局，臺灣刑案統計，1974-1997；臺閩刑案統計，1998-2007，刑事警察局。

六法全書：毒品危害防制條例，http://www.6law.idv.tw/6law/law/毒品危害防制條例.htm。2019年12月29日。

立法委員王育敏、詹滿容、江惠貞、陳鎮湘、林國正等20人，擬具「毒品危害防制條例」修訂案。立法院議案關係文書，2015年11月11日印發，院總第308號委員提案第18085號。

朱日僑、張傑雄、鄭憲覬、張家榮、簡俊生（2007年6月），防治藥物濫用再犯循環之對策，犯罪矯正國際研討會論文集，國立中正大學犯罪防治研究所。

行政院，歷年行政院毒品防制會報重要決議概要。2016年12月28日。

呂源益、石玉華、王秀月（2008），吸毒新生人口分析。矯正月刊，187期。

宋麗玉譯（2003），基礎優點個案管理訓練手冊。臺北：內政部。

李思賢（2006），減少傷害緣起與思維：以美沙冬療法做為防制愛滋感染、減少犯罪與海洛因戒治之策略。https://antidrug.moj.gov.tw/dl-33-74b1818c-d45b-4996-bea6-feb4e954d424.html。2019年12月26日。

李藹明（2016年2月25日），聯合國四月議毒前秘書長安南倡毒品合法化：無毒無可能，https://www.hk01.com/%E5%8D%B3%E6%99%82%E5%9C%8B%E9%9A%9B/8792/%E8%81%AF%E5%90%88%E5%9C%8B%E6%9C%88%E8%AD%B0%E6%AF%92-%E5%89%8D%E7%A7%98%E6%9B%B8%E9%95%B7%E5%AE%89%E5%8D%97%E5%80%A1%E6%AF%92%E5%93%81%E5%90%88%E6%B3%95%E5%8C%96-%E7%84%A1%E6%AF%92%E7%84%A1%E5%8F%AF%E8%83%BD。2019年12月27日。

周思宇，應把毒犯當病人 不是犯人。中國時報，A11版。2016年5月21日。

林健陽、陳玉書、林裕泓、呂豐足（2014），初次毒品施用者個人特性與再犯毒品罪之關聯性。刑事政策與犯罪研究論文集，17期，法務部司法官學院，頁139-172。http://www.ios.sinica.edu.tw/TSCpedia/index.php/%E5%9C%96%E7%89%87:Chenyu2-1.JPG

林順昌（2008），概述2007年日本更生保護法──整合式觀護法制的全方位檢討。中央警察大學法學論集，頁75-105，2008年4月。

林順昌（2019），輕刑犯緩刑與保護管束之實務與檢討。全國律師，9月號，頁72-89。

林順昌，概述日本觀護志工法與觀護志工組織。台灣觀護學會，http://mypaper.pchome.com.tw/probationology/post/1321385125。2019年12月29日。

法務部（2016），「無毒新家園，反毒具體策進作為」策略，https://antidrug.moj.gov.tw/dl-1299-c6cedeae-3410-464e-836e-896670ac23d3.html。2019年12月28日。

法務部（2016），毒品情勢分析（上），http://www.rjsd.moj.gov.tw/RJSDWEB/common/WebListFile.ashx?list_id=1439。

法務部（資訊處）（2016年1月8日），「法務部毒品成癮者單一窗口服務」計畫背景簡介，https://www.moj.gov.tw/ct.asp?xItem=126020&ctNode=28172&mp=001。2019年12月31日。

法務部，「反毒新策略」專案報告。2004年11月11日。

法務部，精進毒品危害防制中心業務，https://www.moj.gov.tw/ct.asp?xItem=369079&ctNode=37170&mp=001。2016年12月23日。

法務部、衛生福利部、教育部（2006；2016），反毒報告書，臺北：法務部、衛生福利部、教育部。

法務部2017-2019年施政計畫。

法務部反毒大本營（2019），立法院今（17）日三讀通過毒品危害防制條例部分條文修正，積極守護國人免於毒品犯罪之危害，https://antidrug.moj.gov.tw/cp-49-6579-2.html。2019年12月27日。

香港「監獄規則」（2015年12月11日版），https://www.elegislation.gov.hk/hk/cap234A!zh-Hant-HK。2019年12月28日。

香港「監管釋囚條例」（2014年4月10日版），https://www.elegislation.gov.hk/hk/cap475A?_lang=zh-Hant-HK。2019年12月29日。

香港新聞公報，「釋前就業計畫」協助在囚人士早日重投社會。http://www.info.gov.hk/gia/general/201008/10/P201008100256.htm。2019年12月28日。

香港懲教署，懲教署2015-2018年報，https://www.csd.gov.hk/tc_chi/pub/pub_ar/pub_ar.html。2019年12月28日。

張維志（2015），從開放資料到資料經濟——商機到底在哪。聯盟月刊，12期，http://www.opendata4tw.org.tw/article_detail.php?id=12&aid=90。

郭文東（2008），法保護暨社區關懷理念、策略與方法。彰化地方法院檢察署2008年辦理司法保護暨社區關懷方案成果發表暨學術研討會會議手冊，頁9-13。

郭立芬（2017），美國緝毒局發布緊急列管U-47700為第一級管制物質，管制藥品簡訊，70期。

陳玉書、施雅甄（2009），毒品犯罪，http://www2.ios.sinica.edu.tw/TSCpedia/index.php/%E6%AF%92%E5%93%81%E7%8A%AF%E7%BD%AA。2019年12月28日。

陳郁仁，特定營業場所查獲毒品 店家恐被勒令停業。蘋果電子報。2017年2月9日。

曾文志（2006），復原力保護因子效果概化之統合分析。諮商輔導學報，14期，頁1-35。

新唐人（2013年8月12日），非暴力毒品犯擬輕罰 年省數十億，https://www.ntdtv.com/gb/%E9%87%8F%E5%88%91.htm。2019年12月29日。

楊士隆（2001年9月），少年犯罪生涯與常習犯罪研究之發展與啟示，中華民國犯罪學學會會刊，2卷2期。

楊士隆、李思賢、朱日僑、李宗憲等（2013），藥物濫用、毒品與防治（第二版）。臺北：五南圖書出版公司。

楊士隆、林瑞欽、鄭昆山（2005年9月），毒品問題與對策。行政院研究發展考核委員會。

經濟日報，十大民怨，惟一寇難除。2009年12月3日。

監察院（2013年11月7日），行政院等3機關未落實毒品防制工作 監察院糾正，http://www.cy.gov.tw/sp.asp?xdURL=./di/Message/message_1.asp&ctNode=903&msg_id=4706。2019年12月27日。

劉文淵（2016年03月29日）。驚人！2015年查獲近8萬吸毒者 竟有2.3萬人曾犯殺人罪。http://www.appledaily.com.tw/realtimenews/article/new/20160329/827497/。2019年12月28日。

蔡德輝、楊士隆（2003），少年犯罪理論與實務。臺北：五南圖書出版公司。

衛生福利部（2019）。停看聽——107年全國物質使用調查結果。108年新聞，https://www.mohw.gov.tw/cp-4255-48855-1.html。2019年12月26日。

盧沛樺譯（2016年8月17日）。瑞典帶頭 歐洲現金消失中。天下雜誌，604期，http://

www.cw.com.tw/article/article.action?id=5077947。2019年12月28日。

聯合國，2016年經濟及社會理事第七十一屆會議報告，正式紀錄A/71/3，https://docu-ments-dds-ny.un.org/doc/UNDOC/GEN/N16/265/52/PDF/N1626552.pdf。2015年7月24日至2016年7月27日。紐約。

瞿海源、陳玉書（2007），犯罪趨勢變遷之分析。http://www2.ios.sinica.edu.tw/TSC-pedia/index.php/%E7%9E%BF%E6%B5%B7%E6%BA%90%E3%80%81%E9%99%B3%E7%8E%89%E6%9B%B8。2019年12月27日。

二、外文部分

Act on Prevention of Transfer of Criminal Proceeds, Japan (Act No. 22 of 2007). https://www.npa.go.jp/syokanhourei/hansyuu.pdf, 2017.1.31

American Psychiatric Association (2013). Diagnostic and Statistical Manual of Mental Disorders, Fifth Edition. Arlington, VA: Author. https://dsm.psychiatryonline.org/doi/book/10.1176/appi.books.9780890425596, 2019.12.26.

American Psychiatry Association (1994). DSM-IV: Quick reference to diagnostic criteria. American Psychiatry Association.

Beck, U. (1992). Risk Society: Towards a New Modernity (Trans. by Mark Ritter). London: Sage.

Beck, U. (1999). World Risk Society. Cambridge: Polity.

Caplan, G. (1974). Support system and community mental health. New York: Behavioral.

Cullen, Francis T. & Robert Agnew (2006). Criminological theory: Past to Present Essential Readings. California: Roxbury Publishing Company.

Franz von Liszt (1905). 'Kriminalpolitische Aufgaben' in Franz von Liszt: Strafrechtliche Aufsätze und Vorträge, erster Band 1875 bis 1891, Berlin: J. Guttentag, Verlagsbuchhandlung G.m.b.H., pp. 290-467 (original 1889-1892).

Hirschi, T. (1969). Causes of delinquency. Berkeley: University of California Press.

John M. Grohol (2018). Final DSM 5 Approved by American Psychiatric Association, https://psychcentral.com/blog/final-dsm-5-approved-by-american-psychiatric-association/, Psych Central, 28 Dec 2019.

Jon Greenberg, Former U.N. Secretary General Kofi Annan says the war on drugs has failed, http://www.politifact.com/global-news/statements/2016/apr/22/kofi-annan/former-un-secretary-general-says-war-drugs-has-fai/, 2016.4.22.

Laub, John H. & Robert J. Sampson (1993). Turning Points in the Life Course: Why Change Matters to the Study of Crime. Criminology, 31, pp. 301-325.

Nancy E. Gist (1995).Treatment Accountability for Safer Communities, http://www.ncjrs.gov/pdffiles/tasc.pdf, U.S. Department of Justice Office of Justice Programs, Bureau of Justice Assistance, 2019.12.28.

Payne, M. (1997). Modern Social Work: A critical introduction (2nd ed.). Basingstoke: MacMillan Education Ltd.

The 'War on Drugs' in numbers: A Systematic Failure of Policy, https://www.theguardian.com/world/2016/apr/19/war-on-drugs-statistics-systematic-policy-failure-united-nations?CMP=Share_iOSApp_Other, 2016.12.21.

UN Backs Prohibitionist Drug Policies Despite Call for More 'Humane Solution', https://www.theguardian.com/world/2016/apr/19/un-summit-global-war-drugs-agreement-approved, 2016.12.31.

United Nations (2016). UN Web Services Section, Department of Public Information, http://www.un.org/sustainabledevelopment/news/communications-material/, 2017.1.30.

United Nations, Resolution adopted by the General Assembly on 25 September 2015, 70/1. Transforming our world: the 2030 Agenda for Sustainable Development. http://www.un.org/ga/search/view_doc.asp?symbol=A/RES/70/1&Lang=E, 2017.1.31.

United Nations, The Sustainable Development Goals Report 2016, New York, 2016. http://unstats.un.org/sdgs/report/2016/The%20Sustainable%20Development%20Goals%20Report%202016.pdf, 2016.10.31.

Vleminckx, Koen and Berghman, Jos, 2001. Social Exclusion and Welfare State: An Overview of Conceptual Issues and Implication. In David G. Mayes, Jos Berghman, & Robert Salais (eds.), Social Exclusion and European Policy. Cheltenham: Edward Elgar.

WHO (2018). International Classification of Diseases 11th Revision, https://icd.who.int/en, 2019.12.27.

Yahoo News (2013). Holder Proposes Changes in Criminal Justice System, https://www.yahoo.com/news/holder-proposes-changes-criminal-justice-system-040724234.html?ref=gs, 2019.12.29.

日本「更生保護事業法」，平成7年5月8日法律第86號，http://www.japaneselawtranslation.go.jp/law/detail_main?re=01&vm=04&id=2175，2019年12月28日。

日本「保護司法」，平成19年6月15日法律第88號，平成20年6月1日施行，https://elaws.e-gov.go.jp/search/elawsSearch/elaws_search/lsg0500/detail?lawId=325AC0000000204，2019年12月28日。

日本犯罪白書─再犯防止施策の充実，平成21年版，時事通信出版局，http://hakusyo1.moj.go.jp/jp/56/nfm/mokuji.html，2019.12.28。

附錄 歷年行政院毒品防制會報重要內容概要表

時間	重要內容概要
第一次 （2006年6月2日） 行政院院長 蘇貞昌	1. 分設「緝毒合作組」、「防毒監控組」、「毒品戒治組」、「拒毒預防組」及「國際參與組」等5分組負責各反毒區塊工作。 2. 政府為強化毒品犯出所後之追蹤輔導，協助施用毒品者復歸社會，整合社政、警政、教育、醫療、勞政（就業、職訓）及司法保護等單位，推動毒品防制之平台，自2006年起各縣市地方政府成立毒品危害防制中心。並首度將「毒品病患愛滋減害試辦計畫」，納入「戒毒」政策項下，此乃我國反毒政策一大突破，亦將「拒毒、防毒、戒毒」政策帶入新的里程碑。
第二次 （2008年3月17日） 行政院院長 張俊雄	1. 針對教育部提報「防制毒品進入校園實施策略專案報告綱要」裁示： (1) 教育部所擬「防制毒品進入校園實施策略」原則可行，請各部會全力配合推動，再造健康優質的校園環境。 (2) 校外失學未就業學生如無法有效追蹤與控制時，將可能形成另一群潛在吸毒族群與形成社會問題。此部分事前的防範比事後的補救尤為重要，包括加強經濟弱勢就學輔導減少失學、加強未升學青少年職業與技藝輔導、完善中輟生回歸校園安置就學措施等。期望教育部、青輔會與勞委會等機關，能加強相關方案與配套措施，以有效降低青少年失學未就業吸毒之人數。 2. 毒品戒斷非常不容易，2007年的再犯率高達80%以上，實應針對戒治及犯後追蹤切實檢討改善，請衛生署會商法務部、勞委會等相關機關通盤檢討、研提有效對策，讓有心戒毒者能擺脫毒癮。
第三次 （2009年4月3日） 行政院院長 劉兆玄	1. 反毒政策應適時檢視有無調整必要，並檢討相關經費及資源應如何有效投入。 2. 毒害問題需要中央及地方共同面對，對於中央各部會間的橫向聯繫，以及與地方的縱向合作都應加強辦理。 3. 美沙冬替代療法自2005年底實施減害計畫，針對施用第一級毒品海洛因採取替代療法，已有成效。對於其他毒品治療成效，亦應一併研究辦理，做好全面治療工作。
第四次 （2010年2月2日） 行政院院長 吳敦義	1. 2006年通過的反毒規劃，各分組的執行結果，雖有部分達到了原定的目標，但在降低再犯、提高毒品緝獲量，以及降低毒品裁判確定有罪人數，並未到達預期的效應，與毒品的高累犯比率，以及新興毒品的快速衍生都有著密切關係，相關單位應全力以赴達成目標。 2. 研考會在2006年的規劃，參考世界各國的作法，以「斷絕供給與降低需求並重」定為反毒總策略，並會同各機關，從組織面、政策面及執行面，擬訂各項更切實的指標，甚至具體訂出各別機關的目標值，請相關機關努力執行，落實在施政計畫及預算編列上；各分組亦應定期跨部會協調，適時解決所遭遇的問題，即時就毒品情勢提出對策，並請研考會進行管考，適時提報。

時間	重要內容概要
	3. 各地方政府所設置的「毒品危害防制中心」，組織上仍爲臨時任務編組，導致地方政府在經費及資源的籌編上產生困難，確有法制化需求。另如何降低藥癮者失聯率，提供綿密的追蹤輔導及復歸機制措施，也有賴修法解決，請法務部儘速研擬草案報院核轉立法院審議。 4. 製造毒品所需之原料，如能嚴加管控，將有效抑制毒品之製造，請經濟部、衛生署及各緝毒機關，就相關資訊通報機制緊密聯繫，以有效發揮毒品濫用的預警功能。 5. 美國、英國、日本或新加坡皆將學校、社區列爲拒毒預防工作重點。由初次吸毒人口的年齡層分析，61%集中在24歲到40歲之間，學歷爲國、高中居多，因此教育部參考國外作法，結合相關部會，針對特定重點族群，擬訂不同的預防宣導作爲，方向正確。
第五次 （2010年12月14日） 行政院院長 吳敦義	1. 近期毒品查緝所查獲的毒品純質淨重已經是去年整年度的一倍半，其中第二、三、四級的新興毒品，更是占毒品總查獲量的97.7%。如何防制新興毒品的氾濫，以及遏阻施用人口的校園化與低齡化趨勢，實爲當前反毒的首要工作。政府各反毒各分組機關應予重視，內政部民政司、警政署督促各地村里長與各直轄市、縣市警察局應強化社區治安維護，先期掌握販毒情資。 2. 如何針對毒品問題建構一個完整的社會防衛體系，各分組的主、協辦機關均應該用心思考、加緊腳步，妥善運用民間反毒資源，建構一個從中央到地方的防毒、拒毒、緝毒及戒毒全面多元化社會防衛體系，追本溯源的全面打擊毒品，並且提供戒毒必要的需求與協助，幫助毒癮者重歸正常生活，如此才能有效防制毒品問題。 3. 毒品氾濫問題，自1993年5月12日政府向毒品宣戰以來，一直持續地對抗，不曾退卻，但毒品問題並未因此緩和，毒品氾濫甚至成爲十大民怨之一，成爲政府必須優先處理的治安議題。新興毒品查獲數量邊增，問題日趨嚴重，所提的精進作爲與對策，應確實執行。另在查緝方面，檢、警、調務必加強對販毒集團的查緝力道，順藤摸瓜，只要能多查獲具指標性的販毒集團，就可發揮一定的嚇阻力，也可切斷大量的毒品來源。 4. 反毒須往前推進到防止原料藥及工業原料流供製毒使用，以求在毒品犯罪尚未萌發之前，就斷絕其發生的可能性，經濟部儘速將8項新興製毒化學品列入先驅化學品工業原料管控，並加強先驅化學品工業原料之各項管控及查核工作，以杜絕新興毒品之氾濫，維護全國人民之健康福祉。製造毒品所需之原料，如能嚴加管控，將有效抑制毒品之製造，請經濟部、衛生署及各緝毒機關，就相關資訊通報機制緊密聯繫，以有效發揮毒品濫用的預警功能。 5. 毒品入侵校園問題日趨嚴重，教職人員站在校園反毒的第一線，應關切學生的偏差行爲，掌握販毒情資，與檢、警建立聯繫機制，迅速偵辦校園毒品案件。爲阻止毒品進入校園戕害青少年，教育部應訂出明確的績效指標，確實落實執行。法務部與內政部協助教育部規劃由學生校外生活委員會與地檢署及少年隊建立校園反毒通報機制，因爲毒品根戒不易，對於吸

時間	重要內容概要
	毒的學生如何強化戒治、及追蹤輔導，以避免再犯更顯重要。 6. 請衛生署積極發展多元化的戒治模式，並且全力加以執行，以增強個案的參與戒治動機。並將戒治模式進一步結合法務部、內政部、教育部與各地方毒品危害防制中心、民間團體等共同合作，提供成癮民眾生活重建、職業訓練、醫療輔助及就業輔導服務，使其順利回歸社會，從而降低個人健康風險，以及消除社會治安隱憂。
第六次 （2011年11月2日） 行政院院長吳敦義	1. 毒品問題錯綜複雜，牽涉範圍極廣，非單一部會所能處理，法務部應強化毒品防制政策規劃及毒品防制會報幕僚作業，建全組織與業務運作機制。目前政府在毒品防制上，分別由法務部負責緝毒，教育部負責拒毒，衛生署負責防毒及戒毒等四大區塊，並透過行政院毒品防制會報統合各機關反毒工作，但執行以來偶有業務面整合不足，機關間權責不清的情形，讓整體反毒成效打折扣。 2. 面對毒品問題首要掌握毒品情勢與各項措施執行概況，法務部應會同內政部、衛生署及教育部等相關機關，在往後每次會報中提出當期毒品與藥物濫用情勢分析，提供各機關研擬處置對策參考。 3. 在「建立校園毒品查緝機制」，近年濫用毒品人口逐漸年輕化，新興毒品層出不窮，已嚴重危害社會治安與校園安全，檢警調應加強緝毒並提高特定場所巡檢密度，徹底掃蕩毒品。指示相關部門注意情資保密，維護第一線教育人員的安全。指示法務部研處修正「毒品危害防制條例施行細則」及「防制毒品危害獎懲辦法」等法規，將查緝先驅原料人員納入獎懲適用對象。 4. 在「青少年新興藥物濫用監測預警」，指示衛生署應定期彙整研析各部會檢驗緝獲新興藥物濫用情況相關資訊，並提升檢品質，完整呈現國內藥物濫用趨勢，有效發揮預警功能。 5. 在「強化學生藥物濫用之清查與輔導精進作為」，近年學校檢測出學生藥物濫用人數逐年增加，但通報數仍與學界估算有相當落差，教育部應持續加強協助各級學校藥物濫用清查輔導，及早發現學生藥物濫用實際情形。指示法務部研議由各地檢署提供緩起訴金，協助支應學生戒癮經費；內政部、法務部等機關全力配合加強查緝網際網路販毒，建立學生涉毒案件新聞處理與通報機制。 6. 在「青少年之藥癮治療」，青少年藥物濫用與心理、家庭、同儕、社會環境等因素環環相扣，中央各部會應與各級政府通力合作，並結合學校、家庭與社會力量建全藥癮戒治環境，鼓勵青少年藥物濫用者接受戒治。指示衛生署應針對新興毒品氾濫趨勢積極發展多元藥癮戒治模式，協助學校家長輔導青少年遠離毒品危害，並指示教育部配合辦理強化國、高中生毒品施用監測，並定期提供資料供衛生署規劃戒癮資源。

時間	重要內容概要
第七次 （2012年5月8日） 行政院院長陳冲	1. 青少年濫用毒品的情況如不改善，長期下來將會影響我國未來人力資源的素質，要求法務部、內政部、海巡署加強查緝，並提出具體行動計畫，儘速送行政院審議。 2. 毒品在供給面、需求面，第一級有減少趨勢；第二級毒品已有控制；但第三級毒品愷他命，則需求日趨增加。 3. 「歷次會議主席裁示各機關辦理情形」繼續追蹤的案件，請法務部、衛生署、內政部設定時程，加速規劃辦理。自行追蹤的「針對新興毒品氾濫趨勢，發展多元藥癮戒治模式」案，請衛生署務必如期在今年底前完成「三級毒品施用者臨床服務指引」。 4. 一個好的公共政策，必須要真正掌握問題情勢，才能正確認定問題，設定議題，進行政策規劃，提出對的方案。為瞭解毒品犯罪類型態樣，請法務部在分析相關數據時，能夠根據毒品犯罪類型，諸如製造、販賣、運輸、持有及吸食等，進一步加以細分或進行交錯分析，並儘量瞭解數據背後所顯示的意義。 5. 警政署提到的解決對策，包括策訂毒品專案計畫、阻絕毒品於境外、規劃全國同步掃蕩毒品勤務、落實第三級及第四級毒品行政裁罰工作，確可斷絕供給並有效減少需求。第三級及第四級毒品持續增加，請警政署及相關機關確實執行，並於下次會議提報辦理情形。單純施用及持有第三、四級毒品純質淨重未超過20克者，已改為行政罰，再加上警察機關查緝此類毒品施用者的獎勵不高，所以第三、四級毒品的查緝仍有改善空間，請警政署適時檢討獎勵機制。 6. 街頭少年濫用藥物或吸毒的情況比在校學生高，請教育部及內政部多關照此類議題。此外，新興濫用藥物層出不窮，已經嚴重危害到校園安全，請警察機關對於青少年易聚集之場所及時段，編排勤務加強查緝。對於教育部報告所提部分學校仍未落實清查通報、大專校院忽視學生藥物濫用，以及中輟生及退學學生不易追蹤輔導等問題，請教育部確實擬訂對策，深入檢討因應。 7. 雖然過去召開毒品防制會報的頻率並不高，但相關行政部門仍積極辦理各項事宜。未來行政院將增加開會的頻率，以加強落實各項毒品防制工作的推動。
第八次 （2012年6月8日） 行政院院長陳冲	1. 學生及青少年遭受毒品危害案件時有所聞，學校除應列管、輔導及通報外，也應加強各項拒毒、戒毒及防毒措施，以維護學生及青少年安全的成長環境。 2. 反毒行動如同救國，因為毒品一旦氾濫，不只對健康醫療及司法系統形成沉重的負擔，更會破壞社會人力資源的素質，影響未來經濟整體發展。毒品問題若無法獲得適當處理，我們辛苦教育出來的下一代品質被毒品破壞，是十分可惜，請教育部研議具體措施。以紫錐花作為反毒運動的標誌立意良善，請教育部加強宣導，廣為周知。 3. 暑假將至，對青少年暑假期間易涉足的特定場所，教育部、法務部及內政部警政署應加強聯合巡查，宣導防範，維護學生校外安全。

時間	重要內容概要
	4. 對於反毒工作，高檢署日前展開全臺灣聯合查緝活動，已有豐碩成果，法務部應確實督導高檢署持續執行，不能鬆懈。 5. 藥癮戒除不能單靠藥物控制，還需要改變個人的生活方式，政府需提供適切的戒癮資源。目前第一級毒品以美沙冬替代治療已見成效，至於第二、三、四級毒品的戒治模式，請衛生署持續研發，提升毒品戒治成效。區支援體系有助於藥癮戒治，有很多民間及宗教團體願意投入毒品戒治工作，衛生署應會同內政部及法務部，研議整合民間及宗教團體戒癮資源的可行方案，充實臺灣藥癮戒治體系。 6. 目前國內第三級毒品仍以愷他命為主，且大多自中國大陸走私入境，財政部、海巡署等邊防機關應落實各項安檢工作，嚴密防範走私漏洞。
第九次 （2012年9月14日） 行政院院長陳冲	1. 肯定調查局及海巡署查獲漁船「宏吉裕7號」走私重量達80.278公斤海洛因磚是近十年查獲最大之海洛因走私案，市價超過10億，約可影響約700萬人次的吸食者，對社會意義重大。指示法務部及海巡署應對所有參與有功人員從優獎勵，所有緝毒機關也應持續努力，如能從源頭解決毒品問題，對將來臺灣整個經濟發展人力素質的提升將有很大幫助。 2. 聽取「歷次行政院毒品防制會報主席裁（指）示事項辦理情形」報告後，指示法務部、教育部和衛生署針對法務部的防毒、拒毒、戒毒聯線行動方案進一步規劃整合報行政院，並指示衛生署和民間及宗教團體進一步合作，充實藥癮戒治體系。 3. 肯定臺灣高等法院檢察署及各地方法院建制毒品資料庫之標準作業流程，未來有助於針對毒品犯罪集團及相關資料進行比對分析，並掌握上中下游毒品網絡。也提醒相關部會，統計毒品防制相關資料的目的不是只為了統計，而是為了發現問題、解決問題，相關部會應針對報告中的統計資料提出分析或建議，讓統計資料更有意義。 4. 肯定海關面對大量貨物及旅客，必須兼顧把關及通關便捷，並能和各查緝機關合作，破獲許多重大的毒品走私案件。根據2012年1月到6月統計資料顯示，毒品96%來自中國大陸跟香港，假設雙方能簽訂海關的合作協議，交換各項查緝情資，對查緝毒品將有相當助益。臺灣目前已跟中國大陸簽訂海關合作協議2012年8月9日生效，與香港簽訂相關海關合作協議部份，目前財政部正跟香港積極洽談中。海關應持續和跟國內外人員加強情資交流合作，有效防制毒品流入國內。 5. 針對教育部所提「推動拒毒預防宣導及教育單位協助檢警緝毒通報模式」報告，19歲以下使用的毒品以三級毒品為主，吸毒是循序漸進的，如能從19歲以下的吸毒人口開始注意，對整個國家反毒、拒毒、戒毒，以及提升人力資源將更有意義。教育部在19歲以下人口的毒品防制工作扮演很重要的角色，但這個工作要有成效，不是教育部可以單獨完成，一定要靠各學校、各地方政府及民間團體共同協助，他指示相關單位應繼續努力，做好19歲以下人口毒品防制的基礎工作。

時間	重要內容概要
第十次 （2012年12 月14日） 行政院院長 陳冲	1. 行政院已多次指示法務部、內政部等加強緝毒，根據法務部資料，在高檢署統合指揮下已進行三次全國同步大掃毒，目前第一級、二級毒品犯罪趨勢有下降並獲得控制。 2. 政務委員羅瑩雪邀集法務部、內政部等機關，針對K他命氾濫問題，分別從打擊毒梟、斬斷毒頭、杜絕走私、阻絕境外、淨化校園等，並將國軍部隊也納入反毒聯防體系。 3. 要求相關部會面對愷他命必須要展現更堅決的執法行動和掃蕩決心，並且他也責請教育部對於有藥癮紀錄或者是施用毒品嫌疑的特定學生，必須要擴大尿液的採驗範圍，及早發現，予以輔導。近來校園毒品問題受到外界關注，對於外界要求將第三級毒品愷他命改列為二級毒品，指示法務部儘快依照「毒品危害防制條例」的規定，召開毒品審議委員會審議，並針對愷他命如果改列為二級毒品，後續戒治與輔導機制要如何規劃等問題，請法務部會同教育部和衛生署儘快研議。 4. 儘管法務部已經提出將愷他命改列為二級毒品的相關修正條文，不過，許多愷他命的吸食者是在學生或中輟生，外界也有不同的關心，希望能夠再給他們機會，因此，特別指示應該要對愷他命的吸食者和製造運輸販賣者分開處理，也就是對於愷他命吸食者的處罰仍然保持在第三級，但是製造販賣運輸愷他命相關行為的罰則，則將提高到第二級。 5. 青少年在校園吸食愷他命的問題日趨嚴重，除責請教育部對於有藥癮紀錄或者是施用毒品嫌疑的特定學生，必須要擴大尿液的採驗範圍，及早發現，予以輔導，同時，要協助檢警調做好檢舉緝毒通報，且指示教育部在大專院校要進行必要的反毒宣導，並在相關的防制機制和查緝通報，也應該要會同法務部研擬具體可行的方案。學生施用毒品中，愷他命占有86%的比例，並且最近也發現不良組織滲透校園販毒，傷害學生的身心健康，反毒工作必須要有更積極的作法，呼籲全體教育同仁一起動員，積極結合家長、教師和檢警單位的力量，針對校園特定人員給予輔導與協助，讓學校和家庭緊密攜手，以防範學生的藥物濫用。
第十一 （2013年4 月3日） 行政院院長 江宜樺	1. 針對會中有民間委員建議現行警方臨檢查緝酒駕是否可一併查緝民眾服用毒品駕車，以防制毒品危害，請羅瑩雪政務委員成立工作小組，召集警政署與法務部等相關機關，從法理依據與現場執法的可行性等評估研議後，再由法務部提出報告。 2. 歷次毒品防制會報主席表示事項的各機關辦理情形中，應繼續追蹤的列管案件，例如校園尿液採驗與藥癮戒治情形，請教育部與衛生署於會報中適時提出階段性的成果報告。另一追蹤列管案件「防毒拒毒緝毒戒毒聯線行動方案」草案，根據法務部檢察司表示，因應毒品問題情勢的變遷，本方案仍有檢討修正需要，對此江院長請法務部於一個月內儘速完成修正後重行報呈行政院，並請羅瑩雪政務委員協助審查。 3. 立法院林國正委員日前總質詢有關毒品防制時，提出建議資金提供者入法、境外走私毒品罪責加重及增訂窩裡反條款等，以主動打擊毒品犯罪，請法務部應審慎研究評估是否確能有助毒品防制工作，提供相關評估結果，以利向委員妥為說明。

時間	重要內容概要
	4.聽取法務部所提「毒品成癮者單一窗口服務系統執行成效與策進作為」報告後表示，肯定法務部整合檢察、警察、矯正、醫療、職訓、社福等機關（構）資料建置「毒品成癮者單一窗口服務系統」，不僅可迅速掌握毒癮者動態訊息，減少行政作業成本，亦可改善管考效能、增進實證研究及檢視毒癮者戒治的成效，請法務部依報告中的策進作為確實落實，同時完善系統資料庫，以供中央毒品防制政策規劃參考與地方政府執行毒品防制工作所需。 5.對於桃園縣政府所提「桃園縣毒品危害防制中心執行現況與展望」報告，部分防制會報民間委員建議充實地方政府的毒品危害防制中心經費及人力，請法務部分析各縣市毒品危害防制中心辦理情形，如何透過績效考評與績效公布方式督促地方政府在經費或人力予以協助，列入會報做專案報告。 6.近來毒品氾濫問題日趨嚴重，不僅中央需跨部會研擬解決對策，也是地方政府應面臨的課題，而桃園縣政府毒品防制工作連續六年獲得中央機關評鑑為第一名，顯示縣長重視此項業務，而該縣也因毒品防制工作的成效，確實改善地方治安，桃園縣2012年治安績效指標優於其他幾個直轄市，請法務部會同桃園縣政府將桃園經驗，推展到其他地方政府參考辦理。
第十二次（2013年8月6日）行政院院長江宜樺	1.「防毒拒毒緝毒戒毒聯線行動方案」業經行政院核定並分行各相關機關，請各權責機關務必依方案所訂的具體策略、執行措施及績效目標積極辦理，並請研考會做好管考工作，以提升我國毒品防制成效。 2.歷次治安會報主席裁示事項的各機關辦理情形中，有關美沙冬替代療法計畫是否繼續推廣至其他監所的評估報告，以及擴大藥癮戒治服務量能可行方案，請衛生福利部提下次會議報告。 3.地方毒品危害防制中心為政府推動反毒工作的重要組織，其運作情形攸關政府反毒工作成效的良窳，請法務部儘速彙整各部會建議事項，研提可行方案，提下次會議報告。 4.毒駕造成的危險性並不亞於酒駕，取締毒駕依法有據，請警政署督導各警察機關加強取締毒駕，以保障用路人安全。至於毒品快速篩檢技術研發，請國科會加速辦理，以提供更為便捷的快速篩檢技術。此外，亦請警政署進一步瞭解其他先進國家對於取締毒駕快篩的相關作法，是否有值得我國參考之處，以納入警政署基層訓練，或於適當時機提報會報中討論。 5.依法務部報告顯示，目前第三級毒品（愷他命）供給及需求皆大幅成長，且施用者年齡具年輕化趨勢，這是令人憂心且值得重視的現象，請法務部根據報告結論：建置毒品資料庫、強化阻絕毒品供給、強化國際、兩岸緝毒機制及建立反毒策略合作，由校園毒品通報機制，加強查緝愷他命藥頭、建立緝毒訓練合作、加強緝毒相關法令研究等五大策進作為分頭加強。 6.近來大陸地區已成我國毒品主要來源地，請法務部透過「兩岸共同打擊犯罪及司法互助協議」機制，強化與大陸地區執法部門的合作，期追查毒品源頭，瓦解販毒組織，才能斷絕毒品的來源。

時間	重要內容概要
	7. 近年校園毒品問題十分嚴重，各界關切，如何找出施用毒品的學生，協助脫離毒品危害，是校園反毒的核心重點工作之一，教育部所提擴大校園特定人員尿液清查篩檢，目的是在輔導協助施用毒品的學生遠離毒品，減少毒品的施用人口是長期抗戰的工作，請教育部加強學校教育人員及導師反毒知能，提供必要的行政協助，讓各級學校落實建立特定人員名冊，提升陽性檢出率，其中特定人員的名冊，尤其要特別注意個資保密，絕不可外洩。此外，出席委員建議從國中小就開始做遠離毒品危害、建立正確價值觀的倫理道德教育，江院長請教育部於後續課程規劃與導師訓練中加強。 8. 學生自主性尿液檢驗措施，目的也是輔導協助施用毒品的學生遠離毒害，並非毒品查緝工作，所以採取學生與家長都同意的自主性選擇，立意良善，雖然外界對於人權或法制面上有不同意見，但此措施依法務部報告無違法問題，且目前已有縣市政府擬規劃試辦，請教育部與法務部共同合作，妥適輔導地方試辦一段時間後，會同專家學者評估成效，做為未來施政參考。 9. 目前青少年觸犯刑事案件以及有施用毒品之虞的少年虞犯，依少年事件處理法，都由少年法院審理，並由法院進行後續的保護管束與輔導，因此司法院、行政院應進行跨院際的合作，一同努力輔導青少年脫離毒品危害，請法務部、內政部（警政署）、教育部、衛福部等相關部會和司法院（少年及家事廳）就青少年毒品案件的處理，尤其是後續的輔導事項，建立有效的聯繫平台，共同防止青少年濫用毒品。
第十三次（2013年12月24日）行政院院長江宜樺	1. 2013年上半年毒品交易市場海洛因價格因供給量被阻絕而較去年下半年的價格大幅上揚，毒梟蠢蠢欲動，幸賴緝毒合作組鍥而不捨長期布線，陸續於碼頭、海關等處查獲大宗海洛因走私案件，充分發揮阻絕毒品於岸邊的緝毒策略，特別對今年查緝毒品的努力與成果表示肯定。就施用毒品的年齡觀察，第一、二級毒品施用人口分布集中於30歲以上、40歲未滿之年齡層，施用第三、四級毒品施用人口分布則集中於18歲以上、24歲未滿之年齡層，這些吸毒人口都是屬於就業及就學年齡階段，尤其是施用第三、四級毒品施用人口於18歲以上、24歲未滿之年齡層較去年同時期有近一倍的成長率。對於這些新增的施用毒品人口是否就學或失學、如何取得毒品等，指示法務部會商教育部、內政部及衛福部等機關研擬防制對策，提下次會議報告。 2. 將施用毒品入監者視為罹病狀態，並考慮以社區戒治或其他治療方式取代現行在監治療，讓毒品防制與戒治作為更有成效，值得進一步思考，指示法務部另邀專家學者深入研究檢討，並提後續會議報告。 3. 有關衛生福利部食品藥物管理署提報「藥物濫用現況分析」，可知愷他命及新興毒品的濫用有增加趨勢，濫用族群平均年齡均在30歲以下，這些都是國家未來精英的年齡層，各毒品防制機關應重視此趨勢，並參考衛福部藥物濫用分析及通報預警機制，防止新興毒品的濫用。此外，緝毒機關在查獲製毒工廠時，也應通報衛福部與經濟部結合各該管理機制，防止毒品先驅原料流入製毒集團。

時間	重要內容概要
	4. 法務部所提「地方毒品危害防制中心運作情形及改善建議」報告指出，因應近年來第三級毒品成長趨勢，地方毒防中心確有擴充服務及功能的必要，爲有效挹注地方毒防中心相關經費，請政務委員蔡玉玲主政協調，行政院主計總處亦應派員參與，且爲讓地方毒防中心能發揮功效，須從其組織及功能方面確實檢討。 5. 爲提升各縣市毒防中心毒品防制實質效果，指示衛福部將毒品防制業務納爲「全國衛政及社政首長聯繫會議」議題，針對地方醫療戒治及社會福利資源的需求、供給及輸送層面研商檢討，希望藉由衛福部督考力量，使中央與地方共同精進毒品防制業務。 6. 「毒品危害事件統一裁罰基準及講習辦法」施行迄今，確有檢討修正必要，請法務部會同相關機關就該辦法施行以來實際執行情況、待改進缺失、系統勾稽、教材開發等配套措施一併檢討規劃，並研議將罰鍰收入專款專用於毒品防制業務的實際作法及入法可行性。 7. 爲建構中央至地方直向與橫向連結之毒品防制網絡，期望各縣市政府依「毒品危害防制條例」第2條之1規定編列業務費、人事費等相關經費，由明確的幕僚單位擔任專責單位，以利地方毒品防制業務統籌規劃；至於是否以約聘僱方式進用中央補助人員，降低流動情形以提升追蹤輔導成效，亦請蔡玉玲政務委員在協調會議中一併研究。 8. 有關毒品防制人員的教育訓練，及毒品防制中心在考評時能把跨區合作列爲評比項目等意見，列入本案未來應處理議題。 9. 關於衛福部提報「監所擴大美沙冬替代治療計畫評估」，該計畫因收容人普遍接受度不高、所耗人力物力成本龐大，經召開評估會議決議，暫停監所內美沙冬替代治療計畫。然而目前矯正機關內毒品犯比例已超過45%，且毒品犯大多具高再犯率，如能降低施用毒品者的再犯，將有助紓緩監所超收。指示衛福部依報告所提的策進作爲，積極與矯正署合作，提升戒癮治療效能，協助毒癮收容人順利復歸社會，減少再犯。
第十四次（2014年5月15日）行政院院長江宜樺	1. 2013年的毒品查緝量較2012年增加1千多公斤（增幅達39.4%），這是所有緝毒機關過去一年所締造的佳績，他對所有緝毒工作同仁的辛勞與努力表示嘉許。2013年各級毒品的查獲量，以第三級毒品愷他命爲最大宗，顯示毒品市場需求量甚大；另查獲施用第三、四級毒品年齡層分布，仍以18歲以上、未滿24歲所占比例最高（達4成），可見青年族群濫用愷他命毒品，仍屬當今毒品防制之重要關鍵，本會報將持續關注青年族群濫用愷他命的課題。 2. 藥癮戒治是毒品防制的重點工作，如何將有限的資源作最有效的運用，除政府機關間的橫向合作，也需中央與地方（毒品危害防制中心）的垂直整合。他指示法務部與衛福部召集地方政府代表共同研商，就比較可行的經費來源研擬具體方案後，再報院裁示。 3. 青少年濫用第三、四級毒品大都於聚會娛樂時使用，且多屬好奇誤用，顯示對毒品危害的認識仍有不足，請教育部加強校園毒品防制宣導，提升青少年學生對毒品危害的認知。

時間	重要內容概要
	4. 警察機關查獲施用第三、四級毒品行政裁罰的案件數統計來看，受裁罰對象多屬初犯，如能依其施用原因或施用次數妥適規劃不同的輔導方式，使其不再施用毒品，將有助提升毒品防制的成效。 5. 警察機關查獲施用第三、四級毒品的行為人，如屬在學青少年，尤其是初犯或好奇誤用、施用者，希望能先由教育體系的春暉小組進行輔導，而不是讓學生馬上面對少年法院。請教育部會同內政部警政署，在既有的聯繫機制下加強合作，先過濾學生身分，以利教育體系的追蹤輔導，此部分如涉及法律修正，也請法務部與相關部會儘速研議。 6. 毒品防制工作頗具複雜性，須有完善的統計資料庫協助政策規劃，警政署現有的「施用或持有第三級、第四級毒品裁罰資料庫」應予充實並提供其他反毒機關利用。指示法務部會同警政署運用現有的資料庫，結合教育部、衛福部等機關共同研商，逐步建立一套從查緝到輔導追蹤的完整毒品防制資料庫。各項策進建議，因涉及法務部、教育部、內政部與衛福部等機關，江院長指示相關部會確實執行，並請法務部於彙整執行情形後，再提本會報報告。
第十五次 （2014年9月10日） 行政院院長 江宜樺	1. 青少年族群屬毒品防制工作上首要目標族群，請高檢署提出更進一步的具體細節分析報告。施用第三、四級毒品年齡層分布仍以18歲以上、24歲未滿年齡層居多，所占比例高達4成，如再加計24歲以上30歲未滿年齡層則達7成，顯見青少年族群濫用愷他命毒品問題令人憂心，指示法務部召集相關單位研擬反毒總動員新方案，提出具體可行之整體策略。 2. 針對教育部「防制學生藥物濫用三級預防精進作為」報告，青年學子是未來國家的棟樑，校園毒品或藥物濫用問題一定要及早防制。會中民間委員提出大學層級應採更有效防毒宣導方式，以及市政府希望在輔導人力方面給予穩定承諾，除責成教育部納入考量，也請政務委員馮燕協調各機關針對青少年毒品防制政策及新媒體防毒宣導上提出更好作法。 3. 目前國軍人數達21萬餘人，請國防部在年輕族群於軍中服役階段，協助作好反毒宣導或戒毒工作，加強對毒品危害的認識。軍中是社會的縮影，對於部分染上毒品的軍士官兵，要妥善運用軍中的醫療資源協助戒毒。另國防部憲兵部隊也是緝毒機關，除配合地檢署查緝毒品犯罪外，在防制不肖軍士官兵涉及毒品犯罪一樣要積極查處。
第十六次 （2015年1月21日） 行政院院 毛治國	1. 大數據是近來新興科技，請科技部會同衛生福利部、法務部等相關機關，並邀請毒品防制的專家學者整合政府各機關現有的資料，進行毒品防制「大數據」細緻分析，以作為未來擬定毒品防制政策的參考。 2. 「當前毒品情勢分析」報告顯示，2014年的毒品查緝量較2013年大幅成長，但查獲的案件數與人數卻有減少。籲請臺灣高等法院檢察署持續觀察毒品濫用情形，並適時調整策略。而對於近年來中國已成臺灣主要的毒品輸入源，也請法務部、各緝毒機關持續深化兩岸合作，共同阻斷國內毒品市場的供給鏈。

時間	重要內容概要
	3. 科技部研發的毒品快速篩檢技術，運用唾液等非侵入性方式來做檢驗，除了能降低受檢者的痛覺外，能將檢驗時間縮短，將有助提升毒品防制成效。且透過衛福部協助推廣給民眾，特別是家長、老師，將能有效預防青少年遭受毒品戕害。 4. 強調毒品原料的麻黃鹼如果走私流入製毒工廠，不僅會戕害國人身體健康，更將危害社會治安，因此更要求相關單位必須持續查緝、監控，希望將其阻絕於境外。 5. 對於臺中市政府「藥癮戒治建議」的臨時報告，毒品防制是需要中央與地方共同推動的業務，除地方政府自行編列預算外，中央如法務部、衛福部及教育部等主管機關，亦得視實際情形酌予補助。並責成衛福部統籌，邀集地方政府共同研議，盼能有效防毒，讓臺灣社會更健康。
第十七次 （2015年5月26日） 行政院院長 毛治國	1. 毒品防制大數據（Big Data）分析工作可協助政府瞭解全盤毒品問題，有助毒品防制政策規劃，進而提升防毒、拒毒、緝毒與戒毒成效，請政務委員馮燕督導衛福部、科技部、法務部等相關部會積極辦理。 2. 聽取「歷次行政院毒品防制會報主席裁示事項辦理情形」後表示，自行追蹤案件中涉及毒品防制經費有3案，其中公益彩券盈餘與施用第三、四級毒品裁罰金，都屬地方財源，各地方政府應積極運用投入毒品防制業務；有關經費編列情形，亦請法務部納入地方政府毒品防制業務督考重點項目。 3. 針對臺灣高等法院檢察署「當前毒品情勢分析」報告指出，當前毒品查緝的情形仍存有許多黑數，找出毒品犯罪黑數是各查緝機關與反毒同仁持續努力的方向。毒品交易不會只在地區流竄，常有跨區域乃至跨國境交易網絡，仍可思考再精進，事前對該集團是否有掌握與監控，案發後是否持續向上、下布線追緝，進而瓦解販毒集團；此外，各查緝機關對毒品市場的大、中、小盤或國際盤的販毒網絡形態與情資，是否充分掌握；另為因應不同形態的販毒網絡，是否有平台聯繫機制，以達整合查緝戰力、分工合作，避免相互踩線情況。 4. 請臺高檢將上述問題列入「檢察長業務座談會中心」議題討論，期能集思廣益，找出對策。毒梟非常狡猾，一成不變的查緝方式會讓毒梟躲避查緝，應不斷地透過假設、檢驗的過程，隨時因應趨勢，調整策略。 5. 針對科技部「毒品快速篩檢技術研發」報告表示，國內毒品快速篩檢技術的研發仍面臨一些問題，例如跨部會需要持續合作、提供唾液或尿液作為檢體。由於毒品快篩儀器及試劑檢驗是新的技術，目前尚未設立標準檢驗程序、檢體內容和試劑標準。因此，期許相關研發和協助單位持續合作，儘快確立實用性技術。 6. 針對法務部「青少年濫用第三級、第四級毒品防制策進建議執行情形」報告表示，「防毒、拒毒與戒毒」三面向對政府的挑戰難度高；在拒毒方面，要從家庭生活與學校教育做起；戒毒需要很多心力，在機制上也需要宗教性非政府組織，才能徹底翻轉吸毒成癮者的價值觀；針對青少年濫用第三與第四級毒品，除了法務部外，更上游的教育系統與家庭支撐方面的

時間	重要內容概要
	權責單位，應有檢討與策進作為，也請教育部、衛福部從戒毒面考量各種對策與論辯，提出精進作為。 7. 關於「現行反毒政策檢討及其精進策略」報告表示，感謝馮燕政委協助法務部，依防毒、拒毒、緝毒、戒毒四個面向，審查完成「有我無毒，反毒總動員方案」。未來將繼續推動此方案，進行滾動式檢討，建立相關數據，並利用大數據幫助執行。此外，未來推動也應設立目標值並定期檢討，工作成效才能聚焦。 8. 有關成立毒品防制基金原則上支持，然因涉及經費來源、基金規模、運作管理及修法等事宜，仍請馮燕政委邀集法務部、教育部、衛福部與主計總處再進一步討論，提出具體方向。
第十八次 （2015年9月17日） 行政院院長 毛治國	1. 針對衛福部「運用巨量資料分析規劃毒品防制政策」報告，透過相關資料的串聯，可以預測並檢驗相關變項的關係，這對於防毒、拒毒、緝毒及戒毒等工作都有相當的幫助，請依據規劃的進度繼續努力，以達成相關預定目標。 2. 為使大數據分析工作更具成效，未來進行相關工作規劃時，應邀請專家學者，或對議題感興趣的人士參與，共同討論資料的串聯方式、意涵及應用方式等，使資料更具實用性。 3. 為使巨量資料分析與應用更具效益，毒品防制會報特別成立「綜合規劃組」主責該項工作，首先將依相關分析資料，應用到青少年的防毒工作，未來再擴大聚焦應用其他層面，在聽取法務部「毒品防制新架構」報告後表示，請各單位以更開放的方式，串聯應用資料，期使資料產生更高的效益，讓防毒工作有更精進的作法。 4. 針對臺灣高等法院檢察署「當前毒品情勢分析」報告，2015年1月至7月施用毒品人數較2014年同期將近增加約10%，其中以施用第二級毒品（安非他命為大宗）增幅最大，而施用第三級毒品人數卻較去年同期減少3.6%，此變化是單純查緝數量的增減，或為毒品問題已發生質變，從第三級板塊移動到第二級，請法務部會同衛福部、教育部結合巨量資料分析，審慎解讀並妥善因應。 5. 有關毒品犯罪黑數、監控瓦解販毒集團、整合情資避免踩線、彌補「通訊保障及監察法」修法缺口，建構毒品犯罪地圖等項目，已於檢察長業務座談會詳加討論，請法務部依會議決議設定時程，並督導各檢察機關推動辦理。 6. 關於衛福部「毒品防制社會安全網」報告，在「毒品防制基金」尚未成立前，行政院2016年已編列8千6百多萬的經費推動相關工作，其中約有半數的經費，可以應用到社會安全網的建置工作上，希望首先在衛生及社工工作上強化量能。另外，社會安全網的建立可搭配大數據分析工作，並以成果導向提出行動計畫，讓相關工作更精準，更具效果。

時間	重要內容概要
第十九次 （2016年2 月2日） 行政院院長 張善政	1. 未來可依毒品查緝的地點、重量、查獲時段及頻率等，建立更詳細的資料，以更專業的方法分析，尋求更有著力點的查緝方法。也應該追蹤查獲毒品源頭及下游通路，以全面掌握毒品的流向。 2. 毒品查緝量達較2014年同期增加21.0%，可能是因為政府加強查緝的結果，也可能是販售管道增加，請各反毒相關機關持續留意，並分析數據背後意義，讓毒品阻絕於境外。請高檢署發揮情資整合平台功能，妥適指揮調度各緝毒機關能量，務必確實達成反毒、掃毒的目標。 3. 對於法務部矯正機關毒品戒治處遇與毒品犯罪出獄後的再犯比例很高，如何協助其勒戒成功相當重要。因此，協助監獄裡單純施用毒品的收容人，脫離毒品危害，不僅在監所內需有妥善的戒治，出監所後也要有妥適的追蹤輔導銜接，協助其與家庭、社會建立穩固的連結，都需繼續推動。請法務部持續連結相關網絡資源，並督導各矯正機關依相關策進作為，推展毒品戒治處遇與銜接輔導措施，協助藥癮者順利復歸社會。 4. 衛生福利部少年拒菸反毒試辦方案——強化「吸菸」及「好奇誤用毒品」少年之家長功能，該方案將少年菸害防制納入毒品防制網絡，強化前端預防工作，是很有意義的結合，需要衛福與教育兩體系的充分合作，請衛福部與教育部協同四個試辦地方政府（新北市、桃園市、高雄市及南投縣），依試辦方案規劃期程積極辦理，並建立模範，做為其他縣市的參考。 5. 衛生福利部提報「運用巨量資料分析規劃毒品防制政策-初步成果」，該項資料分析規劃，不但整合了跨部會的資料，甚至也整合了跨院際（司法院）的資料，是很好的初步分析階段性成果。四月底辦理總結報告時也辦理座談會及對外開放資料等活動，使資料的效益達到最高。
第二十次 （2016年5 月11日） 行政院院長 張善政	1. 時下毒販以「精美包裝的新興混合式毒品」引誘青少年族群施用，請法務部邀集衛福部、經濟部檢討現行規定是否有疏漏，必要時應即著手規劃修法事宜。 2. 指示各部會盡量開放資料，持續深化毒品相關議題的大數據分析，提升反毒成效。 3. 第二級毒品中安非他命類毒品濫用率快速攀升，和第三級毒品愷他命部分尚未有效壓制等問題，請臺高檢會同警政署、調查局、海巡署、憲兵等緝毒機關，審視毒品問題情勢演變，研議精進打擊毒品犯罪策略。 4. 學校要落實校園反毒教育，不僅要讓學生對於毒品有所警覺，進而遠離毒品危害，也請校方重視「精美包裝的新興混合式毒品竄起」的預防教育，教育部也應落實推廣運用「藥物濫用青少年家長親職手冊」，務必將該類毒品納入手冊中，以利家長瞭解，強化反毒成效。 5. 針對毒癮患者回歸社會，請衛福部規劃引進民間團體，尤其是宗教團體量能與熱情，由政府單位專業協助，將民間力量導入政府反毒體系，透過更多管道來協助毒癮者復歸社會。

時間	重要內容概要
第二十一次 （2016年8月26日） 行政院院長林全	1. 沒有充分的資訊就無法做好毒品防制工作，因此建置完善的毒品防制資料庫非常重要，目前法務部已在進行資料庫建置相關工作，希望能快速發揮研究、預防、查緝、事後追蹤及矯正治療等功能，朝降低用毒人口的目標邁進，以減輕社會的沉重負擔。 2. 毒品氾濫的影響如無法有效遏止，將成為社會長期問題，希望透過戒癮治療協助成癮者回到社會，以及有效進行掃毒工作等方式儘速解決。至於毒品防制，應建立系統性的做法及滾動式檢討，面對困難要隨時調整策略及方法。 3. 針對當前毒品情勢分析，當前的毒品查緝作為雖有相當成果，但若防毒、反毒的工作無法落實，則無法遏止毒品氾濫，請法務部與相關部會進一步研商，檢討現行作為有無疏漏，希望各部會相互密切配合。 4. 有關毒品防制政策及策進作為，目前已從降低需求及抑制供給兩面向，結合相關部會共同推動毒品防制工作，強化防毒、拒毒、緝毒、戒毒等作為。請法務部整合衛福部等部會資料庫，以利未來防毒、反毒及緝毒等工作。 5. 目前毒品新生人口主要介於18歲到24歲的年輕族群，因此，減少青少年濫用藥物也是重要的反毒工作，請教育部繼續努力，降低學校毒品新生人口。 6. 關切毒品戒治情形，指示相關部會應重視矯正戒護機構的戒癮治療，並請法務部會同內政部、教育部、衛福部與各地方政府等單位，訂出具體可供檢視的績效指標，以進行檢討修正，提升反毒綜效。 7. 毒品查緝仍是當前最主要工作，請臺高檢持續統合檢、警、調、憲兵、海巡與關務等六大緝毒體系，持續進行相關策進工作，有效發揮掃蕩和防制，共同打擊毒品犯罪。
第二十二次 （2016年12月28日） 行政院院長林全	1. 強調毒品問題嚴重影響社會國家，反毒不能鬆懈，政府對於毒品抱持「零容忍」態度，不容許毒品存在。政府緝毒反毒雖面臨許多挑戰，仍須持續努力，對任何毒品展現即時有效的防制。 2. 對於毒品防制議題資料分析已有相當成果，希望其他機關持續提供資料，使資料庫更加完備，以進行大數據分析。請衛福部食藥署加強整合，並結合相關專家進行分析。 3. 針對唾液篩檢試劑部分，如有家長對子女是否染毒有疑慮，且自願進行篩檢，學校或可考量以免費方式提供家長，同時配合追蹤輔導。但所提試劑成本、唾液取得便利性等建議，請教育部一併納入研議。 4. 政府對於吸毒成癮者應以「病人」視之，而非以「罪犯」對待。為投入戒癮治療，落實協助毒癮者復歸社會、就業等配套措施，請衛福部積極規劃相關資源、結合人力，以及培養醫療與社會輔導等專業人才，採系統性作法將策進作為轉化為具體制度，以利相關部會加強配合，行政院亦將協助適當的資源與經費。 5. 建置毒品資料庫對於建構無毒防護網相當有效，務必做好建置工作。同時無毒防護網應將製毒販毒者及施打毒品者完整掌握，才能有效偵辦，後續仍請納入衛福部和警政署等有關資料。

時間	重要內容概要
	6. 有關緝毒犬、海關查緝軟硬體，以及掃毒、緝毒、防毒的經費預算，請行政院主計總處協助。毒品問題是當前國家社會安定的挑戰，請警政單位、調查局、檢察機關與相關部會，積極打擊毒品犯罪，以具體行動展現政府防毒成效。
第二十三次（2017年5月31日）行政院院長林全	1. 毒品是國安問題，為了國家長遠發展，政府有責任面對毒品防制的可能挑戰與威脅，並對此問題提出具體作法，期勉相關部會形成團隊，合作無間，將反毒工作做好，以有效減少毒品的傷害與威脅。行政院於2017年5月11日提出「新世代反毒策略」，藉由防毒、拒毒、緝毒、戒毒與修法配套等五大面向改革，同時寬列預算，改以「人」為中心的基本思維，做為查核、溯源機制，希望在未來的防毒工作做得更完整。 2. 針對法務部等所提「新世代反毒策略」報告，林院長表示，雖然近幾年政府不斷查緝毒品，但臺灣毒品問題仍日趨嚴重，其中監獄有48%是菸毒犯，且新興毒品不斷引進，另青少年染毒的問題，都對社會造成很大威脅。 3. 感謝法務部和相關部會提出反毒策略，期盼各界共同檢視是否周延，以改善臺灣大環境。其中包括大規模掃除黑道介入毒品銷售、有效控管青少年染毒環境，另政府也要使染毒者有重新站起來的希望。反毒工作非行政院可獨立完成，需其他機關共同配合。此次會議針對行動綱領進行檢視，經廣泛交換意見後，有些新增意見亦可納入，做為未來逐步推動的基礎。 4. 由於6月3日全國反毒檢討會議，將再徵詢各界意見，請法務部及衛福部等相關部會，分別於北、中、南、東各舉辦一場溝通說明會，向地方政府溝通及說明，並能結合地方政府和民間力量共同推動，以貫徹相關工作的執行。 5. 為徹底斷絕滋生犯罪源頭的毒品，維護全國治安，全國各檢察署、內政部警政署、法務部調查局、海巡署、國防部憲兵指揮部、財政部關務署等六大系統，自2017年7月起即展開七波鐵腕大掃毒，至2018年3月底止，共查獲製毒工廠23座、毒品純質淨重計5,800多公斤，起訴各級毒品製造、販賣、運輸等被告人數6,154人，獲得相當成效。行政院已提出「新世代反毒策略行動綱領」，另「毒品危害防制條例」也已於立法院三讀通過，課予特定場所業者管理責任納入規範，可有效增加反毒資源投入，強化公私部門反毒合作。 6. 新世代反毒策略以降低毒品需求、抑制毒品供給為政策方針，並以阻絕毒品製毒原料於境外、減少吸食者健康受損、減少吸食者觸犯其他犯罪機會及強力查緝製造販賣運輸毒品為工作目標，在拒毒預防、毒品戒治、防毒監控及緝毒合作等面向，結合跨部會及地方政府資源，除以人為中心追緝毒品源頭，也以量為目標消弭毒品存在。政府自2017年至2020年投入反毒策略經費100億元，並預定從即日起到2018年底為強力掃蕩期，2018年至2020年起進入全面掌控吸毒人數的控制期，希望到2021年毒品犯罪人口數逐年減少，使毒品新生人口及其他衍生犯罪有效下降。

時間	重要內容概要
第二十四次 （2017年10月30日） 行政院院長賴清德	1. 國內毒品問題有愈益嚴重的趨勢，第一、二級毒品再犯，主要是生理成癮；第三、四級毒品的再犯，較大原因是社會環境造成，希望未來中央能協助各地方政府毒品危害防制中心施用替代療法。第三、四級毒品的施用有越益嚴重的情形，警方或相關單位應擬定計畫，瞭解毒品施用者的生活接觸對象，並改善其生活環境，才能有效解決再犯問題。另有關毒品施用者的就業問題，請衛福部、勞動部與各縣市毒品防制網路聯繫會報積極合作。 2. 販毒是毒害之源，請臺高檢持續統籌檢、警、調、海巡、憲兵、關務等六大體系，徹底投入毒品黑數清查，整合相關情資，並強化區域聯防機制，增強緝毒斷源能量。 3. 請內政部強化對第一線基層員警的宣導，以強力掃蕩、全力打擊毒品販賣為目標；未來在查緝獎勵機制，應調整過去側重「量」的獎勵，改以「人」、「量」並重的獎勵制度，達成斷根溯源的目標。另有關軍中、校園藥頭緝毒機制，賴院長請國防部、教育部依溯源斷根機制，擬定統合、通報整體策略，儘快獲取成效。 4. 對於防毒工作，「新世代反毒策略」中衛福部食藥署等檢驗機關所須完成的任務，請該署依原訂計畫持續執行，並請相關部會配合辦理。另請食藥署積極會同各檢驗機關，務必做好提升新興毒品檢驗能量的工作，即時檢出新興毒品，增進防毒能量。 5. 有關拒毒工作方面，賴院長表示，校園毒品、青少年吸毒為社會各界最關心的毒品問題，也是反毒工作重點。青少年施用毒品及再犯最重要的原因是環境，需解決環境的影響因素才能讓青少年遠離毒害，請相關部會研擬具體方案，杜絕染毒環境，減少再犯機率。 6. 有關強化全民反毒意識宣導，請教育部務必納入學校家長會系統，結合警政署做好現況說明與因應策略的教育宣導，提升全民拒毒反毒意識。請警政署串聯義警、義交、民防社區、守望相助等社區重要的治安力量，加強宣導，讓社區力量發揮功能，密切關注相關線索，並協助可疑人士通報。縣市政府也請加強與地區性團體組織的聯繫，納入民間社群網絡與資源，進行更綿密的宣傳與合作。 7. 戒毒策略應以公共衛生的角度，強化毒（藥）癮個案的專業處遇，並應視吸毒者成癮狀況，結合法律拘束力，引進醫療資源，給予適切的戒治、輔導與管制措施。請衛福部擬具執行計畫，落實執行。 8. 吸毒者的再犯率高，應加強社會支持力量，協助其復歸社會，請衛福部、勞政、矯正及教育等部會，連結地方政府相關局處單位，依原訂策略推動期程，落實各項具體方案。至於會中所提替代療法，請衛福部參考臺南市政府作法，除能達到原規劃跨區服務外，也能做到免費及多點供應。 9. 過去一般認為毒品大多來自海外，但依據資料顯示，許多第二級及第四級毒品是在臺灣製造，政府需面對問題，針對相關環節加以探索、研究及找出答案，務實擬定策略，毒品防制工作才能成功，不應基於普遍印象或為保護國家名譽，宣稱毒品不在我國製造，如此反毒工作將無法成功。第一

時間	重要內容概要
	級毒品有許多從越南和泰國進到臺灣，而第三級毒品的愷他命主要來自中國大陸，海關和警政署有責任透過各種管道，有效掌握毒品來源。臺灣毒品氾濫與日俱增，民眾對政府防制毒品的不滿意度約占6成，對政府失去信心。如果政府不加緊努力，毒品問題將愈來愈嚴重，希望各相關部門位全力做好反毒工作。
第二十五次（2018年5月23日）行政院院長賴清德	1.「安居樂業」是2018年行政院三大施政主軸之一。「安居」中，掃毒與打擊組織犯罪為最重要項目，毒品問題亦為國內治安工作中民眾最關切要項，因此將毒品防制作為政府重點施政。 2. 請臺灣高等法院檢察署檢察長王添盛持續指揮統合六大緝毒體系，加強掃毒工作，尤其是組織幫派及跨國販毒組織的溯源打擊；針對社區、偏鄉、校園、職場及軍中販毒網絡的情資掌握與掃盪也應加強。另請警政署督導各地方政府警察局，依地區實際狀況，建立完善的反毒網絡、掌握犯罪地點，以精準瞭解毒品犯罪情資，阻斷販毒行銷網絡。 3. 有關安非他命、大麻、新興影響精神活性物質上升及毒品黑數等問題，請法務部會同內政部、衛福部及教育部等相關機關，組成專案小組研擬對策，針對新興毒品與濫用藥物加強快篩試劑開發，並請衛福部研議廣篩計畫。急診醫療部分，請食藥署按既定計畫，規劃布建醫療端新興毒品集中監測平台。戒毒工作部分，請衛福部從公共衛生與醫療社福角度，統籌法務部矯正署、內政部、教育部及勞動部等部會，依「新世代反毒策略」規劃的各項戒毒策略落實推動。 4. 希望各部會將降低新生毒癮者人口作為反毒工作首要目標。以教育部為例，請務必周知各級學校教職人員，以此目標努力，落實校園反毒工作。另為有效防止學生好奇使用新興毒品，請教育部督促地方政府教育局處，要求各級學校校長保護學生免於遭受毒害，同時深入瞭解學生施用毒品原因，並結合地方政府相關局處力量，從改善學生易染毒品與接觸毒品的環境著手，建立學校反毒網絡，做好預防及通報工作，提升校園反毒成效。 5. 針對「找出青少年易染毒之環境」部分，政府緝毒方案除「向上溯源」查緝製毒、販毒及運毒者並找到組織犯罪外，也必須往下關心社區，避免毒品在社區造成危害，因此必須找出青少年易染毒之環境，並研擬具體方案，以利加速執行。請內政部協助，通聯各縣市政府警察局，確實掌握這類環境、加強巡邏。校園緝毒方面，請教育部站在第一線，做好政策宣導，並建立通報系統，找出受毒品影響的孩子並給予協助。 6. 法務部所擬具的「毒品危害防制條例」部分條文修正草案已於2017年12月21日經行政院院會通過函送立法院審議，請法務部積極與立法院朝野黨團協商，儘速完成修法，讓反毒工作更有力道。 7. 法務部提報的「毒品防制基金籌劃事宜」，「毒品防制基金」為「毒品危害防制條例」規定應設之基金，也是蔡英文總統於2017年國慶文告中的宣示，更是國家整合社會各界力量，對抗毒品的重要資源，請法務部妥善規劃與運用，以發揮基金目的與功能。「毒品防制基金」將於2019年1月1日正式上路，後續尚待提報各項計畫與基金預算審議，請主計總處協助儘速

時間	重要內容概要
	完成預算編列事宜，法務部及基金各計畫主管機關按規劃期程推動，以符合社會之期待。
第二十六次（2018年12月17日）行政院院長賴清德	1. 有關安非他命、大麻、新興活性精神物質上升及毒品黑數等對策，請法務部持續會商相關機關研擬妥適對策。請法務部、內政部警政署，針對跨國毒品犯罪者之背景或犯罪模式作進一步研究及分析，提升緝毒成效。 2. 有關網路毒品犯罪，以及其他網路犯罪之法制檢討及改進部分，請羅政務委員秉成召集法務部、內政部、通傳會等相關部會討論，俾讓整體法制更加周延。近期發生警方與軍中執勤人員涉毒及販毒等嚴重風紀問題，請內政部、國防部等相關單位務必全面強化內部風紀宣導工作。請檢、警、調、海巡及關務等體系積極參與國際間執法機關間之交流，並加強蒐集國外相關毒品犯罪最新趨勢及案例，掌握情資，阻斷其金流、瓦解國際販毒組織，提升跨境合作打擊毒品犯罪成效。 3. 請臺高檢統合檢、警、調、海巡、憲兵、關務六大系統，妥善統合社區安全網、社區發展協會及老人關懷中心等安全網。有關安非他命毒情控制及新興通訊模式造成毒品擴散及蒐證困難等部分，法務部、內政部、教育部、衛福部等反毒機關應予正視。抑制安非他命問題，不僅從緝毒面著手，也要從防毒、拒毒及戒毒等面向切入。請法務部邀集臺高檢、內政部、教育部及衛福部，組成專案小組，進行跨部會整合，並進行全面性研究及研擬因應對策。其他安居緝毒專案執行後之成效及問題檢討部分，亦請法務部及臺高檢，定期進行滾動檢討，隨時提出精進及解決方法。 4. 對於「毒品危害防制條例」新增訂定特定營業場所業者發現疑似施用或持有毒品者有通報義務，違反者最高可處100萬元罰鍰，新制已自2018年12月12日起實施，請法務部及相關部會與地方政府加強宣導，結合業者共同防制毒害。未來在運用毒品防制基金所提列之計畫應注意目的性及反毒策略發展性，並請衛福部於業務分工方面，注意與非政府組織（NGO）之對應與聯繫，讓非政府組織力量直接、有效與政府單位合作，共同推動反毒工作。有關建立施用毒品之傷害面指標部分，請衛福部協助研提相關指標建議，例如因吸毒而致死亡人數、因施用毒品而住院治療人數、高風險、HIV人數等，提供給臺高檢署整合於後續之報告中。 5. 為有效防止青少年好奇使用新興毒品，請教育部持續結合相關部會、地方政府及民間團體，落實各項預防作為。對於藥物濫用高風險學生，應提供多元適性教育活動，以提升學生學習動機，至於已使用非法藥物之學生，教育單位應做好輔導、轉介及追蹤，並配合社政位邀請家長參與親子教育，共同強化家庭教育及社會支持體系，避免增加其他犯罪之高風險。此外，請教育部督促各級學校，持續關注學生藥物濫用之處遇工作，要注意吸毒之學生，尤其是青少年後續處遇之問題及解決，俾使他們可以真正脫離毒品危害。另減少新生毒品人口之成長，尤其是減少青少年吸毒人口增加，是反毒預防工作重中之重。這不是教育部單一部會之工作，而是政府各反毒機關共同之戰略目標，只要青少年、年輕人都能建立反毒意識，知道毒品危害，不碰觸毒品，臺灣毒品問題相信可以獲得改善。希望相關單

時間	重要內容概要
	位首長，與會之直轄市政府代表，無論在防毒、拒毒、緝毒、戒毒各區塊反毒工作上，都要將此一目標牢記在心，共同努力達成。 6. 關於臺高檢署報告，近年來安非他命使用量增加，愷他命使用減少，請法務部、內政部警政署瞭解是否爲毒品價格因素，決定施用毒品者之選取。同時也請法務部及警政署注意是否爲國內安非他命製毒工廠增加、製毒技術提升，以致供給量增加、價格下跌，導致安非他命使用量之增加。另請警政署通令各地方警察局，針對可能出現於社區公寓及大廈之新興製毒方式，務必留意及查緝。 7. 關於施用第一、二級施用毒品者之再犯率高，施用毒品有黑數之原因，檢驗篩劑不夠準確以及施用者易於檢驗後再度施用等問題，均屬經常發生之現況，各反毒機關應好好反思、檢討，是否過去政府所做以及提供之反毒措施，未必能有效解決上開問題？因此，各反毒機關應該以有別於以往之思維、方式，就能力所及範圍調整對施用毒品者之處遇方式，如從減少其接觸毒品機會，來改變、調整施用者之生活環境著手。 8. 校園新興毒品人口產生之原因，很多都是受到同儕，或團體壓力及吸引，請教育部透過各級學校校長、老師務必留意學生生活上有無異常情事，以正面鼓勵、用愛關懷學生，避免學生誤入歧途。

註：行政院毒品防制會報自第27次會議以後未見公開。該會報或因執政變革，行政院改以召開跨部會反毒會議（例如2019年3月14日）或以治安會報（例如2019年5月29日）併同召開方式進行。

資料來源：作者自製。

第二章　藥物濫用之意涵與影響

朱日僑

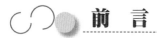 **前　言**

　　毒品、幫派與黑槍，稱為臺灣治安三大毒瘤。隨著新興合成物質／毒品的大量入侵、危害蔓延，毒品相關犯罪日益嚴重，因而經常伴隨發生行為失控、危害個人、家庭、校園安全、社會治安、國家經濟秩序等，已成為社會治安一大隱憂。對毒品施用者的治療與處遇，聯合國毒品公約的精神，均已具體載明，各國應盡一切努力改採替代性刑罰的社區治療、教育、鼓勵個案戒治康復或回歸社會，正如公共衛生面臨的慢性疾病反覆而難以根治。因此，國家的藥癮處遇發展與毒品政策方向，已經成為公共衛生與刑事司法共同面臨的一大挑戰。毒品政策已成為公共衛生政策的一環，藥物濫用問題面貌多元且複雜，毒品種類與範圍的界定，會因先驅化學物質的轉變、合成，或者相互類似的結構物質繁多難辨，是一個會隨著時空不同而變動的概念。「毒」（Drug）、「藥品」（Drug），二者英文本義為同一字源，毒藥（Drug）亦然。原本非使用於醫藥、科學的毒品，隨著醫藥科技與法令的演變，亦可能改變成為藥品與研究的領域範疇。藥物濫用的使用種類、原因、特性等情形深受不同時代背景、地區的文化、地理環境的影響而有所差異。依據「毒品危害防制條例」（Drug Prevention and Control Act）之規範，「毒品」係指具有成癮性、濫用性及社會危害性之麻醉藥品、影響精神物質及其製品；我國「管制藥品管理條例」（Controlled Drugs Act）則依習慣性、依賴性、濫用性及社會危害性，分為四級管理，對於所有麻醉藥品、影響精神物質及其製品等管制性藥品，非因醫藥及科學用途，而使用的行為，皆視為流入於非法使用之毒品。然而，藥物濫用的物質並非全屬藥物（例如菸、酒、檳榔或強力膠等），國外常有用以「物質濫用」一詞為稱呼者，惟國內仍較普遍使用「藥物濫用」或「毒品濫用」一詞；毒品或藥物之所以「濫用」並非其物質本身，乃係使用者認知偏差、行為的不當操控所致。因此，有鑑於藥物濫用問題日趨嚴重且為社會關切之議題，濫用的嚴重程度、傷害、影響，不僅危害國民身心健康、更將造成重大的社

會、經濟問題，增加性病傳播。反毒是一場艱苦而持久的戰爭，世界各國尚無完全成功的先例，更沒有短期奏效的可能，美國已將毒品問題列入其國家安全前4項關切議題重點之一，是故加強毒品防制亦為我國當前亟為迫切之議題。

第一節　藥物濫用的意涵

　　吸食毒品即施用毒品，我國「毒品危害防制條例」法律名詞為「施用」一詞概括，刑法第262條，則同時列舉「吸食」、「施打」及「使用」等用語。依據世界衛生組織（World Health Organization, WHO）定義的毒品（Drug）：是指任何一種會造成腦部功能的變異而導致情緒或行為異常的化學物質稱之。（Any chemical substance which alters the mood or behaviour as a result of alterations in the function of the brain.）茲依據國際間對於藥物（物質）濫用、依賴的定義分述說明如下。

一、犯罪學界的定義

　　依據蔡德輝與楊士隆[1]等學者對「藥物濫用」之定義：「非以醫療為目的，在未經醫師處方或指示下，不適當或過度的強迫使用藥物，導致個人身心、健康受損及影響社會與職業適應，甚至危及社會秩序之行為（蔡德輝、楊士隆，2004）。」

二、醫學界的定義

　　醫學上將物質濫用細分為物質依賴（Substance Dependence）及物質濫用（Substance Abuse）兩種類型。其中物質依賴的定義就是「強迫性的用藥行為」，或是說「個人不顧物質相關的症狀（噁心，焦躁，產生幻覺等），依然使用物質的相關症候群，包括其行為、認知、生理上的表現」。

----

[1] 蔡德輝、楊士隆（2004），犯罪學，臺北：五南圖書出版公司。

三、聯合國毒品與犯罪問題辦公室的定義

依據聯合國毒品與犯罪問題辦公室（United Nations Office on Drugs and Crime, UNODC）對於藥物依賴（Drug Dependence）意涵（UNODC, 2015）闡述：

（一）藥物依賴是一種複雜、多重因素的功能障礙，涉及個人、文化、生物、社會與環境因素。

（二）藥物依賴正如同其他神經或精神疾病是屬於一種大腦功能的紊亂情形。

（三）藥物依賴對於藥癮治療的恥辱與歧視是治療與護理的主要障礙之一。

（四）藥物依賴治療需採取綜合、多學科方法，同時包括藥理與社會心理學的介入措施。

（五）藥物依賴可選用較低成本的醫藥與標準化的心理療法，得到有效治療。

四、世界衛生組織

世界衛生組織（World Health Organization）定義物質濫用，指因間斷或持續使用某種藥物所產生的心理、生理依賴與併發症狀（WHO, 2004）[2]。依據國際疾病分類診斷第十版（International Classification of Diseases, ICD-10）對藥物濫用分類歸屬為「成癮症候群」（Dependence Syndrome）[3]；「藥物依賴」診斷標準，係指某種使用成癮性物質的不良適應模式，導致臨床上明確的障礙和困擾在十二個月的期間中出現三項以上現象：

（一）耐藥性（Tolerance）：需要顯著增加成癮物質的用量，以達到期望的效果（易發生中毒）。隨著藥物的使用時間越長，持續相同的用量及使用方式，但藥效滿足效用明顯下降，因此成癮者會自動持續增加藥物使用的次數及用量。

---

[2] Neuroscience of Psychoactive Substance Use and Dependence. Geneva, NY: Author WHO, 2004.

[3] From Coercion to Cohesion: Treating Drug Dependence Through Health Care, Not Punishment, Discussion Paper Based on a Scientific Workshop Held in Vienna from 28 to 30 October 2009, UNODC, United Nations New York, 2010.

（二）戒斷症狀（Withdrawal Symptoms）：出現該成癮物質特徵性的戒斷症狀，且持續使用該成癮物質，以避免戒斷症狀。

（三）吸食的藥量及時間越來越增加。

（四）持續的想使用該藥物或無法自我控制、減少使用該藥。

（五）花費許多時間在取得該藥物、吸食藥物或由產生的反應中恢復。

（六）使用藥物後，減少或取消許多重要社交、工作或休閒活動。

（七）明知持續的使用藥物會造成嚴重的、長期或復發性的心理或生理傷害（如心理及精神上的壓抑、認知功能的損傷、個人健康，影響其社會與職業適應等），但仍繼續使用。依據2010年「聯合國毒品與犯罪問題辦公室」出版《從脅迫到諧和：通過健康護理而非懲罰治療藥物依賴》（From Coercion to Cohesion: Treating Drug Dependence Through Health Care, Not Punishment）的報告[4]指出，在有些轄區，法律制度將毒品依賴作為減輕其他涉毒犯罪的一個因素，毒品依賴者的判刑可能要比非毒品依賴者輕，在願意接受治療的情況下，尤其如此。與我國現行法制觀念，大相逕庭，特別值得留意。

五、美國精神醫學會

依據1952年美國精神醫學會（American Psychiatric Association, APA）所發展的《精神疾病診斷與統計手冊》（Diagnostic and Statistical Manual of Mental Disorders, DSM）的描述，第一版（DSM-I）診斷標準將此類問題稱為「藥癮」（Drug Addiction）[5]；第二版稱為「藥物依賴」（Drug Dependence）[6]；第三版稱為「物質使用違常」（Substance Use Disorders）[7]；第四版診斷手冊稱為「物質相關違常」（Substance-Related Disorders）[8]，其診斷可分為「物

---

[4] Manual of the International Statistical Classification of Diseases, 10th ed., World Health Organizations, Geneva, 1992. http://whqlibdoc.who.int/trs/WHO_TRS_407.pdf, 2016.10.30.

[5] American Psychiatric Association (1952). Diagnostic and Statistical Manual of Mental Disorders, 1st ed., Washington DC, Author.

[6] American Psychiatric Association (1968). Diagnostic and Statistical Manual of Mental Disorders, 2nd ed., Washington DC, Author.

[7] American Psychiatric Association (1980). Diagnostic and Statistical Manual of Mental Disorders, 3rd ed., Washington DC, Author.
American Psychiatric Association (1987). Diagnostic and Statistical Manual of Mental Disorders, revised 3rd ed., Washington DC, Author.

[8] American Psychiatric Association (1994). Diagnostic and Statistical Manual of Mental Disorders, 4th ed.,

質依賴」與「物質濫用」二大類，而物質濫用的三項診斷標準，包括不健全的使用型態、因不健全的使用型態引起社會或職業功能的障礙、障礙持續期至少達一個月。DSM乃係將觀察到的現象、症狀或心理疾病加以分類，以客觀的「症狀」，將具有相同症狀的病人歸入同一類別疾病而命名，以為國際溝通的通用法則。由於DSM-IV曾使用多軸系統（Multi-Axial System）進行診斷；每一位患者的診斷，須涵蓋五個軸向，包括心理症狀、醫療條件、環境壓力源等。

第一軸向：涵蓋可能影響病人的社會功能，或讓病人產生壓力的臨床症狀，具有14大類的心理、精神疾病，如老年痴呆、失憶認知；嬰幼兒智能不足、過動；重大事件、壓力適應性疾病；大腦受創憂鬱、焦慮症、強迫症、情緒障礙精、恐慌症、精神官能症；性及性別認同的疾病、暴飲或厭食的飲食疾病；嗜睡、夢遊睡眠疾病；酒精或藥物濫用的物質關聯疾病心理疾病等；解離型多重人格疾病、出現思考、知覺、行動、情感等多方面的障礙，幻聽或幻視等的精神分裂症。

第二軸向：涵蓋影響病人行使正常社會功能的人格違常問題，如反社會、自戀等性格。

第三軸向：涵蓋一般「非心理疾病」生理或醫療狀況，可能影響第一或二軸向心理疾病。

第四軸向：病人的心理問題，是否發生過「心理創傷」事件等；及所處社會或環境上的問題，如支持系統、經濟狀況、教育背景、職業等，可能影響第一或二軸向的心理疾病。

第五軸向：整體評估病人適應社會生活的功能，並以一個0-100分的量表中，評估病人在自我、社會生活與工作上的功能。治療者透過以上5個軸向，對病人進行歸類及評估[9]。美國精神醫學會所發展的《精神疾病診斷與統計手冊》至2010年第五版（DSM-5）修訂為「物質濫用」（Substance Abuse）[10]，2013年第五版（DSM-5）再修訂為「物質使用違常」（Substance Use Disorders），可見疾病診斷的此種發展趨勢，以「物質使用違常」的診斷病名標

Washington DC, Author.

[9] 孔繁鍾、孔繁錦編譯（1996），精神疾病的診斷與統計，臺北：合計圖書出版社。

[10] American Psychiatric Association (2013). Diagnostic and Statistical Manual of Mental Disorders, 5th ed., text revision, Washington DC, Author. http://dhss.delaware.gov/dsamh/files/si2013_dsm5foraddictionsmh andcriminaljustice.pdf, 2019.9.10.

準，已逐漸地完全涵蓋以往藥物濫用後各種失序的複雜的行爲現象。實務上，運用《精神疾病診斷與統計手冊》第五版（DSM-5）其所收錄疾病加以重組分類的臨床觀點，通常建議可與2018年世界衛生組織（World Health Organization, WHO）《國際疾病傷害及死因分類標準》第十一版（International Classification of Diseases 11th Revision, ICD-11）[11]相互對照。

六、美國國家藥物濫用研究所

依據美國「國家藥物濫用研究所」（The National Institute on Drug Addiction, NIDA）的定義[12]，藥物濫用的成癮現象爲一種慢性（Chronic）、復發性（Relapsing）極高的一種腦部疾病（Brain Disease）[13]，過量或經常使用，已造成個人腦部結構的改變與惡性的傷害。經由歷史、藥物、生物、環境等多重因子，影響腦部的成癮作用機轉（圖1-2-1）。

七、藥物濫用相關諮詢委員會

依據美國「總統麻醉藥物及藥物濫用諮詢委員會」（The President's Advisory Commission on Narcotic and Drug Abuse）的藥物濫用定義[14]，指非依專業人員處方而逕自服藥，以違法方法取得藥物，用藥程度到達傷害個人健康或社區安全的程度。美國「全國大麻與藥物濫用委員會」（National Committee on Marijuana and Drug Abuse）的藥物濫用定義[15]，指基於醫療上的需要，或未囑醫師處方而使用藥物；或雖基於醫療上的需要，卻過量使用（處方誤用）。

----

[11] WHO (2018). International Classification of Diseases 11th Revision, https://icd.who.int/en, 2019.12.27.

[12] NIDA, Drugs, Brains, and Behavior: The Science of Addiction, 2014, http://www.nida.nih.gov/scienceofaddiction/addiction.html, 2019.9.16.

[13] NIDA, Addiction is a Chronic Disease, https://archives.drugabuse.gov/about/welcome/aboutdrugabuse/chronicdisease/, 2019.9.13.

[14] Interim Report of President's Advisory Commission on Narcotics and Drug Abuse, https://www.jfklibrary.org/Asset-Viewer/Archives/JFKPOF-138-009.aspx, 2019.9.30.

[15] Second Report of the National Commission on Marihuana and Drug Abuse; Drug Use In America: Problem In Perspective (March 1973), 13.

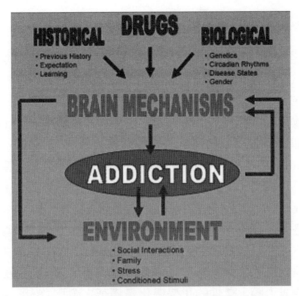

圖1-2-1　成癮慢性疾病的多重影響因子

資料來源：NIDA, Drug Abuse and Addiction: One of America's Most Challenging Public Health Problems. https://archives.drugabuse.gov/publications/drug-abuse-addiction-one-ameri-cas-most-challenging-public-health-problems/addiction-chronic-disease.

第二節　藥物濫用的學理機轉

　　吸食毒品所造的身體、心理、社會性行為失調或違常（Disorder）現象，於心理病理學（Psychopathology）領域，多以物質相關疾患或物質違常稱之；「鴉片類依賴」（Opioid Dependence）已是一個多元成因與共識的醫學疾病名詞，而醫學界對於成癮（Addiction）[16] 之謎的逐漸認識，包括對腦部造成變化及損傷、一種慢性復發的疾病，且由起初的自發性行為，成癮後轉變成強迫性行為及渴求的心理成癮行為。

---

[16] 按成癮係指對於一種物質或行為的精神強迫或過度的心理依賴，在生理習慣（Habitual Psychological）上產生依賴於某種物質才能正常運轉的狀態；或心理上的依賴（Physiological Dependence），即對藥物的強迫性心理因素的需求，並且超過個人意志所能控制。參見維基百科定義https://en.wikipedia.org/wiki/Addiction，2019年9月1日。

一、藥物濫用是疾病表徵

　　藥物濫用是一種生理、病理的現象，是一種不健康的醫學狀態，是一種意志不堅的行為及社會問題，是一個健康問題，也是家庭與社會的問題，是司法、經濟、公共衛生課題。毒品會改變個人的腦部與生理功能，當藥癮者停止用藥，將會導致戒斷症候（Withdrawal）的產生；藥癮者同時有心理健康方面的問題，如壓抑、焦慮及人格違常，即是共病現象[17]（Comobidity）或雙重診斷（Dual Diagnosis），造成治療變得更為複雜。由於反覆不斷的復發施用毒品行為，以致需求提高，失去自控能力，轉而遭利誘進階參與製造、運輸、販賣毒品，衍生成為社會治安及公共衛生等相關問題的隱憂；而近年由於對成癮實證醫學的知識逐步瞭解，因而發展中的毒品政策，也隨之不斷改變與調整。依據英國《自然醫學》雜誌（The Journal Biological Psychiatry）的研究報告指出，戒除海洛因毒品的人會有一段期間內飽受毒癮之苦，不只是意志力薄弱的問題，毒品會造成大腦永久性的化學變化是痛苦之源[18]（Sally Satell & Scott O. Lilienfeld, 2013）；「世界衛生組織」《神經科學研究專題報告書》（Neuroscience of Psychoactive Substance Use and Dependence）[19]，已將藥物濫用者定位在大腦功能違常的病人（WHO, 2004）。美國「神經科學」期刊的研究報導顯示，兒童的前額葉皮質區，包括邊緣系統在人類暴力行為中扮演重要角色，如果在7歲以前受傷，會產生包括無法控制焦慮、憤怒和攻擊等不正常行為。1848年發生在鐵路工人的爆炸，意外造成頭蓋骨被鐵片刺穿後，使其由恭敬溫順的個性改變為衝動而具有攻擊性，從此美國醫學界將暴力傾向與大腦前半部受傷畫上等號（盧瑞珠，2007）。依據美國布朗大學（Brown University）的醫療科學教授Julie Kauer及其研究團隊指出，單一劑量的嗎啡就足以影響大腦並造成藥癮[20]，支持「毒癮為疾病」的理論研究，毒品會改建大腦學習記憶有

---

[17] WHO/UNODC/UNAIDS, Substitution Maintenance Therapy in the Management of Opioid Dependence and HIV/AIDS Prevention, 2004, http://www.who.int/substance_abuse/publications/en/PositionPaper_English.pdf, 2019.8.15.

[18] Sally Satell & Scott O. Lilienfeld (2013), Addiction and the Brain-Disease Fallacy, Front Psychiatry, 4: 141. Published online 2014 Mar 3. doi: 10.3389/fpsyt, 2019.8.14. https://www.ncbi.nlm.nih.gov/pmc/articles/PMC3939769/, 2019.8.15.

[19] Neuroscience of Psychoactive Substance Use and Dependence.Geneva, NY: Author WHO, 2004.

[20] Miranda Hitti (2007). Nudging the Brain Toward Addiction, WebMD Health News, http://www.webmd.com/mental-health/addiction/news/20070425/nudging-the-brain-toward-addiction, 2019.8.13.

關的組織結構[21]（Joanna S. Fowler, Nora D. Volkow, Cheryl A. Kassed, M.S.P.H., & Linda Chang, 2007）。因此，對於施用毒品所造成的生物學影響，包括大腦結構改變、化學變化與記憶系統的破壞等，形成與暴力犯罪或偏差行為的關聯。因此，具有毒品暴力犯罪結構傾向的病犯，似應有保安處分的強制治療令與持續保護介入措施，且配合較為嚴密的情境觀護監督，或家庭、電子監控科技風險管理系統（Risk Management Systems）處遇機制，始為預防之道。

二、藥物濫用是腦部功能損傷

依據相關研究[22]指出多巴胺（Dopamine）神經傳導系統的損害常與許多病理病徵有關，同時大腦多巴胺系統運作之正常與否亦與藥物使用的增強效果相關。如古柯鹼（Cocaine）會導致神經細胞異常地釋放出大量的神經傳導物質，或是抑制大腦化學物質的形成（Nora D. Volkow, Joanna S. fowler, Gene-Jack wang, 2003）。因而改變腦部系統，阻礙破壞溝通的訊息（圖1-2-2）。

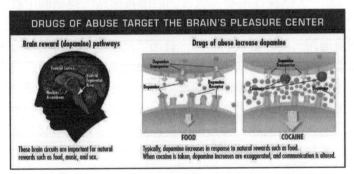

圖1-2-2　大腦回饋路徑藥物濫用會增加多巴胺

註：左圖：Frontal Cortex：指額葉皮層；Ventral Tegmental Area：指腹側被蓋區；Nucleus Accumbens：指依伏神經核。右圖：Dopamine Transporter：指多巴胺轉運體；Dopamine Receptor：指多巴胺接受體。

資料來源：NIDA, Drugs, Brains, and Behavior: The Science of Addiction.
　　　　　https://www.drugabuse.gov/publications/drugs-brains-behavior-science-addiction/drugs-brain; https://www.drugabuse.gov/sites/default/files/soa_2014.pdf，轉引自國立中正大學犯罪研究中心（2011）。

----

[21] Joanna S. Fowler, Nora D. Volkow, Cheryl A. Kassed, M.S.P.H., & Linda Chang (2007), Imaging the Addicted Human Brain, Sci Pract Perspect, 3(2), pp. 4-16. https://www.ncbi.nlm.nih.gov/pmc/articles/PMC2851068/, 2019.8.5.

[22] Nora D. Volkow, Joanna S. Fowler, & Gene-Jack Wang (2003). The addicted human brain: insights from imaging studies. The Journal of clinical investigation, 111(10), pp. 1444-1451.

此外，大腦前額葉（Prefrontal Region）的功能爲大腦脈絡的一部分（圖1-2-3），包含酬賞（Reward）脈絡（位於依伏神經核，Nucleus Accumbens）、刺激／驅動（Motivation/Drive）脈絡（位於視覺額葉皮層，Orbitofrontal Cortex）、記憶（Memory）脈絡（位於杏仁核體（Amygdala）與海馬迴（Hippocampus））及認知控制（Control）脈絡（位於前額葉皮層（Prefrontal Cortex）與扣帶葉（Cingulate Gyrus））。一旦長期使用藥物將會使大腦前額葉之認知控制脈絡產生傷害，使其抑制控制功能喪失作用（Nora D., Joanna S., Gene-Jack, 2003）。成癮者的腦部與非成癮者的腦部不同，是一種生理、心理及社會的疾病，不只是腦部的疾病且和環境有所關聯，更是一種慢性復發的疾病，須持續戒治追蹤治療與觀察恢復的情形。

三、藥物濫用復發須預防誘發

藥物濫用是一種學習、也是一種不良的適應行爲（Addiction as a Maladaptive Behavior）。大腦邊緣系統：包含腦的酬賞迴路，連結腦中有關控制與調節快樂感覺的腦區，爲了追求快樂感覺讓我們有重複行爲的動機，例如施用毒品會激發酬賞迴路，並影響我們的正、負面情緒知覺，解釋藥物改變我們的心情。因此，濫用藥物會造成血清素（Serotonin）或腦內分泌神經傳導物質多巴胺不平衡，特別是在濫用安非他命類毒品時，會促使神經細胞釋放大量神經傳導物質，干擾電生理訊號放大，感到興奮，或是抑制妨礙物質回收機制，抑制憂鬱，造成溝通管道的混亂，導致細胞被過度活化，會刺激腦部多巴胺過度分泌，傷害神經系統而造成調節「失控」（趙軒翎，2014）（圖1-2-4）。甚至

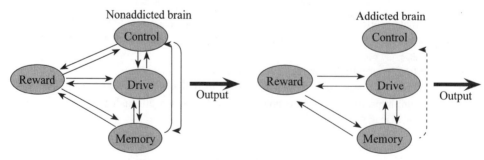

圖1-2-3 大腦脈絡對藥癮的反應模式

資料來源：Nora D. Volkow et al. (2003), The Addicted Human Brain.

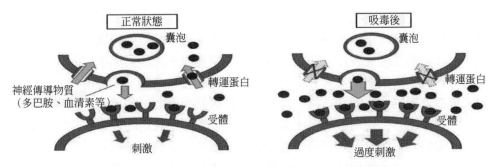

圖1-2-4 大腦神經傳導物質受毒品刺激的反應模式

資料來源：NIDA，轉引自趙軒翎（2014），科學月刊（7月號535期）——鑑識科學。

於導致精神分裂症（Schizophrenia）、妥瑞氏症（Tourette Syndrome）；若當多巴胺分泌不足時，又可能會引起巴金森氏症（Parkinson's Disease）。

　　由於環境因素的誘發或改變，均將造成多巴胺神經傳導系統功能變化，並影響再次濫用的機率。在非成癮者的大腦脈絡中，其酬賞、刺激／驅動、記憶及認知控制功能具互相活化或抑制的作用機制；而長期使用藥物會讓大腦前額葉功能產生障礙，使多巴胺系統效能顯著降低，對非藥物增強劑（如性、食物等）的敏感度亦下降，但記憶中的預期酬賞會導致刺激脈絡的過度活化，使成癮者無法抑制慾望，並使認知控制脈絡活性被抑制，導致成癮者強制性的藥物使用行為；故而，藥物濫用的治療除透過替代療法及戒治藥物治療和外，通常必須搭配實施行為處置及認知療法，以減弱已知的正向藥物經驗，增加對非藥物增強行為之敏感度，並強化認知脈絡功能；因此，戒除毒品必須持續接受一定期間的心理、藥物及職能復健治療，對於藥物濫用復發之再犯預防，實亦為一種事前主動預防、積極治療與事後持續復健的疾病防治問題。

四、藥物濫用須介入處遇

　　我國於「肅清煙毒條例」[23]時期，即已忽略對毒品心理依賴之戒除，甚至

---

[23] 按1992年7月3日「肅清煙毒條例」第9條第4項規定，第3項、第4項之勒戒處所，由地方政府設立或就公立醫院內附設之。第5項規定，犯第1項、第2項之罪，依第3項規定勒戒斷癮後或第4條規定免除其刑後再犯者，加重本刑至三分之二；三犯者處死刑或無期徒刑。參見全國法規資料庫。http://lis.ly.gov.tw/lghtml/lawstat/version2/04547/0454781070300.htm，444-1,451。2016年11月4日。

以「勒戒斷癮後，再犯者加重本刑至三分之二，三犯者處死刑或無期徒刑」等嚴厲規範施用者，是以法律應有隨著成癮醫學進步，瞭解致病機轉而改變的空間；法律必須經過社會實證與經濟評估的判斷過程，才能益顯刑罰的謙抑性。急功近利的治療藥癮，常有忽視戒斷初期徵兆的復發危險；雖可治療，惟仍須家人或社會接納的關鍵性支持，家屬或支持團體面對關係的重建、經濟困難、社會歧視等壓力，長期身心健康備受影響，已開始有耗竭的現象產生，因此，政府必須協助藥癮更生家庭積極走出悲傷。縱使，藥癮為慢性且極易復發的腦部疾病已是事實，惟刑事司法體系仍在低於國際公約標準的矯治醫療環境下，以監禁處遇為主，仍須以法制面與實務面尋求較為完整、合理的適當處遇方式。二代健保將受刑人納入健保體系後，仍面臨監所矯正醫療專區的執行處遇設計問題，有待考驗。藥癮更生人整體的社會、家庭、文化與行為層面影響大於生物層面，亟待政府積極介入，健全法制，改造形塑接納、關懷、保護、復歸社會的與支持環境；擴大推廣修復式司法制度，而以往關注的焦點，卻往往過於短視、侷限在個體理性、單一的生物層面，因此，整合性的社區處遇層面探討，仍有待進一步突破。

第三節　藥物濫用問題

　　依據聯合國（United Nations）2016 年經濟及社會理事會第七十一屆第2016/19號決議文[24]，回顧麻醉藥品委員會2015年3月17日第58/4號決議，通過《2030年可持續發展議程》。聯合國毒品與犯罪問題辦公室（United Nations Office on Drugs and Crime, UNODC）在2016年《世界毒品報告》（World Drug Report）[25]曾提出，世界毒品問題在2030年擬訂的可持續發展目標（Sustainable Development Goals, SDG）議定五大領域，對於世界毒品問題供需層面與可持續發展複雜關係（The World Drug Problem and Sustainable Development: a complex relationship）五大領域間的相鄰對應，呈現如圖1-2-5。包括：

---

[24] 聯合國，2016年經濟及社會理事第七十一屆會議報告，正式紀錄A/71/3，2015年7月24日至2016年7月27日，紐約。

[25] UNODC (2016). World Drug Report 2016. United Nations Office on Drugs and Crime, https://www.unodc.org/doc/wdr2016/WORLD_DRUG_REPORT_2016_web.pdf, 2019.9.25.

一、社會發展（Social Development）：意指減少國家內部和國家之間的不平等；確保健康的生活方式，促進各年齡段人群的福祉；實現性別平等，增強所有婦女和女童的權能等；而不接受或不理解藥癮是助長邊緣化循環的健康狀況，往往影響到有吸毒病症的人，使其康復與融入社會更具挑戰性。且羞辱吸毒者的態度，可能會擴大影響到最需要提供有效治療的人。

二、經濟發展（Economic Development）：意指在全世界消除一切形式的貧窮等；而經濟發展與毒品之間的關係，在於農村地區貧窮和缺乏可持續生計等社會經濟因素是發展中國家使農民從事非法種植、生產、販運、使用方面尤其明顯。貧窮社會中的和經濟劣勢，人口吸毒問題與失業和教育水準低下等邊緣化及社會排斥高度關聯。特定國家地理位置，與毒品生產區域、類型或主要販毒路線相關，對於北美洲和歐洲出現的搖頭丸與其他致幻劑，以及新型精神活性物質消費在歐洲、日本和北美的持續擴散。

三、環境可持續性（Environmental Sustainability）：意指採取緊急和重大行動減少自然生境退化、遏制生物多樣性的喪失，在2020年之前，保護和防止受威脅物種的滅絕等；非法作物種植經常發生在生物多樣性熱點或受保護區的農村大量生長。販毒創建毒品種植園於森林砍伐剷除毒品時，間接導致毀林的

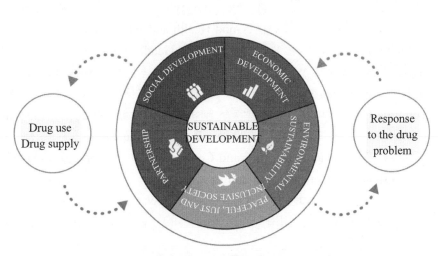

圖1-2-5 世界毒品問題可持續發展目標主題分析架構

資料來源：UNODC (2016), https://www.unodc.org/doc/wdr2016/WORLD_DRUG_RE-
　　　　PORT_2016_web.pdf.

影響。化學品的處理也會對環境產生消極影響，助長農村社區的污染和健康危害。

　　四、和平、公正與包容的社會（Peaceful, Just and Inclusive Society）：意指創建和平、正義與包容的社會以促進可持續發展，讓所有人都能訴諸在各級司法，建立有效、可問責和包容的機構等；而毒品問題的不同階段導致各種表現形式的暴力行為。吸毒可能會導致與毒品的精神作用有關的暴力行為，以及為獲取毒資而實施的犯罪。市場競爭可能在非法市場產生暴力，如何有效打擊有組織犯罪、經濟犯罪與非法資金流動的具體目標，都與世界毒品問題之相對應措施有關。非法資金流動收益的洗錢行為透過許多不同的管道進行，從郵政匯票或匯款等小規模、分散技術的使用乃至到犯罪集團。

　　五、夥伴關係（Partnership）：意指加強執行手段、促進目標實現與重振可持續發展全球夥伴關係；表明國際間官方發展援助的緊密聯繫與毒品管制公約中規定的國際合作與共同責任原則有關。

　　依據可持續發展目標報告（The Sustainable Development Goals Report 2016）[26]議定五大領域又細分為17 項可持續發展目標（SDG），對於世界毒品問題供需層面與可持續發展複雜關係（The World Drug Problem and Sustainable Development: a complex relationship）五大領域間的相鄰對應，呈現如圖1-2-5。包括：（一）消除貧窮（No Poverty）、（二）零飢餓（Zero Hunger）、（三）良好的健康與福祉（Good Health and Well-Being）、（四）優質教育（Quality Education）、（五）性別平等（Gender Equality）、（六）清潔飲水與衛生設施（Clean Water and Sanitation）、（七）經濟適用的清潔能源（Affordable and Clean Energy）、（八）體面工作與經濟增長（Decent Work and Economic Growth）、（九）產業、創新與基礎設施（Industry, Innovation and Infrastructure）、（十）減少不平等（Reduced Inequalities）、（十一）可持續城市與社區（Sustainable Cities and Communities）、（十二）負責任消費與生產（Responsible Consumption and Production）、（十三）氣候行動（Climate Action）、（十四）地下生物（Life Below Water）、（十五）陸地生物（Life on Land）、（十六）和平、公正與包容的社會（Peaceful, Just and Inclu-

----

[26] United Nations (2016). UN Web Services Section, Department of Public Information. http://www.un.org/sustainabledevelopment/news/communications-material/;, http://www.un.org/ga/search/view_doc.asp?symbol=A/RES/70/1&Lang=E, 2019.9.25.

sive Society）、（十七）夥伴關係（Partnership）。

從導致毒品／藥物濫用的供給層面與需求層面的問題觀察，需求層面經常是多重成因所導致，與個人、學校、家庭及社會等因素會不斷交替反覆發生，通常與拒毒策略以及戒毒處置程序息息相關；然而，供給層面的問題則與目前的防毒、緝毒政策、法制、處置程序、資源配置與整體環境因應方式產生關聯。造成毒品施用者藥物濫用再犯循環的原因，至少包括定義毒源的毒品法制與政策不夠彈性、毒品氾濫情形、施用者自控能力、生活技能、職訓與就業輔導、家庭的連結、保安處分管理與社區處遇配套方式及社區的支持、服利服務輸送體系、整體社會環境建構等；空有反毒口號並無法改善問題，而單以道德勸說與社會規範亦未能提供制約解決之道。由國際間毒品防制的相關議題上，耗費了龐大資源和心力，卻難以得到顯著的成效，可知毒品犯罪矯治工作的艱難。公共衛生三段五級的預防原理，主張「早期診斷，適切治療」，從預防、治療、復建三階段醫學的角度思考，而毒品施用者藥物濫用再犯循環所面對的矯治問題，正是應用「公共衛生預防醫學的觀念」解決問題對策的時機，特別是再犯復發之預防；何以會復發？病因學、遺傳病、病態身心、慢性疾病、精神疾病、潛伏期不定、病程持續復發、不易根治、多重致病因子的作用機轉、情境因素等均為造成復發的可能原因，故而包括刑滿出獄更生人、精神病患、藥癮愛滋病患、戒毒病患等終將回歸適應社會；此亦為，何以社區慢性病患往往終生服藥，追蹤評估、疾病控制情形，再持續調整用藥策略的原因，只是希望能夠有效控制病況。但因無法根治疾病，仍須再搭配醫療照護、環境及改善生活型態層面，甚至下一代的遺傳、基因著手，且視個人對健康的預防、投資與維護的關注情形，才能改善生活品質，藥癮更生人自不例外。

一、縱使斷絕源頭供給，仍未能降低使用需求

鑑於國際間單憑以毒品減少供應手段，實未見即能達成解決毒品問題之防制目標者，縱使大力強制掃毒，仍未改變依賴者的需求；另一方面，倘未能早期介入預防，有效推動減少需求的綿密配套措施，並解決毒品造成之濫用依賴、成癮行為問題者，其結果更是成效不彰，且難以降低毒品造成的危害；甚至，已進一步發展毒品減害治療的相關替代處遇方式，並以社會成本的觀點，減低對於國家的整體傷害。爰此，聯合國世界衛生組織針對毒品病患愛滋防治，提出實施減害策略之政策建議，藉以提供毒品病患與其家人等愛滋病毒篩

檢與教育服務，以監測毒品愛滋的影響，其核心的措拖，包含清潔針具計畫、替代療法、愛滋治療及照護、諮商及教育等，亦即「減害計畫」（Harm Reduction Program），除對於藥物（毒品）濫用共用針具的危險行為監測外，並對於與愛滋病、B型和C型肝炎等傳染性疾病間的防制途徑，具有深遠共病關係與影響。因而，國際間防治藥物濫用及管制毒品的政策，幾乎不單以強調完全的斷絕物（毒品）的供給，反而更加著重個體行為需求面的管制。我國以往的反毒政策係以「減少供應」（Supply Reduction）、「減少需求」（Demand Reduction）為主要策略方針，對施用毒品者係多以觀察勒戒、強制戒治及保護管束之處遇方式，且直至2006年6月2日召開之「行政院毒品防制會報」，始將原本的反毒策略由之「斷絕供給，降低需求」，調整為「首重降低需求，平衡抑制供需」，並漸近推動「毒品緩起訴減害計畫」擴及於施用毒品初犯、二犯以內者，將反毒政策轉向著重降低毒品需求，亦即加強注重拒毒與戒毒，以期逐漸調整方向。惟政策口號宣示多年，整體反毒的資源配置，緝毒層面的資源未見移轉矯治處遇、司法保護與拒毒的防制層面，以降低再犯；其所涉及的組織分布廣泛、職權分散，在反毒分工設計而欠缺法制配套基礎的支持機制下，造成整體毒品防制工作缺乏核心的戰略思維，各分組部門資源分散，各行其是，難以統合的窘境。組織統整運作顯然具有相當的困難度，形成非以專責組織設計而難竟其功的現象；而戒毒的防制層面，涉及排擠精神醫療治療資源的配置與施用毒品病犯更生後的社區輔導管理機制，對於已無刑期的施用毒品犯更生出所後的追蹤法源，明顯較為不足。

二、規範定期報到檢驗，仍難有效掌握追蹤個案

依據現階段「毒品危害防制條例」第25條第2項雖有規定[27]，犯施用第一、第二級毒品之罪而付保護管束者，或因施用第一級或第二級毒品經裁定交付保護管束之少年，於保護管束期間，警察機關或執行保護管束者應定期或於其有事實可疑為施用毒品時，通知其於指定之時間到場採驗尿液，並得違反其意思強制驗尿；而經執行刑罰或保護處分完畢後二年內，警察機關亦得採驗尿

---

[27] 參見全國法規資料庫，http://law.moj.gov.tw/LawClass/LawAll.aspx?PCode=C0000008，2019年8月3日。

液[28]；另依據「治安顧慮人口查訪辦法」[29]第2條第2項規定，毒品戒治人於刑執行完畢、感訓處分執行完畢、流氓輔導期滿或假釋出獄後三年內，警察機關亦得定期查訪。同時，政府雖已規劃設計地方專責的「毒品危害防制中心」任務編組與完成法制立法，惟各地方政府仍因規模、組織、經費等，實務上縱向、橫向部門組織運作交錯、易產生權責、分工未盡明確、人員流動、欠缺專責、專業社工師、心理師、個案管理師等輔導人力，未能建立有效的績效管控制度，及無法有效落實出監毒品成癮者之追蹤管制與輔導工作等諸多闕漏[30]，甚至仍有發生更生人離開監所矯正機關後，資料仍未及事前或同步送達毒品危害防制中心（衛生、警察、社政、教育、勞政等機關），乃至「成癮者單一窗口」資訊系統亦未掌握，以致同一作業平台的各個機關無法及早介入，嚴重造成個案失聯、再犯等困境；至2016年法務部「補助地方毒品危害防制中心辦理強化藥癮者輔導處遇計畫」，爲健全地方毒防中心個案管理人員體制，本計畫除原有補助個案管理244名人力以外，增設督導38名。如以平均每名個案管理師追蹤輔導150人至230人爲原則計算，則地方毒品危害防制中心估計僅有追蹤輔導約6萬名個案的服務能量，整體司法保護、觀護、更生等防制的整合機制仍尚待各界關注與加強。

三、回歸社區觀護處遇，仍須司法保護配套

國際間整合公共衛生與公共安全策略的藥物濫用處遇與司法監督模式之發

----

[28] 按警察機關對出矯治機構應受尿液採驗人（即毒品人口）以治安人口列管，除按月查察外，並於其列管之日起二年內以三個月爲1期，分別以採驗尿液通知書送達受採尿者，令其自動至指定處所（依規定之二十四小時內到場）受驗，經送達2次通知書不到驗者，即向檢察官聲請強制許可採驗；惟實務上，由於警察機關難以掌握渠等行蹤，形成行方不明人口，已喪失強制採驗之意旨。依據以往警政署統計，臺灣地區治安顧慮人口行方不明者中，毒品犯罪約占35.70%、受毒品戒治約占26.54%，計約有6成；而出矯治機構應受尿液採驗毒品人口到驗比率約76%。

[29] 參見全國法規資料庫，http://law.moj.gov.tw/LawClass/LawAll.aspx?PCode=L0030010，2019年7月15日。

[30] 參見監察院99年糾正案文，法務部規劃補助各地方毒危中心追蹤輔導人力，僅100名。http://www.cy.gov.tw/AP_Home/Op_Upload/eDoc/糾正案/99/099000129不法藥物糾正案-發文.docx，2019年8月25日。另按2016年法務部「補助地方毒品危害防制中心辦理強化藥癮者輔導處遇計畫」，爲健全地方毒防中心個案管理人員體制，本計畫除原有補助個案管理244名人力以外，增設督導38名。如以平均每名個案管理師追蹤輔導150人至230人爲原則計算，地方毒品危害防制中心估計僅有追蹤輔導約6萬名個案的能力。http://antidrug.moj.gov.tw/dl-200-42022fe5-5214-4fa1-a368-0719207c64b8.html，2019年8月26日。

展[31]，對於監獄與醫療及民間戒治機構特約，或以契約委託合作方式（如美國各州由民間自行發展成立設置的「Treatment Accountability for Safer Communities」（TASC）[32]為個案觀護追蹤輔導計畫之管理單位，屬非營利組織，接受來自於法庭、監獄與州的委託計畫），或仿照地檢署「緩起訴義務勞務服務指定機構」的特約模式，發展監所矯治特約委託民間戒治機構的服務契約，推廣多元矯治並行的處遇的模式；並在司法管控下執行推展相關處遇配合方案，嘗試改善施用毒品犯釋放出監所後的矯治處遇問題，即可作為政策選項的參考。現行的戒治處分之執行隱含監禁懲罰，因而受戒治人戒治動機降低，戒治成效有限，且對於提升社會適應的能力，不確定且難以評估，難與社區處遇的再社會化自主過程相比；且不論是以延緩再次吸毒或拉長其戒癮時間作為評估的標準，或以終身沒有再犯作為戒治成功的要件[33]，受刑人終究必須復歸社區，面對社會環境的誘惑，因此，強化公共安全的社會防衛與司法觀護處遇機制。

　　復以整體更生保護原本植基於社會防衛與公共安全的使命，由司法體系將毒品犯視為「抽象危險犯」所建立「保安處分」預防再犯的機制，在司法與行政保護組織專責不明，且多頭馬車的運作下，似有值得進一步探究之必要。對於個案出所後再犯危險差異的密集性觀護監督，或中間性處遇設計，恐有涉及政府不作為所導致的「頻率性」再犯循環疑慮，甚至造成毒品更生意外致死；有研究[34,35]指出，藥物濫用者出獄後兩週因為藥物過量中毒較正常人死亡率的相對危險比為12.7，於出監所2週內因藥物過量致死機率約占出所總人數之2%至2.5%。亦有研究[36,37]指出，倘更生人出獄政府沒有配套介入措施時，造成因濫用藥物過量致死，必將造成社會的重大的衝擊，扼殺更生人的重生機會，也

----

[31] http://www.ncjrs.gov/App/Publications/abstract.aspx?ID=202154, 2019.7.5.

[32] http://www.ncjrs.gov/pdffiles/tasc.pdf, 2019.8.25.

[33] 張甘妹（1987），再犯預測之研究。臺北：法務部。

[34] NIDA (2019). The Importance of Treating Opioid Use Disorder in the Justice System. https://www.drugabuse.gov/about-nida/noras-blog/2019/07/importance-treating-opioid-use-disorder-in-justice-system. 2019.7.24.

[35] Iguchi MY, London JA, Forge NG, Hickman L, Fain T, Riehman K. (2002) Elements of Well-Being Affected by Criminalizing the Drug user. Public Health Rep, 117 Suppl 1, pp. S146-150.

[36] Kariminia A, Butler TG, Corben SP, Levy MH, Grant L, Kaldor JM, et al. (2007). Extreme Cause-Specific Mortality in a Cohort of Adult Prisoners--1988 to 2002: a Data-Linkage Study. Int J Epidemiol, 36, pp. 310-316.

[37] Caplehorn JR, Dalton MS, Haldar F, Petrenas AM, Nisbet JG. (1996). Methadone Maintenance and Addicts' Risk of Fatal Heroin Overdose. Subst Use Misuse, 31, pp. 177-196.

減損了國家潛在生產力，因而，及早介入預防、提供諮詢與輔導，則可降低意外死亡的機會。縱使對於符合「精神衛生法」規範的藥癮嚴重精神病人，倘非司法警察機關的執法人員協助，亦恐難對於個案的再施用毒品行為或嚴重性精神異常強制病人予以強制嚇阻；倘對藥物濫用更生人處遇共識視其為慢性疾患看待，則法制面卻仍存在觀察勒戒、監禁處遇的規範，即有矛盾之處。值得深究之處在於，對於現階段由地方毒品危害防制中心進行個案是否再度施用毒品的追蹤問題，若無綿密的輔導網絡與相關資源投入，和完整適當的法制配套，執行司法觀護監督追蹤、中途轉銜更生收容安置，並與（選擇性）監外社區處遇規劃措施，結合個案管理師、更生保護人員與觀護助理員共同加強輔助，則降低個案再犯的期待，僅能倚賴個案更生出所後社會環境的毒源獲取、戒毒資源自行取得的難易影響，及其個案拒毒意志的堅定與否、自我效能而定；以致毒品病犯在長期的「社會排除」下，成為社會邊緣分子，造成更生人縱有明恥（有羞恥心）後的社會復歸之路困難重重；終究處在人權、健康、公平保障與國家限縮自由的公共安全間權衡兩難。

四、施用再犯循環嚴重，隔離矯治難能斷根

就毒品政策、法制意見分歧觀念下的毒品問題現狀，參照毒品刑事司法審理程序，各階段的施用毒品犯罪現況，依據法務部的統計資料顯示，新收偵查毒品案件施用毒品高達8至9成；各級法院審理毒品案件裁判確定移送檢察機關執行的有罪人數中，單純施用接近9成，其中具毒品前科的再、累犯人數占毒品有罪人數超過8成；毒品新入監受刑人中，毒品犯中屬施用毒品者接近9成，毒品犯中屬再、累犯者亦接近9成；毒品在監受刑人人數中，毒品犯約占4成，單純施用人數占6至7成，第一級毒品即占7成。世界各國之犯罪矯正機構，均已面臨嚴重超額監禁人口之壓力，我國亦不例外，監獄受刑人擁擠問題係90年代我國刑事司法體系所面臨的最嚴重問題之一[38]。受刑人爆滿現象，已對行刑矯正機構之正常運作及收容人之各項基本權益，產生許多負面影響；又依據法務部1993年當時統計，用於受刑人的支出費用高達41億元，平均每年分配於每位受刑人約為11萬5千元。因此，倘能思考，兼顧前門（如緩起訴附條件戒治等）與後門（如假釋日間工作、社區處遇等）策略之後，回歸兩極化刑

---

[38] 楊士隆（2005），監獄受刑人擁擠問題之實證研究。行政院國家科學委員會專題研究報告。

事政策與公約治療精神接納單純施用毒品病患的社區處遇，是可嘗試作爲疏減監獄擁擠窘境的措施之一。在毒品施用者重覆再犯的循環之下，受觀察勒戒[39]人數中，經判定「有繼續施用毒品傾向者」依規定將繼續移送強制戒治，統計顯示約占2至3成，亦即仍有7至8成「無繼續施用毒品傾向者」被判定釋放出所回歸社會後；相關研究亦指出[40]，「無繼續施用毒品傾向者」回歸社會後之再犯率達44.9%，其再犯間隔的平均時間爲12.3個月，而「有繼續施用毒品傾向者」回歸社會後之再犯率達46.2%，其再犯間隔的平均時間爲9.8個月；亦即不論判定「有無繼續施用毒品傾向者」之平均再犯率約爲45.4%及回歸社會至毒品再、累犯間隔的平均時間約爲11.46個月，毒品再、累犯再度進入監、所重覆循環發生，顯示此種「有無繼續施用毒品傾向評估作業」的意義似乎效果不大，又依據林健陽、陳玉書、林褕泓、呂豐足（2014）研究[41]指出，離開觀察勒戒所或強制戒治所一年內再犯人數比例占再犯樣本66.7%，顯見初次毒品施用者復歸社會後依年內爲再犯罪之高危險期，且有不斷呈現監所資源反覆循環浪費的情形，有必要考量重新檢視或修法整合觀察勒戒的矯治處遇策略。

五、過度倚賴監禁矯治，監所失調人滿爲患

由我國刑事司法制度的漏斗效應觀之，理應有篩漏的機制，進行案件的過濾，然因法令未能快速隨時代變革，以致往往缺乏司法的合理正當性，於社會治安不佳、人民缺乏安全感之際，檢、審之間在平衡社會期待的壓力下，亦難推動「微罪不舉」的裁量作爲，造成刑事司法制度的欠缺篩漏機制，又同時呈現案件負荷量大，及審判裁量品質每況愈下的現象，難以集中司法資源改善品質，造成檢、警、調、憲、法院及監所全面性超量承載的窘境。目前院檢等司法部門受理及監所行政部門處理之毒品案件多爲單純施用、短期刑者居多、慢性習慣犯，少數人犯多數罪刑，於現行毒品政策法制下，造成之監所再、累犯居高不下及衍生爆滿超收的高收容矯治成本現象。然而，晚近刑罰的改革趨勢顯示[42]，減少短期自由刑比例，而改採運用提高罰金刑罰已爲大勢所趨，同時

[39] 按法務部統計，觀察勒戒期間平均爲56天，強制戒治期間則已達9.5個月（283天），延長監禁矯治時間，已面臨瓶頸。
[40] 林明傑（2006），藥物濫用者有無繼續施用傾向量表之建立研究。衛生福利部委託研究。
[41] 林健陽、陳玉書、林褕泓、呂豐足（2014），初次毒品施用者個人特性與再犯毒品罪之關聯性。刑事政策與犯罪研究論文集，17期，法務部司法官學院，頁139-172。
[42] 鄭昆山（2006），當前我國除罪化與入罪化之批判。刑事法學方論講義，頁34。

亦提倡修復式正義觀點之第三元刑罰論，以我國近年六至十二個月以下有期徒刑案件人數比例有逐漸提高的趨勢而論，輕刑犯整體而論，執行監禁（Incarceration）刑罰比例約占6至8成，罰金刑罰比例偏低，與德國刑罰執行現況，以8成採罰金刑罰，而僅約2成執行監禁刑罰，恰恰形成強烈對比，恐為監禁政策的迷思，產生刑罰肥大症（Hypertraphie des Strafrechts）的現象，致有學界不斷疾呼應回歸法治國刑事法理念。

毒品刑事司法現制，對於毒品矯治多數仍以機構監禁處遇，而沒有加強復歸社會連結配套的處遇型態，恐已無法解決日漸擁擠的監所處遇現況；由於毒品施用者刑事政策空有病人定位的呼籲，沒有實質的配套修法與社會溝通與政策的討論，以致仍難突破現況窘境而毫無進展。刑事司法體系仍大量過篩、未採取輕犯不入監的選擇性監禁，以致漏斗效應調節失靈，凡進入監所後大量施用毒品犯與其他刑名罪犯共處一室監禁、且相互感染學習交流，在放任持續超額收容的擁擠問題下，以使有限的教化人力更加速喪失矯治效能，連帶已嚴重影響全體受刑人的收容生活品質與健康，致再犯率居高不下，已經喪失監獄行刑功能，與教化受刑人回歸社會的始意。

六、減害處遇能量不足，施用者定位爭論不休

國內對愛滋感染併有毒品施用行為者，曾建立三大防治策略：上游以拒毒防治策略為首，目標為徹底減少毒品施用人口；中游以戒毒防治策略為主，目標為強化與普及提供戒毒服務；下游以減害計畫防治策略為重點，目標為加強疾病篩檢與處遇，建構教育諮詢服務網絡之防治策略，以健全規劃其具體政策。然而，為防治愛滋病的感染，政府提供鴉片類毒癮病患的替代性治療藥物，提供清潔針具給共用針具的施打毒品者，以避免如愛滋病、B/C型肝炎等傳染疾病；由於感染者併有施打毒品危險行為者的案例一度暴增，成為國內疾病防治的嚴重挑戰；為了減少日益嚴重的傳染性疾病問題，衛生福利部（前行政院衛生署）擬採行國外的「減害觀念」，參照現行「毒品危害防制條例」「除刑罰化」的類似概念與公約的修復精神，雖為犯罪行為但卻不科處或不馬上科處刑罰，而以其他非刑罰的制裁來取代。同時，減害本質上亦非「除罪化」，主旨精神為務實，而非贊成吸毒行為，是兩者相權取其輕。其策略之一是引進「替代療法」，在醫療人員監視下，提供替代藥物給海洛因成癮注射慢性疾病者。策略之二包括於固定時點提供清潔針具，以避免共用針具所造成愛

滋病的擴散，政策立意良善，惟社會對於減害的觀念，在政府執法部門、社區民眾與學界間的看法，仍待積極整合，且尚有持續努力的空間。至今，「減害（替代療法）政策」始終處與刑事司法（全面反毒）與衛生醫療（持續治療）領域的「中間」政策，也是各部門對待吸毒者為犯人與病人執法觀念不一之所在。總此，在在顯示，整合社會共識乃是未來政策推動是否受到支持的重要關鍵。在當前毒癮再犯率高達8至9成以上的情況下，聯合國提出減害的概念，許多國家如澳洲、英國、荷蘭等亦行之多年，且成效良好，依據國際經驗顯示，需要所有負責公共安全與公共衛生部門經歷時間磨合、共同合作，方能解決問題。國外制度驗證，減害政策確為解決共用針具施打毒品造成愛滋病擴散蔓延的方法之一。

司法與醫療在施用毒品犯的基本概念、身分定位、介入策略、處遇方式，均存在著差異。前者認為吸毒行為是屬於個人的責任；後者的觀點，則認為成癮行為是屬於醫學上的狀態，毒品具有生理、心理及社會影響，個人施用行為後，縱使存在法律上的責任，亦僅為完成戒癮的義務。國際疾病分類診斷已將藥物濫用視為疾病，主張將吸毒者應視為病患，施予戒癮醫療協助，教育矯治、個別處遇。法律認定的施用毒品「抽象危險犯」行為，倘若沒有提供妥善的教育及治療來改變危險行為，由管理的觀點來看，則必然發生重覆循環問題，但不存在必然監禁的問題；現行法制使用「病犯」來界定受戒治人的身分，但卻沒有法定的「病犯」基本權利義務，以符合國際公約精神的戒治環境予以明確規範，於是法律上的施用者刑事政策定位與見解，終將爭議不休。

綜觀藥物濫用問題現況而論，在前述問題迷思下，原以「拒毒」防止新的毒品人口產生、以「戒毒」減少原有施用毒品人口的目標，恐將成為遙不可及的期待，毒品政策的宣示方向與施政的具體作為，存有相當大的落差，難以契合。反觀斷絕供給的持續「緝毒」作為，已將反毒戰略警戒線擴大推展移轉至「防毒」層面，同時，加強合法藥品及先驅化學工業原料或製品之管控，建立新興濫用（類似結構）物質、不法藥物之聯合稽查機制，現階段雖已列管具醫藥用途價值之7項管制藥品原料，惟對於本小利大的毒梟而言，大量收購，提煉感冒藥製毒的威脅仍在；另由於毒品先驅化學工業原料涵蓋種類廣泛，且涉及經濟工業用途（非用於醫療層面）、跨部會行政檢查權責與刑事司法執法層面等，仍有待國際刑事司法互助源頭管制、毒品審議列管機制與司法查緝密集度，組織分工效能已難期待。毒品政策「行政不法」與「刑事不法」範疇，已成為行政機關管理與司法行政管制權責平衡協調的重要課題。

第四節　藥物濫用行爲的法制檢討

　　藥即是毒，合法使用則爲藥品，非法使用則爲毒品。依據我國「毒品危害防制條例」（Drug Prevention and Control Act）第2條[43]所稱毒品，係指具成癮性、濫用性，及對社會危害性之麻醉藥品與其製品及影響精神物質與其製品；該條例第2條第4項亦規定，醫藥及科學上需用之麻醉藥品與其製品及影響精神物質與其製品之管理，另以法律定之。然依據「管制藥品管理條例」（Controlled Drugs Act）[44]所稱管制藥品係依其習慣性、依賴性、濫用性及社會危害性之程度，將成癮性麻醉藥品、影響精神藥品及其他認爲有加強管理必要之藥品，區分成四級並加以嚴格管理。

一、調整法制規範分散的現象

　　我國現階段管制毒品犯罪的主要法令，係以「毒品危害防制條例」爲主，而以規範合法醫療使用，阻卻違法之「管制藥品管理條例」及規範未經核准擅自製造及輸入等僞藥、禁藥管理之「藥事法」[45]爲輔，三法制間環環相扣，且具有強烈的刑法與行政法間的行政從屬性關係。近年復因不法僞、禁藥物嚴重猖獗[46]，涉及毒品、暴力案件等治安警訊頻傳，以致在當前的社會氛圍下，

---

[43] 參見全國法規資料庫，http://law.moj.gov.tw/LawClass/LawAll.aspx?PCode=C0000008，2019年8月4日。

[44] 參見全國法規資料庫，http://law.moj.gov.tw/LawClass/LawAll.aspx?PCode=L0030010，2019年8月4日。

[45] 參見全國法規資料庫，http://law.moj.gov.tw/LawClass/LawAll.aspx?PCode=L0030001，2019年9月1日。按「藥事法」第20條規定，禁藥係指未經核准，擅自製造者。「藥事法」第22條規定，僞藥係指未經核准擅自輸入之藥品；「藥事法」第82條規定，製造或輸入僞藥或禁藥者，處十年以下有期徒刑，得倂科新臺幣1千萬元以下罰金。第83條規定，明知爲僞藥或禁藥，而販賣、供應、調劑、運送、寄藏、牙保、轉讓或意圖販賣而陳列者，處七年以下有期徒刑，得倂科新臺幣5百萬元以下罰金。

[46] 按監察院2010年糾正案文指出，國內不法藥物市占率保守估計約平均分布於6%至42%，與WHO推估，已開發國家應有低於1%之水準，顯有嚴重落差；依據WHO推估，以全球每年3,000億美元之藥品市場估計，每年僞藥市值高達300億美元。僞藥問題已被視爲21世紀的新興犯罪，是一項重大而嚴重的公共衛生挑戰，據估計全球販賣僞藥一年的市值達500億美元。WHO亦預測，僞藥的銷售金額將從2005年的390億美元成長至2010年的750億美元，成長幅度高達92%。販售僞藥的利潤更比銷售眞藥高出2至3倍以上。財團法人臺灣打擊不法藥物行動聯盟（Taiwan Medical Products Anti-Counterfeiting Taskforce，簡稱TMPACT）更直指：「僞藥比Heroin（海洛因）更好賺。」參見http://www.cy.gov.tw/AP_Home/Op_Upload/eDoc/糾正案/99/099000129不法藥物糾正案-

遂有行政刑罰爭相重刑化的趨向。再進一步言之，我國對於毒品之管制，係以「毒品危害防制條例」來規範，由法制演變觀之，其前身為「肅清煙毒條例」，其中亦隱含「麻醉藥品管理條例」特別刑法之部分條文移轉而來；對醫藥及科學上需用之麻醉藥品與其製品及影響精神物質與其製品之管理，另以行政罰設計為主之「管制藥品管理條例」來管理，建構出醫療合法「施用」、「持有」「毒品」之「阻卻違法」事由的行政法制；同時，在另一方面「管制藥品管理條例」亦為「藥事法」的特別法，其「製造」及「輸入」有別於「藥事法」中未經核准擅自輸入之「禁藥」[47]及未經核准擅自製造之「偽藥」[48]，且依據「藥事法」第6條第3款，對於足以影響人類身體結構及生理機能之藥品，係屬「類緣物」[49]（Analogue）之範疇，因此，新興濫用物質除部分可經由人體內代謝外，在實驗室中亦極易合成，且時有非預期性的新型態或類似某種毒品結構物質（Designer Drugs）之出現，甚至為有效打擊不法偽藥、禁藥，已規範足以影響人類身體結構及生理機能之藥品「類緣物」，惟法規意涵及其造成的產業影響範疇，仍有待進一步探討。

二、重整法制分工權責的危機

考究前述法律屬性，「毒品危害防制條例」應係整體緝毒法制之一環，質屬刑事法律；「藥事法」係為規範整體藥事法制，雖具行政罰的特質，惟仍屬特別刑法之範疇；「管制藥品管理條例」則係針對具有成癮性之麻醉藥品、

發文.docx，2019年10月1日。

[47] 按「藥事法」第22條第1項第2款規定：「禁藥」係指藥品依中央衛生主管機關明令公告禁止製造、調劑、輸入、輸出、販賣或陳列之毒害藥品或未經核准擅自輸入之藥品。但旅客或隨交通工具服務人員攜帶自用藥品進口者不在此限；依據國內未核准於醫療用途品項，包括海洛因、大麻、安非他命、甲基安非他命、芬他命、芬芙拉命及去甲麻黃素（Phenylpropanalamine）等，亦即以非醫療、研究目的而濫用，列屬「毒品危害防制條例」之品項，即為「毒品」，亦為「藥事法」所稱「禁藥」。

[48] 楊士隆、朱日僑、李宗憲（2008），兩岸反毒法制與政策之研究。展望與探南月刊，6卷11期，頁78-87。

[49] 按衛生福利部（前行政院衛生署）為杜絕市售減肥及壯陽產品，擅自摻加西藥成分，宣稱療效，有效打擊不法偽、禁藥物、於2007年5月11日以衛署藥字第0960303743號函規範偽、禁藥物的認定，並依據「藥事法」第6條第3款，對於足以影響人類身體結構及生理機能之藥品，均屬「類緣物」，一般而言，類緣物為中間代謝產物，藥效穩定性與安全性差、副作用亦較大，可能造成人體極大的危害；且依其分子主結構與藥品類似，為藥品在合成過程中所產生非天然存在之副產品，該副產品藥理作用皆可顯著影響人體生理功能，應以藥品列管。

影響精神藥品及其他認有必要加強管理藥品之管制性法律，屬於行政管制法規。管制藥品的列管審議作業，係依據習慣性、依賴性、濫用性及社會危害性等相關實證資料，作為分級的參考；毒品的審議列管審議作業，係依據成癮性、濫用性及社會危害性等相關實證資料，作為分級的參考。毒品管制之權責機關為法務部（檢察司），毒品先驅化學物質的管理則屬經濟部（工業局）權責執掌事項，管制藥品的權責機關為衛生福利部（原行政院衛生署食品藥物管理局），偽藥、禁藥亦為衛生福利部（原行政院衛生署食品藥物管理局）權責執掌事項，管轄主政相當分歧，此由毒品法制列管時程及認定辨識函詢案件之多，即可略窺端倪；惟此等法制之初始立法意旨甚佳，雖均符合先進國家管制趨勢原則，然以數個性質有別的法律規範進行規制，隨社會變遷的分散式立法型態，即易產生相互混淆與多重主管機關的解釋差異，徒增法制的繁雜程度，執法機關難以確切認知其適用法律的妥適性，勢必極易滋生疑義。

三、多元法制管轄的效能挑戰

　　復以新興毒品的濫用緝毒執法政出多門，毒品先驅化學物質及尚非列管的新興濫用物質未能加強監測，濫用實證資訊的統合，必然更加困難；且受限於以往歷史法制的發展，與近代反毒分工的沿革，除分屬「毒品」、「毒品先驅化學物質」、「管制藥品」及「藥事法」多元法制，分流管理外，由不同政府機關管轄，其分級調整機制，因不同時空、環境的考量，動輒易受濫用刑事司法資源及醫療使用管制嚴格之議，以致羈絆彈性變動的靈活度，為徹底阻絕合法流入非法，因此，相關法制實有重行檢視之必要。又對於新興濫用物質未列入「毒品」前（如有機溶劑等），尚涉及「社會秩序維護法」[50]公共秩序罪行，甚至「偽藥」、「禁藥」與藥品「類緣物」的部分適用，以與國際毒品法制同步整合。「毒品」、「毒品先驅化學物質」、「管制藥品」、「藥事法」及「社會秩序維護」等多法制間上位性之概念，實可參採先進國家，如美國「管制物質法」[51]（Controlled Substances Act, CSA）列管前置的法律精神，不

---

[50] 參見全國法規資料庫，http://law.moj.gov.tw/Scripts/PQuery4B.asp?FullDoc=所有條文&Lcode=D0080067，2019年7月13日。按「社會秩序維護法」第66條第1項第1款原規定，「有左列各款行為之一者，處三日以下拘留或新臺幣1萬8千元以下罰鍰：一、吸食或施打煙毒或麻醉藥品以外之迷幻物品者。」

[51] http://www.usdoj.gov/dea/agency/csa.htm, 2019.8.11.

僅有助於新興濫用物質「監控」、「暫時」與「緊急」列管之規範，且可配合各界長期以來，整合修正法制名稱的期待，統合司法流向管制、國際轉運，並阻絕合法途徑可能的不當轉讓及流用；我國二元法制的管理，雖各有其歷史沿革，惟新興物質之濫用多屬無醫療用途之新興（毒品）物質濫用問題，似無法定蒐集相關資料之機制，亦無配合專責單位規範，致國內新興毒品之列管欠缺有效機制。強化新興濫用毒品的監測評估，簡併及整合強化現行二個委員會[52]（毒品審議委員會議及管制藥品審議委員會）的列管運作機制，與國際法制同步接軌。

四、確立毒品施用法制的執行定位

從現行「毒品危害防制條例」的法律觀點，施用或持有第一、二級毒品毒即視為犯罪，但強調所謂「治療勝於懲罰」、「醫療先於司法」，降低施用或持有毒品罪之法定刑；對於犯罪未發覺前的初犯，主動尋求毒品戒治或替代治療者，可獲不起訴處分；而另一方面，同時本「有條件除刑而不除罪」的原則，對毒癮者施予「觀察勒戒」及「強制戒治」代替原有「刑罰」之矯治措施，並認定毒品施用者兼具「病患」與「罪犯」之身分，且毒品施用者之病人身分超過犯人身分，所以在處遇規定方面，醫療處置之「保安處分」屬於原則，科處刑罰毋寧屬於例外，而採取此種「保安處分為主，刑罰手段為輔」之雙軌制，意在兼收刑事法上「特別預防」與「一般預防」之功效，此不僅為本條例於1998年修正後之特色，亦為未來毒品刑事政策之發展趨勢。惟反毒因長期以來法制均以檢警緝毒思維為主，甚少以毒品防制觀點，規劃教育、輔導、諮詢、觀護、更生、治療等規制，資源投入監所醫療矯治資源之不足，現行法制實務已逐漸調整，對於查獲初次施用或持有第一、二級毒品（未有主動尋求毒品戒治或替代治療者），已修正一律須進行機構性處遇強制觀察、勒戒方式為單一處遇手段之作法，而出監所後之保護管束（社區）處方式於2003年修法時已遭到刪除，致再犯率居高不下，反覆循環，監所人滿為患，觀察、勒戒成

---

[52] 按第一屆毒品審議委員會成立於2004年1月9日，毒品列管分級由法務部會同衛生福利部（前行政院衛生署）組成審議委員會，每三個月定期檢討，委員16至18位，任期二年，毒品項範圍報由行政院公告調整、增減之。第一屆管制藥品審議委員會則成立於1998年11月1日，管制藥之列管分級由中央衛生主管機關邀集醫藥學會、消費者人權、公共衛生學界、醫政、藥政、警政、調查、衛生、教育、司法、檢察等政府機關代表組成設置審議委員會，每半年召開一次，委員16至18位，任期二年，管制藥品項範圍報請行政院核定公告之。

效不彰；其後，法務部規劃對出監所後毒品更生人輔導，增設以地方「毒品危害防制中心」介入個案管理，而與觀護、更生保護機制形成多重網絡；2006年起，同步發展設置獨立的戒治所，逐漸發展醫療院所進駐獨立戒治所支援的「司法與衛生合作醫療模式」，以期維持統計或提升戒治與成效；因此，可以想見倘須減少毒品個案的再犯率，對於監所內、外「毒品成癮者單一窗口」的資訊連結、更生、輔導與管理機制，必然成為未來資訊分享整合的重心所在。另現階段對於大量持有第三、四級毒品，已改為入罪的法制理念[53]，並採取行政罰鍰與講習處遇措施，惟各縣市執行規劃，限於人力作法不一，實證統計與處遇成效，尚待檢討，以導正施用行為扭曲的社會現象[54]。

五、疾病反覆接續行為的適當法制

　　毒品犯罪行為的類型，除施用、轉讓、製造、運輸、販賣等多重複合類型外，尚包括單純施用濫用（疾病成癮）反覆再犯的接續行為；只要觸犯其一，便是法律觀點的再犯罪；同時，倘為一犯罪行為，而多重類型的罪刑合併發生，亦將被較重的法定刑名所吸收；復依最高法院刑事庭會議的決定，毒品罪犯於一定時間內反覆再犯，係採「一罪一罰」論[55]，考究刑法廢除「連續

----

[53] 按「毒品危害防制條例」第11條的規定，持有第一級毒品純質淨重10公克以上者，處一年以上七年以下有期徒刑，得併科新臺幣1百萬元以下罰金。持有第二級毒品純質淨重20公克以上者，處六月以上五年以下有期徒刑，得併科新臺幣70萬元以下罰金。持有第三級毒品純質淨重20公克以上者，處三年以下有期徒刑，得併科新臺幣30萬元以下罰金。持有第四級毒品純質淨重20公克以上者，處一年以下有期徒刑，得併科新臺幣10萬元以下罰金。

[54] 按「毒品危害防制條例」第11條之1的規定，第三、四級毒品及製造或施用毒品之器具，無正當理由，不得擅自持有。無正當理由持有或施用第三級或第四級毒品者，處新臺幣1萬元以上5萬元以下罰鍰，並應限期令其接受4小時以上8小時以下之毒品危害講習。少年施用第三級或第四級毒品者，應依少年事件處理法處理，不適用前項規定。第二項裁罰之基準及毒品危害講習之方式、內容、時機、時數、執行單位等事項之辦法，由法務部會同內政部、行政院衛生署定之。「社會秩序維護法」第66條第1項第1款原規定，「有左列各款行為之一者，處三日以下拘留或新臺幣1萬8千元以下罰鍰：一、吸食或施打煙毒或麻醉藥品以外之迷幻物品者」。

[55] 按「刑法」修正案通過後以於2007年7月實施，刪除「連續犯」規定。過去吸毒犯在同時間反覆吸毒遭到查獲，法官均依「連續犯」加重其刑到二分之一刑期判決；惟最高法院刑事庭會議決議，吸毒犯在一段時間內反覆吸毒，採「一罪一罰」論，也就是吸毒犯被抓到一次，判罰一次；由於吸毒犯多有毒癮，如多次被抓，刑期累計將很可觀；「一罪一罰」說本質，認為刑法廢除「連續犯」，意在避免鼓勵犯罪；吸毒犯每次吸毒都為滿足各次的毒癮，滿足毒癮（每一次犯罪的獨立評價）後，吸毒行為即已完成，都是各自獨立的行為。而「接續犯」說的前提是，吸毒犯基於一個犯意吸毒，是把吸毒犯在一段時間內反覆吸毒的行為，當作一個犯罪，以免一罪一罰，

犯」，本在避免鼓勵犯罪，回復到每1次犯罪的獨立評價；亦即施用毒品犯每查獲一次，判罰一次，在吸毒濫用成癮／依賴、疾病行為戒治困難的前提下，刑期的累計十分驚人。惟吸毒犯意是否均涉及公共、社會或他人法益的破壞，且其對法益的傷害「抽象危險」程度，在提供適當治療、替代處遇措施、觀護與保護後，有無超越其他危險犯的不可控制性，卻不無疑慮；事實上，過度監禁、集中的結果，非但錯失及早處遇的時機，且已經明顯出現刑罰肥大症的傾向，徒增刑事司法資源的浪費。依據2010年「聯合國毒品與犯罪問題辦公室」出版《從脅迫到諧和：通過健康護理而非懲罰治療藥物依賴》的報告指出[56]，在有些國家的法律制度將毒品依賴作為減輕其他涉毒犯罪的一個因素，「毒品依賴者」的判刑可能要比「非毒品依賴者」輕，在願意接受治療的情況下，尤其如此。而我國現行法制觀念，卻處罰成癮者（如慢性疾病）再累犯，衍生入監難完治、一罪一罰、毫無意義的大量再犯與犯罪循環現象，浪費刑事司法資源，整體毒品法制的設計與重整，已經面臨挑戰。

六、復發再累犯刑事處遇

　　「毒品危害防制條例」對於「五年內再犯」施用毒品罪，逐赴入監面臨暴滿的問題，為調節毒品再犯入監速度太快的現象，雖訂有「五年後再犯」視同「初犯」的刑事處遇程序，亦即「五年後再犯」將重新進入觀察勒戒的處遇，自動忽略以往矯正處遇的成效；倘在施用毒品初觀察勒戒與強制戒治出所再犯率相差不大的前提觀察，前述刑事司法處遇作為，似僅為調節監所收容量的問題而已，特別在施用毒品初犯逐漸改採替代處遇後，觀察勒戒收容量已明顯降低，並試圖緩衝觀察勒戒的收容量（即跳過觀察勒戒、戒治處遇程序，直接移付入監執行）：在實務上，司法體系也難以確定個案是否持續「五年」沒有施用，只是忽略執法或再犯未被查獲而已，惟值得關注的是，此種情形勢將導致監獄內收容的施用毒品大幅增加，其影響則有待進一步觀察。就醫療的觀點而言，慢性疾病行為的復發是常態，治療目標在於能否緩解病情或延長復發的期

　　造成刑罰過重的不合理現象；舉例而言，吸食海洛因依法處六個月至五年有期徒刑，吸食安非他命，為三年以下有期徒刑，在修法前，一名吸毒犯一年被抓到三次吸食海洛因，倘以最低刑六個月計算，再加重二分之一來判決，為九個月徒刑；修法後，採一罪一罰，就算每次處最低六個月徒刑，加起來累計則為十八個月徒刑，法令認知觀點的變動差異，相去甚遠。

[56] Manual of the International Statistical Classification of Diseases, 10th ed., World Health Organizations, Geneva, 1992. http://whqlibdoc.who.int/trs/WHO_TRS_407.pdf, 2019.8.13.

程，教育患者如何改善生活型態，努力維護生命的品質，期待法定的「五年」完全沒有施用，亦似乎過於樂觀，而不切實際；因此，除非容許對於「再犯」另為定義，如出監所一年至二年內不再施用毒品，即可暫時視為該期間毒品戒治成功[57]，再輔以減害環境配套監督，以維持成效；依國內再犯期程觀察，出監所後一年至二年內是毒品施用者再犯關鍵期，倘若可以有維持此期間內，不立即再犯，則生活型態業已穩定、改善，較不易復發；如此定義，對於毒品「再犯」預防措施的努力，則可稱為有效、成功的去毒，並作為戒治成效的具體共識及參考標準；如此，較能使毒品犯罪矯治的政策實施成效，有明確的評估基準。

　　依據修正通過之「毒品危害防制條例」條文[58]，施用第一、二級毒品初犯者，甚至再犯者，均得在「檢察官附命一年內完成戒癮治療之緩起訴處分」，或「少年法庭依少年事件處理法程序」之司法程序制度配套之下，進入一般醫療機構治療，因此，施用第一、二級毒品初犯者強制進入勒戒處所觀察、勒戒之「機構式處遇」，不再是「毒品危害防制條例」中唯一的戒癮治療模式，而增加可供被告及檢察官可選擇的模式。再就現行內容觀之，目前整體緩起訴戒癮治療制度設計，僅容許第一級毒品海洛因施用者由「檢察官附命一年內完成戒癮治療之緩起訴處分」以及「少年法庭依少年事件處理法程序」之司法體系程序作為主軸，至於是否「完成戒癮治療」，則由行政院另訂「戒癮治療之種類、實施對象、內容、方式與執行之醫療機構及其他應遵行事項之辦法」，作為檢察官依個案認定被告是否完成戒癮治療的輔助判斷基準；若被告於一年內完成戒癮治療，檢察官可正式作出緩起訴處分，若被告未於一年內完成戒癮治療，未能達成檢察官設定之條件者，則由檢察官撤銷緩起訴處分，依法對被告起訴。依據「刑事訴訟法」緩起訴制度執行鴉片類毒品減害替代療法原已適

----

[57] 張甘妹（1975），出獄人再犯之研究。社會科學論叢，23輯，頁199-260。

[58] 按立法院第7屆第1會期黨團協商結果，修正「毒品危害防制條例」第24條，提出「本法第二十條第一項、第二十三條第二項之程序，於檢察官依刑事訴訟法第二百五十三條之一第一項、第二百五十三條之二之規定，為附命一年內完成戒癮治療之緩起訴處分時，或於少年法院（地方法院少年法庭）認依少年事件處理法程序處理為適當時，不適用之。前項緩起訴處分，經撤銷者，檢察官應依法起訴。第一項所適用之戒癮治療之種類、實施對象、內容、方式與執行之醫療機構及其他應遵行事項之辦法，及完成戒癮治療之認定標準，由行政院定之。」條文內容，並附具由國家編列預算，改善戒治醫療資源，提供免費最多維期法定一年的緩起訴藥癮戒治替代治療，因此已具有國外毒品法庭制度部分設計的類似精神，值得持續觀察其發展動態。2016年12月3日。

法，搭配「人類免疫缺乏病毒傳染防治及感染者權益保障條例」[59]可強化清潔針具計畫執行的正當性，然依修正條文文義，非鴉片類毒品戒癮治療之部分（如安非他命），原可納入戒癮治療體系之設計，以解決施用第一級鴉片類毒品以外其他第一級毒品（如古柯鹼等）、第二級毒品（如安非他命等）戒治處遇對待差異的「比例原則」問題；惟以行政權限縮第二級毒品施用者接受緩起訴戒治之權益，似已違背人權兩公約施行法之精神。

總結而言，對於藥物濫用的施用毒品病人的治療工作，依據聯合國規範的精神，仍須以提供機構內、外相當的治療權益與機會，而絕非單以刑罰威嚇的方式得予遏止，結合刑事司法體系，加強監管、強化戒癮治療與適度搭配社區復健體系的釋放輔導方案，加強社會關懷，始能擺脫藥物濫用的社會適應問題，促使毒癮者戒除毒癮，從新回歸社會。

第五節　藥物濫用的行為法制

依據主要國家藥物濫用的防毒行為法制設計方向，概略可以區分為3種形式：

一、集刑事、行政、實體、程序等於一體的綜合性禁毒法，如德國以麻醉藥品（交易）法、奧地利、瑞士、葡萄牙、加拿大、泰國、新加坡、菲律賓、馬爾他，美國則以綜合性法案立法形式整合。

二、刑事或行政、組織等專門性禁毒法，如英國[60]針對刑罰和程序的「毒品交易法」、與對行政處罰的「濫用藥物法」組合搭配，以及俄羅斯、吉爾吉斯、丹麥、芬蘭、愛爾蘭、澳大利亞、韓國、哥倫比亞、南非等。

---

[59] 按「後天免疫缺乏症候群防治條例」業已於2007年7月11日修正為「人類免疫缺乏病毒傳染防治及感染者權益保障條例」，修正重點包括中央各目的事業主管機關應明訂年度教育及宣導計畫，內容應具有性別意識，並著重反歧視宣導，並由機關、學校、團體及大眾傳播媒體協助推行；經查獲有施用或販賣毒品之行為者，應接受人類免疫缺乏病毒及其他性病防治講習；主管機關為防止人類免疫缺乏病毒透過共用針具、稀釋液或容器傳染於人，得視需要，建立針具提供、交換、回收及管制藥品成癮替代治療等機制；其實施對象、方式、內容與執行機構及其他應遵行事項之辦法，由中央主管機關定之；因參與前項之機制而提供或持有針具或管制藥品，不負刑事責任等。

[60] 2007 Annual report on the state of the drugs problem in Europe, http://www.emcdda.europa.eu/html.cfm/index419EN.html, 2019.9.12.

　　三、個別國家禁毒法律規定散見於相關法律中，如日本麻藥五法（「麻醉藥品法」、「影響精神藥物法」、「大麻法」、「覺醒劑法」、「鴉片法」）、法國有關禁毒的法律規定散見於「刑事訴訟法典」、「法國刑法典」、「公共衛生法典」、「道路法」等法律中；中國「麻醉藥品和精神藥品管理條例」、「易制毒化學品管理條例」與「禁毒法」、「治安管理處罰條例」，及立法中的「社區強制戒毒法」（草案），散見於各處；我國亦屬此類個別立法模式，而通常比較容易發生解釋爭議等。

　　聯合國、歐盟與多數國家之毒品政策與觀點指出，毒品的預防已不再是個別國家單獨的責任，除強調預防、立法、治療、罰鍰處罰外，更應加強於國際合作及販毒刑罰，來避免毒品的走私；且必須採取多元化的配合配合下，才能期盼減少毒品犯罪的整體社會成本，減少毒品的反復再使用，改善毒癮患者生活品質。依據歐洲藥物濫用及藥癮監測中心（European Monitoring Centre for drugs and drug addiction, EMCDDA）報告提到，歐洲的反毒策略目標逐漸以限期的特定行動計畫，降低藥物濫用及其危害為主，且研議整合歐盟反毒策略及公共衛生策略，發展區域性藥物濫用的成本及危害之指標，如英國發展分析非法藥物濫用危害導致社會成本（包括健康、社會及犯罪危害等）的毒品傷害指標（Drug Harm index, DHI），紐西蘭2016年毒品傷害指標（Drug Harm index, DHI）研究結果[61]指出，2014年至2015年非法毒品造成的整體社會成本估計高達18.45億元英鎊，社會傷害成本支出前三順位排行，第一為大麻素（Cannabinoids）12.83億元（占69.5%）、第二為安非他命類興奮劑（Amphetamine Type Stimulants, ATS）3.64億元（占19.7%）、第三為鴉片類鎮靜藥（Opioid and Sedative Drugs）1.76億元（占9.5%）（Michael McFadden, 2016）。而美國UNODC（毒品犯罪辦公室）則發展（包括非法藥物生產、販運及濫用等情形）的非法藥物指標（Illicit Drug Index, IDI）[62]。

----

[61] Michael McFadden (2016). Research Report: The New Zealand Drug Harm Index 2016 (2nd ed.). Wellington: Ministry of Health. July 2016. https://www.health.govt.nz/system/files/documents/publications/nz-drug-harm-index-2016-2nd-ed-jul16.pdf, 2019.7.22.

[62] UNODC (2016). World Drug Report 2016. United Nations Office on Drugs and Crime, https://www.unodc.org/doc/wdr2016/WORLD_DRUG_REPORT_2016_web.pdf, 2019.9.21.

第六節 藥物濫用之整體影響

　　縱觀藥物濫用的整體影響，由於藥物濫用之毒性、藥理作用對於大腦中樞神經造成影響，吸毒者為達到預期的效果，往往會在不知不覺的情形下，反覆增加使用或過量使用，產生對毒品依賴的生理中毒現象，而施用者往往當時信誓旦旦，多表示絕不會成癮。又一旦終止毒品或用量不足，身體立即產生流淚、打哈欠（誤將毒癮戒斷現象，以為是正常人過度疲勞時的虛耗現象）、嘔吐、腹痛、痙攣、焦躁不安及強烈渴求藥物等戒斷症狀；因而，藥物濫用造成的慢性蓄積性，與物質劑量的漸近累積現象，其與藥物依賴／成癮之間的關聯程度，因個人基因、體質與環境曝露差異，所造成腦部功能病變，界限是相當模糊的；筆者認為，差異應僅在於腦部損傷的大小程度，與個體康復所須的時間不同。茲就藥物濫用產生的影響層面，分述如下：

一、生理層面的影響

　　濫用者生理上常見的行為變化，包括：（一）睡眠減少或習慣改變、思睡；（二）食慾不振；（三）多話、情緒不安；（四）反應過度激烈；（五）精神緊張、亢奮；（六）妄想、行為暴躁、血壓上升；（七）意識模糊、恍惚；（八）嚴重者精神分裂、致死。另外，行為表徵尚有4項，情緒方面，躁動、沮喪、好辯；身體方面，目光呆滯、結膜紅腫、步履不穩、靜脈炎、腦損傷智；感觀表達方面，視幻、聽幻、無方向感；社會適應方面，多疑、誇大、好鬥、無理性行為、缺乏動機；甚至會依據個體的「劑量曝露效應關係」，隨著施用毒品量，造成內分泌失調（如長痘），影響注意力（如過動）、精神難以集中（如虛耗、視幻或聽幻），進入生理心理交互作用的成癮、渴望（Craving）等；或發生明顯的容貌改變，長痘、暴瘦等，且易有舉止違常的行為發生；故而，長期以來社會將其視為道德的缺憾，易遭到排斥、污名、標籤化，而非視為被害者、忽視難以自控的自殘、疾病行為的認知，將其定位成為社會的邊緣人。

　　依據2019年聯合國毒品與犯罪問題辦公室出版的《世界毒品報告》[63]指

---

[63] UNODC (2019). Executive Summary, World Drug Report 2019, United Nations Office on Drugs and Crime, https://wdr.unodc.org/wdr2019/en/exsum.html, 2019.6.26.

出，2017年全球約有2.71億人前一年使用過至少一種毒品，占全球15歲至64歲的人口的5.5%，但相較於2009年使用過毒品的有2.1億人，卻成長了30%。而僅七分之一的患者接受治療，3,500萬人深受毒品使用障礙，有58.5萬人死於吸毒，其中大約有三分之二是吸食鴉片類（Opioids）毒品過量導致死亡案例。2017年，全球有1,100萬人注射毒品，其中約有八分之一的人（140萬人）感染愛滋（AIDS）病毒，超過一半的人（560萬人）感染HCV/C型肝炎（丙型，Hepatitis C），吸毒的健康影響及其後果是災難性的。美國研究顯示，非法藥物使用者，或與非法藥物使用者同住者，均有較高的危險被殺害及自殺；非法藥物使用會增加家庭中因暴力引起的死亡事件（包括他殺及自殺）的發生；50歲以下暴力引起的死亡案例呈現，使用非法藥物者比未使用者，自殺死亡的危險高於6倍。另1984年至2000年，義大利針對15歲至44歲的非法藥物濫用者，連續十五年的調查[64,65]顯示，發生藥物中毒死亡的男女性集中在25歲至34歲，大多導因於海洛因，且人數有逐年持續增加的趨勢；將近一半的死亡者是併用三種或以上非法藥物。又物質濫用相較於其他可預防的健康狀態，有較高的死亡、生病及失去生活機能的情形[66]。另英國於1974年至1993年間，對於15歲至19歲藥物濫用的青少年追蹤二十年研究[67]發現，青少年藥物濫用的整體死亡率千分之4.7（每人年），平均死亡年齡23歲，91.3%死亡發生在15歲至29歲；主要死因為意外中毒占64.3%，且有三分之二美沙冬及海洛因中毒致死；15歲至19歲青少年濫藥死亡原因有為11.4%自殺。

二、心理層面的影響

在心理層面上，社會對於藥物濫用後的慢性、成癮特性，未必感受深刻瞭解，同時，在遺傳、個人體質、腦內化學物質分泌、幼年成長經驗、不同環境情境壓力等，對於個體所造成的「心理疾病」的倍受輕忽，較易影響正常的

---

[64] Preti A, miotto P, De Coppi M. (2002). Deaths by unintentional illicit drug overdose in Italy, 1984-2000. Drug and Alcohol Dependence, 66(3), pp. 275-82.

[65] Rivara FP, Mueller BA, et al. (1997). Alcohol and illicit drug abuse and the risk of violent death in the home. JAMA, 278(7), pp. 569-75.

[66] NIDAmMortality, Medical Consequences of Drug Abuse, National Institute on Drug Abuse, http://www.drugabuse.gov/consequences/mortality, 2019.7.5.

[67] Oyefeso A, Ghodose H et al. (1999). Drug abuse-related mortality: a study of teenage addicts over a 20-year period. Social Psychiatric Epidemiology, 34(8), pp. 437-41.

社會功能、互動、思維、情緒與行為發展；「正常」或「不正常」乃是由不同時代環境下的相對社會文化，依個體的適應、認知、安全或符合社會常模等的統計標準所界定；毒品駭人聽聞之處，在於使濫用者起初有欣快感，無法集中精神，會產生夢幻現象，產生無法抗拒吸食毒品隨之而來飄飄然的短暫愉悅欣快感（Floaty Euphoria）。藥物濫用者依據「標籤理論」（Labeling Theory）以「心理疾病」診斷方式被標記成為異端「病態」，直到出現疾病症狀時，才會被迫進行治療，以期解除及回復社會規範的行為。因而，藥物濫用者在心理偏差、衝動行為、低自控下、低挫折容忍力與壓力情境，為解除焦慮，形成非理性、持續防衛的濫用藥物（菸酒）強迫行為危害，且因即時得到快感，酬賞增強，陷入滿足依賴的惡性循環而無法自拔，其共病現象（Comorbidity）或類似成癮機轉，常見如下之相關心理、精神疾病，老年痴呆（Alzheimer's Disease）、失憶認知；嬰幼兒智能不足（Mental Retardation）、過動（Hyper-activity）；重大事件、壓力適應性疾病；大腦受創憂鬱（Gloomy）、焦慮症（Anxiety Disorder）、強迫症（Obsessive-Compulsive Disorder, OCD）、情緒障礙（Emotion Impairment）、恐慌症（Panic Disorder）、精神官能症（Neu-rotic Disorders）；性及性別認同的疾病（Gender Identity Disorder, GID）、暴飲或厭食（Anorexia）的飲食疾病；嗜睡（Drowsy）、夢遊睡眠疾病（Som-nambulism, Sleep Walking）；酒精或藥物濫用的物質關聯疾病（Substance-Re-lated Disorders）、心理疾病（Mental Illness）等；解離性身分障礙疾病（Dis-sociative Identity Disorder, DID），出現思考、知覺、行動、情感等多方面的障礙，幻聽（Auditory Hallucination），或幻視（Vision）等思覺失調症（Schizo-phrenia）等。因此，藥物濫用者的生活型態難以輕易改變，除非有特殊重大的事件改變、就業或婚姻等的介入生命歷程，始能發生改變的終止因素。也唯有大力倡導社會大眾心理健康的層次發展，提前擴張疾病預防的概念，減低身心症狀的風險發生，始能進一步避免濫用者遭到社會排除。

三、社會層面的影響

藥物濫用者經過長期、過度、強迫使用的結果，倘非產生藥物耐受性提高、戒斷現象，或依賴成癮、中毒，嚴重影響家庭生活、同儕人際關係、學業或工作等，在毒品處遇配套與資源不佳的環境下，往往為填補或滿足個人的毒品施用需求，恐有陷入參與運輸、轉讓、轉而升級加入製造行列，或淪為偷、

盜、搶、奪、下藥性侵加害者、結合槍枝走私、幫派販毒利益等犯行，間接形成危及社會秩序或治安的隱憂；或成爲被迷昏、賣淫換取毒品、受控制人口販賣、遭到性侵被害、自殘、自殺的被害對象等。依據兒童保護政策的報告指出，對兒童施虐的原因中，早期藥物濫用的經驗或酗酒，約占1至2成比例，居第三位；同時，藥、酒癮濫用及精神疾病問題，經常成爲家庭失和的高危險因子，也是家庭暴力的眞正原因。藥物濫用者遭到污名、烙印、歧視後，社會大衆並未以（成癮）被害者的疾病視野關懷接納，提供社區觀護處遇、治療、監控，反以恐懼自身遭受暴力傷害的觀點看待，予以隔離，以致更加擴大社會黑暗面族群的形成，因此，瞭解物質濫用後的人格違常病因有效進行個別介入處遇，實較防範其暴力犯罪更爲迫切。對於施用毒品在媒體渲染報導下，毒品氾濫與其他的犯罪型態關聯密切，對於治安的影響衝擊，亦實不容小覷；就改善治安壓力的觀點而論，由於官方過度的依賴以犯罪統計數據的績效作爲評估基準，如緝毒成果斐然，高達市價上億元等，長期忽略民衆對於暴力犯罪被害的恐懼、媒體不斷重覆駭人報導的深刻印象與衝擊感受，以致社會大衆除了質疑犯罪黑數的低估外，同時，在大量施用毒品犯罪及快速新增的公共危險等犯罪積案牽連的壓力下，難以期待司法判決的迅速性（Celerity）、確定性（Certainty）及嚴屬性（Severity）結果，對於刑事司法體系的信賴勢必伴隨產生一定程度的動搖與傷害。此外，最容易忽略的是對於環境造成的危害，例如古柯是種在地勢比較高的地方，下雨後土壤被沖刷後，侵蝕也會增加，種植古柯會對環境的破壞對環境造成很嚴重的破壞[68]。毒品植物加工製造的過程（如將古柯葉加工製成古柯漿，可能會使用多種化學藥劑，地下工廠生產製造後，最終仍會排放到下游河川，造成河流嚴重的污染，間接影響河流魚、蝦生物，大量死亡，透過食物鏈的作用，可能擴大導致其他動物、植物、生物的殘留蓄積或中毒死亡，形成生態循環難以抹滅的浩劫。也因此聯合國《2030年議程》所確定的可持續發展目標，更顯得十分重要。

---

[68] 國家安全局編印（2004），非傳統安全威脅研究報告（第三輯）。臺北：遠景基金會，頁248-249。按2002年11月7日「中國時報」報導，香港「販毒採購飛彈案」恐怖分子涉嫌向美國聯邦調查局臥底密探兜售價值7,000萬美元海洛因及大麻，換取美國製「刺針飛彈」；當時「塔利班」（Taeban）政權控制阿富汗鴉片生產，即以非法毒品亦成爲主要收入。

四、經濟、貿易與治安層面的影響

聯合國將毒品犯罪列為「萬國公罪」，並積極加以防制，惟仍然無法有效解決毒品問題，問題多歸因於毒品全球化流通氾濫，除投入治療與教育的資源不足外，連續性的非法跨國毒品組織犯罪[69]，武裝叛亂活動，經由毒品跨國的分工栽種毒品植物、製造、加工、販運與濫用消費流程，構成毒品龐大的黑市潛力，地下經濟的巨大利益驅使，獲利可觀，約占全球貿易額的8%，估計全世界每年3,000億至5,000億美元以上的非法毒品買賣，交易額中，至少有三分之二透過洗錢（Money Laundering）犯罪手法而被移轉投資到合法的商業財政金融（Finance）系統，純利潤至少在1,000億美元以上[70]，早已超越8至9成國家的國民生產毛額（Gross National Product, GNP）收入總值，已接近或超越石化產業總值、並超越國家觀光、紡織產業年成交量總額[71]，成為跨國、組織、危險的刑事犯罪之一。依據國際刑警組織（International Criminal Police Organization, ICPO）[72]推估，每年毒品產值更高達1,000億至10,000億美元之間；全球毒品每年銷售總額8,000億至1萬億美元，占全球貿易總額的10%，高於石油與天然氣工業的收入，與全球軍火貿易額相差無幾[73]。同時，聯合國國際貨幣基金組織（International Monetary Fund, IMF）估計，全世界組織犯罪營業額高達10,000億美元，占世界國內生產總值4%；同時，每年約有1,000億美元的毒品黑錢被清洗漂白[74]；全球至少約有400萬以上的非法毒品種植者，大多數都生活在貧窮線下，一半收入所得均來自於毒品產業的種植，縱使毒品的交易過

---

[69] 按國際刑警組織（International Criminal Police Organization, Interpol）定義組織犯罪為：「所謂組織犯罪係指任何從事違法行為的團體或企業，不問是否在一國境內外，連續從事非法活動以謀取利益。」Gwen Mcclure (2000). The Role of Interpol in Fighting Organized Crime, International Criminal Police Review, 481. 另依聯合國「聯合國打擊跨國有組織犯罪公約」規定，所謂「組織犯罪集團」係指「由三人或多人所組成的、在一定時期內為實施一項或多項嚴重犯罪或根據本公約所確立的犯罪，以直接或間接獲得金錢或其他物質利益而一致行動的有組織結構的集團」。

[70] 崔敏主編（1999），毒品犯罪發展趨勢與遏止對策。北京：警官教育出版社，頁125。

[71] http://www.boston.com/news/world/europe/articles/2005/06/30/un_report_puts_worlds_illicit_drug_trade_at_estimated_321b/，UN report puts world's illicit drug trade at estimated $321b, 2019.9.21.

[72] http://www.interpol.int/, 2019.8.11.

[73] 2008 Word Drug Report, UNODC, 2016.10.1.

[74] 馬維野主編（2003），全球化時代的國家安全，武漢：湖北教育出版社，頁440-441；轉引自蒲吉蘭，犯罪致富——毒品走私、洗錢與冷戰的金融危機（2001年版），北京：社會科學文獻出版社。

程有9成的獲利，然獲利卻操縱在不肖控制者而非屬於辛苦栽種的農作者，如阿富汗農民賴以維生所種植的罌粟花田，毒品栽種無助於提高國家的民生利益；古柯（Cocaine）毒品生產或地下經濟的黑市交易量每提高10%，看似可以降低6%失業率，提高2%的國民生產總值，惟其所增加的就業率（Employment）數字假象，已相對衍生增加毒品施用人口消費需求，同步造成健康危害、醫療支出、降低生產力，且被因此而提高投入的犯罪防制社會成本（Drug Related Crime and Law Enforcement）等負面效應所抵銷。美國每年因藥物濫用支出平均成長率5.3%，2002年美國藥物濫用相關犯罪成本1,070億美元（成長率6.7%）；由於毒品造成經濟層面的影響，在人力資本上最主要為毒癮所造成的生產力降低，因而，與毒品相關犯罪造成的經濟損失約占所有毒品犯罪成本約占6成比例。2002年美國藥物濫用生產力損失成本達1,286億美元；藥物濫用的健康照護相關成本為160億美元（成長率為6.5%）。美國被逮捕者中超過11%為毒品犯罪，而因藥物濫用所導致的竊盜、搶劫等犯罪約占25%[75]。依據歐盟估計，藥物濫用社會成本支出緝毒為70%至75%，戒毒為25%至30%，藥物濫用的經濟成本損失約為1,809億歐元，因毒品（包括製造與藥物濫用）導致的犯罪約達1,078億歐元（占經濟成本損失約60%）（Kopp & Fenoglio, 2003）[76]。荷蘭藥物濫用防制投入金額約占國內生產毛額（GDP）0.66%[77]。依據聯合國的統計資料顯示，毒品對於毒品消費國家（Consumer Countries）GDP的影響約0.5%至1.3%[78]；倘將與吸毒有關的犯罪活動包括在內，吸毒與藥物依賴在某些國家造成的經濟成本可能占國內生產總值的2%[79]。我國1996年余萬能[80]等估算藥物濫用成本研究指出，醫療相關成本新臺幣23.8億元，監所相關成本新臺幣20.6億元，生產力損失之人力資本估算新臺幣60.5億元。1997年

---

[75] The Economic Costs of Drug Abuse in the United States 1992-2002 Executive Office of the President Office of National Drug Control Policy,Washington, D.C. 20503, 2004.

[76] Kopp & Fenoglio (2003). Public Spending on Drugs in the European Union During the 1990s-Retrospective Research.

[77] Public Expenditure on Drugs in the European Union 2000-2004 EMCDDA Strategies and Impact Program July 2004.

[78] Economic and Social Consequences of Drug Abuse and Trafficking, http://www.unodc.un.or.th/econ_soc/, 2019.8.1.

[79] WHO Joint Programme on Drug Dependence Treatment and Care, UNODC, 2016.8.5.

[80] 余萬能等（1998），臺灣地區藥物濫用社會成本推估初報。中華衛誌，17卷4期，頁360-369。

黃一展[81]等研究指出，估算藥物濫用生產力損失新臺幣7,690萬元。2004年湯澡薰[82]等研究指出，2002年藥癮相關疾病之健保醫療費用新臺幣7,000萬元，2002年藥癮共病疾病之健保醫療費用，以病患角度推估之藥癮治療之願付金額費用新臺幣28.2億元至31.5億元，以一般民眾角度推估之藥癮治療之願付金額新臺幣123億元至144億元左右。2004年馬作鏐[83]等估算藥物濫用成本指出，政府反毒防制宣導及諮詢成本新臺幣796萬元，民間藥癮戒治反毒防治宣導成本新臺幣6,700萬元，個人投入成本新臺幣20億元。毒品與其他產業一樣，同樣會受到供需法則的規律與上下游供應鏈所支配，原料短缺，則價格上揚。除非能提供相當規模，有效替代發展的經濟作物栽種產業，使原本依靠種植毒品謀生的人，獲得合法工作的權利，替代收入的來源選擇，種植者及其家庭就有機會放棄栽種毒品植物。如土耳其自1974年起停止非法罌粟種植，轉而合法的罌粟種植提供醫用；泰國自1993年停止種植鴉片；在不到十年中，寮國、緬甸減少了78%的罌粟生長。金三角地區終結罌粟的種植，鴉片的減產，或許是聯合國打擊毒品政策在局部區域的一項勝利，但亦造就另一個新崛起地區，如阿富汗叛亂組織的毒品交易市場。全球化的發展，外匯、銀行制度的放寬，以及自由貿易協定均有利於跨國集團的販毒活動；如歐盟於1985年至1994年統計資料顯示，由於國際貿易自由化政策，會員國的海洛因緝獲量相對增加7倍；因此，造成跨國犯罪集團覬覦，利用非法移民、走私犯罪輕易擴散，多涉及兩個以上的國家網絡，甚至涉及國際毒品恐怖主義（Narco-Terrorism）組織活動，運用恐嚇（Intimidation）、勒索（Extortion）、暴力（Violence）等犯罪手段，危害經濟與衝擊治安，可視為21世紀的新興犯罪，成為各國防制度的共同隱憂。

第七節　結　語

　　世界衛生組織與聯合國毒品暨犯罪辦公室共同出版的「藥物依賴治療原

---

[81] 黃一展等（1999），藥物濫用住院戒治病人之間接成本推估及其影響因子分析。中華衛誌，18卷4期，頁271-282。

[82] 湯澡薰等（2004），藥物濫用社會成本分析研究。衛生福利部（前行政院衛生署管制藥品管理局）2004年科技研究報告。

[83] 馬作鏐等（2004），藥物濫用社會成本及相關影響因素分析。衛生福利部（前行政院衛生署管制藥品管理局）2004年科技研究報告。

則」（Principles of Drug Dependence Treatment）一書[84]指出，藥物依賴是一種多重因素的健康失調（Disorder），易復發及需寬恕的慢性疾病。2019年聯合國「禁止藥物濫用和非法販運國際日」的主題，「健康為正義、正義為健康」，強調司法正義與健康。解決這個問題必須採取整體方法，由健康、人權、刑事司法、社會服務等領域的機構採取聯合行動。聯合國毒品暨犯罪辦公室主任Antonio Maria Costa提出呼籲：「社會不應在保護公眾健康或公共安全之間做選擇，而且應兩者兼顧。（Societies should not have to choose between protecting public health or public security: they can, and should do both.）」而應該投入更多的資源用於藥物濫用預防與治療，以及提出更有力的打擊與毒品相關的犯罪措施。（He therefore called for more resources for drug prevention and treatment, and stronger measures to fight drug-related crime.）

---

[84] UNODC (2008). Principles of Drug Dependence Treatment, http://www.unodc.org/documents/drug-treatment/UNODC-WHO-Principles-of-Drug-Dependence-Treatment-March08.pdf, 2019.8.3.

參考書目

一、中文部分

孔繁鍾、孔繁錦編譯（1996），精神疾病的診斷與統計。臺北：合計圖書出版社。

余萬能等（1998），臺灣地區藥物濫用社會成本推估初報。中華衛誌，17卷4期，頁360-369。

林明傑（2006年12月），藥物濫用者有無繼續施用傾向量表之建立研究。衛生福利部食品藥物管理署（前行政院衛生署管制藥品管理局）研究報告。

林健陽、陳玉書、林楡泓、呂豐足（2014），初次毒品施用者個人特性與再犯毒品罪之關聯性。刑事政策與犯罪研究論文集，17期，法務部司法官學院，頁139-172。

馬作鏻等（2004），藥物濫用社會成本及相關影響因素分析。衛生福利部食品藥物管理署（前行政院衛生署管制藥品管理局）科技研究報告。

馬維野主編（2003），全球化時代的國家安全。武漢：湖北教育出版社，頁440-441；轉引自蒲吉蘭（2001），犯罪致富──毒品走私、洗錢與冷戰的金融危機，北京：社會科學文獻出版社。

國家安全局編印（2004年2月），非傳統安全威脅研究報告，3輯，臺北：遠景基金會，頁248-249。

崔敏主編（1999），毒品犯罪發展趨趨與遏止對策。北京：警官教育出版社，頁125。

張甘妹（1975），出獄人再犯之研究。社會科學論叢，23輯，頁199-260。

張甘妹（1987），再犯預測之研究。臺北：法務部。

湯澡薰等（2004），藥物濫用社會成本分析研究。衛生福利部食品藥物管理署（前行政院衛生署管制藥品管理局）科技研究報告。

黃一展等（1999），藥物濫用住院戒治病人之間接成本推估及其影響因子分析。中華衛誌，18卷4期，頁271-282。

楊士隆（2005），監獄受刑人擁擠問題之實證研究。行政院國家科學委員會專題研究報告。

楊士隆、朱日僑、李宗憲（2008），兩岸反毒法制與政策之研究。展望與探南月刊，6卷11期，頁78-87。

趙軒翎（2014），HOW「毒」YOU「毒」？。科學月刊，7月號535期——鑑識科學。

蔡德輝、楊士隆（2004），犯罪學。臺北：五南圖書出版公司。

鄭昆山（2006年12月），當前我國除罪化與入罪化之批判。刑事法學方論講義，頁34。

盧瑞珠（2007年4月23日），科學家尋求中止人類腦部暴力區化學變化，http://www.rsn.tw/news_br20070423.html。法新社。2019年8月21日。

二、外文部分

2007 Annual Report on the State of the Drugs Problem in Europe.

2008 Word Drug Report, UNODC, 2019.8.17.

2009 World Drug Report, Highlights Links Between Drugs and Crime.

2011 United States Department of State Bureau for International Narcotics and Law Enforcement Affairs.

2011 World Drug Report, UNODC, 2019.8.11.

2016 World Drug Report, United Nations Office on Drugs and Crime, https://www.unodc.org/doc/wdr2016/WORLD_DRUG_REPORT_2016_web.pdf, 2019.8.12.

American Psychiatric Association (1952). Diagnostic and Statistical Manual of Mental Disorders (1st ed.), Washington DC, Author.

American Psychiatric Association (1968). Diagnostic and Statistical Manual of Mental Disorders (2nd ed.), Washington DC, Author.

American Psychiatric Association (1980). Diagnostic and Statistical Manual of Mental Disorders (3rd ed.), Washington DC, Author. American Psychiatric.

American Psychiatric Association (1994). Diagnostic and Statistical Manual of Mental Disorders (4th ed.), Washington DC, Author.

American Psychiatric Association (2013). Diagnostic and Statistical Manual of Mental Disorders (5th ed.), Text Revision, Washington DC, Author. http://dhss.delaware.gov/dsamh/files/si2013_dsm5foraddictionsmhandcriminaljustice.pdf, 2019.9.10.

American Psychiatric Association (2013). Diagnostic and Statistical Manual of Mental Disorders (5th ed.), Arlington, VA: Author. https://dsm.psychiatryonline.org/doi/book/10.1176/appi.books.9780890425596, 2019.12.26.

Association (1987). Diagnostic and Statistical Manual of Mental Disorders, revised 3rd ed., Washington DC, Author.

Binswanger IA, Stern MF, Deyo RA, Heagerty PJ, Cheadle A, Elmore JG, et al. (2007). Release from Prison--A High Risk of Death for Former Inmates. *N Engl J Med*, 356, pp. 157-165.

Caplehorn JR, Dalton MS, Haldar F, Petrenas AM, Nisbet JG. (1996). Methadone Maintenance and Addicts' Risk of Fatal Heroin Overdose. *Subst Use Misuse*, 31, pp. 177-196.

Economic and Social Consequences of Drug Abuse and Trafficking, Gwen Mcclure (2000). The Role of Interpol in Fighting Organized Crime, *International Criminal Police Review*, 481.

Gilberto Gerra. Treating Drug Dependence: From Coercion to Cohesion, 2019.8.9. https://www.unodc.org/lpo-brazil/en/frontpage/2013/04/08-treating-drug-dependence-from-coercion-to-cohesion.html, 2019.9.19.

Iguchi MY, London JA, Forge NG, Hickman L, Fain T, Riehman K. (2002). Elements of well-being affected by criminalizing the drug user. *Public Health Rep*, 117 Suppl 1, pp. S146-150.

John M. Grohol (2018). Final DSM 5 Approved by American Psychiatric Association, https://psychcentral.com/blog/final-dsm-5-approved-by-american-psychiatric-association/, Psych Central, 28 Dec 2019. 。

Jones R., Gruer L., Gilchrist G., Seymour A., Black M., Oliver J. (2000). Recent Contact With Health and Social Services by Drug Misusers in Glasgow Who Died of a Fetal Overdose in 1999", *Addiction*, 97(12), pp. 1517-22.

Kariminia A, Butler TG, Corben SP, Levy MH, Grant L, Kaldor JM, et al. (2007). Extreme Cause-Specific Mortality in a Cohort of Adult Prisoners--1988 to 2002: a Data-Linkage Study. *International Journal of Epidemiology*, 6, pp. 310-316.

Kopp, P. & Fenoglio, P. (2003). Public Spending on Drugs in the European Union During the 1990s-Retrospective Research.

Manual of the International Statistical Classification of Diseases, 10th ed., World Health Organizations, Geneva, 1992.

McLean S, Parsons RS, et al. (1987). Drugs, Alcohol and Road Accidents in Tasmania. *Medical Journal of Australia*, 147(1), pp. 6-11.

Miranda Hitti (2007). Nudging the Brain Toward Addiction, WebMD Health News, http://www.webmd.com/mental-health/addiction/news/20070425/nudging-the-brain-toward-addiction, 2019.8.30.

Mortality, Medical Consequences of Drug Abuse, National Institute on Drug Abuse. http://www.drugabuse.gov/consequences/mortality, 2019.9.3.

Neuroscience of Psychoactive Substance Use and Dependence.Geneva, NY: Author WHO, 2004.

NIDA (2014). Drugs, Brains, and Behavior: The Science of Addiction, http://www.nida.nih.gov/scienceofaddiction/addiction.html, 2019.9.6.

NIDA (2019). The Importance of Treating Opioid Use Disorder in the Justice System. https://www.drugabuse.gov/about-nida/noras-blog/2019/07/importance-treating-opioid-use-disorder-in-justice-system

NIDA, Addiction is a Chronic Disease, https://archives.drugabuse.gov/about/welcome/about-drugabuse/chronicdisease/, 2019.9.30.

NIDA, Drug Abuse and Addiction: One of America's Most Challenging Public Health Problems. https://archives.drugabuse.gov/publications/drug-abuse-addiction-one-americas-most-challenging-public-health-problems/addiction-chronic-disease

NIDA, Drugs, Brains, and Behavior: The Science of Addiction. https://www.drugabuse.gov/publications/drugs-brains-behavior-science-addiction/drugs-brain; https://www.drugabuse.gov/sites/default/files/soa_2014.pdf

Nora D. Volkow, Joanna S. Fowler, & Gene-Jack Wang (2003). The addicted human brain: insights from imaging studies. *The Journal of clinical investigation*, 111(10), pp. 1444-1451.

Oyefeso A, Ghodose H et al. (1999). Drug Abuse-Related Mortality: A Study of Tenage Addicts Over a 20-year Period. *Social Psychiatric Epidemiology*, 34(8), pp. 437-41.

President Office of National Drug Control Policy, Washington, D.C. 20503, 2004.

Preti A, miotto P, De Coppi M. (2002). Deaths by Unintentional Illicit Drug Overdose in Italy, 1984-2000. *Drug and Alcohol Dependence*, 66(3), pp. 275-82.

Public Expenditure on Drugs in the European Union 2000-2004 EMCDDA Strategies and Impact Program July 2004.

Research Links Change in Brain with Addiction, http://www.physorg.com/news89575066.html, 2019.8.12.

Rivara FP, Mueller BA, et al. (1997). Alcohol and Illicit Drug Abuse and the Risk of Violent Death in the Home. *JAMA.*, 278(7), pp. 569-75.

Sally Satell & Scott O. Lilienfeld (2013). Addiction and the Brain-Disease Fallacy, *Front Psychiatry*, 4, p. 141. Published online 2014 Mar 3. doi: 10.3389/fpsyt. 2013. 00141. https://www.ncbi.nlm.nih.gov/pmc/articles/PMC3939769/, 2019.9.18.

Seaman SR, Brettle RP, Gore SM. (1998). Mortality From Overdose Among Injecting Drug Users Recently Released From Prison: Database Linkage Study. *Bmj.*, 316, pp. 426-428.

Second Report of the National Commission on Marihuana and Drug Abuse; Drug Use In America: Problem In Perspective (March 1973), 13.

Sporer KA, Kral AH. (2007). Prescription Naloxone: A Novel Approach to Heroin Overdose

Prevention. *Ann Emerg Med.*, 49, pp. 172-177.

The Economic Costs of Drug Abuse in the United States 1992-2002 Executive Office of the UNODC (2008). Principles of Drug Dependence Treatment, http://www.unodc.org/documents/drug-treatment/UNODC-WHO-Principles-of-Drug-Dependence-Treatment-March08.pdf, 2019.8.3.

WHO (2018). International Classification of Diseases 11th Revision, https://icd.who.int/en, 2019.12.27.

WHO Joint Programme on Drug Dependence Treatment and Care, UNODC, 2016.11.5.

WHO/UNODC/UNAIDS 2004,Substitution Maintenance Therapy in the Management of Opioid Dependence and HIV/AIDS Prevention.

Williams AF, Peat MA, et al. (1985). Drugs in Fatally Injured Young Male Drivers. Public Health Reports, 100(1), pp. 19-25.

第三章　藥物濫用之類型與毒害症狀

朱日僑

前　言

　　全球化的藥物濫用的毒害蔓延已成為當前人類社會的嚴重問題，世界各國莫不致力於防堵，以遏止其危害。依據2019年聯合國毒品與犯罪問題辦公室（United Nations Office on Drugs and Crime, UNODC）出版的《世界毒品報告》（World Drug Report）[1]指出，2017年全球15歲至64歲的人中，約有5.5%（2.71億人）曾經使用過毒品，其中約有3,500萬人達到藥物使用障礙的程度，但僅有七分之一的個案曾經接受過治療，似乎忽略了減少需求層面，而治療能量的不足，已成為全球過去反獨戰爭失敗的最大原因，而毒品政策已經成為公共衛生政策的一環。超過2,900萬吸毒者中1,100萬人是注射吸毒者，其中有140萬人感染了愛滋疾病（AIDS），估計有58.5萬人涉及毒品死亡，相當於每百萬15歲至64歲人口中有43.5%例死亡，大約有三分之二是吸食鴉片類（Opioids）毒品過量導致死亡案例。安非他命與其相關類似製品就如處方藥（Prescription Medicine）一般，已成為全球的慢性威脅，而最大的改變在於合成毒品（Synthetic Drugs）的使用（UNODC, 2019）。處方藥物過量是美國傷害致死的主因，造成的死亡率從1999年的每10萬人口有6人次增加至2013年的13.8人次，約增為2倍（郭立芬，2016）。美國所面臨的「鴉片類藥物濫用」危機（Opioid Crisis），依據美國疾病預防控制中心（Centers for Disease Control and Prevention, CDC）[2]指出，美國人服用鴉片類止痛劑的比例高於任何其他國家，鴉片類藥物濫用包括處方止痛藥和海洛因，2015年已導致超過3.3萬名美國人死亡，是有史以來最高的一年，死亡率還在持續上升，2017年死於藥物過量的人甚至超過4萬9,000人，美國人死於藥物過量意外的機率是九十六分之

[1] UNODC (2019). World Drug Report 2019. United Nations Office on Drugs and Crime, https://wdr.unodc.org/wdr2019/, 2019.9.2.

[2] http://edition.cnn.com/2017/08/10/health/trump-opioid-emergency-declaration-bn/index.html, 2019.10.7.

一，更不尋常的大於因車禍死亡的機率（一百零三分之一）[3]。鴉片類藥物服用過量的案例自1999年以來，已經翻倍，其中近三分之二的濫用藥物與海洛因和強力止痛藥芬坦尼（Fentanyl）鴉片類藥物有關。美國平均每天有超過100人因為鴉片類藥物濫用而死亡。維吉尼亞州大學研究[4]顯示，鴉片類藥物的死亡率高達24%，海洛因的死亡率高達22%。聯合國估計處方藥濫用人口將會很快的超越古柯鹼（Cocaine）與鴉片（Opiates）等毒品施用人數。另一方面過去十年，也因為各國反毒策略聯盟與查緝機關的合作，已有大幅度地增加毒品緝獲量，特別是搖頭丸等，與安非他命類新興合成毒品的前驅化學物質（Precursor Chemical Diverted）及化學結構類似的物質，不斷翻新出現。另依國際麻醉藥品管制局（International Narcotics Control Board, INCB）於2007年3月即發布警訊指出[5]，世界各國處方藥濫用，規模亦將超過海洛因等毒品用量，其衍生的問題將繼新興合成毒品（如安非他命、搖頭丸等），已成為各國毒品刑事司法走向與公共衛生政策共同關切的重大問題，必須特別監測。

第一節　常見濫用藥物的分類方式

「毒品」（Controlled Drugs）與「管制藥品」（Controlled Drugs）是一體之兩面，非醫療使用目的而濫用藥物，即為「毒品」；由醫師診斷，開列處方，供合法醫療使用者為管制藥品；合法藥品一旦長期累積、多種混合、超過劑量而濫用，也會因藥性不同而漸近產生耐藥性或者成癮，也可能因為混攙偽藥、不純，滋生安全疑慮，甚至造成致命；實為區隔非法毒品與合法之管制藥品是否濫用的基準。茲就常見濫用藥物的分類方式，說明如下。

---

[3] Holly Hedegaard, M.S.P.H., Brigham A. Bastian, James P. Trinidad, & Margaret Warner (2018). Drugs Most Frequently Involved in Drug Overdose Deaths: United States, 2011-2016, National Vital Statistics Reports, 67(9), December 12, 2018. https://www.cdc.gov/nchs/data/nvsr/nvsr67/nvsr67_09-508.pdf, 2019.1.7.

[4] http://www.epochtimes.com/b5/17/8/10/n9515953.htm, 2019.9.3.

[5] INCB (2008), 2007 Avenue Report, 2019.8.10.

一、毒品國際公約之藥理學分類

目前聯合國對於毒品的規範主要依據下列毒品公約，包括：

（一）1961年聯合國「麻醉藥品單一公約」（The Single Convention on Narcotic Drugs）[6]，表列麻藥品項又稱黃色清單（Yellow List）[7]，係規範麻醉品在醫藥上之使用，減輕痛苦，防止濫用及成癮危害；此項公約內涵要求各締約國應於全國各層級安排相關單位，協調、查禁非法產銷之行為，可以指定機關負責此項協調，並與國際組織密切合作；且應採取措施，使違反公約非法種植、生產、製造、提煉、持有、供應、販賣、購買、輸出入及運輸麻醉藥品者，科以適當刑責，尤以徒刑或其他褫奪自由的刑責；前述犯行之麻醉品、物質及器具應予緝獲並沒入[8]（INCB, 2011）。

（二）1971年聯合國「精神藥物公約」（The Convention on Psychotropic Substances）[9]，表列麻藥品項又稱綠色清單（Green List）[10]，旨在確保精神藥物在醫學與科學用途，制止濫用、非法產銷及引起之公共社會問題。此項公約內涵將影響精神藥品分為四類：

1. 物質能具成癮性、依賴性；

2. 產生中樞神經系統之興奮或抑制效果，導致幻覺或對動作、思想、行為、感覺及情緒有所影響；

3. 已列為影響精神物質具有同樣濫用性或作用；

4. 已有充分證據，證明正被濫用或可能被濫用而會影響公共衛生與社會問題者。

「精神藥物公約」要求各締約國應採取適當之措施，確認其影響精神物質之製造、輸出、輸入、銷售、分配、儲存使用以及使用處方規定專供醫學與科學用途。國際旅客攜帶少量影響精神物質製劑個人使用，締約國有權查明此等

---

[6] http://www.incb.org/pdf/e/conv/convention_1961_en.pdf, 2019.8.2.

[7] http://www.incb.org/pdf/forms/yellow_list/49th_Edition/49thedYL_Dec_10E.pdf, 2019.8.10.

[8] INCB (2011). LIST OF NARCOTIC DRUGS UNDER INTERNATIONAL CONTROL, INTERNATIONAL

[9] NARCOTICS CONTROL BOARD, https://www.incb.org/documents/Narcotic-Drugs/Yellow_List/NAR_2011_YellowList_50edition_EN.pdf, 2019.8.22.
http://www.incb.org/pdf/e/conv/convention_1971_en.pdf, 2019.8.12.

[10] http://www.incb.org/incb/green_list.html, 2019.8.10.

製劑是否確實經過合法取得，其取締非法產銷、防止濫用措施、罰則之規定[11]（INCB, 2015）。

（三）1988年聯合國「禁止非法販運麻醉藥品和精神藥物公約」（The Convention Against Illicit Traffic in Narcotic Drugs and Psychotropic Substances）[12]，表列麻藥品項又稱紅色清單（Red List）[13]，意在關注麻醉藥品和精神藥物的非法生產及販運，排除對人類健康的嚴重威脅，防制對社會、經濟、文化及政治的不利影響，徹底杜絕毒品的危害，並將可能用於非法製造毒品的先驅化學物質列入監測管制項目，亦為國際管制毒品先驅化學物質之主要法源（INCB, 2015）。此項公約內涵要求各締約國透過國際合作，共同取締，適當採取控制下交付以查明非法犯罪者，並強化引渡之有效性及相互法律協助；另外因非法販運能獲得巨額利潤及財富，所以亦要求各國所擬訂之法規得以沒入非法販運者之財產、工具或任何物品，以沒收非法販運者從其販運活動中得到之收益（UNODC, 1988）。因此，將毒品主要區分為麻醉藥品及影響精神藥物或物質二種。麻醉藥品又可分為天然植物及化學合成類兩種；若醫藥理學上分類，則可歸納區分為：

1. 中樞神經抑制劑（如鴉片、嗎啡、海洛因、紅中、青發、白板、強力膠及有機溶劑、速賜康、FM2及愷他命）。

2. 中樞神經興奮劑（如古柯鹼、安非他命、MDMA（俗稱搖頭丸）等）。

3. 中樞神經幻覺劑（如大麻、LSD（俗稱搖腳丸或一粒沙）、天使塵（PCP）等）。

二、毒品法制上的分類

依據「毒品危害防制條例」（Controlled Drugs Act）第2條之規定，毒品，指具有成癮性、濫用性及對社會危害性之麻醉藥品與其製品及影響精神物質與其製品；依據分類上常見各級毒品品項（表1-3-1），目前計約339項，如下：

（一）第一級：海洛因（Heroin）、嗎啡（Morphine）、鴉片（Opium）、古柯鹼（Cocaine）及其相類製品，計有9項。國內以海洛因為主要濫用

---

[11] INCB (2015). List of Psychotropic Substances under International Control In accordance with the Convention on Psychotropic Substances of 1971 (26th ed.), https://www.incb.org/incb/en/psychotropic-substances/green-lists.html, 2019.8.22.

[12] http://www.unodc.org/pdf/convention_1988_en.pdf, 2019.10.12.

[13] http://www.incb.org/incb/green_list.html, 2019.8.21.

的型態，而青少年經由進階吸食成癮，進而發生渴求參與販毒，形成「吸食—販賣—吸食」的毒品犯罪生態循環。

（二）第二級：罌粟（Poppy）、古柯（Coca）、古柯葉（Coca Leaf）、大麻（Marijuana）、（甲基）安非他命（Meth-）（Amphetamine）、MDMA（搖頭丸，或稱爲亞甲基-雙氧甲基安非他命）、GHB（液態）、LSD（搖腳丸，或稱爲麥角二乙胺）、美沙（酮）冬（Methadone，替代療法使用）、魔菇（Mushroom，內含裸頭草辛（Psilocine）、西洛西賓（Psilocybine）等2種二級毒品）、配西汀（Pethidine）、潘他唑新（Pentazocine）及其相類製品，計有181項；其中以（甲基）安非他命及其相類製品、搖頭丸、大麻與近年新興檢出之東罌粟鹼（Oripavine）、氟甲基安非他命（FMA）、離胺右旋安非他命（Lisdexamphetamine）、甲氧基甲基安非他命（Methoxymethamphetamine、MMA，包括2-MMA、3-MMA及4-MMA等三種位置異構物）、甲氧基甲基卡西酮、3,4-亞甲基雙氧苯基甲胺戊酮（Pentylone）、2-甲基胺丙基苯并呋喃（2-Methylaminopropyl(Benzofuran)）、MAPB等濫用較爲常見。

（三）第三級：愷他命（Ketamine，K他命、K仔、K粉、克他命）、FM2（Flunitrazepam, Rohypnol，安眠鎭靜藥丸，或稱爲氟硝西泮）、西可巴比妥（紅中、Secobarbital、Seconal®）、異戊巴比妥（青發、Amobarbital、Amytal®）、納洛芬（Nalorphine）、PMMA（聚酸甲酯，又稱做壓克力，或有機玻璃，Polymethylmethacrylate，Acrylic）、PMEA、對-氯安非他命（Para-Chloroamphetamine、PCA、4CA）及其相類製品、4-THC（Tetrahydrocannabinol，四氫大麻酚，Δ9-THC，又稱Spice）、合成大麻K2類似大麻活性物質（例如CP47,497、JWH-018、JWH-073、JWH-250、HU-210等）、4-THC（四氫大麻酚）等，計有44項；其中近年以濫用愷他命、FM2（安眠鎭靜藥丸，學名爲氟硝西泮）、一粒眠（Nimetazepam，學名爲硝甲西泮、硝甲氮平，又稱紅豆、五仔、K他命5號、Give me Five）、氯安非他命（Chloroamphetamine、CA，僅包括4-CA(PCA)）、甲氧基甲基安非他命（Methoxymethamphetamine、MMA，包括2-MMA、3-MMA及4-MMA等三種位置異構物）、甲氧基乙基安非他命（Methoxyethylamphetamine、MEA，包括其異構物Isomers含2-甲氧基乙基安非他命、3-甲氧基乙基安非他命、4-甲氧基乙基安非他命等）、5-甲氧基-N-甲基-N-異丙基色胺（5-Methoxy-N-methyl-N-isopropyltryptamine、5-MeO-MIPT）、新興「合成卡西酮類物質」（Synthetic Cathinones，包括喵喵（Mephedrone、4-MMC）、3,4-亞甲基雙氧甲基卡西酮（Methylone、bk-

MDMA）、MDPV（浴鹽）、3,4-亞甲基雙氧苯基甲胺丁酮（Butylone、bk-MBDB）、Ethylone（3,4-亞甲基雙氧-N-乙基卡西酮）、CMC（氯甲基卡西酮）等爲較爲常見。

表1-3-1　常見濫用藥物與法令規範

分級	第一級毒品	第二級毒品	第三級毒品	第四級毒品
常見濫用藥物	1. 海洛因 2. 嗎啡 3. 鴉片 4. 古柯鹼	1. 安非他命 2. MDMA（搖頭丸） 3. 大麻 4. LSD（搖腳丸） 5. 西洛西賓	1. FM2 2. 小白板 3. 丁基原啡因 4. 愷他命 5. Nimetazepam 6. 對-氯安非他命	1. Alprazolam（蝴蝶片） 2. Diazepam（安定、煩寧） 3. Lorazepam 4. Tramadol
違法行爲				
1. 製造、運輸、販賣	死刑或無期徒刑，2,000萬元以下罰金	無期徒刑或七年以上有期徒刑，1,000萬元以下罰金	七年以上有期徒刑，700萬元以下罰金	五年以上十二年以下有期徒刑，300萬元以下罰金
2. 意圖販賣而持有	無期徒刑或十年以上有期徒刑，700萬元以下罰金	五年以上有期徒刑，500萬元以下罰金	三年以上十年以下有期徒刑，300萬元以下罰金	一年以上七年以下有期徒刑，100萬元以下
3. 強暴、脅迫、欺瞞或其他非法之方法使人施用	死刑、無期徒刑或十年以上有期徒刑，1,000萬元以下罰金	無期徒刑或七年以上有期徒刑，700萬元以下罰金	五年以上有期徒刑，500萬元以下罰金	三年以上十年以下有期徒刑，300萬元以下罰金
4. 引誘他人施用	三年以上十年以下有期徒刑，300萬元以下罰金	一年以上七年以下有期徒刑，100萬元以下罰金	六月以上五年以下有期徒刑，70萬元以下罰金	三年以下有期徒刑，50萬元以下罰金
5. 轉讓	一年以上七年以下有期徒刑，100萬元以下罰金	六月以上五年以下有期徒刑，70萬元以下罰金	三年以下有期徒刑，30萬元以下罰金	一年以下有期徒刑，10萬元以下罰金

分級	第一級毒品	第二級毒品	第三級毒品	第四級毒品
6. 施用	六月以上五年以下有期徒刑	三年以下有期徒刑	1萬元以上、5萬元以下罰鍰，並接受4至8小時毒品危害講習	
7. 持有	三年以下有期徒刑、拘役或5萬元以下罰金	二年以下有期徒刑、拘役或3萬元以下罰金		
	純質淨重達10公克以上，一年以上七年以下有期徒刑，100萬元以下罰金	純質淨重達20公克以上，六月以上五年以下有期徒刑，70萬元以下罰金	純質淨重達20公克以上，三年以下有期徒刑，30萬元以下罰金	純質淨重達20公克以上，一年以下有期徒刑，10萬元以下罰金

註：依據2016年6月20日「毒品危害防制條例」。另依據2019年12月17日立法院三讀通過「毒品危害防制條例」部分修正條文（尚未公布），已將製造、運輸、販賣第一、二、三、四級毒品者得併科罰金金額，依序提高為新臺幣3千萬、1,500萬、1千萬與5百萬元，而製造、運輸、販賣專供製造或施用毒品之器具者，得併科罰金金額也提高為150萬元。並對於持有第三級毒品純質淨重5公克以上者，處二年以下有期徒刑，得併科新臺幣20萬元以下罰金。持有第四級毒品純質淨重5公克以上者，處一年以下有期徒刑，得併科新臺幣10萬元以下罰金。

資料來源：自行整理

（四）第四級：可待因（感冒藥水內常含此成分）、安定（Valium）、特拉瑪竇（Tramadol，多見於外籍人士濫用）、阿普唑他及其相類製品70項。以及第四級「毒品先驅原料」（包括毒品先驅原料，除特別規定外，皆包括其異構物（Isomers）、酯類（Esters）、醚類（Ethers）及鹽類（Salts））14項，包括1. 麻黃鹼（Ephedrine）、2. 麥角新（Ergometrine、Ergonovine）、3. 麥角胺（Ergotamine）、4. 麥角酸（Lysergic Acid）、5. 甲基麻黃鹼（Methylephedrine）、6. 去甲麻黃鹼（新麻黃鹼）（Phenylpropanolamine、Norephedrine）、7. 假麻黃鹼（Pseudoephedrine）、8. 鹽酸羥亞胺（Hydroxylimine）等；而鹽酸羥亞胺係於2007年12月21日始公告列入第四級毒品先驅原料管制，成為第8項毒品（搖頭丸）先驅工業原料管制；其後陸續新增，9. 鄰-氯苯基環戊基酮（o-Chlorphenyl cyclopentyl ketone、2-Chlorophenyl cyclopentyl ketone、o-Chlorobenzoylcyclopentane）、10. 2-苯基乙醯基乙腈（alpha-Acetylphenylacetonitrile、APAAN）、11. 苯基丙酮（Phenyl-2-propanone、P2P）、12. 去甲羥嗎啡酮（Noroxymorphone）、13. 氯麻黃鹼（Chloroephedrine）、14. 氯假麻黃鹼（Chloropseudoephedrine）。其中以麻黃鹼類、假麻黃鹼類原料、一粒眠（Erimine、Nimetazepam、硝甲西泮、硝甲氮平）、鎮靜安眠類藥物（如安定（Valium）、蝴蝶片）等，與近年新興濫用物質檢出具有醫療用途手術麻醉藥致命之「丙泊酚」（Propofol，俗稱牛奶針），靜脈注射液為主。由此可知源頭管控的速度，正是毒品斷絕供應流通的重大關鍵，且面臨極為嚴峻的挑戰，當然也是緝毒源源不絕的原因。然而，值得一提的是，施用第一、二毒品者，有錢購買毒品吸食，國家不僅沒有令其繳納罰金，自行完成戒治，卻由司法處以有期徒刑，令其入監免費戒毒，產生監獄化感染效應，然而施用第三、四毒品卻要處以1萬元以上、5萬元以下罰鍰，並接受4至8小時毒品危害講習，似不符國家毒品防制的成本效益。

　　再以毒品先驅品原料鹽酸羥亞胺為例，當時數年之間緝獲量往往居高不下，愷他命成品緝獲量已連續五年以上排行第一，且幾乎屢創新高。統計資料顯示，2009年經各司法警察機關查獲之毒品按當期鑑定純質淨重統計共1,900.7公斤、2010年更增加為3,487.9公斤，其中2009年以第三級毒品（如愷他命、FM2、一粒眠）及第四級毒品（如麻黃鹼類、假麻黃鹼類原料、鹽酸羥亞胺）分居一、二位，各占63.2%、24.1%，兩者共計1,659.0公斤，合占比例高達87.3%；至2010年第三、四級毒品分占78%、14.3%，合占比例高達93%，成為緝獲毒品的主流。又原用於工業原料之鹽酸羥亞胺（Hydroxylimine HCL）為愷他命前驅物質，已於2007公告列入第四級毒品管制後，始成為禁用之毒品先驅品原料，原料供應來源早在口耳相傳之下，成為毒品原料市場覬覦的目標；惟毒品法制明定列管之前，明顯就是緝毒管制的空窗期，成為毒梟毒品市場交易大量囤貨的時機；須參考國外對先驅化學品管理之證照申請制度，並思如何建立列管前的實體監控與查核機制，加強合法使用的常態強制申報資訊應為行政管制的必要作為。

　　另依據「毒品危害防制條例」第31條[14]之規定，毒品「先驅化學品工業

---

[14] 按「毒品危害防制條例」第31條之規定，經濟部為防制先驅化學品之工業原料流供製造毒品，得命廠商申報該項工業原料之種類及輸出入、生產、銷售、使用、貯存之流程、數量，並得檢查其簿冊及場所；廠商不得規避、妨礙或拒絕。前項工業原料之種類及申報、檢查辦法，由經濟部定之。違反第1項之規定不為申報者，處新臺幣3萬元以上30萬元以下罰鍰，並通知限期補報，屆期仍未補報者，按日連續處罰。規避、妨礙或拒絕第1項之檢查者，處新臺幣3萬元以上30萬元以下

原料藥」，以經濟部爲主管機關，訂有「先驅化學品工業原料之種類及申報檢查辦法」（Categories and Regulations Governing Inspection and Declaration of Industrial Precursor Chemicals）[15] 以規範先驅化學品工業原料，包括甲類（參與反應並成爲毒品之化學結構一部分者）如醋酸酐（Acetic Anhydride）、苯乙酸（Phenylacetic Acid）、黃樟素（Safrole）等，以及乙類（參與反應或未參與反應並不成爲毒品之化學結構一部分者），如鹽酸（Hydrochloric Acid）、硫酸（Sulphuric Acid）、丙酮（Aceton）等；惟依據2010年12月14日召開「行政院第五次毒品防制會報」裁示後，經濟部（工業局）2011年4月29日公告新增列管8項先驅化學品工業原料，甲類7項，亞硫醯氯、氯化鈀、紅磷、碘、氫碘酸、次磷酸、甲胺；乙類1項，苯甲酸乙酯，已自2011年7月1日實施。由毒品先驅化學品管制史可知用以加強管制可流供製造毒品之原料，係爲防止先驅化學品被轉爲非法藥物之製造，而經由陸續之源頭管控，防範先驅化學品轉製成非法藥物，原列爲毒品先驅化學工業原料續增爲17項，復將其區分爲甲類及乙類管理，如黃樟素（Safrole）、異黃樟素（Iso-Safrole）、過錳酸鉀（Potassium Permanganate）等；其後又再新增列管8項後，另「比重達1.2之氯化氫（鹽酸）」及「比重達1.84之硫酸」之中英文名稱加註濃度，總計列管已達25項（包括甲類17項爲參與反應並成爲毒品化學結構一部分者或經主管機關公告列入之製毒化學品，乙類8項爲參與反應或未參與反應並不成爲毒品化學結構一部分）。值得注意的是，經濟部工業局於2015年4月24日公告修訂「先驅化學品工業原料之種類及申報檢查辦法」，將被提列爲第四級毒品先驅原料「苯基丙酮」（1-苯基-2-丙酮）於先驅化學品工業原料列管品項中刪除；顯示政府

罰鍰，並得按次處罰及強制檢查。依前2項所處之罰鍰，經限期繳納，屆期未繳納者，依法移送強制執行。參見http://law.moj.gov.tw/LawClass/LawAll.aspx?PCode=C0000008，2019年9月2日。

[15] 按「先驅化學品工業原料之種類及申報檢查辦法」第3條規定，本條例所稱先驅化學品工業原料，係指可流供製造毒品之原料，依其特性分爲二類，其品項如下：一、甲類（參與反應並成爲毒品之化學結構一部分者）：苯基丙酮（1-苯基-2-丙酮）、醋酸酐（乙酐）、苯醋酸、氨茴酸（鄰-胺基苯甲酸）、2-乙醯胺基苯甲酸（N-乙醯-鄰-胺基苯甲酸）、異黃樟油素、胡椒醛（3,4-亞甲基二氧基苯甲醛）、黃樟油素、1-(1,3-苯並二噁茂-5-基)-2-丙酮、六氫吡啶；另2011年4月29日公告新增，亞硫醯氯、氯化鈀、紅磷、碘、氫碘酸、次磷酸、甲胺等7項。二、乙類（參與反應或未參與反應並不成爲毒品之化學結構一部分者）：比重達1.2之氯化氫（鹽酸）、比重達1.84之硫酸、過錳酸鉀、甲苯、二乙醚（乙醚）、丙酮、丁酮（甲基乙基酮）；另2011年4月29日公告新增，苯甲酸乙酯1項。2011年4月29日公告新增項目並自2011年7月1日實施。2015年4月24日公告刪除已被列爲第四級毒品先驅原料之「苯基丙酮」。參見全國法規資料庫，http://law.moj.gov.tw/LawClass/LawAll.aspx?PCode=J0030042，2019年9月3日。

已經更加證實了「苯基丙酮」在製毒過程中扮演的重要角色，那麼，是否也意味著此項在還沒有被列管為第四級毒品先驅原料品項前，當時自然是屬於較低度的管制查核機制，是否表示當時並非緝毒「零容忍」呢？那麼，就以司法權責衡量的反毒運作下，又該是誰的管制責任呢？權責不符此上游中的上游，更是另一種關鍵機制。依據國際麻醉品管制局發布之2015年報告指出，毒品暨犯罪問題辦公室新興影響精神物質預警諮詢系統監測已經確認602種新興影響精神物質（New Psychoactive Substances, NPS），與2012年發現NPS 348項相較，竟然國際上在短短三年間NPS增加了254項，2017年已經報告892種，2019年7月年NPS的種類已報告964種，至2019年8月被通報NPS的種類更上升至971種物質，非常令人震驚。目前的上游防毒速度、列管作為與整合機制，是否明顯已經足以能夠因應司法實務上濫用的繼續發生，歷史明鏡，不無疑慮。

三、管制藥品法制分類

依據「管制藥品管理條例」（Controlled Drugs）第3條，管制藥品係指下列藥品：成癮性麻醉藥品、影響精神藥品、其他認為有加強管理必要之藥品。前項管制藥品限供醫藥及科學上之需用。並依其習慣性、依賴性、濫用性及社會危害性之程度，分四級管理。其範圍及種類，由中央衛生主管機關設置管制藥品審議委員會審議後，報請行政院核定公告之。就拔根斷源的源頭管控速度而論，原本「毒品」與「管制藥品」本是一體兩面（同屬習慣性、依賴性（前二者集合概念類推為成癮性）、濫用性及社會危害性的管制目的），單純只是行政機關組織分立（法務部管制非法毒品與衛生福利部管制醫療使用）的問題，以雙軌的聯席會議即可解決（也有許多國家組織整合一體管制），國內卻因會議先後、分離運作，衍生出「管制藥品」與「毒品」的法令管制產生時間差，此種經常性的由「管制藥品」管制優先審議會議、先召開先公告列管，而後才由「毒品」管制審議會議、後召開後公告列管的情形，這種管制時間差，不僅形同向「毒販」「預警通報」或「宣示」即將列管，甚至基於「物以稀為貴」的原理，可能造成有心人士「囤貨居奇」、「壟斷市場供應」，價格隨即水漲船高，任何濫用行政的主觀決定、都有可能造成反毒「零容忍」的「大漏洞」，又殊不知，亦或許正是長期便宜行事所造成對於整體緝毒成效「事倍功半」而「功虧一簣」的結果。截至2017年2月17日行政院最新修正公告之「管制藥品分級及品項」，共計有504項（含第四級管制藥品原料藥7項，第一級管

制藥品9項，第二級管制藥品180項，第三級管制藥品45項，第四級管制藥品73項、第四級原料藥7項）。而「毒品」管制的品項有323項（含毒品先驅原料14項），已經非常紛亂；值得討論的是，竟然「管制藥品」所管制的品項，包括絕大多數都不具醫療使用用途目的的品項，亦即，在法理上，許多「管制藥品」根本就是「毒品」的身分，「並非應由衛生機關基於醫療用途目的所需管制品項」，這種「醫療管制」彷彿是「毒品管制」的前身或代管現象，在法制上，「不具醫療用途的毒品（身分）」不僅不合衛生機關管制的目的性，而且衛生機關不具司法權執法也無法查獲「毒品」，反而容易使醫師背負沉重的刑事入罪包伏、捲入犯罪的機會，更讓外界誤以為「管制藥品」流入「毒品」的假象，形成「毒品藥品」與查緝責任的不明確，因而，對於「不具醫療用途的管制藥品（毒品身分）」品項，是否應從目前「管制藥品」所列管的品項表中予以排除呢？是否於排除「不具醫療用途的管制藥品（毒品身分）」品項後，無此「毒品」品項，醫師是否自然也就更少觸及可能開立「毒品」品項的情況？而所謂的「管制藥品」流為「毒品」的問題，是否也自然會相對減少？當然醫師因此入罪的機率，以管制藥品作為犯罪工具的機會，是否也或許會減少？另一方面，早期制度建構時，也或許司法機關正是藉由醫療行政機關優先採取醫療分級啟動管制程序，希望解決前置新興毒品監控資訊、蒐集毒藥理國際學術文獻的複雜困難度，僅為期待坐收司法列管與緝毒資訊掌握便宜之效，殊不知，是否落入喪失毒品管制先機與杜絕危害時效？抑或反而造成毒品市場囤貨居奇、哄抬價格的黑市循環？整體而論，毒品管制有無以「管制藥品」宣示管制進而「養毒」，製造緝毒績效便宜行事的疑慮？依據《孫子兵法》作戰篇第二，提到戰爭成本的概念，有所謂「兵貴神速」先發制人的「速勝論」，「速戰速決」的原理，建議宜以「掌握濫用流行趨勢，快速管制升級予以杜絕，其後則視流行消退速度，予以調降列管級數」，而不宜以過去官方動輒以「我國毒品列管品項太多、列管級數偏高」造成不良國際觀感的論述，避免列管形式化，整合毒品管制組織與人力成本。另一方面，雖然從近五年毒品與先驅原料增加列管的品項已經超越了過去十年列管品項數，然與國際上2019年8月通報NPS已發現971種新興影響精神物質相比，我們的列管速度、監測檢驗發現機制，是否早已落後？遠遠跟不上新興毒品的濫用腳步？依據法務部調查局毒品犯罪防制工作年報（2014）曾指出，1971年聯合國精神藥物大會（Convention on Psychotropic Substances）提列卡西酮及甲基卡西酮為第一級精神管

制藥物[16]；美國分別已於2011年將4-甲基甲基卡西酮、3,4-亞甲基雙氧甲基卡西酮、MDPV等3項，2013年將3,4-亞甲基雙氧甲基卡西酮，2014年將4-甲基乙基卡西酮、4-氟甲基卡西酮、3-氟甲基卡西酮、4-MePPP、α-PVP、Pentedrone、Pentylone、α-PBP、bk-MBDB及Naphyrone等10項卡西酮類物質提列爲暫時管制之第一級管制藥物，禁止未經申請允許之製造、販賣及運輸行爲[17]。因此，近年已經陸續檢討增（修）訂毒品管理法制，對於國內檢出新興合成大麻K2類似大麻活性物質、合成卡西酮類物質、新興合成安非他命類（Amphetamine-Type Stimulants, ATS）、新興合成苯丙胺類、苯乙胺（Phenethylamine）類似結構物質（類緣物，如2C-B等）、哌嗪類（Piperazines，系列如BZP、TFMPP等）、色胺類（Tryptamine，如5-MEO-DIPT）等，參考美國暫時列管的法制精神，跟上國際腳步。依據最近一次於2020年1月15日公告修正通過之「毒品危害防制條例」條文第2條第3項已經規定，將「……影響精神物質與其製品及與該等藥品、物質或製品具有類似化學結構之物質」均納入審議後一次列管，因而具有類似化學結構之物質，該條文將自公布後六個月施行。此外，是否我們可以更提升國內「毒品」即時管制的時效與機制？再從目前已多達5百多種毒品項目（包括原料、複雜的異構物等），不僅變動頻繁，而且同一類似異構物質之列管，卻分屬不同級別管理，是否應予以其一？且各界早已經面臨查詢困難，實務上更需要一套即時性的人、時、地之濫用統計查詢系統，且能夠即時查詢毒品品項級別法規，並進行統計決策與管理。因而建立統合的緝毒專責組織，整合監控與查核一體化，精簡加速時效而不必複雜化，在資訊科技發展的今天，速度是非常重要的核心價值。我國毒品與管制藥品之品項清單及管理，均源自於國際公約，二者之區分與現況列管差異如下。

（一）合於醫藥及科學上需用之合法藥品爲管制藥品，否則即爲毒品。

（二）截至2019年6月毒品與管制藥品之級別、品項已因管制目的、組織功能運作的不同，已有陸續擴大的差異如表1-3-2：

1. 僅列入管制藥品、未列入毒品管制：僅列第四級管制藥品美服培酮（Mifepristone，俗稱RU486）、氯苄雷司（Clobenzorex；體內代謝成Amphet-

---

[16] EMCDDA (2019). The European Monitoring Centre for Drugs and Drug Addiction, http://www.emcdda.europa.eu/publications/drug-profiles/synthetic-cathinones, 2019.5.5.

[17] DOJ (2015). Drug Enforcement Administration, Office of Diversion Control. Lists of: Scheduling Actions Controlled Substances Regulated Chemicals. U.S. Department of Justice. 轉引自法務部調查局2014年毒品犯罪防制工作年報。

表1-3-2　毒品與管制藥品之列管品項級數差異比較

品項	毒品級數	管制藥品級數
美服培酮（Mifepristone）	未列入	第四級
氯苄雷司（Clobenzorex；體內代謝成Amphetamine）	未列入	第四級
硫美妥（Thiamylal）	未列入	第四級
對-甲氧基甲基安非他命（PMMA）	第三級刪除	第二級
氯安非他命（Chloroamphetamine、CA）包括2-CA、3-CA、4-CA（PCA）	第三級（PCA）	第三級（3-CA、PCA）
鹽酸羥亞胺（Hydroxylimine HCL；愷他命前驅物）	第四級（毒品先驅原料）	未列入（不具醫療用途）
鄰-氯苯基環戊基酮（o-Chlorphenyl cyclopentyl ketone、2-Chlorophenyl cyclopentyl ketone、o-Chlorobenzoylcyclopentane）	第四級（毒品先驅原料）	未列入
2-苯基乙醯基乙腈（2-Phenylacetoacetonitrile）	第四級（毒品先驅原料）	未列入
苯基丙酮（Phenylacetone）	第四級（毒品先驅原料）	未列入
去甲羥嗎啡酮（Noroxymorphone）	第四級（毒品先驅原料）	第三級
氯麻黃（Chloroephedrine）	第四級（毒品先驅原料）	未列入
氯假麻黃（Chloropseudoephedrine）	第四級（毒品先驅原料）	未列入
1-(4-氟苯基)-1H-吲唑-3-羰基纈胺酸甲酯（Methyl(1-(4-Fluorobenzyl)-1H-indazol-3-carbonyl) valinate、FUB-AMB、AMB-FUBINACA）	-	第三級
1-氯苯基-2-(1-吡咯烷基)-1-戊酮（1-Chlorophenyl-2-(1-pyrrolidinyl)-1-pentanone、Cl-Alpha-PVP、Cl-PVP、C-PVP）	-	第三級
2-溴-4-甲基苯丙酮（2-Bromo-4-methylpropiophenone）	第四級（毒品先驅原料）	未列入

資料來源：自行整理。參考衛生福利部食品藥物管理署。

amine）、硫美妥（Thiamylal、大象針）、他噴他寶（Tapentadol）等未列入毒品。

2. 毒品與管制藥品列管級別不同：PMMA（屬安非他命類新興濫用物質，Amphetamine-Type Stimulants, ATS，為合成毒品之一）分列第三級毒品與第二級管制藥品管理。

（三）第四級管制藥品原料藥僅有1. 麻黃鹼（Ephedrine）、2. 麥角新（Ergometrine、Ergonovine）、3. 麥角胺（Ergotamine）、4. 麥角酸（Lysergic acid）、5. 甲基麻黃鹼（Methylephedrine）、6. 去甲麻黃鹼（新麻黃鹼）（Phenylpropanolamine、Norephedrine）、7. 假麻黃鹼（Pseudoephedrine）等7項（此前7項與毒品先驅原料品項重疊）。

另，「毒品先驅原料」範疇較大，除前述7項以外，還另外加上7項無醫療用途化學品項，包括鹽酸羥亞胺（Hydroxylimine），鄰-氯苯基環戊基酮（α-Chlorphenyl cyclopentyl ketone、2-Chlorophenyl cyclopentyl ketone、α-Chlorobenzoylcyclopentane），2-苯基乙醯基乙腈（alpha-Acetylphenylacetonitrile, APAAN），苯基丙酮（Phenyl-2-propanone, P2P），去甲羥嗎啡酮（Noroxymorphone），氯麻黃鹼（Chloroephedrine），氯假麻黃鹼（Chloropseudoephedrine）等。另外，由於「管制藥品管理條例」係源自於「毒品危害防制條例」第2條規範而區分出來，具備了醫療上的使用價值與阻卻違法之法律性質，經合法取得藥品許可證製成處方藥品，單獨立法為「管制藥品管理條例」，由衛生福利部食品及藥物管理署（前行政院衛生署管制藥品管理局）加強管制。屬於「毒品危害防制條例」管制範疇者，包括法務部管制之「毒品先驅原料」有14項，及經濟部列管之「毒品先驅化學工業原料」25項（包括甲類17項，乙類8項），計有39項。

（四）新興濫用物質，則依循毒品及管制藥品審議二委員會之審議結果，而列管等級或相同、或有不同，端視其討論結果而定；舉例而言，國內檢出的新興合成安非他命類（ATS）、苯丙胺類濫用物質，或稱苯乙胺（Phenethylamine, PEA）類似結構物質（類緣物）[18]，PMA、PMMA、PMEA、2C-B（俗稱六角楓葉）、2C-C、2C-I、DOB等；色胺類（Tryptamines）：5-MeO-

----

[18] 按維基百科（2016）：苯乙胺（Phenethylamine, PEA），或稱β-苯乙胺、2-苯乙胺，包括苯丙胺、派醋甲酯（Methylphenidate）、麻黃鹼（Ephedrine）、去假麻黃素（Pseudoephedrine）、卡西酮（Cathinone）、麥斯卡林（三甲氧苯乙胺，美色卡，Mescaline）、2C-B等。

DIPT（俗稱火狐狸）、AMT、5-MeO-AMT、5-HO-DMT（Bufotenine）；哌嗪類（Piperazine）類似物衍生物，BZP（N-Benzylpiperazine）、三氟甲苯哌嗪（TFMPP）等均有不同程度的興奮及迷幻作用物質，而火狐狸（5-MeO-DIPT，俗稱媚藥，化學名Methoxy-N,N-diisopropyltryptamine），已分別於2010年、2011年公告列入第四級毒品與第四級管制藥品管理；至於合成大麻K2類似大麻活性物質等五項（CP47,497、JWH-018、JWH-073、JWH-250、HU-210），已於2011年經行政院公告列為第三級毒品與第三級管制藥品加強管制；又如新興檢出的卡西酮類（Cathinones）藥物，如喵喵（Mephedrone、4-甲基甲基卡西酮、4-MMC，俗稱喵喵）、3,4-亞甲基雙氧焦二異丁基酮（MDPV，俗稱浴鹽）、Mephedrone、4-Methylethcathinone、Methylone（3,4-亞甲基雙氧甲基卡西酮、bk-MDMA）、Pentylone、Ethylone、CMC、BMC、氟甲基卡西酮（Fluoromethcathinone、FMC）、氯甲基卡西酮（Chloromethcathinone）等，比較值得討論的是，卡西酮類等藥物類似物質[19]，種類複雜品項多且族繁不及備載，毒品管制將其分屬列管第二、三級毒品品項中，是否會造成未來毒品分級管理更加複雜化與紛亂化？是否係考量列入第二級毒品後將造成刑事司法偵查體系與大量入監的負荷？如是，則毒品管制分級（不同級數）的意義將大為喪失。惟前述該等物質不具醫療用途，且因管制藥品管理條例為行政罰，無醫療用途者，本無合法藥品許可證，縱使列入管制藥品，自亦無法合法流通於市場中，一旦出現必屬非法，且為毒品管轄範圍，實徒具形式，並無必須列入管制藥品管制的法律意義。在新興影響精神物質的濫用已遍及全球的情況下，毒品暨犯罪問題辦公室監測新興影響精神物質的預警系統已經確認至少602種物質。因而，我國目前毒品分級管制的法制與管理機制，面

---

[19] 常穎、胡羽鵬、趙陽、賀劍鋒、鄭瑋、高利生（2016），哌嗪類新精神活性物質綜述，中國大陸：刑事技術，41(4): 317-321。按大陸新精神活性物質約有數百種，大陸一般將其歸納為7類：(1)卡西酮類。主要是苯丙胺類興奮劑的β-酮衍生物，如4-甲基甲卡西酮（喵喵），具有很強的興奮作用。(2)合成大麻素類。俗稱Spice或K2，通常是人工合成的大麻素受體的激動劑，主要有苯甲醯基吲哚類、環己基酚類，具有較強的致幻、鎮定和抑制作用。(3)哌嗪類。本世紀初最早出現在紐西蘭，是派對藥丸的主要成分，後蔓延至歐美各國。能夠影響5-HT的釋放和攝取，對人體中樞神經系統具有和緩的興奮作用以及一部分致幻作用。(4)致幻劑類。主要包括麥角醯胺類，具有與麥角酸二乙醯胺（LSD）相似的致幻作用，如ALD-52等；色胺類，色胺的衍生物，如二甲基色胺（DMT）等；苯乙胺類，如三甲氧基苯丙胺類化合物（如TMA-2）等。(5)阿片類。主要是阿片類鎮痛藥，如1-甲基-4-苯基-4-丙醯氧基哌啶（MPPP）等。(6)解離性麻醉劑類。主要是苯環利定（PCP）的衍生物和氯胺酮的衍生物，如3-MeO-PCP等。(7)安非他命（苯丙胺）類興奮劑。主要是苯安非他命（苯丙胺）興奮劑的衍生物，如5,6-亞甲二氧基-2-氨基茚（MDAI）等。

對大量新增的毒品，是否來得及管制不無疑問？實有調整檢討的必要，近年新興濫用物質的大量檢出現象，已經造成國人的立即健康警訊，如何連結上下游毒品「濫用檢出—防毒監控—機動列管—快速查緝」連動一體化，遏止毒品快速蔓延、變化流行與危害，已經成為我們當前反毒戰爭存續與成敗，刻不容緩的重大挑戰。

四、麻醉藥品及影響精神物質之藥理學分類

有關麻醉藥品及影響精神藥物或物質，係以刺激神經傳導物質的釋放為主要作用途徑。在正常生理情況下，神經傳導物質受到身體自我調節機制作用，不會過度釋放；不過遇上毒品時，會促使神經傳導物質異常大量釋放，或者抑制其回收機制，導致細胞被過度活化，傷害神經系統而造成調節「失控」。依藥理作用分類（表1-3-3）常見濫用藥物與危害類型（趙軒翎，2014）歸納為。

（一）中樞神經抑制劑：中樞神經抑制劑濫用者會產生情緒變化，後轉為瞳孔會縮小、發汗、食慾減退、呆滯、體重減輕、困倦、昏睡。海洛因能促使引發神經傳導物質的釋放，因而讓大腦產生錯誤的極度愉悅感，會抑制大腦的意識作用，鎮靜安眠、催眠使人陷入昏睡，過量時甚至可能死亡。有些安眠類的藥物會使人昏睡，因此「約會強暴」藥物容易被濫用。若藥物持續作用於中樞神經系統，則會有精神性及身體上依賴及嚴重戒斷症狀，造成神經系統慢性中毒，導致思考、記憶衰退及肢體失調等狀況，過量可能導致呼吸麻痺，甚至死亡。如鴉片、嗎啡、海洛因、強力膠與有機溶劑。施用中樞神經抑制劑類毒品（如愷他命）比起中樞神經興奮劑（如安非他命）較為具有無被害者犯罪（Victimless Crime）特性，例如自殺、濫用藥物、酗酒、從事行交易賣淫等。而常見鎮靜安眠類之毒品例如FM2、GHB、紅中、青發、白板等，施用後之中毒症狀，包括嗜睡、昏迷、語意模糊，高劑量會產生低血壓、呼吸困難、視覺障礙及深度昏迷，如並用酒精類飲料，則會加強其毒性。戒斷症狀，包括生長障礙、腦損傷、肝臟障礙，超過使用時死亡。以發現吸食愷他命一至二年後的患者為例，會出現記憶力減退、產生幻覺、腎水腫、腎衰竭等徵狀，其膀胱容量因為拉K造成發炎細胞增生導致膀胱壁變厚，容量因此縮小，嚴重的可能會膀胱容量只剩下10cc（正常人為400cc），因此可能需要裝尿袋、包尿布，甚至需進行膀胱重建術。施用愷他命會影響感覺、協調及判斷力及產生噁心、嘔吐、複視、視覺模糊、影像扭曲、暫時性失憶、身體失去平衡等症狀；長期會

表1-3-3　常見濫用藥物種類與型態──中樞神經抑制劑

分類	種類	學名／俗名	醫療用途	級別	濫用方式	危害症狀
中樞神經抑制劑、麻醉藥品	鴉片	Opium、福壽膏、芙蓉膏	鎮痛止瀉	1	經口吸食	產生耐藥性、噁心、嘔吐、呼吸抑制、便秘、瞳孔縮小、尿滯流。 戒斷症狀： 打哈欠、盜汗、流眼淚、流鼻水、皮膚起疙瘩、失眠、焦慮不安、易怒、顫抖、嘔吐、腹痛、皮膚蟲鑽感。
	嗎啡	Morphine、魔啡	鎮痛	1	注射口服	
	海洛因	Heroin、白粉、四號、細仔	禁止使用	1	注射吸食	
	美沙冬	美沙酮（Methadone）、一片	鎮痛替代治療	2	注射口服	
中樞神經抑制劑、鎮靜安眠類	巴比妥類	白板（Methaqualone）、甲奎酮	禁止使用	2	注射口服	意識障礙、運動失調、視力模糊、暈眩、嗜睡、健忘、記憶受損、注意力不集中、呼吸抑制、迷糊。 戒斷症狀： 頭痛、噁心、嘔吐、失眠、焦慮、失眠、痙攣、虛弱、易怒、盜汗。
		異戊巴比妥、青發（Amobarbital）	安眠鎮靜	3	注射吸食	
		西可巴比妥、紅中（Secobarbital）		3	注射口服	
	二氮平類	二氮平（Diapezam）／安定（Valium）、三氮二氮平（Alprazolam/Xanax）、一粒眠（Nimetazepam）	安眠鎮靜	4	口服	頭痛、噁心、嗜睡、精神恍惚、運動失調、焦躁不安、意識不清、注意力不集中。 戒斷症狀： 焦慮、暈眩、妄想、失眠、憂鬱、顫抖、痙攣。
	FM₂	氟硝西泮、Flunitrazepam/Rohypnol、615、約會強暴丸、815、十字架		3	口服注射	
中樞神經抑制劑	GHB	液態快樂丸、G水	禁止使用	2	口服	噁心、嘔吐、呼吸困難、頭痛、失去意識、昏迷與死亡，與酒精並用加劇危險性。
	愷他命	Ketamine、卡門、Special K、K粉、克他命、K仔、K、Cat Valium	手術麻醉	3	口服煙吸鼻吸注射	噁心、嘔吐、頭昏、心搏加速、血壓上升、影像扭曲、視力模糊、流淚、複視、暫時性失憶、無法行走、急性精神病。高劑量時可能會抑制呼吸致死。

分類	種類	學名/俗名	醫療用途	級別	濫用方式	危害症狀
中樞神經抑制劑	一粒眠	硝甲西泮、Erinim、硝甲氮平、K5、Nimetazepam、紅豆	治療焦慮失眠	3	口服	低劑量用於鎮靜、中劑量可抗焦慮、高劑量有催眠效果。若持續使用，約四至六週便會產生依賴性，長期使用會出現嗜睡、步履不穩、注意力不集中、記憶力與判斷力減退等症狀。戒斷症狀：頭痛、噁心、嘔吐、焦慮、畏光、嗜睡、疲倦、不安、注意力不集中、厭食、出汗、失眠、暴躁、緊張抽搐、顫抖等。
	有機溶劑	Organic Solvent、強力膠、汽油、油漆、打火機	禁止使用	無	吸入	意識口齒不清、焦躁不安、幻覺、妄想、心律不整、厭食、噁心、嘔吐、沮喪、猝死、呼吸抑制、重覆發作流鼻血與口鼻潰瘍。
	N₂O	氧化亞氮、笑氣、吹氣球	手術麻醉	無	鼻吸	幻覺、憂鬱、失憶、缺氧、氣胸、肺氣腫、血液與骨髓及周邊神經病變。
中樞神經迷幻劑	LSD	一粒沙（ELISA）、Lysergride（麥角二乙胺）、搖腳丸、加州陽光、白色閃光	禁止使用	2	口服舌下	頭痛、噁心、嘔吐、瞳孔擴散、妄想、幻覺、肌肉僵直、發抖、恐慌、欣快感、過量精神病致死。
	PCP	Phencyclidine（苯環利定）、天使塵、Love Boat	禁止使用	2	口服煙吸	失憶、妄想、幻覺、眼球震顫、步履不穩、激動、瞳孔擴散、焦慮不安、過量精神病致死。
	大麻、草	Cannables、麻仔、老鼠尾、剛加（Ganja）、卡那斯（Charas）、Marijuana	禁止使用	2	口服煙吸	妄想、幻覺、眼睛發紅現象、長期濫用造成記憶、學習、認知能力減退、免疫力降低、動機缺乏症候群、造成不孕、流產或死產。

分類	種類	學名／俗名	醫療用途	級別	濫用方式	危害症狀
中樞神經興奮劑	甲基安非他命	MethAmphetamine、Amphetamine、冰塊、安公子、速必、冰糖、安仔、炮仔、鹽	禁止使用	2	經口鼻吸注射	精神方面不良作用：失眠、焦慮、暴躁易怒、情緒不穩、記憶減退、妄想、視幻覺、聽幻覺、譫妄、具攻擊性、自殺與殺人傾向、精神分裂症、嘔吐、妄想型精神病、神經系統傷害。心臟血管不良作用：心跳加速、心悸、心律不整、血壓上升、高血壓、腦溢血。過量時會昏迷、體溫過高、橫紋肌溶解、急性腎衰竭、甚至死亡。戒斷症狀：焦慮易怒、沮喪憂鬱、全身乏力、睡眠異常。
	亞甲雙氧甲基安非他命	Ecstasy、MDMA、衣服、搖頭丸、綠蝴蝶、快樂丸、亞當、狂喜、忘我	禁止使用	2	口服	
	古柯鹼	快克、Crack、Snow、Flake、可卡因	局部麻醉	1	口服煙吸鼻吸	興奮、瞳孔擴散、失眠、躁動、沮喪、焦慮不安、食慾不振、噁心、嘔吐、痙攣、精神病、心律不整。

資料來源：參考衛生福利部食品藥物管理署，本研究自行整理。

產生心理依賴性及耐受性，造成強迫使用，不易戒除。而如青少年拉K則會傷害鼻黏膜，而產生不斷流鼻水。

　　（二）中樞神經興奮劑：中樞神經興奮劑濫用使人精神興奮，會產生抑制食慾、口乾、呼吸困難、失眠、妄想、憤怒、攻擊行為、好辯、幻覺、恐慌症、偏執症。過量使用時會有高血壓、心臟麻痺、腦損傷之可能性，與強烈地精神性依賴及身體上依賴、耐藥性、昏睡、死亡。並透過持續釋放神經傳導物質，導致神經不斷被刺激、活化，而影響到情緒、睡眠與食慾等功能的變化。如吸食古柯鹼、搖頭丸、安非他命等藥物，興奮之餘出現幻覺、猜忌、胡言亂語等現象，使用過量在生理上會導致呼吸衰竭、心臟麻痺，甚至死亡。如古柯鹼、安非他命、搖頭丸（MDMA）等。以施用新興毒品喵喵（4-甲基甲基卡西酮）為例，會產生類似甲基安非他命與搖頭丸的效果，但因作用時間短，故施用者會不斷追加劑量。1. 呼吸系統會有呼吸困難、鼻灼熱感、嚴重鼻出血等。

2. 心臟血管會有心悸、心律不整、潮紅、胸痛、心臟病發作、嚴重的血管收縮、血壓上升、多汗、四肢冰冷等。3. 精神症狀如引起幻覺、錯覺、妄想、焦慮、憂鬱、激動不安等。4. 神經系統問題有短期記憶喪失、記憶力不集中、瞳孔放大等。5.肌肉骨骼系統會有抽搐、痙攣、牙關緊閉、磨牙等症狀。

　　（三）中樞神經迷幻劑：濫用中樞神經迷幻劑會讓吸毒者產生脫離現實之感，與幻覺經驗，使用者會好辯（多話）、想笑、陶醉感、幻覺、脫離現實錯覺及、噁心、劇吐、無預測之行動等感受，嚴重者會有不安、焦慮、恐慌、精神分裂、自殘及自殺等暴行。施用過量，例如施用搖腳丸（麥角乙二胺、Lysergide、LSD，或稱一粒沙（ELISA）、加州陽光、白色閃光、Broomer、方糖等），會發生瞳孔擴散、欣快感、焦慮、頭痛、噁心、嘔吐、妄想、幻覺、恐慌、肌肉僵直及發抖，導致大腦與周邊循環血管攣縮、身體抽搐、昏迷、過量可造成精神病甚至死亡。又如持續使用大麻（草、麻仔、老鼠尾、飯），或者抽大麻煙（呼麻）會有吸食後會產生心跳加速、妄想、幻覺、口乾、眼睛發紅等現象，長期使用會造成記憶受損、學習及認知能力減退、體重增加、免疫力降低、不孕症及動機缺乏症候群，孕婦吸食會造成流產或死產。停止服用會產生戒斷症狀（易怒不安、食慾減退、失眠、出汗、震顫、噁心、嘔吐），發生思覺失調症（Schizophrenia）等症狀。而施用天使塵（PCP、Phencyclidine、苯環利定），會產生瞳孔擴散、步態不穩、眼球震顫、激動、失憶、妄想、焦慮不安及幻覺，過量可造成精神病甚至死亡。

五、俱樂部濫用藥分類

　　俱樂部濫用物質（Club Drugs）已有取代（甲基）安非他命毒品，成為E世代濫用違禁藥物趨勢。警方經常查獲在夜總會、酒吧、PUB、舞會場合中用來助興的包括：菸、酒、搖頭丸（Ecstasy、MDMA）、愷他命（Ketamine）、氟硝西泮（Flunitrazepam, Rohypnol, FM2）、GHB、GBL（在體內會轉變為GHB）、麥角二乙胺（LSD，俗稱搖腳丸，一粒沙（ELISA）、加州陽光、白色閃光、Broomer、方糖）等。俱樂部濫用物質較常見於青少年濫用，長期服用不僅會造成上癮，更會造成腦部神經損傷，產生記憶減退、妄想、幻覺及神精分裂症等現象，此外，還會伴隨出現暴力攻擊行為。許多青少年誤以為週末狂歡，偶一為之不會成癮，卻往往身陷其中，難以自拔。新一代俱樂部迷幻藥，通常為錠劑，多為化學合成，使用後可能會出現的副作用，如

聽覺及視覺扭曲、胃痛、脹氣、嘔吐、腹瀉、焦慮、肌肉緊張、睡眠障礙、短暫欣快感（Euphoria）、生理及心理刺激作用等。依據學者指出，新興毒品具有「群聚性」、「公開性」、「流通性」與「便宜性」等特性，致使青少年容易染上成癮（黃徵男，2001）。近年新興濫用物質非指特定而是變動組合的毒品概念。時下藥物濫用的現況特徵，包括新興毒品花招百出變換不同的形式、圖樣多樣化、名不符實、不純、不均、多重毒品之混合使用、吸食方式之多元化、合法處方藥物之混充等，時令社會大眾青少年朋友防不勝防。

第二節 新興濫用物質（毒品）類型

依據聯合國毒品與犯罪辦公室之Global Synthetic Drugs Assessment-Amphetamine–typestimulants（ATS）and New Psychoactive Substances（NPS）報告指出，新興影響精神物質（NPS）的濫用情況已遍及全球，國際麻醉品管制局發布報告指出，毒品暨犯罪問題辦公室新興影響精神物質預警諮詢系統針對新興影響精神物質的監測結果，2013年確認348項，目前有234項已列入國際藥物管制公約，而各種成癮物質在非法藥物市場流通的速度比以往更嚴重（UNODC, 2014），截至2015年10月達602種物質，近三年已成長了73%，至2019年8月更已經報告達971種，新興影響精神物質日益多元，非常驚人。聯合國估計過去十年，使用安非他命類新興合成毒品人口將會很快的超越古柯鹼與鴉片，由於各國司法查緝機關的合作及執行反毒的策略聯盟，以致毒品緝獲數量的大幅增加，特別是搖頭丸等安非他命類新興合成毒品，安非他命類與其相關的類似製品合成毒品的濫用如同處方藥一般，已經成為全球最大威脅。現今新興物質出現的卡西酮類藥物，如MDPV、Mephedrone、4-Methylethcathinone、Methylone、Pentylone、Ethylone、Fluoromethcathinone及Chloromethcathinone等已陸續強化防毒網絡新增列管於第二、三級毒品品項。依2018年查獲毒品數量按當期鑑定純質淨重毒品總計6,122.7公斤，再創2015年來緝獲量（法務部首年開始將查獲量改按當期鑑定純質淨重計算）之新高，顯示近十年查緝毒源上游供應不僅沒能杜絕，且是否意味著更加惡化？抑或是緝毒戰略始終有漏洞？值得深思。茲參考衛生福利部食品藥物管理署「藥物濫用防制宣導教材」記

載，歸納增補整理較常見新興濫用物質（毒品）類型[20]如下。

一、合成卡西酮類物質

　　「合成卡西酮類物質」近年在國際間盛行，在歐美曾引發一連串人咬人、啃食人臉案件，讓人有如「喪屍化」的常見新興毒品，美國一名毒蟲因吸食毒品「浴鹽」後心神錯亂，竟啃食路邊流浪漢的臉，如殭屍片真實上演[21]。「合成卡西酮類物質」屬於中樞神經興奮劑，具成癮性，毒性反應類似甲基安非他命及搖頭丸，服用後會讓心跳加速、血壓增高、體溫升高，不僅會有嘔吐、頭痛、抽搐等副作用，更可怕的是會出現攻擊、心悸、幻覺、妄想等行為，具成癮性，主要危害之處在於會使濫用者產生幻覺、攻擊性、甚至暴力及自殘行為，進一步還會導致精神疾病，如有血管脆弱或有心臟問題者吸食這類毒品，將會有腦出血、心臟病發作風險，長期使用會造成腎衰竭、骨骼肌分解。且因合成、吸食容易，恐被大量濫用。常見品項包括喵喵（Mephedrone）、Methylone、MDPV、Ethylone、浴鹽（Bath Salt，、MDPVs）等在內的「合成卡西酮類物質」，不僅危害健康，也衍生出違反社會秩序問題。

　　依據衛福部食品藥物管理署由臺灣檢警送驗的非尿液檢體統計資料顯示指出，自2011年至2015年之年檢出「合成卡西酮類物質」案件次數，由440、1,212、2,875、2萬7,562件次爆增到2016年3萬1,390件次，前後增加71倍，成長趨勢驚人，2014年更有8人因濫用致死，2017年更暴增至6萬3266件。目前臺灣已檢驗出的合成卡西酮類物質高達46種，其中以Mephedrone（俗稱喵喵）檢出最多，其次是Methylone（俗稱bk-MDMA）、MDPV、Ethylone等，其中又以「浴鹽」（Bath Salts）最令人關注（衛生福利部，2019）。依據精神醫療衛生福利部草屯療養院統計，近二、三年來，收治33位濫用藥物成癮者中有7成都接觸過混摻「浴鹽」、「喵喵」等，高達9成以上混合愷他命、類大麻、安非他命等多種成分混合6至12多種成分毒品的咖啡包、奶茶包，且包裝多樣，從法拉利液態瓶裝到心型巧克力都有（參見臺南市政府毒品危害防制中心製

---

[20] 衛生福利部食品藥物管理署，108年度藥物濫用防制指引。

[21] 按榮獲2016年加拿大利奧獎最佳女主角、最佳男配角提名獎的「藥命屍樂園」，劇中描述六名校園時期的好友，在酷暑假期相約到遺世獨立的美麗小島出遊，卻因有人攜帶了來路不明的神秘毒品，讓整趟旅程變調成一發不可收拾的血腥煉獄……。原以為能夠狂嗨翻天的毒品，事實上是一種新的生物實驗藥品，副作用是會讓人變得渴望人血和人肉，突變成飢餓致命的嗜血活屍，瞬間成為血肉橫飛的屍樂園。

作，表1-3-4），比起單成分的搖頭丸、安非他命等，毒性加成作用更大，發

表1-3-4　常見新興濫用物質／毒品與外觀包裝態樣

名稱	成分	外觀	舉例包裝外型	作用	副作用
K他命／K仔	鹽酸氯胺酮（Ketamine）	外觀成白色粉末，現多以摻入香菸，以捲菸的方式吸食		有漂浮及欣快感，產生幻覺以及輕微的解離感	長期使用會造成膀胱發炎、潰爛，只要少許尿量就會疼痛，有嚴重的頻尿和急尿症狀，長期使用K他命亦會導致腦部病變及認知功能障礙，特別是記憶力變差
喵喵／泡泡	Mephedrone	藍色藥丸、白色粉末，現多以毒品咖啡包或巧克力、跳跳糖等糖果的形式販售		欣快、興奮、一直想說話、外向	注意力變差、短期記憶力退化、幻覺、妄想、容易激動、焦慮、憂鬱
神仙水	GHB（液態快樂丸）	無色、無嗅、無味液體；白色粉末、藥片、膠囊		喜悅、酒醉、催情效果	讓人睡覺、昏迷、死亡、記憶錯亂、遭性侵
毒品咖啡包	MDMA（搖頭丸）、FM2、神仙水的粉末結晶、K他命、安非他命、喵喵等	以粉末的方式摻雜在咖啡包或奶茶內，以咖啡包或奶茶包的形式販售		飄飄然、興奮、幻覺	幻覺、心室心律不整、急性或慢性妄想型精神病、記憶力衰退、大腦不可逆的傷害

名稱	成分	外觀	舉例包裝外型	作用	副作用
浴鹽	MDPV	外形多以結晶狀呈現，與市售浴鹽類似		歡快、興奮	混亂、焦慮、頭痛、產生生動逼真的幻覺、強烈攻擊行為
搖頭丸	MDMA	口服，常以各種不同顏色、圖案之錠劑、膠囊或粉末出現。現多以摻入糖果、巧克力或咖啡包中		愉悅、多話、情緒及活動力亢進	食慾不振、心跳加快、體溫過高、急性高血壓、急性脫水或水中毒
6-methoxy Methylone	卡西酮（cathinone）	外形呈粉末狀，混摻在毒品咖啡包中		毒性和活性資料俱未清楚，僅能從物質結構驗出屬於合成卡西酮類，推測應為中樞神經興奮劑	呼吸急迫、血壓上升，甚至產生幻覺，嚴重危害健康
跳跳糖、科學麵	混合型毒品	把毒品包裝成零食餅乾，像是跳跳糖、科學麵、王子麵，跟真的相似度接近百分之百，口味都不發生變化，甚至香味都相似		可能由MDMA（搖頭丸）及K他命等毒品混製而成的，產生飄飄然、興奮、幻覺等	食慾不振、心跳加快、體溫過高、急性高血壓、急性脫水或水中毒，因參雜多種毒品混製而成，增加死亡率
小熊軟糖	MDMA	製作成糖果、軟糖狀		愉悅、多話、情緒及活動力亢進	食慾不振、心跳加快、體溫過高、急性高血壓、急性脫水或水中毒

名稱	成分	外觀	舉例包裝外型	作用	副作用
金剛	MDMA	外型呈粉末狀，像似梅子粉，新款迷姦藥丸（外型：糖果）		聞起來有甜味，可加飲料跟放入香煙施用沒有K他命的臭味，比K他命還便宜	食慾不振、心跳加快、體溫過高、急性高血壓、急性脫水或水中毒
毒郵票	25B-NBOMe	將郵票浸泡在毒品溶劑中，晾乾後可放入口中吞食		興奮、幻覺	似發瘋症狀；對聲音、形狀、顏色產生變形錯覺
烏羽玉	三甲氧苯乙胺（mescaline）	外形很像一般小仙人掌，多肉且針刺較一般仙人掌少，可攪拌成果汁飲用或直接食用		興奮、幻覺	感官失調、精神分裂
阿拉伯茶／巧茶（Qat）（恰特草）	卡西酮（cathinone）	外形似普通莧菜，可直接嚼食，曬乾後似茶葉，可磨成粉末，配合飲料沖服		思維清晰、精力充沛、提振精神，覺得世間上沒有辦不到的事情	沮喪、邏輯混亂、什麼也不想做、厭食，導致營養不良、降低人體免疫力、心血管疾病
Happy粉	PMMA、氯安酮	外形呈粉末狀，有如不同味道的砂糖，以加入清水、酒或汽水飲用		興奮、全身發熱、增強性慾	急性肝腎衰竭、休克、猝死

目前國內K他命及「毒水果包」、「毒咖啡包」的混合新興毒品快速竄起，「即溶咖啡包」、「果凍」、「餅乾」、「巧克力」、「跳跳糖」、「小熊軟糖」、「梅子粉」等各種新樣態呈現，讓民眾一不小心便誤用毒品，為了避免誤食而導致藥癮，呼籲大眾應小心陌生人或來路不明的食品，對於存有疑慮的食品也應時刻提高警覺心，避免誤食。

資料來源：臺南市政府毒品危害防制中心。

http://antidrug.moj.gov.tw/dl-183-b61c9b00-a8bc-4ddf-88af-5b82b0aaf6eb.html。

現最小使用者只有13歲至14歲。臨床發現不慎喝完或食用含有合成卡西酮類成分物質，情緒變得多疑、難控制、暴怒毆打同儕遭送醫。更嚴重的是，這類毒品多是地下工廠非法製成的新興濫用藥物，製造過程多無品質把關，且易混雜不同成分，個別劑量差異大，地下工廠製造的毒品，個別劑量差異70倍（如MDMA），即使只用一顆也超過致死劑量而致命（張茗喧，2016）。因此，切勿使用來路不明的咖啡包、奶茶包，毒販更不會管毒品的單一劑量是否超過「中毒劑量或致死劑量」，青少年應拒當非法毒品製造的「白老鼠」，堅定拒絕毒品。聯合國毒品與犯罪問題辦公室報告指出，各種成癮物質在非法藥物市場流通的速度比以往更嚴重（UNODC, 2014）。而「炸彈」（Benzo Fury）乃是最近歐美常見的非法派對毒品，常見成分MAPB（(2-Methylaminopropyl) Benzofuran），結構類似安非他命，是一種新型精神作用藥物，因未受管制，不肖業者在網站上公開販售，包裝為合法興奮劑（Legal highs）或稱「研究衍生藥、狡詐家藥物」（Designer Drugs），並註明「官方」、「化學研究物質」等字眼來降低民眾的戒心，提升購買慾。此藥物會造成食用者短暫亢奮、High、對旁人與音樂有好感，停用後則有失落、焦慮感；隨意服用會造成心悸、血壓與體溫上升、瞳孔放大。國外有青少年服用後死亡的案例，多死於心血管合併症。政府目前列管約僅有329種，其呈現的樣態非常多元的毒品，曾查獲混摻在糖包、咖啡包、花草茶包、液態飲料中，外包裝還標示熱量企圖魚目混珠，故在此提醒民眾參加派對時勿喝來路不明的飲料。目前中國大陸、英國都已列管，臺灣也將列為毒品管制（廖珮妤，2016）。

Mephedrone最常見的俗稱為喵喵（Meow Meow），因施用者常與愷他命併用，用來緩和Mephedrone藥效消失後所產生的副作用。而愷他命被稱為Ket，與Cat發音相同，因此把Mephedrone稱為Meow Meow（簡稱4-MMC）。卡西酮類，如Ethylone、CMC、BMC、3,4-亞甲基雙氧焦二異丁基酮（MDPV，俗稱浴鹽）、Mephedrone（4-甲基甲基卡西酮、4-MMC，俗稱喵喵）、4-Methylethcathinone、Methylone（3,4-亞甲基雙氧甲基卡西酮、bk-MDMA）、Pentylone、氟甲基卡西酮（Fluoromethcathinone, FMC）及氯甲基卡西酮（Chloromethcathinone）等卡西酮類化學合成物質，屬中樞神經興奮劑，施用後有欣快、興奮等作用，會產生類似甲基安非他命與搖頭丸的效果，但因作用時間短，故施用者會不斷追加劑量，且不具醫療用途。別名包括Miaow Miaow（喵喵）、Meow、MCAT、M-Cat等。從地方法院送驗之藥粒檢體中，檢出含Mephedrone成分之新興合成物質，俗稱「喵喵」，已在歐洲許多國

家發生多起死亡案例，特別提醒國人注意。類喵喵等物質2014年至2015年間呈下降趨勢Mephedrone之化學名爲4-Methylmethcathinone（4-MMC），施用後有欣快、興奮等作用，會產生類似甲基安非他命與搖頭丸的效果，但因作用時間短，故施用者會不斷追加劑量。根據研究報告指出，Mephedrone會造成嚴重的血管收縮、心臟病發作、心律不整、焦慮、幻覺、妄想、痙攣等副作用，說明如下：

（一）呼吸系統：嚴重鼻出血、鼻灼熱感、呼吸困難。

（二）心臟血管問題：心臟病發作、嚴重的血管收縮、血壓上升、心悸、心律不整、潮紅、胸痛、多汗、四肢冰冷。

（三）精神症狀：幻覺、妄想、錯覺、焦慮、憂鬱、激動不安、興奮。

（四）神經系統問題：短期記憶喪失、記憶力不集中、瞳孔放大。

（五）肌肉骨骼系統問題：痙攣或抽搐、牙關緊閉、磨牙。

英國（2010年4月列爲B級管制）、德國（2010年1月）、愛爾蘭（2010年6月）、紐西蘭、法國、丹麥（B級化學物質）、以色列（列爲管制化學物質）、瑞典（危險化學物質）等國家已將其列入毒品或化學物質加強管理；加拿大、美國、歐盟等亦將陸續納管。臺灣在2010年開始發現Mephedrone的蹤跡，並在5月造成1名17歲少女使用後暴斃的案例，列管爲第三級毒品及管制藥品。喵喵類似物質：含4-MEC、Methylone等相關類似結構的化學物質繁多，難能及時列入管制。

二、利他能（Ritalin）

利他能成分爲派醋甲酯（Methylphenidate），藥理學分類屬於中樞神經興奮劑的一種，爲安非他命（Amphetamine）類毒品的衍生物，可使腦內多巴胺（Dopamine）與正腎上腺素（Norephrine）更加活躍。利他能用於治療注意力不集中症候群，或稱注意力缺陷過動症（Attention Deficit Hyperactivity Disorder, ADHD，俗稱過動症）、發作性嗜睡症（Narcolepsy）的用藥，臨床可以用在治療過動兒症候群的孩童，或是患有無法控制睡慾問題的患者，使用並不能提高智能，坊間以訛傳訛竟誤傳其可提高成績。利他能口服效果迅速且良好，半衰期約爲1至3小時，其作用可維持4至6小時；利他能的副作用可能會有失眠、食慾不振、頭暈、噁心、嘔吐、視力模糊、心悸、心律不整、便秘、口渴等症狀，臺灣列爲第三級管制藥品及毒品加強管理，須在醫師處方下使用（經

由醫師詳細診斷後開立管制藥品專用處方箋,再由領受人憑身分證明簽名領受)。依法限供醫藥及科學上之需用,倘流為非法使用,即為「毒品危害防制條例」之第三級毒品,若有考生以為吃完此藥後可以提高注意力或智能,結果可能適得其反,「本來沒事變有事」,千萬別以身試法。家長可與專科醫師討論是否調整服藥劑量與時間來改善。此外,孩童長時間服用該藥品,家長或老師須隨時觀察有無異常運動現象,並告知醫師;另外還須注意不可任意停藥,倘任意停藥或改變服藥時間,可能會造成相關症狀復發;即使無特別現象或問題,亦建議最好每年接受一次小兒科或精神科的整體性檢查。實際治療上,利他能很少發生濫用的情況,因為利他能在治療過動症的療效上是使用低劑量的口服藥劑,成癮風險是在大量服用之下產生。

三、類大麻活性物質

國內新興濫用藥物以類大麻活性物質,包括JWH-018、JWH-073、JWH-250、JWH-122、JWH-019、JWH-203、JWH-022、HU-210、CP47,497、AM-2201、5F-AKB48、TMCP-2201(XLR-11)、UR-144等,為類大麻活性物質之迷幻劑,無醫療用途,惟為供科學上之需用,比照毒品列管等級列入管制藥品管理。因此,濫用者會出現焦慮、噁心、幻覺、妄想、心動過速、情緒加劇、短期失憶、記憶受損、無方向感、意識混亂、狂躁、中度興奮、腦部認知功能改變、逐漸喪失協調性與專注力或昏迷。其中含JWH-018成分之新興濫用物質,俗稱為K2或Spice,2010年3月,美國有線電視新聞網(CNN)報導指出「在年輕族群中,合成大麻濫用情形有上升之趨勢」。2015年檢出達4,554件,相較前一年1,035件,增加4.4倍。臺灣警察單位於2010年送驗之植物碎片中,檢出含JWH-018成分之新興濫用物質,吸食後會有類似大麻的迷幻作用。JWH-018為合成大麻,外觀狀似菸草,由一些乾燥植物組成,並混合多種化學物質。海巡署與警方在追查大麻案時,也發現時下不少年輕男女正在「哈」一種叫做K2的物質。根據國際調查結果指出,吸食K2者會出現嘔吐、妄想、精神恍惚、心跳加速等現象,情緒特別容易激動。令人更擔憂的是,K2含有大量未知藥效的不明化學物質,一經吸食或過量吸食,有可能導致中毒、死亡等危險後果。K2原本是拿來當作香薰售賣使用的,卻被拿來辦Party時的最新助興物質,並且已成為青少年濫用藥物的新寵兒。K2的主要成份為JWH-018與大麻獨特的天然化學物質四氫大麻酚(THC)效果相似,吸食方式亦跟大

麻相同，捲成煙卷形狀進行燃燒吸食，吸食少量即可令人產生如大麻般的迷幻效果，使人產生精神亢奮而得到快感，因此，迅速在藥癮者口耳相傳間散播開來；惟其毒性比大麻更強，持續使用會產生之成癮性與戒斷症狀。由於外貌與煙草、茶葉相似，如果想從外觀來查緝K2，很難有所斬獲。K2在美國俗稱「合成大麻」或「Spice」，會被濫用的主要原因之一在於K2有類似大麻的迷幻作用，尚無法律刑責的疑慮；相較之下，大麻早已被世界各國列為管制物質，嚴禁使用；因此，K2逐漸取代了大麻的地位，主要透過網路販賣至世界各國，濫用情形已日趨嚴重，因此，聯合國毒品暨犯罪辦公室發表聲明，呼籲各國需密切注意K2的濫用情形。自2008年起，美國、澳洲、紐西蘭、法國、德國、瑞士、英國、芬蘭、俄羅斯等國已陸續將K2列為管制物質，禁止使用，希望降低濫用情形，臺灣合成大麻K2類似大麻活性物質等五項（如CP47,497、JWH-018、JWH-073、JWH-250、HU-210）部分已於2011年列管為第三級毒品與管制藥品。至其他類似結構的化學物質則仍未及管制。研究指出，大麻為吸毒者初次濫用的藥物，被歸類為濫用物質之入門藥物或稱軟性毒品。美國國家藥物濫用研究院（National Institute on Drug Abuse, NIDA）的研究報告，長期使用大麻會導致成癮，大麻使用者中約有9%出現成癮現象，而從青少年時期就開始使用者，其成癮比例提高至17%，成年開始使用的2至4倍，每日吸食大麻者成癮比例更提升至25%至50%。大麻之戒斷現象，包含易怒、難以入睡、煩躁不安、渴望及焦慮等。青少年的腦部發展較易受到大麻活性成分四氫大麻酚（Tetrahydrocannabinol, THC）影響。青少年時期吸食大麻者，其神經纖維受損較嚴重，藉由影像分析結果發現，使用大麻者大腦前額區（Frontal）活動下降，海馬迴（Hippocampus）容量減少，這也解釋為何青少年時期使用大麻與智力商數（IQ）下降有關聯性。動物研究也指出，大麻會降低多巴胺系統於腦中的回饋機制，並導致腦部對其他濫用藥物成癮。長期使用大麻恐會增加焦慮、憂鬱情形發生，甚至可能導致精神疾病，尤其在使用量較高、較頻繁或是在年輕時就吸食大麻的使用者，其疾病惡化程度亦較嚴重。大麻之急性毒性及長期使用毒性皆會影響認知功能。大麻會導致吸食者之駕駛能力下降，發生車禍意外的風險會增加2倍，且當併用大麻及酒精時，發生車禍之風險更為提升。亦是最常被通報造成意外事故的非法藥物，研究指出吸食大麻者血中THC濃度，與駕駛能力具相關性，血中THC濃度達2-5ng/ml會降低駕駛能力（蕭景彥，2016）。吸食大麻與呼吸道發炎、增加呼吸道阻力及肺過度擴張相關，較常出現慢性支氣管炎症狀；大麻的使用亦可能增加心血管疾病風

險，包含心肌梗塞、中風及暫時性腦缺血等。

四、愷他命

　　愷他命（Ketamine）、K他命，香港或稱氯胺酮，屬於中樞神經抑制劑，醫療用為短效及牙科注射型麻醉劑，國外與液態快樂丸（GHB）及氟硝西泮（Flunitrazepam, FM2）併稱三大強姦藥物。粉末狀為主，使用方式以抽煙（俗稱抽K煙）或鼻直接吸入為主（俗稱拉K）。濫用產生「時間和空間的扭曲」、「幻覺」，及「輕微的解離」症狀，進而出現感官與現實完全脫離的危險情境，身心分離、靈魂出竅感、呼吸抑制影響感覺、協調及判斷力、增加車禍發生風險意外事故及死亡，習慣性濫用會發展成依賴狀態，產生成癮與精神症狀。濫用一至二年後會出現記憶力減退、視覺認知及空間概念的受損，產生幻覺、腎水腫、腎衰竭等徵狀，因為拉K造成發炎細胞增生導致膀胱壁變厚、膀胱容量縮小、纖維化，造成腎臟病變與衰竭（Miller WR., 1996）。拉K傷害鼻黏膜不斷流鼻水，造成感覺、協調及判斷力及產生噁心、嘔吐、複視、視覺模糊、影像扭曲、暫發性失憶及身體失去平衡等症狀；長期下來會產生心理依賴性及耐受性，造成強迫使用，且不易戒除。愷他命戒斷症狀包含焦慮、煩躁、睡眠障礙、顫抖、冒汗，及心悸。近年來有在英國，愷他命被列為C級的管制毒品，愷他命使用者從2006年至2007年85,000位增加至2008年至2009年的113,000位。比較2006年至2007年與2008年至2009年之愷他命盛行率，在16歲至24歲的族群中增加2倍（從0.9%至1.9%）；而2009年至2010年則持平為1.7%。以英國俱樂部次文化的族群做為研究對象時，2001年約有25%的人使用過愷他命，到2009年，使用過的比例增加至68%；而自2010年英國已將愷他命提升列管為B級的管制毒品。多數在「銳舞」、或夜店、舞廳、KTV等娛樂場所使用。在美國已於1999年8月12日將愷他命被列為三級管制藥品，在10至12年級的青少年中，盛行率約為1%-2%。歐盟各國之比利時以第二類影響精神物質列管（Substances Psychotropies），法國以第四類麻醉藥品（Stupefiants）列管，希臘以C級管制物質列管，義大利以第一級管制物質列管、盧森堡以T級管制物質列管，瑞典以第一級管制物質列管等。我國於2002年公告Ketamine列屬第三級毒品及管制藥品，並自2006年起，成為緝獲量第一名之毒品。在香港，自2005年開始，愷他命已成為21歲以下的族群最常使用的毒品。至2008年，21歲以下濫用毒品的族群中，有85%是愷他命使用者（衛生福利部，2019）。

五、笑氣N₂O（Nitrous Oxide）

　　學名爲一氧化二氮或氧化亞氮，俗稱笑氣、吹氣球；中樞神經抑制劑，醫療用爲吸入性全身麻醉鎭痛劑，爲處方藥；且有多種工業用途。在醫療使用上須與O_2併用，惟因本身效力無法達到深度的手術麻醉，一般僅用於手術前的麻醉誘導或牙科手術，若與其他麻醉藥併用，有加乘作用。濫用者將氣球放氣，以鼻吸入肺中，約15到30秒即可產生欣快感，並可持續2到3分鐘，同時可能會伴隨著臉潮紅、暈眩、頭臉的刺痛感、低血壓反射心跳加速、產生幻覺、失憶、憂鬱，甚至暈厥。氧化亞氮（N_2O）可與維生素B_{12}合成並代謝使有關的酵素失去活性，影響維生素B_{12}參與的正常生理功能。因氧化亞氮無色、無味，易使人於不知不覺中吸入過量，一旦吸入濃度大於80%或長期慢性使用約二到三個月，則會產生周邊神經病變，如手、腳麻痺、耳鳴、不能平衡無力走路、立體感喪失、衰弱、反射減弱、周邊神經病變、末梢神經病變、脊髓病變及亞急性脊髓合併退化等症狀，可能產生精神疾病；發生巨大型紅血球貧血症。另外，可能產生肺氣腫、氣胸等副作用。因醫療使用氧化亞氮，都會加入70%至80%的氧氣，時下青少年則未使用氧氣，若加上PUB內的酒精或併用其他藥物，更易有中毒危險，會造成嚴重身心傷害，得不償失。夜店氣球布置物，裡面更有可能充塡笑氣，青少年應自我保護若身體產生幻覺、暈眩狀況，就要儘速離開該場所。國際間並未將氧化亞氮列爲毒品或管制藥品管理，在臺灣濫用者則可依違反「社會秩序維護法」第66條，處三日以下拘留或新臺幣1萬8千元以下罰鍰。臺灣已將醫療用之氧化亞氮納入「醫用氣體」藥品管理。自2010年4月1日起，未經核准擅自製造或輸入醫用氣體藥品者（製造或輸入僞藥或禁藥者），依違反「藥事法」第82條第1項規定，處十年以下有期徒刑，得併科新臺幣1億元以下罰金；販賣未經核准醫用氣體者（明知爲僞藥或禁藥，而販賣、供應、調劑、運送、寄藏、牙保、轉讓或意圖販賣而陳列者），則依違反「藥事法」第83條第1項規定，處七年以下有期徒刑，得併科新臺幣5千萬元以下罰金。

六、新興濫用物質亞硝酸酯類（Nitrites）

　　Nitrites原用於治療心絞痛、氰化物中毒的輔助治療劑以及空間芳香劑，近年來非法使用於男同性戀中以增加性享樂（Sexual Pleasure）之用。烷基亞硝

酸酯類受濫用之最重要因素，乃與其具有平滑肌鬆弛劑之作用有關；烷基亞硝酸酯類釋出Nitric Oxide（NO）產生平滑肌鬆弛之作用，NO為強效之血管擴張劑。其中較常被濫用的有俗稱Poppers之Amyl Nitrite及俗稱Rush之Butyl Nitrite與Isobutyl Nitrite。揮發性亞硝酸酯類藥物吸入濫用，常見不良作用包括：頭暈、心悸、視力模糊、頭痛、嘔吐、鼻子灼傷、變性血紅素貧血症、低血壓、反射性心搏過速等。當皮膚接觸Butyl Nitrite而出現硬皮的傷口，顯示可能發生過敏反應，這些傷口大多出現在鼻子、嘴唇、陰囊及陰莖的周圍。且因揮發性亞硝酸酯類具有可燃性與爆炸性，故灼傷為其不可忽視之危險性。近年來其濫用之程度更逐漸增加，加上愛滋病疫情猖獗，男同性戀者使用揮發性亞硝酸酯類後性行為浮濫，會成為罹患愛滋病和Kaposi's Sarcoma（卡波西氏肉瘤）的高危險群。

七、有機溶劑（如強力膠）

青少年濫用有機溶劑（如強力膠Glue）之副作用，急性期常會心律不整而死亡，長期會有癡呆性腦病變、小腦退化、四肢麻痺、無力、視神經萎縮、腎小管傷害及酸中毒、慢性腎炎及腎結石、精子異常、肺功能異常、心肌無力及病變（林杰樑，2011）。

八、類似物質或「類緣物」（Analogue）

藥品類似物質、毒品的同類物、或稱類緣物，為藥品在合成過程中所產生「非天然」存在之副產物，其分子主結構與該藥品極類似。該副產物藥理作用皆可顯著影響人體生理功能，依據「藥事法」規定，皆應以藥品列管。另由於藥品「類緣物」其毒性、副作用極可能都大於所產生之醫療效能，而無法經法定藥物臨床試驗程序，予以驗證，核准上市。依據國內及美、日、香港、韓國、荷蘭、新加坡等國家所發表報告，世界各國衛生機構由各種違法之市售食品、成藥、中草藥、飲料及健康食品當中，相繼檢出違法添加Sildenafil（威而剛R）、Tadalafil（犀利士R）、Vardenafil（樂威壯R）或者其類緣物（如Acetildenafil等），各該之壯陽藥類緣物，由於未經法定藥物臨床試驗程序予以驗證，所以其藥性及毒性均屬未知，使用後對人體具高度之危險，因此，凡經檢出該成分之產品，皆屬違法。為保障民眾之健康，美國食品藥物管理局（FDA）於2006年7月11日發表公告警告消費大眾，藥品違法加入之類緣物，

藥效及副作用均不明瞭，極可能會危害使用者之健康。自2003年臺灣地方衛生單位抽驗宣稱壯陽、減肥產品，陸續發現有不肖之業者，違法在食品中摻加犀利士、威而剛、樂威壯等壯陽藥物之類緣物，或者是諾美婷等減肥藥物之類緣物，意圖規避偽藥刑責，且該等案例有逐年上升趨勢，如果讓「類緣物」可添加於食品，將會使不知情，或具有心臟病之民眾，因誤用或濫用，而發生藥物之不良交互作用，不但危害健康，甚至可能喪命，戕害國民身心健康。

　　毒品製造者或狡詐家藥物或設計型藥物／毒品（Designer Dugs），所謂的地下化學家（Clandestine Chemist），轉變藥物化學結構製造出新興檢驗的類緣物質種類繁多，故常以該毒品之名義被混充販賣，或攙雜其中，新興作用及化學結構類似安非他命類毒品，包括合成苯乙基胺系列的2C-B（臺灣稱六角、Bees、六角楓葉，美國稱Nexus為「終極」毒品，香港稱為番仔，惟其藥性比MDMA高10倍，外觀類似搖頭丸MDMA，呈現片劑。顏色有粉紅色、紫色、灰色、黃色等，形狀有圓形、三角形等，圖案有「88」、牛頭、笑臉、蝴蝶等，部分刻有「SSS」、「—」和「小帆船」等圖案）、2C-C、2C-I等；色胺類（Tryptamine）的5-MEO-DIPT、AMT、5-MEO-AMT，且與其他部分第二級毒品藥物化學結構與生理活性作用關係近似（藥物之Structure-Activity Relationship, SAR）。例如以5-MeO-DIPT為例，俗稱「火狐狸」，具有幻覺效果，為安非他命之衍生物，屬於迷幻劑之一種，副作用包括使瞳孔放大、噁心、下顎緊閉、肌肉緊張過度、高血壓及心跳過速等症狀，過量使用可能具急性心臟衰竭致命危險。美國、澳洲等國亦有許多濫用致死案例報導，濫用者體溫驟升，出血，多重器官衰竭而死亡，法醫驗屍發現多為濫用5-MeO-DIPT、PMA、PMMA與MDMA、Methamphetamine（甲基安非他命）等多重及不明毒品並用致死，相當危險。近年從合法興奮劑，或研究中的衍生藥品等新型態的出現，已經檢出之更多種類安非他命類設計型藥物的新興毒品。依據歐洲成癮藥物監測中心對狡詐家藥物或設計型藥物／毒品之定義：以化學前驅物為原料，於非法製毒工廠中製造，藉由設計稍微改變管制毒品（Controlled Drugs）之化學結構方式，傳統列舉式毒品品項的列管機制已難因應，並陸續造成濫用者高度傷害及危險性，被廣泛濫用的中樞神經興奮劑除了安非他命（大多含甲基安非他命成分）毒品最嚴重，以及搖頭丸（MDMA）、MDA之外，還有更多作用及化學結構類似安非他命的新興毒品，為安非他命衍生物，屬類似MDMA的單胺釋放劑，具有實質上的高毒性，可能如MDMA無限制地釋放血清素及多巴胺，係非醫藥用途之有毒化學合成物質，類安非他

命物質其毒品樣態，包括MDPBP、PMA、PMA、Methedrone類喵喵物質：包括4-MEC、Methylone等、對-甲氧基甲基安非他命（Para-Methoxymethamphet-amine, PMMA）、對-甲氧基乙基安非他命（4-Methoxy-N-ethylamphetamine, PMEA）、五星形圖案藍色錠劑的氯甲基安非他命（Chloromethamphet-amine）、對-氯甲基安非他命（Para-Chloromethamphetamine, PCA）及黃色圓形錠的氟甲基安非他命、對-氟甲基安非他命（Para-Fluooromethamphetamine, PFMA）等，由於合成途徑多元，容易規避法律制裁，故值得特別關注。況且，2015年國際麻醉品管制局（INCB）發布之報告早指出，毒品暨犯罪問題辦公室新興影響精神物質預警諮詢系統監測結果，截至2015年10月，已經確認了602種物質。有鑑於5-MeO-DIPT等類似結構物質在國外常被當做俱樂部藥物，因其潛藏之致命危險性，德國、美國與新加坡等國家分別於1999年、2003年及2006年將5-MeO-DIPT列為第一級管制物質；希臘、丹麥、瑞典及日本亦陸續將其列為管制物質。由於5-MeO-DIPT無醫療用途，且具高度幻覺作用，臺灣已有濫用藥物者使用5-MeO-DIPT之案件，已分別於2010年11月30日、2011年1月14日公告列入第四級毒品與第四級管制藥品管理。由於其會影響人類身體結構及生理機能，亦屬「藥事法」規範。一旦發現尚未列入毒品管制而未經核准擅自製造或輸入偽藥或禁藥者，仍得以「藥事法」第82條第1項，處十年以下有期徒刑，得併科新臺幣1億元以下罰金；或依同法第83條第1項明知為偽藥或禁藥，而販賣、供應、調劑、運送、寄藏、牙保、轉讓或意圖販賣而陳列者，處七年以下有期徒刑，得併科新臺幣5千萬元以下罰金。整理安非他命類似物質毒品危害，如表1-3-5。

表1-3-5　安非他命類似物質濫用的毒害比較

濫用物質	俗名	分類	醫療用途	濫用的危害
安非他命 Amphetamine 甲基安非他命 Methamphetamine	安公子、安仔、冰糖、冰塊、鹽、Speed	中樞神經興奮劑	無	心跳加速、心悸、心律不整、血壓上升、高血壓、腦溢血、失眠、焦慮、暴躁易怒、情緒不穩、記憶減退、妄想、視幻覺、聽幻覺、瞻望、具攻擊性、自殺及殺人傾向、精神分類

濫用物質	俗名	分類	醫療用途	濫用的危害
				症、神經系統傷害等。過量時會造成昏迷、體溫過高、橫紋肌溶解及急性腎衰竭、甚至導致死亡。
MDMA 3,4-Methylenedi-oxymeth-amphetamine	搖頭丸、快樂丸、狂喜、忘我、綠蝴蝶、Ecstasy、亞當、衣服、上面	中樞神經興奮劑	無	噁心、嘔吐、上下顎緊閉、磨牙、發汗、運動失調、體溫過高、抽搐痙攣、心跳加速、心悸、血壓上升、暈眩、失眠、焦慮、情緒不穩、記憶減退、妄想、幻覺及精神分裂症等。另亦會造成神經系統傷害、肝炎、肝臟壞死、多發性凝血障礙、高血壓、橫紋肌溶解及急性腎衰竭，甚至導致死亡。
MDA 3,4-Methylenedioxyamp-hetamine	Harmony、Love、Love Drug、Speed for Lovers	中樞神經興奮劑	無	記憶減退、憂鬱、衝動、焦躁不安、注意力無法集中、學習障礙等作用出現。
MDEA 3,4-Methylenedioxyethyl-amphetamine	Eve、夏娃	中樞神經興奮劑	無	體溫升高、脫水、精神錯亂、注意力不集中、學習力明顯下降，一次服用高劑量，會引發焦慮。
5-MeO-DMT 5-Methoxy-N, N-dimethyltryptamine	5-MeO	中樞神經興奮劑	無	噁心、嘔吐、腹瀉、肌肉緊張收縮、全身抽搐、高血壓、發高燒或失眠的症狀、欣快感、幻覺，使用者常會有突發性的喪失意識，導致高危險的Sexual Activity或意外傷害，時有致命的危險。

濫用物質	俗名	分類	醫療用途	濫用的危害
5-MeO-Dipt N,N-Diisopropyl-5-methoxy tryptamine	Foxy、Foxy Methoxy	中樞神經興奮劑	無	欣快感、生理及心理刺激作用、聽覺及視覺扭曲、胃痛、脹氣、嘔吐、腹瀉、焦慮、肌肉緊張、睡眠障礙及幻覺等。
PMA Para-Methoxyamphetamine	Death、Chicken Yellow、Chicken Powder	中樞神經興奮劑	無	體溫上升、心跳速率加快，產生異常亢奮、脫水、心律不整、血壓上升、抽搐痙攣、呼吸困難、噁心、嘔吐、幻覺及瞳孔擴大等現象，易造成中風或腦內出血，嚴重則會導致昏迷及死亡。中毒可能會出現低血糖症，且併發高鉀血症。
PMMA 對-甲氧基甲基安非他命 Para-Methoxymeth-amphetamine	Killer、Red Mitsubishi	中樞神經興奮劑	無	高血壓、心搏過速、體溫升高、併用其他安非他命類藥物會出現出血及多重器官衰竭而死亡。
2C-B 4-Bromo-2, 5-dimethoxyphenethylamine 2,5-二甲氧基-4-溴苯乙胺	美國稱為Nexus、香港稱為番仔、臺灣稱六角、六角楓葉、Bees	屬合成Phenethylamine類迷幻劑	無	噁心、嘔吐、腹瀉、腹絞痛、脹氣、心跳增加、高血壓、體溫上升、憂慮、恐懼、瞳孔擴張、視覺變化、精神刺激作用及具有類似LSD的幻覺作用。
2C-I 2,5-Dimethoxy-4-iodophenethylamine	2C-I Eyes、Ice、Twice、Hyperglitter	屬合成Phenethylamine類迷幻劑	無	類似2C-B的作用。噁心、嘔吐、腹瀉、腹絞痛、脹氣、心跳增加、高血壓、體溫上升、憂慮、恐懼、瞳孔擴張、視覺變化、精神刺激作用及具有類似LSD的幻覺作用。

濫用物質	俗名	分類	醫療用途	濫用的危害
2C-C 4-Chloro-2,5-dimethoxy phenethylamine	2C-C	屬合成Phenethy-lamine類迷幻劑	無	類似2C-B的作用。噁心、嘔吐、腹瀉、腹絞痛、脹氣、心跳增加、高血壓、體溫上升、憂慮、恐懼、瞳孔擴張、視覺變化、精神刺激作用及具有類似LSD的幻覺作用。

資料來源：參考衛生福利部食品藥物管理署，本研究自行整理。

第三節　主要常見毒品的毒害症狀

　　俱樂部濫用物質（Club Drugs），如搖頭丸（Ecstasy, MDMA）、（甲基）安非他命、Ketamine、氟硝西泮（Flunitrazepam、Rohypnol、FM2）、GHB、GBL（在體內會轉變爲GHB）、與麥角二乙胺（LSD）俗稱搖腳丸或一粒沙等。多爲化學合成，使用後可能會出現的副作用，如聽覺及視覺扭曲、胃痛、脹氣、嘔吐、腹瀉、焦慮、肌肉緊張、睡眠障礙、短暫欣快感、生理及心理刺激作用等。

　　時下流行濫用藥物的特徵，包括新興毒品形式圖樣多樣化、名不符實、不純、不均、多重毒品之混合使用、吸食方式之多元化、合法處方藥物之混充等；依據行政院衛生署的檢驗，混攙的毒品種類甚至含有高達10種以上成分。所衍生的健康危害，包括基因毒性：如突變性、DNA斷裂、染色體異常等；致癌性：食道癌、尿道癌（鴉片類毒品），肺癌、氣管上皮細胞癌（古柯鹼），增加口腔癌、咽喉癌、肺癌比率（大麻）。對於女性所造成的胚胎毒性作用，如胎兒流產、早產、死產、胎兒生長遲緩、體重過輕、致畸胎等影響；另包括強力膠等有機溶劑之上述危害，亦不例外；具體來說，對於藥物濫用對於健康的危害，可謂是長久而且深遠。近來的研究已再次提出實證，雖然大麻曾被視爲傷害較低的毒品，但也引起許多的健康危害，即使單獨使用大麻，仍可能會引發恐慌症、妄想症、精神疾病症狀以及其他急性副作用疾症。由於大

麻多以捲菸方式吸食使用，因而提高使用者得到肺癌及其他呼吸性疾病的危險性。

　　藥物濫用者通常具有一定的身心層面行為表徵，不論是否為成年人均有以下的現象，藥物濫用者常有迷思行為的舉止，有明顯的生、心理生活變化，情緒漸趨不穩定，因藥物的作用在校表現、精神漸受影響，易出現喪失自控的家庭衝突徵兆，分述如下：

　　一、**情緒方面**：多話、躁動不安、沮喪、好辯。

　　二、**身體方面**：思睡、食慾不振、目光呆滯、結膜紅腫、步履不穩、靜脈炎。

　　三、**感觀表達方面**：視幻、聽幻、無方向感。

　　四、**社會適應方面**：多疑、誇大、好鬥、無理性行為、缺乏動機。

　　五、**以影響中樞神經的迷幻作用**：以毒品為例，如大麻、LSD、PCP等，長期濫用將造成中樞神經異常變化，諸如不安、欣快、麻醉、幻覺、情緒失控、振顫及運動失調，自主神經的改變，戒斷時期產生如頻脈、發汗、下痢、嘔吐；幻覺、情緒失控，甚至可能造成（一）精神傷害；（二）神經退化（如癲癇、失智、巴金森症、中風、腦炎等）；（三）疾病感染；（四）心臟病（如心律不整、心臟衰竭、血管硬化等）；（五）腎臟病；（六）內分泌疾病；（七）肺、肝、胰、血液、免疫等疾病；（八）外傷；（九）物質依賴、成癮疾病；（十）其他（如健康每況愈下、精神異常、課業退步、經濟崩潰、被壞人操控、自卑、恐懼等）。

一、臺灣主要毒品之危害行為表徵

　　依據臺灣毒物權威林杰樑醫師（2011）對於主要毒品危害之歸納[22]：

（一）海洛因（4號）、嗎啡

1. 中樞腦神經：血管瘤、中風、昏迷、抽搐。
2. 肺：肺水腫、缺氧，急性呼吸衰竭、吸入性肺炎、肺血管栓塞。
3. 骨骼：骨髓炎、敗血性關節炎。
4. 心臟血管：心內膜炎、心律不整、感染性血管瘤。
5. 腎臟：慢性腎炎、尿毒症。
6. 感染肝炎及愛滋病。

---

[22] 林杰樑，臺灣毒品藥物濫用越趨嚴重，綠十字健康網。

（二）安非他命、搖頭丸及快克

1. 一般作用：流汗、心悸、高血壓、躁動、意識混亂、幻覺、幻聽。較易出現暴力、攻擊性行爲。

2. 心臟血管性：心律不整、血管炎、心肌梗塞。

3. 中樞腦神經：中風、急性精神病發作、昏迷、抽搐、幻覺（搖頭丸）。

4. 肺部：肺部纖維化。

5. 腎：肌肉溶解產生急性腎衰竭及慢性尿毒症。

6. 慢性精神病。

（三）大麻類

慢性肺部阻塞性疾病，致癌率較香煙爲高、免疫力降低、男性精子減少、男性女乳症、胎兒畸形、無動機症候群（林杰樑，2011）。

（四）強力膠及有機溶劑

急性期常會心律不整而死亡，長期會有癡呆性腦病變、小腦退化、四肢麻痺、無力、視神經萎縮、腎小管傷害及酸中毒、慢性腎炎及腎結石、精子異常、肺功能異常、心肌無力及病變。

（五）愷他命（Ketamine）

噁心、嘔吐、呼吸困難、說話困難[23]、精神狂亂、健忘、喪失環境知覺、意識模糊、複視、影像扭曲、激動、焦慮，造成火災、墜樓危險或交通事故、意外傷害（Dillon P, Copeland J, & Jansen K., 2003）；解離性幻覺，產生靈魂出竅，或接近死亡[24]，長期使用不僅會上癮，產生意識解離的幻覺，更會誘發精神分裂症狀[25]（EMCDDA, 2001）。

---

[23] Drug and Alcohol Dependence 69: 23-28, 2003.

[24] Eastern Horizon magazine, No. 15, September 2003.

[25] European Monitoring Centre For Drugs And Drug Addiction: Substances and classifications, 26 July 2002. European Monitoring Centre For Drugs And Drug Addiction: Rising European Concern Over Misuse Of Two Synthetic Drugs, 15 March 2001.

二、主要毒品危害之行爲表徵

　　施用毒品者的年齡逐漸年輕化，毒品滲透各種管道流進校園，已使藥物濫用問題日益嚴重。施用者多以軟性藥物之入門藥，可能進而使用硬性毒品，衍生社會治安問題。時下流行濫用藥物的特徵，包括新興毒品形式圖樣多樣化、名不符實、不純、不均、多重毒品之混合使用、吸食方式之多元化、合法處方藥物之混充等；依據臺灣的檢驗指出，混攪的毒品種類甚至含有高達10種以上成分。所衍生的健康危害，包括基因毒性：如突變性、DNA斷裂、染色體異常等；致癌性：食道癌、尿道癌（鴉片類毒品），肺癌、氣管上皮細胞癌（古柯鹼），增加口腔癌、咽喉癌、肺癌比率（大麻）。對於女性所造成的胚胎毒性作用，如胎兒流產、早產、死產、胎兒生長遲緩、體重過輕、致畸胎等影響；另包括強力膠等有機溶劑之上述危害，亦不例外；具體來說，對於藥物濫用對於健康的危害，可謂是長久而且深遠。近來的研究已再次提出實證，雖然大麻曾被視爲傷害較低的毒品，但也引起許多的健康危害，即使單獨使用大麻，仍可能會引發恐慌症、妄想症、精神疾病症狀以及其他急性副作用疾症。由於大麻多以捲菸方式吸食使用，因而提高使用者得到肺癌及其他呼吸性疾病的危險性。因此，藥物濫用問題已經成爲各國關注而不能不正視的問題，全球化的藥物濫用的毒害蔓延，已經成爲當前人類社會的嚴重問題，世界各國莫不致力於防堵，以遏止其危害。因毒品作用危害影響之行爲表現精神異常，且易出現喪失自控的家庭衝突徵兆，分述如下：

　　（一）生理方面：嗜睡、食慾不振、目光呆滯、結膜紅腫、步履不穩、靜脈炎。甚至產生戒斷症狀之行爲表徵，亦即爲當吸毒者一再重複使用一種或多種藥物，漸漸形成生理依藥性。一旦藥物投與終止或減少時，所產生之非常焦躁、極度不安之身體症狀，且會發生強烈需要服用藥物之慾望。

　　（二）心理方面：多話、好辯、躁動不安、沮喪、聽視幻、無方向感。

　　（三）社會方面：多疑、誇大、好鬥、無理性行爲、缺乏動機。

　　（四）整體影響：健康每況愈下、精神異常、課業退步、經濟崩潰、被壞人操控、自卑、恐懼等，產生幻覺、情緒失控、震顫、運動失調，自主神經的改變。常見於吸食毒品前後的面容樣貌變化（表1-3-6），嘴臉歪斜、雙眼無神，甚至迅速蒼老、憔悴，且臉上會長滿毒瘡。戒斷時期產生嚴重危害生命傷害，造成精神傷害、神經退化（如癲癇、失智、巴金森症、中風、腦炎等）、心臟病（如心律不整、心臟衰竭、血管硬化等）、腎臟疾病、內分泌疾病、

表1-3-6　吸食毒品前後的面容樣貌改變化

吸毒前臉部樣貌	吸毒後臉部樣貌	說明
		一個健康人吸食安非他命毒品後，逐年變成嘴臉歪斜、雙眼無神，甚至迅速蒼老、憔悴，且臉上會長滿毒瘡。 圖片來源：http://attach.azureedge.net/newsimages/2016/01/28/436765-XXL.jpg。
		吸食毒品後，迅速蒼老、憔悴、雙眼無神，皮膚潰爛、毒瘡、疤痕。 圖片來源：https://static.juksy.com/files/articles/40670/567a9adcb39cd.jpg。
		吸食毒品後，導致皮膚潰爛、毒瘡、疤痕。 圖片來源：http://metro.co.uk/2012/12/07/miscellaneous-3303690/ad_194540728-jpg/。
		吸食毒品後，導致皮膚潰爛、毒瘡、疤痕。 圖片來源：https://static.juksy.com/files/articles/40670/567a9adca6198.jpg。
		吸食毒品後，導致皮膚潰爛、毒瘡、疤痕，牙齒脫落、法瑯質受損，後期樣貌憔悴，讓人不忍目睹。 圖片來源：http://attach.azureedge.net/newsimages/2016/01/28/436762-XXL.jpg。

資料來源：自行整理。1. 三立新聞網（2016年）。圖／臉歪嘴斜！吸毒前後對比圖　驚悚程度不輸恐怖電影，http://www.setn.com/News.aspx?NewsID=121350。2. Claire（2014年）。毒品到底多可怕？14張吸毒前後對比圖　保證讓你震撼不已，https://www.juksy.com/archives/40670。

肺、肝、胰、血液、免疫等疾病、外傷、成癮疾病、震顫與運動失調，自主神經的改變等。

在瞭解藥物濫用的毒害之後，必須更深入探討如何發現新興濫用物質，因為未知的毒源尚未列入法定管制程序，故稱為不法偽藥、禁藥，尚未成為列管毒品，幾乎也未將該物質列入檢驗室廣篩檢測範圍，進而亦無法比對國際毒、藥理文獻。事實上，也可能因為還沒有辦法建立實驗室標準化作業程序，又缺乏標準品，沒法提供可辦認識別毒品的圖譜用以比對確認，甚至是面對新興的濫用物質或毒品還沒有發展出適當的檢驗工具得以應用，都是實驗室毒品檢測常見的難題所在。然而，藥物濫用劑量與致死劑量會因為藥物濫用者對於該藥物的耐受性、個人體質、使用頻率與接觸時間等長短而有高達數十倍之差異。新興多種毒品常會摻雜不明成分混合濫用，更將使毒品致死劑量形成不規則變化，造成無法掌握的致命危害。青少年新興藥物的濫用的毒、藥理資料庫與國際監測資訊，就顯得更加重要。整理常見濫用藥物品項、劑量及致死劑量，如表1-3-7。

表1-3-7　常見毒品濫用危害的致死劑量

品項	分級	危險劑量（Common Doses）	致死劑量（Lethal Doses）
古柯鹼（Cocaine）	1	100毫克	1.2公克以上可能致死
海洛因（Heroin）	1	10毫克	200毫克以上可能致死
嗎啡（Morphine）	1	5毫克-3,000公克／每天	200毫克以上可能致死
安非他命（Amphetamine）	2	40毫克-2公克	200毫克以上可能致死
甲基安非他命（Methamphetamine）	2	0.14-2公克	200毫克-1公克可能致死
搖頭丸（MDMA）	2	100-150毫克	300毫克以上可能致死
氟硝西泮（Flunitrazepam）	3	0.5-2毫克	28毫克以上可能致死
愷他命（Ketamine）	3	靜脈注射：1-4.5毫克／每公斤 肌肉注射：6.5-13毫克／每公斤	900-1,000毫克可能致死
二氮平、安定（Diazepam）	4	5-40毫克	0.7-3.4克可能致死

註：藥物濫用劑量與致死劑量會因為藥物濫用者對於該藥物的耐受性、個人體質、使用頻率與接觸時間等長短而有高達數10倍之差異。新興多種毒品常會摻雜不明成分混合濫用，將使毒品致死劑量形成不規則變化，造成無法掌握的致命危害。
資料來源：自行整理。參考衛生福利部食品藥物管理署。

第四節 結 語

毒品的危害「物」根源，雖得以源頭、分級管制，以控制危害風險，惟毒源本質的發生，仍在於「人為」的不操控所致。英國心理學家Eysenck研究[26]指出，討論犯罪的問題，不能僅止於瞭解遺傳或社會環境因素而已；犯罪行為是透過環境條件（Environmental Conditions）與神經系統（Nervous System）交互作用形成。因此，有必要瞭解個人神經系統組成與社會化過程，認為人格神經學的基礎（Neurological Underpinnings of Personality）才是反社會行為與犯罪行為最主要的決定因素。

世界衛生組織（WHO）與聯合國毒品暨犯罪辦公室（UNODC）共同出版的《藥物依賴治療原則》（Principles of Drug Dependence Treatment）一書指出，藥物依賴是一種多重因素的健康失調（Disorder），易復發及需寬恕的慢性疾病。UNODC主任Antonio Maria Costa指出：「人們使用藥物是醫療上需要，而不應以刑事懲罰對待。（People who take drugs need medical help, not criminal retribution.）」亦提到，控制非法黑市，已使暴力問題與腐敗現象減少；並提出警告：「以毒品合法化，解除毒害威脅，將是一個歷史性的錯誤。」非法毒品危害健康，因而毒品仍然必須管控。亦同時呼籲，社會不應在保護公眾健康或公共安全上選擇，而且應兩者兼顧。（Societies should not have to choose between protecting public health or public security: they can, and should do both.）國家應該投入更多的資源用於藥物濫用預防與治療，以及提出更有力的打擊與毒品相關的犯罪措施。（He therefore called for more resources for drug prevention and treatment, and stronger measures to fight drug-related crime.）毒品成癮後戒毒不易，復發再犯率高，須長期、大量投入醫療資源，且須司法保護及觀護、醫療體系等共同努力，建構支持性社會環境，建立出監所後之強制減害追蹤與戒除治療輔導機制；為減少國家的整體傷害，解決防治藥物濫用犯罪再循環的社會問題，「減害」為世界各國政府亟須面對之毒品犯罪「公共安全」與成癮戒治「公共衛生」政策兩難議題，欲阻斷藥物濫用的危險因素，除了必須阻斷毒品本身的供給面因素以外，尚且包括施用者個體的需求問題及整體防治政策、法令與支持性環境的配套建構，始能克竟其功；因而，欲解決藥物濫用問題

---

[26] Eysenck, H. J. (1967). The biological basis of personality. Springfield, IL: Charles C.Thomas. Eysenck, H. J. (1977). Crime and personality (3rd ed.). London: Paladin.

則須由三方面要素著手，猶如阻絕傳染病發生機轉的三角模式一般，即病源（毒品）、宿主（施用者）與環境（配套措施）缺一不可（圖1-3-1）。

　　整體而言，期待瞭解掌握藥物濫用的危害，首重對於社會大眾與青少年對於毒害的認知；意欲掌握毒品危害程度與影響，首重如何發現新興濫用物質的規劃。正因所發現的新興濫用（非法）物質尚未及時列入毒品品項管制，均可稱爲不法僞藥、禁藥，幾乎也未列入毒品檢測範圍，一旦決策管制緩慢、會議延宕、猶豫不決、出現尚未成構成列管爲毒品者，就形成法律的空窗期，如果沒有彈性的列管機制，將會成爲緝毒「零容忍」的致命傷；實務上幾乎必須仰賴食驗室的廣篩檢測機制，進而比對國際毒、藥理文獻，又或因爲缺乏或沒有該物質的實驗室檢測標準化程序、無標準品、無圖譜可茲比對確認、甚至或無適當檢驗工具得以應用，均成爲常見的毒品辨識實驗室難題所在。因而，立法專責建立國際新興的濫用流行與監測資訊與毒、藥理資料庫，應成爲國內各部門（毒品）犯罪防制中心的首要專業核心工作。在流行病學上，特別是具有地緣關係的國家或區域合作，自然也成爲克服新興濫用物質（毒品）監測資訊、解決毒品未列管前空窗期的不二法門；建立系統性的毒害知識管理平台，分享資訊，則爲各國共有的資訊特色；惟政府部門是否會定期將資訊及資料庫上網公開，透明化決策資訊，則端視各國資訊公開的立法進步程度、開放公民參與的法制化程度而異。通常新興濫用物質經監測後的盛行率統計數據，即爲各國政府部門實證所需事前編列政府預算，有效配置防制資源的科學化依據，以建立後續的司法管制、防制教育與治療服務的目標與因應措施，各國皆然；其間政策推動的成功與差異，乃在於資源配置的適當性、專責防制組織效能的健全性、司法管制作業的效率性，以及整體防制工作的配合與協調性而異，始能發揮事半功倍的綜效。藥物濫用問題已日趨嚴重深入校園，而且是社會關切之重大議題之一，濫用的問題越嚴重，不僅危害國民身心健康，更會造成重大的社

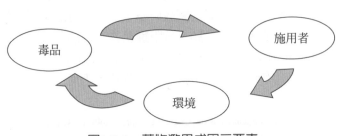

圖1-3-1　藥物濫用成因三要素

會、經濟成本損失問題。因而，我國反毒長年分工運作的結果，政出多門，且各部會間彼此的管制、法制、認知歧異，衝突亦越來越大，建議宜統合專責部門從事防制工作，始能有效集中組織運作資源，深入斷絕供應，拔根斷源，統整毒品防制體系；當前根本執行的防制重點關鍵仍在於加強全民防毒責任觀念，建置預警通報與監測資訊、擴大預防教育與治療資源的投入，宜儘速修法，解除對於施用毒品犯採司法監禁隔離的傳統思維，進行社會溝通，研議規劃毒品施用高再犯保安處分配套機制，以毒品危害防制中心擴大整合觀護、更生、司法保護相關人力與資源，強化病人的社區治療與處遇，始為與國際接軌、積極導入受刑人的社會復歸、提升治療人權的正確作法。

參考書目

一、中文部分

2001-2002年全國藥品年鑑——常用藥品治療手冊。

Claire（2014），毒品到底多可怕？14張吸毒前後對比圖 保證讓你震撼不已，https://www.juksy.com/archives/40670。

三立新聞網（2016），圖／臉歪嘴斜！吸毒前後對比圖 驚悚程度不輸恐怖電影，http://www.setn.com/News.aspx?NewsID=121350。

行政院衛生署食品藥物管理局，藥物濫用防制宣導教材，11版，2010年8月。

林杰樑，臺灣毒品藥物濫用越趨嚴重，綠十字健康網，2016年11月30日。

張茗暄（2016），殭屍浴鹽遭濫用五年暴增71倍。中央通訊社，2016年6月15日。

郭立芬（2016），以處方行爲監視系統分析2013年美國8州之管制藥物處方型態。管制藥品簡訊，67期。

黃徵男（2001），毒品犯之現況分析、矯治模式與處遇對策。矯正月刊，108期。

廖珮妤（2016年1月6日）。小心派對藥物！新興毒品「炸彈」攻臺。中時電子報。http://www.chinatimes.com/newspapers/20160106000420-260106。2019年8月5日。

趙軒翎（2014），HOW「毒」YOU「毒」？科學月刊，7月號535期——鑑識科學。

衛生福利部（2005），海洛因濫用者基因毒性之追蹤研究。

衛生福利部（2013），愷他命濫用之臨床評估與處置建議手冊。臺北：衛生福利部食品藥物管理署。

衛生福利部（2019a），藥物濫用防制宣導教材。臺北：衛生福利部食品藥物管理署。

衛生福利部（2019b），藥物濫用案件通報暨檢驗分析資料年報。臺北：衛生福利部食品藥物管理署。

蕭景彥（2016），大麻不良反應探討。管制藥品簡訊，67期。

二、外文部分

A.C.Moffat, J.V.Jackson, M.S.Moss, B.Widdop (1986). Clarke's Analysis of Drugs and Poisons (3rd ed.).

ASAM (2001). Definitions Related to the Use of Opioids for the Treatment of Pain: Consensus Statement of the American Academy of Pain Medicine, the American Pain Society, and the American Society of Addiction Medicine, https://www.fda.gov/ohrms/dockets/dockets/01n0256/c000288.pdf.

Becker PM. (2005). Pharmacologic and Nonpharmacologic Treatments of Insomnia. *Neurologic Clinics*, 23(4), pp. 1149-63.

Buffum JC, & Shulgin AT. (2001). Overdose of 2.3 Grams of Intravenous Methamphetamine: Case, Analysis and Patient Perspective. *Journal of Psychoactive Drugs*, 33(4), pp. 409-12.

Dillon P., Copeland J., Jansen K. (2003). Patterns of Use and Harms Associated with Non-Medical Ketamine Use. *Drug and Alcohol Dependence*, 69, pp. 23-28.

Eastern Horizon magazine, (15), September 2003.

EMCDDA (2001). European Monitoring Centre For Drugs And Drug Addiction: Rising European Concern Over Misuse Of Two Synthetic Drugs, 15 March 2001.

EMCDDA (2002). European Monitoring Centre For Drugs And Drug Addiction: Substances and Classifications, 26 July 2002.

Eysenck, H. J. (1967). The Biological Basis of Personality. Springfield, IL: Charles C.Thomas.

Eysenck, H. J. (1977). Crime and Personality (3rd ed.). London: Paladin.

Holm KJ. & Goa KL. (2000). Zolpidem: An Update of its Pharmacology, Therapeutic Efficacy and Tolerability in the Treatment of Insomnia. *Drugs*, 59(4), pp. 865-89.

INCB (2008), 2007 Avenue Report, 2009.3.29.

INCB (2011). LIST OF NARCOTIC DRUGS UNDER INTERNATIONAL CONTROL, INTERNATIONAL NARCOTICS CONTROL BOARD, https://www.incb.org/documents/Narcotic-Drugs/Yellow_List/NAR_2011_YellowList_50edition_EN.pdf, 2019.8.6.

INCB (2015). List of Chemicals Frequently Used in the Illicit Manufacture of Narcotic Drugs and Psychotropic Substances under International Control (14th ed.), http://www.incb.org/incb/en/precursors/Red_Forms/red-list.html.

INCB (2015). List of Psychotropic Substances under International Control In accordance with the Convention on Psychotropic Substances of 1971 (26th ed.), https://www.incb.org/incb/en/psychotropic-substances/green-lists.html.

Miller WR. (1996). Motivational Interviewing: Research, Practice, and Puzzles. *Addictive Behaviors*, 21(6), pp. 835-842.

Morgan C.J.1., Mofeez A., Brandner B., Bromley L., Curran H.V. (2004). Acute Effects of Ketamine on Memory Systems and Psychotic Symptoms in Healthy Volunteers. *Neuropsychopharmacology*, 29(1), pp. 208-18, http://www.ncbi.nlm.nih.gov/pubmed/14603267.

NIH (2012). Mortality, Medical Consequences of Drug Abuse, National Institute on Drug

Abuse, http://www.drugabuse.gov/consequences/mortality.

Olaf H. Drummer & Morris Odell (2001).The Forensic Pharmacology of Drugs of Abuse (1st ed.).

Oyefeso A., Ghodose H. et al. (1999). Drug Abuse-Related Mortality: A Study of Teenage Addicts Over a 20-year Period. *Social Psychiatric Epidemiology*, 34(8), pp. 437-41.

Pagel J.F. (2005). Medications and their Effects on Sleep. *Primary Care: Clinics in Office Practice*, 32(2), pp. 491-509.

Preti A., Miotto P., De Coppi M. (2002). Deaths by Unintentional Illicit Drug Overdose in Italy, 1984-2000. *Drug and Alcohol Dependence*, 66(3), pp. 275-82.

Randall C. Baselt (1995). Disposition of Toxic Drugs and Chemicals in Man (5th ed.).

Rivara F.P., Mueller B.A., et al. (1997). Alcohol and Illicit Drug Abuse and The Risk of Violent Death in the Home. *Journal of the American Medical Association*, 278(7), pp. 569-75.

Seiji Nishino & Emmanuel Mignot (1999). Drug Treatment of Patients with Insomnia and Excessive Daytime Sleepiness: Pharmacokinetic Considerations. *Clinic Pharmacokinetics*, 37(4), pp. 305-30.

Sribanditmongkol P., Chokjamsai M., Thampitak S. (2000). Methamphetamine Overdose and Fatality: 2 cases report. *J Med Assoc Thai.*, 83(9), pp. 1120-3.

UNODC (1961). SINGLE CONVENTION ON NARCOTIC DRUGS,1961, https://www.unodc.org/pdf/convention_1961_en.pdf.

UNODC (1971). CONVENTION ON PSYCHOTROPIC SUBSTANCES,1971, https://www.unodc.org/pdf/convention_1971_en.pdf.

UNODC (1988). UNITED NATIONS CONVENTION AGAINST I LLICIT TRAFFIC IN NARCOTIC DRUGS AND PSYCHOTROPIC SUBSTANCES, https://www.unodc.org/pdf/convention_1988_en.pdf.

UNODC (2003a). Curbing ATS Manufacting: Project Prism, Eastern Horizon Magazine, 15.

UNODC (2003b). High Potential of Alternative Development in Drug Control, Eastern Horizon Magazine, 15.

UNODC (2010). 2009 World Drug Report, 2010.6.27.

UNODC (2016). World Drug Report 2016. United Nations Office on Drugs and Crime, https://www.unodc.org/doc/wdr2016/WORLD_DRUG_REPORT_2016_web.pdf.

第四章 藥物濫用與吸毒之相關理論與成因

楊士隆

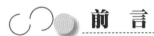 **前　言**

毒與藥物濫用之成因至為複雜，並無法以單一之因素加以解釋，目前政府機關、藥物濫用、犯罪防治學者等均嘗試歸納藥物濫用之成因與相關理論，分述如下。

第一節　政府機關之觀點

行政院衛生署管制藥品管理局（2004）曾彙整吸毒之可能成因包括個人因素、環境因素、教育因素、社會因素等，並就較易染上毒癮之特徵以表列說明（詳表1-4-1）。

表1-4-1　毒品犯之可能成因

因素類別	可能成因
一、個人因素	（一）體質缺陷 （二）人格發展缺陷、偏差 （三）好奇及尋求刺激
二、環境因素	（一）家庭方面 　　1. 婚姻不完整 　　2. 管教不當 　　3. 冷漠 　　4. 衝突性家庭 　　5. 生活習慣之偏差 （二）社經地位 （三）社會風氣 （四）醫源性

因素類別	可能成因
三、教育因素	（一）缺乏正確人生觀及價值觀 （二）自我表現及成就未受肯定 （三）缺乏自我表現機會 （四）錯誤行爲未及時導正
四、社會因素	（一）文化風氣 （二）金錢 （三）奢靡 （四）娛樂 （五）生活空間
五、較易染上毒癮之特徵	（一）生活沉悶無目的 （二）失業 （三）自信心不足 （四）家庭不和諧 （五）居住地區吸毒率高 （六）與濫用者爲友 （七）加入幫派 （八）傳統觀念薄弱 （九）與家庭學校連結性差 （十）缺乏成就感

第二節　毒品施用相關因素

　　毒品施用之個人因素甚多，但學者Mackenzie等人（2013）指出，注意力缺乏過動疾患（Attention Deficit Hyperactivity Disorder，簡稱ADHD）及憂鬱症（Depression）患者爲較常見之藥物濫用危險因子。

　　罹患注意力缺乏過動疾患者極易分心，無法保持安靜，呈現不安，過度活躍，並伴隨著低自尊、學習困難與反社會行爲（Lambert, 1988）（楊士隆，2018）。一些研究指出兒少童有ADHD極易在青少年期及成年時期呈現藥物濫用症狀（Charach et al., 2011; Wilens et al., 2011）。

　　另Taylor（2011）研究指出，憂鬱症患者伴隨者悲傷、情緒不穩定下，而濫用藥物。國內董氏基金會於2017年10月引用一篇由華盛頓大學發表於《成癮》期刊的研究指出，成年產生大麻使用疾患與青少年早期罹患慢性憂鬱症有關，2014年食藥署資料顯示，全臺約23萬人曾濫用藥物，且藥物濫用者其憂鬱

情緒的比率為一般人的4.4倍（楊晴雯，2010）。

一、家庭關係與支持

　　毒品施用者在家庭衝突多、家庭凝聚力及雙親的監控低等（柯慧貞，2003）和家庭支持度低的情形下，其是否施用毒品及戒治毒品容易受到影響（江振亨，2009）；由於家人有使用毒品者，容易影響家庭成員對毒品的非理性認知而施用毒品，且戒治毒癮較困難（李思賢、傅麗安，2007）。

　　根據陳玉書（2013）於2004年至2011年間追蹤960名受刑人假釋賦歸社會後之再犯情況，並以客觀統計分析篩選出影響再犯的風險因子，其研究發現影響假釋再犯的主要因子包括婚姻狀況、家庭依附等。

二、友伴關係與支持

　　青少年同儕與次文化因素是藥物濫用相當重要的因素，青少年首次使用毒品的來源以朋友或同學為主（吳齊殷、高英美，2002；李思賢、傅麗安，2007；戴伸峰、曾淑萍、楊士隆，2011；楊士隆等人，2017）；成年人亦有此情況，易受友伴影響而施用毒品，戒癮時亦容易受吸毒友伴影響而復發（柯慧貞，2003；許春金、陳玉書、蔡田木、黃蘭瑛，2007；江振亨，2009）。而楊士隆、戴伸峰、曾淑萍（2011）的研究亦有類似的發現，藥物濫用者戒除毒癮之關鍵因素為得到家人支持及遠離吸毒友伴等。

三、健康狀態與施用毒品

　　施用毒品初期會因藥理作用產生負面影響，長期則影響其生理與心理對藥物渴求的成癮性，更將直接或間接地造成毒品使用者的死亡，而個人的生、心理問題。例如易憂鬱、沮喪的內化少年傾向使用藥品來穩定情緒或幫助睡眠（吳齊殷、高英美，2002）；自我強度差、自重感越低者有更高的非理性信念、渴求毒品與再吸毒意向；此外，毒品施用者亦有較多身心共病（江振亨，2009）。

　　楊士隆等人調查施用毒品遭逮捕者，發現患有B型肝炎者占全體用毒者2.5%、患有C型肝炎者占11%、有HIV者占4.9%，有心理疾病者占11.4%，與未有用毒經驗的被逮捕者比較，患有B型肝炎者占全體用毒者6%、患有C型肝炎者占1.9%、有HIV者占0.6%，有心理疾病者占5.1%，因此，除B型肝炎外，曾

用毒品遭逮捕者患有C型肝炎、HIV及心理疾病的比例比未有用毒經驗的被逮捕者高（楊士隆、曾淑萍、李宗憲、譚子文，2014）。

四、工作（經濟）狀態與施用毒品

依Hirschi主張的社會鍵（Social Bond）理論提到奉獻（Commitment）與參與（Involvement），指出當個人熱心於有興趣之工作與活動或投入於健康之活動時間較多，個人較不會從事犯罪活動。林瑞欽（2003）研究發現無固定工作者在引發吸毒慾望、再吸毒可能性及再吸毒意向之表現顯著較高。柳家瑞等人（2009）的研究指出，毒品施用者約有一半的工作狀態屬於無（待）業。楊冀華（2017）於2000年至2014年間追蹤1,449名接受司法處遇之毒品施用者發現，主要保護因子爲有工作、較少不良友伴等。

綜上所述，毒品成癮者除身體健康出現問題外，還呈現許多心理失調與社會適應問題，包括認知扭曲、無聊感偏高、挫折感、自卑感高及憂鬱症狀、人際處理拙劣，家庭關係失能及生涯缺乏競爭力等（楊士隆，2018）。毒癮者生理、心理與社會適應問題，需進行多面向與系統化之戒治與輔導，以減少其再犯。

第三節　藥物濫用學者之觀點

學者Muisner（1994）所著《Understanding and Treating Adolescent Substance Abuse》一書採用科際整合之生物心理社會模型（Biopsychosocial Model）來詮釋藥物濫用的問題（詳圖1-4-1），提供了重要之參考。此模型包含了五個可能的因素層次——生物因素、心理發展變項、人際決定因素（家庭功能因素及同儕關係因素），社區變項及社會變項。這些因素層次基本上是交互影響，而在此模型中，有毒作用劑（Toxic Agent）（Psychoactive Substances）貫穿了這五個因素層次，因此最後顯現出來物質濫用異常（Substances Abuse Disorder）即表現 在所有的因素層次上。在此模型中較強調三個主要因素：心理發展、家庭功能及同儕關係，此三因素在藥物濫用的臨床瞭解上是相當有用的。其中心理發展是中心因素，會不斷的與其他兩因素互動。茲分別敘述如下（引自陳娟瑜、楊士隆、陳爲堅，2010：542-545）。

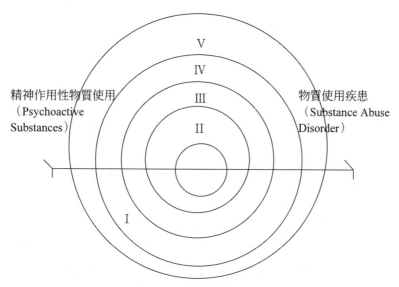

圖1-4-1 生物心理社會模型

註：I-V各為生物因素、心理發展、人際環境（家庭及同儕）、社區及社會等因素
資料來源：Muisner, Philips P. (1994). Understanding and Treating Adolescent Substance Abuse. Sage Publications, p. 41.

（一）生物因素

我們的身體本身即為化學的本質，有很大的傾向會去濫用某些特定的化學物質。化學的不平衡及特定的化學物質對心情、意識及行為有很大及持久的影響。如果忽略了這些事實，而想獲得持久的痊癒似乎是不太可能的事。物質濫用異常的生物因素主要包括：

1. 神經學因素：可分成兩部分來討論，第一部分——神經化學傳遞過程，在腦中，神經訊息的傳遞是一種電化學的過程，而Psychoactive Substances進入腦中會打擾此過程。至於化學物質打擾的性質及範圍會受一些因素的影響，包括用藥者本身的神經化學構造，所使用的藥物種類及藥物使用的量及頻率等。第二部分——在腦中藥物使用的控制中心，有人認為物質濫用是由大腦皮層或控制記憶及認知等功能的大腦部分來負責。然而，吸毒成癮其實是與下視丘或掌管呼吸及飢餓等基本需求的大腦部分有關。

2. 特異體質的生理因素（Idiosyncratic Physiological Factors）：一些人較容易有物質濫用的問題，因為他們本身的心理功能不佳，比方說：心境異常或

罹精神分裂症等，會導致生理上對於藥物的需求，藉由自我用藥而使得生理及心理皆獲得抒解，產生心理—生物之增強。

（二）心理發展

除前述生物因素外，心理發展因素亦爲物質濫用之重要因素。例如處於叛逆期身心發展之青少年即容易受藥物濫用的影響。法務部（1982）之「青少年濫用藥物問題之研究」發現少年用藥原因以好奇模仿居首，朋友引誘次之，喜好使用後之感覺居第三，逃避挫折感居第四。可見，心理發展層面的因素爲青少年藥物濫用行爲的重要決定因素。

此外，研究綜合文獻亦指出藥物濫用者具有以下特性：情緒不穩定，無法經驗情緒的層次，常做出冷漠或過度反應的情緒表現；無縝密的思考與判斷力，產生不成熟及僵化的防衛和適應行爲；悲觀，有自卑缺陷，社會適應性極差；面對挫折或壓力時，常有退化補償行爲（楊士隆、曾淑萍、李宗憲、譚子文，2010）。因此，行爲人心理發展相關因素在物質濫用行爲上扮演重要之角色不可言喻。

（三）人際環境、家庭功能、及同儕關係因素

行爲人的人際環境——家庭與同儕——會提供情緒及相關氣氛，促進行爲人的發展改變。相關研究大致指出藥物濫用與父母、兄弟姊妹之濫用藥物經驗成正比，來自貧窮、破碎家庭的行爲人，由於缺乏父母關愛或受到更多的輕視，其濫用藥物的動機與機會也較大。另外，親子關係不良與父母管教態度不當亦爲行爲人藥物濫用的重要因素。

在同儕關係方面，行爲人（尤其是青少年）的同儕關係可說是青少年的第二個家庭，第二個促進行爲人發展改變的環境，和其藥物濫用有關的同儕關係因素可分成兩類：1.同儕危機（排斥、背叛及幻滅的危機）；2.功能不良的同儕團體（有藥物濫用習慣的同儕團體）。事實上，朋友在協助藥物使用者獲取成癮藥物上扮演著極爲重要的角色，藥物使用者常從其友伴中獲知使用毒品的方法。高金桂（1984）的研究指出，藥物同輩團體在少年藥物濫用行爲中扮演著吃重的角色，例如他們1.提供初次所使用的藥物；2.提供藥物來源給新的用藥者；3.提供使用藥物之方法；4.使初次使用藥物者對藥物產生心理上的期待，提高藥物的效果。

（四）社區因素

社區是一個立即的社會環境，包括學校、教堂、社區組織、地方政府機構、警察單位及刑事司法系統等系統。這些系統在行為人的整個發展期間，支持著他們的家庭與同儕。社區是行為人藥物濫用的一個因素，和是否成功的提供初級、次級及三級預防有關係。在初級預防方面，包括一些組織的活動，目的在於防止行為人藥物使用的問題及促進健康的生活型態。次級預防和計畫有關，這些計畫是設計來防制藥物濫用者早期階段的介入。至於三級預防，它是一種特殊的努力，目的是為了幫助有物質濫用異常的行為人及家庭獲得痊癒，可透過發起AA（Alcoholics Anonymous）、NA（Narcotics Anonymous）及FA（Family Anonymous）集會，及建立個人、家庭與團體治療的方便服務等方面來努力。

（五）社會因素

社會是包含以上所提因素的較大的社會環境，在藥物濫用的生物心理社會模型中，社會被描繪成1. 政府及其對藥物濫用的公共政策；2. 媒體及其與藥物有關的態度及價值的溝通。

在政府政策方面，較受爭議的部分是其處罰導向的觀點，較強調其供給面——國際性的禁止與強制的社會控制，對於問題的需求面——教育、預防及處遇——則較少著墨。在媒體訊息方面，大眾媒體與娛樂界共同形成一個資訊綜合企業，在溝通態度與價值方面是個強大的力量。透過對青少年反覆灌輸價值與態度，媒體想法及影像的傳遞更為有力，因為青少年時期正是形成及內化道德與價值系統的時期，媒體有關藥物的訊息，能夠影響行為人有關藥物使用的態度及價值。

根據Muisner（1994）之詮釋，藥物濫用可用一比喻來表現。成長中的行為人就像是果園中的蘋果樹，正處於要開花結果的時期。火就像是有毒的藥物一般，是小樹的掠奪者。火的起源，不管是火柴或是熱摩擦或其他，是不易清楚界定的。這棵樹如何反抗或屈服於火苗，部分反映出其整體的可燃性（類比於行為人的內在心靈結構）。樹本身木材的內生體質（類比於成癮的生物因素），與火的旺盛與否有關。而在蘋果樹旁的樹群（似行為人的家庭及同儕等人際環境），會使火持續燃燒，就如家庭與同儕會使行為人繼續其藥物的使用一般。果園內外更大的環境因子——氣候及天氣狀況，能促使或阻止樹的燃燒，就如社區及社會因素可使人繼續其藥物的使用。

第四節　犯罪防治之理論觀點

　　有關青少年藥物濫用之成因理論觀點，各犯罪學之理論觀點均可提供部分解釋，限於篇幅，僅提供較重要之理論解釋，分述如下（柯雨瑞，2003；蔡德輝、楊士隆，2017；周慶隆，2008；91-94）：

一、一般化緊張理論（General Strain Theory）

　　Agnew（1992）之一般化緊張理論可解釋青少年藥物濫用之部分成因，其強調個人緊張的來源可被區分為三方面：

　　（一）未能達到期望中的目標（Failure to Achieve Positively Valued Goals）：Agnew提出有三種情形可能造成未能完成目標的緊張。第一種情形就是期望成就與預期成就出現差距。第二種情形是預期的成就與真正達到的成就之差異。第三種情形是認為公平的結果與實際出現的結果有落差時，亦會造成挫折與憤怒的情緒。

　　（二）第二個緊張來源是生活中個人失去正向的刺激（Removal of Positive Stimuli）：依心理學研究報告，當個人生活中所喜歡的人、事、物消失、離去或被破壞時，都會造成極大的負面影響，而導致緊張及憤怒的情緒產生。在此種情形下，若得不到正當途徑加以紓解，便容易出現衝動的攻擊行為或消極的逃避行為。

　　（三）第三種緊張來源是從生活中負面刺激所產生（Confrontation with Negative Stimuli）：據Agnew的觀點，生活中令人產生焦慮不安的負面刺激，如不安全的居住環境、不良親子關係，受到同儕排擠、體罰、家庭暴力和歧視（因性別、年齡等因素）等，在此情況下，若個體得不到正當途徑加以紓解，便容易出現衝動的攻擊行為或消極的逃避行為，如對他人採取報復行動或者藉由喝酒、吸食毒品、遠離人群來減輕心理壓力。換言之，緊張和藥物濫用之間具有相當程度關聯性（Agnew et al., 2002; Carson, Sullivan, Cochran, & Lersch, 2009）。

二、中立化技術（Techniques of Neutralization）

　　中立化技術是於1957年由Sykes與Matza所提出，旨在探討少年犯對其偏差

行為合理化之技巧或對其偏差行為持著自以為是之態度。通常少年犯對其偏差行為之合理化可分為五種型態之中立化技術（蔡德輝、楊士隆，2013）：

（一）**責任的否認**（The Denial of Responsibility）：宣稱犯罪行為是因為自己所無法控制的力量所引起，並非自己的錯。例如大家都在用藥，所以自己使用藥物沒有錯。

（二）**損害的否認**（The Denial of Injury）：認為他們的行為雖然違背法令，但是並沒有人因此而受到傷害。

（三）**被害者否認**（The Denial of the Victim）：使用藥物並沒有被害者。

（四）**對非難者之非難**（The Condemnation of the Condemner）：將注意力從個人的行為轉移到那些反對他們的人的身上。如青少年因為吸毒被抓後，會反指責警察自己也吸菸。

（五）**高度效忠其團體**（The Appeal to Higher Loyalties）：認為身旁的小團體對他們的期望應比大社會對他們的期望還重要。

由此解釋青少年之所以會濫用藥物，主要是因為再犯的青少年比起其他青少年發展出一套想法，來說服自己使用藥物並沒有犯罪或是沒有錯來原諒自己的行為，使得自己的羞恥感和愧疚感減輕，將自己的使用藥物行為視為和其他行為一樣自然。

三、社會控制理論（Social Control Theory）

社會控制理論為Hirschi於1969年創立，控制理論之基本假設認為當人們與社會之維繫薄弱或破裂之時，則會產生偏差行為。換言之，當人們與社會之維繫堅強時，則來自本我之衝動與慾望就能受到控制，而產生順從社會規範之行為。這社會鍵包括以下四種（蔡德輝、楊士隆，2013）：

（一）**附著**（Attachment）：強調個人對他人意見及社會規範之敏感性，當個人對他們或社會控制之敏感性越強，將表示個人與他人之附著力越高，則其對社會規範之內化越強，產生偏差的可能性就越少。

（二）**奉獻**（Commitment）：即承諾履行順從合乎社會規範之行為。當個人投入相當時間與精力於追求較高之成就，則其要從事偏差行為時，需考慮偏差行為之不利代價與後果，故其從事偏差行為之機率即降低。

（三）**參與**（Involvement）：指個人之所以遵循社會規範之合法行為，乃因其時間與精力均忙著參與許多正當活動，而無時間與機會去犯罪。

（四）信念（Belief）：倘若個體對社會道德規範與法律之信念存在，相對地也就較不會從事偏差行為。

從社會控制理論的觀點來看，青少年之所以會有藥物濫用行為的主要原因，在於該個體與家庭、學校、同儕擁有薄弱的社會鍵，並且無法全心全力地從事於社會性之活動（如追求學業成就）等，換言之，薄弱的社會鍵是導致青少年不斷藥物濫用的主因。

四、社會學習理論（Social Learning Theory）

社會學習理論認為犯罪之形成乃由於與犯罪人接觸，並學習其規範與價值之結果。Ronald Akers於1977年提出不同增強理論（Differential Reinforcement Theory），認為犯罪行為乃為快樂與痛苦所控制。根據Akers之論點，少年是因為操作制約作用而學習社會行為，少年之行為結果，可得到精神與物質之積極正面報酬，或是可避免某種懲罰得到反面之增強，則會增強其再度表現此行為；反之，少年之行為結果會受到懲罰，或是得不到報酬，則會減弱其行為之再出現（蔡德輝、楊士隆，2013）。

根據此理論，青少年使用藥物會獲得精神與生理上之酬賞，或是能逃避現實之困境，青少年在使用藥物後，得到增強，故為了再次獲得增強，其將再度使用藥物。

五、社會影響理論（Social Influence Theory）

研究顯示，社會網絡亦是預測青少年藥物濫用的重要風險因子。而此社會網絡主要由社會影響及同儕選擇二個因子所組成（Alexander et al., 2001; Valente, Unger, & Johnson 2005; Mason, 2009）。據此，McGuire（1964; 1968）延伸Bandura的理論提出社會影響理論，認為兒童、青少年會受到社會的影響，因某種壓力而從事某些危害健康的行為。此種影響包括鼓勵、勸說、刺激、壓力、脅迫，以及其他各種迫使人們使用和濫用藥物的力量（Caldwell & Darling, 1999; Gorman, 1996），而其影響主要來自於同儕，例如同儕的鼓勵、壓力、規範及價值觀、藥物濫用、偏差行為（Curran, White, & Hansell, 2000; Miranda & Claes, 2004; Rodgers-Farmer, 2000; Shoal & Grancola, 2003; Wright, Cullen, Agnew, & Brezina, 2001）；父母，例如父母的監控（Ennett, Bauman, Foshee, Pemberton, & Hicks, 2001）；家庭成員，如家庭成員的藥物濫用（Ennett et al., 2001）。由以上實證研究顯示，青少年要在同儕中受歡迎一定要服膺同儕團體的規範，遵守他們的價值觀，也就是說，青少年會在一些較膚淺的事情上屈服於同儕的壓力，但是如果同儕的要求是反社會的，這樣的壓力常會造成一些悲劇的發生。例如，在朋友的慫恿下嗑藥或飆車。易言之，此理論除了教導青少年認識壓力外，亦教導如何抵抗壓力的方法，進而杜絕不良的社會影響。

六、次級文化理論（Subcultural Theory）

　　次級文化理論是Albert K. Cohen於1955年發表之理論。他認為犯罪次級文化之發展，主要是對另一種特殊行為規範加以建立維持及再強化，而此特殊行為規範與一般社會之優勢價值體系相反，且發生衝突矛盾之現象。

　　此理論認為下層社會之少年雖渴望達到中上層社會之生活水準，但卻由於其本身條件之限制，無法與中上層社會之少年競爭，造成心理上之挫折感與適應困難之問題，乃產生有別於普通社會之另一套價值體系以克服其社會適應之困難，為此而結合相同命運之少年，共同認定他們不歸屬於普通之社會，而歸屬少年犯之特殊團體，並合理化其偏差行為，形成次級文化（蔡德輝、楊士隆，2013）。

　　在此次文化中，青少年使用藥物會得到團體同儕的支持與諒解。在許多案件中顯示，有時青少年使用藥物的動機，是為了獲取同儕的歡迎，或爭取自己在同儕間的地位（林健陽、柯雨瑞，2003）。這也就是為什麼青少年可以從同儕間認識到不同的藥物，並有機會去參與使用藥物的活動。

　　青少年之所以會養成使用藥物的習慣，通常和青少年的次文化有關。所謂「次文化」，乃指某團體本身所具有的特殊規範、想法、態度、價值標準等。雖然並不是所有的青少年，都支持這種次文化的價值觀。但是學者發現很多青少年，的確擁有相似的價值觀，特別是那些使用藥物的青少年。根據一位社會學家所說的：「次文化之所以會存在，乃因其提供解決問題的調解方法，並將責任分攤到每位社會成員的身上。」（Odonnell, 1976；林健陽、柯雨瑞，2003），專家將青少年使用藥物的次文化，看成是青少年用來解決成人問題的一種方式。

七、一般性犯罪理論（A General Theory of Crime）

　　Gottfredson與Hirschi於1990年結合古典犯罪學與實證犯罪學之觀點提出一般性犯罪理論，此項理論強調犯罪原因乃在少年早期社會化過程與低度自我控制之持續性過程中形成。低度自我控制特質是一般性犯罪理論的核心概念，包括衝動性、喜好簡單而非複雜之工作、冒險、喜好肢體而非語言之活動、以自我為中心與輕浮之個性。低度自我控制加上犯罪機會為犯罪行為產生之主因。犯罪，是一群低度自我控制者在犯罪機會條件之促成下，以力量或詐欺追求個人自我利益之立即滿足之行為。而自我控制之形成與兒童早期在家庭中所接受之教養密不可分（蔡德輝、楊士隆，2013）。

　　從一般化犯罪理論的觀點來看，青少年之所以從事藥物濫用行為的主要原因，在於該個體自我控制力較一般人差，加上學校、同儕提供吸毒機會，才是導致青少年沉溺藥物濫用的主因。

參考書目

一、中文部分

江振亨（2009），從復原力探討矯治社會工作在犯罪矯治之運用與發展。社區發展季刊，125期，頁424-439。

吳齊殷、高英美（2002），看顧臺灣的未來──臺灣青少年藥物使用相關信念、態度與行為的長期研究。行政院衛生署管制藥品管理局九十年度科技研究發展計畫（DOH90-NNB-1001），中央研究院。

李思賢、傅麗安（2007），第十四章：藥癮者行為模式與藥癮愛滋病患諮商，愛滋病照護與諮商。財團法人護理人員愛滋病防治基金會。

周慶隆（2008），高中職軍訓教官執行「防治學生藥物濫用實施現況與需求調查之相關研究──以雲嘉南地區為例」。2008年青少年藥物濫用與防治研討會，國立中正大學主辦。

林瑞欽（2003），吸毒者認知行為策略戒治成效之研究。國家科學委員會補助研究。

法務部（1982），青少年濫用藥物問題之研究。臺北：法務部犯罪問題研究中心。

柯慧貞（2003），吸毒病犯之戒治處遇成效與再犯之預測因子分析。行政院衛生署管制藥品管理局科技研究發展計畫。

柳家瑞等人（2009），臺灣地區高危險群藥物濫用現況調查。行政院衛生署管制藥品局九十八年度自行研究計畫。

許春金、陳玉書、蔡田木、黃蘭媖（2007），犯罪青少年終止犯罪影響因素之追蹤調查研究。內政部警政署刑事警察局委託研究報告。

陳玉書（2013），再犯特性與風險因子之研究：以成年假釋人為例，刑事政策與犯罪研究論文集，第1-26頁。

陳娟瑜、楊士隆、陳為堅（2010），物質濫用之社會問題，臺灣社會問題（第二版）。

彭如瑩（2000），臺北市國中學生家長預防子女藥物濫用措施及藥物教育需求之研究。國立臺灣師範大學衛生教育研究所碩士論文。

黃徵男（2002），新興毒品與青少年藥物濫用。新興犯罪問題與對策研討會論文

集，中正大學犯罪防治系。

黃慧娟、蔡俊章、范兆興（2006），青少年藥物濫用之初探。2006年犯罪防治學術研討會，頁465-486。

楊士隆（2005），臺灣地區毒品戒治體系成效及社會成本分析研究。行政院衛生署管制藥品管理局委託研究報告。

楊士隆（2018），犯罪心理學（修訂新版）。臺北，五南圖書出版公司。

楊士隆、郭鐘隆等（2017），青少年藥物濫用預防與輔導。臺北：五南圖書出版公司。

楊士隆、曾淑萍、李宗憲、譚子文（2010），藥物濫用者人格特質之研究。藥物濫用與犯罪防治國際研討會，國立中正大學、國立成功大學主辦。

楊晴雯（2010年10月11日），全臺約23萬人曾藥物濫用 憂鬱情緒高於一般人逾4倍。三立新聞網，https://www.setn.com/News.aspx?NewsID=303304。

楊冀華（2017），毒品施用者司法處遇效能之追蹤研究。中央警察大學犯罪防治研究所博士論文，桃園：中央警察大學。

蔡德輝、楊士隆（2017），少年犯罪理論與實務。臺北，五南圖書出版公司。

戴伸峰、曾淑萍、楊士隆（2011），臺灣地區非法藥物濫用高危險群青少年對現行毒品防治政策成效及戒毒成功因素評估之實證研究。青少年犯罪防治研究期刊，3卷2期，頁51-72。

瞿海源、張苙雲主編（2010），臺灣的社會問題。臺北：巨流出版社。

簡俊生、曾千芳、賴璟賢、蔡文瑛、劉淑芳、鄭進峰、吳敏華（2007），96年藥物濫用實際案例探討——姊姊妹妹站起來。行政院衛生署管制藥品管理局。

二、外文部分

Agnew, R. & White, H. R.(1992). An empirical test of general strain theory. *Criminology*, 30(4), pp. 475-499.

Alexander, C., Piazza, M., Mekos, D., & Valente, T. W. (2001). Peers, schools, and adolescent cigarette smoking: An analysis of the national longitudinal study of adolescent health. *Journal of Adolescent Health*, 29, pp. 22-30.

Caldwell, L. & Darling, N. (1999). Leisure context, parental control, and resistance to peer pressure as predictors of adolescent partying and substance use: An ecological perspective. *Journal of Leisure Research*, 31(1), pp. 57-77.

Carson, C. D., Sullivan, C. J., Cochran, J. K., & Lersch, K. M. (2009). General strain theory and the relationship between early victimization and drug use. *Deviant Behavior*, 30(1), pp.

54-88.

Charach, A, Yeung E, Climans T, Lillie E. (2011). Childhood attention-deficit/hyperactivity disorder and future substance use disorders: comparative meta-analyses. *Journal of the American Academy of Child and Adolescent Psychiatry*, 50(1), pp. 9-21.

Curran, G. M., White, H. R., Hansell, S. (2000). Personality, environment, and problem drug use. *Journal of Drug Issues*, 30(2), pp. 375-406.

Ennett, S. T., Bauman, K. E., Foshee, V. A., Pemberton, M., Hicks, K. A. (2001). Parent-child communication about adolescent tobacco and alcohol use: What do parents say and does it affect youth behavior? *Journal of Marriage &the Family*, 73(1), pp. 48-62.

Gorman, D. M. (1996). Etiological theories and the primary prevention of drug use. *Journal of Drug Issues*, 26(2), pp. 505-520.

Lambert, N. M. (1988). Adolescent outcomes for hyperactive children: Perspectives on general and specific patterns of childhood risk for adolescent educational, social, and mental health problems. *American Psychologist*, 43, pp. 786-799.

Mackenzie, Whitesell, Annette Bachand, Jennifer Peel, & Mark Brown (2013), Familial, Social, and Individual Factors Contributing to Risk for Adolescent Substance Use. *Journal of Addict*, Published online 2013 Mar 20. doi: 10.1155/2013/579310.

Mason, M. J. (2009). Social network characteristics of urban adolescents in brief substance abuse treatment. *Journal of Child and Adolescent Substance Abuse*, 18(1), pp. 72-84.

McGuire, W. (1964). Inducing resistance to persuasion: Some contemporary approaches. In L. Berkowitz (ed.), *Advances in experiential social psychology*. New York: Academic Press.

McGuire, W. J. (1968). The Nature of Attitudes and Attitude Change. In G. Lindzey & E. Aronson (eds.), *Handbook of social psychology*. Reading, MA: Addison-Wesley.

Miranda, D. & Claes, M. (2004). Rap music genres and deviant behaviors in French-Canadian adolescents. *Journal of Youth & Adolescence*, 33(2), pp. 113-122.

Muisner, Philips P. (1994) Understanding and Treating Adolescent Substance Abuse. *Sage Publications*, p. 41.

Rodgers-Farmer, A. Y. (2000). Parental monitoring and peer group association in their influence on adolescent substance use. *Journal of Social Service Research*, 27(2), pp. 1-18.

Shoal, G. D., Grancola, P. R. (2003). Negative affectivity and drug use in adolescent boys: Moderating and mediating mechanisms. *Journal of Personality & Social Psychology*, 84(1), pp. 221-233.

Taylor, O.D. (2011). Adolescent depression as a contributing factor to the development of substance use disorders. *Journal of Human Behavior in the Social Environment*, 21(6), pp.696-710.

Valente, T. W., Unger, J., & Johnson, A. C. (2005). Do popular students smoke? The association between popularity and smoking among middle school students. *Journal of Adolescent Health*, 37, pp. 323-29.

Wilens, TE, Martelon M, Joshi G, et al. (2011). Does ADHD predict substance-use disorders? A 10-year follow-up study of young adults with ADHD. *Journal of the American Academy of Child and Adolescent Psychiatry*, 50(6), pp. 543-553.

Wright, J. P., Cullen, F. T., Agnew, R. S., Brezina, T. (2001). The root of all evil? An exploratory study of money and delinquency involvement. *Justice Quarterly*, 18(2), pp. 239-268.

Part Ⅱ

藥物濫用現況與監測

第五章　藥物濫用常見的盛行率估計法

李思賢、林春秀

前　言

　　臺灣總共有幾位海洛因成癮者？目前總共有多少青少年使用愷他命、快樂丸或是咖啡包？這是從事影響精神藥物濫用、毒品防制與關心臺灣毒品問題的人經常會問的問題。不幸的是，雖然臺灣已經非常重視毒品防制與社會安全網，並積極推出新世紀反毒策略，但在臺灣通常聽到的答案還是「不知道、不太清楚」，或是在沒有說明哪些人應該被算進來，或是在有嚴謹科學研究所估算的前提下，專家說：「可能有超過六萬人海洛因成癮。」估計藥物濫用或是成癮的盛行率，在不同的國家估計不同的毒品其實是非常複雜的科學問題。

　　本章是介紹一些常見到的藥物濫用與成癮盛行率估計法，值得說明的是這些估計法沒有哪一個絕對比較適合，端看想要估計的地區或是國家擁有哪些資料，以及這些資料是否符合某估計法的假設。能夠有科學為基礎與嚴謹的方法來估計藥物濫用盛行率與使用人口是相當重要的，因為知道一個國家或是管轄區域內的藥物使用者盛行率與人數，可以幫助釐清毒品問題的發展與當前毒品影響之嚴重程度，藉此才能針對問題提出相關政策規劃與搭配的預算，預防毒品問題擴延。公共衛生與社會安全系統能因為知道盛行率與使用藥物總人口，提供評估相關計畫與政策的介入評價，再擴大辦理經評價後有效解決毒品問題的相關介入措施。本章節介紹點名法、提名法、乘數法與捕獲—再捕獲法，問卷調查法因為有較多書籍參考，同時大學課程有開設相關課程，在本章不再介紹。

第一節　估計藥物使用盛行率與使用人口的方法

　　估計毒品問題的嚴重程度與本質對於毒品政策與處遇計畫扮演重要的角色，臺灣過去雖有零星政府資料幫助估計毒品問題，不過目前還沒有嚴謹且科

學的整合資料來監測呈現臺灣的毒品問題與程度。在實務上，盛行率估計在臺灣並沒有扮演政策決定的重要角色，不管是在政策擬定過程、形成、執行過程評估與政策指標設定，我國毒品政策經常是在缺乏盛行率資料下做出決策。

　　理想上，我們希望盛行率的估計能夠被使用來幫助政策擬定過程的有用訊息，例如錢要用在哪裡方能更有效運用。當然前提是我們對於毒品使用的問題有一致的定義與我們應該如何來陳述毒品問題的品質。例如要推動美沙冬輔助療法，我們會需要知道臺灣共有多少海洛因使用者，其中有哪些有成癮，海洛因成癮者中又有哪些會被認為是有接受美沙冬輔助治療的需要；根據需要被治療總數，才能決定需要培訓多少位精神科醫師、要開設多少美沙冬門診、需要多少位心理師等。又或是關心的是社會治安，各地區的盛行率與毒品種類流行情形可以提供警察毒品相關問題的處理方式，以及預防或是改善某區域可能產生的毒品相關犯罪，甚至可以成為地方縣市估計毒品問題與監獄收容量的實證依據。當然盛行率與使用人口的估計也不是一定都能有效的呈現毒品問題與本質，因為每一個估計法都會有其限制與背後假設，在將這些估計後的資料做為政策或是研究的基礎前，仍應注意應用的限制。以下是針對常被使用的估計法做介紹。

第二節　點名法（Case-Finding Method）

　　點名法是屬於比較早期用來估計死亡或疾病的方法，屬於直接從觀察地點與區域計算個數，並可得知持續監測事件進展的情形，適用於小範圍或社區做流行病學調查。例如像是最有名的例子為1854年英國倫敦發生霍亂，John Snow醫師透過點名法繪製疫情地圖；不過此方法無法精準估算發病人數，僅能大約瞭解目前事件中所影響的人數（Hartnoll et al., 1997）。另外，點名法也適合用於特殊族群的個案，像是影響精神藥物施用者這類族群，由於臺灣視影響精神藥物施用為非法，社會對非法藥物使用行為會有社會烙印，所以影響精神藥物施用者大多不會有意願暴露身分，再加上他們因持有非法藥物而違法，因此無法只透過一個方法或單一資料來源就可追尋全部或大部分的影響精神藥物施用者，此方法需結合不同單位資源進行點名，例如：從醫院、治療單位、NGO組織、警察機構、監獄、勒戒中心等地方取得資料，這樣就可以多方面

蒐集，資料才會完整（Frischer et al., 1993）。點名法估計的實例，早期丹麥和瑞典就曾藉由此方法估算影響精神藥物施用者的盛行率（Kraus et al., 2003）。

以下則舉例Olsson等人（1981）針對瑞典的重度藥物成癮者進行個案數估計，起初運用「點名法」蒐集各單位的個案名單，像是醫療機構、警政單位、民間社福團體等機構，名單是派調查員去訪談機構人員與個案，蒐集所有可能的資料，估計後總共約有8,200人。但由於點名法是記錄有多少藥物成癮者，並無法知道單一藥物成癮者是否被重複估算，同時擔心調查員的誤判或錯誤分類而導致個案流失的可能性，於是Olsson等人（1981）之後再利用後面會介紹的捕獲—再捕獲方法校正可能的錯誤，將兩者方法做搭配，使得所估計的重度藥物成癮者後來為10,000人至14,000人，進而讓人數更為準確。

點名法雖然可運用在罕見或特殊族群的調查，並利用多方面或是多機構的資料蒐集，可克服單一來源的缺點，像是資料欠缺完整、缺乏代表性的問題，以及估算藥物成癮者的普遍程度。然而點名法估計的數值不足以代表所有人數，因為各單位的資料可能會重疊，而有高估個案的可能性，為了降低此誤差，需進行標準化的比對程序並刪除資料重疊部分（Hartnoll et al., 1997; Olsson et al., 1981），但是點名法的使用其實並不登錄個人身分證字號。

此外，點名法事前的規劃不可馬虎，因為點名法成本費用大多與欲蒐集的個案族群、設定範圍，及所分配的時間、人力有關，所以需先設定欲蒐集「目標族群」的個案定義，因為不同嚴重度或是使用不同毒品的藥物成癮者，設定的範圍及欲蒐集的機構將會有所差異，同時並培訓專業調查員，使其瞭解定義與培養欲蒐集對象辨識的敏感度，才容易獲得有效的資料，因為過程中藥物成癮者可能會故意提供錯誤訊息或隱瞞實情，導致分類上的錯誤，而調查員的身分及態度也會影響個案表達的結果，若事前不審慎評估規劃，則就容易收到錯誤的訊息（Hartnoll et al., 1997; Olsson et al., 1981; Catherine, 2001）。

點名法目前運用在盛行率的估計上已很少使用，主要是因為到各地點名需花大量的時間、人力及資源，而蒐集到的資訊卻只能知道現有的個案數，被忽略的部分與重複估算而無法精確估計，後來往往得再搭配其他種估計方法才能得到確切的數值，倘若只是小規模的流行病學調查，點名法才是可以考慮的方法。

第三節 提名法 (Nomination Methods)

提名法（Nomination Methods）最早可以回溯至20世紀七十年代，為Colin Taylor所發表的盛行率估計的方法之一，其為針對點名法加以改進而成之估計方法。提名法在使用上常被使用於處理罕見事件的資料，例如：感染愛滋病毒HIV的人數計算、或是估計正在戒除藥癮的人數多寡。

提名法蒐集樣本數的方式為：

一、需要先定義目標族群，例如：尋找某年內某段時間正在接受戒除藥癮的總人數。

二、開始進行抽樣調查，在此階段抽樣到的受訪者，被訪談者要求指出其認識的藥癮者，並告知訪談者這些藥癮者在指定時段內是否有接觸過戒毒治療中心、健康服務機構或任何其他類似戒毒組織。

三、受訪者所提名接受戒毒治療者的比例，會用作乘數公式計算，連同基準公式所得到數據，即戒毒治療機構的已知入院人數，便可估算吸毒者的總人數（Frischer, 1997）。

計算方法如下：

一、基準：在某年某一段時間內，在臺灣醫療機構正接受戒除藥癮治療的藥物成癮者總人數，例如10,000人。

二、乘數：根據抽樣調查的結果，估計一年某一段時間內正接受戒毒治療的吸毒者比例，例如20%（五分之一）。

三、把同一個基準：乘數的算式應用在這些數字上，藥癮者總數會是：10,000人/（1/5）＝10,000人×5＝50,000人。

提名法的使用在其他國家已有先例，舉例來說英國在2002年時已有估算的例子，英國為了探討有多少比例的藥物成癮者正在進行戒除藥癮的治療，使用計算盛行率的估計方法即採用提名法計算。英國施行提名法的地點為戒除藥癮的診所，訪談至診所戒除藥癮的藥癮者。受訪者針對訪談者所提出的問題進行描述——所認識的朋友中誰注射過毒品，訪談者並接著透過第一位受訪者所「提名」的朋友再接著進行第二次訪談，根據此種方式持續尋找目標族群接受訪問。透過此次提名法進行研究調查，訪談者發現到提名法的優點是有助於處理此類罕見事件資料，但也更發覺到了提名法極有可能因為受訪者所提供的訊息錯誤，抑或是記憶錯誤以至於訪談者得到錯誤的資訊，使得此份報告會容易

造成回憶偏差，以致資料最終的估算呈現錯誤。基於發現到提名法的缺點後，再加以修正，因此有了其他可以估計盛行率的方法產生（Elizabeth & Herbert, 1976）。

另外，更發現到了受訪者的人際網絡（Social Network）在提名法中占據了極重要的影響，舉例來說，在美國科羅拉多州斯普林斯曾進行一項研究，主要針對社區中居民感染愛滋病原因進行調查，研究對象以社區中從事性交易工作者為主，並試圖以社會網絡為架構進行提名法研究，例如性交易工作者的社會網絡大致可以分為性工作者本身及其兄弟姐妹和其他親屬、性伴侶或重要友人；此混合的多重人際關係，也影響愛滋病病毒傳播的方式。此訪談性交易工作者的研究也面臨到了與上述提及之英國研究案例相同的問題，若受訪者不願意提供正確的訊息（例如誰是買春者），則易造成訪談者得到錯誤的資訊。再者，經由提名法確定目標群體的資訊後，會使得警方單位開始注意這些社會族群，避免他們引起其餘的社會問題，也極有可能使得他們因為警方單位注意而面臨牢獄之災。因此，目前提名法在罕見事件上的運用為較少使用，現今則以修正過後的乘數法搭配調查法，或是捕獲—再捕獲法使用較多（Needle & Coyle, 1995）。

第四節　乘數法介紹

乘數法為一種簡單的間接估計法，原理在於欲估計的整體族群人數為觀察樣本族群人數的倍數關係，相對地也表示了觀察樣本群體的人數在整體族群中存在的機率，並以這樣的倍數關係乘上觀察樣本群體的人數，估計出整體族群的人數（Pluddemann, Parry, Flisher, & Jordaan, 2004; Hickman et al., 2006）。

一、計算方式

乘數法的計算方法是將已知的觀察樣本群族人數，乘以一個係數來估計整體的人數。

過去研究實例：

實例一

　　估計2003年6月1日至2004年7月31日非洲Cape地區海洛因的使用人數，該地區全部海洛因使用人數（D）未知。在這段期間有294（B）位年齡介於18歲至49歲間的成年人前往戒癮中心尋求治療，又知道該地區先前的隨機抽樣調查結果250位海洛因使用者中，只有5位曾尋求治療，海洛因使用者尋求戒治機率為P=2%（乘數M=1/P），而全部海洛因使用者人數則為D=B/P，即Cape地區在18歲至49歲之間海洛因使用人數為14,700人（Pluddemann, Parry, Flisher, & Jordaan, 2004）。

　　計算式如下：

$P = 5/250 = 1/50$

$M = 1/P = 50$

$D = B/P = B \times M = 294 \times 50 = 14,700$（人）

D = 全部海洛因使用人數

B = 觀察樣本的海洛因使用人數

P = 觀察樣本在全部海洛因使用者中被選取到的機率，其機率的倒數1/P便是所謂的乘數（Multiplier, M）

實例二

　　以澳洲研究為例，澳洲有1,000個C型肝炎感染的病例與注射毒品相關，經隨機抽樣調查注射毒品者的結果，發現約有50%的注射毒品者會被診斷出來有C型肝炎，所以將1,000乘以係數2，就得到整體澳洲有2,000個注射毒品者的數字。

二、適用範圍

　　乘數法使用時機為當研究議題的盛行率低，採用直接推估法需要很大的樣本時，便能以乘數法這樣的間接推估法進行推估。

三、優　點

　　雖然乘數法是一種較為簡單的估計法，但同時具備了以下的優點：

　　（一）乘數法有簡單、可以立即估計的優點，並兼具時間及成本效益，且乘數法有較高的優勢可以掌握即時人口變化狀況。

（二）乘數法雖可能較為簡單，但是考慮時間、人力、經濟成本與研究倫理，以及取得個案資訊的限制時，是推估非法藥物使用盛行率的可行方式中快速、可行之選擇。

四、限　制

乘數法雖然是較簡單、符合經濟成本的估計法，但也存在以下限制：

（一）乘數法必需預先知道此觀察樣本在全部族群數被選中的機率，該機率可從隨機調查中獲得，也可以直接應用其他已經存在的研究結果。但是若沒有良好的調查機率做為推算，則估計會有很大的誤差。

（二）乘數法的估計值在觀察時間內可能會改變，且在不同地區或鄉鎮此機率估計值可能也是不相同的，因此在選取乘數值的時候必須慎重地考慮資料來源是否符合合適的時間、地區，以及乘數值的可信賴性。因此事先規劃欲調查地區的人口比率、鄉鎮特性、性別與社經地位的組成等，再加以採用隨機，或是分層隨機抽樣來估算欲觀察樣本被抽取到的機率，是乘數法的重要關鍵。

第五節　捕獲—再捕獲法（Capture Recapture Model）

捕獲—再捕獲法最早是用來估計野生動物族群數量的一種調查方法，在1894年時由Petersen開始用以調查生態族群的數量，所以又稱為Petersen估算法，在生態族群數量的估計研究中是常常被運用的估計法。捕獲—再捕獲法不是直接調查整個母群體，而是抽選兩組獨立樣本，藉由比對兩樣本交集的比率，間接估計母群體的數量（Hook & Regal, 1995）。

捕獲—再捕獲法簡單的原理背後其實蘊涵嚴格的假設：

一、所欲估計的母群體需要是封閉的狀態，意即族群數量應該是處於穩定的狀態，出入相當。在非法藥物使用盛行率估計則是假設非法藥物使用者會穩定居住於欲觀察地區，例如臺灣。

二、每次抽樣中，每個欲觀察個體被選中的機會需要相同。

三、兩組取樣間的結果，彼此相互獨立。

四、相同的個體要有機會在不同抽樣中被選取，且要能成功標記被選取的個體；亦即每次選取到的藥癮者，要能登錄其身分。

一、計算方式

M1＝第一組登錄系統（第一年）捕獲到數目（點數並作身分登錄後釋回社區）

M2＝第二組登錄系統（第二年）捕獲到數目

R（Repeaters）＝兩次捕獲到的重複數（二次捕獲中有相同身分記號者）

P（Number）＝M1×M2/R

過去因為上述假設在人類族群中不易成立，因此在人類族群調查的運用上常有其限制。真正運用在人類族群的研究，則始於Sekar與Deming開始藉由捕獲—再捕獲法以估計出生率與死亡率。近年來對於捕獲—再捕獲法的應用，已經不再侷限於單一群體的抽樣，而是可以進行雙系統甚至多系統的捕獲與再捕獲以估計母群體的數量，雙系統的捕獲與再捕獲較單系統的更為經濟、省時、簡單，並可以連續進行的估計法，但是也會面臨不同系統中身分辨識資料取的不易（Chao, Tsay, Lin, Shau, & Chao, 2001）。

二、優　點

（一）明確的數理根據；

（二）結果有信賴區間；

（三）在時間的限制上可以用雙系統補足；

（四）以地方性及目前的資料為基礎。

三、限　制

（一）預設的假說必須是正確的；

（二）被再捕捉的機會必須是均等的；

（三）沒有新的加入者或失落者；

（四）在二個樣本中被捕捉的機率是獨立的；

（五）欲推估二年以上之資料對短期間的變化較不敏感；

（六）數理上較複雜。

四、範　例

以臺灣桃園縣所進行的一項研究爲例（Chiang, Chen, Chang, Sun, & Chen, 2007），其採用捕獲—再捕獲法來估算1999年到2002年間桃園縣使用非法藥物的男性總人數；此研究採用兩個不同資料系統（醫療系統與法務矯正系統）的年度資料，分別將這兩個系統在1999年至2002年四年捕獲的非法藥物使用男性列表出來；捕獲是利用中華民國法務部矯正系統資料，因爲在臺灣依據「毒品危害防制條例」，使用海洛因或是安非他命是屬於第一級與第二級毒品之非法行爲，尿液篩檢確認使用後，會送往強制勒戒與戒治，或是送往監獄進行矯正處遇。此研究假設桃園縣的男性非法藥物使用者「全部」會送往桃園監獄，所以由警察逮捕並經尿液確認使用的男性收容人，可視爲捕獲的資料。醫療系統登錄的影響精神藥物施用病患，是代表藥癮族群嚴格篩選後的次族群，此研究採用統計年度非法藥物使用者的列表，是根據桃園縣內有提供成癮藥物治療的三個醫院之院內醫師診斷資料，病患若爲男性且爲符合ICD-10診斷的安非他命或海洛因相關診斷，則登錄爲再捕獲的桃園縣男性非法藥物使用者。作者依據桃園監獄（捕獲）資料顯示1999年至2002年非法藥物使用總人數分別爲2,547、2,188、1,299與867人；依據三個醫院診斷資料，統計1999年至2002年在醫院（再捕獲）總人數分別爲267、352、389與598人；兩資料系統1999年至2002年重疊人數分別爲42、53、30與44人；再依據捕獲—再捕獲法計算，桃園縣男性施用非法藥物1999年至2002年總人數爲16,192、14,532、16,844與11,783人；將估算施用人數除以當年度桃園男性總居住人數可分別得到1999年至2002年盛行率，3.04%、2.65%、3.01%與2.07%。

第六節　結　語

本章主要目的是嘗試用簡單且容易明瞭的方式，對於點名法、提名法、乘數法，以及捕獲—再捕獲法進行介紹，並舉例說明計算方式，讓非數理統計學、生物統計或是流行病學專家之外，但對於估計影響精神藥物施用人口有興趣的人，可以有簡單地認識。我將介紹的方法其相對應的人數計算與優缺點列表在本章附錄；由於點名法與提名法在人數估算的誤差比較缺乏精確的方法，相對地，乘數法與捕獲—再捕獲法有比較完整的樣本抽樣或是估算誤差的量

性推論，所以目前國際上在估算少見疾病，或是藥物成癮行為的流行病學研究方法，比較傾向於使用乘數法與捕獲─再捕獲法。使用乘數法部分因為要依賴隨機抽樣的文獻或是調查方式來確認盛行率，而過去調查常使用自陳報告，對於影響精神藥物施用的非法行為其實常有因社會期望效應而自陳低估的情形發生；因此面對有社會烙印與違法行為的議題，透過兩個捕獲與再捕獲系統或是年度來估算盛行率與人數是目前常用的算法。

參考書目

Brady, J. E., Friedman, S. R., Cooper, H. L. F., Flom, P. L., & Gostnell, B. T. a. K. (2008). Estimating the prevalence of injection drug users in the U.S. and in large U.S. Metropolitan Areas from 1992 to 2002. *Journal of Urban Health*, 85(3), pp. 323-351.

Catherine M. C. (2001). Methods for estimating prevalence of opiate use as an aid to policy and planning. *Substance Use & Misuse*, 36(1&2), pp. 131-150.

Chao, A., Tsay, P., Lin, S., Shau, W., & Chao, D. (2001). The applications of capture-recapture models to epidemiological data. *Statistics in Medicine*, 20(20), pp. 3123-3157.

Chiang, S., Chen, C., Chang, Y., Sun, H., & Chen, W. (2007). Prevalence of heroin and methamphetamine male users in the northern Taiwan, 1999-2002: capture-recapture estimates. *BMC Public Health*, 7(1), p. 292.

Elizabeth, B. & Herbert, H. (1976). Nomination techniques in the study of largely invisible groups: opiate users not at drug dependence clinics. *Social Science & Medicine*, 10(7-8), pp. 415-422.

Frischer, M. (1997). Estimating the prevalence of problem drug use in Europe. *Luxembourg, Office for Official Publications of the European Communities: European Monitoring Centre for Drugs and Drug Addiction and Co-operation Group to Combat Drug Abuse and Illicit Trafficking in Drugs (Pompidou Group)*, pp. 155-171.

Frischer, M., Leyland, A., Cormack, R., Goldberg, D. J., Bloor, M., Green, S. T., Taylor, A., Covell, R., McKeganey, N., & Platt, S. (1993). Estimating the population prevalence of injection drug use and infection with human im-munodeficiency virus among injection drug users in Glasgow, Scotland. *American Journal of Epidemiology*, 138, pp. 170-181.

Hartnoll, R., Cohen, P., Dominogo-Salvany, A., Simon, R., Frischer, M., Taylor, C., et al. (1997). *Estimating the Prevalence of Problem Drug Use in Europe. Luxembourg, Office for Official Publications of the European Communities: European Monitoring Centre for Drugs and Drug Addiction and Co-operation Group to Combat Drug Abuse and Illicit Trafficking in Drugs (Pomidou Group).*

Hickman, M., Hope, V., Platt, L., Higgins, V., Bellis, M., Rhodes, T., et al. (2006). Estimating prevalence of injecting drug use: a comparison of multiplier and capture-recapture methods in cities in England and Russia. *Drug and Alcohol Review*, 25(2), pp. 131-140.

Hook, E. & Regal, R. (1995). Capture-recapture methods in epidemiology: methods and limitations. *Epidemiologic Reviews*, 17(2), p. 243.

Kraus, L., Augustin, R., Frischer, M., Kümmler, P., Uhl, A., & Wiessing, L. (2003). Estimating prevalence of problem drug use at national level in countries of the European Union and Norway. *Addiction*, 98, pp. 471-485.

Needle, R. H. & Coyle, S. L. (1995). *National Institute on Drug Abuse RESEARCH MONO-GRAPH SERIES-Social Networks, Drug Abuse, and HIV Transmission*: U.S. Department of Health and Human Services, National Institutes of Health.

Olsson, B., Carlsson, G., Fant, M., Johansson, T., Olsson, O., & Roth, C. (1981). Heavy drug abuse in Sweden, 1979-a national case-finding study. *Drug and Alcohol Dependence*, 7, pp. 273-283.

Pluddemann, A., Parry, C., Flisher, A., & Jordaan, E. (2004). The nature and extent of heroin use in Cape Town: Part 2-A community survey. Parow: *Medical Research Council*.

附錄　各項估計法之計算方式與優缺點比較

使用方法	點名法（Case-finding methods）	提名法（Nomination Methods）	乘數法（Multiplier Methods）	捕獲—再捕獲法（Capture-Recapture）
	1. 定義目標族群。 2. 設定目標範圍。 3. 選取結合同單位資源，可直接從醫院、治療單位、警察部門、NGO組織、監獄、勒戒中心等地方取得資料。	1. 定義目標族群。 2. 利用滾雪球方式尋找目標族群。 3. 套用乘數方法計算出目標族群總人數。	乘數法的計算方法是將已知的觀察樣本群族人數乘以一個係數來估計整體的人數。 公式： $D = B \times M$ D = 研究對象的整體人數 B = 觀察樣本人數 M (Multiplier) $= 1/p$ p = 觀察樣本在群體中被選取的機率	$M1$ = 第一次捕獲到數目（點數並作記號後放回） $M2$ = 第二次捕獲到數目 R (Repeaters) = 兩次捕獲到的重複數（第二次捕獲中有記號者） P(Prevalence) = $M1 \times M2/R$
優點	1. 常用於罕見的族群。 2. 利用多方面的單位蒐集，可克服單一來源的缺點像是資料欠完整、缺乏代表性的問題，以及可估算吸毒者的普遍程度。	有助於處理較為罕見的事件，例如愛滋病流行病學調查以及毒癮相關統計調查。	1. 簡單、可以立即估計，並兼具時間及成本效益。 2. 且乘數法有較高的優勢可以掌握即時變化狀況。	1. 有良好的數理根據。 2. 可用雙系統的捕捉方式。
缺點	1. 費用昂貴，因為大多有預算的限制，目前較少人使用。而成本大多與欲蒐集的個案數，及所分配的時間、人力有關。 2. 會有高估個案數的可能性，因為不同的單位很可能蒐集到相同的資料，但如何去除重複的資料，則需用統一且標準一致的比對資料，確認身分相同才可刪除。	透過滾雪球調查詢問對象，倘若受訪者不願意配合訪談，抑或是受訪者有記憶上的錯誤，則此項訪談結果亦造成回憶偏差以及統計上的誤差。	1. 乘數法必需預先知道此觀察樣本在全部族群數被選中的機率。 2. 乘數法的估計值在觀察時間內可能會改變，且在不同地區或鄉鎮此機率估計值可能也是不相同的，因此需要一些地方性的乘數資料。 3. 乘數資料的取得不能有太大偏誤。	1. 預設的假說必須是正確的。 2. 樣本被再捕捉的機會必須是均等的。 3. 在二次捕捉中，樣本被捕捉的機率是必須獨立的。

第六章　藥物濫用現況與毒品之監測

朱日僑

前　言

　　依據2019年聯合國毒品與犯罪問題辦公室（United Nations Office on Drugs and Crime, UNODC）出版的《世界毒品報告》（World Drug Report）[1]指出，2017年全球約有2.71億人前一年使用過至少一種毒品，占全球15歲至64歲的人口的5.5%，但相較於2009年使用過毒品的2.1億人，卻成長了30%。而僅七分之一的患者接受治療，3,500萬人深受毒品使用障礙，有58.5萬人死於吸毒，其中大約有三分之二是吸食鴉片類（Opioids）毒品過量導致死亡案例。2017年，全球有1,100萬人注射毒品，其中約有八分之一人（140萬人）感染愛滋（AIDS）病毒，超過一半的人（560萬人）感染HCV/C型肝炎（丙型，Hepatitis C）。依據《2017年全球疾病負擔研究》（The Global Burden of Disease Study 2017）估計，2017年全球因使用毒品造成58.5萬人死亡與4,200萬人年殘疾調整生命年的健康生命損失（Healthy Life Lost），大約一半的毒品施用者死亡，歸因於未經治療的HCV/C型／丙型肝炎，而吸毒對健康的影響及其後果是災難性的。特別是剛從監獄釋放的兩年間，毒品導致死亡（主要是由於吸毒過量）的風險大幅度增加，死亡率遠遠高於普通民眾所有死亡原因所造成的死亡率。對於世界許多國家而言，監獄仍然是──愛滋病毒、HCV/C型／丙型肝炎、肺結核等傳染病的一個高風險環境，特別是監獄中曾經注射毒品的收容人──有56個國家報告指稱，在2017年至少在一所監獄中提供了鴉片類藥物替代療法，而46個國家監獄環境中沒有啟動提供此種治療方案。針灸療法在監獄中的可行性較低：11個國家至少有一所監獄提供針灸治療服務，但83個國家沒有提供。毒品政策已成為公共衛生政策的一環，同時與各國健保走向與醫療資源的配置息息相關，而全球各地區許多監獄的預防與治療服務仍存在重大差

1　UNODC (2019). Executive Summary, World Drug Report 2019, United Nations Office on Drugs and Crime, https://wdr.unodc.org/wdr2019/en/exsum.html, 2019.6.26.

距，因此，監獄保健政策的發展、委外或民營等醫療資源的提供，乃是一個重大健康人權的關切問題。監獄中存在大量吸毒現象，包括使用鴉片類藥物、注射與吸毒。大麻（Marijuana）仍是全球最常使用、消費最廣泛的毒品，2017年估計有1.88億人使用過大麻毒品。美國雖然有繼續定期監測保健和刑事司法系統的負擔等計量結果，然而，各州大麻合法化的資料顯示，娛樂性吸食大麻現象有所增加，公共健康與公共安全指標（與大麻有關的急診、住院、交通事故和相關死亡）也增加，但與大麻有關的逮捕、法院案件和刑事司法系統的轉診治療卻下降，顯示出反毒政策搖擺鬆動，且有危害增加的現象；此亦由美國有線電視新聞網（CNN）報導毒品政策合法化的不明確性，可以略窺端倪，例如荷蘭是世界上第一個大麻合法化的國家，全球至今已有超過20個國家准許大麻以某種形式合法使用[2,3]。全球已有25個國家將醫療用大麻合法化。而大麻在美國同時存在非法、醫用合法與娛樂性合法使用此三種情況。2019年全美已有33個州醫用大麻合法化，全美已有10個州核准娛樂用大麻。毒品牽連政治因素，由於支持大麻合法化的州長候選人紛紛在選舉中獲勝，因而各州政府恐將面臨陸續開放的壓力。例如2012年美國華盛頓通過公民投票，成為美國第一批娛樂性大麻使用合法的州，美國科羅拉多州也在2014年1月實現大麻交易合法化（頒發了約348個大麻零售許可證，包括科羅拉多州首府丹佛在內共計8個城市至少24家大麻銷售點開始營業，大麻銷售獲合法化後的第一個月，該州稅務局從中共收獲350萬美元稅費（含醫用大麻稅費），其中包括290萬美元稅收及超過60萬美元的大麻零售商許可費用），而自1996年美國加利福尼亞州通過了第215號提案，宣布可以出於醫療目的使用大麻，此後，大麻逐漸由毒品轉為管制的醫療藥品，並有過半數的州可合法使用醫用大麻。烏拉圭國會在2013年12月通過大麻合法化決議，成為全球第一個合法種植、持有、銷售大麻的國家，烏拉圭從2017年7月19日起大麻可以合法公開販售，成為第一個讓大麻全面合法的南美國家[4]。而2018年10月17日加拿大娛樂用大麻正式合法上路，宣

2 　歐洲時報（2017年2月23日），荷蘭推大麻進一步合法化，https://kknews.cc/zh-tw/world/92yaoyb.html。2018年5月31日。

3 　每日頭條（2019年1月4日），2019美國這些州可能大麻合法化，留學生和家長們請一定警惕，https://kknews.cc/world/522nkqk.html。2019年8月31日。

4 　張凱耀（2013年12月12日），大麻合法？非法？各國大不同。風傳媒，http://www.storm.mg/lifestyle/2166104。按烏拉圭國會在2013年12月通過大麻合法化決議，成為全球第一個合法種植、持有、銷售大麻的國家。年滿18歲的烏拉圭公民，只須向政府登記，便能夠在藥房購買大麻，每月每人限量40公克。個人取得執照後，即可成為大麻種植户，每人限種6株；或是與多人組成大麻

告繼醫療用大麻於2001年的解禁後，新法規自2018年10月17日起，娛樂用大麻也將全面合法化，成爲全球第二個對這項「軟性毒品」完全不設限的國家，大麻生產商須向政府申請執照，已成年民眾則可在合法零售店購買合法生產商製造的大麻，可在公共場所攜帶30克以下的乾大麻，可在自家種植最多4株大麻；另一方面政府也對於違反相關規定者祭出重罰，例如販賣大麻給未成年者，最重會被判處十四年有期徒刑；吸食大麻後駕車，也會遭到處罰[5,6]。這樣的發展趨勢，明顯衝擊傳統亞洲地區以司法禁絕措施所導致之長期地下經濟產業（向來是犯罪組織的利益根源），將引發更多社會問題；大麻同樣有害健康，是否應與吸菸、飲酒等議題一樣納入公共衛生經濟政策考量，值得省思。1997年葡萄牙對於個人少量施用毒品除罪化（持有超過十天的劑量仍構成犯罪），十二年後各黨派都支持將毒品視爲健康問題，2001年7月通過毒品非犯罪化法，個人消費爲目的吸食、持有、獲取少量麻醉性與迷幻性藥品，都不再被當作犯罪處理[7,8]。

　　然而，新興影響精神物質（New Psychoactive Substances, NPS）是繼傳統毒品（如鴉片、大麻和古柯及其衍生物）、新型合成（Synthetic）毒品（如冰毒、搖頭丸、麻古等）之後，21世紀以來流行全球的「第三代毒品」。安非他命類（Amphetamine-Type Stimulants, ATS）（苯丙胺類興奮劑物質）仍是高居第二位的濫用毒品。鴉片類處方藥物使用相對較少，估計3,300萬使用者，但鴉片類藥物仍是具有潛在危害健康的主要毒品。古柯鹼估計1,830萬使用者。安非他命與其相關類似製品就如處方藥一般，已成爲全球慢性的威脅，估計有1,940萬使用者，而最大改變在於合成毒品（Synthetic Drugs）的使用（UNODC, 2016）。2013年全球疾病負擔研究已經指出，鴉片類藥物、古柯鹼、安

俱樂部，最多可有45名成員，可種99株大麻。

5　自由時報（2017年4月14日），全球第二 加拿大解禁娛樂用大麻。按加拿大政壇普遍不贊同，但政府宣稱，全面解禁的目的是爲了減少警力、檢方執法成本；且較不易成癮且毒性較小的「軟性毒品」合法化，也有助兒童免於危害身體更劇的其他毒害。各界關注加國政府在法案中是否會對大麻課徵「罪惡稅」或「使用稅」，課稅將有助政府財政，但若稅率太高將導致黑市交易猖獗。http://news.ltn.com.tw/news/world/paper/1094117。2019年9月5日。

6　魏嘉瑀（2018年10月17日），全球最大的合法大麻市場來了！加拿大「娛樂用大麻」今天合法開賣，預估一年創造7000億元稅收。風傳媒，https://www.storm.mg/article/546552。2019年9月3日。

7　漢義生物科技（2017年4月25日），全面科普世界各國對「大麻」的態度，https://kknews.cc/world/4qabrag.html。2019年8月15日。

8　每日頭條（2017年2月23日），荷蘭推大麻進一步合法化，https://kknews.cc/zh-tw/world/92yaoyb.html。2018年8月30日。

非他命（苯丙胺）與大麻等濫用危害估計已造成近1,200萬生命年損失，原因是過早死亡或殘疾，其中超過800萬與吸食鴉片類藥物病症有關。特別是美國聯邦緝毒局（DEA）2019年11月4日發出警告：「新世紀鴉片戰爭：中國人供貨，墨西哥人加工，美國人上癮致死。」確認大批由墨西哥毒梟集團所僞造的「鴉片類止痛藥」（僞藥），正非法湧入北美[9,10]。而毒品造成負面健康影響的一項風險因素源於其管理方式。特別是注射毒品相較於鼻吸，或口吸、抽吸、吞嚥毒品有更大的過量與感染風險，包括愛滋病毒和C型肝炎等血液傳播病毒的傳播風險。毒品使用可能對整個社會的健康造成影響，因爲注射吸毒者可能成爲將性傳播疾病傳給其他亞群和一般民眾的群體（UNODC, 2016）。再觀察2019年聯合國毒品與犯罪問題辦公室（UNODC）公布「東南亞跨國組織犯罪：演變、成長和影響」報告（Transnational Organized Crime in Southeast Asia: Evolution, Growth and Impact）[11]指出，臺灣自2016年起已是日韓毒品的主要來源國，也是東南亞毒品販運的據點之一。也指出醋酸酐（乙酸酐、Acetic acid amhydride，分子式爲$(CH3CO)_2O$，縮寫爲Ac_2O）爲製作海洛因的重要原料，2017年阿富汗是全球查獲最多醋酸酐的國家，而臺灣也有出口部分醋酸酐到阿富汗。

　　全世界的毒品洗錢[12]漂白每年約有1千億美元[13]；據推估非法毒品消費量約占全世界人口的3.3%至4.1%之間[14]。因此，關鍵因素仍必須從制度面「擴大沒收」剝奪犯罪所得，杜絕毒販保有資金繼續周轉進貨來解決（林達，

9　Parker Asmann (2019). China Fentanyl Ban Yet to Hamper Mexico's Crime Groups, https://www.insightcrime.org/news/brief/china-fentanyl-ban-yet-to-hamper-mexico-crime-groups/, 2019.9.4.

10　Bradford Betz (2019). Mexican drug cartels distributing deadly fentanyl pills across North America: DEA, https://www.foxnews.com/us/mexican-drug-cartels-fentanyl-north-america, 2019.11.4.

11　UNODC (2019). Transnational Organized Crime in Southeast Asia: Evolution, Growth and Impact, https://www.unodc.org/documents/southeastasiaandpacific/Publications/2019/SEA_TOCTA_2019_web.pdf, 2019.9.10.

12　按「洗錢防制法」第2條所稱洗錢，指下列行爲：一、掩飾或隱匿因自己重大犯罪所得財物或財產上利益者。二、掩飾、收受、搬運、寄藏、故買或牙保他人因重大犯罪所得財物或財產上利益者。故洗錢犯罪係爲「前犯罪行爲」非法所得合法化的過程。參見全國法規資料庫，http://law.moj.gov.tw/LawClass/LawAll.aspx?PCode=G0380131，2019年9月1日。

13　馬維羽主編（2003），全球化時代的國家安全，武漢：湖北教育出版社，頁440-441；轉引自蒲吉蘭，犯罪致富──毒品走私、洗錢與冷戰的金融危機（2001年版），北京：社會科學文獻出版社，頁221。

14　Caterina Gouvis Roman, Heather Ahn-Redding, & Rita J. Simon (2005). Illicit drug policies, trafficking, and use the world over, Lexington Books, p. 221.

2017）[15]。另一方面，較為值得關注的是過去十年，因各國查緝機關的合作及反毒策略聯盟，大幅增加緝獲量，特別是搖頭丸等安非他命類新興合成毒品，2014年安非他命（苯丙胺）類興奮劑的緝獲量達到新的高峰。2009年以來，全球甲基苯丙胺緝獲量每年都在20噸至46噸之間波動，但2014年搖頭丸的緝獲量與2009年相比增加了一倍以上。過去幾年，甲基安非他命的緝獲量占每年全球安非他命類興奮劑緝獲量的最大比例，在東亞和東南亞及北美尤其獨占鰲頭。2009年至2014年間，東（南）亞報告的（甲基）安非他命緝獲量提高兩倍，也是全球（甲基）安非他命最大緝獲量區域。對於目前正在大舉朝南向產業政策發展的臺灣，特別值得我國六大緝毒系統等相關司法機關進行實質性統合查緝執行防毒監控，密切留意關注邊境經貿的動向。另依國際麻醉藥品管制局（International Narcotics Control Board, INCB）於2007年即已發布警訊指出[16]，世界各國處方藥濫用，規模亦將超過海洛因等毒品用量，其衍生的問題將繼新興合成毒品（如安非他命、搖頭丸等），成為毒品及藥物濫用防制單位須特別監測及關切的問題。另一方面，依據聯合國毒品與犯罪辦公室之Global Synthetic Drugs Assessment - Amphetamine-Typestimulants（ATS）and New Psychoactive Substances（NPS）報告指出，新興影響精神物質的濫用情況已遍及全球，國際麻醉藥品管制局發布報告指出，毒品暨犯罪問題辦公室新興影響精神物質預警諮詢系統針對新興影響精神物質的監測結果，2017年已經報告892種物質，截至2019年7月已經報告964種物質。大多數首次報告的藥物屬於合成大麻類，但2015年迄今報告的資料顯示了不同的情況：首先，首次報告的合成卡西酮（Cathinones）藥物（至少20種，例如MDPV、Mephedrone、4-Methylethcathinone、Methylone、Pentylone、Ethylone、Fluoromethcathinone及Chloromethcathinone等）幾乎與合成大麻（Synthetic Cannabis）K2類[17]（至少21種，

---

15 林達（2017），反毒「零容忍」先從毒販所得下手。蘋果電子報，http://www.appledaily.com.tw/realtimenews/article/new/20170104/1027196。2018年4月5。按中華民國「洗錢防制法」第18條明訂：「以集團性或常習性方式犯洗錢罪者，有事實足以證明行為人所得支配之財產或財產上利益，係取自其他違法行為所得者，沒收之。」首度納入「擴大沒收」的新制度，是我國洗錢防制的一大重要進程。

16 INCB (2006). 2006 International Narcotics Control Board, http://www.incb.org/pdf/e/press/2007/annual-report-press-kit-2006-en-4.pdf, 2016.11.15.

17 INCB (2006). 2006 International Narcotics Control Board, http://www.incb.org/pdf/e/press/2007/annual-report-press-kit-2006-en-4.pdf, 2016.11.15. 按合成大麻（Synthetic Cannabis）K2類，紐約自2015年起，有超過6,000人因口服食K2被送至急症室，當中2人因此死亡，已於2015年10月立法，禁止出售或製造K2大麻，違者可被監禁一年及罰款10萬美元（約322萬新臺幣）。

例如四氫大麻酚4-THC、CP47,497、JWH-018、JWH-073、JWH-250、HU-210 等）同樣多；其次，不屬於前幾年確定的任何主要類別的各種大量藥物被首次報告，其中包括合成鴉片類藥物（例如吩坦尼（Fentanyl）衍生物）與鎮靜劑（例如BZD苯二氮平類）。全球合成新興影響精神物質市場仍然主要是合成大麻類，在北美地區，合成鴉片類藥物主要以吩坦尼（Fentanyl）及其類似物（類緣物，Analog／Related Substances／狡詐家藥物，Designer Drugs）為主，但在西非、中非和北非，另一種合成鴉片類藥物特拉嗎竇（曲馬多，Tramadol）正在引發新的危機。2014年，約3.8%的全球人口在過去一年中吸食過大麻，全世界約四分之三的大麻藥草緝獲量發生在美洲，北美在2014年全世界緝獲量中占比最大，特別是大麻政策搖擺多變的美國緝獲最多。

　　依據法務部統計，毒品施用紀錄人口，自1949年統計至2009年（仍存活者），曾有吸毒查獲紀錄者，計約27萬5千人。毒品犯罪向來為我國重大犯罪問題，近年來新入監受刑人中，因犯毒品罪而監禁者約有三分之一，而在監受刑人中，毒品罪者占4成，約9成為施用毒品罪，1至2成比例為製造、運輸、販賣毒品罪；以往數據顯示因施用毒品遭判決定罪者，再犯之比率達6至7成（由極少數常習犯罪者所為），近年再犯時間逐漸縮短，再犯率提高為8至9成；2001年以前地檢署新收偵察毒品犯中以第二級毒品為主，惟2002年統計顯示，第一級毒品罪者之比例為51%，已超越第二級毒品罪之49%；同時，第一級毒品（以海洛因為主）犯首次超過70%，且毒品犯罪年齡有逐漸年輕化的趨勢[18]等，在在說明毒品氾濫問題是全民必須關注的重大公共問題。依據我國法務部的毒品緝獲量統計，毒品緝獲量曾在2005年創造歷史新高，其後2006年因司法單位改按純質淨重統計，使得毒品緝獲量的數值雖呈下降情形，惟仍難全面阻絕毒源，實則，毒品的緝獲種類仍以第二級安非他命與先驅化學物質、及其類似結構物質、還有第三級與第一級部分特定毒品為主，伴隨偽藥、禁藥、新興毒品的合成、提煉、分離、轉販運製，前仆後繼，礙於列管機制（如毒品審議委員會僅四個月召開期程），毒品（司法）與管制藥品（行政）分離的組織二元管制效率，與時有政治因素考量，必然永遠來不及列管。依據早年我國學者專家的估計，吸毒人口約在20萬人，若以終生盛行率估計則超過40萬人，其中

18　法務部，毒品新制五年來實施概況，法務統計專題分析，http://www.moj.gov.tw/ct.asp?xItem= 34301&ctNode=27438。2017年12月10日。

海洛因至少約有5萬至10萬人[19]，其餘多為安非他命，再其次為搖頭丸、大麻及其他新興毒品（如愷他命等）。另由一個觀察政策網站的部落格指出[20]，從1995年到2006年，臺灣吸食海洛因人數已累積突破40萬人，倘海洛因毒癮者每天必須花費2千新臺幣購買毒品，每天海洛因支出的社會成本至少8億元；國內毒品注射施用人口可能至少有10萬人以上[21]。大量的施用毒品犯罪，已經形成監所毒品犯暴增，人滿為患，再犯頻仍；其後由於減刑條例的實施，雖釋放部分人犯稍解燃眉之急，然監獄副文化及更生再犯循環的司法保護問題，仍為監所長期隱憂，出所後的更生保護、司法觀護環境與社會支持性功能不足，難以針對毒品問題建構一個完整的社會防衛體系，更是動輒造成單純施用毒品犯罪監禁化、刑罰肥大症的濫觴。國內第一級毒品濫用問題雖有趨緩，惟第二、三級毒品濫用情勢逐年攀升，如何因應毒品濫用型態的轉變，同時關注第四級管制藥品與毒品流用等為政府目前當務之急另。近年，國際間毒品前驅物質與其製品及類似結構物、類緣物（Analogs、Related Substances），或稱狡詐家藥物（Designer Drug，設計師藥物）等國際毒品公約或非公約管制物質（Controlled Substance）層出不窮，毒品列管的機動性與法制不夠彈性，以及施用毒品的法制定位持續徘徊在病人與犯人間問題未決，兼以單純施用毒品者入監後交叉感染犯罪、多重複合犯罪等問題日益嚴重，在混合、混攙、多重、不純物質濫用、加重毒性、危害與成癮特性的發展下，已有逐漸惡化濫用危害的傾向；復以國家社經變動背景因素，各部會對於青少年毒品防制政策的重視程度、認知不足與資源的投入有限，以致第三級（愷他命）毒品防制管制對策分歧，長年以來，難以斷絕供給，防毒監測已陷危機，毒品分級管制緩慢與決策猶豫，市場供需綿延不絕，而持續濫用與混用已經造成加深毒品成癮情勢的惡化。

　　網路資訊的普及目前已無遠弗屆，但毒品或藥物濫用者同時也在網路上獲取相關藥物濫用資訊，甚至進行毒品交易，超過50%的偽藥事件來自網路販售。我國非聯合國會員國，故而網際網路、電子郵件與毒品犯罪的結合趨勢，已對藥物濫用監測及防制的難度，形成不容忽視的挑戰。國際麻醉藥品管制局

19　李盛雯（2008年10月30日），成癮是病　不是罪　治療取代監宰。中國時報，http://health.china-times.com/contents.aspx?cid=5,69&id=3269。王一芝（2002年11月），被毒品囚禁的靈魂，臺灣戒毒者的天人交戰，經典，52期，http://taipei.tzuchi.org.tw/rhythms/magazine/content/52/3/taiwan.htm。

20　http://blog.udn.com/teddyteddy2/1261092, 2015.2.3.

21　http://www.hrd.gov.tw/SysForm/FileHandler.ashx?file_id=766, 2016.3.20.

（INCB）報告亦指出，合成毒品因價格低及容易製造，勢將成為非法藥物濫用的主流，顯示藥物濫用已有朝向全球化及複雜化的趨勢。衛生福利部自2005年起，每四至五年執行一次全國藥物濫用調查，依據2005年、2009年、2014年及2018年調查結果顯示，社區當中12歲以上至64歲以下受訪者之非法藥物使用終生盛行率，分別為1.2%、1.4%、1.29%與1.15%，共同的濫用藥物仍以為安非他命為主。使用非法藥物且可明確指認藥物種類者的終身盛行率為1.15%，與前一波調查（1.29%）相比略為減少，依此盛行率來推估，我國可能約有20萬4千人曾經用過非法藥物且可明確指認藥物之種類。近4次調查終身盛行率皆在1%至2%，估計約為30萬人。又依據2018年委託國立臺灣大學公共衛生學院執行之「107年全國物質使用調查」結果顯示，首次藥物濫用的動機是「好奇」（70.5%），其他依序是「放鬆自己／解除壓力」（16.9%）、「娛樂助興」（14.7%）及「因為朋友有用」（11.6%），初次使用地點大多位於同學或朋友家裡（29.9%）。濫用種類以安非他命（0.42%）、愷他命（0.40%）、搖頭丸（0.36%）及大麻（0.32%）為最常被使用的前4名濫用藥物。另值得注意的是，改裝型混合式毒品首次納入即排名第五（0.18%），若納入使用改裝型毒品者或無法辨別所用毒品者，我國使用或疑似使用任一種類非法藥物的終身盛行率為1.46%[22]（衛生福利部，2018）。18歲至64歲成人非法藥物使用的終生盛行率為1.33%，最常使用之非法藥物為安非他命、K他命及大麻。18歲至64歲成人非法藥物使用的終生盛行率為1.33%，最常使用之非法藥物為安非他命、K他命及大麻。12歲至17歲青少年成癮性非法藥物使用的終生盛行率則為0.52%，其中較常被青少年所使用的非法藥物為K他命、安非他命及搖頭丸（衛生福利部，2015）。

　　依據美國公布之2019年「國際毒品管制策略報告」（2019 International Narcotics Control Strategy Repor, INCSR）[23]指出，臺灣自2008年起至2019年，已連續十二年被列為全球36個「毒品先驅化學物質」（Major Precursor Chemical Source Countries）來源主要國家之一，包括阿富汗（Afghanistan）、阿根廷（Argentina）、孟加拉國（Bangladesh）、玻利維亞（Bolivia）、巴西（Brazil）、緬甸（Burma）、加拿大（Canada）、智利（Chile）、中國大陸

---

22 衛生福利部（2019），停看聽——107年全國物質使用調查結果。108年衛生福利部新聞，https://www.mohw.gov.tw/cp-4255-48855-1.html。2019年12月26日。

23 INCSR (2019). International Narcotics Control Strategy Report, Volume 1- Drug and Chemical Control, https://www.state.gov/wp-content/uploads/2019/04/INCSR-Vol-INCSR-Vol.-I-1.pdf, 2019.7.29.

（China）、哥倫比亞（Colombia）、哥斯大黎加（Costa Rica）、多明尼加共和國（Dominican Republic）、厄瓜多爾（Ecuador）、埃及（Egypt）、薩爾瓦多（El Salvador）、德國（Germany）、瓜地馬拉（Guatemala）、宏都拉斯（Honduras）、香港（Hong Kong）、印度（India）、印尼（Indonesia）、日本（Japan）、墨西哥（Mexico）、荷蘭（Netherlands）、尼日（Nigeria）、巴基斯坦（Pakistan）、秘魯（Peru）、波蘭（Poland）、南韓（Republic of Korea）、新加坡（Singapore）、南非（South Africa）、瑞士（Switzerland）、臺灣（Taiwan）、泰國（Thailand）、英國（United Kingdom）、委內瑞拉（Venezuela）等。對於國家現有緝毒管制機制與作為，多年來始終無法擺脫惡名，是否應集中反毒資源，特別優先予以關注、監測？建立跨部會「毒品先驅化學物質」之資訊系統加強管制？值得政府審慎思考、改變戰法，並建議訂定「毒品先驅化學物質管理法」，以專法積極管制。美國自2017年起，連續三年已將臺灣自全球81個（如蘇聯、中國、美國、英國、加拿大、荷蘭、西班牙、巴西、泰國、香港等）「洗錢國家」（Major Money Laundering Countries）[24]名單中除名；且美國自2000年起至2019年，已連續二十年，將臺灣自22個「毒品轉運國」（Major Illicit Drug Producing and Major Drug-Transit Countries）名單中除名，值得稱許；美國2019年3月1日公布之「國際毒品管制策略報告」[25]指出，阿富汗、巴哈馬（Bahamas）、貝里斯（Belize）、玻利維亞、緬甸、哥倫比亞、哥斯大黎加、多明尼加共和國、厄瓜多爾、薩爾瓦多（El Salvador）、瓜地馬拉、海地（Haiti）、宏都拉斯、印度、牙買加（Jamaica）、寮國（Laos）、墨西哥、尼加拉瓜（Nicaragua）、巴基斯坦、巴拿馬（Panama）、秘魯與委內瑞拉等22國家為「毒品轉運國」。因此，毒品流向監測與防制問題絕對是國際共同面臨的問題，必須依賴密切頻繁的國際合作，不僅應從源頭防堵毒品濫用問題，更需要參考美國「管制物質法」（Controlled Substances Act, CSA）增列緊急暫時列管措施（Emergency Temporary Scheduling），建構新興濫用物質之緊急列管機制，以迎頭趕上國際腳步，阻絕新興影響精神物質物質氾濫對於國人的危害。而合作的層次，則包括成立國際反毒策略聯盟，建立備忘錄或協定、預警機制，強化與各國情資交流、法

24　INCSR (2019). International Narcotics Control Strategy Report, Volume II- Money Laundering, https://www.state.gov/wp-content/uploads/2019/03/INCSR-Vol-INCSR-Vol.-2-pdf.pdf, 2019.7.29.

25　INCSR (2019). International Narcotics Control Strategy Report, Volume 1- Drug and Chemical Control, https://www.state.gov/wp-content/uploads/2019/04/INCSR-Vol-INCSR-Vol.-I-1.pdf, 2019.7.29.

令、政策、組織整合，甚至查緝技術的經驗交流與實務演習，同時，還必須如同「國家社區反毒聯盟協會」（The National Community Anti-Drug Coalition Institute）不斷向社區紮根、經營，提供社區各項教育、訓練技術性協助，發展更有效評量成果之工具、方法，將理論知識轉化成實務資訊，產生毒品更生人的社區賦權增能（Empowerment）、抗制誘惑再犯罪的能力；而完整的社會防衛體系，更是必須建構保護更生人復歸社會的機制，對於高度復發再犯的保安處分，完備社會安全防護網絡，於藥癮更生人重返社會之際導入修復式司法正義（Restorative Justice），並提供物質成癮者出監所後整合性加強觀護轉銜服務，連結整體社會、職訓與就業服務資源，協助「毒品成癮者提供家庭支持服務方案」，期使矯治出所後之更生與觀護保護網絡，能夠發揮預防再犯的效果。近年歐盟體系的整合，著力甚深，已逐漸在各成員國間建立起聯合防毒網絡，填補國與國間之漏洞，其成效亦最為顯著。我國如欲提升整體防制毒品的績效，除須強化與聯合國周邊組織、東南亞國家的聯盟協定及西太平洋國家等組織的連結外，對內則有待跨機關部會協調，以及地方政府間進行垂直與水平面向的密切整合，始能竟其功。防制工作之推動，除司法院檢、警、調、憲、海巡、財政關務六大緝毒系統外，與經貿工業、交通郵務、農政漁業、國防、衛福社政、教育、勞政、地方縣市等諸多部門均密切關連，惟彼此關注的程度與認知不同；然而，各國毒品防制組織多以專責機構規劃設置，以統一反毒事權工作，如美、日、義等國。而我國則於行政院下設置毒品防制會報，以往非但資訊面欠缺共享通報平台，法制面則偏重緝毒，與實務執行有落差，緩不濟急，在監獄行刑、矯正、觀護、更生、保護、社區修復司法等缺乏具體連結地方毒品危害防制中心轉銜社會復歸機制，且輕忽拒毒、戒毒、防毒等各行業全面性配套法制條款，加上歷來相關反毒工作聯繫會議亦時有延宕，形成組織面運作結構鬆散，資訊面的公民參與、整合監測通報、資訊公開平台、實證化決策資訊不足，在2006年成立縣市毒品危害防制中心，2008年修法已導入毒品減害治療法制化，及至2010年完成毒品危害防制中心法制化之後，對於縱向、橫向協調機制與運作至為關鍵，我們究竟應如何落實從毒品更生人出監觀護的社區矯治、社區服務處遇，乃至於成立在地縣市的社區中途之家，並以刑事司法附條件執行到持續廣泛提供多元戒治醫療、心理及社會復建服務。另一方面，雖然行政院已於2017年12月21日通過法務部擬具的「毒品危害防制條例」部分條文修正草案，明定相類似之物質得於一次毒品審議程序列管，但因各界憂心法務部過度擴張毒品定義，曾延宕擱置2年遲未通過修法，立法院終究於2019

年12月17日完成三讀通過修訂「毒品危害防制條例」，並已於2020年1月15日公布，惟該類似物質得經毒品審議一次列管之條文，仍待公布後六個月施行。因而，至今應如何具體管制運作，仍未竟其功，而未來如何有效打擊毒品的戰役，則仍有待各界密切觀察。那麼，又該如何實踐蔡總統曾於2016年5月21日就職演說提及要「強化社會安全網」，在在考驗國家未來所要建立的社會保護與防衛機制。因此，對於將吸毒犯視爲需要幫助者，而順利予以復歸社會的理想，已經成爲我國毒品防制政策成效能否精進，與未來極重要的挑戰。

　　至2019年12月17日，由法務部提出經行政院送請立法院審議之「毒品危害防制條例」部分條文修正草案，終獲三讀通過[26]。除了提出重懲毒販，提高製造、販賣、運輸毒品之刑度及罰金；加重販賣混合式毒品及對懷孕、未成年人販毒之刑度，同時擴大沒收、徹底剝奪毒販不法所得。除了扣案毒品物可於判決確定前銷燬外，特別值得關切討論的議題，包括縮短新興毒品具有類似化學結構之物質列管時程。依據法務部整理之修法說明指出，現行法務部毒品審議委員會毒品列管及分級制度採單一物質逐次審議模式，此模式已無法因應新興精神活性物質快速推陳出新之情勢。如日本在2013年前，受列管毒品及藥物合計僅234種，鑑於新興精神活性物質遭大量濫用致發生多起重大死亡車禍，乃允許針對類似化學結構之新興精神活性物質，以概括認定方式認定爲列管毒藥物，因而日本在2013年2至3月間，主管機關即公布「合成大麻素類型」等772種新興精神活性物質爲列管毒藥物。我國參考日本法制，增列「與該等藥品、物質或製品具有類似化學結構之物質」等文字，使該等具有類似化學結構之物質可於一次毒品審議程序進行審議。因此，毒品審議委員會之管制機制，參考聯合國新興影響精神物質（NPS）早期預警報告系統各國之濫用通報資料、世界各國及國內之列管情形或資料，截至2019年8月被通報的NPS的種類已經上升至971種，而我國列管的毒品品項僅339種，此爲避免因毒品列管審議期間造

----

26 按立法院2019年12月17日三讀通過「毒品危害防制條例部分條文修正案」，本次修法除將製造、運輸、販賣第一、二、三、四級毒品者得併科罰金金額，依序提高爲新臺幣3千萬、1千5百萬、1千萬與5百萬元，而製造、運輸、販賣專供製造或施用毒品之器具者，得併科罰金金額也提高新臺幣爲150萬元。持有一級毒品的罰金上限從5萬元提高至30萬元，持有二級毒品的罰金上限從3萬元提高至20萬元。此外，過去持有三、四級毒品須超過淨重20公克以上才有刑責，本次修法將門檻下修至5公克以上，不過也同步將三級毒品的刑責從三年以下改爲二年以下，得併科之罰金從30萬元改爲20萬元以下。另外，也將公務員假借職務上之權力、機會或方法，製造、運輸、販賣第二級毒品，或以強暴、脅迫、欺瞞方式使人施用第一級毒品，而處以無期徒刑得併科之罰金，由1千萬提高爲3千萬元等。

成查緝犯罪之空窗，並與國際毒品情勢接軌。其次，爲將持有第三、四級毒品（純質淨重）由20公克降爲5公克以上，即懲以刑罰，擴大4倍入刑範圍。理論上修法處罰應更爲嚴格（意指：持有第三級毒品純質淨重5公克以上者，處二年以下有期徒刑，得併科新臺幣20萬元以下罰金。持有第四級毒品純質淨重5公克以上者，處一年以下有期徒刑，得併科新臺幣10萬元以下罰金）。整體研判此次修法，主要應屬「緝毒觀點」之修法思維；依據現行規定持有第三級、第四級毒品之純質淨重須達20公克以上，但依實務上常見施用毒品者每次施用毒品重量約爲0.2公克至0.4公克，或每包咖啡包含毒品量約爲1%至5%計算，須持有將近百包者，始構成犯罪，現行標準過高，經常造成查緝之困難。另一方面，修法後或許也可能意味著，只要緝獲偵辦持有少量毒品，即可逮捕、送驗，便利構成法定違法標準，而單純利於查緝持有第三、四級毒品者的定罪。似乎意在積極作爲，而有盡快達到構成毒品入罪意涵。再者，由於近年毒品混合、混摻與不純物質毒品案件增加，查緝毒品案件須達成「純質淨重」與「20公克」之困難，而查緝後又因未達毒品淨重而縱放無功，加上毒品類似化學結構之物質在修法以後，倘若配套機制不足，可能因毒品類似結構物質品項眾多，面臨法規審議時不易明確化，或有形成毒品品項定義模糊造成寬鬆入罪情形，增加未來法令解釋的空間，因而爲使偵查緝獲少量毒品可立即送驗，以期降低經純質淨重後卻未符合法定入罪門檻，可能造成重蹈毒品偵查案件的徒勞無功。其所達到的法律效果，也包括更加強應驗了實質上的「微量」與「持有」第三、四級毒品入罪化；未來毒品檢警偵辦毒品案件時，其衍生的可能相關問題，包括是否會面臨大量移送（偵辦微罪量少移送案件量增加，微罪不舉裁量範圍降低），加重各級毒品檢驗機關／機構人力與工作負荷、大幅增加毒品的防制與檢驗的社會成本，又或者造成毒品檢驗送檢數統計分母多而陽性率降低、毒品刑事案件偵辦量增加、未來統計定罪率降低等相關問題與影響層面，值得各界進一步留意其發展。另外，對於毒品施用者戒除適當處遇之緩起訴條件回歸刑事訴訟法規定，與縮短觀察、勒戒或強制戒治執行完畢釋放後，三年後始再犯（縮短修了正自從2003年修法主張的五年內再犯）施用第一、二級毒品之行爲者，再採以觀察、勒戒方式戒除其身癮及以強制戒治方式戒除其心癮之措施，或爲強化機構處遇變革，彈性化不同條件或期限之緩起訴處分，並力圖強化觀察、勒戒或強制戒治等日漸萎縮的矯正業務，目標則在於瞭解施用毒品者是否適合爲戒癮治療、精神治療、心理輔導或其他適當之處遇措施，建立宜由醫療機構或其他相關機關（構）評估，提供意見予檢察官參考之機

制。值得提醒的是，對於三年後再犯施用第一、二級毒品（吸毒被逮捕）者之歷史態樣，用毒品者具「病患性犯人」之特質，在矯正機關有無更有效的（拘束人身自由的保安處分）機構處遇與戒除身癮、心癮實證因應作為（例如收容人門診戒毒治療等），與相關資源配套（如戒毒村、藥癮治療性社「茄荖山莊」等），以及出所後如何銜接社區矯治執行、觀護處遇、拘束或非拘束人身自由的保安處分、追蹤輔導、更生保護自立、家庭連結等相關機制，均有待關注後續影響。

第一節　國內藥物濫用檢驗監測現況

依據實驗室國際規範的整合趨勢，實驗室檢驗技術依分辨能力區分成三類，分析毒品至少應使用包括兩種不同原理的方法，A類技術包括：質譜法（Mass Spectrometry）、紅外光譜法（Infrared Spectroscopy）、磁核共振光譜法（Nuclear Magnetic Resonance Spectroscopy）、拉曼光譜法（Raman Spectroscopy）；B類技術包括則包括：毛細管電泳法（Capillary Electropho-resis）、氣相層析法（Gas Chromatography）、離子移動光譜法（Ion Mobility Spectrometry）、液相層析法（Liquid Chromatography）、微晶體檢測法（Microcrystalline Tests）、藥物分辨法（Phar-maceutical Identifiers）、薄層層析法（Thin Layer Chromatography）；C類技術包括：呈色法（Color Tests）、螢光光譜法（Fluorescence Spectroscopy）、免疫學法（Immunoassay）、紫外光譜法（Ultraviolet Spectro-scopy）等。當使用一種A類方法時，應再搭配至少一種B或C類方法；若未使用A類方法時，則需使用三種B或C類方法，其中應有二種B類方法，且其原理不同。而新興濫用藥物品項增加及種類日趨複雜，需要系統性快速檢驗方法，質譜法在現有三類毒品檢驗技術中屬於A類方法，顯示其有較佳分辨能力。國內目前政府機關實驗室的毒品及管制藥品鑑驗，多以氣相層析搭配質譜法為主要毒品檢驗方法。但司法警察在執行實務上，往往迫於緝毒時效，自然經常運用拉曼光譜儀，藉由其雷射光激發樣品檢測分子結構，快速確認內容物成分，運用非接觸性、非破壞性的方式快速分析藥毒物、不明粉末或化學品，以提高篩檢可信度，並縮短檢驗時間的特性，但仍有其限制。毒品及管制藥品檢驗是政府機關的任務，國家透過緝獲毒品或管制藥品的

鑑定、毒品嫌疑犯的尿液毒品檢驗、觀察勒戒、強制戒治，及付保護管束者的驗尿、高風險工作特定人員尿液篩檢、濫用藥物使用等進行監測調查，而濫用藥物檢驗檢體之資料係透過衛生福利部建置之「濫用藥物檢驗通報系統」，蒐集法務部調查局、內政部警政署刑事警察局、國防部憲兵指揮部、刑事鑑識中心、國內14家濫用藥物尿液認可檢驗機構及7家非尿液檢驗機構等檢驗單位，受理檢、警、調、法院等單位送檢之尿液及非尿液檢體之檢驗結果。同時，國內藥物濫用形態及其流行趨勢的監測描繪，除依賴「濫用藥物檢驗通報資訊系統」監測機制，濫用藥物尿液檢驗、涉嫌毒品及管制藥品案件之非尿液檢體檢驗、毒品嫌疑犯族群濫用藥物廣篩與監測計畫、校園學生藥物濫用尿液篩檢監測等外；尚包括衛生機關建立精神醫療體系之「管制藥品濫用通報資訊系統」，司法機關建立的官方緝獲毒品統計資料，按月公布定期分析統計年度資料，以嘗試呈現部分的國內藥物濫用的流行趨勢；惟限於人力、經費、資源及組織規模，且基於分工職掌與資訊法制等問題，尚須相關部會各職所司，共同建置努力配合，以健全毒品防制監測體系。

一、尿液檢驗監測

國內地區檢驗涉嫌毒品及管制藥品案件，已顯示多種毒品成分混合之檢體有增加趨勢。尿液檢驗為藥物濫用防制監測工作重要的一環，對於濫用毒品者極具嚇阻作用，如各級部門能確實將法規中規範受測人員依規定送驗，統合資訊，應可有效監測毒品之濫用情形，其成本效益應較緝毒或其他拒毒之作為還高，且對於新興濫用毒品之監測，亦可發揮預警之功能。故尿液檢驗工作應持續予以重視，規劃濫用藥物尿液檢驗體系，監測各種毒品濫用之趨勢，均為重要的課題；衛生福利部公告之「濫用藥物尿液檢驗及醫療機構認可管理辦法」、「濫用藥物尿液檢驗作業準則」及「政府機關濫用藥物尿液檢驗實驗室設置標準」，明確規範濫用藥物尿液檢驗機構的管理措施，提升機構檢驗品質，並據以執行尿液檢驗機構的認可及管理，並透過認可制度，漸近增加檢驗資源。藉由逐年抽樣篩檢司法單位送驗尿液檢體，亦可瞭解新興毒品的動向；國內並逐步擴充檢驗項目，常見檢驗項目計有9項成分，包括嗎啡、可待因、甲基安非他命、安非他命、MDMA、MDA、大麻代謝物、愷他命及去甲基愷他命等，依據衛生福利部（2019）藥物濫用案件暨檢驗統計資料「107年報分

析」[27]顯示，2013年至2018年濫用尿液檢驗認可項目檢出（甲基）安非他命陽性率，由12.3%上升至35.8%，總陽性件數上升且陽性率持續上升；而2013年至2018年檢出愷他命陽性率，由39.0%降低至27.1%（表2-6-1），目前第三級愷他命毒品仍名列緝毒排行統計前五位的狀況下，尿檢送驗深受執行量影響，是否相關尿液檢體來源通路檢測已無法靈敏反應實況？校園中愷他命氾濫的真實情形為何？又或者是否施用第三級愷他命毒品者已經移轉升級成為施用第二級毒品者？

　　如以2017年2月20日國軍臺中某基地發現第二級毒品安非他命毒品事件（50餘小包安毒粉末）為例進行觀察[28]，倘若從2月20日基地發現安非他命毒品日起算，乃至3月1日基地清查出驗尿名單、報導指出直至3月7日（開始進行）尿液篩檢完成檢驗，期間延宕的時間至少已歷一至二週以上，縱使當時確有官兵吸食第二級毒品安非他命類或搖頭丸（Amphetamines/ MDMA）情形，如依安毒於體內之停留時間僅二天研判，又或如若官兵為吸食第一級毒品海洛因，依嗎啡類毒品於體內之停留時間亦僅為一至二天，實際上早已錯過驗尿黃金時間；其次，驗尿複檢後，卻仍有8人仍呈第一級毒品陽性反應，是否已能確認官兵持續吸食早已成癮？那麼後續管控與預防機制為何？依據「國軍官兵濫用藥物尿液篩檢作業與國軍官兵濫用藥物尿液篩檢作業流程」[29]規定，基層部隊及各單位收假官兵應於二十四小時內隨機尿液篩檢或對於特定人員實施尿液篩檢，對於已能預期收假驗尿的時點，有無檢討修正的必要？再論，國防部當時曾列舉2015年各部會尿液篩檢結果指出，「國軍官兵尿液篩檢陽性率是0.08%，教育部（各中等高等學校）陽性率高達4.66%，為國軍的58倍之多；法務部為0.41%、經濟部0.18%、交通部0.05%、海巡署0.02%」。由於尿液篩檢陽性率數值，涉及各部會規範的篩檢對象與是否隨機檢測？抑或是否宜對於特定列管重點對象分群、篩檢與計算？且各部會執行尿液篩檢預算多寡、重視

27 衛生福利部（2019），藥物濫用案件暨檢驗統計資料「107年報分析」，https://www.fda.gov.tw/tc/includes/GetFile.ashx?id=f637033583923504769。2019年9月5日。

28 呂欣憓（2017年3月7日），清泉崗基地完成尿液篩檢10人複檢呈陽性。中央通訊，http://www.cna.com.tw/news/firstnews/201703075038-1.aspx。2019年8月5日。按臺中地方法院檢察署於2017年3月1日指出，「毒品檢驗報告提及該空軍基地共有2,555人需要驗尿，其中有2,303名士官兵已採尿驗毒，尚有252名士官兵尚未驗尿；已驗毒的士官兵初篩有26名呈現陽性反應，經複檢，其中8人仍呈陽性反應，都是第一級毒品。而空軍司令部7日晚間再表示，全基地尚未實施尿液篩檢官士兵252人，除1人於國外受訓外，其餘251人均完成尿液篩檢」。

29 國防部（2019），國軍官兵濫用藥物尿液篩檢作業實施計畫，http://mab.mnd.gov.tw/web/03job/savedata/03notice_5_3_data01.doc。2019年9月6日。

表2-6-1 2013年至2018年濫用藥物尿液檢驗排名前4項成分統計

項目		2013年	2014年	2015年	2016年	2017年(a)	2018年(b)	2018年較2017年增減百分比（%）[(b-a)/a*100]
送驗檢體	總件數	293,644	258,063	261,314	250,683	258,531	249,618	-3.4
	總陽性數	72,084	62,536	74,966	70,210	70,941	68,302	-3.7
	陽性率（%）	24.5	24.2	28.7	28.0	27.4	27.4	–
甲基安非他命	總件數	269,258	209,209	146,867	155,697	181,560	132,776	-26.9
	總陽性數	33,223	33,523	39,779	49,045	52,027	47,592	-8.5
	陽性率（%）	12.3	16.0	27.1	31.5	28.7	35.8	–
嗎啡	總件數	226,605	202,317	203,556	208,022	213,875	171,657	-19.7
	總陽性數	14,541	12,666	14,260	15,163	14,685	11,464	-21.9
	陽性率（%）	6.4	6.3	7.0	7.3	6.9	6.7	–
MDMA	總件數	264,124	221,793	151,830	145,445	168,396	108,097	-35.8
	總陽性數	1,797	733	666	533	506	548	8.3
	陽性率（%）	0.7	0.3	0.4	0.4	0.3	0.5	–
愷他命	總件數	85,793	79,754	95,362	73,266	59,781	57,938	-3.1
	總陽性數	33,447	25,183	32,406	17,442	14,348	15,699	9.4
	陽性率（%）	39	31.6	34.0	23.8	24.0	27.1	–

註：1. 一個檢體無論檢驗出一種或多種毒品成分，皆算一件檢體陽性數。
2. （甲基）安非他命數值係包含安非他命及甲基安非他命暨檢驗統計資料，https://www.fda.gov.tw/tc/includes/GetFile.ashx?id=f6370335839235 04769。
資料來源：衛生福利部（2019），藥物濫用案件暨非甲基安非他命統計數值。

程度等各有不同，如以大量篩檢分母數值降低分子的數值影響，扭曲統計數據，其產生的結果意義自然不同。因此，數據是否能夠比較？原本即是我國各部會配合執行反毒尿液篩檢的長年弊病，是否亦宜立即推動檢討？然而進一步再觀察，各部會提出的尿液篩檢方式、效度與數據資料，有無必要予以客觀比較、事前專家審查與統一規範或定義計算公式？又是否需要進一步建立標準的檢測規範與精進程序？以上均值得各界關注。毒品案國內藥物濫用防制工作牽涉層面廣而複雜，藥物濫用之通報、監測及研究，涉及警政、司法、教育、國防、醫療及民間等諸多單位及資源之整合，目前行政院毒品防制會報運作之資訊公開訊息不足，乃至於尚無民間專業毒品防制學會組織可資共同監督運作之監測平台，防毒實證決策更待透明化，在社群媒體陸續導入，包括Google Drive（雲端硬碟）建立線上知識支援系統直接結合社群媒體溝通交流、虛擬實境（Virtual Reality, VR）、擴增實境（Augmented Reality, AR）等科技即時同步會議的趨勢下，究應如何由司法「犯人」、「病犯」轉變成「病人」，對於司法判決具有可教化性的衡量標準又為何？如何進行社會理性的溝通？毒品更生人是否得以在健全的社會防衛機制下，順利復歸為社會所接納？在資訊公開與對話趨勢的新時代風險社會下之拒毒教育，或將成為不得不然的整合社區處遇階段性目標，值得進一步結合新媒體學者專家，整合導入科技環境共同思考。

　　國內近年認可機構檢驗濫用藥物尿液總件數逐漸增加，但在有限的毒品防制經費資源，投入的資源不足，尚難完全仰賴警政衛生機關研發篩檢工具，甚且科技更新速度不及新興毒品的變化趨勢，整體大學校院教育研發資源、國防、退輔等體系亦尚待納入研發能量，目前仍須依賴建構完整的通報網絡；近年臺灣地區涉嫌毒品案件、受保護管束、出矯治機構及其他特定人員之尿液檢體檢驗數量呈現增加，2010年檢驗陽性率為25.8%，2011年22.8%，其後逐年陽性率呈現先低後高，至2016年陽性率已逾28.0%，至2018年更超越2016年檢出陽性水準。另依毒品案件裁判確定有罪或偵察起訴確定（3萬至4萬）人數比較，則顯示尚有部分未進入刑事司法系統；其中以（甲基）安非他命的陽性檢出數量成長較為明顯，檢出嗎啡陽性率呈降低趨勢，2016年陽性率已逾30.0%，至2018年更超越2016年檢出陽性水準（圖2-6-1）。惟尿液檢驗監測的資訊受限於經費與常規的檢驗項目多寡，易受到政策左右與執法送檢的抉擇裁量影響，此亦為官方統計的侷限性。

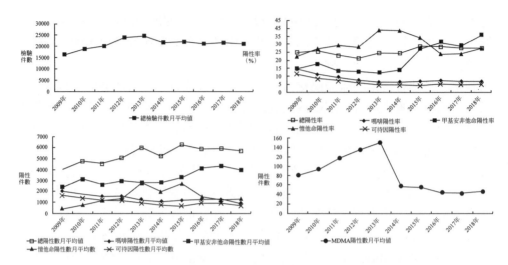

圖2-6-1　2009年至2018年臺灣地區濫用藥物尿液檢驗統計

資料來源：衛生福利部（2019），藥物濫用案件暨檢驗統計資料，https://www.fda.gov.tw/tc/
includes/GetFile.ashx?id=f636911159197996903。

　　近年臺灣地區多重濫用藥物尿液檢驗，以檢出二種濫用藥物成分爲最多，
2017年檢出41,635件（占多重濫用藥物總件數之78.3%），2018年檢出40,599件
（占多重濫用藥物總件數之81.2%）（表2-6-2）（衛生福利部，2019）以安非
他命及甲基安非他命及兩種藥物成分最多；檢出三種濫用藥物成分件數中，以
同時檢出安非他命、甲基安非他命及愷他命成分居多；檢出四種濫用藥物成分
件數中，以同時檢出嗎啡、安非他命、甲基安非他命及可待因最多；檢出五種
濫用藥物成分件數中，則以同時檢出嗎啡、安非他命、甲基安非他命、可待因
及愷他命組合出現頻率居首位（圖2-6-2）。

表2-6-2　2017年與2018年多重濫用藥物尿液檢驗比較

檢出成分	2017年		2018年		較2017年增減百分比（%）[(b-a)/a*100]
	件數(a)	占多重濫用藥物成分百分比（%）	件數(b)	占多重濫用藥物成分百分比（%）	
檢出二種濫用藥物	41,635	78.3	40,599	81.2	−2.5
檢出三種濫用藥物	4,537	8.5	3,940	7.9	−13.2
檢出四種濫用藥物	6,884	12.9	4,936	9.9	−28.3
檢出五種濫用藥物	99	0.2	305	0.6	208.1
檢出六種濫用藥物	11	0.0	224	0.4	1,936.4
共　　計	53,166	100.0	50,004	100.0	−5.9

資料來源：衛生福利部（2019），藥物濫用案件暨檢驗統計資料「107年報分析」。

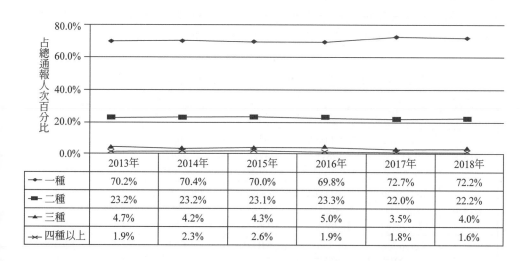

	2013年	2014年	2015年	2016年	2017年	2018年
一種	70.2%	70.4%	70.0%	69.8%	72.7%	72.2%
二種	23.2%	23.2%	23.1%	23.3%	22.0%	22.2%
三種	4.7%	4.2%	4.3%	5.0%	3.5%	4.0%
四種以上	1.9%	2.3%	2.6%	1.9%	1.8%	1.6%

圖2-6-2　2013年至2018年各機關構藥物濫用類型趨勢

資料來源：衛生福利部（2019），藥物濫用案件暨檢驗統計資料「107年報分析」。

二、嫌疑犯非尿液（毒品）檢驗監測

透過全國各毒品鑑驗單位及5家協助毒品檢驗機構[30]，由衛生福利部建制之資訊系統網路通報作業，按月統計檢驗資料，彙整檢驗資料及分析趨勢變化，提供相關部會與地方政府參考。依據2013年至2018年臺灣地區新興毒品檢出情形統計，發現檢驗出新興毒品MEAPP數量（21,304件）已經超過愷他命毒品檢體件數（21,044件）不僅居高不下，且新興毒品的類型有多元、分散的趨勢（表2-6-3）。因而，本系統尚可即時監測新興濫用藥物，敏感度甚高，並對於國內發現新興毒品態樣（首例檢出），具有加強預警、提醒社會大眾避免毒害的功能。惟若無專屬經費或基金罰鍰收益來源自給自足，則仍有政府執法經費的侷限，減低哨兵的影響效果；另一方面，亦可解釋製毒混充的騙局（瞭解純度比例[31]），並透過廣篩機制，發現毒品市場新興的濫用種類標的，分析來源因果，及早介入預防，加強原、物料行政管控措施，並對緝毒機關具有教育、警示功能。茲整理進年臺灣地區非尿液檢體新興濫用物質列管首次檢出概況（表2-6-4），以期瞭解新興毒品列管時效與規則的合宜性。

表2-6-3　2013年至2018年臺灣地區新興毒品檢出情形統計表

排名 年度	第一位	第二位	第三位	第四位	第五位
2013年	Ketamine 29,113件 （42.69%）	bk-MDMA 1,498件 （2.20%）	4-MEC 447件 （0.66%）	MDPV 399件 （0.59%）	Phenazcpam 314件 （0.46%）
2014年	Ketamine 34,377件 （34.98%）	bk-MDMA 12,469件 （12.69%）	Mephedrone 10,716件 （10.90%）	Phenazepam 4,797件 （4.88%）	Ethylone 2,470件 （2.51%）
2015年	Ketamine 33,802件 （28.88%）	Ethylone 11,952件 （10.21%）	bk-MDMA 7,713件 （6.59%）	CMC 7,136件 （6.10%）	5-MeO-MIPT 4,472件 （3.82%）

---

30 全國協助毒品檢驗機構包括，行政院國軍退除役官兵輔導委員會臺北榮民總醫院、交通部民用航空局航空醫務中心、高雄市立凱旋醫院及行政院衛生署草屯療養院，及慈濟大學濫用藥物檢驗中心等5家。

31 按近年世界各國（如中國大陸、日本、韓國、泰國、菲律賓、澳洲及歐洲等）均已陸續投入毒品鑑析，由持續緝獲的甲基安非他命檢體中，分析不純物的相關研究，以期確認毒品製造、走私管道與途徑，警政署刑事警察局亦然。法務部調查局前瞻鑑識科計畫「毒品及其代謝物來源辨識技術之開發及其應用」、「毒品溯源計畫」，運用科學方法分析，監控毒品的製造流程方法及原料取得的演變來源，包括「鑑定量」及「毒品所含成分」，已執行安毒實驗室鑑析。

排名 年度	第一位	第二位	第三位	第四位	第五位
2016年	Ketamine 26,866件 （25.32%）	CMC 14,077件 （13.27%）	Mephedrone 4,934件 （4.65%）	Ethylone 4,555件 （4.29%）	bk-MDMA 4,012件 （3.78%）
2017年	Mephedrone 25,612件 （19.49%）	Ketamine 21,429件 （16.31%）	CMC 9,283件 （7.06%）	N-Ethylpentylone 6,457件 （4.91%）	5-MeO-MIPT 4,010件 （3.05%）
2018年	MEAPP 21,304件 （15.71%）	Ketamine 21,044件 （15.52%）	4-CEC 19,198件 （14.16%）	Mephedrone 17,638件 （13.01%）	N-Ethylpentylone 12,295件 （9.07%）

註：4-MEC（4-Methylethcathinone）、5-MeO-MIPT（5-Methoxy-N,N-Methylisopropyltrypt-amine）、bk-MDMA（β-keto-methylenedioxymethylcathinone）、bk-DMBDB（β-Keto-dim ethylbenzodioxolylbutanamine）、CMC（Chloromethcathinone）、MDPV（Methylene-dioxypyrovalerone）、MEAPP（Methyl-α-ethylaminopentiophenone）、4-CEC（4-chloro-ethcathinone）。

資料來源：食品藥物管理署濫用藥物檢驗通報系統。

表2-6-4　臺灣地區非尿液檢體首次檢出新興濫用物質與列管毒品概況表

種類／列管等級	首次檢出
三氟甲苯哌嗪（1-(3-trifluoromethylphenyl)piperazine, TFMPP），2012年增列為第三級毒品，無醫療用途。	2008年4月 （四年以後列管）
氯安非他命（Chloroamphetamine），2013年增列為第三級毒品，無醫療用途。	2009年4月 （四年以後列管）
3,4-亞甲基雙氧甲基卡西酮（bk-MDMA、methylenedioxymethcathinone，俗稱Methylone），2011年增列為第三級毒品，無醫療用途。	2009年9月 （二年以後列管）
4-甲基乙基卡西酮（4-Methylethcathinone），2013年增列為第三級毒品，無醫療用途。	2011年6月 （二年以後列管）
3,4-亞甲基雙氧焦二異丁基酮（3,4-methylenedioxypyrovalerone, MDPV）2012年列為第二級毒品無醫療用途。	2011年8月 （一年以後列管）
4-甲基甲基卡西酮（Mephedrone，喵喵），2010年增列為第三級毒品，無醫療用途。	2010年1月 （當年列管）
1-(5-氟戊基)-3-(1-四甲基環丙基甲醯)吲哚（(1-(5-fluoropentyl)-1H-indol-3-yl)(2,2,3,3-tetramethylcyclopropyl) methanone、XLR-11），2014年增列為第三級毒品，無醫療用途。	2013年10月 （一年以後列管）

資料來源：自行整理。參考衛生福利部（2019），108年8月藥物濫用案件暨檢驗統計資料。

三、新興濫用藥物檢出情形趨勢分析

依據2015年至2016年反毒報告書所載，法務部調查局鑑識科學處已建立國內最完整新興濫用藥物儀器分析資料庫，以及不定期提供予國內其他毒品檢驗單位使用。2014年國內首度發現之新興濫用藥物，檢出Ethylphenidate、Norfludiazepam、4-溴甲基卡西酮、bk-DMBDB、bk-MDDMA、α-PVT、MDPPP、MDPBP、5F-PB-22、PV8、α-PVP、THJ-2201、AB-CHMINACA、5F-AMB、4-Fluoro-α-PVP、Methoxetamine等16項國內首度發現之新興濫用藥物。2015年檢出TH-PVP、THPBP、2-MAPB、5-APDB、5-MAPB、3-Methoxymethcathinone、4-Chloromethcathinone、Noopept、4'-Chloro-α-Pyrrolidinopropiophenone等9項國內首度發現之新興濫用藥物，並建檔於調查局新興濫用藥物儀器分析資料庫。另依據衛生福利部食品藥物管理署協助檢察、警察、調查機關查獲之毒品案件鑑驗，2015年檢出國內首例Methiopropramine成分，以及陸續於飲品包中檢出Methedrone、25I-NBO-Me、XLR-11等新興濫用物質（圖2-6-3），顯見濫用物質外觀已有別於傳統的結晶狀、粉末狀、膠囊或錠劑，呈現多樣化多種濫用物質混合使用型態。2016年檢出國內首例2C-E及MPHP成分，並陸續檢出Bromomethcathinone、4-Chloromethcathinone、AB-CHMINACA、25B-NBOMe、MAPB等新興濫用物質（圖2-6-4），濫用物質外觀除傳統的結晶狀、粉末狀、膠囊或錠劑，呈現多樣化型態，而新興濫用物質種類持續增加，且多種濫用物質混合使用的情形普遍。國內新興濫用藥物以合成卡西酮類（Mephedrone, 4-甲基甲基卡西酮）成長最多，值得關注。

檢出Methedrone成分　　　檢出Methiopropramine成分

檢出XLR-11、
5-MeO-MIPT、
Ethylone、25I-NBO-
Me及Caffeine成分

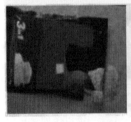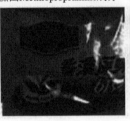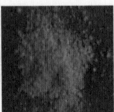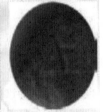

圖2-6-3　衛生機關檢出含新興濫用物質之檢體照片

資料來源：2015年至2016年反毒報告書。

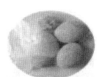
喉糖型態混合毒品（錠劑），檢出25B-NBOMe、Menthol及Nimetazepam成分

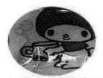
Melody圖樣即溶包裝型態混合毒品（粉末）檢出MAPB及Ketamine成分

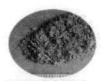
花草茶型態混合毒品（粉末）檢出AB-CHMINACA、XLR-11及Nicotine成分

可可粉即溶包裝型態混合毒品（粉末），檢出2C-E、Methylone、mCPP、Caffeine、Theobromine、Ketamine及Nimetazepam成分

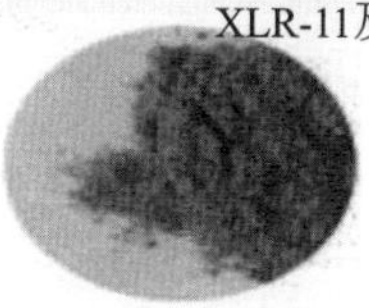

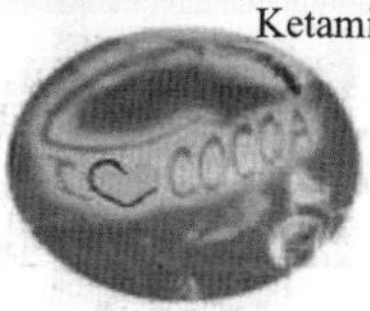

圖2-6-4　檢出含新興濫用物質之檢體照片

資料來源：2015年至2016年反毒報告書。

　　國內新興濫用藥物以合成卡西酮成長最快，2013年至2018年有逐年增加的趨勢，其中以類安非他命物質（含氯安非他命、氟甲基安非他命等Phenethyl-amine）、Mephedrone（俗稱喵喵毒品）等檢出最多，其次為bk-MDMA（3,4-亞甲基雙氧甲基卡西酮）；苯乙胺類物質（Phenethylamines）2013年至2018年有上升趨勢；哌嗪類物質（Piperazine），作用類似MDMA，屬中樞神經興奮劑於2014年檢出達檢出數高峰後，2015年至2018年呈浮動現象（圖2-6-5）。

　　另內政部警政署於警方查獲毒品案件中，2015年發現含有3,4-亞甲基雙氧焦二異丁基酮（MDPV，俗稱浴鹽）、Methylone（3,4-亞甲基雙氧甲基卡西酮、bk-MDMA）、Mephedrone（4-甲基甲基卡西酮、4-MMC，俗稱喵喵）、4-甲基乙基卡西酮（4-Methylethcathinone, 4-MEC）、氟甲基卡西酮（Fluoro-methcathinone、FMC）等卡西酮類成分之「即溶包」及「液態」摻混型之新興毒品型態。「即溶包」型態係毒販直接購買市售即溶包，將袋口以切、割（剪）方式打開，摻入毒品粉末後重新加熱或膠帶封口。亦發現果凍、仙楂餅等毒品型態如圖2-6-6。近年發現卡西酮類（Cathinones）藥物如MDPV（俗稱浴鹽）、4-Methylethcathinone、Mephedrone（俗稱喵喵）及Methylone等高檢出率，且以多樣化包裝型態持續變化，以「即溶包」及「液態瓶裝」等摻混型毒品樣態呈現。鑑定結果發現同時檢出多種成分，顯示新興濫用藥物混用問題日益嚴重（圖2-6-7）。

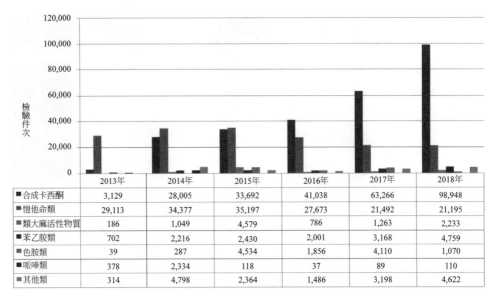

	2013年	2014年	2015年	2016年	2017年	2018年
■合成卡西酮	3,129	28,005	33,692	41,038	63,266	98,948
■慢他命類	29,113	34,377	35,197	27,673	21,492	21,195
■類大麻活性物質	186	1,049	4,579	786	1,263	2,233
■苯乙胺類	702	2,216	2,430	2,001	3,168	4,759
■色胺類	39	287	4,534	1,856	4,110	1,070
■哌嗪類	378	2,334	118	37	89	110
■其他類	314	4,798	2,364	1,486	3,198	4,622

圖2-6-5　2013年至2018年檢出新興濫用藥物種類統計

資料來源：衛生福利部（2018），藥物濫用案件暨檢驗統計資料「107年報分析」。

　　國內以上濫用發現趨勢與聯合國毒品與犯罪辦公室之Global Synthetic Drugs Assessment-Amphetamine-typestimulants（ATS）and New Psychoactive Substances（NPS）報告所指出，新興影響精神物質的濫用情況已遍及全球，截至2019年7月已經報告監測了新興影響精神物質964種物質。惟究應如何管理始能有效監控？探討新興濫用藥物的法律管制評估，主要在透過預防性的監控防制通報網絡，對於毒品類似結構物質、新興影響精神物質與新興合成濫用藥物的化學及藥理危險性進行評估，急性及慢性的精神影響描述、社會學與犯罪學證據及公共健康之危害評估等，如歐洲德、澳等國，建立列管前置的「預防性監控觀察名單」，例如目前法務部調查局鑑識科學處所建立新興濫用藥物儀器分析資料庫檔案，及衛生福利部食品藥物管理署透過文獻分析毒品前驅化學物質、類似結構物質族譜與新興濫用物質檢體檢測等機制，惟因政出多門，尚未成為國內六大緝毒體系的法定整合監測通報與毒品列管、連動機制，亦無區分第一階段的先期預警，與第二階段的緊急或暫時列管階段性步驟，與後續緝毒體系查緝、科學評估監測驗證（一年內）及第三階段性確立立法管制程序，欠缺整套列管起、承、轉、合的有效防制因應機轉，沒有明確的流程與專責的管理機制。

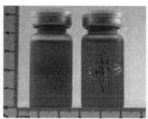

液態毒品
檢出第三級毒品
Mephedrone

液態混合毒品
檢出第三級毒品
Ketamine、Mephedrone

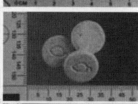

仙渣餅型態混合毒品
（粉末包裝）
檢出第三級毒品
Ketamine、Mephedrone、
bk-MDMA、Nimetazepam

仙渣餅形態混合毒品
（圓形片狀）
檢出第二級毒品
Methamphetamine及第
三級毒品Nimetazepam

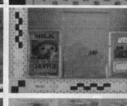

十八童人小氣閃型態
混合毒品
檢出第三級毒品
Mephedrone、bk-MDMA

卡通型態混合毒品
檢出第三級毒品
Mephedrone、bk-MDMA

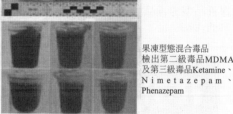

素面型態毒品
（無圖記）
檢出新興濫用藥物
Ethylone

果凍型態混合毒品
檢出第二級毒品MDMA
及第三級毒品Ketamine、
Nimetazepam、
Phenazepam

圖2-6-6　警方查獲新式包裝，檢出毒品成分照片

資料來源：2016年反毒報告書。

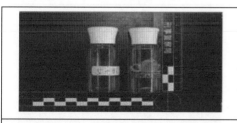

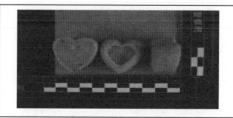

| 糖漿型態毒品（液態），檢出Butylone成分（通過審議列為第三級毒品） | 心型巧克力型態毒品，檢出Butylone成分（通過審議列為第三級毒品） |

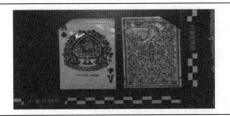	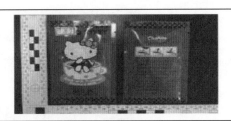
撲克牌圖樣即溶包裝型態混合毒品（粉末），檢出第三級毒品Nimetazepam、Ethylone	Hello kitty圖樣即溶包裝型態混合毒品（粉末），檢出第三級毒品Mephedrone、Bk-MDMA
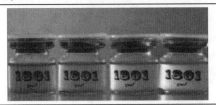	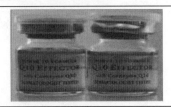
保養品型態毒品（液體）檢出第三級毒品Methylone	保養品形態混合毒品（液態）檢出第二級毒品BZP、Pentylone第三級毒品TFMPP、Mephedrone、Methylone
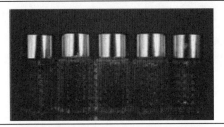	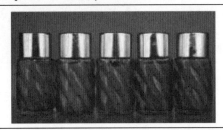
保養品型態混合毒品（液體）檢出第三級毒品Ketamine、Ethylone	保養品型態混合毒品（液體）檢出第三級毒品Ketamine、Ethylone
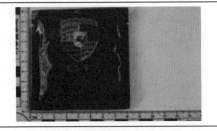	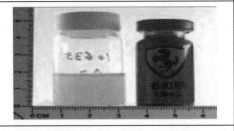
超跑保時捷標誌即溶包裝型態毒品（粉末），檢出第三級毒品Ethylone	超跑法拉利標誌瓶裝液態毒品（液體），檢出第三級毒品Methylone

圖2-6-7　查獲新式包裝及檢出毒品成分照片

資料來源：2016年反毒報告書。

四、執行毒品嫌疑犯族群濫用藥物廣篩監測計畫

　　自2013年起整合國家衛生研究院、食品藥物管理署、疾病管制局合作藥癮戒治及藥物濫用防制之「物質成癮整合型計畫」方式推動。依據臺灣地區「毒品嫌疑犯族群濫用藥物廣篩監測計畫」研究，運用氣相層析質譜儀（GC/MS）或液相層析串聯式質譜儀（LC/MS/MS）等儀器篩檢55種毒品成分，如安非他命類、鴉片類、大麻代謝物、愷他命、新興濫用藥物等。以有效執行尿液檢驗工作，結果仍以安非他命類、與鴉片類為主要濫用品項；檢測數據發現，主要使用藥物大多以安非他命類（Meth-amphetamine）、鴉片類（例如Morphine）及愷他命（Ketamine）類為主，顯示國內濫用傳統藥物之情形依然嚴重，傳統藥物濫用之比例歷年遞減，而新興濫用藥物近年使用比例提高，顯示受檢人平均以男性居多（80.5%）；平均年齡為30.7歲；高中（職）程度最多（59.0%）；職業以製造業與待業者最多（分別為34.7%、32.9%）；犯罪情形以初犯最多（39.4%）；查獲場所以道路查獲最多（45.3%）；查獲方式以路檢稽查與聚會留宿場所最多（分別為45.3%、39.6%）。尿液篩檢結果之前五名濫用藥物，依序為愷他命（40.1%）、（甲基）安非他命（34.8%）、苯二氮平類（17.3%）、鴉片類（15.7%）與丁基原啡因（11.1%），值得注意的是，愷他命自2012年居陽性檢出率之首位，顯示國內愷他命濫用情形依舊嚴重，新興濫用藥物成分bk-MDMA（6.8%）與Mephedrone（6.2%）分別位於第九名及第十名。且近年結果顯示查獲場所以路檢稽查與聚會留宿場所最多（分別為51.2%、36.3%），不再以休閒場所為主要場所；液篩檢結果之前三名濫用藥物，依序為（甲基）安非他命（38.6%）、愷他命（32.8%）與鴉片類（14.0%）。比較2002年至2015年檢出結果，（甲基）安非他命重居檢出率之首位，建議加強對此類藥物之防治；而多重藥物濫用的比例皆超過30%（本年度為34.4%），建議應持續加強多重藥物濫用危險性之宣導。

　　目前國內已完成類大麻活性物質QUPIC、5F-QUPIC、AB-FUBINACA、STS-135、酮胺類（α-POP、α-PHP、α-PHPP、4-fluoro-α-PHPP、4-Methoxy-α-PHPP、4-Methoxy-α-POP）、興奮劑類（Nitracaine、Dimethocaine）及Phenaz-epam等13種之標準品合成並提供1.0公克上述標準品予食品藥物管理署，其純度均超過95%，建立13種合成藥物之完整標準光譜分析檔案，包括1H、13C-NMR、FTIR、GC-MS及HRMS之分析方法檔案，並已開發65項以上之濫用藥物其液相層析串聯質譜儀之方法及完成確效（包括檢量線、再現性、準確度、

LOD、LOQ等）。檢出愷他命、MDMA、MDA、MDEA、一粒眠（Nimetaz-epam）、2C-B、2C-C、PMA及PMMA的受檢人年齡中位數均低於30歲，顯示該等新興毒品[32]、俱樂部用藥的濫用族群較為年輕，與初犯的受檢人年齡層相近。而替代療法的Methadone併用鴉片類比率高達65.5%，除直接顯示毒品嫌疑犯有併用該二類以上藥物的情形，且加強檢驗有助抑制且降低併用的意外致死情況。綜合毒品檢出的監測態樣可知，混攙毒品替代組合之種類與比例，尚無明確的規則可循，惟多以作用相近的，或以前驅代謝物質、類似結構物質，甚至以安眠鎮靜藥物混充等相互組合較為常見，因而混攙毒品在藥性相互拮抗，多重施用毒品的劑量、比例及種類，亦難以規則掌握；近年的混合氾濫更是大膽惡化，以國內發生某飯店毒趴小模猝死刑案為例，檢驗出竟然包括甲基安非他命、搖頭丸（MDMA）、二亞甲基雙氧安非他命（MDA）、副甲氧基安非他命（PMA）、愷他命（Ketamine）、一粒眠（Nimetazepam）、氯甲基卡西酮（Chloromethcathinone、CMC）類之4-CMC、甲基卡西酮（浴鹽、喪屍、喵喵、Mephedrone）、亞甲基雙氧甲基卡西酮（Methylone）、含3,4-亞甲基雙氧-N-乙基卡西酮（Ethylone、bk-MDEA、MDEC）成分之毒咖啡包等外觀以軟糖、梅粉等不同成分10種禁藥混用致死，以致狡詐家設計藥物（Designer Drugs）、新興合成濫用藥物（Synthetic Drugs）的毒性、危害性、致命性已經失控，難以測量，更遑論一般人不經意的誤用、服毒過量與中毒發生意外身亡，也就不難理解。

五、廢水流行病學（Wastewater(-based) Epidemiology，或稱為 Wewage Epidemiology）採檢監測濫用藥物

廢水流行病學檢體監測濫用藥物，係指運用下水道排放之廢水採取檢體樣本，檢測進流水中濫用藥物或代謝物的濃度，搭配藥物代謝、廢水廠處理水流量、接管區域人口數和年齡層等資訊，用以推估社區濫用藥物之使用量。

---

32 按檢出新興濫用物質／毒品等設計型藥物、同類物或類似物質（例如安非他命類），由於合成途徑多元，變化多端，容易規避法律制裁，傳統列舉式毒品列管機制，恐已非適宜，造成濫用者高度傷害及危險性，其毒品樣態，包括（2C-B、2C-C、2C-I、PMMA、PMA）、Trytamine類（AMT、5-Meo-DIPT）、對-甲氧基甲基安非他命（para-Methoxymethamphetamine, PMMA）、對-甲氧基乙基安非他命（4-Methoxy-N-ethylamphetamine，PMEA）、對-氯甲基安非他命（para-Chloromethamphetamine, PCA）及對-氟甲基安非他命（para-Fluooromethamphetamine, PFMA）等，建議參考美國「管制物質法」（Controlled Substance Analogue Enforcement Act），以刑法規範明確性原則的行政從屬性觀念界定毒品管制範圍。另未包括毒品先驅原料品項。

廢水流行病學的主要限制，在於必須具有濫用藥物的標準品，方能定量廢水中之濃度，且廢水基質遠比尿液複雜，其中所含之濫用藥物濃度亦遠低於一般尿液，因而分析方法需採極佳之靈敏度檢測方法，又因毒品物化性質可能差異甚大，若欲推估不同品項，分析方法可能尚需調整甚至大幅改變並重新驗證。國際監測實務已經納入發展強化地區廢水流行病學監測模式，透過與地方政府工務單位的合作，結合實驗室高解析質譜儀技術進行非標的物（Non-targeted）廣篩，再利用標的物分析技術（Target Analysis）進行定量，即可迅速明確瞭解該地區哪些藥物或毒品被使用、推估之劑量是否在合理醫療使用範圍、藥物濫用之程度為何等。依據陳家揚等（2019）曾採樣分析臺北市兩個民生污水處理廠進流水中之濃度，據以推估臺北市藥物濫用之情形（請參閱臺灣法醫學雜誌，6卷1期（2014），頁23-39，以高流速固相萃取搭配極致液相層析串聯式質譜法定量民生污水中之非法藥物及其代謝物並評估社區藥物濫用現況）。研究結果的可定量濃度竟低至0.5-14ng/L（ppt，兆分之一）；推估之用量，顯示甲基安非他命（每千人每日3.57-4.87劑）與安非他命（每千人每日4.59劑）遠高於其他濫用藥物，例如MDA（3,4-亞甲基雙氧安非他命，3,4-methylenedioxyamphetamine；每千人每日0.11-0.18劑）、MDMA（每千人每日0.056-0.094劑）、古柯鹼（每千人每日0.023-0.084劑），趨勢與衛福部之資料相同[33]。面對新興影響精神物質檢測挑戰的時代，加速投入與研訂非標的代謝體質譜分析鑑定程序與廣泛的篩檢方法，可謂是明智的當及要務。

六、校園學生藥物濫用與尿液篩檢通報監測

為瞭解學生藥物濫用情形與其流行趨勢，教育部依據防制學生藥物濫用三級預防實施計畫內容及輔導流程，請各級學校加強第二級預防清查工作，並要求將尿液篩檢呈陽性反應學生資料通報教育部校安中心通報系統，教育部再依通報資料進行歷年不同學制學生施用毒品人數與種類之趨勢分析，其結果作為教育部計畫修訂之重要依據。近年校園霸凌（Bullying）、幫派滲透、管教體罰等問題層出不窮，依據教育部校園安全通報統計從「不同學制學生

---

33 陳家揚（2018），毒品面面觀。臺大校友雙月刊，2019年9月號，NTU Alumni Bimonthly, 125。http://www.alum.ntu.edu.tw/wordpress/wp-content/uploads/2019/09/e58fb0e5a4a7e6a0a1e58f-8b125e69c9f-e7a094e7a9b6e799bce5b195e6af92e59381e99da2e99da2e8a780e999b3e5aeb6e68f9a.pdf。

藥物濫用歷年通報人數表」資料顯示，2018年通報人數最多為高中（職）321人（51.1%），國中164人（26.1%）次之。相較2017年數據，2018年各學制通報人數各學制皆減少，其中以大專減少46.2%為最多學生施用毒品人數已逐年降低（表2-6-5）。2018年學生藥物濫用通報統計人數總計628件，相較2017年減少38.6%，其中以通報施用第三級毒品（愷他命、FM2、硝甲西泮）施用人數為大宗，計341件，較2017年減少42.6%；二級毒品（安非他命、MDMA及大麻）次之，較2017年減少37.4%（表2-6-6）。依據內政部警政署查獲2018年第三級毒品嫌疑犯之分齡統計觀察有1,540件，其中12歲至17歲少年占17.1%，18歲至23歲青年占43.1%，幾乎占了是校園通報的全部個案；倘再與警察機關查獲少年（指12歲以上18歲未滿之少年有觸犯刑罰法律行為或有觸犯刑罰法律之虞犯少年）施用或持有第三、四級毒品未滿20公克案件人數，18歲至23歲2017年530人，2018年有622人對照比較，竟與教育部學生藥物濫用通報統計人數628件相近，是否學校僅就警方掌握涉案者通報？或有部分中輟並非在學，而通報易受人為操控，或產生通報黑數？值得深思；如再經由教育部與法務部及內政部警政署合作推動「教育單位協助檢、警緝毒通報模式」，由校園主動通報藥物濫用情資，傳遞檢警機關偵辦，及跨機關密切合作流程，以2015年為例，通報疑涉毒品個案情資計1,020件1,041人，其中偵破並移送者計894件912人（89.9%），進而查獲販賣轉讓毒品犯罪624人觀察，可知毒品在校園中的氾濫程度，已經到了非常嚴重的地步。值得進一步細部觀察注意的是，是否學生完全只接觸使用一種單一毒品，不無疑問，恐與涉及尿液檢驗，或因經費侷限，統計與歸納亦有待探究，而校園毒品濫用低報的關鍵原因，是否就在於難以介入查緝與防治的大專校院自治場域校園？大學校園是否會成為藥癮者的潛在溫床？是否會成為青年銜接部隊（新兵入伍）與社會毒品新生人口的濫觴？是否要另外建置中輟學生輔導關懷與相關的通報系統？倘若無法在前述通報中發現，那麼教育體系的相關職掌又該如何因應，所遺漏的校園外（社會青少年、中輟、自學等）濫用預防系統？還是任由社會青少年直接進入後端警政查獲而無前置預防的機制？

　　法務部曾於2014年9月9日函釋指出，各級學校轉介藥物濫用離校學生至各縣市政毒品危害防制中心，服務對象納入遭警查獲施用第三、四級毒品3次（含）以上個案，如個案係偶一為之或不小心誤用毒品，無接受長期追蹤輔導必要，毒品危害防制中心，應以「多次施用毒品個案」為追蹤輔導對象。故由此觀察，縱使學生因此而有休學、轉學，或遭到退學等離校情事，是否仍應屬

表2-6-5　2013年至2018年不同學制生藥物濫用歷通報人數表

區分	國小	國中	高中（職）	大專	人數合計
2013年	10	641	1,257	113	2,021
2014年	8	582	1,031	79	1,700
2015年	7	600	1,029	113	1,749
2016年	5	361	581	59	1,006
2017年	4	260	498	260	1,022
2018年	3	164	321	140	628
2018年與2017年比較百分比（%）	−25.0%	−36.9%	−35.5%	−46.2%	−38.6%

資料來源：教育部。

表2-6-6　2013年至2018年學生藥物濫用類別分級統計表

區分	一級毒品a	二級毒品b	三級毒品c	其他	人數合計
2013年	1	201	1,819	0	2,021
2014年	5	241	1,453	1	1,700
2015年	1	263	1,485	0	1,749
2016年	3	323	676	4	1,006
2017年	4	414	594	10	1,022
2018年	8	259	341	20	628

註：a：包含海洛因、嗎啡等毒品。
　　b：包含安非他命、搖頭丸、大麻等毒品。
　　c：包含愷他命、FM2、一粒眠等毒品。
資料來源：教育部。

教育體系關心監測濫用的範圍？然而，如屬學校應持續監測有該如何建立銜接教育體系內外的連續性監測輔導機制？藥物濫用離校學生轉介至各縣市政毒品危害防制中心的環節，如果拒毒體系沒有建立連續性的（離校）學生濫用統計資訊，又該如何聚焦於「多次施用毒品個案」？期使（離校）學生能夠進入（符合）接受長期追蹤輔導的先決條件？抑或，學校對於一旦發現學生濫用藥物後即鼓勵學生離開學校監督範圍成為社會問題？我們的拒毒體系是否有檢討

的必要？因而，我們的教育體系是否應建立鼓勵學校通報的機制？以期避免學生藥物濫用的問題形成另一種犯罪黑數。在另一方面，法務部已於2017年1月18日整合相關部會反毒宣導資訊內容「反毒大本營」新網頁（詳見http://anti-drug.moj.gov.tw/mp-4.html），非常值得喝采。但是，美中不足的是既爲反毒大本營資訊，是否應能分析從上游至下游各種面向的分類統計，何以未能呈現整體性、系統性的毒品統計資訊，而僅是提供夾雜其他法務統計的資料連結？目前在反毒分工的情況下，各部會毒品統計所提供的內容、項目、時程、格式不一的紛亂，且欠缺地方各縣市分眾族群的濫用比較？也未見地方各縣市毒品危害防制中心完整比較、排行、評比、或分類統計？恐難以觀察青少年毒品濫用的整體圖像。又，新興濫用問題叢生，新移民與其婚生的青少年已成爲國家外來人口逐漸重要的一群卻未見獨立監測？新移民藥物濫用監測，應該歸屬於哪個業管族群部門統合或建立濫用通報的監測資訊？所以分工真的沒有問題嗎？我們如何期待能夠系統化的進行藥物濫用介入預防？移動的青少年又該如何跨縣市執行追蹤？亦無法看出社區濫用、地區性移轉與擴散的流動圖像？

另依據法務部少年毒品統計[34]觀察，近十年地方法院檢察署偵查終結少年違反「毒品危害防制條例」刑事案件（圖2-6-8）起訴人數占少年刑事案件比率自2008年起逐年增加，成爲少年刑事案件之大宗。起訴者犯行逾半數爲製造、販賣、運輸、轉讓第三級毒品，也大幅增加。「毒品危害事件統一裁罰標準與講習辦法」是否有檢討的必要？對施用第三、四級毒品者處以罰鍰及參加毒品危害講習，有無陷入反覆裁罰講習的循環？是否應發展青少年不入監而接受治療的選擇途徑？應該由哪一主政機關來突破？值得共同深思。

整體上，青少年（校園）濫用毒品違反觸法圖像，由於毒品統計資訊片斷而分散，例如缺乏校園個案輔導統計、非預警、不定期尿液篩檢報告、亦未見青少年第四級毒品濫用統計，甚至包括軍憲警、司法檢審機關對於少年毒品案件上游、下游的連貫性統計連結，毒品防制的組織分工、任務片斷化，連帶使毒品統計訊息意涵的解讀受到侷限，亦難有整體全貌圖像，已經造成反毒決策管理的危機與問題。另一方面的隱憂，在於近年特定營業場所出現的毒品包裝多元樣貌，以糖果、梅片、巧克力、茶包與咖啡包等幾近生活用品的外觀呈現，不僅假以亂眞，且眞僞難辨，易使青少年男女不愼誤食使用而反遭被害。

---

34 法務統計（2019），http://www.rjsd.moj.gov.tw/RJSDWEB/common/WebListFile.ashx?list_id=1375。2019年8月9日。

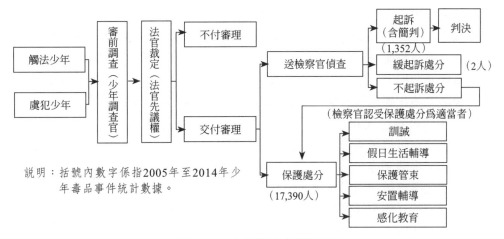

説明：括號内數字係指2005年至2014年少
年毒品事件統計數據。

圖2-6-8 少年事件處理流程

資料來源：http://www.rjsd.moj.gov.tw/RJSDWEB/common/WebListFile.ashx?list_id=1375。

又因國防部提出要求推動「教官回軍計畫」，因而教育部2013年宣布已預訂教官將於2021年退出校園，引發不少家長擔心校園安全問題，有無必要增訂「維護校園安全法」[35]專法，期使教官退出校園後能更強化校園毒品防制與安全維護的配套，亦值得深思。是否少年的毒品再犯循環，經過了長期施用第三級毒品開始成癮？進而，已經由施用轉變為參與毒品製造、販賣、運輸的惡性循環？毒品問題呈現是否嚴重，有時與我們所採用短期、長期統計趨勢、片斷、切點數據等關係資訊，與期待顯出的結果，非常密切，是否會落入人為操控而有統計失眞的可能？亦值得留意。就時序而論，以往藥物濫用多時的高中職學生，早已陸續進入大專校院與成為社會新鮮人，而學生藥物濫用所累積的生命週期遞延效應，在國家犯罪防制中心是否應有整合跨資料庫保護與獨立專法，建立各類型通報個案人口的長期追蹤資料庫分析？為眞正瞭解臺灣青少年因濫用毒品成癮的藥物濫用／毒品施用者生命週期歷程實證資訊，保障兒少健康，採用較長期的觀察與追蹤統計，仍屬較佳而具有完整資訊的呈現；在我們推動技職教育產學合作的政策後，高中職學生濫用藥物所連結的社會職場類型與區

---

35 林曉雲（2016年10月27日），教官退出校園配套，管媽推「維護校園安全專法」。自由時報，
http://news.ltn.com.tw/news/life/breakingnews/1868588。

域，是否宜視爲毒品流通氾濫的一種延伸觀察？那麼，我們國家毒品政策在防制監測上，推動社區處遇、被害保護服務、協助藥癮者復歸社會、推動易刑替代措施、或無酬服務回饋的社會勞動制度、更生保護、矯正及觀護機制連結之際，有無必要提升更整體的社會安全防衛配套機制？又雇主提供的服務場域是否需要鼓勵強化職場尿液檢測，以預防毒品於職場危害蔓延與可能的風險？施用第三、四級毒品入罪化後，戕害青少年學子的身心健康情形是否更日益嚴重？除應檢討研議校園毒品監測結果的眞實性（例如少子化後，是否與評鑑不良的校園退場機制等有關？），落實地方警政、衛生合作納入學校管理評鑑機制，及強化導正校園販毒移送司法案例外，是否參考美國2002年依據無毒社區法案所成立的「國家社區反毒聯盟協會」（The National Community Anti-Drug Coalition Institute）[36]，至少已有超過5,000個民間組織，協助社區推動各項技術性教育與訓練能量、協助社區發展更有效評估工具、機制及方法、將理論知識轉化成實務性資訊，以提升社區賦權與增能。又或可參考1983年美國洛杉磯教育局與警察機關合作推展的「拒絕濫用毒品教育計畫」（Drug Abuse Resistance Education, DARE）[37]模式，透過緝毒實務執法人員（包括緝毒犬等），增進警察的校園查訪與犯罪預防教育措施，協助校園不定期加強拒毒教育介入實務，推動減少需求的校園拒毒教育方案作爲參考；另可再結合學校教育推動獎勵自動戒毒，以期實現無毒校園的理想。倘校園的藥物濫用施用問題未能早期有效遏止，在青少年漫長的施用成癮歷程下，未來防毒、戒毒的工作，勢必更加突顯目標的艱困。因此，近年教育與警政單位所共同推動教育單位協助檢、警緝毒通報模式及單一窗口，掃蕩校園毒品提供者，以遏阻毒品侵入校園，非常值得肯定。

---

36 http://www.pdmpassist.org/pdf/CADCA_PDMP_Webinar_20131218.pdf; http://www.cadca.org/, 2019.10.3. 按美國社區反毒聯盟（Community Anti-Drug Coalitions of America, CADCA），1992年成立。

37 http://www.alcoholfacts.org/DARE.html, http://www.dare.org/, 2019.7.21. 按美國至少已有8成學校，及全世界已有54個國家採用實施，應用在3千6百萬名學生，此由教育機關與警察機關合作共同推展校園「拒絕濫用毒品教育計畫」模式，以期增進警察進入校園的查訪與介入推動犯罪預防教育措施。

第二節　臺灣藥物濫用的現況監測

　　縱觀國內藥物濫用的現況監測，除有行政院衛生署定期辦理之國民健康訪問暨藥物濫用調查、臺灣地區青少年藥物濫用調查研究、毒癮愛滋減害監測，法務部法醫死因鑑定藥物濫用統計（研究）等之外，參考歷年反毒報告書記載部分內容，描述分析精神醫療院所藥物濫用監測通報、處方用藥之新興藥物濫用監測、毒品先驅化學（Precursor Chemical）物質原料之管制監測、毒品犯罪各類統計監測概況等，以補充論述國內藥物濫用監測實務現況。

一、精神醫療院所藥物濫用監測通報

　　衛生福利部「管制藥品濫用通報資訊系統」資料顯示，2018年藥物濫用種類醫療院所通報藥物濫用者濫用藥物之種類排名前五位分別爲海洛因（占總藥物濫用通報案件數之56.0%）、（甲基）安非他命（占46.0%）及愷他命（占6.1%）、MDMA（占2.6%）、大麻（占1.3%）（表2-6-7）（衛生福利部，2019）。本系統在於瞭解國內精神醫療機構藥物濫用的流行病學趨勢觀察，是屬於濫用者最後一線的監測管道（除法醫死亡相驗的監測系統外），一旦愷他命都進入常態通報，則表示濫用已相當嚴重，惟難以避免排除醫療使用或藥物依賴成癮者遊走，或有多次重覆就醫的濫用通報認定，或有集中通報量（人次）於特定精神療養機構的疑慮；甚至產生高成癮性（如海洛因）依賴的毒癮個案必然較多的現象；對於上市時間短，新興濫用物質或成癮性相對不高或不明顯者，敏感度偏低，自然亦無尋求醫療的迫切性，通報系統的敏感度偏低，即便是鴉片類成癮者前來醫療院所就診，亦恐爲政府推動執行毒癮者感染愛滋替代療法政策因素的變動所導致，而發生愛滋個案就診移轉至精神醫院院所的短期現象；長期而言，倘個案未能穩定持續治療，則易形成另一種多元成癮的門診就診個案來源；且現階段亦非爲強制通報的法制，因而建置的目的係爲瞭解國內藥物濫用的流行趨勢，已能達成監測始意。

表2-6-7　2009年至2018年醫療院所通報藥物濫用者濫用藥物之種類排名

排名\年度	第一位	第二位	第三位	第四位	第五位
2009年	海洛因（92.3%）	（甲基）安非他命（28.2%）	Benzodiazepines類安眠鎮靜劑（2.2%）	佐沛眠（1.8%）	愷他命（1.1%）
2010年	海洛因（91.4%）	（甲基）安非他命（26.2%）	佐沛眠（1.9%）	Benzodiazepines類安眠鎮靜劑（1.8%）	愷他命（1.5%）
2011年	海洛因（83.3%）	（甲基）安非他命（27.3%）	Benzodiazepines類安眠鎮靜劑（2.5%）	愷他命（2.4%）	佐沛眠（2.3%）
2012年	海洛因（67.3%）	（甲基）安非他命（31.9%）	愷他命（4.9%）	佐沛眠（4.7%）	MDMA（3.3%）
2013年	海洛因（68.9%）	（甲基）安非他命（24.1%）	愷他命（7.3%）	佐沛眠（5.0%）	MDMA（4.3%）
2014年	海洛因（63.1%）	（甲基）安非他命（27.2%）	愷他命（9.1%）	佐沛眠（5.5%）	MDMA（4.2%）
2015年	海洛因（63.6%）	（甲基）安非他命（30.8%）	愷他命（8.5%）	佐沛眠（4.1%）	MDMA（3.4%）
2016年	海洛因（62.6%）	（甲基）安非他命（29.4%）	愷他命（13.0%）	佐沛眠（3.6%）	Benzodiazepines類安眠鎮靜劑（3.5%）
2017年	海洛因（61.3%）	（甲基）安非他命（34.0%）	愷他命（5.9%）	唑匹可隆（3.2%）	Benzodiazepines類安眠鎮靜劑（2.7%）
2018年	海洛因（56.0%）	（甲基）安非他命（46.0%）	愷他命（6.1%）	MDMA（2.6%）	大麻（1.3%）

資料來源：衛生福利部（2019），2018年12月「藥物濫用案件暨檢驗統計資料」重點摘錄。

　　比較2009年至2018年個案用藥種類，以「海洛因」為歷年通報濫用藥物種類之首，惟2012年後逐年呈下降之趨勢；「（甲基）安非他命」居次，其年平均約占通報總人次約近三年接近3成左右，呈微幅上升浮動現象，至2016年以後開始突然上升，增幅相當驚人；「愷他命」則為第三位，至2016年突增後下降，或許是長年累積濫用後於近十年陸續導致成癮，然一旦陸續進入治療後，趨勢有呈現緩和；後續則為佐沛眠（Zolpidem）有超越「MDMA」近六年呈微幅增加（圖2-6-9）。

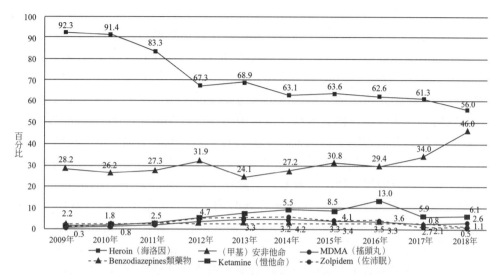

圖2-6-9 2009年至2018年各機關（構）通報藥物濫用之種類趨勢

資料來源：衛生福利部，106年12月「藥物濫用案件暨檢驗統計資料」。

二、處方用藥之新興藥物濫用監測

　　國際上已推動執行網路電子處方藥物監控計畫（Prescription Drug Monitoring Programs, PDMPs），透過藥局二十四小時內即時登錄傳送（跨州）電子化處方藥物資訊，降低處方藥物流濫用，評估其推行模式及效益。我國醫療體系自2009年即已導入電子病歷交換，串接全臺400多家醫院，近6千家診所，初步建構醫療資訊紀錄互相流通的環境；另外，第二代全民健康保險制度，亦已經建立包含健保雲端藥歷（PharmaCloud）之健保醫療雲端資訊系統（the NHI MediCloud System），提供健保特約醫療院所臨床醫師查詢患者雲端就醫與處方紀錄，並可歸納出醫師的重複處方，監測病人的藥物使用情形，確保用藥安全。美國於2008年通過的「線上藥局消費者保護法案」（Ryan Haight Online Pharmacy Consumer Protection Act）[38]，已加強規範業者與保護消費權益。對於降低管制物質流向不明、降低逛醫院取藥（Doctor Shopping）、減少處方藥

---

38 Medicare Prescription Drug, Improvement, and Modernization Act, http://en.wikipedia.org/wiki/Medicare_Prescription_Drug,_Improvement,_and_Modernization_Act, 2019.8.2.

濫用、誤用等情形，具有相當成效。由於我國國家資訊網絡之雲端醫療發展，醫療體系電子病歷交換機制陸續普及化，醫療機構間就診紀錄資訊，受限各體系資訊化環境完備程度不同，尚無法達成完全即時互通的狀態；現階段國內藥物濫用防制，已建立一定的監測機制（表2-6-8）；惟在醫療制度、藥物管理機制及資訊設施完善之前，倘民眾仍有遊走機構間領取藥物，而醫師未節制大量開立處方，或民眾有轉賣圖利、或無償讓受他人等情形，則勢必將考驗政府的管制規範與查核效能；或民眾因不諳法令，非法郵寄藥包，擅自持續大量輸入偽藥、禁藥與不法藥物，甚至公開陳列販售，抑或網路違法販賣不明藥物，以電子郵件四處散發兜售，致輕易可於網路上購得處方藥等，不僅時有耳聞，且均可能造成處方藥物濫用的狀況逐漸增加，其中被濫用之處方藥物（Non-Medical use of Psycho-Therapeutic Drug）通常包括止痛藥（Pain Reliever）、鎮靜劑（Tranquilizer）、止痛藥（Sedatives），及興奮劑（Stimulants）等類型。處方藥物之流用方式，亦包括逛醫院取藥、網路非法藥局購買（Illegal Internet Pharmacies）、偷竊藥品（Drug Theft）、偽造處方（Prescription Forgery）、醫師非法開藥（Illicit Prescriptions by Physicians）等；其氾濫的危害性甚至可能已經超越毒品，惟因現階段毒品危害防制中央與地方組織功能分歧之故，大數據資料庫分析之應用尚難達成全面統合監測之效，其監測存在的低估情形與黑數，著實令人憂心；透過國際間資訊報導與流通，相關濫用的處方藥物，包括如Vicodin、OxyContin、Pseudoephedrine、安非他命類（Amphetamine-Type Stimulants, ATS）、Phentermine、Hydrocodone、Oxycodone、Benzodiazepines及Fentanyle等藥物，均值得國內進一步加強監測。依據國家衛生研究院「物質成癮整合型計畫」整合國外研究顯示，70歲病人使用處方鎮靜安眠藥的比例為20歲的10倍，而我國65歲以上高齡族群比例由2004年9.5%至2012年增為11.2%，人口日趨老化，故進行高齡族群鎮靜安眠藥用藥現況調查，並分析濫用品項、原因及危險因子，以及對於高齡族群健康問題所帶來的影響，當前我國健保系統除已運用雲端藥歷的建置降低重覆處方、減少浪費等病人用藥安全監測機制外，並已利用完善的開放健保資料學術分析系統，陸續對於我國常用的26種BZD與Z藥物，利用健保資料五項指標（總用量大、用量增幅大、處方箋數增幅大、每人使用量增幅大、使用人數增幅大）評估分析，找出「用量趨勢增加」最具濫用風險與「平均增幅高」（用量年增幅度超過10%）的特質者，包含可能影響精神的Z藥物當中的ZOLPIDEM，以及8種BZD藥物（ALPRAZOLAM、BROTIZOLAM、ESTAZOLAM、MIDAZOLAM、OXAZ-

EPAM、TRIAZOLAM、CLOBAZAM與CLONAZEPAM），計有9種，如以使用量觀察逐年上升較爲明顯的Zolpidem爲例，2012年的用量是2001年將近10倍，平均每年用量成長20.3%；每人消耗量最大的兩項BZD藥物是Clonazepam與Alprazolam。總體而論，依據健保資料分析結果，全國約四分之一到三分之一民眾是BZD與Z藥物的處方使用者，影響層面廣大；又以國人使用鎮靜安眠類管制藥品用量最多之前10名爲例，2013年約爲3.2億粒，約爲十年前的2.6倍，也具有相當的成長幅度，必須持續積極突破防制管制藥品的流、濫用。另依張榮珍（2016）指出，Midazolam、Oxazepam與Clonazepam三種藥物用量增幅大、處方箋數增幅大、使用人數增幅大及每人使用量增幅大，亦即使用者人數增加且每人使用量增加，雖非全國整體總用量最高，未來需要持續關注是否爲特定次族群之處方者與使用者。Alprazolam、Estazolam與Clonazepam等三種藥物之總用量大、用量增幅大、處方箋數增幅大及使用人數增幅大，兼具四項危險指標，值得留意。而精神科醫師處方鎮靜安眠藥物中Oxazepam與Estazolam也屬於用量趨勢上升藥品，精神科醫師處方比例也超過40%；另外，屬於較具濫用潛力的兩項藥品，精神科醫師處方Zolpidem與Alprazolam比例不算高，但同時發現其他科別醫師處方比例有偏高的現象時，宜留意國人鎮靜安眠藥物是否正確合理使用[39]。依據郭立芬（2016）研究指出，美國傷害致死的主因來自處方藥物過量，造成的死亡率從1999年的每10萬人口有6人次增加至2013年的13.8人次，約增爲2倍。依據美國成癮醫學協會（American Society of Addiction Medicine, ASAM）指出，類鴉片藥物成癮是美國人死亡主要原因之一。由於處方使用類鴉片藥物時，可能會與其他藥物產生交互作用，而對病人造成危害。而藥物過量主因常爲處方藥的誤用及濫用，尤其是類鴉片止痛藥（Opioid Analgesics）、鎮靜安眠藥及興奮劑（ASAM, 2001）。聯合國估計處方藥濫用人口將會很快的超越古柯鹼（Cocaine）與鴉片（Opiates）等毒品施用人數。國際麻醉藥品管制局報告曾多次指出，合成毒品因價格低及容易製造，將成爲非法藥物濫用的主流，已顯示藥物濫用的全球化及複雜化的問題。中樞神經抑制劑最常見於治療焦慮與睡眠障礙的處方藥物。而中樞神經興奮劑最常見於治療注意力缺陷多動障礙（Attention Deficit Hyperactivity Disorder, ADHD）的處方藥物，其衍生的問題將繼新興合成毒品（如安非他命、搖頭丸等）成爲未來防制藥物濫用的隱憂。國際麻醉藥品管制局在2006年度報告中指出，求助止痛

---

39 張榮珍（2016），我國鎮靜安眠類管制藥品之使用現況。管制藥品簡訊，68期。

表2-6-8　臺灣藥物濫用監測機制

監測計畫	監控對象	執行部門	監測方式
1. 臺灣地區高危險群藥物濫用調查 2. 司法警察機關尿液及非尿液毒品篩檢 3. 毒癮愛滋減害監測	毒品嫌疑犯	1. 衛生福利部（食藥署） 2. 法務部（調查局）、國防部（憲兵司令部）、內政部（刑事警察局） 3. 衛生福利部（疾管署）	衛生機關篩檢報告 執法機關篩檢報告 傳染疾病報告、衛生機關篩檢報告
國民健康訪問暨藥物濫用調查	一般大眾	衛生福利部（食藥署、健康署、國衛院）	自辦、委託調查資料
臺灣地區青少年藥物濫用調查	年輕族群	衛生福利部（食藥署、國衛院）	委託科技研究計畫
1. 法醫死因鑑定藥物濫用統計（研究） 2. 精神醫療院所通報監測 3. 合法處方新興藥物濫用	死亡個案 急診／藥癮就醫 疾病就醫者、藥局購買者	1. 法務部（法醫研究所） 2. 衛生福利部（食藥署） 3. 衛生福利部（食藥署、健保署）	法醫解剖報告 急診個案報告、治療報告 簿冊登記、管制藥品與健保資訊庫比對

資料來源：自行整理。

藥的使用者越來越多、興奮劑、鎮靜劑等處方藥，美國的處方藥物濫用的規模，即已超過「大麻以外的違法藥物」，許多未加規範的國家或市場，走私者可輕易透過旅遊服務、普通郵件與網路，販售各種偽藥，非常值得國內進一步加強關注。

三、毒品藥品巨量「大數據」跨資料庫檔案分析

　　由於毒品藥品巨量「大數據」資料庫，屬於初步研究資料，串檔進行去名化之前，恐涉及緝毒體系檔案犯罪情資，機敏研究資料保密協定，尚未對外開放。因此參考歷年反毒報告書的記載部分內容顯示，2015年1月21日第16次行政院毒品防制會報後，已由科技部會同衛生福利部、法務部等相關機關，並邀請毒品防制的專家學者整合政府各機關現有的資料，匯入衛生福利部既有之「衛生福利資料科學中心」，於完成各項資訊安全維護後，進行毒藥品巨量資料（Big Data）毒品防制導入新興科技的「大數據」的跨資料細緻分析應用。

（一）盤點各部會已掌握之毒品及濫用藥物相關資訊

由「毒品使用者輪廓」、「有效的處遇模式」及「毒品的產銷歷程」等三面向，盤點各部會已經掌握之毒品及藥物濫用相關資訊，說明如下：

1. 毒品使用者輪廓：

(1) 社區民眾：由衛生福利部「2014年全國物質使用調查」資料，瞭解社區藥物濫用盛行率、藥物濫用者之人口學、常見之藥物濫用種類、首次藥物濫用動機等。

(2) 毒品施用者：由法務部及內政部警政署資料，掌握第一、二、三、四級毒品施用者查獲人數之趨勢變化。

(3) 藥物濫用者：由衛生福利部「管制藥品濫用通報資訊系統」資料，提供藥物濫用者之背景資料、常見之藥物濫用種類等。

(4) 濫用藥物學生族群：由教育部「藥物濫用學生個案輔導管理系統」資料，掌握不同學制學生藥物濫用通報人數以及藥物濫用類別之年度趨勢變化。

2. 有效的處遇模式：

(1) 鴉片類藥癮者替代治療個案：由衛生福利部「醫療機構替代作業管理系統」資料，掌握累計替代治療人（日）數、每日接受美沙冬治療人數之年度趨勢變化。

(2) 第一、二級毒品施用者：由法務部統計資料，掌握被處以觀察勒戒、強制戒治之第一、二級毒品施用者之年度趨勢變化。

(3) 藥物濫用學生族群：由教育部「藥物濫用學生個案輔導管理系統」資料，掌握藥物濫用學生族群藥癮戒治狀況。

3. 毒品的產銷歷程：

主要由法務部「緝獲毒品數量統計」資料，掌握毒品緝獲量、來源地之年度趨勢變化。

（二）整合毒品巨量資料庫

依據歷年反毒報告書所載，高等法院檢察署目前已經統合掌握串聯檢、警、調、憲、海巡、關務六大緝毒系統等至少17個毒品相關資料庫，再透過匯入衛生福利部「衛生福利資料科學中心」之「毒品防制」議題巨量資料庫，包括衛生福利部「濫用藥物檢驗通報系統」、「管制藥品濫用通報資訊系統」、「健保資料庫」、「兒童及少年高風險個案管理系統資料庫」、「醫療機構替

代治療作業管理系統」、教育部「中輟通報系統」、「藥物濫用學生個案輔導管理系統」、內政部「戶政役系統」、法務部「緝獲毒品數量統計」、「毒品成癮者單一窗口服務系統」、內政部警政署「三、四級毒品行政裁罰系統」、「應受尿液採驗人採驗處理系統」、「刑案紀錄表處理系統」等系統，以釐清描繪出「毒品使用者輪廓」、「有效的處遇模式」及「毒品的產銷歷程」三大面向所需蒐集之相關變數／變項，並據以擬訂需尋找出之具關鍵性之變數／變項組合議題，如表2-6-9。另一方面，毒品藥品巨量「大數據」持續擴增的資料庫，除了「反毒大本營網站」之初步資料分析外，如能再進一步結合完整連續資料庫提供學界執行跨資料庫的樞紐分析與整合資訊，結合運用資料倉儲（Data Warehouse）結構設計的多維度歷史資料的分析概念[40]，導入資料探勘（Data Mining）運用分類（Classification）、推估（Estimation）、預測（Prediction）、關聯分組（Affinity Grouping）、同質分組（Clustering）等功能與技術分析的方法[41]，包括記憶基礎推理法（Memory-Based Reasoning, MBR）、市場購物籃分析（Market Basket Analysis）、決策樹（Decision Trees）、群集偵測技術（Cluster Detection）、連結分析（Link Analysis）、線上分析處理（On-Line Analytic Processing, OLAP）、類神經網路（Neural Networks）、區別分析（Discriminant Analysis）、羅吉斯回歸分析（Logistic Analysis）等，建立特殊關聯性，找出隱藏的特徵模型（Model），才能跳脫目前組織分工下各自片段、零散、不連貫、無法比較的紛亂毒品統計，重新統整毒品資料格式化分析，並從刑事司法體系內外的上游到下游，組織較爲系統性、長期性、可比較性的毒品供給面產銷歷程與需求面使用者輪廓，精進發展有效的分類處遇模式，建構更完整的毒品政策實證決策系統。

---

40 明雲青（2009），資料倉儲（Data Warehouse），https://www.digitimes.com.tw/tw/dt/n/shwnws. asp?cnlid=&id=0000123609_lh07qrjalvu58xl46te8j。按資料倉儲（Data Warehouse），係由 W. H. Inmon 於1990年所提出之概念按其定義，爲一種以主題爲導向（Subject-Oriented），同時具備整合性（Integrated）、非暫存性（Non-Volatile）、隨時間變異（Time-Variant）等特性之資料集合，主要目的係支援管理階層的決策。

41 晨晰統計部落格新站（2007），資料探勘（Data Mining）的十種分析方法，http://dasanlin888.. pixnet.net/blog/post/34467788-data-mining%E7%9A%84%E5%8D%81%E7%A8%AE%E5%88%86% E6%9E%90%E6%96%B9%E6%B3%95。2017年2月3日。

表2-6-9　毒品使用者輪廓具關鍵性之變數／變項組合

面向	毒品使用者輪廓	有效的處遇模式	毒品的產銷歷程
變數／變項	（一）標的人口： 1. 學生：國中、高中／職、大學； 2. 民眾（非學生）：社區、好奇誤用者、娛樂場所； 3. 致死個案； 4. 混用毒品者； 5. 新進使用者。 （二）毒藥物使用在各縣市間差異。 （三）警示因素（分階段，如前置、中段）、危險因子（如菸酒、檳榔以及易染毒之人、時、地）等。 （四）藥物濫用之發生率、盛行率、推估人數及未來趨勢。	（一）替代療法的治療效果。 （二）毒品危害防制中心追蹤輔導個案的成效。 （三）預防性處遇：第三、四級毒品施用者之講習、多元處遇模式之出席比率及再發生比率。 （四）學校春暉小組成效，輔導完成比率及再發生比率。	（一）加強查緝： 1. 透過金流、物流、網路暗語等面向查緝毒品網絡。 2. 針對可疑藥品原料來源管制清查，擴大追緝製毒工廠。 （二）追查供應來源。 （三）犯罪熱點。 （四）運輸網絡或模式。 （五）防止毒品走私（兩岸合作空間）。

資料來源：反毒報告書（2016）。

四、毒品先驅化學（Precursor Chemical）物質原料之管制監測

　　毒品先驅化學物質原料的監測範圍，包括：（一）依據「毒品危害防制條例」列為第四級毒品先驅原料14項，1. 麻黃生鹼（Ephedrine）、2. 麥角新生鹼（Ergometrine、Ergonovine）、3. 麥角胺生鹼（Ergotamine）、4. 麥角酸（Lysergic acid）、5. 甲基麻黃生鹼（Methylephedrine）、6. 去甲麻黃生鹼（新麻黃生鹼）（Phenylpropanolamine、Norephedrine）、7. 假麻黃生鹼（Pseudo-ephedrine），前7項同時亦為管制藥品原料藥；8. 鹽酸羥亞胺（Hydroxylimi-ne、HCl）、9. 鄰-氯苯基環戊基酮（o-Chlorphenyl cyclopentyl ketone、2-Chlo-rophenyl cyclopentyl ketone、o-Chlorobenzoylcyclopentane）、10. 2-苯基乙醯基乙腈（alpha-Acetylphenylacetonitrile、APAAN）、11. 苯基丙酮（Phenyl-2-propanone、P2P）、12. 去甲羥嗎啡酮（Noroxymorphone）、13. 氯麻黃生鹼（Chloroephedrine）、14. 氯假麻黃生鹼（Chloropseudoephedrine）。（二）依據「毒品危害防制條例」第31條規定列管之毒品「先驅化學品工業原料藥」共25項：1. 甲類（參與反應並成為毒品之化學結構一部分者）：(1)苯基丙酮

（1-苯基-2-丙酮）（本項係自2015年4月24日公告刪除原列爲第四級毒品先驅原料，改列於先驅化學品工業原料藥——甲類）、(2)醋酸酐（乙酐）、(3)苯醋酸、(4)氨茴酸（鄰-胺基苯甲酸）、(5)2-乙醯胺基苯甲酸（N-乙醯-鄰-胺基苯甲酸）、(6)異黃樟油素、(7)胡椒醛（3,4-亞甲基二氧基苯甲醛）、(8)黃樟油素、(9)1-(1,3-苯並二噁茂-5-基)-2-丙酮、(10)六氫吡啶；另2011年4月29日公告新增，(11)亞硫醯氯、(12)氯化鈀、(13)紅磷、(14)碘、(15)氫碘酸、(16)次磷酸、(17)甲胺計17項；2. 乙類（參與反應或未參與反應並不成爲毒品之化學結構一部分者）：(1)比重達1.2之氯化氫（鹽酸）、(2)比重達1.84之硫酸、(3)過錳酸鉀、(4)甲苯、(5)二乙醚（乙醚）、(6)丙酮、(7)丁酮（甲基乙基酮）；加上2011年4月29日公告新增之(8)苯甲酸乙酯，自2011年7月1日實施，計8項。落實走私查緝工作及原料用藥之管制工作，斷絕製毒原料來源，首應嘗試研議增修「毒品危害防制條例施行細則」健全相關規定，由經濟部予以規範化學品工業原料廠商（公司）需配合辦理事項，並請司法機關召集緝毒等相關單位，規範各治安單位緝獲各類製毒使用原料（含必要添加物）來源說明之制式表格，以利司法部門彙整及統計分析，進行追查上游、源頭管理。經濟部亦須加強推動甲類先驅化學品工業原料之公司或廠商，每季依法利用網路或媒體申報作業，以提高上網申報率與正確性，並改善降低傳眞申報情形，同時加強監測、分析申報流量與使用產出情形，宣導乙類廠商依法自行登錄簿冊，建立異常管控的觀察指標；另對於先驅化學品工業原料廠商（含甲、乙類）之進出口、使用及販售流向之相關紀錄及儲存情形作有效的管控，深入瞭解廠商進出口先驅化學品工業原料之實際用途，以透明化其監控作業程序，並強化對化工原料製販業者非法買賣毒品先驅物之稽核作業，尤應注意發掘利用開立不實品名發票方式或不開發票記錄之業者，建立警示名單，以健全毒品先驅化學物質的監測作業，供有關機關分析及參處。

相較於先進國家，現階段我國司法部門似仍在經貿等因素考量下，未若美國、中國、德國等制定毒品先驅化學品工業原料之轉運管理專法，且現行法制原料至多僅列第四級毒品管制，或僅列入毒品先驅化學品工業原料管理、或列在第四級管制藥品行政管理，製毒原料成本便宜，所獲毒品產、製、販、運暴利與刑事司法刑度相較，顯不相當，滋生販毒誘因，理應加重嚴管。國內在醫藥科學使用的管制藥品管理方面，業已建立嚴謹的申報資訊、查核及勾稽管制相關法制；然而，對於經濟部毒品先驅化學物質工業原料方面，雖訂有申報檢查辦法，但管理機制、效率及正確查核的程度及頻度，則與前者相去甚遠，

不成比例，以致時生管理鬆散爭議，以往亦曾遭監察院糾正，亟待加強管理；而日前國內率先發現的愷他命毒品新製程，運用毒品先驅化學物質（工業）原料鹽酸羥亞胺（Hydroxylimine、HCl）易加熱轉作愷他命毒品即為一例，國內並無醫療用途，在我國經衛生福利部（前行政院衛生署管制藥品管理局）與相關檢驗機關確定製程，及經歷2007年全國反毒會議提案與其後多次討論，終經法務部報請行政院於2007年12月21日公告列入第四級毒品管制；至此，可以說明我國的毒品管制過程及政府實證的討論經驗，可謂艱辛；另一方面，在聯合國尚未列管前，而國際間幾乎甚少列管的情形下，在實證決策上，也充滿難以突破列管的決心與監測隱憂，或許如此的緩慢且不夠彈性列管機制，要如何因應全球近年來已普遍出現的新興影響精神物質濫用的現況，令人非常擔憂。同時，美中不足之處，在於因現行毒品法制授權政府組成專家委員會議共同討論，而由行政機關作成決定意思之列管、分級機制，即可產生主宰列管毒品分級後之相對刑罰刑度，以致偶有遭到行政權過大、或衍生「空白刑法」[42]之非

----

[42] 按空白刑法係指立法者只規定罪名，法律效果與部分構成要件要素，至其禁止內容則規定於其他法律或行政規章、命令，以為補充；此種必須由其他法律或行政規章補充後，方能確定可罰範圍，謂之空白刑法。依「毒品危害防制條例」第2條規定：「所稱毒品，指具有成癮性、濫用性及對社會危害性之麻醉藥品與其製品及影響精神物質與其製品；毒品依其成癮性、濫用性及對社會危害性分為四級，其品項如下：⋯⋯前項毒品之分級及品項，由法務部會同行政院衛生署組成審議委員會，每三個月定期檢討，報由行政院公告調整、增減之。醫藥及科學上需用之麻醉藥品與其製品及影響精神物質與其製品之管理，另以法律定之。」因此，「毒品危害防制條例」第2條應為空白構成要件（空白刑法），須藉由行政院公告之毒品分級加以補充其可罰範圍。偽採法律變更說之見解，即補充規範與空白要件合為一個犯罪類型之整體，二者互相結合，始得完成其刑罰規範目的，期間具有密不可分之關係；補充規範如有變更，足以影響空白刑法可罰性範圍，二者不宜割裂；因此，主張行政院公告之毒品分級足以影響行為之可罰性，此種構成要件之行政從屬性關係，則有刑法第2條從舊從輕之適用。行政刑法既以違反行政義務為其處罰要件，則其構成要件自然存在行政從屬性關係，包括「概念上從屬」，因此，不確定法律概念構成要件之解釋須以行政法上之解釋為其依據；惟參照司法院釋字第313號要求法律「授權之內容及範圍應具體明確」、釋字第390號、第514號、第522號、第570號、第602號、第643號等所解釋「授權之目的、內容及範圍應具體明確」，細究該條例必須詳細列舉管制之毒品品項，使人民得以預見其行為之可罰，以避免違反刑罰的明確性原則，或授權不明確，而產生與上述憲法保障人民權利之意旨不符。然是否須不分情況一律適用可預見性標準，不但有壓縮立法的彈性，減損行政機關應變能力的可能，且未必有利於人民權利保障，亦仍有討論空間，僅行政權（法務部裁量與毒品審議委員會）過大，則有遭致非議之疑慮。再查司法院釋字第346號、465號、514號、547號、593號、604號、629號、676號解釋，即認立法機關於符合一定條件下，授權行政機關以行政命令補充法律之不足，並不牴觸憲法之權力分立制衡原則；且參司法院釋字第680號意旨指明：「其由授權之母法整體觀察，已足使人民預見行為有受處罰之可能，即與得預見行為可罰之意旨無違，不以確信其行為之可罰為必要。」已似有意放寬嚴格的可預見性標準；因此，本條例之可預見性標準，應有再檢討的空間。另如「藥事法」第22條第1項第1款規定：「本法所稱禁藥，係指藥品有左列各款情形之一者：一、經中央衛生主管機關明令公告禁止製造、調劑、輸入、輸出、販賣

議；因此，如何加強毒品先驅化學物質邊境與國際流向之控管，以防止製造、運輸、販賣，實為當前極待努力之課題。

五、毒品緝獲量監測

依據法務部統計資料分析顯示，曾於2015年毒品查緝量4,840.2公斤，突破2006年來之創新高點，2009年至2014年間主要來源地為中國大陸，2015年主要來源地轉為香港，與大陸地區合計達3,542.2公斤，占毒品查緝總量近四分之三（73.2%），並以第四級毒品1,759.0公斤為主，占逾半數最多，內含許多第二級毒品與其先驅原料麻黃生鹼類（Ephedrine）。綜觀近十年毒品查獲量（按當期鑑定純質淨重）變化，於2006年至2009年尚稱平穩，每年在2,000公斤上下波動，至2010年驟增至3,478.8公斤，雖2011年回降至2,340.1公斤，嗣後又呈逐年增加之勢，至2015年為4,840.2公斤，較2014年增加500.7公斤或11.5%，創2006年來之新高，並以第四級毒品2,455.7公斤（占50.7%）逾半數最多（麻黃鹼1,317.9公斤，假麻黃鹼449.0公斤）；第三級毒品1,777.4公斤，占逾三分之一次之，第三級毒品中以愷他命1,767.9公斤（占99.5%）為最多；第二級毒品則以安非他命506.0公斤（占91.8%）占最多。整體而言，由2001年至2010年全國毒品緝獲量觀察，近十年毒品緝獲量統計結果，已由2001年緝獲2,064.36公斤增加至2006年1,992.7公斤，自2006年1月起法務部毒品查獲量已改按當期鑑定之純質淨重統計以後，2010年緝獲量仍高達3,478.8公斤，2011年2,340.1公斤，再延伸至2015年4,840.2公斤，近五年毒品緝獲量已經又成長一倍。再觀察2016年至2018年6,761.1公斤、6,449.9公斤、6,122.7公斤（圖2-6-10），更是令人震驚。

2015年臺灣地區毒品緝獲數量排名前五位分別為愷他命（1,767.9公斤）、麻黃鹼類（Ephedrine）原料藥（1,766.9公斤）、（甲基）安非他命成品（506.0公斤）、海洛因（55.7公斤）及大麻（39.9公斤）等；由於鹽酸羥亞胺（2007年列入第四級毒品愷他命原料管制後）於2008年首次進入及排行第三、自2011年排行已掉落五名外，而法務部自2006年1月起，已將毒品查獲量已改

或陳列之毒害藥品。」（同法第82條第1項規定，製造或輸入禁藥者，需處十年以下有期徒刑，得併科新臺幣1,000萬元以下罰金）；「懲治走私條例」第2條第1項規定：「私運管制物品進口、出口逾公告數額者，處七年以下有期徒刑，得併科新臺幣300萬元以下罰金。」第3項規定：「第一項所稱管制物品及其數額，由行政院公告之。」等其所為授權之目的、內容及範圍尚欠明確，有違授權明確性及刑罰明確性原則，自本解釋公布之日起，至遲於屆滿二年時，失其效力。

按當期鑑定之純質淨重統計，故失去長期趨勢的比較基礎；然而愷他命緝獲量自2001年進入排行前五（表2-6-10），2006年起躍升第一，直至2015年已經連續十年排居行於首位、且緝獲數量在1千至3千公斤間幾乎居高不下，緝獲愷他命毒品9成以上源自香港（1,582.6公斤／1,767.9公斤）；2009年5月20日「毒品危害防制條例」修正持有（純質淨重20公克）第三、四級入罪及2009年11月20日訂定「毒品危害事件統一裁罰標準與講習辦法」後，愷他命自2009年開始驟增，同時搖頭丸亦已逐漸為其他新興毒品所取代，不難想像，政府的緝毒目標作為易受司法警政機關當期政策、措施，甚至緝毒獎勵機制所影響。然而，麻黃鹼類原料藥（Ephedrine）原料藥自2004年進入排行第四、自2005年起即躍升第一，2006年至2011年維持在排名前二（2009年為第三），其後麻黃鹼類原料藥之變化波動高忽忽低，至2015年緝獲量竟然驟增、且排名回升至排名前二，連同緝獲安非他命成品數量，成為繼愷他命主流毒品外、傳統的最大宗毒品，忽低忽高並未退出流行，或與其長年濫用流行，已經造成一定量的安非他命需求者成癮，（甲基）安非他命原料與成品近二年緝獲量維持在近千公斤至2千公斤的水準，麻黃生鹼類（Ephedrine）原料藥2015年緝獲量甚至暴增至1,766.9公斤，始終未能斷絕源頭供給，予以壓制。另由2016年緝獲氯假麻黃鹼4,284.9公斤翻轉排名，一舉上升至第一。2015年至2018年近四年統計均為（甲基）安非他命及其原料，與愷他命及其原料鹽酸羥亞胺（第四級毒品愷他命原料）的天下，排名仍然居高不下。顯示除了傳統毒品管制阻絕仍未能全面發會功效，且尚有未知的非法製造販運途徑，與新興影響精神物質，或類緣物質等相關合成毒品製程、源頭供應鏈等仍未被有效發現與管制，抑或不夠彈性的毒品列管法制，以致造成查緝始終跟不上濫用的窘境，均有待政府重新改變戰法，積極突破。

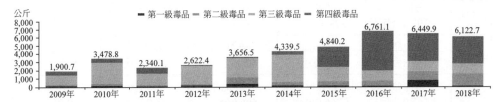

圖2-6-10　2009年至2018年全國各級毒品緝獲（按當期鑑定純質淨重）統計

資料來源：http://www.rjsd.moj.gov.tw/rjsdweb/common/WebListFile.ashx?list_id=24&serial_no=2。

表2-6-10　毒品緝獲量與排行（2001年至2018年）

年序	第一位	第二位	第三位	第四位	第五位
2001年	安非他命 1,421.0公斤	海洛因 362.5公斤	大麻 107.0公斤	搖頭丸 44.7公斤	愷他命 9.5公斤
2002年	安非他命 1,298.1公斤	海洛因 599.1公斤	特拉嗎寶 147.2公斤	搖頭丸 132.6公斤	愷他命 63.2公斤
2003年	安非他命 3,980.5公斤	愷他命 600.5公斤	海洛因 532.6公斤	搖頭丸 405.6公斤	大麻 121.2公斤
2004年	安非他命 3,165.5公斤	海洛因 644.5公斤	愷他命 613.4公斤	麻黃鹼類原料藥 363.6公斤	搖頭丸 303.3公斤
2005年	麻黃鹼類原料藥 6,605.5公斤	安非他命 1,728.6公斤	愷他命 441.2公斤	硝甲西泮 432.9公斤	海洛因 341.1公斤
2006年	愷他命 827.9公斤	麻黃鹼類原料藥 338.0公斤	硝甲西泮 216.7公斤	海洛因 203.5公斤	安非他命 181.4公斤
2007年	愷他命 598.7公斤	麻黃鹼類原料藥 419.8公斤	硝甲西泮 205.7公斤	海洛因 137.7公斤	安非他命 124.3公斤
2008年	愷他命 799.5公斤	麻黃鹼類原料藥 556.9公斤	鹽酸羥亞胺 289.2公斤	海洛因 130.5公斤	古柯鹼 64.4公斤
2009年	愷他命 1,186.4公斤	鹽酸羥亞胺 305.8公斤	麻黃鹼類原料藥 151.1公斤	安非他命 107.0公斤	海洛因 62.4公斤
2010年	愷他命 2,594.3公斤	麻黃鹼類原料藥 378.4公斤	安非他命 251.9公斤	鹽酸羥亞胺 123.2公斤	海洛因 83.6公斤
2011年	愷他命 1,371.9公斤	麻黃鹼類原料藥 421.5公斤	安非他命 140.6公斤	搖頭丸 23.9公斤	海洛因 17.8公斤
2012年	愷他命 2,111.1公斤	海洛因 157.9公斤	安非他命 119.3公斤	麻黃鹼類原料藥 48.3公斤	大麻 14.4公斤
2013年	愷他命 2,393.3公斤	安非他命 378.4公斤	海洛因 288.3公斤	麻黃鹼類原料藥 106.8公斤	大麻 35.7公斤
2014年	愷他命 3,302.8公斤	安非他命 461.9公斤	麻黃鹼類原料藥 408.6公斤	海洛因 86.7公斤	大麻 10.7公斤
2015年	愷他命 1,767.9公斤	麻黃鹼類原料藥 1,766.9公斤	安非他命 506.0公斤	海洛因 55.7公斤	大麻 39.9公斤
2016年	氯假麻黃鹼 4,284.9公斤	愷他命 1,188.3公斤	甲基安非他命 573.6公斤	氯麻黃鹼 305.7公斤	麻黃鹼類原料藥 239.1公斤

年序	第一位	第二位	第三位	第四位	第五位
2017年	氯假麻黃鹼 2,365.3公斤	愷他命 1,249.1公斤	鹽酸羥亞胺 788.8公斤	海洛因 584.8公斤	大麻 499.1公斤
2018年	甲基安非他命 1,326.0公斤	麻黃鹼類原料藥 1,321.8公斤	鹽酸羥亞胺 1,306.4公斤	愷他命 1,111.2公斤	氯假麻黃鹼 563.9公斤

註：1. 105年1月起法務部統計處將安非他命及甲基安非他命分開計算。
　　2. 麻黃鹼類毒品原料包括麻黃鹼、甲基麻黃鹼、假麻黃鹼及去甲麻黃鹼。
資料來源：法務部，轉引自衛生福利部「藥物濫用案件暨檢驗統計資料」。

六、地方法院檢察署查獲施用毒品偵查新收人數分析

　　依據法務部統計分析資料顯示[43]，第一級毒品施用查獲人數自2007年4萬7,580人逐年減少至2014年1萬4,736人，平均每年減少15.4%，惟2015年回增至1萬6,285人；第二級毒品在2006年至2009年間，約在2萬至3萬人間變動，自2010年起即躍升至3萬至4萬人間變動，且第二級毒品施用查獲人數開始高於第一級毒品施用查獲人數，2015年為4萬4,533人，較2014年大幅增加27.8%，且占逾毒品施用查獲總人數之二分之一，安非他命類毒品原料與成品的緝獲量始終較高與供給面毒源仍未斷絕，是否在有違毒品提供者理應為優先進入刑事司法系統的刑事司法的政策原則？特別值得留意的是，以2015年為例，地方法院檢察署偵查新收第一、二級毒品施用者，年齡層分布以「30歲以上40歲未滿」占37.6%最多，「40歲以上50歲未滿」占27.0%居次，正是國家生產勞動力的中堅分子，在現行反毒政策多年執行的高度再犯結果下，我們選擇將大量施用毒品犯（勞動力人口）以「監獄行刑法」入監執行監禁，對於矯正機關收容的影響為何？是否增加了更多的複數犯罪（意指毒品犯兼有財產犯罪或暴力犯罪等）？是否從毒品施用入罪後，更增加了從單純施用毒品犯入監後提升演變為兼參與毒品製賣運輸和轉讓的犯罪嚴重惡化現象？能否有其他同時「增進產生勞動力」與「達到減少再犯」的政策選項？值得留意後續的問題發展；如係為了強制改變個人不當行為，那麼我們是否達到了真正的目的呢？對於毒癮者出所後具有高度再犯的保安處分社會防衛機制在那裡？監內執行技訓成果固

---

[43] 法務部統計摘要分析，http://www.rjsd.moj.gov.tw/RJSDWEB/common/WebListFile.ashx?list_id=1439。2016年12月25日。

然可喜，如何連結監內、監外出所後的職場勞動持續付出、社會學習、人際互動與社交社群重建，甚至是日間外出工作，穩定出所後的密集觀護、更生關懷監督機制，對於真正改變打破再犯循環是否更有價值？又是否更應投入更大的心力鼓勵社會接納、回歸家庭與社區？理論上，單純施用毒品案件應有替代轉向社區處遇、觀護的處遇選項？發展社區更生保護、觀護機制，並連結地方毒品危害防制中心的個案輔導體系，是否才是有效的解決以往機構監禁為主的處遇模式，值得我們進一步討論。另一方面，自2009年5月20日修正公布（同年11月20日施行）「毒品危害防制條例」第11條之1，對施用或持有第三、四級毒品未滿20公克者裁處行政罰鍰，並命其參加毒品危害講習之規定後，第三級毒品施用查獲人數自2010年9,331人，逐年增加，至2013年已達3萬651人高峰，平均每年增加48.6%，雖2014年轉趨下降至2萬2,685人，然2015年又回升為2萬4,626人；第四級毒品施用查獲人數較少，每年皆40人以下，2015年為32人（圖2-6-11）。2015年各級毒品製賣運輸和轉讓偵查新收人數皆較2006年增加，其中第二級毒品製賣運輸和轉讓偵查新收人數（4,708人）自2010年起開始高於第一級毒品，之後即居歷年首位；大致而言，僅第一級毒品製賣運輸和轉讓人數近五年下降趨勢較為明顯，第二、三、四級毒品則較十年前增加（圖2-6-12）。另依法務部統計，觀察近五年毒品案件變動趨勢，地方法院檢察署偵查新收毒品案件人數由2010年的7萬9,785人逐年下降至2014年的6萬5,724人；2010年至2014年地方法院檢察署近五年偵查毒品案件起訴人數超過為20萬人（平均每年4萬人），執行有罪人數近18萬人，近8成為施用毒品者。觀察近五年偵查新收毒品案件所涉毒品級別，2014年的第二級毒品占偵查新收毒品案件總人數比率由2010年57.0%逐年遞增至64.5%為最高；第一級毒品由2010年39.2%逐年下降至2014年的29.0%，變動趨勢仍待觀察；2010年至2014年地方法院檢察署近五年偵查新收毒品製賣運輸案件人數約於1萬人上下變動，以2011年的1萬餘人最多，整體上有逐年下降之勢，或許毒品製賣運輸查緝案件必須改變策略與戰法，否則跟不上新興毒品的氾濫速度與千變萬化，是否為重大警訊值得留意；偵辦施用案件人數自2010年6萬3千餘人逐年下降至2014年的4萬9千餘人，呈則逐年下降明顯下降之趨勢。進一步觀察近五年矯正機關毒品犯收容情形，其中新入監毒品受刑人5萬3千餘人（平均每年1萬餘人），由2011年為1萬1,474人，逐年緩降至2014年的9,681人；新入所受觀察勒戒人3萬7千餘人（平均每年7千餘人），新入所受戒治人則為4千餘人（平均每年8百餘人）。

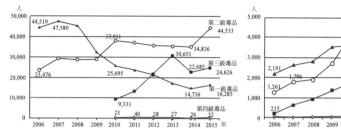

圖2-6-11　地檢署查獲毒品施用偵查新　　圖2-6-12　偵辦毒品製賣運輸和轉讓新
　　　　　收人　　　　　　　　　　　　　　　　　收人數

資料來源：法務部（2016），毒品情勢分析（上），http://www.rjsd.moj.gov.tw/RJSDWEB/
common/WebListFile.ashx?list_id=1439。

　　依據法務部統計分析資料顯示，2015年地方法院檢察署偵查新收第一、
二級毒品施用者年齡層分布以「30歲以上40歲未滿」占37.6%最多，「40歲以
上50歲未滿」占27.0%居次。依據內政部警政署資料顯示，2015年警察機關查
獲施用或持有第三、四級毒品未滿20公克案件，以「18歲以上24歲未滿」占
41.6%最多，「未滿18歲」者占10.2%，兩者合占51.8%，顯示第三、四級毒品
以青少年族群為多數。綜觀2015年各級毒品施用者年齡分布情形，施用或持有
第三、四級毒品未滿20公克人數年齡呈右偏分布，未滿24歲者已占逾5成，相
較於地方法院檢察署新收第一、二級毒品施用者僅占1成比例之分布，施用或
持有第三、四級毒品未滿20公克者年齡相對較輕（圖2-6-13）。

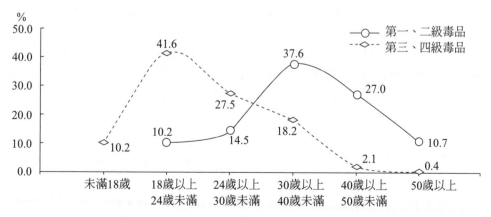

圖2-6-13　2015年查獲毒品施用人數年齡分布

資料來源：法務部（2016），毒品情勢分析（上），http://www.rjsd.moj.gov.tw/RJSDWEB/
common/WebListFile.ashx?list_id=1439。

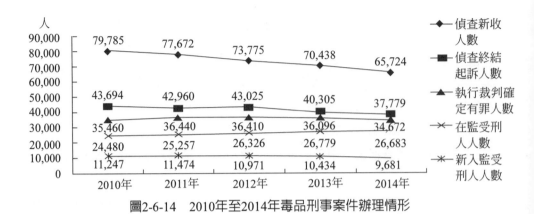

圖2-6-14　2010年至2014年毒品刑事案件辦理情形

七、地方法院檢察署施用毒品偵查終結案件起訴情形分析

　　依2011年至2015年地方法院檢察署毒品案件偵察終結人數，分別為77,934人、74,128人、70,150人、65,075人、73,391人，毒品起訴人數分別為42,842人、43,025人、40,305人、37,779人、42,364人，起訴比例分別為55.0%、58.0%、57.5%、58.1%、57.7%，對照前5年起訴率略有增加；施用毒品犯的起訴人數分別為32,356人、32,535人、29,075人、28,496人、33,364人，施用毒品案件占毒品起訴案件比例，分別為75.5%、75.6%、72.1%、75.4%、78.6%，近五年幾乎維持7成，對照前五年起訴率略降1成。2015年毒品案件起訴者中，第二級毒品起訴2萬5,304人（占59.7%）為最多，其次為起訴第一級毒品1萬4,669人（占34.6%）。與2014年比較，僅犯第三級毒品人數由2,654人降至2,345人，減少11.6%，餘各級毒品均呈增長之勢，以第二級毒品2萬5,304人較2014年增加18.5%為最多，且為近五年來第二級毒品起訴人數最高者，自2011年起第二級毒品起訴人數開始超越第一級毒品起訴人數，顯示政府對於具高度成癮性的安非他命類第二級毒品供需問題，面臨瓶頸且苦無因應對策。另2008年4月30日修正公布「毒品危害防制條例」第24條，對施用第一、二級毒品者得以緩起訴附命戒癮治療，賦予檢察機關對毒品施用者有更多元的處遇選擇，提供毒癮犯合法的治療管道與機會。2015年地方法院檢察署毒癮犯緩起訴處分人數2,873人，係自2011年以來首見增加。

　　觀察近十年地方法院檢察署毒品施用案件起訴人數，第一級毒品由2006年1萬7,809人，減至2015年1萬2,213人，第二級毒品則由2006年6,192人，增加

至2015年2萬1,002人；第一、二級毒品合計後，2015年起訴3萬3,215人，則較2006年2萬4,001人增加38.4%。從起訴比率來看，第一級毒品由2006年64.5%，上升至2015年82.5%，第二級毒品亦由2006年41.7%，上升至2015年63.8%，且歷年第一級毒品起訴比率皆高於第二級毒品。在毒品起訴案件中，以施用毒品人數最多，占起訴人數約7至8成，此比例近年明顯有減緩趨勢（自2008年86.8%降至2014年75.4%）。再者，第一級毒品施用者中五年內再犯及被撤銷緩起訴比率較高，且兩者之施用者中，五年內再犯及被撤銷緩起訴所占之比率皆呈上升。合併第一、二級毒品後之起訴比率，2015年為69.6%，即每10位施用者中，就有7位是（五年內）再犯或被撤銷緩起訴，此比率較2006年之56.5%增加13.1個百分點，殊值注意（表2-6-11、圖2-6-15）。又，如以2016年監獄假釋出獄毒品受刑人撤銷假釋原因／故意更犯罪再犯毒品罪受刑人撤銷假釋率高達65.8%（737人／1,120人）。再觀察十年（2005年至2014年）間假釋出獄者9萬3,631人中，以違反「毒品危害防制條例」3萬6,867人占39.4%最多，主要為施用毒品罪占26.5%。而假釋中以再犯毒品罪最多占48.2%。毒品受刑人假釋出獄後六月未滿再犯罪者67.9%，可說是再犯率最高的受刑人，六月以上一年未滿再犯罪者17.2%，一年以上二年未滿再犯罪者7.8%。透過以上的分析，已經可以預期出獄後的毒品犯必然是高再犯罪者，何以沒有建立保安處分機制？而且恐怕早已是多年以前的刑事司法體系既有的認知。因此，值得討論的是，政府於2004年修法時，卻因故刪除高度再犯罪者監所外保護管束機制後，致毒品罪撤銷緩起訴比例已本屬偏高（例如以2009年撤銷率32.9%），對於可以預期之毒品高再犯罪出所者，長期以來是否已有健全的保安處分加強密集觀護監督機制？是否已有積極的更生保護、觀護處分等機制可以有效改善處遇？抑或必須依賴2006年成立地方毒品危害防制中心的個案追蹤輔導與管理機制，回顧近十年政府反毒權責的發展歷程，究竟是分工？抑或是責任移轉或分攤？對於反毒法制與政策決定是否正向？因此，有必要建立民間學術專業團體參與監督與公開透明化反毒的實證決策機制。

八、地方法院檢察署施用毒品裁判確定有罪案件執行情形分析

因毒品施用案件被起訴者，經法院裁判確定後，扣除無罪及通緝者等，2015年已執行者計2萬5,572人，其中未入監執行人數4,398人（占17.2%），高於2006年之1,892人（占9.3%），未入監比率明顯增加7.9個百分點。而入

表2-6-11　2006年至2015年地方法院檢察署毒品施用案件偵查終結人數

單位：人、%

項目別	總	計		第一級毒品			第二級毒品		
		起訴	起訴比率		起訴	起訴比率		起訴	起訴比率
2006-2015年	626,059	322,451	66.0	310,215	182,228	75.3	315,844	140,223	56.9
2006年	68,138	24,001	56.5	46,059	17,809	64.5	22,079	6,192	41.7
2007年	75,718	34,331	65.4	50,002	24,917	72.5	25,716	9,414	51.9
2008年	76,755	41,215	69.2	49,919	31,248	78.0	26,836	9,967	51.2
2009年	61,240	32,947	66.3	35,659	22,249	75.1	25,581	10,698	53.3
2010年	63,597	34,280	66.3	28,354	18,150	76.2	35,243	16,130	57.8
2011年	61,955	32,356	63.3	25,364	15,986	73.4	36,591	16,370	55.8
2012年	57,916	32,535	67.1	23,147	15,774	78.7	34,769	16,761	59.0
2013年	52,766	29,075	66.2	18,480	12,694	79.3	34,286	16,381	58.7
2014年	49,971	28,496	68.9	16,133	11,188	80.3	33,838	17,308	63.2
2015年	58,003	33,215	69.6	17,098	12,213	82.5	40,905	21,002	63.8

資料來源：法務部（2016），統計摘要分析，http://www.rjsd.moj.gov.tw/RJSDWEB/common/WebListFile.ashx?list_id=1444。

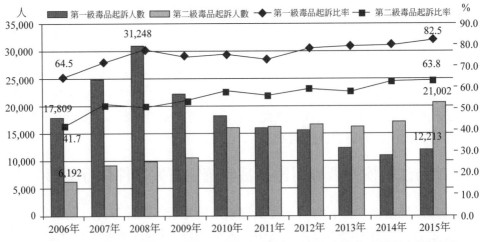

圖2-6-15　2006年至2015年地方法院檢察署毒品施用案件偵查終結起訴情形

資料來源：法務部（2016），統計摘要分析。

監者中，近十年執行六月以下有期徒刑者占38.2%，由2006年4,147人（占22.3%），增加至2015年12,091人（占57.1%），呈上升趨勢。未入監執行人數增加及入監執行六個月以下有期徒刑人數增加，主要係因前述近十年施用第一級毒品起訴人數減少，第二級毒品人數增加，而前者判處刑期通常較後者為重之結構性變化所致（表2-6-12、圖2-6-16）。2014年毒品案件裁判確定有罪人數中，施用第一級毒品者所占比例於近十年首度低於三成（26.7%），施用第二級毒品者則首度高於五成（51.8%）[44]。如以裁判確定有罪人數，除以全國年中人口數，估算平均每十萬人口的定罪人口率，2008年施用第一級毒品者每

表2-6-12　2006年至2015年地檢署施用毒品裁判確定有罪案件執行情形

單位：人、%

項目別	總計	未　入　監					入監（執行有期徒刑）				
		計		易科罰金	易服社會勞動	緩刑	計		六月以下	逾六月一年未滿	一年以上
	人	人	%	人	人	人	人	%	人	人	人
2006-2015年	250,656	29,322	11.7	26,219	2,528	575	221,334	88.3	84,471	114,470	22,393
2006年	20,454	1,892	9.3	1,802	-	90	18,562	90.7	4,147	10,211	4,204
2007年	16,778	1,197	7.1	1,143		54	15,581	92.9	4,459	8,336	2,786
2008年	32,933	1,933	5.9	1,862		71	31,000	94.1	9,266	18,114	3,620
2009年	29,607	2,012	6.8	1,760	180	72	27,595	93.2	6,822	18,264	2,509
2010年	26,219	3,014	11.5	2,486	449	79	23,205	88.5	8,773	12,604	1,828
2011年	26,330	3,370	12.8	2,977	338	55	22,960	87.2	9,783	11,416	1,761
2012年	24,683	3,563	14.4	3,117	410	36	21,120	85.6	8,876	10,610	1,634
2013年	24,250	3,931	16.2	3,490	396	45	20,319	83.8	9,485	9,404	1,430
2014年	23,830	4,012	16.8	3,621	362	29	19,818	83.2	10,769	7,716	1,333
2015年	25,572	4,398	17.2	3,961	393	44	21,174	82.8	12,091	7,795	1,288

説明：1. 刑法第41條：犯最重本刑為五年以下有期徒刑以下之刑之罪，而受六月以下有期徒刑或拘役之宣告者，得易科罰金。
2. 毒品危害防制條例第10條：施用第一級毒品者，處六月以上五年以下有期徒刑。施用第二級毒品者，處三年以下有期徒刑。
3. 自98年9月起開始施行易服社會勞動制度（獲判6個月以下有期徒刑或拘役得以提供社會勞動6小時折算1日，易服社會勞動）。
資料來源：法務部（2016），統計摘要分析。

---

44 法務部（2016），http://www.rjsd.moj.gov.tw/RJSDWEB/common/WebListFile.ashx?list_id=1397。2016年12月25日。

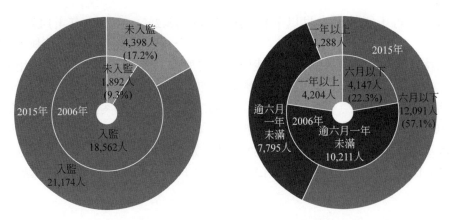

圖2-6-16　地方法院檢察署毒品施用裁判確定有罪案件執行情形

資料來源：法務部（2016），統計摘要分析，http://www.rjsd.moj.gov.tw/RJSDWEB/common/WebListFile.ashx?list_id=1444。

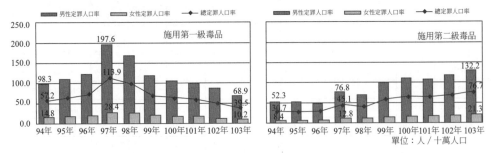

圖2-6-17　2005年至2014年施用毒品案件定罪人口率

資料來源：http://www.rjsd.moj.gov.tw/RJSDWEB/common/WebListFile.ashx?list_id=1397。

十萬人有113.9人，為近十年之最高，之後逐年下降，至2014年為39.5人；2008年施用第二級毒品者則為每十萬人有45.1人，次年稍微下降，之後即一路攀升，至2014年計76.7人，其中男性施用第一、二級毒品的定罪人口率分別為女性的6.8倍及6.2倍（圖2-6-17）。

　　近十年施用第一、二級毒品案件經裁判確定有罪移送地檢署執行人數之比例約1.3：1，若依年齡觀察，兩者皆以「30歲至40歲未滿」者所占比例最高，分別為46.4%及43.0%，在30歲未滿者所占比例則分別為22.5%及30.6%，相較結果發現，年輕族群施用第二級毒品者居多數。若從近十年觀察，施用第二級

毒品者在各年齡群組之定罪人口率均呈現上升，且於2014年時，在「18歲至20歲未滿」、「20歲至24歲未滿」及「24歲至30歲未滿」年輕族群中，相較施用第一級毒品者同群組之定罪人口率均高出4倍以上（圖2-6-18）。

　　2005年至2014年地方法院檢察署執行「毒品危害防制條例」裁判確定有罪人數計33萬1,240人，其中處六月以下徒刑者13萬4,743人，占40.7%，逾六月一年未滿者12萬9,717人，占39.2%，兩者合計近8成。觀察裁判確定有罪人數中，判處六月以下徒刑者自2005年7,156人呈上升趨勢至2014年達1萬9,362人；逾六月一年未滿者自2005年1萬251人上升至2008年2萬853人最高，後逐年下降（表2-6-13）[45]。細觀裁判確定有罪處六月以下徒刑之第二級毒品施用人數自2005年5,464人上升至2014年1萬6,421人；逾六月一年未滿者之第一級毒品施用呈現先升後降趨勢，至2008年1萬9,382人最高，再逐年下降。觀察2005年至2014年間地方法院檢察署偵查終結人數前五大罪名毒品罪起訴排第二，波動較大（介於33.4%至58.1%）；十年間檢察案件偵查終結、起訴比率及定罪率，以「毒品危害防制條例」、不能安全駕駛罪、詐欺罪、竊盜罪及傷害罪為前五大固定罪名，惟名次互有變化（表2-6-14）[46]。「毒品危害防制條例」裁判確定有罪人數自2010年以後均以科處「六月以下徒刑」大於「逾六月一年未滿」，對於大量短期刑毒品犯（特別是單純施用、經年不斷反覆進出）入監的影響，值得關注留意。

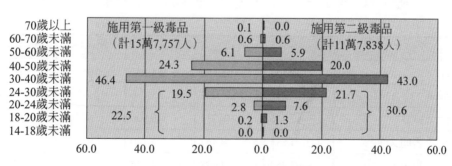

圖2-6-18　2005年至2014年執行施用毒品案件裁判確定有罪人數──年齡結構

資料來源：法務部（2016），施用第一、二級毒品者定罪人口率之消長情形。

----

[45] 法務部毒品情勢分析（下）（2017年2月1日），http://www.rjsd.moj.gov.tw/RJSDWEB/common/WebListFile.ashx?list_id=1397。

[46] 法務部檢察統計（2017年2月2日），http://www.rjsd.moj.gov.tw/RJSDWEB/common/WebList3_Report.aspx?list_id=807。

表2-6-13　2005年至2014年地方法院檢察署執行毒品案件裁判確定有罪人數

單位：人、%

年　別	總　計	施用第一級毒品				施用第二級毒品			
		小計	百分比	男	女	小計	百分比	男	女
2005-2014年	331,240	157,757	47.6	136,701	21,056	117,838	35.6	101,083	16,755
2005年	22,540	13,009	57.7	11,354	1,655	6,973	30.9	6,036	937
2006年	24,545	14,756	60.1	12,605	2,151	6,568	26.8	5,598	970
2007年	27,199	16,631	61.1	14,295	2,336	6,813	25.0	5,785	1,028
2008年	41,120	26,191	63.7	22,958	3,233	10,372	25.2	8,921	1,451
2009年	36,758	22,670	61.7	19,580	3,090	9,376	25.5	8,030	1,346
2010年	35,460	15,933	44.9	13,748	2,185	13,495	38.1	11,640	1,855
2011年	36,440	14,281	39.2	12,294	1,987	15,070	41.4	12,971	2,099
2012年	36,410	13,507	37.1	11,685	1,822	15,046	41.3	12,805	2,241
2013年	36,096	11,525	31.9	10,123	1,402	16,180	44.8	13,846	2,334
2014年	34,672	9,254	26.7	8,059	1,195	17,945	51.8	15,451	2,494

說明：第一級毒品包括古柯鹼、海洛因及嗎啡等，第二級毒品包括安非他命、大麻及MDMA等。
資料來源：法務部（2016），施用第一、二級毒品者定罪人口率之消長情形。

表2-6-14　2012年至2016年地方法院檢察署執行裁判確定有罪人數

單位：人

罪名別	2012年	2013年	2014年	2015年	2016年
總計	173,864	168,595	188,557	185,053	181,132
瀆職罪	47	32	40	53	52
公共危險罪	47,476	48,231	70,939	67,788	61,209
偽造文書印文罪	4,833	4,467	4,740	3,813	3,461
妨害性自主罪	2,252	2,175	2,124	1,771	1,543
妨害風化罪	2,373	2,298	2,134	1,976	1,660
賭博罪	9,753	9,035	8,836	8,104	8,262
殺人罪	1,890	1,716	1,623	1,652	1,598
傷害罪	8,210	8,501	8,752	9,111	9,699

罪名別	2012年	2013年	2014年	2015年	2016年
妨害自由罪	4,128	4,204	4,042	3,948	4,185
竊盜罪	20,468	19,462	19,930	20,213	18,900
強盜罪	678	515	488	425	337
搶奪罪	588	530	436	393	379
侵占罪	2,540	2,705	2,684	2,202	2,217
詐欺罪	8,985	7,993	7,521	7,712	8,277
背信及重利罪	1,425	1,320	1,178	901	797
恐嚇罪	906	794	784	809	724
擄人勒贖罪	33	20	23	22	9
貪污治罪條例	464	419	503	388	351
槍砲彈藥刀械管制條例	1,485	1,265	1,221	1,207	1,243
毒品危害防制條例	36,410	36,096	34,672	35,960	40,625
其他	18,920	16,817	15,887	16,605	15,604

說明：受限於篇幅，本表僅陳示主要罪名，未列之罪名資料置於「其他」欄內。

資料來源：http://www.rjsd.moj.gov.tw/RJSDWEB/common/WebList3_Report.aspx?list_id=807。

　　另2018年底地方法院檢察署執行定罪主要罪名中，違反「毒品危害防制條例」案件比例占23.1%，排行第二名（圖2-6-19）。

　　觀察近十年地方法院檢察署施用毒品假釋交付保護管束新收總件數為4萬388件，由2006年3,019件增加至2015年4,479件，增幅48.4%。另就受保護管束施用毒品終結案件來看，近四年施用毒品案件「期滿」件數呈逐年遞減現象，從2012年3,377件減少至2015年2,744件，至於「撤銷」件數近八年則相對逐年增加，由2008年408件增加至2015年1,310件。撤銷與期滿比例由2006年1：4上升至2015年1：2，顯示毒品施用者於假釋期間因違反保護管束規定情節重大者或假釋中更犯他罪等而被撤銷之情形有惡化的傾向（表2-6-15、圖2-6-20）[47]。

---

47 法務部毒品情勢分析（下）（2017年1月31日），http://www.rjsd.moj.gov.tw/rjsdweb/common/WebListFile.ashx?list_id=1444。

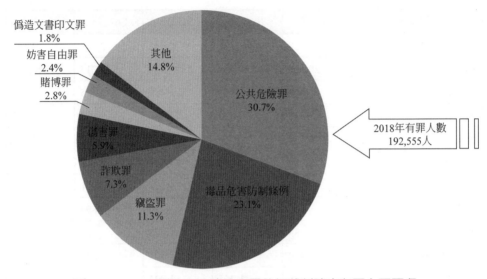

圖2-6-19　2018年地方法院檢察署執行裁判確定有罪主要罪名

資料來源：http://www.moj.gov.tw/site/moj/public/MMO/moj/stat/graph/3-1.swf。

表2-6-15　2006年至2015年地檢署施用毒品假釋付保護管束案件收結情形

單位：件、%

項目別	新收件數	終 結 件 數				
		總計	期滿	撤銷	占率	其他
2006-2015年	40,388	38,366	27,652	8,584	22.4	2,130
2006年	3,019	2,460	1,881	478	19.4	101
2007年	3,421	4,032	3,051	804	19.9	177
2008年	2,205	2,290	1,782	408	17.8	100
2009年	3,411	2,556	1,947	448	17.5	161
2010年	4,484	4,018	3,108	728	18.1	182
2011年	5,084	4,438	3,337	844	19.0	257
2012年	4,624	4,784	3,377	1,122	23.5	285
2013年	4,727	4,712	3,252	1,164	24.7	296
2014年	4,934	4,759	3,173	1,278	26.9	308
2015年	4,479	4,317	2,744	1,310	30.3	263

註：其他包括死亡、移轉接續執行等。

資料來源：法務部（2016），毒品情勢分析（下），http://www.rjsd.moj.gov.tw/rjsdweb/common/WebListFile.ashx?list_id=1444。

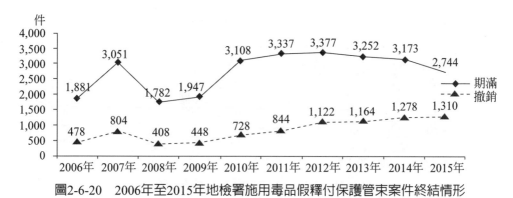

圖2-6-20　2006年至2015年地檢署施用毒品假釋付保護管束案件終結情形

註：2007年實施罪犯減刑條例，致該年終結人數上升。
資料來源：法務部（2016），毒品情勢分析（下）。

九、毒品新入監受刑人主要罪名分析

　　世界重刑化發展下的各國之犯罪矯正機構，多面臨嚴重超額監禁人口之壓力，我國亦不例外；監獄受刑人擁擠問題係90年代我國刑事司法體系所面臨的最嚴重問題之一[48]。矯正機構爆滿現象，已對其正常運作及收容人之各項基本權益產生許多負面影響；以2006年至2015年矯正機關收容人數趨勢觀察（圖2-6-21）[49]，近十年（除2007年因實施減刑條例外）監所始終維持超收13%至21%，2012年超收容額比例突破20%，達到21.1%，已創新高，至此下降至2018年仍維持在10.0%左右。因此，在可行範圍的考量，兼顧前門與後門策略之後，接納犯罪更生人的社區處遇保護措施，透過司法觀護、保護、地方毒品危害防制中心、民間機構的整合運作，是否可能成為最能疏減監獄擁擠窘況之措施，對於犯罪人更生與復歸社會，及強化社會安全制度等，是否是較佳的決策？值得省思。

　　新入監短期自由刑受刑人主要罪名，以公共危險最多且呈現逐年增加趨勢。觀察2010年至2014年近五年新入監短期自由刑受刑人主要罪名，以公共危險罪3萬753人（占30.6%）為最多，其次毒品罪2萬190人（占20.1%，其中施

48　楊士隆（1995），監獄受刑人擁擠問題之實證研究。行政院國家科學委員會專題研究報告。
49　法務部法務績效圖示（2017年1月31日），http://www.rjsd.moj.gov.tw/RJSDWEB/common/Web-ListFile.ashx?list_id=11&serial_no=2。

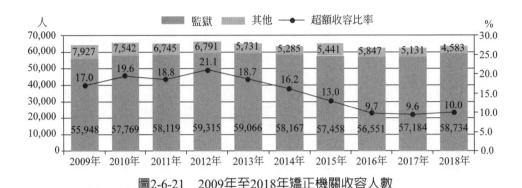

圖2-6-21　2009年至2018年矯正機關收容人數

資料來源：法務部統計處，http://www.rjsd.moj.gov.tw/RJSDWEB/common/WebListFile.ashx?list_id=12&serial_no=2。

用第二級毒品者16,660人／20,190人，占82.5%，年平均有3.332人），再其次為竊盜罪1萬8,652人（占18.5%），三者合計為6萬9,595人（占69.2%），接近7成。由於法務部統計近八年施用毒品罪收容人出獄（所）後二年內之再犯率逾5成，因而對於新入監施用第二級毒品罪短期自由刑受刑人入監是否已經預期將再度產生再犯毒品罪入監的循環？如何加強提升監所戒治能量，抑或改採其他中間性監禁（中途之家）輔以自費戒治等均有值得探討的必要。如再拉長時間，觀察2006年至2016年新入監受刑人主要罪名，除2014年至2015年開始反轉成以公共危險罪最高外，其餘各年均以違反毒品危害防制條例為最高（表2-6-16、圖2-6-22）[50,51]，2018年高達10,931人。除公共危險罪快速新增（受刑人五年內三犯刑法第185條之3第1項之罪者，原則上不准易科罰金）的隱憂以外，新入監短期自由刑施用第二級毒品受刑人已成為監內亟待突破解決的難題。而短期自由刑者大量湧入，使得各監獄皆處於超額收容情況不但衝擊監禁之品質，更增加戒護管理及教化處遇困難度。為紓解監獄擁擠現象，對於正在服刑之短期自由刑受人，矯正機關除了現有的短期積極鼓勵聲請易科罰金或改繳，使其早日出獄回歸社會外，以整體長期矯正制度的規劃而論，宜建置連結監內與監外出所轉銜的社區處遇（Community Treatment）進行觀察考核，

50　法務部矯正統計（2017年1月31日），http://www.rjsd.moj.gov.tw/RJSDWEB/common/WebList3_Report.aspx?list_id=774。

51　法務部法務績效圖示（2017年1月31日），http://www.rjsd.moj.gov.tw/RJSDWEB/common/WebListFile.ashx?list_id=11&serial_no=2。

表2-6-16　2006年至2016年新入監受刑人主要罪名

年　月　別	總計	公共危險罪	偽造文書印文罪	妨害性自主罪	殺人罪	傷害罪	竊盜罪	侵占罪	詐欺罪	槍砲彈藥刀械管制條例	毒品危害防制條例	其　他
2006年	37,607	3,344	1,177	727	617	1,100	6,822	526	2,466	1,331	12,419	7,078
2007年	34,991	4,043	967	717	575	944	6,799	492	3,056	1,270	10,093	6,035
2008年	48,234	7,138	1,038	811	604	1,242	9,279	559	4,865	1,471	14,492	6,735
2009年	42,336	6,855	1,040	849	591	1,072	6,934	576	4,328	1,442	12,440	6,209
2010年	37,159	5,377	1,037	934	531	1,019	6,110	549	3,454	1,292	11,247	5,609
2011年	36,459	5,549	941	950	478	1,002	6,066	579	2,824	1,244	11,474	5,352
2012年	35,329	6,384	916	1,104	462	984	5,557	555	2,120	1,140	10,971	5,136
2013年	34,167	7,585	765	1,182	439	1,040	4,937	521	1,741	975	10,434	4,548
2014年	34,385	10,168	670	915	364	882	4,601	528	1,651	914	9,681	4,011
2015年	33,864	10,210	590	847	364	889	4,393	467	1,616	841	9,740	3,907
2016年	34,492	9,770	512	693	342	996	4,155	469	1,920	851	10,933	3,851
較上年同期增減%	1.9	−4.3	−13.2	−18.2	−6.0	12.0	−5.4	0.4	18.8	1.2	12.2	−1.4

說明：毒品危害防制條例含肅清煙毒條例及麻醉藥品管理條例人數。

資料來源：法務部統計處，http://www.rjsd.moj.gov.tw/RJSDWEB/common/WebList3_Report. aspx?list_id=774。

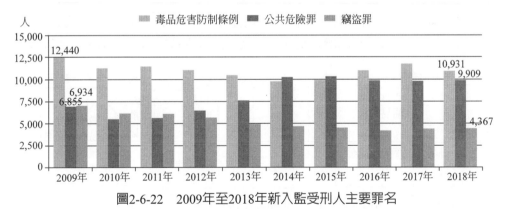

圖2-6-22　2009年至2018年新入監受刑人主要罪名

資料來源：法務部統計處，http://www.rjsd.moj.gov.tw/RJSDWEB/common/WebListFile. ashx?list_id=11&serial_no=2。

以及設計能配合輔導受刑人漸近適應社會正常工作生活方式的機制，例如設置社區矯治中心（Community Correctional Center）、中途安置或令入適當治療處所完成戒治，或易服社會勞務服務等開放式保護管束，規劃朝向「後門」的監外勞動服務，發展受刑人專長分工，與重建國家生產人力的服務機制，包括：易刑處分的社會勞動（Social Labor）（圖2-6-23）、社區服務（Community Service）制度、監外作業（Work Release) / 監外日間工作（就業）、監外教育（Education Release）（就學）、監督方案（Supervision Program）、觀護制度（Probation）等；或是釋放方案（Release program），例如假釋（Parole）、轉向計畫（Diversion）等；或是居住方案（Residental Program），例如返家探視（Prison Furloughs）等需要盡早規劃多元完整的配套社會處遇政策與法制，以便因應當前施用毒品累犯處遇所面臨的複雜法律問題。

　　政府於1993年5月正式「向毒品宣戰」，實施從斷絕供給到減少需求多項反毒政策，嗣於1998年5月20日修正公布「毒品危害防制條例」，視毒品犯兼具「病人與犯人」的雙重身分，採取有條件「除刑不除罪」的措施，以「觀察勒戒處分」或「強制戒治處分」之二元化制度處遇替代刑罰，爲我國戒毒制度邁入另一新紀元。據此，規定施用毒品者必須先經過觀察勒戒之程序後，檢察官或少年法院（地方法院少年法庭）依據勒戒處所之陳報，認受觀察勒戒人無繼續施用毒品之傾向者，即釋放，並爲不起訴之處分或不付審理之裁定；若確定其有繼續施用毒品之傾向時，由檢察官聲請法院或少年法院（地方法院少年法庭）裁定令入戒治處所強制戒治，接受階段性戒治處遇。毒品處遇機關收

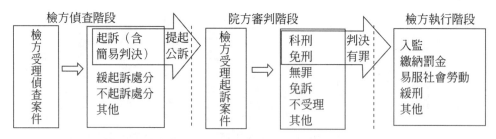

※起訴比率係指經檢方偵查終結起訴（含聲請簡易判決處刑）人數占偵查終結人數的百分比。

※定罪率係指院方裁判確定案件中，有罪人數占有罪人數及無罪人數總和的百分比。

圖2-6-23　刑事訴訟程序之簡易流程

資料來源：法務統計，http://www.rjsd.moj.gov.tw/RJSDWEB/common/WebListFile.ashx?list_id=1417。

容情形，迭經數次修法及刑事政策變革，依2004年1月9日施行2003年7月9日修正公布之「毒品危害防制條例」，施用第一、二級毒品者，應入勒戒處所接受觀察、勒戒，期間不得逾二個月。經觀察、勒戒後，評估受觀察、勒戒人有繼續施用毒品傾向者，令其入戒治處所接受強制戒治，期間為六個月以上，至無繼續強制戒治之必要為止，但最長不得逾一年。又施用第一、二級毒品者在接受觀察、勒戒或強制戒治出所後，五年內再犯者，不再施以勒戒或戒治處分，改為依法追訴，經法院判決後入監服刑，以簡化施用毒品犯刑事處遇程序。另2008年10月30日施行2008年4月30日修正公布第24條條文，對於施用毒品者之戒癮治療，採「觀察、勒戒或強制戒治」及「附命緩起訴」雙軌制，檢察官本於「治療優先於刑罰」理念，對於施用毒品之行為，包含「初犯」、「五年內再犯」、「五年後再犯」，檢察官均得以緩起訴附命戒癮治療，毒品刑事政策之執行層面積極將毒品施用者處遇轉向醫療系統，導向醫療救治、身心復健與社會復歸管道的多元處遇方式，此也意味著對於積極發展第二級毒品安非他命成癮者的多元、社會心理治療，與結合保安處分、司法觀護、更生保護等保護管束相關配套，以阻斷施用毒品的再犯罪循環，已經成為國內成癮戒治的重大挑戰。2011年2月推動「擴大緩起訴處分，接受替代療法」，將施用毒品者處遇轉向醫療體系，使得勒戒處所、戒治所新入所人數呈現長期下降趨勢。矯正機關收容施用毒品者及其再犯情形，作進一步探討（圖2-6-24）。

施用毒品罪受刑人：2008年至2010年底在監人數呈明顯下降之勢，1999年底為7,911人，較1998年底（1萬1,231人）減少3,320人或29.6%，2010年底降至7,140人，其後三年人數波動不大，約維持在9,000人左右。2004年因「毒品危害防制條例」修正施行後，年底在監人數開始攀升至1萬1,235人，較2003年底8,891人，增加2,344人或26.4%，其後2005年至2009年期間，除2007年減刑條例實施當年底在監人數下降外，均呈上升之勢，最高峰為2009年底1萬4,970人，嗣後轉呈下降趨勢，2014年底為9,808人（圖2-6-25）。

十、毒品在監受刑人犯罪行為分析

再觀察2006年至2016年在監受刑人主要罪名比例，發現仍以違反毒品危害防制罪名為最高，2016年占49.5%，比過去4成還高（表2-6-17），似乎已有更加惡化之勢；其與其他罪犯比例相差懸殊，犯罪結構明顯偏高；2016年至2018年更呈現明顯持續上升趨勢（圖2-6-26）。

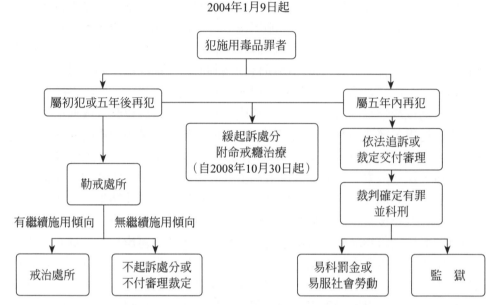

圖2-6-24　矯正機關施用毒品收容人處遇流程

資料來源：法務統計，http://www.rjsd.moj.gov.tw/RJSDWEB/common/WebListFile.ashx?list_
　　　　　id=1347。

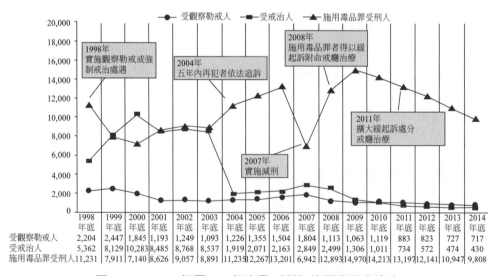

	1998年底	1999年底	2000年底	2001年底	2002年底	2003年底	2004年底	2005年底	2006年底	2007年底	2008年底	2009年底	2010年底	2011年底	2012年底	2013年底	2014年底
受觀察勒戒人	2,204	2,447	1,845	1,193	1,249	1,093	1,226	1,355	1,504	1,804	1,113	1,063	1,119	883	823	727	717
受戒治人	5,362	8,129	10,283	8,485	8,768	8,537	1,919	2,071	2,163	2,849	2,499	1,306	1,011	734	572	474	430
施用毒品罪受刑人	11,231	7,911	7,140	8,626	9,057	8,891	11,235	12,267	13,201	6,942	12,893	14,970	14,213	13,197	12,141	10,947	9,808

圖2-6-25　1998年至2014年在監（所）施用毒品收容人

資料來源：法務統計，http://www.rjsd.moj.gov.tw/RJSDWEB/common/WebListFile.ashx?list_
　　　　　id=1347。

表2-6-17　2006年至2016年在監受刑人罪名

年　月　底　別	總計	公共危險罪	偽造文書印文罪	妨害性自主罪	殺人罪	傷害罪	竊盜罪	強盜罪	詐欺罪	槍砲彈藥刀械管制條　例	毒品危害防制條例	其他
2006年底	51,381	1,129	816	1,690	3,034	1,218	5,801	4,555	1,497	2,614	20,671	8,356
2007年底	40,461	1,040	496	1,753	2,762	1,036	4,143	5,058	1,211	2,746	14,162	6,054
2008年底	52,708	1,954	612	1,979	2,813	1,274	6,078	5,295	2,045	3,170	20,933	6,555
2009年底	55,225	1,700	766	2,195	2,897	1,259	5,635	5,517	1,939	3,270	23,636	6,411
2010年底	57,088	1,880	940	2,624	2,895	1,264	5,613	5,544	1,976	3,277	24,480	6,595
2011年底	57,479	2,074	998	2,946	2,825	1,207	5,757	5,178	1,701	3,087	25,257	6,449
2012年底	58,674	2,693	1,037	3,401	2,721	1,246	5,461	4,867	1,648	2,952	26,326	6,322
2013年底	58,565	3,523	974	3,709	2,611	1,267	5,144	4,572	1,524	2,655	26,779	5,807
2014年底	57,633	4,585	921	3,726	2,514	1,130	4,821	4,166	1,467	2,395	26,683	5,225
2015年底	56,948	4,886	865	3,610	2,405	1,147	4,593	3,843	1,495	2,237	27,007	4,860
2016年	56,066	4,708	693	3,251	2,222	1,054	4,386	3,453	1,769	2,212	27,745	4,573
較上年同期增減%	−1.5	−3.6	−19.9	−9.9	−7.6	−8.1	−4.5	−10.1	18.3	−1.1	2.7	−5.9

說明：(1) 毒品危害防制條例含肅清煙毒條例及麻醉藥品管理條例人數。

　　　(2) 2007年底在監人數大幅減少，主因2007年7月施行「96年罪犯減刑條例」，減刑出獄人數較多所致。

資料來源：法務部統計處，http://www.rjsd.moj.gov.tw/RJSDWEB/common/WebList3_Report. aspx?list_id=772。

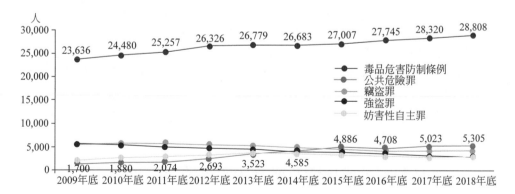

圖2-6-26　2009年至2018年在監受刑人主要罪名

資料來源：法務部統計處，http://www.rjsd.moj.gov.tw/RJSDWEB/common/WebListFile. ashx?list_id=14&serial_no=2。

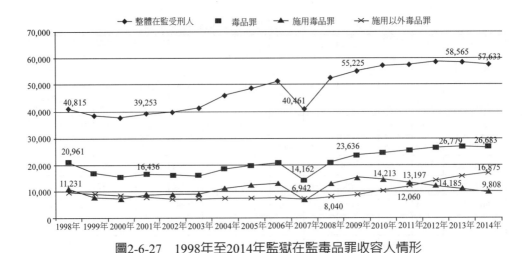

圖2-6-27　1998年至2014年監獄在監毒品罪收容人情形

資料來源：法務統計，http://www.rjsd.moj.gov.tw/RJSDWEB/common/WebListFile.ashx?list_
　　　　　id=1347\。

　　依據1998年至2014年（近十七年）在監（所）施用毒品收容人統計觀察，
因2004年「毒品危害防制條例」修正施行，年底在監人數攀升至1萬1,235人，
較2003年底8,891人，增加2,344人或26.4%，嗣後2005年至2009年期間，除2007
年減刑條例實施當年底在監人數下降外，均呈上升之勢，最高峰為2009年底1
萬4,970人，嗣後轉呈下降趨勢，2014年底為9,808人（圖2-6-25）。另近七年
在監施用以外毒品罪人數陸續呈現增加，至2010年底超過1萬人包括兼涉及製
造販賣運輸等毒品罪，同時包括兼涉及製造販賣運輸等毒品罪亦在擴大增加，
在監毒品罪受刑人人數並未減少，2012年起施用以外毒品罪人數竟快速超越施
用毒品罪人數（圖2-6-27），2014年底更增至1萬6,875人，是否原本單純施用
毒品犯已因監獄化的影響？出現多重、複合犯罪、犯罪感染效應？以致單純施
用毒品犯開始兼涉及製造、販賣、運輸等毒品罪，或更犯其他罪名，值得運用
毒品大數據特別討論與觀察分析。

十一、毒品觀察勒戒處所及戒治所收容情形分析

　　觀察（單純）施用毒品犯新入所受觀察勒戒人自2005年（1萬3,797人）
後下降，2010年略有回升，之後至2014年5,978人逐年下降趨勢，為1998年以
來新低；完成受觀察勒戒出所中經判定有繼續施用毒品傾向人數，2005年為

3,269人，占實際出所人數24.6%，其後呈下降趨勢，2012年起更降至千人以下，2014年僅607人，占實際出所人數之10.3%。有繼續施用毒品傾向者須送強制戒治，新入所接受戒治者，自2007年3,510人達高峰後逐年銳減，至2014年新入所人數僅609人，亦為1998年以來新低，與前述受觀察勒戒後有繼續施用毒品傾向之比率持續下降有關；2004年1月9日施行修正之「毒品危害防制條例」，五年內再犯施用毒品者，改為依法追訴，因而十年間停止戒治出所比率平均高達95.1%，2012年起維持在98%以上，且自2008年起經評估後停止戒治出所人數皆超過新入所人數（表2-6-18）。觀察勒戒毒品級別比率變化，第二級毒品人數比重明顯遞增，由2005年57.8%至2014年89.9%，尤其2010年與第一級毒品差距開始明顯拉大，年齡以30歲至40歲（占31.1%以上）最多，24歲至30歲（占18.8%以上）次之，兩者合計占54.9%以上（表2-6-19）；而戒治所毒品級別比率，第二級毒品自2014年更超越第一級毒品，30歲至40歲比率29.4%，40歲至50歲比率42.2%，兩者合計占67.0%以上（表2-6-20）。檢討觀

表2-6-18　2005年至2014年勒戒處所及戒治所收容情形

年　別	勒戒處所									戒　治　所					
	新入所人數				實際出所人數				年底在所人數	新入所人數	實際出所人數				年底在所人數
	計	初次入所	再次入所		實際出所人數	有繼續施用毒品傾向者		無繼續施用毒品傾向者			計	執行期滿	停止戒治		
			人	%		人	%						人	%	
2005-2014年平均	9,210	7,772	1,439	15.6	8,993	1,886	21.0	7,101	1,111	1,950	2,066	102	1,963	95.1	1,411
2005年	13,797	12,148	1,649	12.0	13,300	3,269	24.6	10,028	1,355	3,161	2,990	230	2,760	92.3	2,071
2006年	11,017	9,185	1,832	16.6	10,394	2,851	27.4	7,522	1,504	2,830	2,637	154	2,483	94.2	2,163
2007年	10,959	8,428	2,531	23.1	10,392	3,115	30.0	7,266	1,804	3,510	2,772	251	2,521	90.9	2,849
2008年	10,311	7,486	2,825	27.4	10,657	3,189	29.9	7,467	1,113	3,396	3,696	189	3,507	94.9	2,499
2009年	8,305	6,494	1,811	21.8	8,105	1,909	23.6	6,187	1,063	1,972	3,145	71	3,074	97.7	1,306
2010年	9,501	7,690	1,811	19.1	9,124	1,432	15.7	7,690	1,119	1,470	1,737	55	1,682	96.8	1,011
2011年	8,565	8,044	521	6.1	8,471	1,073	12.7	7,394	883	1,094	1,344	35	1,309	97.4	734
2012年	6,969	6,687	282	4.0	6,912	763	11.0	6,148	823	793	940	11	929	98.8	572
2013年	6,700	6,278	422	6.3	6,692	653	9.8	6,039	727	664	743	12	731	98.4	474
2014年	5,978	5,276	702	11.7	5,881	607	10.3	5,273	717	609	651	13	638	98.0	430

資料來源：法務統計，http://www.rjsd.moj.gov.tw/RJSDWEB/common/WebListFile.ashx?list_id=1401。

表2-6-19　2005年至2014年觀察勒戒新入所毒品級數與年齡別收容情形

項目別	總計	性別				毒品級別						年齡											
		男性		女性		性比例	第一級毒品		第二級毒品		第三級毒品		18歲未滿		18-24歲未滿		24-30歲未滿		30-40歲未滿		40-50歲未滿		50歲以上	
	人	人	%	人	%		人	%	人	%	人	%	人	%	人	%	人	%	人	%	人	%	人	%
2005年	13,797	11,284	81.8	2,513	18.2	449	5,815	42.1	7,981	57.8	1	0.0	501	3.6	2,434	17.6	4,282	31.0	4,288	31.1	1,859	13.5	433	3.1
2006年	11,017	8,867	80.5	2,150	19.5	412	4,857	44.1	6,160	55.9	–		324	2.9	1,685	15.3	3,164	28.7	3,547	32.2	1,842	16.7	455	4.1
2007年	10,959	9,031	82.4	1,928	17.6	468	4,222	38.5	6,737	61.5	–		296	2.7	1,477	13.5	3,027	27.6	3,809	34.8	1,800	16.4	550	5.0
2008年	10,311	8,617	83.6	1,694	16.4	509	3,702	35.9	6,609	64.1	–		242	2.3	1,432	13.9	2,713	26.3	3,667	35.6	1,734	16.8	523	5.1
2009年	8,305	6,847	82.4	1,458	17.6	470	2,642	31.8	5,663	68.2	–		157	1.9	1,258	15.1	2,137	25.7	2,934	35.3	1,340	16.1	479	5.8
2010年	9,501	7,753	81.6	1,748	18.4	444	1,807	19.0	7,694	81.0	–		171	1.8	1,811	19.1	2,374	25.0	3,337	35.1	1,331	14.0	477	5.0
2011年	8,565	7,107	83.0	1,458	17.0	487	1,362	15.9	7,203	84.1	–		134	1.6	1,726	20.2	1,974	23.0	3,006	35.1	1,251	14.6	474	5.5
2012年	6,969	5,728	82.2	1,241	17.8	462	916	13.1	6,053	86.9	–		112	1.6	1,359	19.5	1,532	22.0	2,541	36.5	1,059	15.2	366	5.3
2013年	6,700	5,531	82.6	1,169	17.4	473	814	12.1	5,886	87.9	–		83	1.2	1,289	19.2	1,504	22.4	2,432	36.3	1,035	15.4	357	5.3
2014年	5,978	5,045	84.4	933	15.6	541	602	10.1	5,376	89.9	–		86	1.4	1,259	21.1	1,124	18.8	2,160	36.1	982	16.4	367	6.1
平均年增率%	-8.9	-8.6	–	-10.4	–		-22.3	–	-4.3	–			-17.8	–	-7.1	–	-13.8	–	-7.3	–	-6.8	–	-1.8	–

說明：1.各欄人數之平均年增率為幾何平均。

　　　2.性比例＝男性人數／女性人數＊100，即每百位女性所當男性人數。

資料來源：法務統計，http://www.rjsd.moj.gov.tw/RJSDWEB/common/WebListFile.ashx?list_id=1393。

表2-6-20　2005年至2014年戒治新入所毒品級數與年齡別收容情形

項目別	總計	性別				毒品級別				年齡											
		男性		女性		性比例	第一級毒品		第二級毒品		18歲未滿		18-24歲未滿		24-30歲未滿		30-40歲未滿		40-50歲未滿		50歲以上	
	人	人	%	人	%		人	%	人	%	人	%	人	%	人	%	人	%	人	%	人	%
2005年	3,161	2,692	85.2	469	14.8	574	2,318	73.3	843	26.7	5	0.2	136	4.3	689	21.8	1,345	42.5	783	24.8	203	6.4
2006年	2,830	2,409	85.1	421	14.9	572	2,040	72.1	790	27.9	2	0.1	66	2.3	461	16.3	1,179	41.7	871	30.8	251	8.9
2007年	3,510	3,038	86.6	472	13.4	644	2,468	70.3	1,042	29.7	8	0.2	68	1.9	503	14.3	1,479	42.1	1,129	32.2	323	9.2
2008年	3,396	2,989	88.0	407	12.0	734	2,098	61.8	1,298	38.2	4	0.1	85	2.5	471	13.9	1,437	42.3	1,028	30.3	371	10.9
2009年	1,972	1,720	87.2	252	12.8	683	1,297	65.8	675	34.2	17	0.9	48	2.4	218	11.1	763	38.7	664	33.7	262	13.3
2010年	1,470	1,296	88.2	174	11.8	745	823	56.0	647	44.0	9	0.6	29	2.0	143	9.7	535	36.4	528	35.9	226	15.4
2011年	1,094	982	89.8	112	10.2	877	587	53.7	507	46.3	6	0.5	26	2.4	59	5.4	371	33.9	409	37.4	223	20.4
2012年	793	672	84.7	121	15.3	555	427	53.8	366	46.2	5	0.6	22	2.8	44	5.5	248	31.3	314	39.6	160	20.2
2013年	664	591	89.0	73	11.0	810	357	53.8	307	46.2	8	1.2	26	3.9	37	5.6	184	27.7	261	39.3	148	22.3
2014年	609	539	88.5	70	11.5	770	274	45.0	335	55.0	8	1.3	15	2.5	27	4.4	179	29.4	257	42.2	123	20.2
平均年增率%	-16.7	-16.4	–	-19.1	–		-21.1	–	-9.7	–	5.4	–	-21.7	–	-30.2	–	-20.1	–	-11.6	–	-5.4	–

說明：1.各欄人數之平均年增率為幾何平均。

　　　2.性比例＝男性人數／女性人數＊100，即每百位女性所當男性人數。

資料來源：法務統計，http://www.rjsd.moj.gov.tw/RJSDWEB/common/WebListFile.ashx?list_id=1393。

察政府採取十年間（單純）施用毒品犯入所整體觀察勒戒、強制戒治的毒品處遇，是否重在設計短期監禁處遇，意在延緩面對社區處遇應有的配套？是否已將毒品犯罪複製出如同原有刑事司法犯罪處遇已然發生的再（累）犯罪循環？

如果及早在十年以前或更早的反毒減少需求，甚至是減少傷害政策，導入終將復歸社會的連結監內與監外出所轉銜的社區處遇，積極建立社區矯治中心或中途之家、結合司法安置或令入適當治療處所完成治療（特別是施用第二級毒品的積極治療）自2014年更超越第一級毒品，或易服社會勞務服務等及早加強建立社區保安處分的保護管束機制，結合在地社區資源輔導，而非排斥受刑人漸近適應社會正常工作的生活方式，發展受刑人專長分工之易刑處分的社會勞動監外勞動服務，正面因應更生人賦歸社會的政策思考，相較於政府於2004年修正「毒品危害防制條例」時，直接刪除對於高度再犯罪者監所外保護管束機制條款，何者為宜？觀察2004年「毒品危害防制條例」修正新法施行後，新入監施用毒品罪受刑人呈先降後升趨勢，2004年1月「毒品危害防制條例」修正後（圖2-6-24），簡化吸毒犯刑事處遇程序，其中五年內再犯（或許已高度成癮）者，不再施以觀察勒戒或戒治處分，係依法追訴處罰或裁定交付審理，因而，觀察或戒治人數驟減；而施用毒品罪受刑人開始超越新入所受戒治人，2006年更超越新入所受觀察勒戒人達到高峰，2007實施減刑條例略降低，2008年施用毒品者得以緩起訴附命戒癮治療新措施實施後又升高（圖2-6-28），續觀察2016年初犯施用毒品罪新入所受觀察勒戒受刑人已經逐漸降低至5千人（表2-6-21），2018年新入所受觀察勒戒人與受戒治人均以施用第二級毒品者為主（圖2-6-29），似乎政策上有藉著維持施用毒品犯收容人數在監，降低整

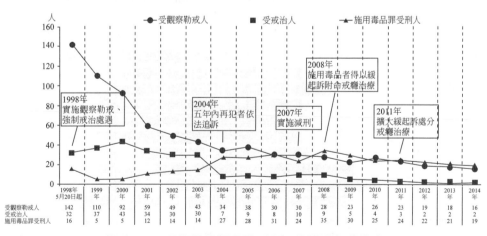

圖2-6-28　平均每日新入監（所）施用毒品收容人

資料來源：法務統計，http://www.rjsd.moj.gov.tw/RJSDWEB/common/WebListFile.ashx?list_id=1347。

表2-6-21　2009年至2019年新入所受觀察勒戒人人數

單位：人

年月別	本月（年）入所人數	新入所人數	犯次		按毒品級別分			出所人數 計	施用毒品傾向			按毒品級別分			月（年）底在所人數			
			初次入所	再次入所	第一級毒品	第二級毒品	第三級毒品	計	有繼續施用傾向移送戒治	無繼續施用傾向出所	其他	第一級毒品	第二級毒品	第三級毒品	計	第一級毒品	第二級毒品	第三級毒品
2009年	8,305	8,305	6,492	1,813	2,642	5,663	–	8,355	1,909	6,187	259	2,801	5,554	–	1,063	309	754	–
2010年	9,501	9,501	7,690	1,811	1,807	7,694	–	9,445	1,433	7,692	320	1,866	7,579	–	1,119	248	871	–
2011年	9,467	8,482	7,961	521	1,347	7,135	–	9,703	1,069	7,394	1,240	1,586	8,117	–	883	163	720	–
2012年	10,337	6,969	6,687	282	916	6,053	–	10,397	763	6,148	3,486	1,428	8,969	–	823	107	716	–
2013年	9,950	6,700	6,278	422	814	5,886	–	10,046	653	6,039	3,354	1,258	8,788	–	727	98	629	–
2014年	9,072	5,978	5,276	702	602	5,376	–	9,082	607	5,273	3,202	973	8,109	–	717	90	627	–
2015年	10,209	6,715	6,003	712	649	6,066	–	10,004	622	5,785	3,597	991	9,013	–	922	97	825	–
2016年	11,698	7,714	7,020	694	700	7,014	–	11,671	698	6,861	4,112	1,081	10,590	–	949	97	852	–
2017年	9,840	6,720	5,556	1,164	617	6,103	–	10,087	604	6,264	3,219	932	9,155	–	702	77	625	–
2018年	7,462	5,011	4,067	944	433	4,578	–	7,712	474	4,681	2,557	703	7,009	–	494	45	449	–
2019年	5,595	3,786	2,934	852	363	3,423	–	5,763	384	3,476	1,903	535	5,228	–	369	42	327	–
較上年同期增減%	-25.0	-24.4	-27.9	-9.7	-16.2	-25.2	–	-25.3	-19.0	-25.7	-25.6	-23.9	-25.4	–	-25.3	-6.7	-27.2	–

說明：出所人數含無繼續施用毒品傾向、有繼續施用毒品傾向移送戒治、拒絕入所、逾期不
　　　為裁定、移送他所等所有出所人數。

資料來源：法務部統計處，http://www.rjsd.moj.gov.tw/RJSDWEB/common/WebList3_Report.
　　　aspx?list_id=778。

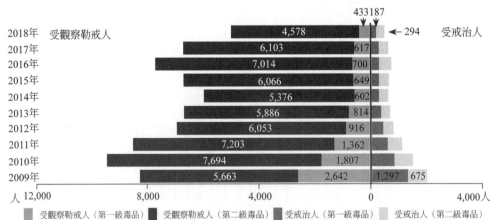

圖2-6-29　2009年至2018年新入所受觀察勒戒人及受戒治人人數

資料來源：法務部統計處，http://www.rjsd.moj.gov.tw/RJSDWEB/common/WebListFile.
　　　ashx?list_id=15&serial_no=2。

體社會尚未建立社區處遇相關配套（包括對於第二級毒品安非他命成癮者戒癮治療）前，暫時作為穩定（少數）施用毒品更生人出監所後對於治安衝擊的不確定影響，值得觀察留意。

十二、施用毒品收容人出獄（所）後再犯施用毒品罪分析

　　觀察2009年至2014年底止各類施用毒品收容人出獄（所）後再犯施用毒品罪情形，（一）再犯率依序為監獄施用毒品罪受刑人50.6%，受戒治人43.7%，受觀察勒戒人34.5%；（二）再犯平均經過日數則以受戒治人531日（近一年半內再犯率估計約59.4%、全部平均再犯率43.7%）為最長，其次為監獄施用毒品罪受刑人394日（一年內再犯率59.2%、全部平均再犯率50.6%），再次為受觀察勒戒人375日（一年內再犯率62.1%、全部平均再犯率34.5%），但是否再犯被查獲的時間易受政府反毒法制變革與政策施政作為影響，且施用再犯與否亦與有無積極執行加強觀護監督、更生保護與保護管束機制密切相關；（三）再犯經過時間分析，受觀察勒戒人依序為六月以下4,557人（占34.8%）、逾六月一年未滿3,577人（占27.3%）、一年以上二年未滿3,239人（占24.8%），三者合計占86.9%（如以一年以下估計，三者合計再犯率62.1%，且90%為施用第一級毒品者）；受戒治人則以一年以上二年未滿1,218人（占32.5%）排名第一（如以一年以上一年半未滿，估計再犯有609人，約占16.2%）、其次為逾六月一年未滿1,000人（占26.7%）、再次為六月以下617人（占16.5%），三者合計75.7%（如以一年半以內估計，三者合計再犯率59.4%，且56.8%為施用第二級毒品者）；至於監獄施用毒品罪受刑人依序為六月以下7,486人占（29.8%）、逾六月一年未滿7,390人占（29.4%）、一年以上二年未滿6,780人占（27.0%），前二者一年內再犯率59.2%，三者合計再犯率占86.3%（表2-6-22）；雖然施用毒品者經強制戒治處遇後，再犯率則相對較低，再犯平均經過日數最長，再犯經過時間一年以上二年未滿人數較多，而戒治戒癮也具一定的成效，但是，如果無法戒除或持續穩定治療、強化自控、對抗挫折、回歸正常、適應社會，終將遭到排除，無法融入社會生活。因此鑑於施用毒品者具有成癮性及戒除困難之特性，施用毒品罪受刑人出獄後再犯率最高，再犯平均經過日數較短，其中逾5.9成於一年之內再犯，實有必要建立中間性監禁、或提早出所前中途之家的刑罰機制，協助輔導適應社會環境；整體而言，無論是否監獄施用毒品罪受刑人、受觀察勒戒人、受戒治人三

表2-6-22　2009年至2014年出獄（所）施用毒品收容人再犯施用毒品罪情形

截至2014年12月底止

收容人類別	出獄（所）人數	出獄（所）後再犯人數及平均經過日數－按再犯經過時間分			六月以下	逾六月一年未滿	一年以上二年未滿	二年以上三年未滿	三年以上四年未滿	四年以上
		計			人數	人數	人數	人數	人數	人數
		人數	再犯率（%）	平均日數						
無繼續施用毒品傾向出所受觀察勒戒人	37,899	13,083	34.5	375	4,557	3,577	3,239	1,039	466	205
受戒治人	8,560	3,743	43.7	531	617	1,000	1,218	513	257	138
施用毒品罪受刑人	49,650	25,102	50.6	394	7,486	7,390	6,780	2,248	781	417

說明：1. 本表再犯人數係指成年受觀察勒戒人無繼續施用毒品傾向出所、受戒治人出所及施用毒品罪受刑人出獄後再犯施用毒品罪，至統計截止日止經檢察官偵查終結，被提起公訴、聲請簡易判決處刑、緩起訴處分、職權不起訴處分及移送觀察勒戒或戒治等有犯罪嫌疑者。

2. 「再犯經過時間」係指自出獄（所）日至偵查案件新收分案日之時間。

資料來源：法務部統計處。

者留置在監所監禁時間或長或短不同，以再犯平均經過日數爲基準，分別估計三者出監所後再犯率皆約爲6成左右，也就是說，一旦施用毒品者犯罪出監所，就必須有一年至二年相對應防範6成罪犯高度再犯期間，再預防其犯罪入監的有效社區矯正處遇、更生保護等措施，否則施用（單純）毒品的罪犯將與原本的犯罪防治體系本來就已經高達8成再累犯反覆進出監獄者混成一體的現象，而是否刑事司法體系原本就已經缺乏有效的預防再犯罪機制？令人不無疑問。

　　如再拉長以2008年至2015年觀察施用毒品再犯比率，出獄受刑人總計28萬5,285人，其中原犯毒品罪者爲7萬9,156人，占27.7%，追蹤至2015年底毒品罪受刑人出獄後再犯比率爲58.4%，較非毒品罪受刑人（43.4%）高出15個百分點。同期間受觀察勒戒人經判定無繼續施用傾向出所者計5萬787人，再犯比率爲38.5%；受戒治人出所者計1萬2,876人，再犯比率爲50.6%；然而，由於法務部於2004年1月「毒品危害防制條例」修正後，不僅直接刪除對於高度再犯罪者監所外保護管束機制條款，且簡化吸毒犯刑事處遇程序，其中五年內再犯（或許已高度成癮）者，不再施以觀察勒戒或戒治處分，因而，觀察或戒治人數不僅驟減，同時，也已經造成受戒治次數難以比較與統計基礎失眞，是否意在淡化（施用）毒品高再犯司法統計影響與循環則不得而知？綜觀2008年至

2015年間各類毒品罪收容人出獄（所）後再犯情形，以毒品罪受刑人出獄後再犯比率最高，受戒治人次之，受觀察勒戒人最低，應與受觀察勒戒人之毒癮較輕（多為初犯）有關。再進一步觀察各類毒品罪收容人再犯罪經過時間，毒品罪受刑人出獄後以半年內再犯比率17.3%為最高，其次為逾六月一年未滿者之15.6%；又資料顯示，毒品罪受刑人中施用毒品者出獄後半年內再犯比率為19.8%，其中施用第二級毒品者出獄後半年內再犯比率更高達24.2%。受觀察勒戒人經判定無繼續施用傾向出所後亦以半年內再犯比率11.7%居冠，逾六月一年未滿者及一年以上二年未滿者分為9.7%次之；至於受戒治人則以出所一年以上二年未滿者再犯比率15.3%為最高，次為逾六月一年未滿者之 12.5%。各類毒品罪收容人出獄（所）時間如能堅持熬過超過二年以上不再犯，將會隨著經過時間越長，再犯比率逐漸降低，因而針對毒品罪收容人出獄（所）後二年期間，如何加強相關司法觀護、保護管束、更生保護、社區矯正處遇等措施，將成為協助毒品更生人避免再犯之關鍵時期（表2-6-23、圖2-6-30）。

表2-6-23　矯正機關收容人2008年至2015年出獄（所）後再犯罪情形

項目別	出獄（所）人數（人）	出獄（所）後再犯比率—按再犯經過時間分（%）							
		計	六月以下	逾六月一年未滿	一年以上二年未滿	二年以上三年未滿	三年以上四年未滿	四年以上五年未滿	五年以上
受刑人	285,285	47.6	13.4	11.1	11.7	5.4	2.9	1.6	1.4
原犯毒品罪	79,156	58.4	17.3	15.6	14.9	5.7	2.5	1.3	1.0
施用毒品罪	63,473	64.3	19.8	17.5	16.2	6.0	2.6	1.3	1.0
施用第一級毒品	41,337	64.1	17.4	18.0	17.1	6.4	2.8	1.4	1.1
施用第二級毒品	22,136	64.7	24.2	16.7	14.5	5.2	2.2	1.1	0.8
原犯非毒品罪	206,129	43.4	11.9	9.4	10.5	5.3	3.0	1.7	1.6
受觀察勒戒人（無繼續施用傾向）	50,787	38.5	11.7	9.7	9.7	3.6	1.8	1.1	0.9
受戒治人	12,876	50.6	7.8	12.5	15.3	6.9	3.7	2.2	2.1

說明：1. 本表再犯人數為收容人出獄（所）後再犯罪，至統計截止日止經檢察官偵查終結，被提起公訴、聲請簡易判決處刑、緩起訴處分、職權不起訴處分及移送觀察勒戒或戒治等有犯罪嫌疑者，圖2-6-30同。
　　　　2. 「再犯經過時間」係指自出獄（所）日至偵查案件新收分案日之時間，圖2-6-30同。
資料來源：法務部統計處，http://www.rjsd.moj.gov.tw/RJSDWEB/common/WebListFile.ashx?list_id=1444。

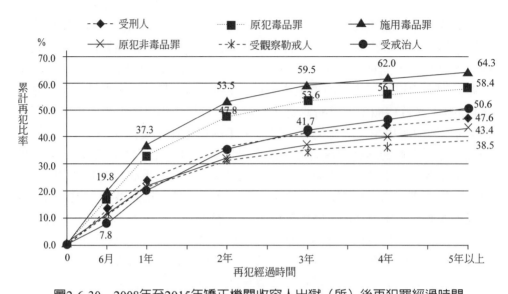

圖2-6-30　2008年至2015年矯正機關收容人出獄（所）後再犯罪經過時間

資料來源：法務部統計處，http://www.rjsd.moj.gov.tw/RJSDWEB/common/WebListFile.ashx?list_id=1444。

　　2015年第二級毒品受觀察勒戒及戒癮治療人數較2006年增加3成；第一、二級毒品施用者被起訴比率上升，則反映施用者中再犯者所占之比率增加，至2015年已近7成；另因第二級毒品施用者判刑通常較第一級毒品爲輕，其人數增減結構性變化致毒品施用者未入監之比率上升。綜合前述分析，因施用毒品犯入監且出所保護管束、觀護、更生等輔導密集度不足，似已有加速非毒品犯之再犯罪效果，以致施用毒品犯撤銷假釋比率上升與毒品犯出獄（所）後二年內之再犯率逾5成，可知施用毒品犯再犯率極高，毒癮是否能戒除成功，除了本身心態及毅力外，家庭、政府、社會資源的協助、社區究需如何加強，包括落實各項評估治療、衛教與實施心理輔導等，亦爲重要環節；因此，如何遏止毒品再犯循環，實爲當前最重要課題之一。而就心癮難除之施用毒品（成癮）者再犯與否，自然亦與政府有無積極執行加強司法（如毒品法庭）觀護監督、毒品犯更生保護社區處遇與保護管束等地方毒品危害防制中心機制的緊密連結相關。然而，經由政府長年以來的反毒歷史，自然發生反覆再犯罪入監形成惡性循環，也就不足爲奇了；另一方面，我們的刑事司法體系究竟有無對於高度再犯施用毒品（成癮）者執行保護管束、保安處分機制的有效誘因？亦值得關

注。換句話說，再犯罪與否雖然是個人問題，但是基於刑罰矯治、犯罪矯正教化的理念而言，倘若面對持續再累犯僅治標而未治本，缺乏有效配套的保安處分、社區觀護矯正、行為治療、社會心理處遇、更生保護、輔導介入等機制，那麼，國家原本投入的犯罪矯治成效與努力，乃至於整體社會防制所付出的巨大經濟成本，終將虛擲而功虧一簣。另外，在監製賣、運輸、持有毒品罪人數有呈增加之勢，以2014年底資料觀察，監獄在監毒品罪受刑人2萬6,683人中，分析製賣、運輸、持有毒品罪者為1萬6,875人（占63.2%），已是施用毒品罪9,808人的1.7倍，且逾9成早有前科，因此，我們對於施用毒品犯採取的監禁作為，似已造成犯罪感染、複合交錯、加速再犯頻率、惡化犯罪型態等衝擊與影響，對於監所內、外矯正管理、教化、社區處遇是否宜有調整因應，以期降低出獄後再犯情況，亦值得我們共同省思，持續透過民間專業組織的共同監督，以及毒品大數據的實證分析，提出有效因應對策。

　　綜合上述可知，自1998年「毒品危害防制條例」修正施行後，政府已將毒品施用者刑事定位從「罪犯」轉向「病患型犯人」角色，但是司法觀護體系、毒品更生保護體系，與連結地方毒品危害防制中心之追蹤輔導等，完整的社會安全網的防衛機制，至今仍在持續不斷的加強改善之中。原本修法藉由入監觀勒戒治方式，戒除施用毒品受刑人之毒癮，期待運用短期「生理戒斷治療」與「心理戒治處遇」，來抑制毒癮復發的模式，已遭到犯罪反覆循環大量感染、複合再犯他罪而逐漸喪失其功能。縱使其後政府再推動司法緩起訴（非監禁）戒癮替代療法，試圖提供積極醫療模式，期待幫助施用毒品者戒毒，而將施用毒品處遇逐漸轉向醫療體系；但是，由於直到現在，我國司法保護與矯正體系都還沒有建立施用毒品更生人的觀護、保安處分、或完善的保護管束機制，對於施用毒品更生人離開監所後仍僅止於毒品危害防制中心人力不足的追蹤輔導機制，又對於是否宜採拘束人身自由的監管，或非拘束人身自由的戒除毒癮機制，卻始終未見討論。對於持續面臨具毒品誘惑的社會環境而並不願意主動戒毒的毒品更生人，我們應有何種社會安全與司法觀護、更生法保護機制？我們既知國際通識已將毒品成癮視為疾病的醫學狀態，理應有監所機構內、外的治療銜接配套機制，除目前各縣市「毒品危害防制中心」已建立的個案管理機制外，包括聯合國毒品公約精神所指涉的應提供藥癮者充分與適當的治療、或提供鴉片類毒品更生人的替代治療、及檢視出所後更生保護、保安處分的裁量，是否需要附條件的適當觀護？以及考量有無必要依據「保安處分執行法」加強出所後的觀護與保護管束監管？是否應加速銜接監獄內、外的中間性刑罰、或

者完備社區處遇規劃？特別是觀護立法、整合社區矯治與司法保護、是否宜擴大編制與規模？實有必要立即重新檢視國內面臨毒品風險社會下的社區矯治處遇策略。

第三節　國外藥物濫用的監測

　　國際間無論歐盟、美國、澳洲等國家的毒品濫用監測防制系統，每年皆有定期進行之藥物濫用流行病學監測，以建立實證數據（Evidence Base），瞭解該國藥物濫用之長期趨勢，定期監測以及時掌握該國民眾藥物濫用現況，並據以提出相關防制策略。包括歐盟之藥物及藥物成癮監測（European Monitoring Centre for Drugs and Drug Addiction, EMCDDA）[52]；澳洲國立藥物策略家戶調查（National Drug Strategy Household Survey, NDSHS）[53]；美國國立藥物濫用研究所（National Institute on Drug Abuse, NIDA）針對國、高中在學之8、10、12年級青少年所進行之藥物監測（Monitoring the Future, MTF）[54]；美國疾病管制署（Centers for Disease Control and Prevention, CDC）針對高中在學9-12年級青少年危險行為之調查YBRS（The Youth Behavior Risk Survey）；美國國家物質濫用暨精神衛生防治局（Substance Abuse and Mental Health Services Administration, SAMHSA）針對一般民眾所進行之藥物濫用及健康調查（National Survey on Drug Use and Health, NSDUH）[55]；社區藥物濫用警示系統（Drug Abuse Warning Network, DAWN）；美國等各國家司法研究所（National Institute of Justice, NIJ）依據警政機關逮捕犯罪嫌疑人之藥物濫用監測計畫（The Arrestee Drug Abuse Monitoring, ADAM）；以及鄰近國家所建立的個類型監測系統等，茲將國外常見藥物濫用監測機制整理（表2-6-24），以作為國內監測規劃之參考。另經由國家發展現況（如社會、經濟及治安等各層面）與藥物濫用危害監

---

[52] http://www.emcdda.europa.eu/about/procurement, 2019.5.10.

[53] https://www.aihw.gov.au/reports/illicit-use-of-drugs/2016-ndshs-detailed/contents/table-of-contents; https://www.aihw.gov.au/about-our-data/our-data-collections/national-drug-strategy-household-survey, 2019.5.12.

[54] http://www.monitoringthefuture.org/index.html, 2019.6.5.

[55] https://nsduhweb.rti.org/respweb/homepage.cfm; https://www.samhsa.gov/data/sites/default/files/NS-DUH-FFR1-2015/NSDUH-FFR1-2015/NSDUH-FFR1-2015.pdf, 2019.8.30.

測影響的相關資訊蒐集，不僅可與藥物濫用流行病學之資訊相互比較分析，探討變化趨勢之關聯性，更可藉由對於藥物濫用監測系統所掌握之危害認知，可作為評估防制資源需求投入與策略成效因應之參考。

表2-6-24　國外藥物濫用的監測機制

監測計畫	監控對象	執行部門	監測方式
全國藥物濫用家戶調查（National Survey on Drug Use and Health, NSDUH）	社會大眾12歲以上公民	物質濫用暨精神衛生防治局（SAMHSA）委託民間單位	自辦或委託調查採多階段之隨機抽樣資料（兼採電腦輔助調查），結構式問答與受訪者進行訪談
國高中學校藥物濫用調查（The Monitoring the Future Study, MTF）	125至140所公私立國高中（8、10、12年級）	國家藥物濫用研究所（NIDA）贊助密西根大學執行	學校配合橫斷面調查，郵寄結構式問卷，繼續追蹤個案大學1至4年級
社區藥物濫用警示系統（Drug Abuse Warning Network, DAWN）	醫院急診／檢察官或驗屍官檢驗死者	物質濫用暨精神衛生防治局（SAMHSA）委託民間研究機構	未依醫師指示使用處方藥、成藥、依賴或自殺急診個案報告、法醫解剖報告
被捕者藥物濫用監測計畫（The Arrestee Drug Abuse Monitoring Program, ADAM）	警政單位犯罪嫌疑人逮捕犯罪資料	國家司法研究所（NIJ）建置藥物濫用預測系統	執法機關登錄資料（I-ADAM：英國、智利、馬來西亞、荷蘭、南非；DUMA：澳洲）抽樣選案尿檢訪談
青少年危險行為之調查（The Youth Behavior Risk Survey, YBRS）	調查高中9至12年級學生	國家疾病管制署（CDC）	學校配合用藥、菸、酒、飲食行為與性行為等危險行為之調查
社區藥物濫用警示系統（Community Epidemiology Work Group, CEWG）	社區民眾急診治療檢察驗屍、公衛、法律機構、學校家戶	國家藥物濫用研究所（NIDA）	監測網成員定期地檢閱、比較資料
歐洲（European School Survey Project on Alcohol and Other Drugs, ESPAD）	年輕族群	CAN與Pompidou Group	學校機構配合調查

監測計畫	監控對象	執行部門	監測方式
越南	罪犯	政府部門（國立預防愛滋、毒品與性交易委員會）	執法機關登錄資料
泰國	大眾／青年／罪犯／死亡個案	政府部門（毒品控制委員會）	學校機構、司法警政部門、戒治機構、法醫部門、工作場所配合調查
香港藥物濫用資料中央檔案室	社會大眾	保安局禁毒處轄下之藥物濫用資料中央檔案室	衛生社福、懲教、海關、教育、警務、職訓、民間等配合調查

資料來源：作者自製。

一、美國的藥物濫用監測通報系統

美國的藥物濫用監測通報系統發展甚早，相當多元，且為國際間競相取法的對象，分述如下：

（一）全國藥物濫用家戶調查[56]

美國全國藥物濫用家戶調查建置於1972年，由聯邦政府衛生福利部（Department of Health and Human Services, DHHS）所屬物質濫用暨精神衛生防治局（SAMHSA）負責調查美國家庭中12歲以上公民非法濫用藥物、酒精與抽菸的盛行率與濫用趨勢。此類有關全國性的藥物濫用或使用的流行病學調查，除非具有非常嚴謹的研究設計，否則結果往往會因為抽樣方式、族群、地點等的不同，產生相當懸殊的差異；一般而言，瞭解藥物濫用的盛行率多用以估計，醫療照護的預算、經費及資源需求，以作為規劃公共衛生預防政策的參考。依據SAMHSA於2016年執行的全國藥物濫用家戶調查（NSDUH）的物質濫用估計顯示，過去一個月12歲以上青少年的非法藥物濫用調查顯示[57]，已由2002年11.6%降至2007年9.5%、2009年8.7%，但2015年又上升至10.1%。過去一個月12歲以上青少年大麻的濫用，已由2002年8.2%降至2007年6.7%、2009

---

[56] https://www.samhsa.gov/data/population-data-nsduh, 2019.9.1.

[57] SAMHSA[a] (2016). 2015 National Survey on Drug Use and Health (NSDUH): DETAILED TABLES. https://www.samhsa.gov/data/sites/default/files/NSDUH-DetTabs-2015/NSDUH-DetTabs-2015/NSDUH-DetTabs-2015.pdf, 2019.5.10.

年6.6%，但2015年又上升至8.3%（SAMHSA[a], 2016）。如以2015年NSDUH結果[58]與2007年資料進行比較觀察，12歲以上過去一個月非法藥物（Illicit Drugs）使用人口估計2015年有27.1百萬人，相較2007年19.9百萬人，濫用增加6.2百萬人。2015年濫用大麻有22.2百萬人，相較2007年14.4百萬人，濫用增加7.8百萬人；2015年濫用迷幻劑（Hallucinogens）有1.2百萬人，相較2007年1百萬人，濫用增加0.2百萬人；濫用海洛因（Heroin）2015年有30萬人，相較2007年20萬人，濫用增加10萬人（圖2-6-31）；如以2015年美國12歲以上過去一個月非法藥物濫用年齡分組盛行率比較，其中以18歲至25歲組盛行率為最高22.3%，其次12歲至17歲組盛行率為8.8%，26歲以上則為8.2%（SAMHSA[b], 2016）（圖2-6-32）。

（二）中學生學校藥物濫用調查[59]

美國在校中學生學校藥物濫用調查（MTF），乃是始於1975年的中學生長期縱貫性追蹤調查研究，由美國國家藥物濫用研究所（NIDA）補助密西根大學社會研究所，每年針對公私立國高中學校學生（8、10、12年級）進行的調查，至2016年已經進行了四十二年研究，調查樣本包括了372所公、私立高中學校的45,473名學生組成，以瞭解高中生藥物濫用盛行率，並持續追蹤個案大學四年間生活的藥物濫用情形。此類郵寄問卷調查，容易受到當期媒體及社會或學校等因素的影響，最終仍須依賴研究的信度與效度，往往成為研究調查最重要的考驗。

依據NIDA 2016年MTF報告顯示，2008年至2018年8、10、12年級高中生過去一個月使用大麻的盛行率趨勢，8年級0.7%變動不大，10年級3.4%與12年級5.8%略為上升；如以2008年、2016年，與加上2018年特定時間比較，則分別為8年級：2008年10.9%、2016年5.4%、2018年0.7%呈下降趨勢，10年級：2008年23.9%、2016年14%、2018年3.4%呈下降趨勢，12年級：2008年32.4%、2016年22.5%、2018年5.8%也呈現下降趨勢（圖2-6-33）。

2018年NIDA調查指出，有關處方止痛藥與非處方的感冒藥青少年誤用（Misuse）的情形，在過去五年中，12年級高中學生濫用Vicodin[®]的情況急

58　SSAMHSA[b] (2016). Key Substance Use and Mental Health Indicators in the United States: Results from the 2015 National Survey on Drug Use and Health. https://www.samhsa.gov/data/sites/default/files/NSDUH-FFR1-2015/NSDUH-FFR1-2015/NSDUH-FFR1-2015.pdf, 2019.7.5.

59　https://www.drugabuse.gov/related-topics/trends-statistics/monitoring-future, 2019.8.2.

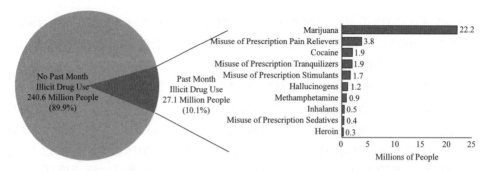

Note: Estimated numbers of people refer to people aged 12 or older in the civilian, noninstitutionalized in the United States. The numbers do not sum to the total population of the United States because the population for NSDUH does not include people aged 11 years old or younger, people with no fixed household address (e.g., homeless or transient people not in shelters), active-duty military personnel, and residents of institutional group quarters, such as correctional facilities, nursing homes, mental institutions, and long-term care hospitals.

Note: The estimated numbers of current users of different illicit drugs are not mutually exclusive because people could have used more than one type of illicit drug in the past month.

圖2-6-31　2015年美國12歲以上過去一個月非法藥物濫用統計

資料來源：SAMHSA[b] (2016). Key Substance Use and Mental Health Indicators in the United States: Results from the 2015 National Survey on Drug Use and Health.

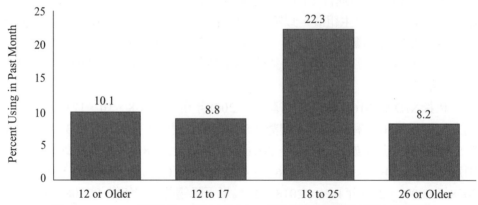

圖2-6-32　2015年美國12歲以上過去一個月非法藥物濫用分組盛行率

資料來源：SAMHSA[b] (2016). Key Substance Use and Mental Health Indicators in the United States: Results from the 2015 National Survey on Drug Use and Health.

劇下降，從2012年的7.5%下降到2016年的2.9%。但是至2019年調查2018年結果，過去一年12年級高中生止痛藥（Sedative）／鎮靜劑（Tranquilizer）的盛行率為5.0%，似乎又有回升的趨勢，濫用型態分散而改變，使用鎮靜劑Adder-

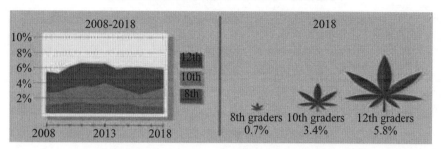

圖2-6-33　1996年至2018年8、10、12年級高中生過去一個月使用大麻盛行率

資料來源：NIH (2019). Monitoring the Future 2018 Survey Results. https://www.drugabuse.gov/related-topics/trends-statistics/infographics/monitoring-future-2018-survey-results.

all處方藥（中樞神經興奮劑，俗稱聰明藥，治療ADHD）的盛行率為4.6%，使用鴉片類藥物（Opioid）的盛行率為3.4%，使用感冒止咳藥（Cough Medicine）的盛行率為3.4%，使用止痛藥（Sedative）的盛行率為3.0%，使用利他能（Ritalin）的盛行率為0.9%（圖2-6-34）。

　　2018年12年級高中學生過去一年使用大麻（Marijuana/Hash）的盛行率為35.9%，使用合成大麻（Synthetic Marijuana）的盛行率為3.5%，使用LSD（Hallucinogens）的盛行率為3.2%，使用古柯鹼（Covaine）的盛行率為2.3%，使用搖頭丸（MDMA/Ecstasy）的盛行率為2.2%，使用吸入劑（Inhalant）的盛行率為1.6%，使用海洛因（Heroin）的盛行率為0.4%[60]（圖2-6-35）。

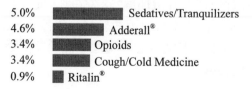

圖2-6-34　2018年12年級高中生處方與非處方藥物濫用盛行率

資料來源：NIH (2019). Monitoring the Future 2018 Survey Results.

---

60 NIH (2017). Monitoring the Future 2016 Survey Results. https://www.drugabuse.gov/related-topics/trends-statistics/infographics/monitoring-future-2016-survey-results, 2019.5.3.

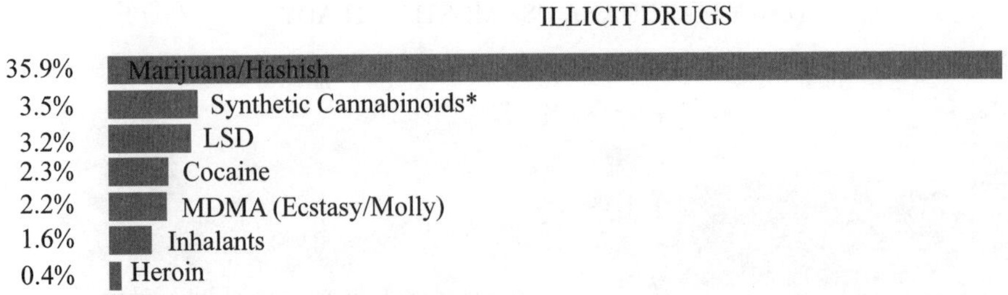

ILLICIT DRUGS

35.9% Marijuana/Hashish
3.5%   Synthetic Cannabinoids*
3.2%   LSD
2.3%   Cocaine
2.2%   MDMA (Ecstasy/Molly)
1.6%   Inhalants
0.4%   Heroin

圖2-6-35　2018年12年級高中學生過去一年非法藥物濫用盛行率

資料來源：NIH (2019). Monitoring the Future 2018 Survey Results.

（三）藥物濫用警示系統[61]

　　美國醫院急診部門及法醫檢驗死因有關藥物濫用個案的藥物濫用警示系統（DAWN），源起於1972年成立，由聯邦政府衛生福利部（DHHS）所屬物質濫用暨精神衛生防治局（SAMHSA）下的應用研究辦公室（Office of Applied Studies）負責。亞洲的泰國亦有此監測的系統，對於毒品濫用併發的死因（含精神治療物質異常、酒精、傳染病等）的警示網絡（Drug Abuse Warning Network, DAWN）。此類法醫驗屍官、緊急醫療救護及意外（包括車禍、自殺等）事件的哨兵通報，屬於公共衛生監測系統（Public Health Surveillance System），在網路通報便利的前提下，可及時呈現線上結果，具有相當的社會警訊意義；惟涉及20歲以上個案的非法藥物、處方（Prescription Drugs）和非處方藥物（Over-The-Counter Medications）以及膳食補充劑（Dietary Supplements）的數據基本資料醫療隱私保密，必須具備通報法源，始能完整有效掌握藥物濫用的流行趨勢。在2004年至2011年間通報統計顯示，與藥物濫用有關的自殺案件從161,586件快速上升增加為228,366件，成長24%。惟藥物濫用警示系統（DAWN）的通報作業系統已因故於2011年停止，SAMHSA正在開發其他有關藥物相關緊急訪問的數據來源。蒐集了關於非法藥物，處方和非處方藥物以及膳食補充劑的數據。

---

61 https://www.samhsa.gov/data/data-we-collect/dawn-drug-abuse-warning-network; https://www.samhsa.gov/data/nsduh/reports-detailed-tables-2018-NSDUH, 2019.10.9.

（四）被捕者藥物濫用監測計畫 [62]

　　被捕者藥物濫用監測計畫（ADAM）爲犯罪嫌疑人尿液檢體的藥物濫用監測系統發展於1987年起，由美國司法部（Department of Justice, DOJ）國家司法研究所（National Institute of Justice, NIJ）運用警政單位所提供的犯罪嫌疑人資料抽樣訪談建置的尿檢藥物濫用預測系統（Drug Use Forecasting, DUF）。此類尿液檢驗的藥物濫用刑事監測系統雖受限於監測的毒品及藥物檢驗項目、實驗室設備、毒品尿液檢驗經費、檢體的時效、代表性等因素的影響，惟往往能相當程度的反應，對於毒品犯罪市場的新興濫用藥物流動資訊，倘能在刑事鑑識及檢驗體系下充分監測，絕對是掌握新興濫用藥物警訊的科學實證之一，因此，也擴大延伸至歐、亞洲等各國發展出國際的監測系統（The International Drug Abuse Monitoring program, I-ADAM），1999年DUMA（Drug Use Monitoring in Australia）監測系統建置，爲藥物濫用尿檢的毒品犯罪提供重要的警訊；此項監測系統的抽樣及訪談嚴謹要求，亦是健全系統成敗的重要關鍵。美國毒品管制政策辦公室（Office of National Drug Control Policy, ONDCP）於2012年4月30日至7月29日蒐集來自被捕者藥物濫用監測計畫（The Arrestee Drug Abuse Monitoring, ADAM）II [63] 五個監測點超過的3,000個案樣本。2012年調查代表ADAM II的第六年，在二十一天內執行蒐集，從ADAM II五個監測點，包括亞特喬治亞州蘭大（Atlanta, GA）、芝加哥庫克縣（Cook, Chicago）、科羅拉多州丹佛（Denver, CO）、紐約（New York）、加州沙加緬度（Sacramento, CA）等，超過14,000名遭逮捕的成年男性中，進行1,938次的訪談（二十分鐘面對面）與1,736次尿液檢查所蒐集的數據。紐西蘭毒品政策向來以減少毒品傷害最小化爲原則（Minimise the Harm from Drugs）[64]，甲基安非他命在新西蘭的濫用一般在減少。依據2015年紐西蘭衛生部（Ministry of Health）健康監測調查（New Zealand Health Survey, NZHS）報告 [65] 指出，過去一年中16歲至64

62　https://obamawhitehouse.archives.gov/ondcp/arrestee-drug-abuse-monitoring-program; https://nij.ojp.gov/topics/articles/nijs-drugs-and-crime-research-arrestee-drug-abuse-monitoring-programs#overview, 2019.5.21.

63　http://www.icpsr.umich.edu/icpsrweb/ICPSR/studies/34821?q=adam&paging.rows=25&sortBy=5; https://www.encyclopedia.com/education/encyclopedias-almanacs-transcripts-and-maps/arrestee-drug-abuse-monitoring-adam, 2019,10.9.

64　http://www.health.govt.nz/system/files/documents/publications/national-drug-policy-2007-2012.pdf, 2019.7.12.

65　Ministry of Health (2015). Amphetamine Use 2017/18: New Zealand Health Survey. https://www.health.

表2-6-25　紐西蘭2014年至2015年過去一年（16歲至64歲）安非他命濫用盛行率

Year	Survey	Mode	Prevalence
2003	Health Behaviours Survey-Drug Use	Telephone interview	2.7% (2.3-3.3)
2007/08	New Zealand Alcohol and Drug Use Survey	Self-completed interview	2.2% (1.7-2.7)
2011/12	New Zealand Health Survey	Face-to-face interview	0.9% (0.7-1.1)
2012/13	New Zealand Health Survey	Face-to-face interview	0.9% (0.7-1.2)
2013/14	New Zealand Health Survey	Face-to-face interview	1.1% (0.8-1.4)
2014/15	New Zealand Health Survey	Face-to-face interview	0.9% (0.7-1.1)

資料來源：Ministry of Health 2007, Ministry of Health 2009; data from NZHS 2011/12, 2012/13, 2013/14 and 2014/15.

歲成年人濫用甲基安非他命（甲基苯丙胺）的人數已經從2003年的2.7%下降到2015年的0.9%（表2-6-25）。

　　依據紐西蘭2015年至2020年國家毒品政策（National Drug Policy 2015 to 2020）[66] 報告指出，國家毒品政策目標是在減少酒精與其他藥物危害，促進與保護健康和福祉。紐西蘭人一生中有44%會嘗試使用非法藥物，93%的人會喝酒，雖然不是每一個酒精與其他藥物使用的實例都是有害的，但這些物質的影響可能會造成立即傷害，例如車禍、長期傷害健康狀況與家庭破裂等。2013年紐西蘭警政犯罪嫌疑人尿液檢體的濫用藥物監測系統（The New Zealand Arrestee Drug Abuse Monitoring, NZ-ADAM）[67] 報告顯示，半數被拘留者（Detainees）在其一生中曾使用過甲基安非他命，而過去一年濫用盛行30%，過去一個月為19%。物質使用問題歸因於酒精（76%）、大麻（25%）、甲基安非他命（18%）。在2013年有37%的被拘留者接受了戒毒治療，相較於2010年增加了20%。

---

govt.nz/publication/annual-update-key-results-2017-18-new-zealand-health-survey, 2016,12.5.

66　Ministry of Health (2016). National Drug Policy 2015 to 2020: Progress Report 2016; http://www.health.govt.nz/publication/national-drug-policy-2015-2020-progress-report-2016, 2019.8.5.

67　Chris Wilkins, Pratyusha Jawalkar, Helen Moewaka Barnes, Karl Parker, & Lanuola Asiasiga (2014). New Zealand Arrestee Drug Use Monitoring (NZ ADUM) 2013 Report; http://www.police.govt.nz/sites/default/files/publications/2013-nz-adum-report.pdf, 2019.8.20.

（五）青少年危險行為之調查

　　青少年危險行為之調查（YBRS）[68]為自1990年發展的中等學校學生的健康危險行為橫斷面研究調查，係由美國疾病管制中心（CDC）所負責調查高中生9至12年級用藥（包括非經醫師處方使用的處方藥，如類固醇等）、菸、酒、飲食行為與性行為等之危險行為研究。在2015年完成125所公私立學校15,713份問卷（89份無效）調查顯示：美國的西班牙裔（Hispanic）女性高中學生39.8%曾經有過性行為。82.2%的地區高中有提供愛滋病毒預防教育。有20個州曾經使用過大麻的盛行率為30.1%至41.5%。有38.6%的學生、37.5%的異性戀學生、52.9%的同性戀、女同性戀與雙性戀學生曾經一或多次吸食使用過大麻；有9.2%的學生、8.6%的異性戀學生、14.6%的同性戀、女同性戀與雙性戀學生曾經一或多次吸食使用過合成大麻（Synthetic Marijuana，或稱K2、香料Spice、假雜草Fake Weed、金剛King Kong、尤卡坦火Yucatan Fire、臭鼬Skunk，或月亮岩Moon Rocks）。有6.4%的學生、5.5%的異性戀學生、11.5%的同性戀、女同性戀與雙性戀學生曾經一或多次吸食使用過幻藥物（例如LSD、PCP、Mescaline、蘑菇Mushrooms）。有3.0%的學生、2.1%的異性戀學生、8.2%的同性戀、女同性戀與雙性戀學生曾經一或多次使用甲基安非他命（或稱Speed、Crystal、Crank、Ice）。有16.8%的學生、15.5%的異性戀學生、27.5%的同性戀、女同性戀與雙性戀學生曾經一或多次在沒有醫師處方下服用處方藥物（例如Oxycontin、Vicodin、Codeine、Adderall、Ritalin、Xanax）。有1.8%的學生、1.1%的異性戀學生、5.4%的同性戀、女同性戀與雙性戀學生曾經一或多次使用針頭注射或任何非法藥物。有7.0%的學生、5.6%的異性戀學生、17.3%的同性戀、女同性戀與雙性戀學生曾經一或多次使用有機溶劑物質（例如強力膠等）（CDC, 2016）[69]。

　　另外，除以上常見的藥物濫用監測系統外，美國自1976年至2014年，尚有國家藥物濫用研究所（NIDA）成立的國家級監測網社區流行病學工作群組（Community Epidemiology Work Group, CEWG）[70]，自2014年以後，新建置國

68　https://www.cdc.gov/healthyyouth/data/yrbs/, 2019.8.11.

69　CDC (2016). Sexual Identity, Sex of Sexual Contacts, and Health-Related Behaviors Among Students in Grades 9–12 － United States and Selected Sites, 2015, Surveillance Summaries / Vol. 65 / No. 9.

70　NIDA (2019). Community Epidemiology Work Group (CEWG). https://www.drugabuse.gov/about-nida/organization/workgroups-interest-groups-consortia/community-epidemiology-work-group-cewg, 2019.8.11.

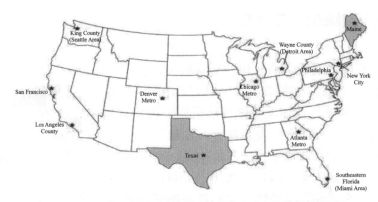

圖2-6-36　美國國家藥物早期預警系統哨點社區網站

資料來源：NIDA (2016). 12 NDEWS Sentinel Community Sites 2016. https://ndews.umd.edu/sites/
　　　　　ndews.umd.edu/files/u1424/2016_ndews_scs_advance_report_final.pdf.

家藥物早期預警系統（National Drug Early Warning System, NDEWS）[71]，以期
擴大各州監測網絡；依據2016年馬里蘭大學藥物濫用研究中心的NDEWS協調
中心（Center for Substance Abuse Research, CESAR）12個新設置的哨點社區網
站（Sentinel Community Site, SCS）藥物趨勢報告[72]指出，海洛因、吩坦尼、甲
基安非他命（Methamphetamine）是許多NDEWS網站的關注藥物，能夠整合提
供快速的回饋系統（圖2-6-36）。

二、歐洲的監測通報系統[73]

　　歐洲的監測通報系統（ESPAD），始於1980年，為整合跨國的15歲至16
歲之學生物質使用（包括菸、酒與毒品等）調查，其目的在每四年以問卷設計
核心議題來蒐集歐洲各國資訊，進行跨國間控比較分析使用狀況有所監控。惟
各國尚可依據不同的國情與需求，彈性制設計測量的面向，在歐盟獨特的體制
下，國際協調上，顯示格外的特殊便捷。

---

[71] NIDA (2019). National Drug Early Warning System (NDEWS). https://www.drugabuse.gov/related-
topics/trends-statistics/national-drug-early-warning-system-ndews, 2019.7.25.

[72] NIDA (2016). NDEWS Sentinel Community Site Advance Report 2016: Selected Findings for Heroin,
Fentanyl, and Methamphetamine. https://ndews.umd.edu/sites/ndews.umd.edu/files/u1424/2016_ndews_
scs_advance_report_final.pdf, 2019.5.12.

[73] http://www.espad.org/report/summary, 2019.8.15.

三、澳洲的監測通報系統

（一）國際毒品政策戶口調查[74]

國際毒品政策戶口調查（NDSHS）係由澳大利亞健康與福利研究所（The Australian Institute of Health and Welfare, AIHW）每三年執行之全國14歲以上毒品與酒精使用人口之抽樣問卷盛行率調查，始於1985年，以瞭解全國人口的菸、酒類與毒品使用型態橫斷面資料，自2001年起已改採電腦輔助及面談方式，以提升資訊匯集效率。凡是居住在澳大利亞私人住宅裡年滿12周歲或以上的人士，都可能被列入調查的對象。類似的調查機制在歐洲相當普及。2016年調查的具體目標是：估測合法和不合法的藥物使用、提供關於藥物使用模式和趨勢、藥物和健康的資訊、確定藥物濫用的高風險群體、提供關於與藥物相關的濫用和潛在危害的資料、衡量對合法和不合法藥物的社區瞭解程度和認識、衡量針對多種關於藥物的政策的社區支持。依據2013年國際毒品政策戶口調查（NDSHS）調查結果[75]顯示，20歲至29歲的澳大利亞人，有27.3%在最近一年曾非法使用毒品，而14歲或30歲以上者則為15%（大約300萬人）（圖2-6-37）。濫用最多人次的前4種毒品，分別為大麻（Cannabis）、搖頭丸（Ecstasy）、（甲基）安非他命（Meth/Amphetamines）與古柯鹼（Cocaine）（圖2-6-38）。在2014年至2015年間，提供115,000名，約包括850種酒精與其他藥等超過17萬次的治療服務。而尋求治療的前4種物質是酒精發作（Alcohol）占38%、大麻占24%、安非他命占20%與海洛因占6%。在過去十年中，接受安非他命治療的患者比例繼續增加，從2005年至2006年的11%到2014年至2015年的20%。

---

74 https://www.dshs.wa.gov/sites/default/files/SESA/rda/documents/research-4.52-state-FullReport.pdf, 2019.7.19.

75 https://www.aihw.gov.au/about-our-data/our-data-collections/national-drug-strategy-household-survey, 2019.5.15.

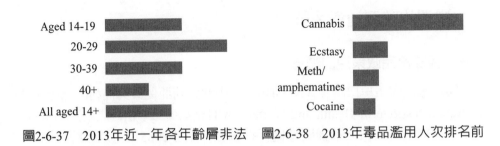

圖2-6-37 2013年近一年各年齡層非法　圖2-6-38 2013年毒品濫用人次排名前
毒品使用人數占比　　　　　　　　4位

資料來源：AIHW (2013), http://www.aihw.gov.au/alcohol-and-other-drugs/illicit-use-of-drugs/.

（二）澳洲中等學校酒精與毒品調查監測[76]

澳洲中等學校酒精與毒品調查監測（Australian School Students Alcohol and Drug（ASSAD）survey）為中等學校12歲至17歲學生的菸、酒與毒品使用之知識、態度、認知與行為調查。依據西澳在1996年至2014年之間7次調查結果[77]

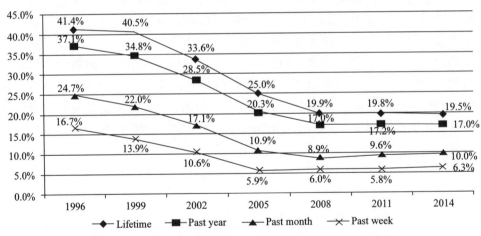

圖2-6-39 西澳1996年至2014年最近非法毒品使用趨勢

---

76 https://www.health.gov.au/sites/default/files/trends-in-substance-use-among-australian-secondary-school-students-1996-2017.pdf; https://www.health.gov.au/resources/collections/australian-secondary-school-students-alcohol-and-drug-assad-survey-2017, 2019.4.3.

77 Illicit drug trends in Western Australia: Australian school students alcohol and drug survey, http://www.dao.health.wa.gov.au/DesktopModules/Bring2mind/DMX/Download.aspx?Command=Core_Download&EntryId=1328&PortalId=0&TabId=211, 2016.12.10.

顯示，在過去一年非法毒品使用從37.1%下降至17.0%，幾乎減少了一半的比例，過去一個月從24.7%至下降至10.0%，過去一週則從16.7%下降至6.3%。在1990年代中學生的物質使用流行率總體上升之後，2002年至2017年間ASSAD調查數據收集的物質使用趨勢顯示出該人群中吸菸、飲酒（包括高風險飲酒）與大麻使用率的顯著改善。總體而言，其他非法物質的使用已經較低。

（三）澳洲國家非法毒品報告系統[78]

澳洲國家非法毒品報告系統（Illicit Drug Reporting System, IDRS）是警方自1996年起，每年監測轄區毒品使用海洛因、甲基安非他命、古柯鹼、大麻的價格、純度、可用性與使用模式，以確定需要進一步調查毒品市場的新趨勢及犯罪活動等的社區監控調查報告。

（四）澳洲毒品使用之監控[79]

爲澳洲毒品使用之監控（Drug Use Monitoring in Australia, DUMA）是警方於1999年每季執行逮捕犯罪嫌疑人的藥物濫用尿檢監測，屬國際監測系統（The International Drug Abuse Monitoring program, I-ADAM）的一環，以監測毒品、酒精的使用與犯罪之關係。而在南部半數以上區域被逮捕犯罪嫌疑人資料統計結果[80]顯示，大麻有53%使用、安非他命約有四分之一（26%）、古柯鹼與搖頭丸幾乎有五分之一的人曾使用過，均爲18%。

（五）澳洲針筒與注射劑方案之調查[81]

澳洲針筒與注射劑方案之調查（Australian Needle and Syringe Program Survey, ANSPS）爲1995年起，澳洲每年監控在藥物注射使用（IDU）意外感染HIV與HCV之盛行率監測調查。

---

78 https://ndarc.med.unsw.edu.au/project/illicit-drug-reporting-system-idrs-d1, 2016.12.12.

79 http://www.aic.gov.au/about_aic/research_programs/nmp/duma.html, 2017.2.1.

80 Natalie Gately, Suzanne Ellis, & Robyn Morris (2016). Drug Use Monitoring in Australia: An expansion into the Pilbara. Trends & issues in crime and criminal justice, 504.

81 https://aodknowledgecentre.ecu.edu.au/key-resources/publications/35389/?title=Australian+NSP+Survey+national+data+report+2013-2017%3A+prevalence+of+HIV%2C+HCV+and+injecting+and+sexual+behaviour+among+NSP+attendees, 2016.12.12.

（六）毒品濫用過量致死資料[82]

毒品濫用過量致死資料（Drug Overdose Death Data）為美國疾病管制中心（CDC）調查執行每年死因登記資料的毒品濫用分析。美國毒品過量致死與鴉片類藥物死亡繼續增加相關；不論性別、種族及年齡的藥物過量死亡，都呈現升高趨勢。鴉片類藥物處方（Opioids Prescription）與非法毒品（Illicit）是藥物過量致死的主要原因。而鴉片類藥物過量自1999年以來增加了4倍，而2015年鴉涉及片類藥物有33,091案例死亡。因藥物過量導致死排名前五州為西維吉尼亞州（West Virginia）為41.5人／100,000人、新罕布什爾州（New Hampshire）為34.3人／100,000人、肯塔基州（Kentucky）為29.9人／100,000人、俄亥俄州（Ohio）為28.2人／100,000人、羅得島（Rhode Island）為28.2人／100,000人[83]。

四、其他國家的監測通報系統

以大陸香港為例，藥物濫用通報監測於1972年立法明定，由保安局禁毒處轄下之藥物濫用資料中央檔案室負責匯集分析[84]，依據「危險藥物條例」（第134章）和「個人資料（私隱）條例」（第486章）規定，檔案室與呈報機構所備存的紀錄必須保密。呈報的準則，則以吸食毒品人士是指不論服食次數，在過去四星期內曾經服食危害或可能危害個人身體、精神健康，或其家庭和社會關係的物質的人士，而劑量或服食期超過正常的治療劑量或服食期，惟酒精及菸草不被列作吸食毒品。法定陳報機構，包括執法部門（衛生署、懲教署、海關、教育統籌局、警務處、醫院管理局、職訓局等）、福利機構（社會福利署、社會服務中心）、醫學會、醫院與診所（藥癮康復治療機構）、戒毒治療（包括香港戒毒會、青少年服務中心、女青年會、遊樂場協會、家庭服務中心、基督教信義會（含芬蘭差會）、晨曦會等）、大學院校定期呈報的吸食毒品者個案資料等，而陳報機構須有專責負責人，任何未經法定程序的紀錄披露即屬犯罪，可處罰款及監禁六個月；中央檔案室每年會定期發表在該年度內向其陳報的藥物濫用人數，但並無特別的鼓勵方法，且須取得病人簽署（或指紋或記號）的書面同意（藥物濫用中央檔案室透露資料同意書），始得運用

---

82 https://www.cdc.gov/drugoverdose/data/index.html, 2019.10.6.

83 https://www.cdc.gov/drugoverdose/data/statedeaths.html, 2019.10.6.

84 http://www.nd.gov.hk/tc/crda_background.htm, 2019.10.10.

該資料陳報。保安局禁毒處向立法會保安事務委員會[85]建議，將3種物質納入「危險藥物條例」附表1規管，分別爲「MT-45」、「4,4'-DMAR」及「芬納西泮」（Phenazepam），並已於2017年立法提交修訂命令，進行先訂立後審議的程序，以防患未然。

五、國際間新興監測作爲

（一）新興影響精神物質物質的監測計畫

美國聯邦緝毒局（Drug Enforcement Administration, DEA）已於1984年修訂「管制物質法」（Controlled Substances Act, CSA），增列緊急暫時列管措施（Emergency Temporary Scheduling），考量新興濫用物質／毒品化學結構、濫用史、模式、範圍、期間、重要性、對公眾衛生的危害風險等因素，緊急將新興合成類鴉片藥物U-47700（與海洛因、處方類鴉片藥物及其他新型類鴉片物質相似）緊急暫時列管爲第一級管制物質，並於2016年11月14日生效，期限爲二年，必要時延長一年，在此期間DEA將蒐集更充足的科學證據，以評估後續是否需將U-47700永久列爲管制物質管理，以保障民眾的健康與安全（郭立芬，2017）。有鑑於我國已於2020年1月15日完成「毒品危害防制條例」修訂有關類似物質一次列管的法制條文，但該立法條文仍待六個月後生效，迄今仍屬法制之空窗，有待後續觀察；目前我國雖然經建構新興濫用物質在尚未列管前之緝毒資訊交換機制，但實務上緊急管控仍然欠缺相關執行面之法規命令，以致緝毒經常面臨功虧一簣的窘境。因而，我國實應建立完整配套，包括第一階段的先期預警內部觀察名單、第二階段的緊急或暫時列管階段審議程序，與後續第三階段的緝毒體系查緝、科學評估監測驗證（1年內）及確立管制，完備整套起、承、轉、合的有效列管因應機制。同時，尚可責成毒品（或犯罪）防制中心或委託民間專業學術機構，建立在地區域與國際新興的濫用流行與監測資訊，應成爲國內首要的專業核心工作。而建立系統性的毒害知識管理平台，分享資訊，則爲各國共有的資訊特色；並透過政府部門定期將資訊上網與

---

85 鄭秋玲（2017年3月14日），禁毒處建議3種致命物質納入危險藥物條例規管。香港01周報，https://www.hk01.com/%E7%BD%AA%E6%A1%88/77699/%E7%A6%81%E6%AF%92%E8%99%95%E5%BB%BA%E8%AD%B0%E7%A8%AE%E8%87%B4%E5%91%BD%E7%89%A9%E8%B3%AA-%E7%B4%8D%E5%85%A5%E5%8D%B1%E9%9A%AA%E8%97%A5%E7%89%A9%E6%A2%9D%E4%BE%8B%E8%A6%8F%E7%AE%A1。2019年8月15日。

公開資料（Open Data），以及建立開放政府（Open Government）之資料開放政策，實踐透明化與公民參與的決策機制，此亦為進步國家發展的領先指標。進一步，運用新興物質濫用監測盛行率統計數據，作為政府所需事前編列毒品防制基金預算之依據，有效配置防制資源的科學化實證基礎，以期許建立後續的司法管制、防制教育與治療服務的資源配置指標。

（二）處方藥物的監測計畫

美國於1987年通過「處方藥品運銷法案」（Prescription Drug Marketing Act, PDMA）[86, 87]，並於1988年4月22日正式生效，據以要求每個處方藥必須檢附藥品履歷。然而，美國佛羅里達州亦已自2006年7月規定，轄內進出銷售、批發之處方藥皆必須檢附藥品履歷；美國2003年通過「醫療照護處方藥物進及現代化法案」（Medicare Prescription Drug, Improvement, and Modernization Act）[88]，使用電子化處方管制藥品，減少登記藥劑或開立管制藥品的文書作業，亦即採無紙化方式，降低以偽造處方非法獲取管制藥品的可能管道。依據INCB曾警訊指出[89]，由於處方藥物需求量大，屬於管制藥品合法使用的處方藥品（如止痛鎮靜劑、FM2等），在歐洲、非洲與南亞等地遭到濫用，規模即將超越海洛因、古柯鹼與搖頭丸等違法毒品的使用量，也助長偽造處方藥這種致命新產業應運而生，其衍生的問題將繼新興合成毒品（如安非他命、搖頭丸等），成為毒品與藥物濫用防制另一個亟待關切的問題。INCB亦曾在2006年度的報告中提及，越來越多的使用者求助止痛藥、興奮劑、鎮靜劑等處方藥；單以美國而論，處方藥物濫用的規模已經超過「大麻以外的違法藥物」，而在許多市場規範鬆散的國家，走私者似可輕易透過旅遊服務、普通郵件與網路，兜售各種偽藥或毒品，難以有效遏止。加拿大（各省）與全美49個州已經通過法案，並建立電子處方藥物監控計畫（PDMPs），據以建立醫師查看患者雲端藥歷（處方歷史）的臨床工具與資料庫，並可識別出重複與潛在的成癮行為，運用電子健康紀錄（Electronic Health Record, EHR）達成參與責任醫療

---

86 http://en.wikipedia.org/wiki/Prescription_Drug_Marketing_Act, 2019.7.10.

87 http://www.aabb.org/advocacy/regulatorygovernment/pdma/Pages/default.aspx; https://www.fda.gov/regulatory-information/selected-amendments-fdc-act/prescription-drug-marketing-act-1987, 2019.8.5.

88 http://en.wikipedia.org/wiki/Medicare_Prescription_Drug,_Improvement,_and_Modernization_Act, 2019.8.2.

89 http://www.cbsnews.com/stories/2006/12/21/health/webmd/main2291819.shtml?CMP=ILC-SearchStories, 2019.8.25.

組織（Accountable Care Organization, ACO）（包括家庭醫師、專科醫師、醫院等）自願協同合作組織體系與醫院及與外部機構間的健康資訊交換（Health Information Exchange, HIE），以執行系統性的蒐集、監測並分析管制藥物處方藥監測計畫，同時，亦可運用電子資料庫（State-run Electronic Databases），追蹤管制藥品的流向，掌握處方藥物濫用情資。

（三）毒品先驅化學原料管制監測

依據2001年聯合國反毒公約更新列管的先驅化學品計有23項；我國經濟部（工業局）原已將毒品先驅化學工業原料，如黃樟素（Safrole）、異黃樟素（Isosafrole）、過錳酸鉀（Potassium Permanganate）等17項，區分為甲類及乙類管理；行政院自2011年4月29日公告新增列管8項先驅化學品工業原料，其中包括甲類7項，亞硫醯氯、氯化鈀、紅磷、碘、氫碘酸、次磷酸、甲胺；乙類1項，苯甲酸乙酯，已自2011年7月1日實施。另其餘之7項包括有麻黃鹼（Ephedrine）、麥角新鹼（Ergometrine）、麥角胺鹼（Ergotamine）、麥角酸（Lysergic acid）、甲基麻黃鹼（Methylephedrine）、去甲麻黃鹼（Phenylpro-panolamine）、假麻黃鹼（Pseudoephedrine）同列為第四級毒品先驅原料藥及第四級管制藥品原料藥；鹽酸羥亞胺（Hydroxylimine、HCl）化學原料原為工業用途，則於2007年單獨列於「毒品危害防制條例」第四級毒品先驅原料管制。依據「國際麻醉藥品管制局」（INCB）對於合法進出口工業原料的國際毒品先驅化學物質監測行動方案，如「棱鏡計畫」（Project Prism）[90]偵查追蹤非法毒品先驅化學物質之進出口與加工地點，包括監測黃樟油素的國際貿易，遏阻以合法麻黃類製劑為原料製造非法甲基安非他命，美國針對含麻黃鹼（Ephedrine）、假麻黃鹼（Pseudoephedrine）、去甲麻黃鹼（Phenylpropa-nolamine）之製劑非法流用，所規範通過「防制甲基安非他命流行法」（the Combat Methamphetamine Epidemic Act, CMEA）的相關限制銷售措施；又依「紫色計畫」（Operation Purple）[91]，監測過錳酸鉀防止流用於非法製造古柯

---

[90] 按棱鏡計畫：起始於2002年6月，共有37個會員國與5個國際組織參與，主要針對假麻黃鹼和麻黃鹼之轉運作監控。據2004年3月統計，於美國、墨西哥、巴拿馬共查獲5,163公斤假麻黃鹼，約可製造約3,098公斤甲基安非他命。參見http://www.unodc.org/pdf/resolutions/cnd_2006_49-3.pdf，2019年9月20日。

[91] 按紫色計畫：起始於1999年4月，包括30個會員國與3個國際組織參加。主要針對過錳酸鉀進行貿易追蹤，為古柯鹼必備的化學品。據2004年6月統計,共有3,242船次載有過錳酸鉀被監測，6,038,821公斤過錳酸鉀被查緝，而平均每10公斤過錳酸鉀能製成1公斤古柯鹼。參見https://books.

鹼的國際貿易；又透過「琥珀／黃玉計畫」（Operation Topaz）[92]，監測追蹤醋酸酐（Acetic Anhydride）流用於非法製造海洛因要求。美國前總統布希曾於2006年增修簽署再授權「美國愛國者法案」（USA Patriot Act）[93]，內容包括加強聯邦政府、州政府和地方打擊甲基安非他命擴散的重要條款，重要內容如下：限制甲基安非他命原物料的販賣、將甲基安非他命前驅物列爲DEA新的前驅物管制分級中、挹注關鍵資源給地方政府及執法單位、加強防制國際間甲基安非他命非法輸出入、資金援助服務組織避免兒童接觸毒品、加強環境中甲基安非他命類似物質與副產品管制、增加甲基安非他命非法製造與交易者的刑罰、提供誘因獎助金給予吸毒犯中孕婦及養育小孩的女性等相關防制監測的措施，均值得國內進一步省思。

國內自2006年由鑑識案件中發現，經常出現由市售「非處方感冒藥丸」萃取假麻黃素，製造第2級毒品甲基安非他命。政府爲能防堵此一治安漏洞，衛生署取法國際執行策略訂定管制市售「非處方感冒藥丸」販售規定，雖已有成效，惟仍爲國內毒品製造工廠製造毒品方法不斷出現轉變，爲躲避刑責及查緝，毒品製造工廠採用新合成方法（如運用次磷酸取代紅磷之製毒法）、苯丙酮（Phenyl-2-Propanone, P-2-P）製毒法及嘗試合成先驅原料等，惟由於國內對於次磷酸、苯丙酮及其他毒品先趨化工業原料並未列入毒品無管控，造成毒源不絕；多頭主管機關的無效率毒品管理模式，已成爲國家「反毒作戰」難有成效的關鍵問題所在。應儘速參考國外經驗，建立各化學試藥的通報管控平台，落實行政三聯制，進行國際資訊交流，以監控防堵流爲製毒之非法用途。

- - - - - - - - - - - - -

google.com.tw/books?id=o2Va21wfwvIC&pg=PA1348&lpg=PA1348&dq=Drugs+Abuse++Operation+Purple&source=bl&ots=BBFg3SawWv&sig=ACfU3U1JUm8P1YS2aaxwfwq6cuWvDuTZWA&hl=zh-TW&sa=X&ved=2ahUKEwjRtrjZgsPlAhVGCqYKHdeeAv4Q6AEwAHoECAkQAQ，2019年8月15日。

92 按琥珀／黃玉計畫：起始於2001年3月，共有46個會員國與5個國際組織參與，主要針對醋酸酐（Acetic Anhydride）進行貿易追蹤，爲海洛因必備的化學品。據2004年3月統計，共有8,006載有醋酸酐的船次被監測，450,831公斤被查緝，而平均每2.5公斤醋酸酐能製成1公斤海洛因。然於阿富汗與緬甸仍有製造海洛因之實驗室存在。參見http://www.unodc.org/pdf/india/publications/training_Guidelines/14_operationtopaz.pdf。2019年9月3日。

93 按「美國愛國者法案」原爲2001年911事件後，爲加強美國本土安全而制定的反恐怖主義的法案。該法案原允許「政府的行政部門可以無須滿足憲法第四修正案所歸範的內容，應有合理根據的要求，始得監視與搜索美國人民」。該法案原授權政府忽視憲法對不合理搜索和扣押的保障，亦即秘密搜捕任何住家和辦公室是違法的。儘管布希政府說這個法案是「反恐戰爭」的重要武器，公民自由團體卻表示愛國者法案侵害隱私權和其他權利。因此，自2006年3月美國總統布希通過重新簽署再授權該法案的法律效力。同時，該法案亦爲維護美國檢察官獨立的法案，納入允許暫時接替的檢察官無限期在任的條款，此項措施將可避免「美國檢察官被政治化」。

（四）類似結構物管制監測

　　就刑事鑑識專業思維而言，安非他命[94]、搖頭丸等新興合成的類似物質（毒品），除部分可經由人體內代謝外，在實驗室中亦極易合成，且有新型態或類似結構物質（Designer Drugs）之毒品出現，此ATS（Amphetamine-Type Stimulants）類之新興毒品族繁不及備載，包括Phenethylamine類藥物（如2C-B、2C-I、2C-C、2C-E、5-Meo-DMT、AMT等，以及陸續變化的結構物）；另亦包括對-甲氧基甲基安非他命（Para-Methoxymethamphetamine, PMMA，第三級毒品）、對-甲氧基乙基安非他命（4-Methoxy-N-ethylamphetamine, PMEA，第三級毒品）、對-氯甲基安非他命（Para-Chloromethamphetamine, PCA）[95]及對-氟甲基安非他命（Para-Fluooromethamphetamine, PFMA）等，此類設計型藥物，陸續出現於濫用毒品種類中，雖與安非他命結構與成癮性均類似，卻僅將其列入第三級毒品管制，不符比例原則，以致於造成的潛在濫用成癮性，仍不容小覷，惟發現仍造成濫用者高度傷害及危險性。甚至為有效打擊不法偽、禁藥物，所訂足以影響人類身體結構及生理機能之藥品「類緣物」[96]（Analogue）等。國內已透過新興濫用藥物監測預警，發現多種類屬新興安非他命類（ATS，或稱類緣物），包括苯乙基胺類似物，PMA、PMMA、PMEA、2C-B（俗稱六角楓葉）、2C-C、2C-I、DOB；色胺類：5-MeO-DIPT（俗稱火狐狸）、AMT、5-MeO-AMT、5-HO-DMT（Bufotenine）；及哌嗪類似物，BZP、TFMPP等均有不同程度的興奮及迷幻作用物質；值得一提的是，

----

94 按安非他命類（Amphetamine-like）藥品，對中樞神經具有強烈興奮作用，服用後會引起不安、頭昏、顫抖、亢進性反應、失眠、焦慮、譫妄，並產生耐藥性、依賴性、欣慰感等副作用。基於維護國民健康，衛生署分別於1979年7月7日以衛署藥字第221433號及1980年12月8日以衛署藥字第301124號公告列為不准登記藥品及禁止使用。安非他命類藥品包括Amphetamine、Dexamphetamine、Methamphetamine（甲基安非他命）與其衍生物之鹽類及製劑，一概禁止使用。另於1984年6月25日以衛署藥字第478081號及1986年7月11日以衛署藥字第597627號亦有類似公告，已屬禁藥範疇。

95 按「Para-Chloroamphetamine（對-氯安非他命），簡稱PCA」，以藥錠型態居多，其化學結構與安非他命類似，藥錠中最常同時出現含有「咖啡因」（Caffeine）成分之混合型態藥錠，神經毒性高於MDMA，長期濫用易造成人體記憶損傷之現象，故具有濫用毒品可能性及危險性之特質。

96 按衛生福利部（行政院衛生署）為杜絕市售減肥及壯陽產品，擅自摻加西藥成分、宣稱療效，有效打擊不法偽、禁藥物，於2007年5月11日以衛署藥字第0960303743號函規範偽、禁藥物的認定，並依據「藥事法」第6條第3款，對於足以影響人類身體結構及生理機能之藥品，均屬「類緣物」；且依其分子主結構與藥品類似，為藥品在合成過程中所產生非天然存在之副產品，該副產品藥理作用皆可顯著影響人體生理功能，應以藥品列管。

雖然行政院會早已於2017年12月21日通過法務部擬具的「毒品危害防制條例」部分條文修正草案,「明定相類似之物質得於一次毒品審議程序列管」,亦即參考日本法制指定藥物制,增列得將類似化學結構之物質於一次毒品審議程序列管,以大幅縮短新興毒品列管時程。如日本於2013年2至3月間,主管機關即公布「合成大麻素類型」等772種新興物質為指定藥物,採取一次修法將「具類似化學結構之物質」納入規範。反觀我國現況,惟仍因各界憂心法務部過度擴張毒品定義,遲未通過修法,令人婉惜。有鑑於新興毒品類似結構物質眾多且廣,族繁不及備載,部分涉及先驅化學原料的管制涉及化學鑑識相關專業,必須建立由中央至地方跨部會、系統性的專業分工平台,始能經由司法機關依權責確認後,發布早期預警機制,進行新興合成毒品施用與擴散的危險評估、新興合成毒品對人體健康與社會產生的危害評估,以防患於未然[97]。但是我國長期以來並不重視各業管族群的毒品監測預警機制,加以司法機關毒品審議各分級的標準規範與列管原則實據不足等原因,因而使得毒品濫用問題始終未能有效的治理。同時,尚須加強國際協調合作,積極推動國際新興毒品類似結構物質管控的毒品、藥物、化學等管制法令整合[98],避免全球化貿易、通關與轉運行為造成違法,以與國際法制無縫接軌。

因此,倘以源頭管制的思維來考量,理應一併加強其相似異構物的管理,與毒品先驅化學原料的查核,以達及時斷絕供給、事半功倍的管制效果。參考美國「管制物質法」(Controlled Substance Analogue Enforcement Act)[99],「化學物質販運法」(Chemical Diversion and Trafficking Act),「化學物質轉移及管理法案」(The Domestic Chemical Diversion and Control Act)等,除掌握販運、轉製與流向外,甚且延伸擴大思考,將已知的毒品類似族譜系列物質均納入監測管制名單,甚至基於濫用性、危害性及實用性等,將藥效不明的可能物質,亦完全一網打盡,並不斷追求實證,對於防堵新興毒品/物質之流通,則深具意義;自有彌補我國列舉式管制規定不足之處,值得取法。

---

97 法務部、教育部、外交部、行政院衛生署(2009),98年反毒報告書。

98 楊士隆(2008),毒品防制政策整體規劃報告。行政院研究發展考核委員會委託研究報告。

99 按美國「管制物質法」允許緝毒有關機關首長在急迫的情況下,為避免公眾安全受到傷害,得暫時以命令逕行將管制物質列依濫用情形列入毒品管制。此一緊急列管權力,可將未列入管制但對公眾健康有所危害且被濫用之物質,在正式列為管制物質前,以緊急列管方式進行管制,但此一緊急列管範圍僅限於無醫藥用途之管制物質。此一緊急列管限一年,但如正式列管程序已開始進行,則可延長半年。https://www.deadiversion.usdoj.gov/21cfr/21usc/index.html。2016年12月24日。

（五）發展職場無毒品（藥物）監測計畫

英國毒品政策對於運輸毒品者、爲滿足藥癮而犯罪者依法進行告發，對監所內的受刑人進行毒品檢測，安排吸食毒品者有效的戒治療程，改善監所內的戒治照護計畫，對於戒毒工作需求訂定規範（Drug Rehabilitation Requirement, DRR）[100] 相關政策凝聚更多社會共識。有鑑於75%的18歲以上美國藥物濫用者爲受僱工作人員，美國「聯邦僱傭法——無毒品工作場所法」（Drug-Free Workplace Act - Federal Employment Law）[101]，建立工作場所無毒計畫（Drug Free Workplace Programs）[102]，無毒品工作場所的僱主，應用美國物質濫用暨精神衛生防治局（SAMHSA）發展適合所有工作場所之藥物濫用防制套裝工具[103]，主動宣示與預警進行員工（包括合約在10萬美元以上的承包商）物質濫用的藥檢工作。美國2016年聯邦工作場所人員藥檢計畫指引[104]（Mandatory Guidelines for Federal Workplace Drug Testing Programs）爲防制毒品危害的強制性規定，檢測包括甲基安非他命及安非他命、古柯代謝物、嗎啡及可待因、PCP、大麻代謝物5種毒品或其代謝物，未來亦將修正增列頭髮、唾液、汗液等檢體範圍，並增加濫用藥物品項；自1980年代，美國聯邦實驗室認可計畫（National Laboratory Certification Program, NLCP）[105]即逐步發展，包括採集尿液檢體、檢驗、及結果解釋等，該實驗室先後由「美國健康及社會服務局」的「國家藥物濫用研究所」（NIDA）及後來由「物質濫用暨精神衛生防治局」（SAMHSA）負責認證，自1988年開始運作，認可及管理濫用藥物尿液檢驗實驗室，因法規有強制性要求其聯邦政府相關工作人員驗尿，經過二十多年發展，已成爲美國規模最大的商業實驗室，且有良好的配套，使用的確認檢驗方法仍爲GC/MS，即氣相層析（Gas Chromatography）質譜法（Mass Spectrometry）。而歐洲各國則對於工作場所藥檢並無強制性要求，但是歐洲工作場所

---

[100] https://www.magistrates-association.org.uk/News/drug-testing-as-part-of-a-review-of-a-drug-rehabilitation-requirement, 2019.6.10.

[101] https://www.law.cornell.edu/uscode/text/41/8102, 2019.9.21.

[102] http://www.ohsinc.com/info/15-essentials/, 2019.10.8.

[103] https://www.samhsa.gov/workplace/drug-testing, 2019.10.1.

[104] US HHS & SAMHSA (2017). Mandatory Guidelines for Federal Workplace Drug Testing Programs. https://www.federalregister.gov/documents/2016/06/30/2016-15469/mandatory-guidelines-for-federal-workplace-drug-testing-programs, 2019.8.10.

[105] US National Laboratory Certification Program (2006). Manual for laboratory and inspectors.

藥檢協會亦訂有相關指引[106]，確認檢驗亦必須使用GC/MS，即氣相層析質譜法，或LC/MS，即液相層析（Liquid Chromatography）質譜法，並需定量。

　　另美國教育部亦協助發展及維持學生之隨機抽樣藥物檢測計畫（Random Testing Programs）[107]，於2008年資助1百萬美金，成立一個新的學生藥物檢測機關（Student Drug Testing Institute），提供技術支援，及徵求學校建立學生藥物檢測計畫之規劃及施行實務資訊。另高等教育機構（Institutions of Higher, IHE）、大學校園實施的物質濫用防制計畫模式的健康方案，由學校健康促進中心執行藥物濫用之篩檢及早期介入措施。學校已被要求對濫用藥物的任務進行額外的關注，與及早進行干預，轉介適當的照顧，並取得良好的成效[108]。又依據美國於2008年8月簽署之國際防制運動員麻醉藥品濫用公約（International Convention Against Doping in Sport），執行運動員麻醉藥品濫用防制計畫，提供包括醫療及科學研究、教育、預防及嚴格的藥物檢測計畫。

（六）執行無毒品駕駛藥檢監測計畫

　　依據美國國家高速公路交通安全管理局（National Highway Traffic Safety Administration, NHTSA）執行損傷駕駛（藥檢）計畫[109]（Impaired Driving Program, IDP）進行濫用藥物檢測與酒精檢測（Drinking Driver Program, DDP）。或另有對特定人員執行濫用藥物檢驗，如美國社區藥師[110]、澳洲對涉案警察[111]等進行預防性濫用藥物檢測。美國毒品管制政策辦公室（ONDCP）發布的「毒品控制戰略」目標[112]之一，即為減少10%的駕駛嗑藥（Reduce the Prevalence of Drugged Driving by 10 Percent）；美國吸毒駕駛路邊調查發現，

---

106 European workplace drug testing society, European laboratory guidelines for legally defensible workplace drug testing-urine drug testing. (2002). p. 39.

107 http://www.questdiagnostics.com/home/companies/employer/drug-screening/testing-reasons/random.html, 2019.7.8.

108 The TEDS Report. https://www.nhtsa.gov/, 2019.10.1.

109 https://dmv.ny.gov/tickets/about-impaired-driver-program。2017年1月11日。按依加拿大2008年7月3日立法施行的新規定，警察可依法採驗疑似藥物濫用駕駛之血液、尿液或唾液檢體，若駕駛拒絕測試，最少處以1,000元加幣的罰款，相當於拒絕酒駕呼氣測試之罰款金額。

110 Jeffrey N. Baldwin & Ernest J. Dole (2003). ASHP Statement on the Pharmacist's Role in Substance Abuse Prevention, Education, and Assistance, American Journal of Health-System Pharmacy, 60(19), pp. 1995-1998, https://doi.org/10.1093/ajhp/60.19.1995.

111 http://www.theage.com.au/news/national/police-hit-list-drawn-up-to-catch-drugusing-officers/2008/03/13/1205126111225.html, 2019.9.5.

112 https://www.gao.gov/assets/690/686124.pdf, 2019.9.26.

六分之一的司機在週末晚上曾被檢出濫用毒品。「香港立法會」（Legislative Council）亦已於2010年12月修正通過之「道路交通條例」（The Road Traffic Ordinance）[113]，新增「危險駕駛導致他人身體嚴重受傷」罪行，針對吸毒（包括海洛因、氯胺酮、冰毒、大麻、古柯鹼（可卡因）與搖頭丸等6種，採取「零容忍」政策）後涉及危險駕駛（比照酒後駕駛）的司機累進加重50%刑罰法例，最高罰款5萬元、停牌五年與監禁七年；實務上，正當情形下服用一般傷風咳嗽藥（水）等含有如麻黃素等類同毒品成分，經毒品檢測為陽性反應的情形尚須配套排除；並以開始規範司機「藥不上道」，並安排驗血，警方有權保管其駕照二十四小時。澳門則有特殊的附加刑（第21條）：如行為人因不法生產、販賣、製造麻醉藥品及精神藥物犯罪而被判刑，經考慮該事實的嚴重性，以及該事實在行為人公民品德方面所反映出的情況後，法院可科處禁止駕駛機動車輛、航空器或船隻二年至五年等附加刑罰。

第四節　藥物濫用防制監測的檢討

藥物濫用之防治監測，衡諸各國常見之監測手段，多採全國性監測調查、廣泛宣導、選擇性計畫介入試辦監測策略，並以多元化預防監測層面、立法方式之政府行政措施或強化介入誘因等方向整體推展。茲就我國現階段藥物濫用的監測情形，提出未來防制面臨的挑戰，分述如後。

一、藥物濫用防制體系資源的整合

行政院「毒品危害防制方案」，雖已明訂部會分工運作職責，但因各自主政，缺乏持續性整合追蹤及執行管考作業機制，以致沒有各部會的反毒工作執行績效評比，而告中止；此與目前反毒分組工作，各分組第一主辦機關亦難以統合追蹤各主辦機關，問題極為類似。國內反毒政策分工，雖採取「防

---

[113] http://www.legco.gov.hk/yr13-14/chinese/panels/tp/papers/tp0718cb1-1791-4-c.pdf。2019年9月8日。
按大陸香港於2012年進一步修訂「道路交通條例」增訂「零容忍罪行」，任何人駕駛時若血液或尿液含有任何濃度的以下毒品，包括海洛因、氯胺酮（俗稱K仔）、甲基安非他命（俗稱冰）、大麻、可卡因，及亞甲二氧基甲基安非他命（俗稱搖頭丸），最高可罰款25,000元及監禁三年，如屬首次定罪，會被停牌不少於兩年，再次定罪則會被停牌不少於五年。不論駕駛能力有否因而受損，均違法。

毒」、「拒毒」、「緝毒」及「戒毒」等四大工作區塊、五大分組（於2015年9月21日修正「行政院毒品防制會報設置要點」，設立「防毒監控」、「拒毒預防」、「緝毒合作」、「毒品戒治」及「綜合規劃」工作分組）的政策執行方式，惟若沒有跨部會強而有效的統合及常態協調機制，甚至專責部門與專業的學術機構協助規劃執行，則仍將使各部會的反毒分工作業，因人事異動的頻繁、權責及經費支應等不斷重覆的協調問題，恐難以有效突破與持續創新發展，而事倍功半；又如目前行政院「毒品防制會報」的功能運作，每每須由院長裁示，即為一例，而如何正確分析，討論後決策，已成為會報幕僚的難題，由於幕僚機關對於相關議題，幾乎均已事前作成預擬裁示決定稿，已使會報成為形式性的會議過程。再者學者楊士隆教授[114]針對我國毒品政策與執行成效之研究分析指出，我國毒品政策主要問題，包括缺乏毒品政策之主導機關、毒品政策網絡之連結與配套措施不足、對毒品施用者之身分定位不明，以及欠缺對毒品政策預算之通盤規劃與資源分配欠缺整體考量，我國現階段毒品防制政策在規劃與執行上，似仍未能有效因應毒品問題，有待進一步檢討研擬對策。現階段國內毒品防制監測分工的政策、法令、經費及組織運作效率等的各自分歧，整合面臨瓶頸，尤以每當反毒策略創新試辦發展之時，各級政府間的矛盾思維與衝擊，自然一一浮現，如衛生署「毒品愛滋減害試辦計畫」的推展，即為實際證例，雖已通過替代治療法制化，涉及各級政府主管權限，國家整體配套不足，惟毒品政策刑事司法體系下，仍以各自解讀政策意涵方式執行，形同缺乏核心作戰指揮，又無固定預算經費、人力來源，彈藥不足；凡此種種，無不影響整體反毒監測工作的防制成效，對於毒品防制組織、政策、法令、人事、經費等分分合合，不僅是國家反毒歷史的軌跡，也是各國政府面臨的重大難題，亟待執政者的魄力與社會整體共識的建立。

二、毒癮減害計畫防治監測的持續推行

有鑑於毒品氾濫無國界的現象，聯合國將每年6月26日訂為世界反毒日，聯合國2010年國際禁毒日的主題是「Do drugs control your life? Your life. Your community. No place for drugs.」。2019年國際禁毒日（World Drug Day 2019）主題則是「健康為正義、正義為健康」，強調司法正義與健康（Health for Jus-

---

114楊士隆（2005），毒品問題與對策。行政院研究發展考核委員會委託研究。

tice. Justice for Health.）[115]。解決這個問題必須採取整體方法，由健康、人權、刑事司法、社會服務等領域的機構採取聯合行動。聯合國世界愛滋病組織為了因應全球的毒癮愛滋疫情，亦提出「三減」策略，亦即在上游加強緝毒與拒毒，以減少毒品供應，在中游加強辦理戒毒服務以減少毒品需求，並在下游辦理減害計畫及教育諮商工作，以加強防制監測，減少毒品所帶來的傷害。

　　此外，在2017年2月9日通過「毒品危害防制條例」修正案，已經增訂特定營業場所主動通報發現吸毒者之法定義務後，未來是否應進一步再修法，對於其他各行各業的場所是否也需要主動通報發現吸毒者？那麼，對於民眾前往醫療院所或民間戒毒村主動戒毒者是否也需要配合通報地方毒品危害防制中心介入協助呢？各縣市「毒品危害防制中心」法制化後的整合監測機制，是否已經包括醫療院所執行（刑事司法附條件緩起訴或緩刑）之藥癮治療業務，或者結合毒品更生人輔導與觀護、保護業務，或者與法務部推展設置之各縣市大專院校「司法保護暨社區關懷中心」[116]教育監測輔導機制合作分工，或者已能透過檢警司法六大緝毒系統、教育、衛生、社政、勞政、司法保護觀護與更生保護體系、民間團體等共同運用反毒大本營平台進行資訊整合，並於司法社區處遇

----

[115] https://vngoc.org/2019/06/19/world-drug-day-2019/, 2019.9.15.

[116] 按法務部為宣導犯罪預防觀念，以社區總體營造的觀點，藉由第三部門的公益性及靈活度，運用緩起訴處分金，補助推動成立區域性的司法保護中心。2006年5月26日於亞洲大學成立全國第一個（臺中地區）「司法保護暨社區關懷中心」，透過大學的課程幫助更生保護人或犯罪被害人充實法治知識，進而關懷社區，為更生保護工作邁出重大變革的一步；取代更生人原本要定期到地檢署報到的手續，改由規劃至大學教室聆聽教授講課，以改變心境，並增加家庭經營、夫妻成長及親子關係等建構家庭支持功能的課程主軸，吸引更生人重新學習的興趣，從潛移默化中引導建立正確的人生觀。又2008年4月13日玄奘大學成立新竹地區司法保護暨社區關懷中心，以擴大政府司法保護的服務據點及對象，發揮柔性的司法的功效，以期降低更生人再犯率，另亦將被害人納入中心輔導的對象，以輔導協助其走出被害的陰霾。2008年4月25日澎湖科技大學成立澎湖地區司法保護中心，除了運用合作學校的在地資源與人力，針對當地民眾的需求，提供法律諮詢、個案輔導、更生保護、犯罪被害人保護、法治教育及法律宣導等多元化的服務外，更設有「澎湖海洋生態保育論壇」，未來將透過假期或特殊日子，於本島或離島舉辦相關營隊活動，進而傳輸正確的海洋保育觀念及法律常識。2009年6月29日於高雄地檢署第二辦公室成立高雄地區司法保護中心，包括更生保護人、觀護人等單位進駐，提供受假釋出獄受保護管束人、緩刑、緩起訴的義務勞務等個案約談、諮商，並提供多項協助。其他又如2008年5月15日臺東地區成立司法保護暨社區關懷永續發展策進聯盟，建構司法保護健康城市，結合學校、社區，運用合作學校、社區在地資源與人力，針對當地民眾的需求，擴大提供個案輔導、更生保護等多元化的服務。以當前的司法保護政策而論，除可作為社區推動「修復式司法方案」的起點，鞏固延展緩起訴義務勞務執行機構的服務據點（義務勞務項目，如環境清潔、生態巡守、社會服務、文書處理、弱勢服務、交通安全等）；因應刑法增訂2009年9月1日實施之社會勞動制度，所擴大提供之人力較多、履行期間較長，運用方式更廣的司法社會勞動制度服務作為。

與保安處分制度下介入輔導加強預防教育，與民間專業團體相互合作，充分轉介提供戒治（醫療）資源服務，進一步導正「減害計畫」理念，提供民眾正確觀念，強化家庭修復機制，減少社會對減害計畫之負面評價。因此，除應持續推動「替代療法」外，並應加強清潔針具的成效評估，透過完成建置之成癮者單一窗口資訊系統，強化替代治療後的個案管理及監測輔導，以協助海洛因成癮患者，復歸社會，提升其持續戒癮的生活品質；另亦配合衛生福利部（前行政院衛生署）2008年7月4日實施的「精神衛生法」藥癮疾病治療方向，及各縣市社區心理衛生中心的藥癮戒治輔導衛生教育，作為藥物濫用防制個案監測的配套措施，在毒品減害政策變革後，必須建立各級政府減害的監測網絡，並須與國內外現行之防毒監測模式作比較，以跨部會政府的會報型式，定期追蹤匯集資訊，始能一一有效突破國內現行法令、人道、社會安全、經濟、醫療、全民共識等多元層面的問題。

三、合法物質的監控管制

按世界人權宣言（The Universal Declaration of Human Rights）、世界衛生組織憲章（Constitution of the WHO）及經濟、社會與文化權利國際公約（International Covenant on Economic Social and Cultural Rights）皆宣示，健康乃人權之必要元素，人人有權享受維持他本人及家屬健康與福利所需之生活水準，任何締約國不應阻礙他方健康權利；該公約第12條並明定：「本公約締約國確認人人有權享受可能達到最高標準之身體與精神健康。」是以，各國政府機關均應竭盡所能確保人民免於遭受不法藥物戕害之恐懼；又我國憲法第157條及憲法增修條文第10條規定，對健康人權的意涵，足資參照。

（一）處方藥物監測作為

依據國外資料顯示，近年來由於合法處方藥物之管理機制不完善，如醫師大量開立處方箋、或民眾可於網路上購得處方藥等，已造成處方藥物濫用狀況逐漸增加。聯合國麻管局主席Philip O. Emafo博士提及，藥物濫用者並未意識到濫用處方用藥可能比吸食毒品更加危險，過量服用合成麻醉處方用藥的危險比吸食毒品還高。「國際麻醉藥品管制局」（INCB）於2006年全球藥物濫用年度報告中已提出警告：越來越多使用者求助止痛藥、鎮靜劑、興奮劑等處方藥，美國處方藥物濫用的規模已超過（除了大麻）所有非法藥物，而在許多

市場未加規範的國家，走私者可輕易透過旅遊服務、普通郵件與網路、兜售各種偽藥、不當之處方，甚至游走在不同的藥局以化整爲零的方式，以跨區、多處、少量購買含Pseudoephedrine及Ephedrine的製劑的手法，規避查緝；國內亦曾數度發生的感冒藥被提煉製毒[117]的情形。依據1992年至2003年間美國處方用藥濫用統計，包括止痛劑、興奮劑、鎮靜劑等的濫用已超越大麻之外所有毒品，濫用處方人數已由780萬人遽增至1,510萬人，相當驚人。2007年，美國約有250萬12歲以上的人，是生涯中第一次非醫療使用處方藥品。最常被濫用的處方藥品，有近75%是濫用麻醉疼痛緩解劑。在2007年，約有45萬以上的人誤用處方藥品。美國因藥品使用過量的人數持續增加，其中與處方藥品濫用而致死的人數相對增加。在1970年代中期，因處方藥品過量使用致死之比率」是海洛因致死的4至5倍。1990年代早期，則是因古柯鹼致死之比率的2倍。2005年，美國約2.24萬人因藥品服用過量致死，大於因謀殺死亡1.7萬人；藥品服用過量致死的人中，約有40%是因處方止痛藥服用過量致死。2008年佛羅里達州，使用處方藥物而死亡的人數，約爲使用非法毒品而死亡的3倍。

國際處方藥（Prescription Drugs）的濫用與非法販運情形已超越毒品，含有麻醉藥品或影響精神的藥品成爲首選；處方藥品散布最快的方法之一是經由網路藥局擴散；美國合法的實體藥局所銷售的處方藥品中，有近11%是管制藥品，然而網路藥局所販售的處方藥品中，則有80%至95%是管制藥品。因此，美國許多州亦透過加強實施處方藥品監控計畫（Prescription Drug Monitoring Programs, PDMPs）[118]，運用國營的電子資料庫（State-Run ElectronicDatabases），追蹤管制藥品的流向，對抗處方藥品散布的問題。而美國亦於2008年通過「線上藥局消費者保護法案」（Ryan Haight Online Pharmacy Consumer

---

117 按國內曾發生多起感冒藥製造安非他命事件，因而部分人士曾建議將含麻黃素類成分製劑列爲禁藥；惟考量假麻黃素爲廣泛使用於感冒藥品之有效成分，而美國、日本及歐洲等先進國家，迄今仍未停止使用，顯示於臨床治療上仍扮演極重要角色。爲防制醫療用麻黃素類製劑被流作製造安非他命，行政院衛生署已推動二階段防制策略，第一階段爲含麻黃素或假麻黃素之錠劑及膠囊劑，於2009年7月20日修正藥品查驗登記審查準則，規定其包裝材質以鋁箔盒裝爲限，如類別屬指示藥品者，其最大包裝量並以成人七日用量爲限。廠商倘未辦理完成變更者，一旦發生即可能對國家社會造成重大毒害，因而衛生署將依據「藥事法」第76條廢止其藥品許可證。另已函知相關公協會及醫療院所，於販售含麻黃素成分之製劑時，應確實遵照「藥事法」，不得販售予非藥局、非藥商及非醫療機構，並已由各縣市衛生局加強查核。倘仍無法遏止，則第二階段可邀集製（販）藥相關公協會會研議，考量是否將高單位含量之「麻黃素類成分製劑」改列「管制藥品」之可行性，發動最高成本的行政管制手段。

118 https://www.asam.org/resources/publications/magazine/public-policy-statements/2018/04/24/prescription-drug-monitoring-programs-(pdmps), 2019.9.15.

Protection Act）[119]，以加強規範業者與保護消費權益。

　　由於不法僞、禁藥物亦爲藥物濫用供應管道來源之一，且僞藥問題已被視爲21世紀的新興犯罪；因而，依據監察查調查[120]指出，院國內不法藥物嚴重猖獗，流通率（或市占率）經衛生署委外調查發現保守估計約達6%至42%，與已開發國家低於1%之水準相較，顯有嚴重落差。依據WHO推估，全球每年估計有3,000億美元藥品市場，每年僞藥市值高達300億美元，WHO亦預測，僞藥的銷售金額將從2005年的390億美元成長至2010年的750億美元，成長幅度高達92%。初估國內僞、禁藥流通率亦約10%至30%；又引述臺灣打擊不法藥物行動聯盟指出，僞藥比海洛因更好賺；據估計目前全球販賣僞藥一年的市值達500億美元。

　　鑑於僞藥已成爲國際間的重大衛生問題，政府現已進行檢討法規，加強通報機制、管理制度及教育宣導，並與通傳會、公平會、消保會、新聞局等相關主管機關密切合作，針對誇稱療效等違規媒體廣告、節目，研謀有效源頭管制及查處措施，除加速健全藥品履歷暨流向追蹤管理制度外，並加強規劃推廣無線射頻自動辨識技術（Radio Frequency Identification, RFID）等，即時辨識儀器之藥品應用與相關配套制度法令，阻絕不法藥物，避免藥局成爲僞藥銷售的據點。且須急起直追，取法美國的「處方藥品運銷法案」（Prescription Drug Marketing Act, PDMA）[121]，據以要求每個處方藥必須檢附藥品履歷，參照美國佛羅里達州（自2006年7月後）制度之精神，規定轄內進、出銷售、批發之處方藥皆必須檢附藥品履歷。WHO已依據各成員國及相關國際組織的要求，於2006年2月間成立「國際打擊不法藥物行動聯盟」（International Medical Products Anti-Counterfeiting Taskforce, IMPACT）[122]，是以，我國政府亦已協助民間於2007年7月間正式成立「臺灣打擊不法藥物行動聯盟」（Taiwan Medical Products Anti-Counterfeiting Taskforce, TMPACT）[123]，期與IMPACT共同合作打擊不法。另參據專家學者之意見，美國等先進國家之藥政管理及司法實務經

------

[119] http://www.ncpanet.org/pdf/leg/leg_ryanheightsummary.pdf。2019年9月10日。

[120] 按2010年7月7日監察院糾正案文，參見https://cybsbox.cy.gov.tw/CYBSBoxSSL/edoc/download/6137，2019年8月10日。

[121] http://en.wikipedia.org/wiki/Prescription_Drug_Marketing_Act, 2019.8.21.

[122] 按「國際打擊不法藥物行動聯盟」之成立，旨在共享經驗、發現問題、尋找解決對策，以國際合作方式防杜僞藥流竄；其下設有法規與監管架構、法規執行、稽查、防僞科技等5個工作小組。參見https://www.who.int/mediacentre/news/releases/2007/pr07/en/，2019年9月14日。

[123] https://apps.who.int/medicinedocs/en/m/abstract/Js20967en/, 2019.9.10.

驗，對於產品誇、謊稱療效，無須細究其實體是否為藥品或食品，均以偽藥罪論處。援引「行政罰法」（Administrative Penalty Act）[124]相關規定，對於誇、謊稱療效之一行為違反數個行政法（「食品衛生管理法」、「藥事法」、「公平法」、「消保法」等）上義務規定而應處罰鍰者，依法定罰鍰額最高之規定裁處。數行為違反同一或不同行政法上義務之規定者，分別處罰之；對於違規惡性重大業者，則從重裁處。

（二）加強毒品先驅化學物質使用之管制查核

先驅化學品係指能製成非法藥物（毒品）之原料藥，目前管制非法藥物之相關國際法規，包括：聯合國公布之1961年「麻醉藥品單一公約」、1971年「影響精神物質公約」以及1988年「禁止非法販運麻醉藥品與影響精神物質公約」等，各國均努力防範非法藥物濫用。我國「毒品危害防制條例」列管之毒品先驅原料，包括：1. 麻黃鹼（Ephedrine）、2. 麥角新（Ergometrine、Ergonovine）、3. 麥角胺（Ergotamine）、4. 麥角酸（Lysergic acid）、5. 甲基麻黃鹼（Methylephedrine）、6. 去甲麻黃鹼（新麻黃鹼）（Phenylpropanolamine、Norephedrine）、7. 假麻黃鹼（Pseudoephedrine）、8. 鹽酸羥亞胺（Hydroxylimine、HCl）、9. 鄰-氯苯基環戊基酮（o-Chlorphenyl cyclopentyl Ketone、2-Chlorophenyl Cyclopentyl Ketone、o-Chlorobenzoylcyclopentane）、10. 2-苯基乙醯基乙腈（alpha-Acetylphenylacetonitrile、APAAN）、11. 苯基丙酮（Phenyl-2-propanone、P2P）、12. 去甲羥嗎啡酮（Noroxymorphone）、13. 氯麻黃鹼（Chloroephedrine）、14. 氯假麻黃鹼（Chloropseudoephedrine）等14項（後7項同為管制藥品原料）。以2015年緝獲毒品數量為例，麻黃鹼類原料（Ephedrine）仍高達1,766.9公斤排名第二位，可見現行反毒戰略對於製造甲基安非他命（Methamphetamine）毒品原料的源頭管制，仍為政府的首要工作。同時，而我國「先驅化學品工業原料之種類及申報檢查辦法」第3條所規範由經濟部管制之先驅化學品工業原料，係指可流供製造毒品之原料，依其特

---

124 按「行政罰法」第24條規定，一行為違反數個行政法上義務規定而應處罰鍰者，依法定罰鍰額最高之規定裁處。但裁處之額度，不得低於各該規定之罰鍰最低額。前項違反行政法上義務行為，除應處罰鍰外，另有沒入或其他種類行政罰之處罰者，得依該規定併為裁處。但其處罰種類相同，如從一重處罰已足以達成行政目的者，不得重複裁處。一行為違反「社會秩序維護法」及其他行政法上義務規定而應受處罰，如已裁處拘留者，不再受罰鍰之處罰。第25條規定，數行為違反同一或不同行政法上義務之規定者，分別處罰之。參見http://law.moj.gov.tw/LawClass/LawAll.aspx?PCode=A0030210，2019年7月19日。

性分為二類，其品項如下：1. 甲類（參與反應並成為毒品之化學結構一部分者）：醋酸酐（乙酐）、苯醋酸、氨茴酸（鄰-胺基苯甲酸）、2-乙醯胺基苯甲酸（N-乙醯-鄰-胺基苯甲酸）、異黃樟油素、胡椒醛（3,4-亞甲基二氧基苯甲醛）、黃樟油素、1-(1,3-苯並二噁茂-5-基)-2-丙酮、六氫吡啶、亞硫醯氯、氯化鈀、紅磷、碘、氫碘酸、次磷酸、甲胺、苯乙腈等17項。2. 乙類（參與反應或未參與反應並不成為毒品之化學結構一部分者）：比重達1.2之氯化氫（鹽酸）、比重達1.84之硫酸、過錳酸鉀、甲苯、二乙醚（乙醚）、丙酮、丁酮（甲基乙基酮）、苯甲酸乙酯等8項。合計共有25項。

有鑑於「毒品先驅原料」與「先驅化學品工業原料」的連動管制相關程序，環環相扣。觀察目前毒品先驅原料物質的管制機制，「管制藥品原料」（7項）已朝向列入「毒品危害防制條例」中第四級毒品之「毒品先驅原料」品項（14項）中併同司法管制，但是，國內法規對於「先驅化學品工業原料」，既已知「甲類」為參與反應並成為毒品之化學結構一部分者，計有17項，卻未列入第四級毒品之「毒品先驅原料」加強管制，而僅由經濟部（工業局）採取訂定「先驅化學品工業原料之種類及申報檢查辦法」（Categories and Regulations Governing Inspection and Declaration of Industrial Precursor Chemicals），以廠商行政申報作為規範先驅化學品工業原料的管理機制，對照前述「管制藥品原料」（7項）的嚴密雙重管制作為，有無重「管制藥品原料」管制而輕「先驅化學品工業原料」管制的失衡現象？是否管制策略有檢討的必要呢？舉例而論，鹽酸羥亞胺（Hydroxylimine、HCL）無醫療用途，為製造愷他命毒品原料（化學品），自2001年發現愷他命毒品大量緝獲後、進入排行前五，卻直至2007年12月21日始公告列入第四級毒品管制，成為「毒品先驅原料」（原非屬國際毒品公約列管範疇）管制範疇，其已不法流用或遭黑市屯積、供應成為毒品市場製造原料，從進入緝獲較前的排行、受到關注、乃至列管，至少已經六年以上，假如以2015年愷他命（1,767.9公斤）仍居於緝毒排行首位，2016年至2017年仍高居第二位舉例，真可謂是嚴重的喪失管制先機。雖然我們採取「先行政、後司法」的刑事司法管制哲學，但兩者間的連動機制與關聯為何？又有無因此而形成司法管制的空窗期呢？由於行政管制與司法管制的考量因素、管制方法、效果不同，在毒品執法寬嚴程度不同下，提供列管諮詢審議委員會的運作效率，以及行政作業的層層分工處理之下，有無形成「多個和尚沒水喝」的管理責任不明現象呢？從整體上觀察，不論是管制的法規彈性、時間、速度、方法、策略等或許有徹底檢討的空間。如從聯合國在1988年

所公布的「禁止非法販賣麻醉藥品和影響精神物質公約」中，將可能用於非法製造麻醉藥品和影響精神物質的化學品或其先驅化學品列入監測管制項目進一步觀察，安非他命類與新興影響精神物質（Amphetamine-Typestimulants (ATS) and New Psychoactive Substances (NPS)）恐將成為當前的重大挑戰，且已經為近年聯合國毒品與犯罪辦公室之全球合成毒品評估（Global Synthetic Drugs Assessment）報告及國際麻醉藥品管制局（INCB）的監測分析所特別關注，我們是否需要有所因應呢？依據美國2005年提出之「毒品管制政策辦公室」（ONDCP）資料指出，管制化學品是對抗非法麻醉藥品與合成藥品的關鍵因素，除大麻外，每一非法藥物需要化學品以提煉為最終可消費形式（如古柯鹼由古柯葉提煉，海洛因由罌粟提煉等），或完全由化學品合成（如甲基安非他命、搖頭丸等）。美國毒品化學品管制策略係由聯邦緝毒局（Drug Enforcement Administration, DEA）負責規劃執行，目標須在非法藥物進入消費市場前，阻擋非法藥物的生產與瓦解其製造流程。聯合國對先驅化學品管制之努力，較為有名的有三項計畫[125]，其一為紫色計畫（Operation Purple），意在執行過錳酸鉀（Potassium Permanganate）的管控；其二為琥珀／黃玉計畫（Operation Topaz），意在執行醋酸酐（Acetic Anhydride）的管控；其三為稜鏡計畫（Project Prism），意在執行假麻黃鹼（Pseudoephedrine）與麻黃鹼（Ephedrine）的管控；因為非法藥物先驅物化學品的製造，遍布全世界，而許多合法的工業化學原料亦是製造與合成非法藥物的必需品，因此，預防經由合法交易轉為非法藥物流濫用，是相當困難工作；就長期趨勢而言，必須經由國際間全面性共同合作化學品的管制策略，才能有效阻絕。

　　2006年「聯合國麻醉藥品管制委員會」（Commission on Narcotic Drugs, CND）[126]通過美國提出的一項議案，要求各國政府提供每年合法使用先驅化學物質之需求估計數據，而美國藉由美洲毒品濫用管制委員會（The Inter-American Drug Control Abuse Commission, CICAD）[127]，瞭解國際間先驅化學品流通資訊並評估使用，與追蹤其輸出及輸入情形，現已有114國家或區域提

---

125 https://www.whitehouse.gov/ondcp/key-issues/methamphetamines/; https://www.whitehouse.gov/ondcp/key-issues/psychoactive-substances/, 2019.9.14.

126 http://www.unodc.org/unodc/en/commissions/CND/, 2019.6.4.

127 Hemispheric Drug Strategy, http://www.cicad.oas.org/apps/Document.aspx?Id=953; http://www.cicad.oas.org/mem/Activities/PoA/PoA-Version_Final-ENG.pdf, 2019.10.3. How to Develop a National Drug Policy: A Guide for Policymakers, Practitioners,and Stakeholders, http://www.cicad.oas.org/en/pubs/How_to_Develop_a_National_Drug_Policy_CICAD-CARICOM.pdf, 2010.9.16.

供估計資料，使國際社會瞭解先驅化學物的流向及可能的散布途徑；然而，仍有許多國家對於先驅化學品的輸入與輸出、合法與非法藥物的使用量監測欠缺數據，且尚未運用CICAD發展之調控模式，交換訊息；國際間透過刑事司法互助進行多邊的主動交換訊息以監測化學品之運輸，必要時我國亦可將化學品通報，確實納入備忘錄的內容；美國與INCB以往對安非他命類製劑先驅物已有成功的管控經驗，值得國際參採。在2006年以前，美國存在著許多地下秘密製藥工廠，當年美國國會通過「對抗甲基安非他命流行的法案」（Combat Meth-amphetamine Epidemic Act, CMEA）[128]，對先驅化學物麻黃鹼（Ephedrine）、假麻黃鹼（Pseudoephedrine）及去甲麻黃鹼（Phenylpropanolamine, PPA）進行管理，限制含有甲基安非他命先驅化學物製劑之每日最多3.6公克及三十日內小於9公克（以Base來計量）之購買量，藥品應置於櫃檯後方，且所有銷售紀錄需登記於簿冊（自登載日起保存至少二年）以供追蹤等措施後，立即減少了非法製造甲基安非他命之地下秘密工廠約70%。由於能製成為古柯鹼、海洛因與合成非法藥物的化學品，其生產遍布於世界，許多製造商與供應者散布在於歐洲、中國、印度、阿根廷、巴西、墨西哥、加拿大與美國等，而美國緝毒局經由之國際司法合作的協調運作，針對化學品之源頭管制點，與主要製造與供應國家建立合作關係。國際間嚴格管制的結果，非法者必然採取「假輸出，真販毒」等手法，或將裝有化學品的容器故意貼錯標籤、偽造資料、虛設非法公司移轉化學製品、劫持裝備、賄賂官員等，或經由國際邊境走私方式轉運化學品。此外，甲基安非他命與其他管制物質也於各地秘密實驗室製造，因而對毒品執法人員與一般民眾威脅擴大；國際間對於化學品之製造與販賣均遵守1988年聯合國「禁止非法販運麻醉藥品與影響精神物質公約」規定，而各國必須確保在國內有效監測系統運作下，適切調控管制合法先驅化學品工業原料之流向，避免使合法工業原料的商業交易，成為流入非法濫用的管道。

再就另一方面觀察，網際網路通常是價格低及容易製造的常見先驅化學品非法交易管道，必須透過教育或法制，規範對於使用先驅化學品秘密實驗室，線上拍賣網站之使用人與所有者，禁止於其網站販售先驅化學品。對於甲基安非他命化學品轉運策略為對於化學品供應商強制實施約束計畫，以追蹤墨西哥境內之甲基安非他命實驗室。對於能製成安非他命類製劑之先驅化學品製造國

---

[128] https://www.deadiversion.usdoj.gov/meth/index.html, 2019.9.21. http://en.wikipedia.org/wiki/Combat_Methamphetamine_Epidemic_Act_of_2005, 2019.9.21.

家保持情報資料分享，尤其中國、印度、德國、捷克等國。同時美國緝毒局在國內數州實施訓練課程，主要訓練對象為藥師、連鎖店及商店職員，對於交易先驅化學品有嚴格的數量管控，有效掌握毒品先驅原料藥的銷售。由於交通之便利以及網際網路之普及，全球化已成為幾無國界的地球村，國際間互動密切，非法藥物問題已非僅為單一國家的問題，而是共同面臨的問題。我國對於先驅化學品之重視亦與國際同步，除與國際間密切合作外，亦訂有相當的法律規定，包括法務部之「毒品危害防制條例」、衛生署之「管制藥品管理條例」以及經濟部之「先驅化學品工業原料之種類及申報檢查辦法」等，惟我國對於網路流傳散布規範，與缺乏專法有效管理等，則尚稱不足。世界先進國家為進一步加強規範，如美國、加拿大、德國等國，均對於先驅化學品立法，列有專法管制；其中除美國在1993年「化學物質流通管制法」（Domestic Chemical Diversion Control Act）[129]中，針對幾項的重要化學物質加以管制外，在「類似物質管制法」中也針對化學構造非常類似第一級或第二級管制物質，或是對中樞神經系統的刺激、鎮靜、迷幻作用類似、或是超越第一級或第二級管制物質的化學物質，另以專法管理。另外，在先驅化學品的流向、稽查而言，香港「化學品管制條例」（Control of Chemicals Ordinance-SecT2）[130]中，也明訂任何警務人員或香港海關人員，可截停、登上與搜查任何已抵達香港的船隻，且如有理由懷疑任何場所或處所內有可予檢舉的物品，可進入與搜查該場所或處所。中國的「易制毒化學品管理條例」[131]是將化學品的分類與品項由公安部門介入，並統籌由國務院負責；第一類易制毒化學品的銷售情況，應當自銷售之日起五日內報當地公安機關備案；個人不得購買第一類、第二類易制毒化學品等。

四、類似結構物質新興毒品的檢驗機制

　　由於類緣物（Analogue）[132]，係指化學分子之主要結構與已上市專利藥品

---

129 http://www.cicad.oas.org/Lavado_Activos/ESP/LeyesLavado/EstadosUnidos/ChemicalControlActUSA. doc, 2019.9.8.

130 http://www.hklii.org/hk/legis/ch/ord/145/s2.html, 2019.8.15.

131 http://www.gov.cn/flfg/2010-04/06/content_1574278.htm, 2019.8.31.

132 按類似物質／類緣物（Analogue）之檢驗，國際間通用之系統性科學方法，係將檢體先經溶媒萃取後，以薄層層析法（TLC）及紫外光分光光度法（UV）進行篩檢，再經由氣相層析質譜儀（GC/MS）及液相層析串聯式儀（LC/MS/MS）鑑定確認，至少以二種以上不同方法交叉比對方可確認檢出類緣物；現已更運用核磁共振儀（NMR）、紅外線光譜儀（IR）、高解析質譜儀

相同，但其側鏈或官能基略為不同之化合物；鑑於各類新興毒品不斷出現，國內應建立主動交流各項最新毒品危害資訊之網路平台，建立學校、衛生及司法體系，藥物濫用個案資料聯繫網路，加強輔導防制作為，消除清查死角，落實篩檢成效，以適時提出監測警訊，提醒國人避免藥物濫用。

（一）透過檢、警、憲、調、海巡、民間認可單位等檢驗體系，新興毒品之尿液及毒品檢體篩檢，緝毒臨檢勤務及衛生體系不法（或處方）藥物濫用聯合稽查之檢體分析及觀護矯正收容體系，分類調查抽驗機制，並透過縣市地方衛生單位對精神醫療院所藥癮個案就診通報統計及各級政府反毒相關部門之監測、調查、研究等資訊的匯集，似可成為未來掌握新興及處方濫用監測資訊的管道，特別是運用刑事鑑識檢驗的機制，將可有效的對於管制或非管制的藥物，均能適時的提供警示作為；惟整合鑑識科技人才，擴大常規篩檢項目，毒品鑑識標準品的備製，乃至於檢體送驗的經費不足等，在在成為未來防制監測的困境，亟待解決。

（二）除應立法規範各級政府部門全力動員，建立業管族群的新興藥物濫用資訊，納入通報毒品危害防制中心外，並轉介指定之醫療機構完成戒除義務；適時檢討特定人員規範，增列尿液篩檢檢驗項目及篩檢技巧，針對學生濫用藥物尿液篩檢訂定妥適採檢方式，包括採尿地點、時間、封籤，均應儘速研議一套兼顧人權與防弊的機制，納入學校評鑑，建立校園防毒管理誘因。全國各機關亦應增加俱樂部濫用藥等新興毒品（如AMT、2-CI、5-Meo等）的檢驗項目，尤以年輕役男及替代役較多之國防部、海巡署及內政部，教育部主管的中輟學生等，均有待建立內部藥物濫用監測資訊的機制。

另對於實驗室中容易新興合成、或可經由人體內代謝、或類似結構物質等，不妨建議參照美國聯邦「管制物質法」（Controlled Substances Act,

---

（HRMS）或X射線（X ray）等精密儀器綜合測定資料，參考各國發表文章及徵詢專家學者意見後，始得以判定其結構。美國食品藥物管理局（FDA）將類緣物視為未經核可的非法藥品，並禁止於該國上市。因此，依據我國「藥事法」的規範，類緣物皆為處方標示外的成分，依法不得添加，且無關於量的問題，是以國內壯陽藥、減肥西藥、保健食品等均不得檢出類緣物成分。基於藥品於實驗室合成過程，將產生許多中間或類緣產物，結構與主成分架構類似，其藥效與主成分或強或弱不一，藥廠研發上市登記許可，除考量藥效外，主要是依據高安全性與低副作用考量。對於製造出含有與藥品化學主結構類似之物質（類緣物），「藥事法」解釋，因其足以影響人體之身體結構及生理機能，故仍屬藥品定義範疇，倘未以正面表列品項於法規中，將使人民無法事前確認、預期，是否發生「未經核准擅自製造輸入販售不法藥物（類緣物）」，而遭衛生署及司法機關認定為偽（或禁）藥之情事，實有面臨空白刑法與違憲的疑慮。

CSA）[133] 的精神，將「類似」概念納入「毒品危害防制條例」的防制立法中，增列法務部長（或相關首長）得暫時公告逕行「緊急」或「指定」列管，再限期完成管制的法定程序（否則法案失效），俾及時杜絕新興毒品之危害。

五、毒品犯罪刑事資訊分析

　　由於毒品犯罪資訊的隱私問題，幾乎以往均著重於毒品本身物質面向的統計，亟須司法部門統整毒品行為人的資訊結果，進行歸戶與樞紐分析：

　　（一）建置毒品濫用資料庫，內容包含全國地方法院檢察署新收毒品罪案件數及查獲毒品數量訊息外，亦應考量毒品價格與查獲毒品數量與新收毒品罪案件數對應關係、臺灣地區精神醫療院所通報藥物濫用資料、青少年毒品濫用成長率、新興吸毒人口成長率等。

　　（二）儘速分析對於假釋、保護管束、毒品減刑後等慢性習慣犯，毒品犯更生人（前科）犯罪刑事資料（包括毒品施用種類、犯次、尿液及非尿液檢驗結果等）濫用監測統計及「毒品（前科再犯）成癮者總歸戶單一窗口資料庫資訊系統」（即毒品危害防制中心建置的全國毒品犯前科資料庫）、「醫療機構替代治療作業管理系統」等數據資料，以維繫司法部門「毒品減害緩起訴計畫」得來不易的成果，及藥癮更生人出監所矯治處遇之成效，降低毒品再犯率，避免反覆浪費刑事司法資源。

　　現階段我國藥物濫用人口資料分散於國內各相關部會中，除衛生署建構的「管制藥品濫用通報資訊系統」、「濫用藥物檢驗通報資訊系統」外，尚有法務部的獄政管理系統、警政署的藥物濫用列管尿液採檢、戶口查察及行政院勞委會職訓局的就業媒合資訊等，相當分散，且彼此相異；為有效掌握我國藥物濫用問題，實有必要整合國內現有資料庫或依據毒品問題之需求，建置跨部會系統性的整合監控方案；然而，就現階段國內藥物濫用人口資料之整合方向，已就「刑事司法體系」與「獄政管理系統」為核心考量，倘能將資料比對，預期可得到第一、二級毒品施用者之基本人口學、醫療、復發、居住生活狀況及就業等歸戶資料；法務部現已著手持續建構「毒品成癮者單一窗口服務系統」，亦即「毒品成癮者總歸戶資料庫系統」，意在整合國內各藥物濫用監測系統之人口資料，應有助於描繪國內毒品及藥物濫用整體圖像及全貌，同時

---

[133] https://www.dea.gov/controlled-substances-act, 2019.9.5.

對於瞭解兼有施用第三、四級毒品的更生人口背景參考資料庫，亦能有相當程度地瞭解，值得期待。此外，司法機關對於第三、四級施用毒品者已增列行政罰與講習，雖已能掌握國內施用毒品者的初步態樣與地區性行為，惟對於個案行為改善施用處遇的規劃面臨瓶頸，欠缺有效再犯資訊監控與保安處分整合輔導機制；且在不同機關執行下，如何統合個案資訊加強行為面向的防制策略，並建立國家常規毒品統計年報的資訊公開，已為先進國家引頸企盼發展的趨向所在；惟健全資料庫建置的前提，仍須植基於完備的毒品個案總歸戶系統架構平台與完善的資訊彙集管道，如何平衡政府公益與突破個資法相關保密隱私法制，強制匯流毒品監測資訊，卻也是一個待解的執法難題。

第五節　未來藥物濫用防制監測之建議

藥物濫用已成為當前人類社會的面臨的共同問題，世界各國莫不致力於防堵，以遏止其危害。不斷的跨國運輸與本土產製毒品來源、推陳出新的毒品種類品項，以使藥物濫用防制工作愈趨複雜，包含層面更為龐大，涵蓋範圍更需全面整合社會國家資源，即時掌握國際藥物濫用流行趨勢、訂定統合供給面、需求面的全面性防制策略與有效防制體系，已為當前毒品防制工作的重要課題。聯合國毒品防制政策，係以斷絕供應（Supply Discontinuity）、減少需求（Demand Reduction）、減少傷害（Harm Reduction）等「三減策略」的防制監測為主要方針。

一、建立統合專責監控防制

國內因治安機關組織眾多，在缺乏有效統合，或因績效壓力下，毒品犯罪的防制已淪為各掃門前「毒」，甚至出現養毒、緝毒的惡性循環。在「防」的部分包括宣導毒品危害、預防再犯，「制」的方面則必須嚴予取締、斷絕毒源、壓制毒品人口的增加（是以甚至延伸其義，或採「治」者，係指另著重於勒戒與治療處遇而言）。緝毒工作新思維，首重源頭管控。然職司緝毒工作組織規模相當龐大，中央有法務部調查局、內政部警政署刑事警察局、行政院海洋巡防署、國防部憲兵司令部，地方則有法務部調查局各地調查站、國防部憲調站、縣市警局等，單位繁多，查緝工作雖已由高等檢察署統一指揮協調，惟

踩線、相互掣肘、爭功仍時有所聞[134]，以致統合緝毒組織，強化建構有效「防線」，自然亦成爲政府組織再造的思維與選項之一。法務部曾政府組織再造之際提出，比照美國緝毒署統一事權，成立跨部會專責緝毒機構[135]，惟並未落實；且因政策時空異動，2005年至2008年之「全國反毒作戰年」已屆多時，毒品防制目標仍未竟其功；檢討未來政府組織變革的方向，目前尚無共識。

二、擴大掌握整體圖像與原貌

藥物濫用者之行爲常影響社會秩序，不論是官方統計的犯罪率或犯罪人口率及相關的研究調查，不僅監測對象、範圍過於狹窄而不夠連貫，明顯尚有改善進步的空間，國內且學者普遍擔憂有嚴重低估的情形，過去的濫用數據應介於20萬至40萬人之間，依據學界的推論至少不會低於5至10倍之間；因此，藥物濫用的防治與監測，倘非透過專責組織的統整，配合強制法制通報特殊族群人口，進行長期匯集掌握，恐難窺全貌；而毒品使用者與毒品提供者的犯罪，以及二者交互作用、或併有其他偏差行爲問題，除具有跨國、集團、多元、複雜、隱蔽等特性，且伴隨產生財產性犯罪外，近年更因其與黑槍、幫派的共生連結，逐漸頻繁，已成爲社會的三大毒瘤；亦時與暴力、組織等犯罪高度的利益結合，屬刑事案件統計，監測資料隱密且複雜，在政府資訊公開有限的情況下，監測及研究資料獲取不易；因此，日趨嚴重的毒品氾濫、蔓延、擴散及犯罪現象，已成爲全球各國共同面臨的防制問題與監測挑戰。

三、增強供需監測同步並濟

積極建議政府主動建立藥物濫用防制的監測機制；在斷絕供應的監測層面，可包括對於合法藥品之分級管理法制整合及避免流用轉製（防毒）避免流用，對於非法毒品則應加強撲滅生產、轉運斷源及整合組織、加強緝私，特別是以非侵入性掃描、超強透視力與解析能力方式，建置機動式貨櫃檢查儀，查驗高危險群進、出（轉）口查驗、「出口前通知」（Pre-Export Notification），加強貨物通關申報名稱、稅則號別規範之報關行爲[136]，與海關監管之

---

134 張甘妹（1987），再犯預測之研究。臺北：法務部。

135 按2004年11月3日行政院強化社會治安第24次專案會議討論，同年11月11日法務部擬定我國反毒工作之「反毒新策略」專案報告，計畫成立「毒品防制局」。2009年11月30日。

136 依據「關稅法」第8條規定，報關業者向海關申報進出口時，採行海關電腦連線或電子資料傳輸

風險偵測機制。在減少需求監測層面，則包括阻止新用者、減少非法新興毒品之濫用、防止合法藥品之誤用、監測通報體系重整（施用行為監測）、加強毒品犯罪刑事資訊的決策實證分析（習慣犯）；抑或立法擴大實施工作職場的無毒檢測，無毒校園、無毒駕駛、或特定族群的藥物檢測計畫，以全面強化社區安全與防衛體系。

四、轉向發展減害監測管理

在減少傷害的監測層面，以建立減少傳染病傳播、犯罪率指標，擴大推動修復家庭與接納，加強成癮者之戒治及替代治療維持與留置，試辦推展毒品減害之專責法庭、將社會整體傷害降至最低。國際間對於減少傷害的政策，發展藥癮戒治替代治療計畫，多朝向減少犯罪率、減少傳染病傳播、減少家庭及社會問題等三方面努力外，同時，亦著力於調和司法與衛生部門防制監測體系的運作，進行組織整合。相較於我國衛生署提報行政院推動的毒品（愛滋）減害計畫（包含清潔針具計畫）後；除替代治療法制化部分[137]外，並經立法院修訂通過增修「毒品危害防制條例」第24條條文外，惟亟待完整建構「毒品減害政策」納入毒品防制政策立法的具體落實，期使政策與法規同步。

五、管制新興物質與監測法制化

對於毒品先驅化學物質與類似結構物管理機制及毒品危害防制中心的法制化，且如美、澳等國分別訂定專法，整合推動毒品法庭，全面發展社區戒治。滿清時代的鴉片荼毒滄桑史，因而導致了今日偏重緝毒、且重刑化的反毒政策，形成了緝毒多線分工，政出多門而疊床架屋的生態沿革及政策變遷，如何精實調整現行反毒組織分工運作不佳的資源配置，加以重組定位，建立專責組織因應，應是現行拒毒、戒毒與防毒監測組織分工的問題所在。

方式辦理，經海關電腦紀錄有案者，視為已依規定辦理或提出申報。業者須向地區關稅局報備並關貿網路申請連線，將報貨主相關報單資料傳輸至海關，依申報之稅則號別篩選出C1、C2、C3之通關方式，C1：免審書面文件、免驗貨物，即可提領貨物通關。C2：須審核書面文件、無異狀，即可免驗貨物提領通關。C3：須審核書面文件、經查驗貨物後，始可提領貨物通關。因而先以錯報貨名、稅號，爭取C1免審免驗通關，規避查驗，自然成為犯罪風險評估的巧門。

137「毒品危害防制條例」第24條修正條文經2008年4月2日立法院第7屆第1會期第6次會議討論通過，院總字第308號委員提案第7782號之1，並經立法院於2008年4月8日完成三讀通過，且已於2008年4月30日經總統公布。

六、立法設置防毒監測資源基金

運用沒收毒品犯罪所得的法制，與毒品犯罪司法或行政的裁罰，產生繼司法「緩起訴處分金」之後的另一項毒品防制監測機制的可能財源，因而已經自法務部、衛生福利部、教育部、內政部、勞動部等共同提出之6項業務計畫、16項計畫經費預算中，羅列出「毒品防制基金」。2019年1月1日「毒品防制基金」正式上路，經費優先補助方向為「施用毒品者成癮治療」、「復歸社會」及「解決少年毒品」等3大面向，其後監督基金運用效率與機制的建立，亦為當前司法發展必然趨勢。

第六節　結　語

政府毒品防制政策及法制作為，充分影響毒品監測的統計結果及呈現方式，現階段在缺少客觀毒品濫用程度及監測指標的情形下，依市場供需原理分析，市場上有如此大的施用需求量，毒品濫用程度自然嚴重，誠如前述新興濫用藥物難以斷根，類似結構物質源源不絕，多重藥物濫用戒斷不易，累再犯率居高不下，形成濫用個案監測體系的循環與整體防制資源浪費。因此，對於藥物濫用成癮者歸戶的監測與數據的透明化，特別是高犯次慢性習慣的累犯行為監測與分析，發展分級處遇機制，並釐清毒品施（使）用者的法律定位，包括如何突破尿液篩檢等的相關法制與人權隱私的衝擊，亦為重點所在。實是當前我國所必須面對的重要刑事司法、醫療及社會問題。

再者，如何促成毒品統計開放資料庫的分析運用，健全國內各機關構藥物濫用通報監測機制，建立管理資訊系統常模，已是當即要務。同時，徹底推動宣導減害的觀念，協助成癮者進入治療系統免除毒品的控制，並發展個別化分類專業輔導機制，推動家庭重建及社區修復的信心，接納其早日回歸社會，發揮更生再造功能，避免復犯，是毒癮防制工作的主要目標；惟為能達到有效治療及預防復發之功效，仍有賴各級政府及相關部門齊心協力，共同推動防制工作，建立藥物濫用監測資訊平台，以專責監測的防制資訊中心或毒品防制組織型態，整合資源，結合民間力量，建立完整的家庭社會支持網絡，應是整體藥物濫用防制監測工作，可行的未來努力方向。

參考書目

一、中文部分

王一芝（2002年11月），被毒品囚禁的靈魂，臺灣戒毒者的天人交戰，經典雜誌，52期。

呂欣憓（2017年3月7日），清泉崗基地完成尿篩 10人複檢呈陽性，中央通訊，http://www.cna.com.tw/news/firstnews/201703075038-1.aspx。2019年8月5日。

李盛雯（2008年10月30日），成癮是病 不是罪 治療取代監牢，中國時報。

法務部、衛生福利部、教育部（2016；2011；2007），95年反毒報告書，臺北：法務部、衛生福利部、教育部。

馬維野主編（2003），全球化時代的國家安全。武漢：湖北教育出版社，頁440-441；轉引自蒲吉蘭，犯罪致富 —— 毒品走私、洗錢與冷戰的金融危機，北京：社會科學文獻出版社（2001年版），頁221。

張甘妹（1987），再犯預測之研究。臺北：法務部。

張榮珍（2016年7月），我國鎮靜安眠類管制藥品之使用現況，管制藥品簡訊，68期。

郭立芬（2016年4月），以處方行為監視系統分析2013年美國8州之管制藥物處方型態，管制藥品簡訊，67期。

楊士隆（1995），監獄受刑人擁擠問題之實證研究。行政院國家科學委員會專題研究報告。

楊士隆（2005），毒品問題與對策。行政院研究發展考核委員會委託研究。

楊士隆（2006），藥物濫用人口之資料交換與共享平台之資料庫建置需求及架構規劃先期研究。行政院衛生署委託研究計畫研究報告。

二、外文部分

2006 International Narcotics Control Board, INCB.

2019 World Drug Report, UNODC.

Caterina Gouvis Roman, Heather Ahn-Redding, & Rita J. Simon (2005). *Illicit drug policies, trafficking,and use the world over*. Lexington Books, p. 221.

Hemispheric Drug Strategy, the Inter-American Drug Abuse Control Commission (CICAD),

Washington, DC, USA, forty-seventh regular session.

How to Develop a National Drug Policy: A Guide for Policymakers, Practitioners, and Stakeholders.

International Fact Sheet: Efforts to Control Precursor Chemicals-ONDCP.

International Narcotics Control Strategy Report, United States Department of State Bureau for International Narcotics and Law Enforcement Affairs.

第七章　新興影響精神物質濫用與管制

楊士隆

前　言

　　近年來，毒品以各種化合物型態作爲產品開始出現於臺灣的非法毒品市場，甚至傳有藥物販賣者透過架設國外網站，販賣各種合法興奮劑（Legal Highs），並以「合法」、「化學研究物質」等字眼作爲宣傳。此種異質性和快速發展的化合物類別通常被稱爲「新精神活性物質」（New Psychoactive Substances, NPS），或者簡稱爲新興毒品，且易於通過電子商務或所謂的網路商店散播流傳。新精神活性物質的濫用是公共衛生安全，也是犯罪防治的難題，因新精神活性物質的化學結構很容易透過化學煉製手段輕易修改，導致生物樣品毒理學篩選方法和管制藥品之即時管制措施面臨巨大的挑戰。

第一節　新興影響精神物質之意涵、類型與影響

一、意　涵

　　新型精神活性物質（New Psychoactive Substance，簡稱NPS）係指「一種新興麻醉或影響精神之藥物，其不受1961年麻醉藥品單一公約或1971年精神藥物公約管制，但與列管之物質對比下，已呈現威脅公眾健康的物質」（New psychoactive substance: a new narcotic or psychotropic drug, in pure form or in preparation, that is not controlled by the 1961 United Nations Single Convention on Narcotic Drugs or the 1971 United Nations Convention on Psychotropic Substances, but which may pose a public health threat comparable to that posed by substances listed in these conventions.）（UNODC, 2016）。其另類市場名稱包括因Euphoria改變心理狀況之合法欣快劑（Legal Highs）（俗稱合法興奮劑）、草本欣快劑（Herbal Highs，俗稱草本興奮劑）、研究用化學品（Research Chemicals）、

實驗室試劑（Laboratory Reagents）、植物營養劑（Plant Food）、食物／膳食補充劑（Food/Dietary Supplements）、狡詐師或設計師藥物／策劃藥（Designer Drugs）、醫療用藥（Medicines）、合成毒品（Synthetic Drugs）或俱樂部藥物（Club Drugs）等（UNODC, 2013a）。歐洲的「歐洲毒品與成癮監控中心」（European Monitoring Centre for Drugs and Drug Addiction, EMCDDA）的報告則指出，新型精神活性物質被稱之為「新合成毒品」（New Synthetic Drugs）（包涵，2015）。

二、類　型

根據UNODC之Early Warning Advisory（EWA）所列資料將NPS分為9大類（UNODC, 2018）：

（一）氨基茚滿類（Aminoindanes）：氨基茚滿類在1970年代被當成舒張支氣管與鎮痛的藥物，同時發現其對血清素的釋放與再攝取有強效作用。氨基茚滿類通常以粉末與晶體型式存在，主要以中樞神經興奮劑起作用。

（二）合成大麻素（Synthetic Cannabinoids）：大麻是典型的天然毒品，無論是大麻樹脂還是大麻油，其有效成分均為四氫大麻酚（THC）。合成大麻素為結構、迷幻作用類似天然四氫大麻酚的一系列合成產品。

（三）合成卡西酮類（Synthetic Cathinones）：卡西酮是一種在阿拉伯茶中發現的生物鹼，在化學結構上與苯丙胺類藥物相似，服用後會產生強烈的興奮和致幻作用，是國際管制的第一類精神藥品。

（四）苯環利定類（Phencyclidine-type Substances）：在1950年被合成出，以注射麻醉劑被使用，作為娛樂性藥物的用途始於1960年代中期。主要以中樞神經興奮劑或解離劑起作用，其化學結構與PCP及愷他命類似。

（五）苯乙胺類物質（Phenethylamines）：是指一類被證實具有精神活性和興奮效果的物質。

（六）哌嗪類物質（Piperazines）：通常被形容為「失敗的藥物」，源於其中一些物質曾被製藥公司評估為潛在的治療劑但卻從未真正投入市場。

（七）植物源類物質（Plant-based Substances）：植物源類物質是源自某些天然植物的新興影響精神物質，當前主要流行的為阿拉伯茶、卡痛葉和鼠尾草，均具有精神致幻作用。

（八）色胺類（Tryptamines）：合成的色胺類在1990年代出現在非法藥物

的市場中，主要作為致幻劑，通常以吞食、嗅吸或注射的方式被使用。

　　（九）其他新興影響精神物質（Other Substances）：其他新興影響精神物質是指無法歸入上述各類物質但同樣具有濫用潛力的新興影響精神物質。

　　Abdulrahmin 等人指出，新興影響精神物質主要從各類成分中合成而來，可能以各類鎮靜劑（Depressants）、興奮劑（Stimulants）、幻覺劑（Hallucinogens）及合成大麻（Synthetic Cannabinoids）等型式呈現，其製造沒有一定規則與標準，但卻對人類產生各項危害。鎮靜劑類主要包括：GHB & GBL、Ketamine，Nitrous Oxide。興奮劑如Synthetic Cocaine、Amphetamine-type Substances（ATS）、Mephedrone、Ecstasy/MDMA Derivative等。幻覺劑如Derivatives of LSD、Magic Mushrooms、Mescaline等。合成大麻（Synthetic Cannabinoids）如大麻二環己醇、JWH-018、JWH-073或HU-210等，依成份常被稱為K2、Spice、Zohai或迷幻鼠尾草等（Abdulrahim D & Bowden-Jones O, 2015）。

三、影　響

　　對於新型精神活性物質對人體之長期或短期健康影響風險之評估研究並不多，依據鑑識科學之檢測，僅能證實其可能混雜多種物質成分，但對於影響須視各物質之成分、使用劑量等而定。一般之風險主要包括降低個人之意志力、導致偏執狂、昏迷、癲癇發作及／或較少案例之死亡。多數使用者並不知其成分、來源及對個人與朋友健康之影響（NHS, 2015）。惟劉志民（2015）指出，新型精神活性物質對人體健康的危害和其他毒品一樣，是嚴重和多方面的，主要涵蓋以下三個方面：

　　（一）濫用導致的成癮：新型精神活性物質同許多合成毒品具有類似之處，就是精神依賴性較強，但軀體依賴性相對較弱，這也是與海洛因這種「傳統毒品」的主要區別之一。但這不意味著其成癮性弱，相反，從這些新型精神活性物質的精神興奮和致幻作用分析出其成癮性很強。其成癮和慢性中毒的主要表現特徵是濫用後的中樞興奮與停藥後的中樞抑制狀態交替出現。例如冰毒、氯胺酮濫用者很容易從偶爾的嘗試性吸毒發展到習慣性和經常性吸毒，最後發展到強迫性吸毒，如果沒有干預的話，濫用者一般都會很快由嘗試吸毒不斷地發展，最後到不得不濫用的成癮狀態。

　　（二）健康損害：歐洲和美國的調查和監測顯示，新型精神活性物質所

導致的健康損害是多方面的，包括對濫用者神經、精神影響和對心血管系統等重要生命器官的損害，以及濫用導致的急性過量中毒，甚至致命危險。這些新型精神活性物質對人體的損害絲毫不比「傳統毒品」小，某些方面特別是對神經、精神系統的損害比傳統毒品還要嚴重。

（三）急性中毒後的行為改變：新型精神活性物質主要以中樞興奮和致幻作用為主，因此，濫用後急性中毒情況下主要表現為發生不可控制的興奮、易激惹、衝動、甚至暴力行為和暴力犯罪；另外其中許多物質對性活動具有刺激、興奮作用，其不可避免地會在濫用者之間產生性亂行為，並由此導致性病、愛滋病等傳統病的感染傳播，造成嚴重的社會問題和公共衛生問題。

第二節　新興影響精神物質之發展與全球分布現況

一、新興影響精神物質之發展

新興影響精神物質乃以合成植物（目前發現多為合成大麻素）為基礎，開發新興毒品，逃避現有的法定管制藥品規定，在近年市場中迅速蔓延。新興影響精神物質之起源地為亞洲（東亞和南亞地區），漸擴散至歐洲及美洲地區，且方便在消費者之所在國製造（UNODC, 2014）。通過聯合國早期預警系統，在2005年至2012年期間，發現236種新興影響精神物質（Council of the European Union, 2005）。2013年12月達348種，明顯超過了受國際管制的精神活性物質的種類數量（234種物質）。新興影響精神物質在年輕族群中已經構成巨大的市場。在歐盟，約5%的年輕人（15歲至24歲）的已經嘗試過，相等於五分之一的人口。除此之外，相較於其他聯合國成員國，新興影響精神物質在美國發現最多。在亞洲的市場中，發現主要的新興影響精神物質為氯胺酮（Ketamine）和卡痛葉（Kratom），已經影響東亞和東南亞地區的國家，且近幾年漸取代搖頭丸市場。迄至2015年12月，643新興影響精神物質在聯合國之早期預警系統上被發現。根據World Drug Report（2018）之分析，NPS之市場持續成長，在2009年至2016年間，106之國家及區域發現739種NPS。UNODC, Early Warning Advisory（2019）另指出，迄至2018年12月，在全世界119個國家及地域中發現888類NPS通報給EWA。其市場以各種型式快速出現及消失。部分國

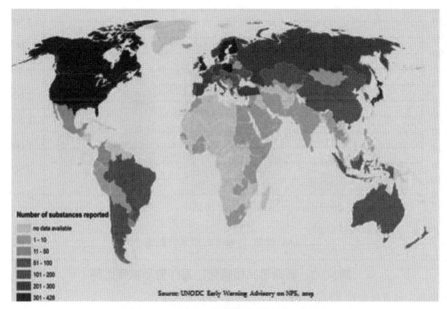

圖2-7-1 新精神活性物質之全球分布

家NPS以商品名如「LSD」及「Ecstasy」販賣，因其容易取毒及價格便宜因此受到特定族群歡迎。其市場似已被建立，值各國關注。

二、新興影響精神物質之全球分布現況

　　根據聯合國毒品與犯罪辦公室EWA新近統計，新精神活性物質主要緝獲集中在美國（北美）、亞洲（東亞及東南亞）歐洲（西歐、中歐及東歐）、北美、俄羅斯、日本等已開發國家和地區。目前全球合成新精神活性物質市場仍然主要是合成大麻素（Synthetic Cannabinoids）、K他命（Ketamine）及合成凱西酮（Synthetic Cathinones）（World Drug Report, 2019）。

第三節　新興影響精神物質之臺灣現況

　　臺灣新興毒品濫用致死的案例近年急劇增加，法醫研究所指出，2011年1月至2017年12月中旬的統計資料觀察，已從每年約10件劇升至100件（圖2-7-2），

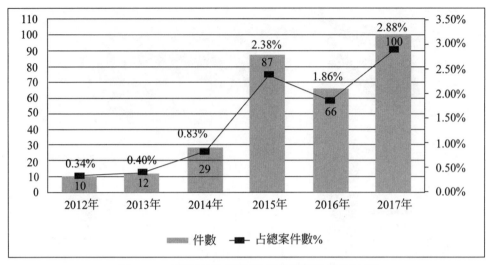

圖2-7-2　新興毒品相關死亡案件數及當年比例

資料來源：法醫研究所。

致死案例中之，平均毒品種類也從1.9種上升至4.2種，近期甚有多達10餘種。惟死亡人數於2018年下降至45名。

　　2011年至2015年非NPS濫用藥物之致死年齡為39.2，NPS濫用致死平均年齡為27.7歲，致死多數為青年人（蕭開平，2017），惟NPS在臺灣從2006年至2014年僅列管為23項，與韓國同期列管之93項相去甚多，主要為欠缺及時的緊急列管機制所致（Feng et al., 2016），臺灣的NPS濫用大宗為Ketamine及Synthetic Cathinones（Feng et al., 2016；李志恒，2017）。

　　根據衛生福利部食品藥物管理署所公布之新精神活性物質檢出情形，2008年至2018年一共檢出150種NPS，其中49種合成凱西酮類（Synthetic Cathinones）；29種類大麻活性物質（Synthetic Cannabinoids）；7種愷他命與苯環利定類（Ketamine & PCP-type Substances）；30種苯乙胺類（Phenethylamines）；12種色胺類（Tryptamines）；16種其他類（Other Substances）；7種呱嗪類（Piperazines）。而氨基茚滿類（Aminoindanes）與植物類（Plantbased Substances）兩大類，在臺灣無檢出紀錄（衛福部食品藥物管理署，2019）。

　　楊士隆、李志恒、謝右文（2018）進行新興毒品趨勢調查與防治對策之

研究，針對新入監受刑人、戒治所、少觀所及接受講習者合計1,200名進行抽樣調查，發現在所有樣本中，89.5%之樣本曾使用任何一種新興毒品，其中曾使用K他命者占52.5%；安非他命類68.2%、浴鹽2.0%、類大麻占17.2%、喵喵、泡泡類占7.8%、大象針占1.5%、BZP占0.1%、牛奶針占1.2%、火狐狸占0.7%、金剛（混合MDMA）占13.3%、其他迷幻藥類占7.2%（詳圖2-7-3）。在所有曾使用新興毒品之中，安非他命類占36.9%列為第一，K他命30.1%次之、類大麻10.6%第三、混合MDMA9.2%第四（圖2-7-3及圖2-7-4）。

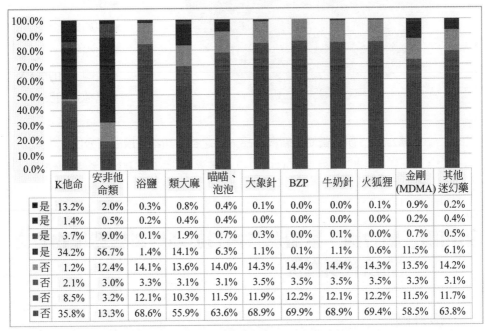

	K他命	安非他命類	浴鹽	類大麻	喵喵、泡泡	大象針	BZP	牛奶針	火狐狸	金剛(MDMA)	其他迷幻藥
■是	13.2%	2.0%	0.3%	0.8%	0.4%	0.1%	0.0%	0.0%	0.1%	0.9%	0.2%
■是	1.4%	0.5%	0.2%	0.4%	0.4%	0.0%	0.0%	0.0%	0.0%	0.2%	0.4%
■是	3.7%	9.0%	0.1%	1.9%	0.7%	0.3%	0.0%	0.1%	0.0%	0.7%	0.5%
■是	34.2%	56.7%	1.4%	14.1%	6.3%	1.1%	0.1%	1.1%	0.6%	11.5%	6.1%
■否	1.2%	12.4%	14.1%	13.6%	14.0%	14.3%	14.4%	14.4%	14.3%	13.5%	14.2%
■否	2.1%	3.0%	3.3%	3.1%	3.1%	3.5%	3.5%	3.5%	3.5%	3.3%	3.1%
■否	8.5%	3.2%	12.1%	10.3%	11.5%	11.9%	12.2%	12.1%	12.2%	11.5%	11.7%
■否	35.8%	13.3%	68.6%	55.9%	63.6%	68.9%	69.9%	68.9%	69.4%	58.5%	63.8%

圖2-7-3　使用各種種類之毒品盛行率

資料來源：楊士隆、李志恒、謝右文（2018），新興毒品趨勢調查與防治對策之研究，法務部司法官學院委託專題研究計畫。

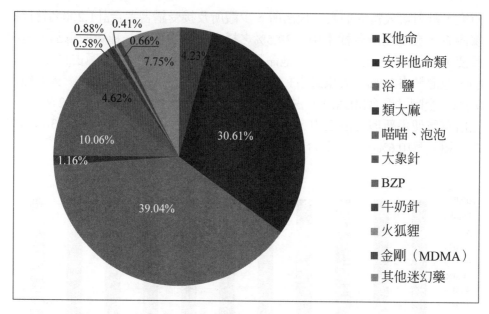

圖2-7-4　所有曾使用新興毒品人口之各種類毒品所占百分比

資料來源：楊士隆、李志恒、謝右文（2018），新興毒品趨勢調查與防治對策之研究，法務部司法官學院委託專題研究計畫。

第四節　聯合國、歐盟及各國對於新興影響精神物質之立法管制概況

一、聯合國

　　2016年3月18日聯合國麻醉藥品委員會（The Commission on Narcotic Drugs, CND）增加以下七類毒品納入公約管制（The Convention on Psychotropic Substances of 1971）：MT-45、Acetylfentanyl（An Analog of the Opioidanalgesic）、Alpha-Pyrrolidinovalerophenone（Alpha-PVP）、Para-Methyl-4-Methylaminorex（4,4'-DMAR）、Para-Methoxymethylamphetamine（PMMA）、Methoxetamine（MXE）及Phenazepam（俗名一粒眠）（UNDOC, 2016）。

　　2016年11月30日至12月2日第59屆聯合國麻醉藥品委員會集會，宣布呼應

世界衛生組織（WHO）於日內瓦11月14日至18日專家召開之建議，對10種新型精神活性物質建議加以列管，同時將3-Methylmethcathinone（3-Methyl-N-Methylcathinone, 3-MMC）進行嚴謹之評估及將JWH-073納入監控。2017年3月13日至3月17日第60屆聯合國麻醉藥品委員會集會決定通過對以下10種新型精神活性物質加以列管（UNDOC, 2017），包括：

（一）U-47700 - Schedule I。

（二）Butyrfentanyl - Schedule I。

（（一）、（二）納入1961年麻醉藥品單一公約，1972年修訂之協議。）

（三）4-Methylethcathinone（4-MEC）- Schedule II。

（四）Ethylone - Schedule II。

（五）Pentedrone（α-Methylaminovalerophenone）- Schedule II。

（六）Ethylphenidate（EPH）- Schedule II。

（七）Methiopropamine（MPA）- Schedule II。

（八）MDMB-CHMICA - Schedule II。

（九）5F-APINACA（5F-AKB-48）- Schedule II。

（十）XLR-11 - Schedule II。

（（三）至（十）納入1971年精神藥物公約管制。）

　　2019年3月18日至3月22日第62屆聯合國麻醉藥品委員會集會決定通過對以下新精神活性物質加以列管，並於5月23日通知聯合國各會員國執行。包括Cyclopropylfentanyl、Methoxyacetylfentanyl、Orthofluorofentanyl（2-Fluorofentanyl）以及Parafluorobutyrylfentanyl（4-Fluorobutyrfentanyl）（納入1961年麻醉藥品單一公約，1972年修訂之協議）。

二、區域之管制回應（Regional Responses）：歐盟（The European Union）

　　根據聯合國毒品問和犯罪問題辦公室公布之資料，迄今對於新型精神活性物質之區域系統回應主要為歐盟之歐洲早期預警系統（The European Early Warning System of the European Union）。其委員會曾在2005年決議對新型精神活性物質進行監測（Monitoring）、評估風險（Risks Assessment）及必要時可援用歐盟會員國對麻醉與精神活性物質之現存管制規定。迄至2016年三月18類新型精神活性物質被要求進行風險評估。16類新型精神活性物質包括4-MA、

4-MTA、PMMA、2C-I、2C-T-2、2C-T-7、TMA-2、BZP、Mephedrone、5-IT、25I-NBOMe、AH-7921、MDPV、Methoxetamine、4,4'-DMAR，以及MT-45被歐盟委員會通過決議列管（UNDOC, 2016）。2017年11月15日，歐盟通過新的立法作爲，加速NPS之列管程序。包括早期預警（Early Warning）、風險評估（Risk Assessment）及控制措施之加速（透過Data-Collection及Assessment Procedures）。

三、近年各國之立法與管制作爲

　　根據聯合國之統計，對新型精神活性物質之管制立法各國略有出入，部分採增加個別列名之管制措施與彈性，部分國家則增訂管制規定，強化管制彈性與迅速性，但多數局限於新型精神活性物質之販賣行爲。彙整分述如下（楊士隆，2017；2018）：

　　（一）物質個別列名（Individual Listing）：全球大部分之國家採物質個別列名（Individual Listing）作法（UNODC, 2016），其主要秉持國際藥物管制公約精神，須對個別物質之危害進行科學與人類經驗評估，新增物質納入藥物管制法規的立法程式通常十分冗長，至少耗時數月，一經評估其危害即予納管，依據物質的醫療用途、相對濫用可能以及若濫用導致依賴性的可能程度，分列於不同類別清單。每份清單均按照分級管控及限制制度製作。NPS管制方案範例包括紐西蘭2008年的BZP、TFMPP及mCPP納管，以及巴西2011年的甲氧麻黃酮管制（LSS, RAB, DPA, & UNODC, 2016）。

　　（二）臨時（緊急）禁令（Temporary/Emergency Bans）：經由臨時（緊急）禁令，主管當局得以經由法規性命令，針對具有「立即風險」或「危險」且對公共健康造成威脅的新型精神活性物質（個別化合物或化合物群組），迅速（數日或數月之內）導入類似適用於違禁製造或交易藥物的管制，再經主管當局評估健康問題後，做出有關管制的最終決定。暫時性管制有其時效（通常爲六個月至一至二年）。依據暫時性法規進行的藥物管制通常對於個人使用的數量罰則較輕、或並無罰則，而是以製造、進出口及供應爲管制重點。實施之國家包括Denmark、Singapore、Hungary、New Zealand、United Kingdom、United States of American、Australia、Croatia、Bahrain, Germany、Ghana、Ireland、Italy、Latvia、Netherlands、New Zealand、Saudi Arabia、Republic of Korea、Russian Federation以及Spain（UNODC, 2016）。

（三）快速程式（Rapid Procedures）：快速程式與臨時禁令一樣，本身並非管制NPS的法律，只是一套在緊急情況下能加快標準立法程式，而將新增物質納入永久管制的制度。因此，為加速程式，可以容許省略一、兩個標準立法步驟，或縮短國會委員會及／或總統考慮決定的程式時間。快速程式與臨時禁令之間的區別，主要在於以下兩點。首先，相較於標準立法程式，快速程式仍維持律法正文最終核准的要求層級，但商議時間縮短，而臨時禁令則是降低律法正文最終核准的層級，例如從總統／禦准降至內閣核准。其次，快速程式產生的物質禁令屬於永久性質，不像臨時禁令設有時間限制。盧森堡、挪威、波蘭、斯洛伐克及瑞典等國，即已利用快速程式管制NPS供應（LSS et al., 2016）。

（四）通類管制（Generic Controls）或類緣物管制（Analogue Controls）：通類管制是在發現物質群組（包括大量個別NPS）加以禁止及／或先行管制可能出現的新型物質，藉此補強個別管制型物質清單。通類管制鎖定核心分子結構，本身並不必須具有精神作用，以法規指明可能歸為管制範圍的結構之特定變化（特別是分子中特定位置的取代基團）。類似物法規是基於與管制藥物「化學相似」的概念，管制未在法規中明確提及的物質。因此，只要是在結構上類似於現有管制物質，且與管制物質具有類似或更大中樞神經系統作用的物質，就視為管制物質類似物，也必須納管。與通類管制不同，類似物法規是依據物質個案方式運作，更大程度涵蓋與「母」化合物化學結構相似的物質。舉例而言，有些國家目前所採用的通類法規，是將可經由取代JWH-018吲哚環上的戊基取代基而製成的多種惡甲醯基吲哚類物質都納入管制。運用此種方案管制一或多個NPS群組的國家及地區，包括奧地利、丹麥、法國、匈牙利、香港（中國）、愛爾蘭、以色列、日本、立陶宛、挪威、俄羅斯聯邦、瑞士、阿拉伯聯合大公國、英國及美國等。加拿大法律即是運用類似物法規管制NPS。加拿大已將3,4-亞甲基雙氧甲基凱西酮，視為安非他命的類似物，而安非他命則屬管制型藥物與物質法（CDSA）第一列表所列物質。如JWH-018等合成大麻素類似大麻合成製劑，因此屬於CDSA第二列表管制範圍（LSS et al., 2016）。

（五）特別立法措施（Specific NPS-Related Legislation）：

1. 奧地利（Austria）於2011年訂定「新型精神活性物質管制法」（The New Psychoactive Substances Act），此法案強調新型精神活性物質之界定須包括二項成分：此物質須被個人或一群人不當使用一段期間且被發現呈現影響

力；同時，根據當之科學證據及經驗證實其對消費者健康構成危害且此種危害並無法被排除。其授權衛生部門可據此對這些新型精神活性物質加以分類與管制，以減少對人體健康之危害（BGBl, 2013）。

2. 紐西蘭（New Zealand）於2013年通過之「精神活性物質法」（The Psychoactive Substances Act 2013）有關行銷及授權之限制規定，亦為特殊之立法。其採用之管制作法與醫藥用品、食物及化學用品相同，在正式可進口、製造、行銷供應及持有使用前，均須對產品進行風險評估，以取得許可。此外，亦須對產品使用之年齡限制、銷售地點加以說明。而產品之廣告、標示及包裝亦須循規定，另產品之營養成分、製造與存放日期等均須標示清楚，對於未滿18歲及未合法持有之人銷售，授權執法當局可在一定之情形下可予以撤銷等權力（New Zealand, 2013）。

3. 英國（United Kingdom）於2016年4月6日訂定「精神活性物質法」（The Psychoactive Substances Act）。此法規定對於人體可能產生負面影響之任何精神活性物質之製造、供應、持有及進出口等，均是違法行為。一般可處六月以上至二年之刑期及／或罰金。刑期最高可判處七年之有期徒刑。惟其排除一般合法物質如食品、酒精、煙草及醫藥用品之管制及1971年「藥物不當使用法」（Misuse of Drugs Act 1971）以管制之管制藥品適用。此外，在搜索票之核發下，此法允許執法人員對人員、交通及船舶等進行搜索、逮捕及扣押銷燬精神活性物質（UK, 2016）。

（六）其他管制架構（Other Regulatory Frameworks）：除前述外，其他管制作為包括醫療立法（Medicine Legislation）：例如許多醫藥產品進口及行銷等均須核發許可證，新型精神活性物質亦同，可依此加以管制。在歐洲，至少8個國家運用此法管制新型精神活性物質，包括Austria、Finland及Netherlands（EMCDDA, 2011; World Drug Report, 2013）。

此外，亦有國家從消費者安全保護規定（Consumer Safety Regulations）著手控管新型精神活性物質，例如Italy運用食物或商品名須有正確清楚標示，否則無法上架。Poland允許衛生部門以衛生檢查安全名義，撤除行銷許可最高可達18月，以確保民眾之健康（UNODC, 2012）。

第五節　結　語

對於新興影響精神物質之清單管制作為並不易達成，有必要兼采臨時禁令或依快速程式等，暫時公告進行「緊急」或「指定」管制（Japan），以收迅速嚇阻及減少毒品危害之效（朱日僑，2013）。亦可參照英國「精神活性物質法」（The Psychoactive Substances Act）精神及／或美國「管制物質類似物執行條例」（Controlled Substance Analogue Enforcement Act）訂定專法，不須經過傳統繁複的列管程式，以有效管控新興的管制物質類似物（謝侑霖、張家榮、吳孟修、蔡文瑛，2013）；另有關新興影響精神物質之鑑識科學研究亦須相對調整提升，以對人體健康與危害進行精准評估，減少其施用與擴散的風險。主要是藥頭常為了逃避法律制裁，一旦毒品被列入管制，其上游很快即製造出微小結構差異，但使用效果相似的新興影響精神物質出現。因此，持續查明並監測新型精神活性物質的構成、生產等不容忽略（張耀仁，2017）。而由於各國立法與管制程度不一，國際有關新興影響精神物質相關法制之對話、溝通、整合與立法管制經驗學習是有必要的，以齊備法制，並與國際法制無縫接軌，減少其擴散影響之機會。亦即建議加強利用在國家、區域、國際各級已設立的報告和資訊交流系統，利用聯合國毒品和犯罪問題辦公室的新型精神活性物質預警諮詢（UNODC Early Warning Advisory, EWA on New Psychoactive Substances）及其全球合成藥物監測：分析、報告和趨勢方案（The Global SMART, Synthetics Monitoring: Analyses, Reporting and Trends）等（UNODC, 2018）。最後，EURAD（2012）指出在防治新興影響精神物質之擴散上，相關適切之管制作為不可缺少，但如欲發揮整體功效，包括以證據為導向（Evidence-Based）之新興影響精神物質相關預防、處遇、治療及科學研究之各面向均需相對挹注。

參考書目

一、中文部分

天津禁毒（2017），國家禁毒辦：我國列管的新精神活性物質已達134種，https://read01.com/yGANLE.html。

王鐘鋒（2015），新興合成大麻流行趨勢及檢驗技術發展現況。2015年毒品犯罪防制工作年報，頁94。

包涵（2015），「新精神活性物質」的前世今生。中國禁毒報，頁94。

吳志揚、楊士隆、李宗憲（2011），臺中地區高風險學生藥物濫用與危險因子調查研究。2011年犯罪問題與對策研討會。

吳志揚、楊士隆、樓文達、李思賢、楊浩然（2010），地區性藥物濫用監測研究──以臺中市為例。臺灣衛生福利部食品藥物管理署2010年度委託研究報告。

李志恒（2017），臺灣新興影響精神物質濫用現況與管理。2017「新興影響精神物質因應策略研討會，衛生福利部食品藥物管理署主辦，臺北：臺大社科院──梁國樹國際會議廳。

束連文（2008），運用重複捕取方法估計台灣歷年毒品使用族群數──新增與復發趨勢。行政院衛生署食品衛生處97年度委託研究計畫。

法務部（2017），105年法務部統計手冊，http://www.rjsd.moj.gov.tw/RJSDWEB/book/Book_Detail.aspx?book_id=259，2017年10月11日。

柯慧貞（2007），全國大專校院學生藥物使用盛行率與其相關心理社會因素之追蹤研究。衛生福利部前管制藥品管理局95年度委託研究報告。

食品藥物管理署（2010），第4次防毒組專案報告。新興毒品監測機制及先驅化學品管制對策。http://fda2012.webfuture.com.tw/upload/133/核定_第4次防毒組專案報告內容990112_1.pdf。2012年10月9日

國家衛生研究院（2006），2005年國民健康訪問暨藥物濫用調查。臺北：衛生福利部。

國家衛生研究院（2009），2009年國民健康訪問暨藥物濫用調查。臺北：衛生福利部。

國家衛生研究院（2013），2013年「國民健康訪問調查」。臺北：衛生福利部。

莊弘毅（2009），以地區為基礎之藥物濫用流行病學整合研究。衛生福利部97年度委託研究計畫。

陳快樂（2007），海洛因濫用盛行率之估計——以桃園縣及臺南縣初探。行政院衛生署管制藥品管理局。

陳宜民（2006），臺灣地區監所受刑人藥物濫用行為調查及其感染HIV-1和罹患其他共病之流行病學研究。行政院衛生署管制藥品管理局科技研究發展計畫（編號：DOH-95-NNB-1036），臺北：衛生署。

陳為堅（2004），全國青少年非法藥物使用調查。衛生福利部前管制藥品管理局93年度委託研究報告。

陳為堅（2005），全國青少年非法藥物使用調查（第二年）。衛生福利部前管制藥品管理局94年委託研究報告

陳為堅（2006），全國青少年非法藥物使用調查（第三年）。衛生福利部前管制藥品管理局95年度委託研究報告（計畫編號：DOH95-NNB-1012）。

黃英家、林柏煌、宋維村、黃介良、陳玲慧、廖敦正（2009），雲林地區藥物濫用流行病學整合性研究（一）。衛生福利部97年度委託研究計畫。

楊士隆（2017）。新精神活性物質之各國管制現況與對策研究。亞洲藥物濫用研究學會11/28年會論文。

楊士隆（2018），新興影響精神物質之全球現況、管制與挑戰。軍法專刊，64卷2期，頁26-40。

楊士隆、吳齊殷、樓文達、戴伸峰、李宗憲（2012），藥物濫用人口流行病學快速監測與預警模式調查研究——以高雄市為例。行政院衛生署食品藥物管理局委託研究。

楊士隆、李志恒、謝右文（2018）。新興毒品趨勢調查與防治對策之究。法務部司法官學院委託研究。

楊士隆、李思賢等（2012），藥物濫用、毒品與防治。臺北：五南圖書出版公司。

楊士隆、林瑞欽、鄭昆山（2006），毒品問題與對策，臺北：行政院研考會。

楊士隆、戴伸峰、曾淑萍（2010），全國非法藥物使用盛行率調查。臺灣衛生福利部食品藥物管理署2010年度委託研究報告。

楊士隆、戴伸峰、曾淑萍（2010），全國高危險族群非法藥物使用盛行率調查。衛生福利部食品藥物管理署99年度委託研究計畫。

楊士隆、戴伸峰、曾淑萍（2011），臺灣成人受刑人入獄前非法藥物使用之盛行率

調查。犯罪學期刊，14卷2期，中華民國犯罪學學會。

劉志民（2015），新精神活性物質問題。中國禁毒報。

蕭開平（2009），臺灣地區法醫死因鑑定案中藥物濫用相關死亡案例流行趨勢分析。98年「全國反毒會議」學術研討會。

蕭開平（2017），新興濫用物質致死案例（2001-2015）。2017年新興影響精神物質因應策略研討會」衛生福利部食品藥物管理署，臺北：臺大社科院──梁國樹國際會議廳。

聯合國毒品和犯罪問題辦公室（2013），2013年新精神活性物質的挑戰。http://www.druginfo.adf.org.au/drug-facts/legal-highs#what，相關統計參閱United Nations Office on Drugs and Crime. 2012 The challenge of new psychoactive substances, http://www.unodc.org/documents/scientific/NPS_Report.pdf。

羅吉方等（2010），99年臺灣地區高危險群藥物濫用調查。行政院衛生署食品藥品管理局99年度自行研究計畫（計畫編號：DOH99-FDA-72041）。

二、外文部分

Abdulrahim D & Bowden-Jones O. (2015). on behalf of the NEPTUNE Expert GroupGuidance on the Management of Acute and Chronic Harms of Club Drugs and Novel Psychoactive Substances. Novel Psychoactive Treatment UK Network (NEPTUNE). London.

ADAM (U.S.A) Page. (2011). Retrieved July 14, 2013, http://www.ojp.usdoj.gov/nij/adam/welcome.html.

Australian Institute of Criminology Research and Public Policy Series (2010). Retrieved July 22, 2013, https://www.aic.gov.au/documents/C/1/0/%7BC107C651-277D-4C1B-B025-6C70F040538E%7DRPP11.pdf.

BGBl (2013). Neue-Psychoaktive-Substanzen-Gesetz, BGBl. 1 Nr. 146/2011. BGBl. 1 Nr. 48/2013. https://www.unodc.org/LSS/Page/NPS/LegalResponses.

Burns, L., Roxburgh, A., Matthews, A., Bruno, R., Lenton, S., & Van Buskirk, J. (2014). The rise of new psychoactive substance use in Australia. *Drug Testing and Analysis*, 6(7-8), pp. 846-849. doi: 10.1002/dta.1626.

Community Monitoring Systems (2010). Tracking and Improving the Well-Being of America's Children and Adolescents. Retrieved July 22, 2013, http://www.drugabuse.gov/pubs/cms/.

Corazza, O., Schifano, F., Simonato, P., Fergus, S., Assi, S., Stair, J. (2012). Phenomenon of new drugs on the Internet: the case of ketamine derivative methoxetamine. *Human Psychopharmacology: Clinical and Experimental*, 27(2), pp. 145-149. doi: 10.1002/hup.1242.

Department of Health and Human Services (2011). Drug Abuse Warning Network, Retrieved July 22, 2012, http://dawninfo.samhsa.gov/.

DUMA (Australia, AIC), Page. (2011). Retrieved July 25, 2013, http://www.aic.gov.au/research/duma/about.html.

Elliott, S. & Evans, J. (2014). A 3-year review of new psychoactive substances in casework. *Forensic Science International*, 243(Supplement C), pp. 55-60. doi: https://doi.org/10.1016/j.forsciint.2014.04.017.

EMCDDA (2011). Transnational Institute, Legal Highs, The Challenge of New Psychoactive Substances. Series on Legislative Reform of Drug Policies No.16, http://www.emcdda.europa.eu/.

EMCDDA, Page. (2011). Retrieved July 25, 2013, http://www.emcdda.europa.eu/.

Helander, A., Bäckberg, M., Hultén, P., Al-Saffar, Y., & Beck, O. (2014). Detection of new psychoactive substance use among emergency room patients: Results from the Swedish STRIDA project. *Forensic Science International*, 243(Supplement C), pp. 23-29. doi: https://doi.org/10.1016/j.forsciint.2014.02.022.

Home Office. United Kingdom. Retrieved July 22, 2013, http://www.homeoffice.gov.uk/drugs/acmd/.

Johnston, L. D., O'Malley, P. M., Miech, R. A., Bachman, J. G., & Schulenberg, J. E. (2017). *Monitoring the Future national survey results on drug use, 1975-2016: Overview, key findings on adolescent drug use*. Ann Arbor: Institute for Social Research, The University of Michigan.

Key Features of an Ideal Community Monitoring Systems (2010). Retrieved September 13, 2013, http://www.drugabuse.gov/pubs/cms/.

Kinyua, J., Covaci, A., Maho, W., McCall, A.-K., Neels, H., & van Nuijs, A. L. N. (2015). Sewage-based epidemiology in monitoring the use of new psychoactive substances: Validation and application of an analytical method using LC-MS/MS. *Drug Testing and Analysis*, 7(9), pp. 812-818. doi: 10.1002/dta.1777.

LSS, RAB, DPA, UNODC (2016). New psychoactive substances: overview of trends, challenges and legal approaches, 2016.3.8, pp. 15-19.

National Institute on Drug Abuse (NIDA, 2011). NIDA Drug Facts: High School and Youth Trends. Retrieved October 9, 2012, http://www.drugabuse.gov/publications/drugfacts/high-school-youth-trends.

NPS Come of Age: A UK overview (2016). Drug Wise, http://www.drugwise.org.uk/wp-content/uploads/NPSComeofAge.pdf.

SAMHDA (2011). Retrieved July 22, 2012, http://www.icpsr.umich.edu/SAMHDA/.

UK (2016). Psychoactive Substances Act 2016, U.K. NPS Come of Age: A UK overview, Drug Wise 2016, https://www.drugwise.org.uk.

United Nations New York, 2002. Retrieved July 22, 2013, http://www.unodc.org/pdf/gap_global-workshop-report.pdf.

United Nations Office on Drug and Crime (2010). Annual Report 2010. United Nations New York: Author. Retrieved January 25, 2012, http://www.unodc.org/unodc/en/data-and-analysis/WDR-2010.html.

United Nations Office on Drugs and Crime (2003). Developing an integrated drug information system. http://www.unodc.org/documents/GAP/GAP%20toolkit%20module%201%20final%20ENGLISH_E-book.pdf.

United Nations Office on Drugs and Crime (UNODC) (2003). Developing an integrated drug information system. United Nations New York: Author. Retrieved January 25, 2012, http://www.unodc.org/documents/GAP/GAP%20toolkit%20module%201%20final%20ENGLISH_E-book.pdf.

United Nations Office on Drugs and Crime (UNODC) (2014). World Drug Report 2014 (United Nations publication, Sales No. E.14.XI.7).

United Nations Office on Drugs and Crime (UNODC) (2015). World Drug Report 2015 (United Nations publication, Sales No. E.15.XI.6).

United Nations Office on Drugs and Crime (UNODC) (2016). World Drug Report 2016 (United Nations publication, Sales No. E.16.XI.17).

UNODC (2012). Data from the 'questionnaire on new psychoactive substances' submitted by Member States and a network of drug analysis laboratories in 2012.

UNODC (2017). December 2016 – World Health Organization: Expert Committee on Drug Dependence recommends 10 NPS for scheduling. https://www.unodc.org/LSS/Announcement/Details/ad6cb51c-fb9f-40fa-ac36-caec490dd501.

UNODC (2017). New Psychoactive Substances: Legal Responses, https://www.unodc.org/LSS/Page/NPS/LegalResponses.

UNODC (2017). Ten substances "scheduled" at the 60th Session of the Commission on Narcotic Drugs. https://www.unodc.org/LSS/Announcement/Details/458fe6f4-a85b-4251-924c-57047afc167f.

第八章　高危險群（犯罪人）藥物濫用之盛行率

楊士隆、戴伸峰、曾淑萍

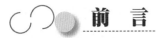 **前　言**

　　非法藥物濫用問題在近年來已經形成臺灣治安的嚴重威脅。其中最令人感到震驚的就是楊姓減刑犯於減刑出獄後旋即因毒品影響身心狀態，在精神狀況不佳的情況下將臺灣大學謝姓副教授毆打致死案。此重大的治安事件在當時引起極大的社會恐懼，也造成藥物濫用問題的高度討論。除此之外，由毒品所衍生出來的各種犯罪，諸如販毒、偷竊、搶奪等的財產犯罪數量急速增加。此外在公共衛生體系部分，非法藥物濫用也帶來了諸如因為共用針頭所產生的愛滋病傳染問題，以及校園被非法藥物入侵等嚴重影響學子求學以及整體社會運作的問題，而這些問題往往對於國家整體帶來極為嚴重的影響。

　　為了徹底地掃除非法藥物對治安以及國民健康所帶來的嚴重威脅，並且達成「向毒品宣戰」、「向毒品說不」的重要任務，首先最重要的工作便是針對非法藥物在臺灣地區人口中的盛行率以及流行狀況進行瞭解。其中最重要也是首先要去完成的便是瞭解：「哪些人特別容易接近非法藥物？」、「哪些人特別容易在非法藥物濫用的影響下，進一步出現犯罪行為？」（Rush, Urbanoski, Bassani, Castel, Wild, Strike, Kimberley, & Somers, 2008）。為了瞭解上述問題，首先，我們必須要瞭解非法藥物使用高危險族群的人口變項特質，這些特質例如：非法藥物濫用人口的年齡分布、性別、濫用非法藥物的種類、習慣、時間、地點、濫用人口的社會經濟階層地位、藥物濫用族群的變化趨勢以及毒品入手方式等能夠清楚勾 出臺灣地區非法藥物濫用情形的各項盛行率資料。對非法藥物盛行率的確實掌握最重要的貢獻就是能夠正確地反應出非法藥物在臺灣的流行狀況，進而引導出正確的反毒政策擬定，並且提供優質的數量化、質化證據以用之衡量反毒政策之推行成效。但是截至目前為止，臺灣對於各項非法藥物濫用盛行率之調查資料顯得較為 散且無法針對重點群體（非法藥物濫

用高危險族群）進行研究，因而造成對於毒品政策之指引與成效評估幫助有限。2003年監察院對行政院提出之毒品糾正案中即指出：「當前臺灣吸毒人口盛行率調查資料片斷而 散，欠缺全面性之資料，難以一窺全貌」。

因此，如何針對非法藥物使用之高危險群進行正確且具有時效性的非法藥物濫用盛行率調查，並據以統整描繪非法藥物使用高危險群的藥物濫用情形以及特點，便成為臺灣毒品政策與毒品防制工作的當務之急。目前針對非法藥物濫用盛行率之調查多為全國性之普查，其結果顯示在臺灣地區一般民眾中之毒品盛行率約在1%上下，實屬極為少數。但在矯正體系中之成年受刑人部分，卻有極高比例是因為使用毒品而入監服刑。惟犯罪人之非法藥物盛行率的各種數量化以及質化資料在目前的各項調查中卻付之闕如。因之，為了正確勾 出臺灣地區非法藥物濫用使用高危險族群（成年犯罪人）的濫用情形，本章特別介紹在矯正機構中收容之成年犯，針對此非法藥物濫用高危險群之盛行率進行探討，期以作為政府相關單位研擬針對非法藥物濫用高危險群之監測體系設計及政策之建議。

第一節　臺灣地區藥物濫用流行病學掌握情形

目前臺灣對毒品濫用之流行病學相關研究，大致上可以區分為官方統計資料與由學術界主導之流行病學調查研究等兩種呈現方式。其中，官方統計資料中較為具有代表性的有由衛生署認可之濫用藥物尿液檢驗機構、行政院衛生署管制藥品管理局、各縣市（政府）衛生局、法務部調查局、警政署刑事警察局、憲兵司令部等機關所主導的「臺灣地區濫用藥物尿液檢體檢驗統計」、「臺灣地區非尿液檢體檢驗統計」、「臺灣地區精神醫療院所物質濫用通報」、「臺灣地區緝獲毒品統計」等各項統計資料。至於在學術界部分，毒品濫用問題一直以來深受學術界關心，長久以來已經累積了不少的重要研究成果，以下僅略舉近年來較具體與規模之調查研究，包括行政院衛生署管制藥品管理局「臺灣地區高危險群藥物濫用調查（2002年迄今）」與「國民健康訪問暨藥物濫用調查」、陳為堅教授所主持之「全國青少年非法藥物使用調查（2004年至2006年）」、柯慧貞教授所主持之「全國大專校院學生藥物使用盛行率與其相關心理社會因素之追蹤研究（2004年至2006年）」、李偉華及許來

發所進行之法醫死因鑑定與藥物濫用趨勢之相關研究等。雖然國內已有上述機構或是學者針對國內毒品濫用的盛行率做出調查研究及分析，但是針對其研究及調查結果進行後設分析後，卻呈現出某些調查方法及研究對象上的不足或是遺憾之處。例如：在臺灣地區濫用藥物尿液檢體檢驗統計中所收集之檢體資料來源受到每一檢體之檢驗品項，是依委驗機構需要而定，並非完全相同，導致調查上的誤差。另外由於我國現行法令之規定，單純施用第三、四級毒品並無刑責，亦無須接受強制戒治等處遇，因此檢體之委託檢驗機構大多僅針對第一、二級毒品項目進行檢驗，故對於藥物濫用流行趨勢之瞭解恐怕極度受限。另外針對非尿液檢體檢驗統計部分，資料來源較為廣泛，主要來自於政府機關單位：行政院衛生署、法務部調查局、警政署刑事警察局、憲兵司令部、臺北市政府警察局刑事鑑識中心、高雄市立凱旋醫院；以及多家民間檢驗單位：臺灣檢驗科技股份有限公司濫用藥物、臺北實驗室、詮昕科技股份有限公司、高雄醫學大學附設中和紀念醫院、慈濟大學濫用藥物檢驗中心等藥物檢驗機關，依據送檢檢體中所包含之毒品藥物成分種類進行之統計分析。雖然在如此大規模的廣泛調查中，依據檢體中所包含之成分，可以瞭解毒品市場中之流行趨勢；但是由於調查機構的屬性各不相同，其所呈現的流行病學資料有極大差異，也因此造成引用以及政策制訂上的困難。此外，在醫療目的部分：亦有資料採用精神醫療院所物質濫用通報。該通報之資料來源為精神醫療院所通報之物質濫用個案，由於個案經醫院診斷評估，所以可獲得之資訊內容較為充分，可以瞭解藥物濫用與就診型態之關連，亦可瞭解主動尋求藥癮戒治病患之藥癮狀況、併發症、藥物濫用趨勢等。但該系統為獎勵通報，醫療院所通報之意願對於調查正確性之影響甚鉅，另外也無法完全涵蓋到未出面接受治療之所謂「黑數毒癮患者」的呈現，因此透過精神醫療院所資料所呈現的流行病學結果亦有所偏誤（Winstock, Lea, & Sheridan, 2008）。

　　針對緝毒成效則有臺灣地區緝獲毒品統計等藉由統計緝毒相關機關，如：法務部統計處、法務部調查局、內政部警政署、國防部憲兵司令部、財政部關稅總局、行政院海岸巡防署等機關之毒品緝獲量統計，以呈現藥物濫用市場供應情形及瞭解藥物濫用之趨勢。這部分對於毒品市場的趨勢變化可以有效掌握，但是由於此部分的調查分析為毒品提供之上游端，因之對於毒品危害人體以及個人使用流行率等無法反應。另外，衛生署管制藥品管理局則針對毒品濫用高危險群進行長期追蹤研究，利用警察移送檢驗機構之毒品嫌疑犯檢體進行抽樣，將取得之樣本進行毒品藥物廣篩檢驗，並與受檢人基本資料進行資料分

析，藉以瞭解受檢人人口變項、初／累／再犯、查獲處所與查獲方式等與毒品使用之關係，可反應出我國藥物濫用之種類、趨勢變化、多重藥物濫用情形等資訊。最後在藥物濫用盛行率調查方面則以學術單位調查為主，但是卻受限於以一般大眾或青少年學生為研究母群之盛行率調查，由於藥物濫用人口比例不高，樣本中藥物濫用者樣本數相對較少，所獲得之資訊難免受限。

綜上所述，整體而言，臺灣藥物濫用之流行病學研究尚足以提供藥物濫用流行趨勢概況，但對藥物濫用的相關問題、成癮性及毒品濫用高風險族群之流行病學資訊，顯得較為不足。其中又以針對毒品濫用高危險群之藥物濫用流行病學問題研究資訊最為欠缺，極有待填補。

第二節　臺灣地區非法藥物使用人口基本特徵

一、首次用藥的原因

當個體的周遭充斥著非法藥物使用之不利環境因素，個體很有可能因為環境之刺激、影響而開始使用藥物，李嘉富、張敏、楊聰財（2001）於研究中便發現，屆齡入伍役男中，首次用藥的原因是以好奇心居首，其次為朋友引誘。朱日僑、盧胤雯（2002）也發現第一次使用毒品的原因是出於好奇的占大多數，吸食毒品則是以大麻及安非他命占較大比例。周碧瑟（1999）之研究也指出，用藥同學第一次使用藥物的原因，以好奇為首，次為朋友引誘，第三為不好意思拒絕。與前列研究一致地，郭憲文（2004）於中學生藥物濫用之調查中亦發現學生第一次使用藥物的原因，以好奇心居首，其次是為了減輕心理、精神壓力。

二、年齡方面

一般來說，藥物濫用之盛行率之年齡分布也有集中趨勢之現象，林瑞欽與黃秀瑄（2005）曾發現無論男女之藥物濫用者，其年齡層集中於20歲至39歲且其比例皆超過7成，尤其女成癮者平均年齡較低於男性。此外，柳家瑞（2004）於臺灣地區高危險群藥物濫用調查中也發現，非法藥物使用之高危險族群為年齡分布於26歲至38歲之間的男性待業者。而許來發（2006）也在研究

中指出藥物濫用死亡案例之年齡層主要集中於23歲至34歲之年齡層。

　　整體來說，由上述研究可以推估我國非法藥物濫用的主要族群仍集中在20歲至39歲。但非法藥物濫用者，其首次吸食之年齡有低齡化之傾向，因為從研究可發現，無論是針對少年或成年之非法藥物盛行率的研究，其結果均指出非法藥物濫用者首度用藥的年齡往往相當年輕，甚至是在少年階段便有用藥之經驗。

三、教育與學習狀況方面

　　我國近年來有許多學者針對藥物濫用族群之教育學習情形進行研究，吳齊殷（2001）發現課業壓力過大，以及低落的學習成就，將促使青少年以使用非法藥物來逃避現實。而柯慧貞（2006）和林瑞欽（2004）之研究均發現，非法藥物使用者大多有求學中輟，或學業中斷之情形。柳家瑞（2004）於臺灣地區高危險群藥物濫用調查中發現，非法藥物使用之高危險族群為教育程度大多為國中以下的男性待業者。李嘉富、張敏、楊聰財（2001）也發現濫用藥物者教育程度顯著低於從未用藥者。陳為堅（2006）之研究也發現，無論男女，非法藥物使用者大多都有翹課行為。因此，從上述許多研究中可以得知，非法藥物使用之危險族群，通常學習成就較一般人低，而在求學過程中也常有蹺課、中輟等情形。

四、個人特質方面

　　非法藥物使用者具有相似的特性，透過這些相似的個人特性，可以描繪出藥物濫用者之危險因子。柯慧貞（2005）之研究便發現，藥物濫用者具有低拒用效能與負向毒品預期。李嘉富、張敏、楊聰財（2001）也指出是否有賭博習慣、身上是否有刺青、是否曾參加幫派可以說明大多數之多重藥物使用者之個人特質，而藥物濫用者確實有比較高的尋找刺激的人格特質。在憂鬱上，非法藥物使用者得分較高，並會擁有較多的自殺意念與自殺企圖；而憂鬱、負向毒品預期、較低拒用自我效能、朋友使用、涉足不良場所也皆會直接影響毒品使用（柯慧貞，2005）。在個人心理社會因素方面，李嘉富等（2001）指出非法用藥者對於毒品影響生理及心理的認知明顯較差，而且在壓力的感受上明顯較大，在焦慮與憂鬱表現上明顯較高。

五、家庭方面

　　家庭是個體社會化的重要場域，諸如父母不良之管教方式與婚姻品質、家庭中有藥物濫用之情形等負面的家庭特質，均可能是導致個體使用非法藥物之重要原因。吳齊殷（2001）之研究發現，管教方式不一致、忽視、父母經常起衝突、父母離異，或家人亦有用藥情形等這些狀況，均可能導致個體自少年就出現藥物濫用之情形。另外，柯慧貞（2006）之研究指出，我國使用毒品之大學生家庭總收入高，每月可運用錢較多，金錢運用較自由，並且擁有較高比例之藥物濫用同儕，且較容易獲取毒品。由上述之研究可發現家庭對於個體之影響力不容忽視。

六、同儕關係方面

　　藥物濫用者之使用動機與種類會受環境影響，在其生涯發展階段會有其特定的影響對象，每個發展階段受影響之來源不同，如濫用者早期可能較容易受到父母及家人生活型態之影響，當個體成年後則較傾向受到同儕及夥伴的影響。當個體的週遭同儕有使用非法藥物之傾向時，個體很有可能因為同儕之影響與鼓舞，而亦開始使用非法藥物。

七、社會環境方面

　　經常出入KTV、舞廳、夜店等場所，常常是導致個體使用非法藥物之危險因子。非法藥物使用之高危險族群具有相似之生活特性，此種類似之生活特性可以作為危險因子預測高危險族群之藥物使用行為。柯慧貞（2005）曾於研究中指出生活獨居將直接影響毒品之使用，也說明使用毒品之大學生家庭收入高，同時會比較容易進出不良場所，也擁有較高比例之藥物濫用同儕、毒品之取得管道方便。李嘉富等（2001）也於研究中說明，因為用藥者擁有較高的壓力感受與較高的焦慮與憂鬱，所以容易產生較嚴重的藥物及酒精使用問題。

　　陳為堅（2003）亦指出，負向衍生性事件與菸、酒、檳榔及非法藥物等物質濫用呈現顯著相關，非法藥物使用也與蹺家、性行為、違紀呈現顯著相關，甚至非法藥物之盛行率會受到蹺家經驗、性行為與違紀行為之影響。

　　從上述許多研究可得知臺灣非法藥物使用人口基本特徵為：初次使用之毒品大多是大麻以及安非他命，原因以好奇、減輕壓力居多，主要年齡層仍集中

在20歲至39歲。但非法藥物濫用者，其首次吸食之年齡有低齡化之傾向，在教育程度偏低，家庭方面則以單親家庭或是父母有不良管教者居多，甚至有些家庭成員有施用毒品的經驗，而在不同階段有不同之朋友圈，青少年階段為了獲得同儕認同而接觸毒品，成年後大多是為了取得毒品進而被家人或是正常朋友排斥，漸漸其交友圈只剩下毒友。大多非法藥物使用之高危險族群的生活特性不良，常暴露於充斥藥物濫用之環境中，具有較大的機會與危險接觸毒品，進而增加其使用藥物之風險，成為循環（生活）模式。

第三節　國外犯罪人中非法藥物使用人口基本特徵

Singleton、Farrell與Meltzer（2003）回顧了1997年一項針對英格蘭與威爾士之受刑人物質濫用之調查，其發現由於多重物質之合併濫用，監所內之受刑人往往同時具有吸菸、危險飲酒與藥物依賴等物質濫用行為。於研究調查所涵蓋的人口特性也發現，吸菸者較多為白人，其年齡較非吸菸者之年齡為輕，也較多處於未婚之狀態，而酒精成癮者也大多為白人，也較非酒精成癮者具有未婚、年輕化之傾向，他們同時具有較多的暴力行為、擁有相關前科、獨居或與其他同儕居住之特性。藥物濫用者較多為英國出生、16歲至29歲之白人、往往單身或同居，因為財產型犯罪被捕入獄。這些藥物濫用族群之教育程度較低，多半於中學前（16歲）就輟學，常常無家可歸，擁有前科，在監所也常常被關獨居。

另外，Bronwen（1997）針對美國阿拉巴馬監獄中使用古柯鹼之女性受刑人所作之研究中發現，這些女受刑人接觸非法毒品的來源大多為其男友、丈夫、或丈夫的家人。而Fazel、Bains與Doll（2006）針對受刑人之物質濫用與依賴進行系統性的檢視，其結果發現男性受刑人之藥物濫用之盛行率為10%至48%，女性受刑人藥物濫用之盛行率為30%至60%。此研究指出在監獄內之藥物濫用盛行率遠遠高於一般社會之比率，尤其是在女性受刑人之表現上，這也說明了監獄內針對毒品濫用醫療的重要性。監獄內應該具有合適、有效的處遇與醫療措施來對待毒品犯，使其復歸社會。研究建議，如能於監獄內之毒品犯成立專門之戒癮服務，在處遇毒品犯上可能會有相當大的影響。

綜上所述，國內外之研究皆發現受刑人擁有許多非法藥物使用之特徵，

針對非法藥物使用高危險群進行調查，可反應出我國藥物濫用之種類、趨勢變化、多重藥物濫用情形等資訊，因此，針對高危險群之毒品濫用現況之流行病學調查，實爲毒品政策擬定以及相關研究重要且不可或缺的一環。

第四節　高危險群（犯罪人）藥物濫用之盛行率

楊士隆、戴伸峰、曾淑萍（2011）抽取2,249名全臺監獄近一年新收之受刑人進行盛行率調查，主要研究結果如下：

一、性別方面

本次樣本中以男性占大多數，比例爲89.3%，女性則爲10.7%，顯示我國高危險族群非法藥物使用仍集中於男性受刑人，表示相關矯正處遇方案與刑事政策仍應有強化男性受刑人之輔導與處遇之重點策略與方案。

二、年齡方面

本研究發現高危險群之藥物濫用盛行率年齡分布集中於21歲至40歲，具有集中之趨勢，比較林瑞欽與黃秀瑄（2005）針對吸毒犯進行調查之結果，其發現無論男女之藥物濫用者，其年齡層皆集中於20歲至40歲之間，與本研究之結果符合。

此外，本研究結果發現第一次嘗試毒品的年紀以20歲以下者最多，占60.2%，其次則爲21歲至30歲者，則占30.1%，而41歲以上者，僅占1.5%，顯示初次使用毒品之用藥低齡化現象應受重視。

三、教育與學習狀況方面

本次受訪者的教育程度，以高中職畢（肄）業者爲最多數，占42.8%，其次則爲國中畢（肄）業以下者，占41.4%，與Singleton、Farrell與Meltzer（2003）和柳家瑞（2004）之研究發現類似。由此可知，非法藥物使用族群擁有低教育程度之個人特徵，高危險族群之學習能力也較一般人低，學習狀況較爲不良。因此，學習狀況與教育程度等個人學習、領悟特性爲我國在設計矯正

處遇方案與策略時，應納入考量之重點因素。

四、施用毒品種類

詢問曾經施用過的毒品種類中，以「安非他命」為吸食者最多選擇，占86.4%，其次則為「海洛因」占70.1%，而「K他命」則為第三順位，占43.9%，「搖頭丸」亦占有33.3%，「大麻」占有41.8%。

另外，詢問最常施用的毒品種類發現「安非他命」亦是最常吸食之毒品，占72.1%，「海洛因」次之，占61.2%，再次之則為「K他命」，但比例已降至21.8%，而「鴉片」則為0.7%。

五、首次用藥的原因

本研究發現第一次施用毒品之兩大原因為「出於好奇心」，占80.3%，其次則為「朋友引誘，不好意思拒絕」，為26.9%，與過往研究結果相符合，表示個體容易受到不良環境影響、負面同儕誘惑而開始使用藥物（李嘉富、張敏、楊聰財，2001）。類似高分原因也有「為減輕心理、精神上之壓力」，占16%，研究結果顯示與前列研究一致（郭憲文，2004）。

六、同儕關係方面

由本研究之首次用藥原因可知，藥物濫用者之使用非法藥物來源乃受其同儕及環境影響，而本研究發現，第一次提供毒品者為「朋友、同事」，占全體的83.9%，其次則為「同學」，為9.5%，將其兩者加總為93.4%；而第一次取得毒品的地方最高比例者為「朋友家」，占59.3%。由此可見，由同儕提供非法藥物來源之比例高達9成以上，而選擇於朋友家使用非法藥物也占全體近6成之比例，表示非法藥物使用之傳染效應十分嚴重。本研究相較於前揭研究之結果具有同樣之發現，顯示一般藥物濫用者之非法藥物來源通常來自朋友，也因個體認識使用或販售毒品之同儕後，容易受到影響而開始使用毒品（林瑞欽，2004；余育斌、許華孚，2005；李思齊，2007），表示不良同儕不但為非法藥物與藥物使用地點的供應來源，也在用藥的動機上占有相當大的鼓舞與促使分量。

七、負向生活特性

經常出入KTV、舞廳、夜店等場所，常常是導致個體使用非法藥物之危險因子（周碧瑟，1999；柯慧貞，2005；李思齊，2007）。於本次受訪者中，本研究結果顯示曾在娛樂場所與朋友共同吸食毒品者占70.2%，表示非法藥物使用之高危險族群具有相似之生活特性，較容易進出不良場所，也擁有較高比例之藥物濫用同儕、毒品之取得管道方便。

此外，本研究發現，在使用非法藥物之後發生危險性行為者占全體65.3%，與陳為堅（2003）指出之非法藥物使用與危險性行為呈現顯著相關之研究結果相符。6成多之比例代表此族群仍為多數亟待關注不可忽視。

八、藥物濫用與犯罪之關聯

毒品犯罪向來為我國重大犯罪問題，在本研究另外一部分之陳述中，有超過85%以上之受訪者認為臺灣毒品施用狀況「嚴重」。毒品問題之嚴重之處不但在於使用毒品將導致身體健康之危害，更是涉及非法藥物成癮後之衍生性偏差與犯罪行為（楊士隆，2004）。

研究結果顯示，受訪者自陳其「先有使用毒品經驗」者，占全體68.8%，而「先有其他犯罪經驗」者則占31.2%；受訪者個人也自陳其曾有「販賣或轉讓的行為發生」者占40.0%，在開始吸食毒品經驗後，也曾有36.9%有竊盜、搶奪或詐欺等的行為發生。且於另外一部分之研究結果中，受試者認為施用毒品後，會導致其他犯罪發生者占55.46%，不會者之比例則為44.54%；而在全體受訪者中，認為因吸毒後才引發其他犯罪者比例則高達61.93%。由此可見，在因果關係上，受訪者更傾向於認為非法藥物使用會衍生其他犯罪行為。在與國外研究相較之下，本研究結果也傾向認同濫用毒品導致犯罪行為之因果觀點（White, 1990; Yen, 1988）。

因此，由研究結果顯示，大部分非法藥物成癮者會從事犯罪行為來支應購藥費用、避免戒斷症狀，而除了藥物副作用產生之混亂型犯罪行為之外，非法藥物成癮者更可能與藥物次文化團體為伍，久而久之與次文化團體學習、模仿，由單純之吸毒，提升至販毒、製毒層次，進而轉售藥物牟利，不但增添犯罪嚴重程度，也將深陷藥物成癮惡性循環之中，難以戒除藥癮。

綜上所述，由本研究與前揭研究比較顯示，我國非法藥物使用人口基本特

徵爲：男性居多，初次使用毒品年齡大多分布於20歲至40歲，有低齡化傾向，教育程度低，並容易受同儕誘惑或影響取得並使用非法藥物，進而養成進出娛樂場所之不良生活特性。最後在藥物成癮影響之下，爲了獲取金錢滿足藥癮而從事其他犯罪行爲，進而構成惡性循環之成癮模式，無法自拔。

第五節　結論與建議

一、加強犯罪人之藥物濫用監測與介入

由本研究發現，有將近7成之受訪者自陳曾嘗試使用毒品，此一高毒品盛行率與目前之法務部統計之大約4.5成之在監毒品犯有一段差距，顯示我國犯罪人的確爲毒品施用之高危險族群。而我國自2005年起全面向毒品宣戰後，許多的毒品研究逐漸受到政府各相關機關的重視與經費支助，雖然由監察院（2009）針對行政院、法務部以及國防部的反毒策略之糾正文中也可以得知，目前毒品問題仍未能獲得一定控制，但毒品犯罪防制並非一蹴可及，相關藥物濫用、非法藥物使用之流行率調查仍顯不足，因此建議政府持續挹注相關研究資源，在未來持續關注毒品問題，並加強犯罪人之藥物濫用監測與介入，針對毒品防治給予充足的資源與完整配套方案，完善毒品防治效能。

二、重視女性施用毒品問題之日趨嚴重與介入

由本研究進行中得知有9成8的受訪者有認識女性毒癮者，顯見目前我國女性毒品施用者問題的嚴重性。再者由法務部所提供的統計數據中，進一步分析2004年至2009年10月止之起訴與新入監數據可知，近年來犯罪人數之性別比重，女性有逐年緩步增加現象，女性起訴人數則以毒品罪居首，其次爲詐欺罪、公共危險罪、傷害罪及竊盜罪，由此可以明顯獲知女性在毒品犯罪中的特殊性。

另外，李思賢（2002；2006）研究指我國女性藥癮者所面臨的問題，相較於男性更加複雜與多重，在毒品施用這特殊的社會網絡中，毒品的施用和性行爲常誘發女性極其親密伴侶作爲關係的的一種連結方式，因此本研究建議政府相關機關在未來毒品的防治規劃中，除男性外亦應應注重女性毒品施用者此一

區塊。

三、強化特種行業之查察，切斷不良友伴負面影響

本研究結果顯示曾在娛樂場所與朋友共同吸食毒品者占7成，表示非法藥物使用之高危險族群具有相似之生活特性，較容易進出不良場所，也擁有較高比例之藥物濫用同儕、毒品之取得管道方便。此外，研究亦發現，在使用非法藥物之後發生危險性行為者占全體6.5成，此容易衍生愛滋傳染等公衛問題。另研究發現藥物濫用者之使用非法藥物來源受其同儕及環境影響甚大，第一次提供毒品者為「朋友、同事」，占全體8成多，因此本研究建議應加強不良娛樂場所之查察，並切斷不良友伴之負面影響。

四、強化個別化處遇

本研究發現，受訪者對於政府所實施的監禁戒治措施，多表示無效甚至是反效果之感受與看法，本研究亦發現觀察勒戒與強制戒治處遇反而達到反效果。但我國目前戒治所已經專業化與獨立化，而戒治課程也大致分為調適期、心理輔導期、社會適應期與等待期四期，並輔以多元化的課程內容。

因此本研究建議我國目前定位毒品犯是病犯，故也應該針對其不同病情加以分類，近期研究發現藥物濫用者多以B型人格特質居多，且不同年齡會有其不同施用毒品種類之區別（楊士隆、曾淑萍、李宗憲、譚子文，2010），而我國目前毒品戒治處遇雖已有分期，但未來仍可針對年齡、毒品種類、以及心理人格特質等，進行分班授課與收容管理，以避免產生交叉感染，並提升戒治成效，使觀察勒戒與強制戒治處遇能夠收到真正的毒品戒治成效，而非僅有短暫的隔離效果。

五、強化社區治療與處遇

由本研究成果得知，許多毒品施用者曾有多種戒除毒癮經驗，且針對強制戒治處遇措施感受相當負面，但我國目前針對毒品戒治仍以監禁處遇為主，不像美國、英國與香港等大多將新犯毒品施用者視為病人，採取較為多元的處遇模式（林健陽、陳玉書、呂豐足，2010）。因此，本研究建議未來我國可以逐漸減少監禁處遇之比例，輔以門診住院、提供替代毒品、心理精神等醫療處

遇、社區治療、民間宗教團體參與等處遇模式，提供毒品施用者多元之處遇模式，提升毒品戒治效能。

六、家庭關係的恢復與重建、工作之輔導與轉介

由本研究結果可以得知，戒除毒癮之關鍵因素以「家人支持」與「有固定工作」為兩項重要因素得分最高，而其也是影響自我意志的重要因子。家庭是人出生以來接觸到的第一個社會團體，而婚姻制度也是一種親密關係的建立，家庭關係容易因為毒品的施用而被破壞，尤其以婚姻關係更是明顯，因此當家庭關係破碎時，毒品施用者只能轉由尋求同儕關係的建立與關懷，而通常同儕多屬於施用毒品同儕，導致毒品施用者陷入一個施用毒品的無間輪迴，而無法自拔，甚至進而產生重大犯罪行為（周子敬，2010）。因此擁有一份正當工作對這些毒品犯之重要性。但要有工作並非一件容易的事，尤其是這些有前科的人，以其毒品犯或更生人的身分會導致一般大眾都會拒而遠之，因此這一部分協助與資源提供便顯得相當困難與重要。

因此，本研究建議，毒品施用者在接受監禁處遇時，獄方應積極主動多舉辦懇親相關活動，使其在戒治期間與家人之聯繫不致中斷，戒治期滿後，獄方可將個案之評估紀錄轉介給各縣市所屬毒品防制中心的保護扶助組來積極介入，並以家庭介入方案、輔導協助就業方案，達到無縫接軌之效用，並期待各縣市所屬毒品危害防制中心來進一步與政府相關部門、民間社福機構、更生保護協會等做連結，提供進一步的協助。

參考書目

一、中文部分

朱日僑、盧胤雯（2002），臺灣北部地區青少年藥物使用流行病學調—— 針對在校學生之調查。管制藥品管理局科研發展計畫（計畫編號：DOH91-NNB-2001）。

行政院衛生署國民健康局、管制藥品管理局、臺灣衛生研究，2005年國民健康訪問暨藥物濫用調查NO_2藥物濫用。

行政院衛生署管制藥品管理局（2007），2006年度臺灣地區高危險群藥物濫用調查報告，管制藥品簡訊1期。

余育斌、許華孚（2005），藥物濫用少年與期社會網絡之互動要素分析：以明陽中學收容少年為例。犯罪學期刊，8卷1期。

吳齊殷（2001），看顧臺灣的未來：臺灣青少年藥物使用相關信念、態度與行為的相關研究。行政院衛生署管制藥物管理局90年度科技研究發展計畫（計畫編號：DOH90-NNB-1001）。

李思賢、林國甯、楊浩然、傅麗安、劉筱雯、李商琪（2007），青少年毒品戒治者之認知、態度、行為與因應方式之質性研究。行政院衛生署管制藥物管理局96年度科技研究發展計畫（計畫編號：DOH96-NNB-1014）。

李嘉富、張敏、楊聰財（2001），臺灣北部地區役男新兵非法用藥盛行率與危險因子探討。行政院衛生署管制藥品管理局科研發展計畫（計畫編號：DOH90-NNB-1003）。

周子敬（2010），男性毒品施用者生命歷程之研究。嘉義：中正大學犯罪防治研究所博士論文。

周碧瑟（1999），臺灣地區在校青少年藥物使用流行病學調查研究。行政院衛生署88年度委託研究計畫（計畫編號：DOH88-TD-1064）。

林安倫（2008），施用毒品與犯罪行為關聯性之研究。桃園：中央警察大學犯罪防治研究所碩士論文。

林健陽、陳玉書、呂豐足（2010），新犯毒品施用者施用行為及毒品取得管道之研究。行政院研考會97及98年度社會發展政策研究補助計畫成果發表會論文集，

臺北：行政院研究發展考核委員會，頁47-78。

林瑞欽（2004），犯罪少年用藥盛行率與社會及心理危險因子之探討。行政院衛生署管制藥物管理局93年度科技研究發展計畫（計畫編號：DOH93-NNB-1011）。

林瑞欽、黃秀瑄（2003），海洛因吸食者非理性信念探析。2003年犯罪矯治與觀護研討會論文集，桃園：中央警察大學。

林瑞欽、黃秀瑄（2005），海洛因濫用者用藥渴求復發危機之分析研究。行政院衛生署94年度科技研究發展計畫研究報告（計畫編號：DOH94-TD-M-113-042）。

法務部：法務統計，法務部網站，http://www. moj.gov.tw/ct.asp?xItem=39154&CtNode=7866。2009年12月30日。

柯慧貞（2003），南區大專校院學生藥物使用之現況與其成因分析。臺北市公務人力發展中心主辦之民國92年全國反毒大會。

柯慧貞（2006），全國大專校院學生藥物使用盛行率與其相關心理社會因素之追蹤研究（第三年）。行政院衛生署管制藥品管理局95年度科技研究發展計畫（計畫編號：DOH95-NNB-1013）。

柳家瑞（2008），臺灣地區高危險群藥物濫用調查。行政院衛生署管制藥品管理局97年度科研自行研究計畫（計畫編號：DOH97-NNB-2003）。

許來發（2006），由法醫病理解剖中毒死亡案件中監測國內濫用藥物之盛行率及近十年來臺灣濫用藥物相關致死案件流行趨勢分析。行政院衛生署管制藥品管理局95年度科技研究發展計畫（計畫編號：DOH95-NNB-1014）。

郭憲文（2004），臺灣地區在學國中、高中生藥物濫用之調查。管制藥品管理局科研發展計畫（計畫編號：DOH93-NNB-1009）。

陳為堅（2002），街頭青少年的藥物濫用調查。行政院衛生署管制藥品管理局2002年度委託研究計畫（計畫編號：DOH91-NNB-1001）。

陳為堅（2003），臺北地區青少年藥物濫用調查：全臺灣調查之先導研究。行政院衛生署管制藥品管理局2003年度委託研究計畫（計畫編號：DOH92-NNB-1008）。

陳為堅（2004），臺灣青少年非法藥物使用調查。行政院衛生署管制藥品管理局2004年度委託研究計畫（計畫編號：DOH91-NNB-1012）。

陳為堅（2005），臺灣青少年非法藥物使用調查（第二年）。行政院衛生署管制藥品管理局2005年度委託研究計畫（計畫編號：DOH94-NNB-1014）。

楊士隆（2007），建立臺灣藥物濫用人口之資料交換與共享資料庫平台之看法。研

考雙月刊，31卷6期，頁72-83。

楊士隆（2018），犯罪心理學（修訂新版）。臺北：五南圖書出版公司。

楊士隆、曾淑萍、李宗憲、譚子文（2010），藥物濫用者人格特質之研究。藥物濫用與犯罪防治國際研討會論文集，嘉義：中正大學，頁11-44。

楊士隆、戴伸峰、曾淑萍（2011），臺灣成人受刑人入獄前非法藥物使用之盛行率調查。犯罪學期刊，14卷2期。

廖建堯（2010），毒品與犯罪相關性研究──以雲林監獄爲例。嘉義：國立中正大學犯罪防治研究所碩士論文。

監察院（2003），毒品糾正案，監察院公報，2431期。

監察院（2009），針對2005至2008年之行政院、法務部以及國防部之反毒作戰政策糾正文，http://www.cy.gov.tw/AP_Home/Op_Upload/eDoc/糾正案/98/098000137980812毒品糾政案.pdf。2010年9月30日。

劉勤章（2002），毒品與犯罪關聯性之探討。中央警察大學學報，39期，頁277-290。

鄭泰安（1999），青少年藥物濫用之追蹤研究。行政院衛生署88年度委託研究計畫（計畫編號：DOH88-TD-1108）。

二、外文部分

Burr, A. (1987). Chasing the dragon: heroin misuse, delinquency and crime in the context of South London culture. *British Journal of Criminology*, 27(4), pp. 33-57.

Elliott, S., Huizinga, D., & Ageton, S. S. (1985). *Explaining delinquency and drug use*. Beverly Hills. CA: Sage.

Faupel, C. E. & Carl B. Klockars (1987). Drugs-Crime Connections: Elaborations from the Life Histories of Hard-Core Heroin Addicts. *Social Problems*, 34, pp. 54-68.

Fazel, S., Bains, P. & Doll, H. (2006). Substance abuse and dependence in prisoners: a systematic review. *Addiction*, 101(2), pp. 181-191.

Hunt, D. E. (1990). Drugs and consensual crimes: Drug dealing and prostitution. In Tonry. M. & J.Q. Wilson (eds.), *Drug and Crime*. Chicago: University of Chicago Press.

Lombardo, Robert M. (1980). Narcotics use and the career criminal. *Police Chief.*, 47(6), pp. 26-31.

Lichtenstein, Bronwen (1997). Women and Crack-Cocaine Use: A Study of Social Networks and HIV Risk in An Alabama Jail Sample. *Addiction Research & Theory*, 5(4), pp. 279-296.

Palmer, R. H. C., Young, S. E., Hopfer, C. J., Corley, R. P., Stallings, M. C., Crowley, T. J., et al. (2009). Developmental epidemiology of drug use and abuse in adolescence and young adulthood: Evidence of generalized risk. *Drug and Alcohol Dependence*, 102(1-3), pp. 78-87.

Perrona, B. E., Howard, M.O., Maitra, S., & Vaughn, M. G. (2009). Prevalence, timing, and predictors of transitions from inhalant use to inhalant use disorders. *Drug and Alcohol Dependence*, 100(3), pp. 277-284.

Rush, B., Urbanoski, K., Bassani, D., Castel, S., Wild, T.C., Strike, C., Kimberley, D., & Somers, J. (2008). Prevalence of co-occurring substance use and other mental disorders in the Canadian population. *The Canadian Journal of Psychiatry*, 53(12), pp. 800-809.

Sommers, I. & Baskin, D. R. (1997). Situational or generalized violence in drug dealing networks. *Journal of Drug*, 27(4), pp. 833-849.

Singletion, N., Farrel, M., & Meltzer, H. (2003). Substance misuse among prisoners in England and Wales. *International Review of Psychiatry*, 15(1-2), pp. 150-152.

United Nations Office on Drugs and Crime (2003). *Developing and integrated drug information system*. New York: United Nations.

White H.R. (1990). The drug use-delinquency connection in adolescence. In R. Weisheit (ed.), *Drug, Crime and the Criminal Justice System*. Cincinnati, OH: Anderson Publishing Co.

Winstock, A. R., Lea, T., & Sheridan, J. (2008). Prevalence of diversion and injection of methadone and buprenorphine among clients receiving opioid treatment at community pharmacies in New South Wales, Australia. *International Journal of Drug Policy*, 19(6), pp. 450-458.

Wu, Li-Tzy, Parrott, A. C., Ringwalt, C. L., Patkar, A. A., Mannelli, P., & Blazer, D. G. (2009). The high prevalence of substance use disorders among recent MDMA users compared with other drug users. *Implications for intervention Addictive Behaviors*, 34(8), pp. 654-661.

第九章　青少年藥物濫用問題與防治對策

楊士隆、李宗憲

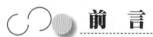 **前　言**

　　隨著社會的快速發展與價值觀的轉變，青少年藥物濫用問題已與以往對「毒品」的認知截然不同。由於近年來各執法機關積極查緝毒品，在毒品來源管道阻斷的情形下，海洛因、嗎啡、古柯鹼以及安非他命等毒品取得較為不易，在價格高昂的情況下，替代毒品也逐漸興起（黃徵男，2002）。新興毒品如MDMA（快樂丸、搖頭丸、Ecstasy、E）、LSD（一粒沙、搖腳丸）、FM2（安眠鎮靜劑、強姦藥丸）、GHB（液態快樂丸）、愷他命等逐漸成為毒販發展之新目標，於青少年經常聚集之場所如酒吧、KTV、PUB店、舞廳及網咖等場所販售。結合青少年喜歡求新、求變、追求刺激流行的特性。加上近年藥物濫用防治工作面臨諸多挑戰如軟性藥物除罪化議題蔓延，非理性信念瀰漫，致青少年族群難以抗拒（楊士隆，2008）。目前新興毒品如MDMA、愷他命、大麻、毒品混合包等已逐漸成為俱樂部用藥的主要濫用模式，並以集體使用型態出現。

　　藥物濫用問題不僅對青少年的身心產生重大影響，從藥物濫用進階理論（Gateway theory，又譯門檻理論、入門理論等）（Kandel & Yamaguchi, 1993）的觀點來看，青少年的物質濫用問題，會從合法的物質開始，逐漸轉向非法的藥物與毒品（楊士隆、張梵盂、曾淑萍，2016），因藥物濫用問題而衍生的偏差行為，或藥物濫用後續引發的社會問題，例如逃學逃家、竊盜、強盜搶奪、幫派等，更不容社會忽視。

第一節 青少年藥物濫用問題概況

　　教育部2015年學生藥物濫用通報統計初步統計第一至三級的學生毒品使用情形。第一級毒品包括海洛因、嗎啡等毒品；第二級毒品包含安非他命、搖頭丸、大麻等毒品；第三級毒品包括愷他命、FM2、一粒眠等毒品。2015年臺灣藥物濫用學生人數總計1,749件，相較2014年增加49件，其中以通報施用第三級毒品施用人數為大宗，計1,485件，較2014年增加32件；第二級毒品次之，較2013年增加22件。從「不同學制學生藥物濫用歷年通報人數表」資料顯示，2015年通報人數最多為高中（職）1,029（58.9%），國中600人（34.3%）次之、大專居第三位113人（6.5%），其中2015年大專通報人數，較2014年79人增加43.0%。

　　除前述官方資料通報外，對青少年的藥物濫用問題僅能由相關的調查研究來評估。在周碧瑟（2000）自1992年至1999年所做的青少年毒品使用盛行率調查研究中，在學青少年的用藥盛行率大約介於1.0%至1.5%之間。而陳為堅（2005）的調查研究更顯示，在學青少年藥物濫用盛行率約在0.74%至2.3%，上課時間在外遊蕩青少年藥物濫用盛行率則在8.85%至11.65%之間。從歷年來的調查研究可以發現，校園環境中的青少年藥物濫用盛行率約在1.0%至1.5%之間，但脫離校園環境之青少年，其藥物濫用盛行率可能為校園環境中的10倍。

　　臺灣地區青少年經常濫用依賴的物質有尼古丁、強力膠、甲基安非他命、酒精、海洛英、檳榔、安眠藥、快樂丸等。青少年主要濫用藥物類型，在周碧瑟（2000）歷年的調查研究中，民國80年代青少年藥物濫用種類大致上以安非他命及強力膠為主，陳為堅（2005）的調查則顯示，2001年青少年藥物濫用類型已經有所轉變，新興毒品搖頭丸與愷他命已躍升為青少年藥物濫用主要類型，而1970至1980年代盛行的強力膠濫用問題，至今依然存在。

表2-9-1　歷年學者進行之在校青少年、大專校院學生藥物濫用流行病學調查研究結果

研究期間	學者	研究名稱	結果 （非法藥物使用盛行率）
1992年、1994年至 1997年及1999年	周碧瑟教授	青少年用藥盛行率與 危險因子之探討	1.0%至1.4%
1994年至1997年	鄭泰安教授	青少年藥物濫用之流 行病學研究	國一：0.9%、國二：1.5%、國 三：11%
1998年至1999年	鄭泰安教授	青少年藥物濫用之追 蹤研究	國一：0.93%、國二：1.53%、 國三：3.56%
2002年	陳爲堅教授	街頭青少年的藥物濫 用調查	11%（臺北市上課時間於街頭遊 蕩之青少年） 22%（社工開案輔導之青少年）
2003年	陳爲堅教授	臺北地區青少年藥物 濫用調查——全國性 青少年調查之先導研 究	國、高中生：1.5%
2004年	陳爲堅教授	全國青少年非法藥物 使用調查	國中：0.75%、高中：1.28%、 高職：3.04% 上課時間於街頭遊蕩之青少 年：男性2.5%、女性1.3%
2004年	郭憲文教授	臺灣地區在學國中、 高中生藥物濫用之調 查	國、高中生：1.6%
2004年	柯慧貞教授	全國大專校院學生藥 物使用盛行率與其相 關心理社會因素之追 蹤研究	大學生：2.1%
2005年	陳爲堅教授	全國青少年非法藥物 使用調查	國中：0.77%、高中：0.74%、 高職：2.3% 上課時間於街頭遊蕩之青少 年：男性11.65%、女性8.85%

資料來源：行政院衛生署管制藥品管理局。

表2-9-2　臺灣地區在校青少年用藥種類比例順位

調查年度	第一位	第二位	第三位
1994[*]	安非他命（75.0%）	強力膠（11.7%）	海洛因（5.9%）
1995[*]	安非他命（70.9%）	強力膠（8.6%）	海洛因（5.4%）
1996[*]	安非他命（67.0%）	海洛因（7.0%）	大麻及古柯（各5.0%）
1997[*]	安非他命（43.1%）	強力膠（23.9%）	FM2安眠鎮靜劑（9.2%）
1998[*]	安非他命（41.7%）	強力膠（11.6%）	搖頭丸（MDMA）（10.7%）
2004[◎]	搖頭丸（62.7%）	愷他命（43.9%）	大麻（15.3%）
2005[◎]	搖頭丸（57.4%）	愷他命（44.0%）	大麻（13.9%）
2006[◎]	搖頭丸（49.7%）	愷他命（46.9%）	強力膠（17.7%）

註：＊：周必瑟，臺灣地區在校青少年用藥盛行率與危險因子之探討。
　　◎：陳為堅，全國青少年非法藥物之調查。
資料來源：行政院衛生署管制藥品管理局。

　　在周碧瑟（2000）自1992年至1999年所做的全臺青少年毒品使用盛行率調查研究中，青少年的用藥盛行率大約介於1.0%至1.5%之間，用藥種類以安非他命、強力膠與MDMA（搖頭丸）居前三名。但陳為堅（2003）在臺北地區所做的街頭青少年毒品濫用盛行率調查中，臺北市街頭青少年毒品使用盛行率高達10.80%，臺北縣則為5.09%，用藥類型則以MDMA、愷他命與大麻為主（臺北市青少年安非他命的盛行率為1.16%；搖頭丸的盛行率為8.56%；大麻的盛行率為4.14%；愷他命的盛行率為4.00%。臺北縣青少年安非他命的盛行率為0.68%；搖頭丸的盛行率為4.24%；大麻的盛行率為1.18%；愷他命的盛行率為1.86%）。顯示近年來青少年族群對搖頭丸、大麻等新興毒品的用藥盛行率已有攀升趨勢。

　　根據楊士隆、戴伸峰、曾淑萍等（2014-2017）新近所進行之「青少年非法藥物使用調查研究」於2014年至2017年間，針對臺灣地區主要城市（新北市、臺中市、高雄市）國中、高中職學校進行自陳報告調查。平均每年約成功抽取2,190名學生樣本，回收率平均為87%。研究結果發現，校園學生在使用非法藥物經驗方面，從2015年至2017年，國中學生均低於1%（詳圖2-9-1），高中生2015年至2016年1.31%，2016年至2017年時上升到3%。國高中（職）學生三年非法藥物使用之盛行率為1.5%（詳圖2-9-2）。非法藥物種類方面，

校園學生連續三年使用愷他命者比例最高，使用咖啡奶茶毒品混合包之比例逐年增加，占第二位。在收容少年部分，從2014年至2017年，收容少年曾使用過任一種毒品之比率2014年至2015年為64.6%，並於2015年至2016年達高點（71.6%），2016年至2017年（62.7%）微幅下降。收容少年非法藥物使用種類以愷他命為最大宗，盛行率約為60%，其次咖啡奶茶毒品混合包三年約為40%。

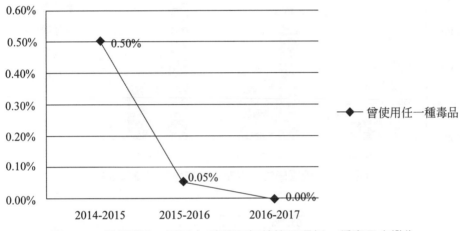

圖2-9-1　校園學生（國中）連續三年曾使用過任一種毒品之變化

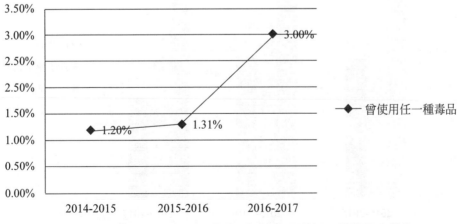

圖2-9-2　校園學生（高中）連續三年曾使用過任一種毒品之變化

　　2014年至2017年三年校園學生自陳報告使用非法藥物種類詳圖2-9-3，收容少年使用非法藥物種類之歷年變化詳圖2-9-4。

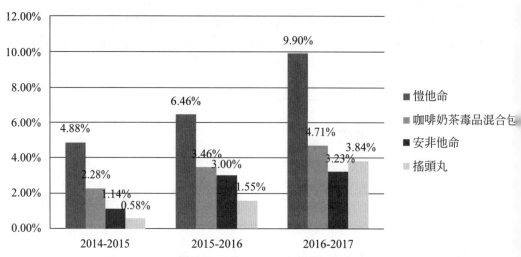

圖2-9-3　校園學生使用非法藥物種類之歷年變化

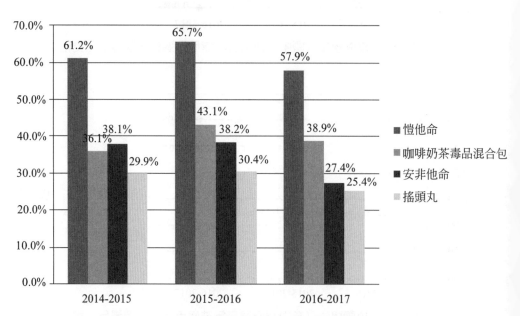

圖2-9-4　收容少年使用非法藥物種類之歷年變化

　　值得注意的是，近年混用毒品種類也有逐年增加的趨勢，至2017年爲止，臺灣曾出現混合14種藥物之案例。相關報導（胡欣男，2019）亦指出毒咖啡混合包販售者爲節省成本，改用便宜的一粒眠及合成卡西酮類，但因其藥性不同，一粒眠爲中樞神經抑制劑，而合成卡西酮類爲中樞神經興奮劑，混雜使用更致命。近年這些新興影響精神物質（New Psychoactive Substance, NPS）等在各國以另類市場名稱逐漸快速蔓延，並以咖啡包、奶茶包、梅片、果凍等混合型式在各城市販售造成社會極大危害，不容忽視（楊士隆等，2018）。

第二節　常見的青少年濫用藥物及其影響

　　臺灣青少年濫用非法藥物的趨勢，在60年代因社會整體物質生活並不豐富，青少年主要以價格低廉且取得容易的強力膠爲主要濫用物質，至70年代經濟起飛，物質生活逐漸豐裕，速賜康、紅中、白板、青發等藥效更強烈藥物逐漸流行，至80年代安非他命大肆流行，甚至引發政府向毒品宣戰，至90年代合成毒品推成出新，藥物濫用類型變得多樣化，例如搖頭丸、愷他命、FM2、LSD等，而相較於歐美青少年使用非法藥物種類以大麻之比例爲最高，近年來臺灣青少年使用非法藥物之種類則以愷他命爲大宗，且漸有多樣化及混合濫用之趨勢（陳爲堅，2005；陳爲堅，2006；楊士隆、戴伸峰、曾淑萍，2014-2017；楊士隆，2018）。

　　臺灣常見的青少年濫用藥物及其影響介紹如下[1]。

一、安非他命（Amphetamine）

　　甲基安非他命／安非他命均屬中樞神經興奮劑，使用者於初用時會有提神、振奮、欣快感、自信、滿足感等效果，但多次使用後，前述感覺會逐漸縮短或消失，不用時會感覺無力、沮喪、情緒低落而致使用量及頻次日漸增加。安非他命在50年代開始被濫用，臺灣於1971年即列爲禁藥，1990年列爲麻醉藥

---

[1] 濫用物質之特性與影響、副作用等內容，主要引自行政院衛生署管制藥品管理局網站——常見濫用物質及其危害（http://www.nbcd.gov.tw/home/dep/main1.html）；李志恒主編（2002），藥物濫用，臺北：衛生署管制藥品管理局；李志恒主編（2003），物質濫用，臺北：衛生署管制藥品管理局。

品管理，1998年「毒品危害防制條例」公布實施時，即列屬第二級毒品。

　　長期使用會造成如妄想型精神分裂症之安非他命精神病，症狀包括猜忌、多疑、妄想、情緒不穩、易怒、視幻覺、聽幻覺、觸幻覺、強迫或重覆性的行為及睡眠障礙等，也常伴有自殘、暴力攻擊行為等。成癮後一旦停止吸食，便會產生戒斷症狀，包括疲倦、沮喪、焦慮、易怒、全身無力，嚴重者甚至出現自殺或暴力攻擊行為。

二、搖頭丸（MDMA）

　　搖頭丸又稱Ecstasy、忘我、亞當、狂喜、快樂丸、E、衣，學名亞甲雙氧甲基安非他命（3,4-Methylenedioxymenthamphetamine, MDMA），是一種結構類似安非他命之中樞神經興奮劑。MDMA口服後會有愉悅、多話、情緒及活動力亢進的行為特徵。服用後約二十分鐘至一小時會產生作用，濫用效果約可持續數小時。濫用者若在擁擠、高溫的空間下狂歡勁舞，常會因運動過度導致缺水，產生體溫過高、痙攣，甚至併發肌肉損傷、凝血障礙及急性腎衰竭而導致死亡。服用後在興奮之餘，還會產生食慾不振、牙關緊閉、肌痛、噁心、運動失調、盜汗、心悸、倦怠及失眠等症狀，目前MDMA列為我國第二級管制藥品（毒品）管制。

　　醫學研究證實，一般用量的MDMA濫用者在注意力、記憶力、學習能力、一般智力等認知功能方面，皆有明顯的退化現象。長期使用除會產生心理依賴，強迫使用外，還會造成神經系統長期傷害，產生如情緒不穩、視幻覺、記憶減退、抑鬱、失眠及妄想等症狀。由於MDMA無醫療用途，全由非法途徑取得，其中亦可能混含有害雜質；又因會減弱自我控制能力，加上易產生不會受到傷害的幻覺，服用者可能會對自身行為安全掉以輕心，而造成意外傷害。

三、愷他命（Ketamine）

　　愷他命又稱K他命，目前臺灣列入第三級管制藥品及毒品管制，俗稱K、K仔、褲子等，是一種中樞神經抑制劑，為非巴比妥鹽類（Nonbarbiturate）的麻醉、止痛劑，於1962年首度合成，其麻醉藥效持續較短，且毒性較低，能令使用者產生類似催眠的解離（Dissociative）的麻醉作用。愷他命初期被應用於動物手術，隨後因其具有阻斷神經路徑，卻無降低呼吸及循環系統功能之特

性，漸漸被視爲安全且可信賴的麻醉劑，而應用於臨床上診斷或不需肌肉鬆弛之手術，尤其適合用於短時間之小手術或全身麻醉時誘導之用。較常見之副作用爲心搏過速、血壓上升、震顫、肌肉緊張而呈強直性、陣攣性運動等，部分病人在恢復期會出現不愉快的夢、意識模糊、幻覺、無理行爲及胡言亂語，發生率約12%。

愷他命以口服、鼻吸、煙吸及注射等方式施用藥效約可維持一小時，但影響吸食者感覺、協調及判斷力則可長達十六至二十四小時，並可產生噁心、嘔吐、複視、視覺模糊、影像扭曲、暫發性失憶及身體失去平衡等症狀。由於它也可使人產生無助、對環境知覺喪失，並伴隨著嚴重的協調性喪失及對疼痛感知降低，此種情況往往令服食者處於極度危險狀態。長期使用會產生耐受性及心理依賴性，造成強迫性使用，停藥後雖不會產生戒斷症狀，但不易戒除。

長期濫用愷他命會對泌尿系統造成嚴重危害，目前已經有許多案例因爲濫用愷他命，而導致膀胱損傷，出現頻尿、夜尿、血尿、小腹疼痛、排尿疼痛等問題，嚴重影響生活作息及工作。在台灣尿失禁防治協會所蒐集到的案例中，就有少女因拉K，膀胱萎縮到只剩下10cc到20cc容量，幾乎被迫整天坐在馬桶上。這些吸食愷他命導致「潰瘍性膀胱炎」的個案，出現膀胱纖維化，容易頻尿、血尿等症狀，最嚴重可導致腎水腫，必須洗腎[2]。長期吸K會造成發炎細胞增生，泌尿系統出現廣泛的炎症反應，膀胱長期、反覆發炎，膀胱有很多出血性的黏膜，最終導致膀胱壁纖維化、變厚，膀胱容量縮小。治療可用藥物緩解排尿慾望，再輔以訓練控制排尿。但膀胱纖維化是不可逆的，膀胱容量最多只能恢復到200cc，不可能回復到一般成人500cc左右的容量。

四、大麻（Marijuana）

早在西元3世紀時，華陀便曾使用以大麻樹脂調劑而成的「麻沸散」作爲麻醉藥劑，在印度及阿拉伯亦有作爲醫療使用的紀錄，主要作爲解痛、鎮靜、麻醉使用。目前市面上較常見的型態爲將大麻葉乾燥後，混雜煙草捲成香煙。吸食大麻之初會產生欣快感、思路變得順暢快速、感覺變得敏銳，有時還會出現幻覺，尤其是視幻覺。長期使用會產生耐受性及心理依賴性，使得吸食劑量或頻次增加。

2　自由時報（2008年6月10日），拉K少女 膀胱容量萎縮剩10cc。

　　大麻對中樞神經系統、心臟血管系統、免疫系統、呼吸系統、生育等方面皆會產生不良影響，如產生依賴性，突然停用會產生厭食、焦慮、不安、躁動、憂鬱、睡眠障礙等戒斷症狀。急性中毒時會產生記憶及認知能力減退、焦慮、憂鬱、多疑、失去方向感等症狀，長期使用會造成注意力、記憶力、判斷力下降，無方向感，意識混亂，人格喪失，妄想，幻覺及對周遭事務漠不關心之「動機缺乏症候群」。懷孕婦女吸食大麻常會造成早產、胎兒體重偏低。

　　美國國立藥物濫用研究所（NIDA）研究人員Eric Sarlin（2018）指出，美國密西根大學Terry-McElrah、O'Malley與Johnston等對監測未來（Monitoring the Future）資料庫進行分析，研究發現長期大麻使用與成人晚期健康問題密切相關。其發現18歲以後至20餘歲晚期如長期使用大麻與其50歲時自陳報告健康問題之惡化具密切之關聯性。而長期大麻使用之風險因子主要包括：18歲時抽菸及喝酒，35歲至45歲間大量使用及失業。《科學人》雜誌Claudia Wallis（2018.1）之報導指出，根據西奈山伊坎醫學院的神經學家Yasmin Hurd的看法，青少年吸食大麻會造成負面影響；腦造影研究發現，經常吸食大麻會使腦部產生變化，包括兩大腦半球間連結的改變，而且發現吸食大麻的青少年認知處理效率降低，杏仁體與海馬回變小——這兩個腦部構造主要參與情緒調節與記憶。

五、混合毒品

　　臺灣主要混用之毒品以卡西酮類、愷他命、色胺類、合成大麻素等第二、三級毒品為主要藥物，純度約落在1%至5%（楊士隆、鄭元皓、林世智，2019）。根據EMCDDA（2016）報告中指出，NPS可以通過與切割和填充而配製成多種合成毒品。毒品零售包中，經常混合多種毒品與化學物質，而合成大麻、合成卡西酮和其他類安非他命物質，因價格便宜，經常混合於毒品零售包或是毒品薰香中出售。

　　新興毒品濫用在臺灣致死的案例近年急劇增加，法務部法醫研究所指出，2011年1月至2017年3月的統計資料觀察，已從每年約10件驟升至37件，致死案例中之，平均使用毒品種類也從1.9種上升至4.1種，近期甚有多達10餘種。衛漢庭（2017）指出，同時混用數種不同毒品，不僅藥物毒性大增，更有可能引發惡性高熱（Malignant hyperthermia），導致施用者死亡。混合毒品包中有各種不同的精神活性物質，對於中樞神經具有不同的作用，諸如引起興奮、影響

視覺、聽覺及產生知覺幻覺皆為可能的反應。此外，NPS、傳統毒品和非精神影響物質之間的交互作用有可能誘發多種藥物中毒、死亡或異常行為，增加公共危險。

第三節　青少年藥物濫用防治政策

　　臺灣自1993年向毒品宣戰，即確立以「斷絕供給，降低需求」為策略方針，以「減少供給」與「減少需求」為毒品防制主軸，而國際間皆然，特別是針對青少年族群的藥物濫用預防工作。為因應日益嚴重的毒品與藥物濫用問題，例如藥物濫用年齡層逐漸下降、俱樂部用藥與愷他命濫用問題的興起、毒癮者感染愛滋病問題惡化等，臺灣毒品防制政策乃於2006年進一步調整為「首重降低需求，平衡抑制供需」，將反毒政策轉向著重降低毒品需求，以「拒毒」防止新的毒品施用人口產生、以「戒毒」減少原有毒品施用人口，並加強青少年藥物濫用防治工作（行政院研究發展考核委員會，2005）。

　　依據行政院於2006年所擬定之「毒品防制政策整體規劃報告」，拒毒預防係以「多元拒毒」為防制理念，其工作項目則契合教育、輔導、早期介入的預防藥物濫用核心理念，核心工作項目包括（行政院研究發展考核委員會，2005）：

一、整合評量、檢驗、通報及輔導體系

　　包含發展「藥物濫用危險評估工具」；健全藥物濫用檢驗機構檢驗結果公信力；貫徹對中輟生或非法出入娛樂場所之學生立即通報家庭與學校之作業程序，迅速視個案情形施予檢驗及預防教育；加強各級學校教職員、職場、醫療體系、軍隊及矯正機構員工之反毒基本訓練及輔導諮商專業知能，並訂定標準作業流程，使其能具有對藥物濫用者進行諮商輔導及協助戒治轉介之能力。

二、因對象制宜，發展拒毒宣導之多元模式

　　包括未施用者廣泛落實一般預防教育課程，增進其克服同儕壓力之知能、方法與必要協助管道；針對高危險族群標的對象施予特別預防教育及輔導追

蹤，提供多元支持之管道與資源；針對毒品施用成癮者提供戒癮治療與毒癮復發預防教育課程，以協助其戒治毒癮，遠離毒害。

三、連結「學校、家庭、社區、社會」網絡，認同健康概念

包括推動健康社區觀念，逐步建立「學校、家庭、社區、社會」多元聯繫及通報管道；反毒觀念及行為納入社區健康中心共同推動宣導；強化社區之輔導諮商機制及培訓社區輔導人才。

就拒毒預防工作所規劃的核心工作項目觀之，其理念與聯合國毒品控制與犯罪預防辦公室（United Nations Office for Drug Control and Crime Prevention, UNODCCP）對青少年藥物濫用預防計畫所提出的基本原則（UNODCCP, 2002），以及美國藥物濫用研究所（National Institute on Drug Abuse, NIDA）對兒童與青少年藥物濫用防制之建議（NIDA, 2003）核心理念相近，即整合學校、家庭、社區、社會網絡，以健康概念扶助青少年健全身心發展與社會適應。然依據反毒報告書與行政院毒品防制會報指示事項各機關辦理情形彙整資料所載，對於拒毒預防仍以「反毒宣導」及「尿液篩檢」為核心，全面紮根推展至學校、家庭、社區、社會教育的充權[3]（Empowerment）與連結網絡，以及高危險族群的特別預防教育及輔導追蹤，仍待進一步落實。

教育部對青少年學生藥物濫用防制乃以「防制學生藥物濫用三級預防實施計畫」為核心，實施概況如下[4]：

一、一級預防

以教育宣導為主，包含反毒種籽教師之培育、各級學校的反毒教育、反毒宣導，以及各類型的反毒活動如晚會、運動競賽、創作設計比賽、藝術表演活動，和反毒宣導教材的編制。

3　充權包含三層次：1.讓社區增加他們的技巧和資訊的層次；2.將決策和資源控制權委託由地方負責；3.從政策的過程與協商進行意識的改變。

4　行政院毒品防制會報指示事項各機關辦理情形概要表（民國97年9月30日），毒品防制會報彙整資料。

二、二級預防

　　以「特定人員尿液採驗辦法」為依據，對各級學校特定人員進行尿液篩檢清查。並協調警力配合各級學校訓輔人員實施校外聯合巡查，維護學生校外安全，預防學生偏差行為。對深夜在外遊蕩學生加強查緝，將涉足網咖、搖頭俱樂部等場所之學生列為藥物濫用尿液篩檢之對象。推廣「校園學生使用毒品篩檢量表」（大專組），提供各級學校學務人員早期發現藥物濫用學生，進而實施輔導與戒除。

三、三級預防

　　透過特定人員尿液篩檢發現有藥物濫用學生時，即由學校組成「春暉小組」介入輔導，採定期複查檢測掌握學生戒治情形。

　　整體而言，早期臺灣對於青少年藥物濫用的防制工作注重反毒毒害宣導，視藥物濫用行為為偏差違法行為，較忽略了藥物濫用問題背後所隱含的青少年人格成長、心理發展、家庭問題、校園與社會適應問題。近年在藥物濫用專家之呼籲下，政府日益重視反毒工作，已逐步強化深根學校、家庭、社區、社會教育及教養技能的充權與連結網絡，加強一般預防預警措施與高危險族群的特別預防教育及輔導追蹤等。

第四節　青少年藥物濫用防治作為

　　近年依照「毒品危害防制條例施行細則」第10條之規定及行政院毒品防制會報權責分工：拒毒工作，由教育部統合內政、外交、財政、國防、法務、勞政、衛生等部會，協調社會團體，運用各種管道，持續辦理，以下就教育部、法務部、衛生福利部及各地方政府毒品危害防制中心等單位作法，摘述如下（反毒報告書，2012-2015）。

一、教育部

　　教育部重視反毒宣教向下扎根並強調三級預防工作的落實，針對各類對象實施適當的宣導，讓全民知悉毒品的危害性及拒毒的技巧，建立家庭、學校、

社區、職場的反毒網絡，並落實關懷藥物濫用個案，引入適當資源，兼顧普及性、經常性、不間斷進行分眾、分齡的宣導，堅定全民反毒的決心，相關作為如下：

（一）地方毒品危害防制中心預防宣導組的督導機關：教育部作為地方毒品危害防制中心預防宣導組的督導機關，每年均針對該組訂定反毒宣教工作計畫及視導指標，要求針對各類對象反毒宣導，並且質、量並重。

（二）推動「紫錐花運動」：

1. 源起：教育部自1990年起訂定春暉專案反毒計畫執行校園反毒工作，迄今已逾二十年，鑑於近年社會環境變遷，新興毒品層出不窮，施用毒品年齡有向下蔓延等趨勢。為強化反毒宣導作為，教育部採嶄新及系統性宣導策略推動「紫錐花運動」（紫錐花係北美菊科植物，為印地安人治療蛇、蟲咬傷之敷料，因具有提升自我防護力、抗病毒、抗菌效果，紫錐花運動標誌，展現「反毒」、「健康」及「愛人愛己」的意象）。

2. 內容：運用端午節、父親節、教師節、國慶日、元旦等民俗節慶，從中央到地方均舉辦系列反毒競賽、活動，並訂定每月1日為紫錐花運動傳播日，向社會及國際推廣，以「建立無毒校園」、「倡導社會反毒風潮」及「呼籲各國響應」三大面向為目標，使反毒運動由校園推向社會，成為全民運動，營造反毒氛圍，並藉由官方網站及Facebook粉絲團，運用網際網路的便利性，並結合競賽活動推廣，讓時下年輕族群接觸反毒資訊。

（三）辦理反毒種子教師研習、導師反毒知能研習並自行研發分齡教材：除辦理反毒種子教師研習、導師反毒知能研習並自行研發分齡教材外，教育部製作反毒文宣品、宣教短片，於每學期第一週友善校園週要求各校妥善運用教材實施反毒宣教；並自2013年起結合反毒及法治教育，設計「反毒健康小學堂」國小及中等學校二種題庫，供學校實施教學及有獎徵答，以寓教於樂的方式提升反毒宣教的效果。

（四）針對15歲至18歲未升學、未就業之青少年，提供技藝與就業轉銜輔導課程，以減少失學青少年及無業人民，進而降低施用毒品人數：實施國中技藝教育學程，提供職業性向明顯的學生於國中三年級時提早進行職涯探索，以避免國中畢業時未升學、未就業，另由教育部及勞動部爭取預算針對15歲至18歲未升學、未就業青少年辦理技藝與就業轉銜輔導課程，並由各地方毒品危害防制中心引進民間資源提供未成年中輟個案適性學習與生涯試探資源。

二、法務部

法務部以「使新生人口不生」、「低層吸毒者不升級」以及「毒癮者戒毒成功」為整體反毒工作目標，在具體的執行策略上，則以「分眾行銷、雙向互動」及「打開通路、架構網絡」作為推動各項教育宣導作為的骨幹，相關作為如下：

（一）強化反毒人才培訓：

1. 建置「法治教育師資人才資料庫」：督導全國各地檢署建置「法治教育師資人才資料庫」，以及引進大專院校法律服務社及民間公益社團，進入社區、學校辦理反毒等法治教育講座。

2. 辦理反毒人才培訓工作：整合檢察、觀護、更生、監所、毒防、志工等各個不同體系與人員，辦理反毒人才培訓工作並將師資建置於「無毒家園」主題網站，供社會各界延聘，以地毯式的密度，推展各種反毒教育宣導工作。

（二）創新反毒教材：

1. 編印「無毒有我、有我無毒」套書：為延續大愛電視台所製「逆子」、「破浪而出」電影特映會的教育宣導成效，另更結合慈濟大學、慈濟北區教聯會及慈濟經典雜誌編印《無毒有我、有我無毒》套書，作反毒教育宣導人才培訓活動教材。

2. 研編「基本法律常識測驗」教材：邀請具法律與教育背景之法官、檢察官、校長、老師組成「基本法律常識測驗」教材研編小組與審查小組，以國民中、小學、高中職（五專前三年級）學生為對象，針對毒品、校園霸凌、幫派等議題編訂教材題庫（含模擬案例、法律解析、教師指引與試題），透過評量、有獎徵答、趣味問答等多元方式，引導學生有效學習。

（三）整合反毒教育宣導資源：

1. 結合慈濟辦理反毒特映會及人才培訓活動：結合慈濟大學、慈濟北區教聯會、大愛電視台、經典雜誌，製作《逆子》、《破浪而出》影片及編印《無毒有我、有我無毒》套書，在全國各社區辦理電影特映會及人才培訓活動。

2. 結合燦坤、松青辦理反毒特映會及播放反毒光碟：結合燦坤實業股份有限公司與松青超市在全國各社區進行數十場次的「無毒有我電影特映會」活動，尤其是燦坤實業股份有限公司，在全省330多家門市播放法務部與教育部共同製作之「名人反毒影片」，另在該公司351家門市的電視影音區，運用總

計約1萬5千部電視,同步全程播放《戰毒紀》反毒影片光碟。

3. 結合地下街商場,辦理反毒街舞與贈獎等活動:臺北地下街合作社免費提供該社所轄14台訊息電視,輪播法務部提供之反毒名人專訪以及反毒創意競賽得獎影片,且免費提供該社所轄13處雙面LED字幕機,輪播法務部提供之戒成專線宣導文字跑馬。

4. 結合天康連鎖藥局成立「防毒保衛站」:鑑於很多初期的拉K者,膀胱發炎後,不敢告訴親人,自行到藥局買消炎藥止痛,為幫助拉K者懸崖勒馬,即時回頭,與擁有22家連鎖店、238家加盟店的天承生活藥業股份有限公司(天康連鎖藥局)共同發起「防毒保衛站」活動,讓全國各社區的藥局、藥師與各地檢署連線共同投入吸毒者關懷與諮詢服務。

5. 結合國語日報發行「無毒大丈夫」漫畫專刊:由於施用毒品的原因,深受同儕的影響,為破解青少年染毒危機,邀約社團法人台灣少年權益與福利促進聯盟、財團法人國語日報社,運用國語日報版面發行「無毒大丈夫」漫畫專刊,用青少年喜愛的漫畫活潑畫面,帶動一則則拒毒的生動故事,強化青少年反毒理念。

6. 補助辦理反毒等法治教育宣導活動:透過補助經費等方式,結合各公益社團、大學法律服務社,辦理反毒等法治教育宣導活動。

(四)建立「無毒家園」專屬主題網站:

透過補助經費等方式,結合各公益社團、大學法律服務社,辦理反毒等法治教育宣導活動。

三、衛生福利部

依「毒品危害防制條例施行細則」第10條規定,衛生福利部為行政院毒品防制會報「拒毒預防組」之協辦機關,協助「拒毒預防組」主政機關教育部,運用各種管道,持續進行反毒宣導,具體作為包括:

(一)監測國內、外新興藥物濫用趨勢及濫用情形:對首例檢出新興濫用藥物時,立即提出警訊,以及於寒暑假前與墾丁春天音樂季等活動,主動發布相關訊息,讓媒體記者與社會大眾得知最新之毒品危害訊息,提醒民眾警覺,並於衛生福利部食品藥物管理署網站,及食品藥物消費者知識服務網之反毒資源館同步刊登新聞稿,使民眾即時瞭解新興濫用物質之危害性。

(二)針對常被濫用之藥物,製作各式藥物濫用防制文宣:編製各式藥

物濫用危害宣導教材，包括藥物濫用防制指引、「不要K掉你的膀胱」海報、「常見濫用藥物分類圖鑑」單張、《爸媽管很大──給爸媽上的一堂課》藥物濫用實際案例探討手冊及拒絕K他命系列之宣導短片等，除公開於衛生福利部食品藥物管理署「食品藥物消費者知識服務網／反毒資源館」，供民眾參考運用外，還分送各縣市衛生局、毒品危害防制中心、學校、校外會、各地圖書館等。

　　（三）運用多元化媒體宣導，強化藥物濫用危害宣導：運用電視、廣播、報章、雜誌、電影院等各式媒體通路，加強宣導常被濫用的藥物危害，並透過四家無線電視台、原住民電視台等電視台與全國101家戲院共748廳，及臺鐵臺北站、國道高速公路清水服務區、民用航空局臺中航空站、臺中港務局、衛生福利部臺中醫院、國光汽車客運臺中朝馬站旅客服務中心等19處重要交通據點之42吋LCD，以及西門町大樓外牆LED戶外大型電視牆、新北市六個點位之全彩LCD多媒體電子看板，及候診健康訊息聯播系統（醫Channel）全時段播放《拒絕K他命宣導──廁所人生篇、水球篇》、《無毒大丈夫》等宣導短片，以及刊登「不要K掉你的膀胱」、「小心！新興濫用藥物就在你身邊」等廣告燈箱，提供國人正確之藥物濫用危害資訊，提升民眾藥物濫用危害認知與預防能力，並呼籲民眾多從事正當休閒活動，切勿嘗試使用毒品。

　　（四）加強網路宣導，便利民眾資料查詢：建置食品藥物消費者知識服務網／反毒資源館，將藥物濫用之種類、危害、防制宣導教材、數位化衛教資源等公開於網站，提供藥物濫用防制相關單位與民眾便利之資訊查詢平台；且為增進民眾對愷他命危害的瞭解，新增「愷他命危害專區」。民眾得透過智慧型手機、平板電腦等電子設備連結網路，迅速查詢藥物濫用防制資訊，並透過網絡分享，將毒品危害之意念不受時空限制地傳遞給民眾，達到一傳十，十傳百的宣導效果。

　　（五）結合政府及民間資源，辦理藥物濫用防制宣導活動：運用各界力量，整合現有的衛生保健體系與民間社區資源，以社區自主方式，發展由下而上之自主性藥物濫用防制活動，增進在地民眾對藥物濫用危害之認知，提升民眾藥物濫用防制之防護，且由社區民眾自發性建立藥物濫用防制網絡，可避免社區民眾濫用藥物，擴大防制宣導效能。另透過在全國北、中、南區舉辦反毒創意短片競賽活動、反毒園遊會及巡迴反毒影展等藥物濫用防制宣導活動，增進民眾及年輕朋友之參與，激起反毒意識與決心，認清毒品的危害。

　　（六）培訓藥物濫用防制人才，深化基層社區之藥物濫用防制觀念：為提

升社區自主性藥物濫用防制體系，鼓勵社區藥師參與藥物濫用危害宣導，並設立社區藥師藥物濫用防制諮詢站，使社區能自主性從事藥物濫用防制活動，進而深入推展藥物濫用防制觀念至基層社區，就近提供民眾藥物濫用防制與戒癮治療相關資訊。

（七）未來仍將秉持「預防勝於治療」理念，持續研編多樣化藥物濫用防制宣導教材：包括海報、單張、手冊、短片等，並透過多元管道，加強宣導，以及提供相關單位運用與參考，並結合相關單位、團體辦理多元化藥物濫用防制宣導活動，將防制觀念深植於社會大眾心中。

四、各地方毒品危害防制中心

各地方毒防中心之毒品之預防宣導部分由教育部進行統籌，其目標爲建立跨局處定期聯繫會議，整合政府、學校及民間資源，運用多元宣傳管道，強化校園與社區人士反毒知能，建立全民反毒意識，相關作爲如下：包括海報、單張、手冊、短片等，並透過多元管道，加強宣導，以及提供相關單位運用與參考，並結合相關單位、團體辦理多元化藥物濫用防制宣導活動，將防制觀念傳遞給社會大眾。

（一）辦理多元反毒宣導活動，文宣素材種類多元，妥善利用社區媒體資源，結合縣市特性進行反毒宣導，並運用創意與多元化的反毒行銷策略，建置完整之學校、家庭、社區、社會及職場拒毒預防網絡。

（二）運用各種多元宣傳管道，針對各類對象（例如社區鄰里長、幹事、社區營造團體、一般民眾、受刑人及更生人）進行反毒宣導，以收獲最大預防宣導效益。

（三）針對各類對象（例如學校教職員、補習班相關人員、政府機關內部人員與行政主管人員等）辦理反毒研習、志工培訓，提升其反毒知能及辨識藥癮者之能力，以達早期發現，立即輔導或轉介之功效。

（四）除強化社區里民反毒知能外，並規劃各縣市檢舉毒品犯罪宣導，以發揮鄰里守望相助功能，共同打擊犯罪、維護社區治安。

（五）運用課堂教學，加強學生反毒知能與拒毒技巧。

（六）進行特定場所（含八大行業、網咖、電子遊樂場、旅館）之預防宣教，除此之外，加強規劃特定場所及高危險情境場所張貼文宣、警語或以多元管道及媒體進行反毒宣導。

　　（七）辦理高關懷或高危險家庭及青少年反毒宣導活動，並隨時辦理個案輔導、訪視、生活關懷、認輔、座談等活動，實施預防宣教。

第五節　各地域較具特色之拒毒教育方案

一、美國、荷蘭

（一）D.A.R.E.（Drug Abuse Resistence Education）

　　（http://www.dare.com/home/about_dare.asp）

　　1. 起源：由LAPO（Los Angeles Police Department）和LAUSD（The Los Angeles Unified School District）努力合作而來。

　　2. 建立時間：這個計畫是在1983年，美國為了本國及國際上的需求而於洛杉磯所建立一國際非營利組織D.A.R.E。

　　3. 主要目的：提供幼稚園到12年級的孩童一個無暴力及無毒品的生活並建立一個緊密的關係於學生、執法人員、教師、父母和其他團體領導者；教導孩童拒絕技巧，使孩童遠離毒品、幫派和暴力，已經在美國75%的校區和超過43個國家實施，且被證明是有效的。

　　4. 主要課程：由LAUSD的健康教育專家所發展出來，提供官員訓練（警官接受八十小時的特殊訓練提供抗拒毒品與避免暴力的技巧）及學生教育上素材和教導的標準，此舉引起了國家對D.A.R.E的注意。

　　5. 課程目標：提供酒精和毒品的資訊，教導學生抉擇的技巧及如何面對來自同儕團體的壓力，並提供他們使用毒品和暴力的替代品。

（二）Safe House Groups及Dance Safe

　　根據方勇駿（2002）之引介，荷蘭的「安全屋計畫」（Safe House Project）採取的是「Just Say Know」策略，把對毒品處理政策提升到從來源及製造商的層次，而非單方面對用藥者加以限制或禁止。阿姆斯特丹市政府堅持所有的舞會都要有安全屋的工作人員在場。你只需要付新臺幣40元，安全屋的工作人員會為你檢視藥品的成分安全與否，然後你可自行決定要不要用藥。使用者或者零售商會自動送藥給安全屋人員檢查，他們不但可藉此蒐集新藥，更可追

蹤藥品來源,與製造商溝通杜絕危險藥品(方勇駿,2002)。

美國Dance Safe組織所採取的也是「Just Say Know」的策略,其主要宣導青少年對藥物的知識的瞭解、藥物濫用的危險性與後果與使用藥物的安全守則等。

(三) Juvenile Drug Courts: Community-Oriented and Diversionary Treatment and Services

(http://www.courts.state.me.us/mainecourts/drugcourt/juvenile.html)

1. 使命:減少非暴力少年犯及慣犯對藥物之濫用,提供其具建設性且嚴密的法院監督、廣泛的毒品濫用治療及教育和就業服務,充分少年的成功機會。

2. 宗旨:減低少年和其家庭對犯罪和酒精、毒品濫用的依賴性,提供少年相關的治療和刺激而不是監禁,並透過獎勵和認同的方式,鼓勵少年進步、成功;最後應該促使參加者在學校和家庭關係的重大改善。

3. 目標:

(1) 對於正在使用毒品的少年,法院提供立即的仲裁和處置及積極的監督。

(2) 改善少年在其環境中的功能水平,增強少年無毒品使用的生活。

(3) 提供少年幫助他們生產的技巧,使其生活遠離毒品及犯罪,其技巧包括教育發展、增進少年自我價值以提升社區關係的正面增強。

(4) 對少年時期有再使用毒品的家庭,加強其對孩童的教育價值觀的改善。

(5) 使犯罪少年及所提供的社區服務達到雙贏的局面。

二、日 本

2013年以後日本內閣府提出新的「第四次藥物濫用防治五年戰略計畫」,作為新世代藥物濫用總指揮之依據,其主要戰略目標有下述五項(戴伸峰,2017):

(一) 藉由提升青少年、家庭、社區社會對於藥物濫用的法律意識以及檢舉敏感性,推動藥物濫用之防範於未然。

(二) 充實並強化藥物濫用者之治療以及社會復歸支援,同時加強對其家

人之支援以徹底貫徹防止藥物濫用的再犯現象。

（三）打擊藥物走私販賣集團，強化對於藥物使用者之取締，強化對多樣化新興藥物的監視以及指導。

（四）徹底執行海關以及邊防查緝，阻止非法藥物走私進入日本。

（五）推展打擊非法藥物走私之國際合作。

在「第四次藥物濫用防治五年戰略計畫」中，主要的部分是強化藥物濫用的眞實性以及科學性介紹，從過去的「恐懼訴求」改變爲「理性訴求」。爲了達成藥物濫用教育理性訴求的教育效果，在新的藥物濫用防治戰略計畫中，拒毒教育內容做了大幅度的修正，其中最重要的內容如下列所示（戴伸峰，2017）：

（一）心理藥物的腦神經科學機制的科普化介紹。

（二）將藥物濫用的觀念由「犯罪」導引爲「成癮症」（脫罪入病式的教育）。

（三）心理藥物使用的初期效果與濫用後之危害比較。

（四）前導性成癮物質之作用及成癮預防。

（五）新興心理藥物（合成藥物）的介紹。

（六）大麻危害性以及其他國家之大麻政策分析介紹（此部分以大學生爲主要教育對象）。

三、香港、澳門

在香港，曾針對將軍澳新市鎮內之「高潛危青少年」，舉辦一項爲期十八個月的先驅性「基層預防」禁毒教育和指導試驗計畫，計畫名稱爲「將軍澳預防濫用藥物教育計畫」。該計畫之策略規劃在專注預防「將軍澳新市鎮」之8歲至18歲有較大機會受濫用藥物危機因素影響之高潛危青少年。由專責社工「外展到校」提供專業支援，並針對「高潛危青少年」，提供「量身訂造」和「多元綜合」的基層預防「禁毒教育及宣導」服務。最後還策動社區支持及參與地區基層禁毒預防工作（鄭安凱，2007：11）。在澳門，近年鑑於青少年濫用軟性毒品及吸菸行爲有惡化跡象，故相繼成立「青年中心」和「家庭服務中心」，進行教育及職業培訓以協助失學、失業的邊緣青少年。從1992年開始，向全澳中學展開「預防藥物濫用教育」，有計畫地先鼓勵由學校校長、老師做起，再由其推動學生參與預防教育活動。其於1995年在北區開設「青少年社區

中心」，提供青少年一處有益身心休閒活動的場所（鄭安凱，2007：10）。

第六節　青少年藥物濫用防制指導原則與建議

　　根據聯合國毒品控制與犯罪預防辦公室（UNODCCP）「青少年藥物濫用預防計畫手冊」（UNODCP, 2002；楊士隆、曾淑萍、李宗憲，2008），對青少年藥物濫用預防計畫所提出的基本原則，制定青少年藥物濫用預防計畫應有的基本原則包括：

　　一、藥物濫用預防計畫應以社區為基礎，需含括整個社區。

　　二、藥物濫用防制計畫所含括所有的藥物濫用或物質濫用種類，層面不應太狹隘，因為導致青少年藥物濫用的原因通常都是相互關聯的。

　　三、需注意到可能對方案目標族群的生活條件、社會環境等有影響的群體。

　　四、預防重於治療，防制方案除了需對已經有藥物濫用問題的青少年予以介入外，更應注意那些可能有藥物濫用潛在危險的青少年。

　　五、以促進健康為核心，滿足其社會需求和娛樂需求，減少可能會危害身心健康的行為。

　　六、以人為本，鼓勵社會互動。計畫方案應蘊含豐富的社會互動性。

　　七、鼓勵青少年積極參與，促進青少年的社會價值觀，並且尊重其文化傳統。

　　八、鼓勵採取積極的替代性辦法：青少年可能受限於文化、價值觀或家庭、社會、社區環境而有一些不適當的行為表現，應鼓勵其找尋替代性的辦法，而非恫嚇強迫其改變不適當行為。

　　九、從研究和經驗中獲益，防制方案的規劃應植基於研究的證據或經驗，包含確定藥物濫用的相關議題、釐清問題原因、發展預防措施、實施預防方案、評估方案成效。

　　十、以長遠的觀點看待藥物濫用防制問題，包含改變社會風氣、促進健康的價值觀、健康的社會生活方式等，皆非一朝一夕可成。

　　十一、需特別重視高危險族群的防制方案，如遊蕩街頭者、有家庭問題、中輟生等的特殊需求予以協助。

十二、發展社區資源，提供青少年更多的發展機會，例如教育、醫療保健、社會服務、安置收容、公共衛生、就業發展等。

十三、利用大眾媒體和流行的青少年文化影響青少年的信念，促進媒體和社會大眾對青少年健康的關心和貢獻，促進青少年的健康。

亦即對於青少年藥物濫用的預防方案，應該以整體社區為基礎，並注意到青少年的生活環境限制、次級文化脈絡、社會互動狀態，以輔助青少年健全成長為核心，提供青少年身心發展所需要的協助與社會資源，對弱勢與社會適應不良的青少年族群，更應予以輔助，協助其社會發展與社會適應。

美國藥物濫用研究所（NIDA）更基於研究結果，對兒童與青少年藥物濫用防制提出建議（NIDA, 2003；楊士隆等，2008），防制原則和面向包括：

一、危險因子與保護因子

原則1：預防方案應能提升保護因子或降低危險因子。個體成為藥物濫用者的風險是和危險因子、保護因子的數量和關聯性有關，而這些保護因子或危險因子會隨著年齡的不同而改變，越早介入這些危險因子越能對個體產生影響。

原則2：預防方案應該能夠含括所有型式的藥物濫用問題，包含未成年的菸酒使用行為、違法藥物的使用、合法藥物的非法使用。

原則3：預防方案應該能夠因應該地區的藥物濫用問題，並以能夠改變的危險因子與保護因子為方案的目標。

原則4：預防方案必須針對危險因子做出因應對策，且能夠針對個案的人口特性做一些調整如年齡、性別等，以改進計畫的有效性。

二、預防計畫的擬定

（一）家庭計畫

原則5：以家庭為基礎的預防方案應該能夠增進家庭成員的連結鍵、家庭成員的關係與親職技能，使家庭對物質濫用問題有所決策，並增進對藥物使用的教育與資訊。

（二）學校計畫

原則**6**：預防方案應可改善個體在學前的一些藥物濫用危險因子，例如違規行為、社會技能的不足和學習困難。

原則**7**：對國小學童的預防方案應為增進學童的學習能力與社交能力，以改善藥物濫用的危險因子。例如對於攻擊性、學習的低落、中輟等問題，應增進學童的自我控制能力、對情緒的覺察、對情緒的處理、人際溝通、社會問題的解決、改善學習能力，特別是閱讀的技能。

原則**8**：對於國高中學生的預防方案亦以增進學習能力與社交能力為主，包括學習習慣的培養和學業上的支援、人際溝通、同儕關係的培養、自我效能與自信的培養、拒絕藥物濫用的技巧、拒絕藥物濫用的態度與信念。

（三）社區計畫

原則**9**：社區的預防方案是以一般人口為對象，以減少藥物濫用問題之影響。對處於教育銜接過渡期間的學童、高風險的家庭小孩進行協助，避免對高危險群的標籤，並且增強這些人與學校、社區的連結鍵。

原則**10**：能夠結合學校或家庭預防方案的社區計畫，要比單獨的社區計畫更為有效。

原則**11**：社區預防方案如果能夠延伸到一些社區團體，例如學校、俱樂部、社團、宗教團體等，便能夠產生更大的影響力。

三、預防方案的執行

原則**12**：當社區基於其需求、社區規範或文化因素而需要調整預防方案內容時，仍應要保留以研究為基礎而研擬的一些核心要素，包括方案的架構、方案的核心要旨，如傳遞的訊息、技能、策略，以及方案的託付，包含方案的調整、實施和評估。

原則**13**：預防方案應該長期地持續、重複實施，並強化原先所設定的預防目標。研究顯示中學時期的預防方案如果在高中階段沒有延續實施的話，所獲得的成效會減半。

原則**14**：預防方案應該包含學校教師在良好課堂管理上的一些訓練，對學生良好行為的培養，增強學生的正向行為、學習成就、學習動機和與學校的連結鍵。

原則**15**：互動式的學習方案能夠讓個體學習到更多的藥物濫用相關問題與拒絕藥物濫用的技巧，例如透過同儕的討論、親職角色的扮演等。

原則**16**：基於研究的結果，預防方案的成本效益是相當划算的，在預防方案上投注1元，可以在酒精或藥物濫用處遇方案上省下超過10元的花費。

根據NIDA對青少年藥物濫用預防方案的建議，首要的工作乃在於鑑別青少年藥物濫用的危險因子與保護因子，並針對可以改變的因子規劃適當的介入方案，包含提升保護青少年免於藥物濫用的保護因子，降低促使青少年陷入藥物濫用的危險因子，並且更深入廣泛地進入家庭、學校以及社區。雖然藥物濫用預防方案的主要對象是青少年，但不能僅限於青少年族群，家長、教師乃至於社區的每一份子都應納入方案之中，以共同協助青少年免於藥物濫用問題。除協助青少年健全成長外，亦應避免對可能陷於藥物濫用的高危險族群產生排擠或標籤，並增進與家庭、學校、社區的社會鍵鍵結。而且對青少年的藥物濫用預防方案應該長期持續實施，以不斷強化原先所設定的預防目標。

對青少年藥物濫用危險因子與保護因子的辨識，NIDA提出社區監控（Community Monitoring Systems, CMSs）的指導方針（NIDA, 2007），俾便各社區進行青少年問題的監控調查，以對社區青少年各項問題行為進行評估。而藉由這樣的社區監控系統，可以提供社區最正確的評估，以提升整個社區孩童以及青少年的福祉，並評估可以維護青少年健康的危險因子以及保護因子，將有用的資訊提供給政策決定者或是社區民眾，使他們可以瞭解問題並能立即對於某些問題得到解答，更可提供各類方案、政策與措施的擬定參考。

藥物濫用危險因子與保護因子可分為個人、家庭、同儕、學校與社區5個領域，危險因子例如暴力攻擊行為、缺乏父母關愛或監控、同儕有物質濫用問題、藥物取得容易、貧窮的社會資源等；保護因子例如衝動控制、良好的親子互動、學術能力、校園輔導措施、良好的鄰里關係等。目前教育部已參考國內外學者專家意見，研擬高級中等以下學校疑似藥物濫用高風險學生觀察表，協助教師對學生之觀察與輔導，以減少毒害。

表2-9-3　高級中等以下學校疑似藥物濫用高風險學生觀察表

家庭背景	・ 家人、親人或主要照顧者有藥（毒）癮 ・ 家庭關係複雜 ・ 家庭功能不彰或支持系統薄弱 ・ 家庭經濟困頓
身心健康	・ 常疲憊、易分心、坐不住、發呆或無聊感偏高 ・ 持續負面情緒狀態 ・ 常易精神亢奮 ・ 喜歡感官刺激尋求 ・ 幼年時期曾受心理創傷
人際關係	・ 交友複雜或疑似與涉毒者交涉 ・ 人際互動不佳或易與人衝突 ・ 參加不良組織或不良藝陣活動者 ・ 頻繁社交活動或常出入場所複雜
行為觀察	・ 常違反校規 ・ 出現自我傷害或自殺行為 ・ 長期缺曠課、常翹課及常離家 ・ 早期且持續反社會行為
其他事實觀察樣態	・ 發現攜帶、施用或持有不明粉末、藥丸、疑似吸食用具到校者 ・ 有吸菸（或施用電子菸）、酗酒、吃檳榔習慣者 ・ 金錢使用習慣劇變者 ・ 學業成就突然低弱、退步

資料來源：教育部高級中等以下學校疑似藥物濫用高風險學生觀察表（2019年4月23日）。

第七節　青少年藥物濫用防治之適切架構

　　針對青少年的藥物濫用防治工作，美國國家研究委員會暨醫學研究所（National Research Council and the Institute of Medicine of the National Academies）下轄的家庭與兒童、青少年委員會（Board on Children, Youth, and Families, BCYF），於今年發布對青少年族群心理、情緒及行為（Mental, Emotional, and Behavioral, MEB）失調問題預防的彙整報告[5]，這些失調問題包含憂鬱、行為失調以及物質濫用等，對青少年身心影響鉅大。BCYF評估，有將近五分之一的青少年最少會有1種以上的MEB失調狀況，這些有MEB失調問題的青少年，將近二分之一在14歲開始使用毒品，而四分之三在24歲會開始使用毒品。這些失調問題所造成的影響是很長遠的，包括對個人心理層面或經濟、家庭、學校以及社區等層面，估計提供治療服務的開銷，每年大約需要2,470億美元（楊士隆、吳志揚、李宗憲，2010）。

　　經過長期的研究發現，許多干預政策可以有效減低MEB失調以及相關問題行為，包括攻擊行為、高危險性行為以及物質濫用，以及對於改善及提高個人自尊（Self-Esteem）有正面的效果。以往的預防策略較關注於對一般大眾的普遍性預防（Universal Preventive），以及針對較一般人更容易罹患MEB失調症狀的團體的選擇性預防（Selected Preventive），和針對高危險個人的必要性預防（Indicated Preventive）的三級預防策略[6]。但晚近對於青少年的MEB失調預防更強調的是青少年的心理發展健康[7]，意味著協助青少年發展成為對自我有決定權（Self-Mastery）的個體、具有自尊和社會歸屬感（Social-Inclusion），以及面對挫折的能力（Capacity to Cope with Adversity），屬於對心理健康的提倡層次，可以對孩童、青少年，甚至是在他們成年後，發揮一些共同的影響，以幫助他們在人生各個階段發展順利，在面對認知、情緒和行為問題時，仍可以適應良好。

5　O'Connell, M. E., Boat, T., & Warner, K. E. (2009). Preventing mental, emotional, and behavioral disorders among young people: Progress and possibilities. Washington, DC: National Academies Press. http://www.bocyf.org/prevention_of_mental_health_disorders.html.

6　Caplan於1964提出三級預防策略，Gordon於1983年提出預防應限縮於針對「尚未有症狀或疾病」者的服務，排除Caplan所指的Tertiary Prevention層面，而改以Universal、Selected、Indicated 三個層面。O'Connell, M. E., Boat, T., & Warner, K. E. (2009). Preventing mental, emotional, and behavioral disorders among young people: Progress and possibilities. Washington, DC: National Academies Press. pp. 60-61.

7　IOM（Institute of Medicine）1994年的架構將「預防」解釋為「減低新個案的增加」，同時強調必須要將預防概念擴張，不只是包括治療，持續性照顧的概念也應該被納入預防觀念的範疇。O'Connell, M. E., Boat, T., & Warner, K. E. (2009). Preventing mental, emotional, and behavioral disorders among young people: Progress and possibilities. Washington, DC: National Academies Press. pp. 61-62. NAMHC（National Advisory Mental Health Council）於1998年再將IOM的架構擴充，加入「已經出現症狀的個案」的預防概念。而後NIMH和SAMHSA提出要擴張預防的概念，認為應該要包括對於健康的提倡，以減低未來症狀發生的風險。O'Connell, M. E., Boat, T., & Warner, K. E. (2009). Preventing mental, emotional, and behavioral disorders among young people: Progress and possibilities. Washington, DC: National Academies Press. pp. 62-64.

　　目前依據美國國家心理健康研究所（National Institute of Mental Health, NIMH）和物質濫用與心理健康服務部（Substance Abuse and Mental Health Services Administration, SAMHSA）所揭示的預防概念，更強調的是對於健康之倡議，以減低未來症狀發生的風險。提倡健康注重的是健康身心狀態的結果，比如有競爭力、過的健康幸福、內在自我肯定等社會和情緒上的健康，對於良好身心發展是重要的且必須最優先被重視的環節，甚至視為預防和治療的基礎（如圖2-9-5）。心理健康的提倡包括提高個人完成發展任務能力、正向積極的自尊感、良好自我支配、身心健康幸福、社會歸屬感，以及增強面對挫折的能力。將提倡心理健康視為首要任務，可以減低對於青少年的標籤作用，也可提高其家庭對於相關計畫的參與，將焦點從「避免症狀發生」轉移到「幫助青少年發揮他們的潛能」。

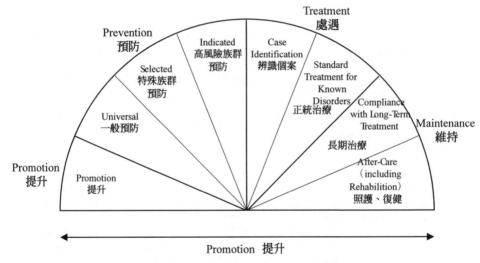

圖2-9-5　心理疾病的干預範疇

資料來源：Adapted from Institute of Medicine (1994: 23)，轉引自 Committee on Prevention of Mental Disorders and Substance Abuse Among Children, Youth, and Young Adults, 2009, p. 67.

第八節　結論與建議

　　在2005年行政院研考會所提出的「毒品防制政策整體規劃報告」中，拒毒預防工作所設立的核心工作項目包含教育、輔導、早期發現早期介入的預防藥物濫用爲核心理念，這些理念如能落實對於減少青少年藥物濫用問題將有實質之幫助。

　　根據聯合國「毒品控制與犯罪預防辦公室」（UNODCCP）對青少年藥物濫用預防計畫所提出的基本原則，以及美國「藥物濫用研究所」（NIDA）對兒童與青少年藥物濫用防治之建議，青少年藥物濫用的防制工作需注重藥物濫用問題背後所隱含的青少年人格成長、心理發展、家庭問題、校園與社會適應問題，應該以整體社區爲基礎，以輔助青少年健全成長爲核心，提供青少年身心發展所需要的輔助與社會資源，對弱勢與社會適應不良的青少年族群，更應予以輔助，協助其社會發展與社會適應。亦即拒毒預防工作應整合學校、學校、家庭、社區、社會網絡，以健康概念扶助青少年健全身心發展與社會適應。

　　對青少年藥物濫用防治工作應以身心健康概念，扶助青少年健全身心發展與社會適應，以避免青少年的藥物濫用行爲或其他心理、情緒、適應問題，進而預防其成年後發生藥物濫用或其他社會適應問題。以此觀點出發，依據臺灣目前毒品防制工作現況，對於拒毒預防工作可設定下列核心工作項目：

　　一、強化對青少年藥物濫用防治資源之投注。由於預防工作之成效不如緝毒或拒毒工作般易於評估及顯見，因此長久以來對於青少年藥物濫用之防治工作較爲忽視。依據NIDA之研究，對青少年的預防方案之成本效益，與日後所需的戒治處遇成本相差逾10倍，成本效益十分可觀。建議進行相關政策的成本效益研究，以研究爲基礎，規劃各項毒品防治工作的資源投注。

　　二、發展相關的調查與研究，以對青少年各項問題行爲進行評估，辨識青少年藥物濫用或問題行爲的危險因子與保護因子，以實證研究爲基礎規劃政策措施的相關作爲，以確實因應青少年藥物濫用問題，並據以評估各項防治措施的成效。

　　三、應以輔助青少年健全身心發展爲核心，減少促使藥物濫用的危險因子，並增進預防藥物濫用的保護因子。

　　四、整合學校、家庭、社區、社會資源，建立全面性毒品防治網絡。以

健康概念爲核心，協助青少年身心發展，以避免日後的行爲問題。並強化社區之輔導諮商機制及培訓社區輔導人才，增強社區輔導量能，因應青少年各項問題。

五、對初級預防工作，應以教育、輔導的方式，強化青少年的學識素養，促使青少年瞭解藥物濫用相關議題與對身心健康的認識，輔助其身心健康的發展，強化與社會化機構的鍵結，協助其因應社會適應問題，以增進藥物濫用保護因子，減少危險因子。

六、對次級預防工作，應以輔導、關懷、社會福利方式，協助高危險族群因應其社會適應問題，例如課業學習、家庭生活、親子關係、家庭經濟、人際互動、交友關係、情緒控制、自我效能、生涯定向、居住就業等。

七、積極強化拒菸酒與檳榔，研究發現當收容少年有菸酒物質之使用經驗時，其越有可能會具有非法藥物之使用經驗；此外，收容少年使用菸品與檳榔等合法物質的頻率越高，則其越有可能去使用非法藥物（楊士隆、張梵孟、曾淑萍，2016）。

八、對三級預防工作，應以青少年利益爲最大考量，協助陷入藥物濫用者解決藥物濫用問題與其他偏差行爲或社會適應問題，並避免刑事司法體系對其造成傷害。

九、對藥物濫用青少年之戒癮輔導工作，尚須拓展至復健與社會復歸層面，協助其回歸校園或投入社會生活。

參考書目

一、中文部分

方勇駿（2002年6月4日），從「搖頭丸」論「娛樂物質使用行為」。自由電子新聞網，http://www.libertytimes.com.tw/2002/new/jun/4/today-o1.htm。2007年9月28日。

王彥蘋（2003），狂喜舞舞舞——臺灣瑞舞文化的追尋。臺北：世新大學社會發展研究所碩士論文，未出版。

司法院司法統計（2003），從統計數字看當前毒品問題，http://w2.judicial.gov.tw/juds/。

行政院研究發展考核委員會（2005），毒品防制政策整體規劃報告。

行政院衛生署管制藥品管理局，青少年濫用藥物排名，http://www.nbcd.gov.tw/admin/uploads/2009051102330293757 0555/青少年濫用藥物排名95.pdf。

行政院衛生署管制藥品管理局，常見濫用物質及其危害，http://www.nbcd.gov.tw/home/dep/main1.html。

行政院衛生署管制藥品管理局，歷年計畫——青少年盛行率統計，http://www.nbcd.gov.tw/admin/uploads/2009051102340892187 0555/9803歷年計畫_青少年盛行率統計.pdf。

巫緒樑（2003），臺灣軟性藥物使用者：其日常生活與再社會化歷程。臺北：臺北醫學大學醫學研究所碩士論文，未出版。

李志恆（1995），赴韓國參加「亞太地區藥物濫用研討會」報告。行政院及所屬各機關出國報告。

李志恒主編（2003），物質濫用。臺北：衛生署管制藥品管理局。

周碧瑟（2000），臺灣地區在校青少年藥物使用流行病學調查研究。行政院衛生署88年度委託研究報告。

法務部、教育部、外交部、行政院衛生署（2008），97年反毒報告書。

胡欣男（2019），新興毒品猖獗，精密檢驗應戰。中時電子報，https://www.china-times.com/newspapers/20190217000603-260106?chdtv。

郝沃佛（2004），從毒品分級制，談勒戒處遇困境。司法改革雜誌，50期。

教育部教育統計，http://140.111.34.54/statistics/content.aspx?site_content_sn=8869。
　　2008年11月25日。http://www.courts.state.me.us/mainecourts/drugcourt/juvenile.
　　html。http://www.dare.com/home/about_dare.asp。

陳為堅（2003），臺北地區青少年藥物濫用調查：全國性調查之先導研究。行政院
　　衛生署管制藥品管理局92年度委託研究報告。

陳為堅（2005），全國青少年非法藥物使用調查（II）。行政院衛生署管制藥品管理
　　局94年度委託研究報告。

黃正宏（2004），解構搖頭丸之社會意像──談國家規訓人口。網路社會學通訊期
　　刊，41期，嘉義：南華大學，http://mail.nhu.edu.tw/~society/。

黃徵男（2002），新興毒品與青少年藥物濫用。新興犯罪問題與對策研討會論文
　　集，嘉義：中正大學犯罪防治系。

楊士隆（2008），毒品防制政策整體規劃報告。行政院研究發展考核委員會委託研
　　究。

楊士隆（2008），臺灣青少年拒毒教育之現況、挑戰與策進──兼論國際間青少年
　　拒毒措施之發展趨向。臺灣青少年犯罪防治研究學會（創刊號）。

楊士隆、吳志揚、李宗憲（2010），臺灣青少年藥物濫用防治政策之評析。青少年
　　犯罪防治研究期刊，2卷2期，台灣青少年犯罪防治研究學會。

楊士隆、林瑞欽、鄭昆山（2005），毒品問題與對策。行政院研究發展考核委員會
　　委託研究。

楊士隆、張梵盂、曾淑萍（2016），青少年非法藥物使用進階之實證調查：以收容
　　少年為例。藥物濫用防治，1卷2期，台灣藥物濫用防治研究學會。

楊士隆、許華孚、戴伸峰、程中玉、鄭元皓、林世智（2018），新興毒品混合包之
　　GIS區域圖像、市場交易與檢驗問題之前置規劃案。臺灣科技部人文社會學研究
　　中心（MOST 107-2420-H-002-007- MY3-PA10704）。

楊士隆、曾淑萍、李宗憲（2008），青少年藥物濫用之防治。2008年青少年藥物濫
　　用與防治研討會，台灣青少年犯罪防治研究學會，頁7-8。

楊士隆、鄭元皓、林世智（2019），毒品咖啡混合包之發展趨勢與市場交易初探。
　　毒品政策與家庭支持研討會，國立中正大學、司法官學院。

楊士隆、戴伸峰、曾淑萍（2015），青少年非法藥物使用調查研究──以新北市、
　　臺中市、高雄市為例。行政院科技部委託研究報告（編號：103-2410-H- 194-
　　097-993），尚未出版。

廖剛甫（2001），Let's Go Party：臺灣銳舞（Rave）文化之研究。臺中：東海大學

社會學研究所碩士論文，未出版。

衛漢庭（2017），青少年毒品防治的新挑戰：毒品咖啡包及新興混合式毒品。少輔簡訊，225期，臺北市少年輔導委員會發行。

鄭安凱（2007年11月1日），透視大陸地區、香港、澳門吸毒與戒毒狀況。矯正月刊，185期，法務部矯正人員訓練所。

戴伸峰（2017），日本拒毒教育方案。文載於楊士隆主編，青少年藥物濫用預防與輔導。臺北：五南圖書出版公司。

鍾佳沁（2002），全球化下搖頭次文化再現之研究──臺北的搖頭空間。臺灣大學建築與城鄉研究所碩士論文。

二、外文部分

European Monitoring Centre for Drugs and Drug Addiction (2016). Hospital emergency presentations and acute drug toxicity in Europe. Update from the Euro DEN Plus research group and the EMCDDA. Luxembourg: Publications Office of the European Union.

Kandel, D. & K. Yamaguchi (1993). *From beer to crack: Developmental patterns of drug involvement. American Journal of Public Health*, 83(6), pp. 851-855. http://ajph.aphapublications.org/cgi/reprint/83/6/851.pdf.

National Institute on Drug Abuse (2003). *Preventing Drug Use among Children and Adolescents-A Research-Based Guide for Parents*, Educators, and Community Leaders (2nd ed.). http://www.drugabuse.gov/pdf/prevention/RedBook.pdf.

National Institute on Drug Abuse (2007). *Community Monitoring Systems: Tracking and Improving the Well-Being of America's Children and Adolescents*. http://www.drugabuse.gov/pdf/cms.pdf.

United Nations Office for Drug Control and Crime Prevention (2002). *A* PARTICIPATORY HANDBOOK FOR YOUTH DRUG PREVENTION PROGRAMS - *A Guide for Development and Improvement*. http://www.unodc.org/pdf/youthnet/action/planning/handbook_E.pdf.

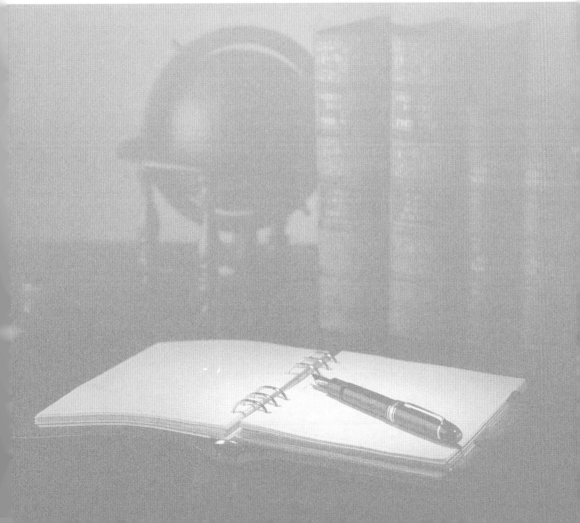

Part Ⅲ

藥物濫用處遇制度、
模式與成效

第十章　毒癮者的處遇模式

楊士隆、李宗憲

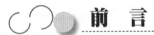 前　言

　　毒品犯罪向來為我國重大犯罪問題，自1993年政府向毒品宣戰以來，毒品收容人一直在矯正機關中占有相當大比例，為有效解決毒品蔓延問題，我國於1998年5月頒布「毒品危害防制條例」施行，視施用毒品成癮者為「病犯」，著重於醫療之處置，並降低其法定刑，對施用毒品者將其移送勒戒處所或戒治處所，施以觀察、勒戒，強制戒除其「身癮」及「心癮」。2017年法務部矯正署也開始試辦毒品犯多元戒治輔導處遇計畫，隨後全面推動科學實證之毒品犯處遇模式[1]，依據美國國家藥物濫用研究所（National Institute On Drug Abuse, NIDA）的13項治療原則，結合刑事司法制裁與成癮治療，訂定出7大面向課程，並與衛政、社政、勞政形成4方連結，為毒品犯復歸社會銜接社區戒癮治療作好準備。

　　由相關統計資料發現，我國毒品近年來新入監受刑人中，約有30%因觸犯「毒品危害防制條例」而入監服刑[2]，在監受刑人中，觸犯「毒品危害防制條例」者更占5成[3]。而根據法務部的統計分析[4]，2009年至2014年間離開矯正機關之毒品罪收容人總數為49,650人，其中有25,102人（50.6%）再犯，亦即有一半的毒品受刑人需要更多、更專業的戒癮治療或相關處遇。因此，本文將藉由對國內外對毒癮者的戒治模式方案之探討，提出對我國戒治處遇之建議。

1　法務部矯正署，「科學實證之毒品犯處遇模式」及「強化矯正機關攜子入監處遇措施合作方案」發表記者會，https://www.mjac.moj.gov.tw/4786/4963/4965/93583/。2019年10月30日。
2　法務部法務統計年報（2018），https://www.rjsd.moj.gov.tw/RJSDWeb/book/Book_Detail.aspx?book_id=350。2019年10月30日。
3　同前註：法務部法務統計年報（2018）。
4　法務部（2015），統計摘要分析：矯正機關收容施用毒品者及其再犯情形，https://www.rjsd.moj.gov.tw/rjsdweb/common/WebListFile.ashx?list_id=1347。2019年10月30日。

第一節　我國毒癮戒治處遇背景概況

　　我國對毒癮者之戒治處遇主要依據「毒品危害防制條例」，該條例改變以往視毒癮者為犯罪人之觀點，更著重於毒癮者之醫療處置，對施用毒品者將其移送勒戒處所或戒治處所，施以觀察、勒戒，強制戒除毒癮，此等類似保安處分之處遇方式，是我國防制毒品政策之重大變革，自此我國對毒癮者之處遇，開始思考以戒治取代刑罰。

　　「毒品危害防制條例」實施後，2003年法務部鑑於毒品刑事程序過於繁複、強制戒治執行時間過短無法提升戒治成效、勒戒處所於醫院內附設執行上困難等問題，乃針對實務運作上面臨之困境予以修正「毒品危害防制條例」[5]。新修正之「毒品危害防制條例」於2004年1月開始實施，其中對毒癮戒治影響最大者，包含簡化吸毒犯刑事處遇程序、延長觀察與勒戒期間以提升勒戒及戒治成效，以及修正設置勒戒處所之規定。

　　依據立法院對2004年「毒品危害防制條例」之修訂說明[6]：「本條例既認施用毒品者具『病患性犯人』之特質，即應著重於醫療之處置，故受觀察勒戒人除另因他案依法應予羈押、留置或收容外，本以由相關主管機關於醫院內附設專業之勒戒處所施予生理治療為宜，惟因限於醫療人力、經費等相關問題，短期內無法在醫院內全面性附設勒戒處所，為顧及現實之條件，乃修正為勒戒處所由法務部及國防部於（軍事）看守所、少年觀護所或所屬醫院內附設……。」在限於醫療人力、經費等相關問題的現實考量下，毒品危害防制條例原於醫院內附設勒戒處所之規定，改為於看守所或醫院附設勒戒處所之雙軌制，自此刑事司法體系正式承接毒品犯之戒治工作，刑事司法體系內之毒品犯戒治與處遇工作更顯重要。

　　我國刑事政策上將施用毒品者定位為「病犯」，視其兼具病人與犯罪人雙重身分，但目前觀察勒戒與強制戒治工作皆由矯正機關承接，受限於對藥癮戒治工作之專業與資源不足，以及缺乏受戒治者出所後之相關配套措施，因此矯正機構之藥癮戒治成效始終受到質疑，但相關研究結果顯示戒治處遇對毒品受戒治人仍有相當成效。

5　法務部（2003），毒品新制五年來實施概況，http://ebooks.lib.ntu.edu.tw/1_file/MOJ/7/5121822562989.doc。2019年10月30日。

6　立法院（2003年5月），立法院公報，92卷30期（上），頁155-181。

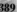

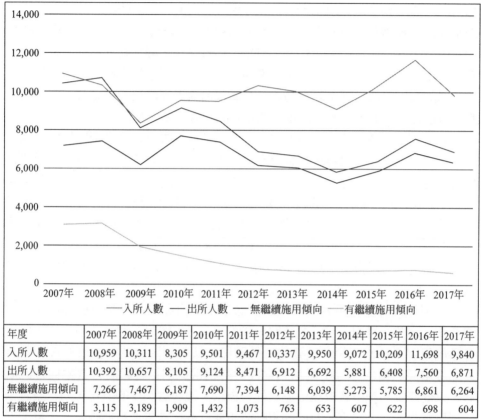

年度	2007年	2008年	2009年	2010年	2011年	2012年	2013年	2014年	2015年	2016年	2017年
入所人數	10,959	10,311	8,305	9,501	9,467	10,337	9,950	9,072	10,209	11,698	9,840
出所人數	10,392	10,657	8,105	9,124	8,471	6,912	6,692	5,881	6,408	7,560	6,871
無繼續施用傾向	7,266	7,467	6,187	7,690	7,394	6,148	6,039	5,273	5,785	6,861	6,264
有繼續施用傾向	3,115	3,189	1,909	1,432	1,073	763	653	607	622	698	604

圖3-10-1　勒戒處所執行觀察、勒戒情形

資料來源：法務部法務統計——勒戒處所受觀察勒戒人數。

　　針對受觀察勒戒人之追蹤調查發現[7]，追蹤一年後未再犯毒品相關罪名者占82.1%，二年後未再犯毒品相關罪名者占63.6%，三年後未再犯毒品相關罪名者占50.9%，四年後未再犯毒品相關罪名者占43.1%。而對受戒治人所進行的追蹤調查發現[8]，受戒治人出所後六月內有36.4%再犯，出所後一年內則有52.6%再犯[9]，經過五年追蹤調查結果顯示，受戒治之毒品犯未再犯比率約

7　林明傑（2007），藥物濫用者有無繼續施用傾向量表之建立研究。行政院衛生署管制藥品管理局95年度科技研究發展計畫。

8　林健陽、陳玉書（2007），除刑化毒品政策之檢討——論我國毒品犯罪之戒治成效。刑事再犯防制政策研究成果發表會，法務部犯罪研究中心，臺北：法務部。

9　同前註：林健陽、陳玉書（2007）。

33%。根據法務部的統計分析[10]，2009年至2014年間離開觀察勒戒處所的受觀察勒戒人總數爲37,899人，其中有13,083人（34.5%）再犯，受戒治人總數8,560人，其中有3,743人（43.7%）再犯。相較之下，觀察勒戒與強制戒治的成效較監獄處遇爲佳，然而因爲施用毒品者刑事司法處遇程序制度上的設計，入監的毒品施用者都是經過觀察勒戒、強制戒治處遇程序後的再犯者，處遇對象的本質已經有差異，因此，監獄處遇模式的成效不必然較差。

除了觀察勒戒、強制戒治的專業戒癮處遇機構外，臺灣臺南監獄明德戒治分監自1994年底開始收容毒癮犯至今已三十餘年，其對毒癮犯之戒治模式亦有相當特色，成效頗受好評[11]。根據明德戒治分監之統計，自1995年開始收容毒癮犯至2007年6月，假釋出監之毒癮犯共980人，其中再犯人數爲247人，再犯比率爲25.2%[12]；2002年至2006年出監人數221名，再犯人數92名，再犯比率爲41.6%，再犯毒品罪人數86名，再犯比率爲38.9%[13]。與對1799名受戒治處遇者的追蹤研究[14]（再犯比率爲64.1%）相較之下，明德戒治分監之戒治成效較爲良好。

在現今視毒品施用者爲病犯之觀念下，突顯毒品戒治需司法與醫療之共同合作，隨著新世紀反毒行動策略綱領的推動[15]，緩起訴附命戒癮治療也成爲毒品施用者戒癮治療相當重要的一個環節，緩起訴附命戒癮治療的按件數有大幅度增長的情形，施用毒品的案件已有相當比例以緩起訴方式轉向社區處遇，以促使毒品施用者戒癮治療與社會復歸。緩起訴制度的適用，乃檢察官依「刑事訴訟法」之規定，對於觸犯輕微犯罪行爲之被告或犯罪嫌疑人，參酌刑法第53條量刑審酌事項，及公共利益之維護，認爲以緩起訴爲適當者，得定一年以上三年以下之緩起訴期間，爲緩起訴處分[16]，並得命被告於一定期間內遵守或履行相關事項，學理上稱爲「設定負擔」，包括命被告向被害人道歉、立

---

10 法務部（2015），統計摘要分析：矯正機關收容施用毒品者及其再犯情形，https://www.rjsd.moj.gov.tw/rjsdweb/common/WebListFile.ashx?list_id=1347。2019年10月30日。

11 黃徵男（2001），毒品犯之現況分析、矯治模式與處遇對策。矯正月刊，108期。

12 臺灣臺南監獄明德戒治分監內部統計資料。

13 臺南監獄毒品戒治經驗分享——以「明德戒治分監戒毒模式」、「三層次醫療戒毒模式」爲例。2007全國戒治業務研討會，臺北：新店戒治所，2007年6月28日。

14 林健陽、陳玉書（2007），除刑化毒品政策之檢討——論我國毒品罪之戒治成效，刑事再犯防治政策研究成果發表會——刑事政策走向與趨勢之探討，法務部犯罪研究中心，臺北：法務部。

15 法務部（2017），新世紀反毒行動策略綱領（核定版），https://antidrug.moj.gov.tw/cp-7-5113-1.html。2019年10月30日。

16 參見「刑事訴訟法」第253條之1第1項之規定。

悔過書、遵守保護被害人安全之必要命令、預防再犯所爲之必要命令，以及徵得被告同意後，遵守或履行損害賠償、支付公庫一定金額、提供義務勞務、完成戒癮治療、精神治療、心理輔導或其他適當之處遇措施[17]。指定「預防再犯之必要命令」時，可責成觀護人或警政機關爲適當之督管[18]。當檢察官爲附命完成戒癮治療之緩起訴處分時，即不適用觀察、勒戒及強制戒治之相關程序規定[19]。

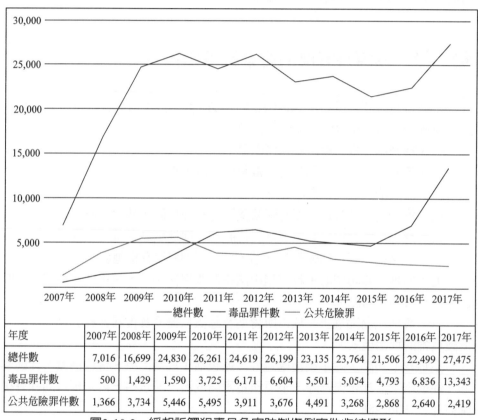

年度	2007年	2008年	2009年	2010年	2011年	2012年	2013年	2014年	2015年	2016年	2017年
總件數	7,016	16,699	24,830	26,261	24,619	26,199	23,135	23,764	21,506	22,499	27,475
毒品罪件數	500	1,429	1,590	3,725	6,171	6,604	5,501	5,054	4,793	6,836	13,343
公共危險罪件數	1,366	3,734	5,446	5,495	3,911	3,676	4,491	3,268	2,868	2,640	2,419

圖3-10-2　緩起訴觸犯毒品危害防制條例案件收結情形

資料來源：法務部法務統計——地方法院檢察署緩起訴社區處遇案件收結情形。

17　參見「刑事訴訟法」第235條之2各項規定。
18　參見「檢察機關辦理緩起訴處分作業要點」第3條第10項之規定。
19　參見「毒品危害防制條例」第24條第1項之規定。

　　近年來毒品氾濫問題持續發酵，醫師、檢察官、立法委員等輪番倡議毒品法庭，甚至在全國司法改革國是會議中引發熱烈討論[20]，期待美國毒品法庭的經驗與模式，能有效解決臺灣的毒品問題，例如毒品法庭可達到降低個案施用毒品頻率、降低毒品相關犯罪再犯率及透過風險及需求評估、司法互動、監督機制、漸進式獎懲機制、治療及多元處遇方案，協助吸毒者重返社會等，所期待的，其實就是建構一套有效的藥癮戒治個案管理及處遇模式，以提升我國毒癮戒治工作之成效、改善我國毒品問題。

第二節　我國毒癮戒治體系與戒治模式

　　根據行政院「新世紀反毒行動策略綱領[21]」，戒毒處遇以提供多元、具實證且連續之處遇服務為核心策略，包括：

一、提升藥（毒）癮治療處遇涵蓋率。

二、建置北中南東四個整合性毒藥癮醫療示範中心。

三、增設治療性社區與中途之家。

四、推動美沙冬替代治療跨區給藥服務及強化偏鄉替代治療可近性。

五、建立以家庭為中心之家庭支持服務，促進藥癮者重返家庭。

六、連結網絡資源加強就業準備，以一案到底服務促進就業。

七、將地方毒防中心主政機關由法務部改為衛福部，深化地方毒防中心的醫療戒治與輔導功能。

八、評估法務部矯正署戒治所轉型及建置以醫療及復歸社會服務為核心，戒護為輔的戒治模式。

　　這些核心策略，除了矯治處遇外，還包括了戒癮治療、替代治療、社區處遇、促進就業、社會復歸等，不僅僅是毒癮戒治，還包括了再犯預防的社會復歸與社會扶助內涵。

---

20 胡沛芸（2017），司改國是會議第五組第四次會議小筆記。財團法人民間司法改革基金會網站，https://www.jrf.org.tw/articles/1318。2019年10月30日。

21 法務部（2017），新世紀反毒行動策略綱領（核定版），https://antidrug.moj.gov.tw/cp-7-5113-1.html。2019年10月30日。

一、司法戒治工作發展概況

　　司法戒治是我國承接藥癮者戒癮工作的主要體系，在2005年至2008年「全國反毒作戰年」期間，法務部規劃了許多毒品防制策略與措施，推動戒毒工作朝向多元整合發展[22]，主要推展的模式包括：

　　（一）成立獨立專責戒治所，落實各項戒治處遇措施及提升執行成效。

　　（二）延長勒戒、戒治處遇期間，使勒戒及戒治處遇之執行更趨完善。

　　（三）強化觀察勒戒成效：於各看守所及少年觀護所附設勒戒處所，並研擬觀察勒戒四十日作業流程，安排戒毒輔導、宗教輔導、法治教育、衛生教育等相關課程。並由衛生署精神醫療網責任區域之核心醫院支援醫療業務，由衛生署邀集相關機關及專家學者共同研訂「有無繼續施用毒品傾向評估標準」，以判定受觀察勒戒人有無繼續施用毒品傾向。

　　（四）整合戒治醫療資源，完善戒治處遇模式，提升戒治成效：促成醫療體系與獨立專責戒治所之合作，擬定戒治醫療整合試辦計畫，推動受戒治人所內及所外之戒治醫療服務方案，使受戒治人於所內即能接受完整藥癮之醫療照顧，提升戒毒動機，並於出所後能順利銜接所外社區醫療系統的藥癮治療及追蹤，俾利預防復發。

　　（五）推動「毒品犯輔導計畫」，擴大戒毒處遇實施對象，以全面降低毒品再犯率：透過毒品犯受刑人基本資料及毒品施用情形等相關資料的蒐集與評估，研訂監獄毒品犯輔導策略，對毒品犯受刑人施予在監及出監前兩階段的輔導。

　　（六）出監毒品犯結合觀護、更生保護、毒品危害防制中心，落實社區追蹤輔導機制：以延續監內毒品犯輔導成效，落實社區追蹤輔導，降低毒品犯出監後再犯率。對於期滿或假釋出監且具高再犯危險者則除將相關資料函知更生保護分會、觀護人室外，並直接將相關資料交由毒品危害防制中心進行後續追蹤輔導事宜。

　　（七）辦理毒癮戒治暨社區復健計畫──法務與醫療合作模式：參考國外藥物濫用者治療性社區（Therapeutic Community）計畫，結合衛生署辦理「毒癮戒治暨社區復健計畫──法務與醫療合作模式」延續毒品戒治效能。針對離

---

22 法務部，當前毒品防制政策的新策略，www.moj.gov.tw/public/Attachment/61251744121.doc（連結已失效）。法務部網站，檢察司／防制毒品／參、法務部，「拒毒、戒毒、緝毒」等毒品危害防制措施，http://www.moj.gov.tw/ct.asp?xItem=94244&ctNode=11449（連結已失效）。

開監獄、戒治所之吸毒犯或有毒品成癮的民眾，在脫離司法機構的戒癮處遇或結束門診或住院治療後，可以自願性地進入治療性社區，由專業的醫療團隊提供全天候的心理復健、職能訓練、轉介就業等治療輔導。

（八）建立毒品犯受保護管束人醫療戒癮模式：由各地檢署廣泛結合醫療資源共同辦理諮商團體或治療團體，在精神科醫師、心理師、社工師等專業人員帶領下，適時運用團體動力，增強受保護管束人自我認知及重新學習適應社會行為技巧，以助其穩定適應社會生活。

（九）試辦「減少毒癮者對社會治安危害的醫療更生方案」：以緩起訴，並命令被告應立即接受六個月的替代性維持（藥物）治療及心理治療（12次），使毒癮者服用美沙酮（Methadone）替代對海洛因的渴求與依賴，減少毒癮者為購買及施用海洛因而造成的社會治安危害（衍生性犯罪），重建毒癮者的生活型態與生產能力。

依據美國國立藥物濫用研究所（NIDA, 2012 Revised）發表之毒品犯成癮戒治處遇原則——研究為導向之指引（Principles of Drug Addiction Treatment: A Research-Based Guide）強調毒品犯之戒治原則必須是多面向，且周延之毒品犯處遇組成要素（Components of Comprehensive Drug Abuse Treatment）應涵蓋心理健康諮商、法律諮詢、家庭關係、職涯發展、財務管理、愛滋防治衛生教育、醫療諮詢等多重面向。另參考聯合國處遇平台（TREATNET）之藥物依賴處遇與照護服務品質管制準則（Quality Standards for Drug Dependence Treatment and Care Services）（UNODC, 2012）及美國國立藥物濫用研究所對刑事司法案主提供之藥癮處遇13項原則（NIDA, 2014），法務部矯正署於2018年1月全臺實施科學實證毒品犯處遇模式，初步評估成效尚佳[23]。

科學實證毒品犯處遇計畫內容規畫時程為至少三個月，主要內容係以個案管理為核心，進行成癮概念及戒癮策略、家庭及人際關係、職涯發展及財務管理、毒品危害及法律責任、衛生教育及愛滋防治、正確用藥及醫療諮詢與戒毒成功人士教育等七大面向課程。兼採個別與團體治療，並針對參與學員進行前後測問卷調查，滾動修正計畫內容，以減少其再犯風險為目標，協助藥癮者順利復歸社會。

---

23 楊士隆、戴伸峰、巫梓豪（2019），科學實證毒品處遇之執行與策進作法。矯政期刊，8卷1期，頁3-39。

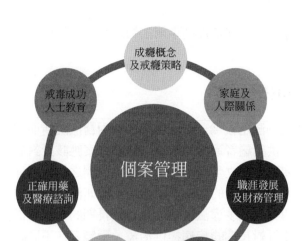

圖3-10-3 科學實證之毒品犯處遇方案

資料來源：法務部矯正署（2017）。

前項科學實證之毒品犯處遇模式[24]，結合刑事司法制裁與成癮治療，訂定出7大面向課程，並與衛政、社政、勞政形成4方連結，聯手為毒品犯復歸社會銜接社區戒癮治療作好準備。

因此目前我國毒癮者之司法戒治模式應包含觀察勒戒與強制戒治、毒癮戒治暨社區復健、受保護管束人之醫療戒癮模式、監獄受刑人輔導處遇方案、社區追蹤輔導、緩起訴戒癮。其中毒癮戒治暨社區復健計畫乃自願方案，由離開戒治機構之毒癮者自願參與；社區追蹤輔導除假釋出監者有保護管束之約束外，其餘乃受戒治人出所或受刑人期滿出監後之轉介服務。保護管束之醫療戒癮乃由各地檢署結合醫療資源，辦理毒品犯團體、個別諮商治療、毒品、愛滋防治衛教宣導及愛滋篩檢、毒癮減害計畫宣導等活動，以強化個案心理輔導效能協助戒毒，並配合尿液採驗之外在監督，以達預防再犯成效，故方案模式較不固定，而依各地檢察署之資源與環境因地制宜。而觀察勒戒乃藉由觀察勒戒期間，由醫師對受觀察勒戒人進行研判，判斷其有無繼續施用毒品傾向，並以輔以戒毒輔導及宗教教誨等事宜，使受觀察人、勒戒人堅定戒毒決心。緩起訴

---

24 楊士隆、戴伸峰、巫梓豪（2019），科學實證毒品處遇之執行與策進作法。矯正期刊，8卷1期。

醫療戒癮／替代療法方案則是以刑事司法的追訴力，驅使毒癮者配合接受醫療體系之戒癮處遇。

二、醫療戒癮治療

　　醫療院所將藥物濫用視為一種疾病，因此對醫療院所而言，戒治目標是解決病人的問題、提供藥癮者適當的治療，戒癮方案應該針對病人的需求而定，包括控制其戒斷症狀、建立受戒治者與醫療機構間之信任關係、減少對藥物使用的頻率與用量、減少危險的藥物使用途徑，例如注射、共用針具、交換注射液等、減少疾病傳染、減少違法行為。藥癮是長期的疾病，從醫療的觀點，提供的治療的方案要針對長期的疾病提供治療，藥癮者在不同時期產生的問題用不同的方法解決。不同於司法戒治體系在意的是戒治者是否有繼續施用毒品，醫療戒癮體系在意的是受戒治者是否持續接受治療，以及社會功能回復的情形。藥癮者所接受到的治療強度越強、時間持續越久，則戒癮產出效果越好、癒後性越好，即使有些戒癮者仍然在使用毒品，但其癒後狀況仍然是比較好的。

　　對醫療戒癮體系而言，治療藥癮者本身沒有太大的困難，但藥癮者要治療到什麼程度，往往有很大落差。有些藥癮者尋求短暫的急性解毒，也有些藥癮者期望能夠永遠戒除藥癮，想要戒除到怎樣的程度，取決於病人的本身的意念。因此，醫療戒癮體系並不能強迫藥癮戒治者戒除藥癮，對於終止參與戒治方案的個案，醫療戒癮體系亦無可奈何。

　　毒品犯之藥癮戒治工作如改由醫療院所承接，倘若司法單位對藥癮者所設定的目標仍然在完全戒除，而不能接受藥癮者部分獲得控制或改善，則醫療戒癮體系亦無法達成司法體系之目標。對醫療體系來說，對毒癮做部分的控制，是與司法的觀點互相抵觸的。目前社會對藥癮者的身分定位實際上仍然是當作犯人，對一般人來說會造成相當大的恐懼，對醫療人員亦然。此外，刑事司法體系中的藥物濫用成癮者有其刑事責任，醫療院所並非司法單位，並無法拘禁病人，也沒辦法為病人的逃亡負責任。

　　由於藥癮者戒治不易，在現階段缺乏醫療專業與社區配套措施下，藥癮者累再犯比率高，已對矯正機構形成沉重負擔。而醫療戒癮與社區、民間戒癮機構由於缺乏強制力，僅能對有戒癮意願者提供協助，其成效亦受限。因此，醫療、社區處遇與刑事司法體系之結合，或許是藥癮戒治問題的解決模式。

第三節　國際間毒癮戒治概況

　　對於毒品與藥物濫用者之身分定位，國際間並不一致，採用何種治療模式，自有其社會文化背景、刑事政策與成本效益考量。如美國在60至80年代間，將毒品犯視爲病人，並採取醫療模式進行戒治，至90年代刑事司法體系則結合戒治與觀護追蹤輔導，建立戒毒矯治工作體系[25]。日本對於藥物濫用者仍予以判刑，但同時規定先予以強制戒治，與我國視爲病犯之觀點相近[26]。香港則繼承英國時代的「醫療模式」，主要以戒毒治療和康復服務計畫戒毒，亦有強迫戒毒計畫[27]。新加坡則以機構式處遇搭配密集性監督觀護，以司法處遇戒除毒癮[28]。

　　目前國際間對毒癮者採機構內戒治或處遇者不在少數，如中國大陸之毒品戒治模式乃以強制戒毒爲主體，各戒毒所堅持教育、感化、挽救的方針，實行依法、嚴格、科學、文明管理。戒毒所都對戒毒人員進行安全科學的戒毒治療，進行法制教育、道德教育和嚴格的行爲矯正訓練[29]。香港除了濫藥者輔導中心、戒毒輔導服務中心、物質誤用診所、外展／夜展隊、戒毒中心、美沙酮治療計畫之外，懲教署下轄戒毒所也有強迫戒毒計畫，針對曾犯輕微罪行而經法庭裁定適合接受這種治療的藥物依賴者，目的是協助犯人徹底戒除毒癮，重新投入社會[30]。戒毒所計畫主要包括[31]：醫療服務、輔導服務、心理服務、工作治療及職業訓練、教育、體育及康樂、善後輔導服務、釋前計畫、就業安排、中途宿舍等。新加坡則由中央肅毒局的毒品治療復健中心（Drug Rehabili-

---

25 賴擁連（2000），臺灣地區毒品犯罪者戒治處遇成效之研究。中央警察大學犯罪防治研究所碩士論文，桃園：中央警察大學。
26 鄧學仁（2005年3月30日），日本反毒體制運作之概況。「當前亞太地區反毒現況與未來發展」座談會，警察大學恐怖主義研究中心，http://trc.cpu.edu.tw/7.pdf。
27 香港特別行政區政府保安局禁毒處，戒毒治療和康復服務，https://www.nd.gov.hk/tc/treatment.htm。
28 賴擁連（2000），臺灣地區毒品犯罪者戒治處遇成效之研究。中央警察大學犯罪防治研究所碩士論文，桃園：中央警察大學。
29 中華人民共和國公安部（2001），禁毒白皮書，http://www.mps.gov.cn/cenweb/brjlCenweb/jsp/common/three_gagz1.jsp?category=700723008。
30 同前揭註：香港特別行政區政府保安局禁毒處網站。
31 香港特別行政區政府保安局禁毒處，香港戒毒治療和康復服務三年計畫（2018年至2020年），https://www.nd.gov.hk/tc/three_year_plan_2018_2020.htm。

tation Center, DRC）復健治療六至三十六個月[32]。而英國亦有專業的毒癮治療監獄對毒癮犯提供治療計畫[33]。日本對於非法使用藥物者仍予以判刑，但同時亦規定先予以強制戒治[34]。

由於各國對毒癮問題之觀點不同，採用之毒癮戒治模式自有其文化背景、社會價值觀、刑事政策與成本效益考量，在此情形下，比較不同國家之機構內毒癮戒治模式成效差異有其限制。

第四節　聯合國藥癮處遇取向

毒癮已是全球性的問題，對於毒癮者的處遇問題，聯合國毒品與犯罪問題辦公室（UNODC）特別指出下列幾點事實[35]：

一、毒品依賴之改善並無法透過教育達成，因為毒品的使用並非因為對毒品相關知識不瞭解所導致。

二、毒品使用後所衍生之各類負面結果，可以是刺激毒癮者接受治療之動機來源。

三、矯正取向幾乎不適合成癮個案，從相關數據中可以看到因施用毒品而被監禁者，其復發率達7成以上。

四、成癮不僅是長期穩定的持續使用問題，毒品使用者會因為長期的使用毒品而被社會排擠。

基於上述事實，UNODC認為，對於毒品依賴或成癮者，合適的治療與處遇原則包括[36]：

一、治療必須是可獲得的、可及的、有吸引力的，且適合個案的需求。

---

32 江振亨（2000），認知行為團體療法對濫用藥物者輔導成效之研究。國立中正大學碩士論文。

33 李志恒（1997），赴澳洲參加第七屆減少毒品相關傷害國際研討會暨考察英國、法國、德國麻醉藥品管理及影響精神藥品使用之管理報告。行政院衛生署85年因公出國人員報告彙編，台北：行政院衛生署。

34 鄧學仁（2005年3月30日），日本反毒體制運作之概況。「當前亞太地區反毒現況與未來發展」座談會，警察大學恐怖主義研究中心，http://trc.cpu.edu.tw/7.pdf。

35 United Nations Office on Drugs and Crime (2002). Investing in Drug Abuse Treatment-A discussion Paper for Policy Maker. http://www.unodc.org/pdf/report_2003-01-31_1.pdf.

36 United Nations Office on Drugs and Crime (2019). Treatment and care for people with drug use disorders in contact with the criminal justice system. https://www.unodc.org/documents/UNODC_WHO_Alternatives_to_Conviction_or_Punishment_2018.pdf.

二、須確保治療服務符合倫理道德標準。

三、必須協調、整合刑事司法與衛生醫療、社會服務系統，來促進對毒品使用疾患的治療處遇。

四、處遇必須以實證研究為基礎，且回應毒品使用疾患者的個別具體需求。

五、處遇也必對回應特定的文化族群的具體需求。

六、確保處遇服務及方案計畫具有良好的臨床管理。

七、必須不斷的對處遇政策、服務、程序、方法和連結，做整合性的監測與評估。

對毒癮者的處遇，一般而言，醫療模式會關注治療服務的使用者，依其需求設立治療目標，此乃假設個案會主動求醫。然而毒癮者是否尋求服務會受到多樣因素影響，如個人對自身健康狀況的瞭解與詮釋、症狀表現嚴重性、人口特性、經濟狀況等。由於毒品問題影響的層面廣泛且顯而易見，所以會接受戒治服務者，不乏由組織、團體、家人等轉介，也因此使得戒癮治療的目標設定並非以成癮者的需求而設計。由於毒癮者大多透過他人轉介（家人、司法等）而接受治療，因此轉介者會期待戒癮治療能夠處理「毒品相關問題」，包括降低社會健康與治安的風險性、提升職業功能、降低犯罪與監禁率等。簡言之，一個有效的毒品治療，不僅是戒除用藥行為，更包含降低其他毒品相關問題。社會大眾期待的毒癮戒治目標可概分三項：一、消除或降低物質使用行為；二、促進個人健康與社會估能；三、降低公共健康與安全的威脅。

考量其他非治療性的處遇形態，刑事司法系統是最常被提及之介入類型，所採取的形式包括監禁、緩刑、假釋或集中監督管理等，但這樣的介入模式有兩點必須加以考量，首先是監獄設置所需之經費與相關成本耗費驚人，再者是毒癮者感染傳染疾病或HIV將對監獄管理造成相當大的威脅。因此當前對於毒癮者之處遇，多考量以監禁、緩刑或假釋等刑事司法處遇結合治療處遇方式來實施，這也是目前被認為最可行且值得採用之作法，加入醫療處遇之戒癮成效會比單獨依靠刑事司法處遇來得有效。

即便是刑事司法體系中的毒品施用者，UNODC也建議用治療與照護的方式，來替代定罪或處罰[37]，除了著眼於毒品與藥物濫用問題的疾病本質之外，

---

37 United Nations Office on Drugs and Crime (2019). Treatment and care for people with drug use disorders in contact with the criminal justice system. https://www.unodc.org/documents/UNODC_WHO_

也希望能夠平衡刑事司法體系與衛生醫療體系對毒品問題的對策、因應監獄擁擠問題，UNODC希望能夠明確傳達，以治療與照護的方式來替代定罪或處罰的幾個重要理由：

一、藥物依賴是一種複雜的生理、心理與社會健康問題，且通常會辦隨著辦性與復發性疾病。

二、毒品使用疾患與廣泛的身心健康、不良的社會發展結果有關。

三、實證研究已經指出，戒癮治療與醫療照護可以減少或停止施用毒品者的施用毒品問題，並且改善他們的生活品質。

四、毒品使用與犯罪之間有相當程度的關聯與動態關係。

五、與一般人相較之下，刑事司法體系中吸毒疾患與相關健康問題的發生率更高。

六、患有吸毒疾患的人，會因為不同類型的犯罪行為而進入刑事司法體系，其中一些罪行與吸毒有關。

七、從公共安全與公共衛生的角度來看，為刑事司法體系中適合的毒品施用者提供定罪或刑罰的替代治療方法是合理的。

根據UNODC對藥物濫用處遇的實證評估，當代有效的藥物濫用處遇包含「解毒」與「復發預防」兩個階段[38]。就毒癮戒治成效而言，「復發預防」階段比「解毒治療」更為重要，復健／復發預防期主要處理的問題包括個案的藥癮治療、公共健康以及社會安全，可界定為一、削弱或減少酒精與毒品使用；二、促進健康與功能；三、減少公共安全（犯罪）與衛生（傳染病）的威脅三方面。所有復健／復發預防期皆有四個治療目標，包括：一、維持戒斷治療期之後的心理與情緒改善狀態；二、減少並維持酒精與毒品的使用行為，最終達到完全戒除的目標；三、透過教育、示範、與支持行為，以對個人健康、社會功能、以及減少社會安全與衛生之威脅；四、改變原有的用藥生涯型態。

復發預防階段治療的成效與毒癮者的一些因素相關，包括毒癮者本身與治療兩個面向。毒癮者相關因素包括物質濫用嚴重程度、精神疾病的嚴重程度、治療的意願與動機、職業狀態、家庭與社會支持。治療相關因素則包括治療模式、治療的完成與成效持續狀況、替代性藥物治療、諮商。總結來說，如能將

Alternatives_to_Conviction_or_Punishment_2018.pdf.

[38] United Nations Office on Drugs and Crime (2002). Contemporary Drug Abuse Treatment-A Review of the Evidence Base. http://www.ndc.hrb.ie/attached/1681-1586.pdf.

病患與治療模式做適當的搭配，戒癮成效會更好，不同特性的毒品使用者有對不同的治療模式有不同的反應效果，實務上應依據毒癮者問題的嚴重性做區隔，並就特定問題提供適當服務，以個別化治療概念的概念來提升戒治成效。

第五節　美國毒癮戒治觀點

　　由於各國對毒癮問題之觀點不同，採用之毒癮戒治模式自有其文化背景、社會價值觀、刑事政策與成本效益考量，在此情形下，比較不同國家之機構內毒癮戒治模式成效差異有其限制。美國為一聯邦共和體制，在此情形下各州有其獨立的司法權力，也因此毒癮戒治模式顯得多采多姿，在相似的社會文化與刑事政策背景下，比較機構內毒癮戒治方案更具有實質效益。

　　美國國家毒品控制政策辦公室（Office of National Drug Control Policy, ONDCP）認為對於毒品使用者之治療處遇應有下列原則／概念[39]：

　　一、沒有單一治療模式能夠通用在所有受戒治者上。

　　二、治療服務需要被無困難的使用。

　　三、有效的治療是要能夠處理受戒治者之多樣需求，而不是僅侷限在毒品使用上。

　　四、個別化治療計畫與服務應該要被持續的評估與修正以能符合受戒治者可能會變動之需求。

　　五、治療要有所成效其中之一指標即在停留於治療期的時間。

　　六、個別或團體諮商與其他行為治療（各類治療取向）也是讓治療有所成效之其他指標。

　　七、對許多病人來說，藥物治療有其必要性，特別是同時進行諮商或行為治療者。

　　八、毒品成癮或濫用者若有其他共病也應該要被同時治療。

　　九、藥物解毒僅是在成癮治療初期的第一常被採取之行動，並無法改變用藥行為。

　　十、治療並非要有意願才能有療效，若能利用其他外力讓受戒治者前來治

---

39 Office of National Drug Control Policy-Types of Treatment, http://www.whitehousedrugpolicy.gov/index.html.

療一樣也能有所成效。

十一、在治療期間仍要持續監控是否仍有毒品使用行為發生。

十二、治療方案應該提供HIV/AIDS、B肝、C肝與其他感染疾病之檢驗，並且透過諮商協助病人矯正或改變高風險行為。

十三、復原是一段長期抗戰，也有可能在治療期間不斷復發，如同慢性病般，所以治療程序完成後仍是要施以其他方式以維持成效。

亦即目前對於毒品使用者所進行之各類治療方法是朝著提供多樣性方案，讓接受治療者能夠不困難的接受適合其毒癮問題之戒治模式，而治療的目標不完全聚焦於毒品使用行為上，若受治療者同時有其他社福需求或共病或醫療等需求也應是被予以滿足，所以治療目標是可以包括讓個體能夠在家庭、工作、與社區能夠回復生產功能。

對於毒癮的戒治，一般來說會認為需要受治療者有治療意願才能讓成效彰顯，不過ONDCP認為若使用外力強制介入也是可行，但也提出毒品使用行為的高再發性，也提醒工作者可將之視為慢性病來對待，意即當提供完整體療程之後，也仍需要有其他後續服務的提供以對抗不可預期的再發生。

除了ONDCP之外，NIDA也對毒癮者的戒治處遇原則提出13項有效藥癮處遇準則[40]：

一、藥物成癮雖是一種影響大腦功能與個體行為的複雜疾病，具有高度再犯率，但依然是可以處遇的。

二、沒有任何一種藥癮處遇適用所有人，藥物濫用者個人需求的處遇、介入與服務，以及對藥物濫用者有正面影響的家庭、工作場所與社會是重要的。

三、藥癮處遇必須是一應俱全、容易取得且容易應用在生活上，否則某些潛在的病人將失去得到處遇的機會。

四、有效的藥癮處遇必須關照毒品成癮者的個人多重需求，而非僅在於藥物濫用方面，處遇內容不只在藥物濫用，還須提供其醫療、心理、社會、工作與法律問題方面的需求。

五、持續一段合適的時間的處遇是重要的，大部分的藥物濫用者接受藥物濫用處遇需持續三個月以上才有顯著地降低或停止其藥物濫用等問題行為；問題藥物濫用者則需更久的時間。

---

[40] NIDA (2012). Principles of Drug Addiction Treatment: A Research-Based Guide (3rd ed.). https://www.drugabuse.gov/sites/default/files/podat_1.pdf.

六、個別諮商以及（或）團體行為處遇是最普遍的藥物濫用處遇方式。

七、藥物處遇對許多藥癮者而言是重要的元素，特別是結合許多諮商與其他行為處遇，譬如對於鴉片類成癮者以丁基原啡因替代療法，搭配諮商與其他行為處遇有顯著改善的效果。

八、個別的處遇與服務計畫，必須被持續評估與調整，以適應其不斷改變的需求。由於個體的家庭處遇、親職教育、職涯發展、社會與法律需求不一，且個人的需求會隨時改變，不斷地調整計畫是重要的。

九、許多藥物成癮者也有其他精神疾患，藥物濫用合併精神疾患者，需有合併的處遇方案。

十、藥物解毒僅是成癮處遇的第一步，無法影響長期性的藥物濫用行為。

十一、處遇不必然是自願的才有效，家庭禁令、工作配套或刑事司法系統的強制處遇，亦能增加藥物濫用者的留置率，增加處遇介入的成功率。

十二、處遇期間必須有持續的監控，以防止其再犯復發。

十三、處遇方案應評估病人的HIV/AIDS、B/C型肝炎等其他傳染病，並提供降低風險的諮商，以幫助其調整或改變接觸或散播傳染性疾病的行為。

針對司法戒治藥癮案主，NIDA亦修訂發表13項處遇的原則供刑事司法機構實施毒品犯戒治處遇之參考[41]：

一、藥物成癮是影響行為的腦部疾病。

二、藥物成癮的恢復需要有效的治療，並處理伴隨時間而衍生的相關問題。

三、處遇必須持續較長的時間才能產生穩定的行為改變。

四、評估是處遇的第一步。

五、對刑事司法案主提供個別化需求服務，是藥物濫用處遇有效性的關鍵。

六、處遇期間的非法藥物使用應小心謹慎監測。

七、處遇應針對與犯罪行為有關的因素。

八、刑事司法監督應納入濫用藥物者的處遇規劃，處遇提供者應瞭解犯罪矯正管理者之要求。

九、對於藥物成癮者之持續關懷照顧非常重要，尤其是其即將重返社區

41　NIDA (2014). Principles of Drug Abuse Treatment for Criminal Justice Populations-A Research-Based Guide. https://d14rmgtrwzf5a.cloudfront.net/sites/default/files/txcriminaljustice_0.pdf.

時。

十、鼓舞案主正向行爲與參與處遇計畫之獎勵和懲罰需平衡。

十一、共同出現藥物濫用與精神健康問題的個案需要整合性毒癮戒治處遇策略。

十二、醫療是毒品犯處遇的重要作爲。

十三、對於居住於社區及即將重返社區之毒品犯應教導其預防及處理嚴重及慢性病狀況如HIV/AIDS、B/C型肝炎及肺結核等。

美國目前大約有61%的州立矯正機構有提供藥物濫用治療。雖然聯邦基金不斷挹注經費以支持於監獄內進行居住型的毒品濫用治療模式，但參與該類治療模式之犯罪人從1991年的25%下降到1997年的10%，對此美國當局認爲，犯罪人並沒有因爲參與治療方案而解決他們的毒品濫用與犯罪行爲，因此自然不吸引犯罪人參與，故有必要瞭解將毒癮治療帶入矯正機構內卻無法吸引犯罪人參與之因素。因此由Urban Institute與NIDA共同合作，以期待能夠對矯正機構的獨特環境有更進一步的瞭解，並且克服將醫療帶入矯正機構的挑戰，將治療服務與公共健康取向整合於矯正機構內[42]。

Urban Institute與NIDA的研究報告指出，在刑事司法系統之毒品治療運用可在任一歷程，而物質使用行爲往往也跟生活形態有所相關，因此每個人可能都會需要不同的治療服務形式，而治療可以在監獄內、判決前、緩刑、監禁，或假釋任何階段均可進行。而在矯正機構可提供之方案與服務可包括：生理解毒、自助團體、毒品篩檢、教育、個別諮商、團體諮商、門診毒品治療服務、環境治療、家庭治療、短期住院治療、社區居住方案、替代性藥物維持療法、與轉向服務[43]。

----

[42] Mears, D. P., Winterfield, L., Hunsaker, J., Moore, G. E., & White, R. M. (2003). Drug Treatment in the Criminal Justice System: The Current State of Knowledge. Urban Institute Justice Policy Center. http://www.urban.org/uploadedpdf/410618_NIDA1_KnowledgeRpt.pdf.

[43] 同前註：Mears, D. P., Winterfield, L., Hunsaker, J., Moore, G. E., & White, R. M. (2003).

第六節 醫療戒治與刑事司法之結合（公共安全與公共衛生的整合策略）

美國藥癮治療所處理的個案，通常與刑事司法體系中的罪犯有所重疊。在需長期住宿的藥癮治療機構、醫院戒癮門診及接受美沙酮維持治療的個案中，分別有三分之二、二分之一與四分之一皆在等候法院判決，或已被判緩刑或處於假釋中[44]。而約有60%至80%的受刑人、假釋犯、緩刑者及被捕者，乃因藥物濫用或毒癮發作而導致犯罪，且罪行也與藥物或酒精有密切關係[45]。藥物濫用確實增加了嚴重犯罪行為出現的可能性，超過50%以上的暴力犯罪，60%至80%的孩童虐待或疏忽案件，50%至70%的偷竊、強盜案件，以及75%的毒品交易或製造案件與犯罪者本身使用毒品有關，部分案件甚至與受害者使用毒品也有關連[46]。因此，良好的藥癮戒治將可降低40%至75%的犯罪率[47]。

對於藥癮者的戒治處遇，臨床工作人員較支持「公共衛生」的觀點，認為治才能真正減少毒品使用與累犯的出現。而持「公共安全」觀點者責任為，藥物濫用者是一種犯罪行為，需長期嚴密監控才能避免故態復萌。事實上，純粹的「公共衛生」或「公共安全」觀點都不能完全解決問題，以統整的方式結合社區處遇的治療與持續的司法監督，才能有效達到藥癮戒治成效[48]。

一、公共安全的觀點與策略

基於公共安全觀點者視藥物濫用為違法行為，觸犯者需為其犯罪行為負責。因此對於藥癮者應以予以監禁監禁，以保護公共安全及阻止變本加厲的

---

[44] Craddock, S. G. et al. (1997). Characteristics and pretreatment behaviors of clients entering drug abuse treatment: 1969 to 1993. American Journal of Drug and Alcohol Abuse, 23(1), pp. 43-59.

[45] Belenko, S. & Peugh, J. (1998). Behind Bars: Substance Abuse and America＇s Prison Population. New York: National Center on Addiction and Substance Abuse at Columbia University.

[46] Belenko, S. & Peugh, J. (1998). Behind Bars: Substance Abuse and America's Prison Population. New York: National Center on Addiction and Substance Abuse at Columbia University. National Institute of Justice (1999). Annual Report on Drug Use Among Adult and Juvenile Arrestees.Washington, DC: U.S. Department of Justice.

[47] Harrell, A. & Roman, J. (2001). Reducing drug use and crime among offenders: The impact of graduated sanctions. Journal of Drug Issues, 31(1), pp. 207-232.

[48] Marlowe, D. B. (2002). Effective strategies for intervening with drug-abusing offenders. Villanova Law Review, 47, pp. 989-1025.

藥物濫用情形。據估計，受刑人在出獄後三年，大約有二分之一會違反假釋規定或有三分之二因案再度被捕，而有二分之一會因而再度入獄[49]。也有研究指出，85%的煙毒犯在出獄後一年內會開始吸毒，而95%的煙毒犯在出獄後三年內毒癮復發，在監獄中提供藥癮治療通常只能減少再犯率10%左右[50]。由於藥癮者回歸社區後缺乏持續的追蹤治療，故在獄中是否有接受藥癮戒治，並無法有效預測對其回歸社區後的藥物使用情形。然而，監獄內的藥癮治療的確是有短期效果。研究顯示，吸毒者於監所內接受藥癮治療，較不會有違紀行為的發生，相對也減少管理人員的負擔[51]。

在司法處遇體系中的「中間約束計畫」（Intermediate-Sanction Programs），乃藉由縮短監禁與社區監控時間來降低執行成本，以減少吸毒者出獄後的藥物使用情形，並減少可能的犯罪活動。透過不定期的家庭訪視、尿液抽樣檢查、電話監控或與個案的雇主、親友晤談，詢問當事人有無再犯的跡象，以監督緩刑或假釋者參與藥癮治療的配合度。然而，以社區為基礎的「中間約束計畫」幾乎毫無效果。有50%至70%的個案違反了緩刑或假釋的規定，包括未通過藥物檢測、無故缺席及再度犯案[52]。即便在緩刑或假釋期間採取嚴密監控，如輔助電子監測裝備、集中於管理嚴格的訓練營或是居家監禁，其成效亦無改善。加強監控的結果，反而發現犯罪行為是有增無減[53]。

實際上，「中間約束計畫」的內涵與藥癮治療計畫並沒有直接的關聯，而僅著重以監控、法律制裁的嚇阻方式，發揮潛在的復健作用。當個案同時被裁定需接受強制治療時，通常只能降低10%左右的再犯率，此機率與以監獄為基礎的治療計畫成果相當。

----

49 Langan, P. A. & Levin, D. J. (2002). Recidivism of Prisoners Released in 1994.Washington, DC: Bureau of Justice Statistics, U.S. Department of Justice.

50 Gendreau, P., Smith, P., & Goggin, C. (2001). Treatment Programs in Corrections. In J. Winterdyk (ed.), Corrections in Canada: Social Reactions to Crime. Toronto: Prentice Hall, pp. 238-263; Pearson, F. S. & Lipton, D. S. (1999). A meta-analytic review of the effectiveness of corrections-based treatments for drug abuse. Prison Journal, 79(4), pp. 384-410.

51 Prendergast, M. L., Farabee, D., & Cartier, J. (2001). The impact of in-prison therapeutic community programs on prison management. Journal of Offender Rehabilitation, 32(3), pp. 63-78.

52 Taxman, F. S., Soule, D., & Gelb, A. (1999). Graduated sanctions: Stepping into accountable systems and offenders. Prison Journal, 79, pp 182-204.

53 Gendreau, P., Smith, P., & Goggin, C. (2001). Treatment Programs in Corrections. In J. Winterdyk (ed.), Corrections in Canada: Social Reactions to Crime. Toronto: Prentice Hall, pp. 238-263; Faye, S. (1999). Unraveling "what works" for offenders in substance abuse treatment services. National Drug Court Institute Review, 2(2), pp. 93-134.

二、公共衛生的觀點與策略

基於公共衛生觀點者視藥物濫用或藥物依賴行為為一種精神疾患（Disease）。因此，個案需要的是治療而非監禁或處罰，如何鑑別藥物濫用者的藥癮問題，並轉介成癮者參與治療計畫，是防止其繼續使用藥物的最佳方式。為了達到治療效果，藥癮者需參加一系列的課程與活動。「藥物濫用治療計畫研究」（Drug Abuse Treatment Outcome Study）指出，藥物濫用成癮者至少需參與三個月以上的藥癮治療，才可能有效果出現。若治療短於三個月，則治療時間的長短與成效，即使有相關性也不具意義。六到十二個月的治療會是進階的門檻，約有50%的個案若能完成十二個月以上的藥癮治療，就能在治療結束後一年內不會再犯[54]。然而，接受藥癮治療的毒癮者持續參與藥癮治療方案的情況並不佳，70%的緩刑與假釋者在三個月的門檻期間就退出治療或是經常缺席，而90%的人在十二個月內就退出治療[55]。無論有無接受司法管束，平均只有10%至30%的個案能完成足夠的藥癮治療時數或內容，且只有5%至15%的個案能真正戒除藥癮。

「個案管理」（Case Management）計畫[56]，是由專業人員持續監督罪犯出席諮商課程的情形，並不定期進行尿液檢測，經評估後提供資料給負責的司法矯正機關進行處置，藉以確保罪犯能持續接受治療的一種策略。但針對藥癮者使用「個案管理」仍會發生問題。1970年代，在「Treatment Alternative to Street Crime」（TASC）法規下（後改名為Treatment Accountabilityfor Safer Communities），全國有數百個個案管理單位成立，以便確認與轉介藥癮者去接受治療，並觀察治療的配合度與進步情形，最後整理個案報告給負責的司法矯正機關。但原本由聯邦政府經費支持的TASC在1980年代早期已被取消，目前所有計畫的經費來源需仰賴地方與聯邦政府不定期的補助才能維持下去。

----

54 McLellan, A. T. et al. (2000). Drug dependence, a chronic medical illness: Implications for treatment, insurance, and outcomes evaluation. Journal of the American Medical Association, 284(13), pp. 1689-1695.

55 Marlowe, D. B. et al. (2002). A randomized, controlled evaluation of judicial status hearings in drug court: 6- and 12-month outcomes and client-program matching effects [abstract]. Drug and Alcohol Dependence 66: S111-S112. Presentation at the 64th Annual Scientific Meeting of the College on Problems of Drug Dependence, Quebec City, Canada; Taxman, F. S., Soule, D., & Gelb, A. (1999). Graduated sanctions: Stepping into accountable systems and offenders. Prison Journal, 79, pp. 182-204.

56 Marlowe, D. B. (2003). Integrating substance abuse treatment and criminal justice supervision. NIDA Science & Practice Perspectives, 2(1), pp. 4-14.

TASC的下屬單位依管轄區的不同，執行方式也有所差異。有些是直接提供治療服務，有些則是安排個案至有簽約的醫療院所，另有一些是轉介個案至無正式關係的治療機構。通常對於不遵守TASC治療計畫的人來說，並無有系統的制裁方式。

　　一項評估五個地區TASC計畫執行成效的研究顯示，這些計畫對於減少藥物使用與再犯罪的效果並不一致。有3個地區的個案在藥物使用上大量減少，但犯罪情形僅在其中2個地區較少，其他依舊偏高。這些數據顯示TASC計畫於各地執行成效差異很大，而關鍵在於執行人員的工作有無適當分配、能否控制服務品質而非只是應付敷衍、個案若不能配合治療時，有無明確的後續處理方式[57]。

三、公共安全與公共衛生的整合策略

　　「公共安全」與「公共衛生」的統整策略融合了司法矯正系統與藥癮治療系統，其目的在於提高戒治成效。在這個整合模式中，以藥癮治療為計畫中心，而非懲罰的手段，且方案在藥癮者所居住的社區中進行，以便使成癮者與家庭、社會保持互動，並有機會繼續接受教育或就業。如何確保個案能參與治療活動，避免再度使用藥物與遠離犯罪活動並非治療人員的責任，司法矯正系統需扮演實質監控的角色，藉由假釋、緩刑等申請許可與否，來強化其權威性，且可對違反治療規定的個案進行立即的處分。有效的「公共安全」與「公共衛生」統整策略皆具以下特質：一、在社區內提供藥癮治療。二、提供藥癮者免除犯罪紀錄或監禁的機會。三、當事人被嚴密的監控以確保其參與治療。四、不合作的後果是立即且明確的懲罰。「公共安全」與「公共衛生」的統整模式以「藥物法庭」（Drug Courts），以及「以勞役代替拘役的治療社區（Work-Release Therapeutic Communities）計畫」較為著名，雖然這兩者並非唯一可以使用的統整模式，但卻是少數經過研究證實對減少藥物使用與再度犯罪有效的計畫[58]。

----

57 Anglin, M. D., Longshore, D., & Turner, S. (1999). Treatment Alternatives to Street Crime: An evaluation of five programs. Criminal Justice & Behavior, 26(2), pp. 168-195.

58 Marlowe, D. B. (2003). Integrating substance abuse treatment and criminal justice supervision. NIDA Science & Practice Perspectives, 2(1), pp. 4-14.

（一）藥物法庭

對於緩刑者及犯罪被告人，要有效減少其藥物使用與再度犯罪，「藥物法庭」會是前景看好的治療模式。「藥物法庭」獨立於一般法庭外，其對藥癮者提供了司法監督的治療與個案管理的服務，藉以代替起訴或監禁。藥物法庭所採取的措施通常包括法庭內定期召開的聽證會、每週抽樣的尿液檢測、強制性且足量的藥癮治療、違反治療規定時的漸進式懲處及完成治療計畫後的獎賞。

資料顯示，「藥物法庭」可提高藥癮者接受治療的意願。在檢視將近100個「藥物法庭」執行狀況後發現，在60%的「藥物法庭」中，所屬個案多能完成最少一年以上的治療，而約有50%的個案能從「藥物法庭」的治療計畫結業，成效遠比一般以社區為基礎的藥癮治療計畫還好[59]。參與後者的緩刑或假釋者，通常超過70%在三個月內便退出治療或缺席頻繁，90%的人則在一年內就退出。

因參加者的特性不同，毒品法庭參加者的再犯率介於5%至28%，而完全完成處遇計畫的被告再犯率更低於4%。除了毒品的使用與再犯率有降低外，比較其將非暴力犯監禁的成本，毒品法庭所耗費的成本低廉很多，監禁毒品使用者的成本每人每年約為美金20,000至50,000元，而蓋舍房的成本耗費可高達美金80,000元。相較之下，毒品法庭系統每人每年所花費的成本低於美金2,500元[60]。

（二）以勞役代替拘役的治療社區

「治療社區」（Treatment Community）計畫執行的結果頗令人滿意，其主要是將假釋者有條件地轉介到以勞役代替拘役的社區中。「治療社區」是採住宿式的治療計畫，以便讓個案能遠離誘惑或與有使用藥物的同儕團體斷絕聯繫。參與者藉由面質（Confront）負向的人格特質、處罰不當行為、獎賞正向行為、提供良好示範與友誼來互相影響。臨床的治療通常包括面質性的接觸團體、過程團體、社區聚會與自願性服務。

過去針對不同地區的「治療社區」計畫執行評估發現，此計畫欲達到最大成效，需提供一系列完整的復健方式，包括獄內的治療、以勞動代替拘役的治

---

59 Belenko, S. (2001). Research on Drug Courts: A Critical Review: 2000 Update. New York: National Center on Addiction and Substance Abuse at Columbia University.

60 ONDCP Drug Policy Information Clearinghouse. Fact Sheet. March 2003. http://www.whitehousedrug-policy.gov/publications/factsht/drugdata/index.html.

療、持續的門診治療[61]。在所有的相關研究中，缺乏事後輔導的獄內「治療社區」計畫，其對於藥物使用與再犯比率並無顯著的影響。但對於完成以勞役代替拘役的「治療社區」計畫參與者來說，資料顯示再度被監禁、保護管束與藥物使用的比率卻大幅降低（約10%至20%），若獄內與以勞役代替拘役的所有計畫都能完成，則降低比率提高為30%至50%。

「治療社區」的相關研究也和「藥物法庭」一樣有樣本選擇偏頗的問題，例如以半途而廢與成功結業的參與者相互比較，或是以自願和非志願參與事後輔導者相互比較，最後造成研究結果的有效性遭受質疑。另外，結果常低估事後輔導的重要性，畢竟光提供當事人接受「治療社區」計畫的機會是不夠的。更重要的是要有明確的規範，讓對方知道什麼是被期待的行為，及為了順利轉介所提供的書面資料要充分，最後還需追蹤個案實際的轉介情形。如前面所述，提供監獄內的「治療社區」計畫似乎能增加個案繼續參與事後輔導的可能性，而最好的方法就是在釋放前便進行連續的治療，包括一開始的評估與加強動機的戒癮治療。

「公共安全」與「公共衛生」的統整策略融合了司法矯正系統與藥癮治療系統，以提高藥癮戒治成效。「公共安全」與「公共衛生」的統整模式以「藥物法庭」，以及「治療社區計畫」較具代表性且被廣泛實施。「藥物法庭」之對象乃針對緩刑者及犯罪被告人，提供了司法監督的治療與個案管理的服務，藉以代替起訴或監禁。「治療社區」乃針對假釋者有條件地轉介到以勞役代替拘役的社區中，以便讓個案能遠離誘惑或與有使用藥物的同儕團體斷絕聯繫。相較之下，藥物法庭之內涵與我國視毒品使用者為「病犯」之概念較為相近，以治療優先於刑罰處遇，而治療性社區之內涵則與保安處分較為相近，於刑罰處遇結束或告一段落後，以保安處分手段減少其藥物濫用問題，促使其回歸社會。

----

61 Knight, K., Simpson, D.D., & Hiller, M.L. (1999). Three-year reincarceration outcomes for in-prison therapeutic community treatment in Texas. Prison Journal, 79 (3), pp. 337-351; Martin, S.S. et al. (1999). Three-year outcomes of therapeutic community treatment for drug-involved offenders in Delaware. Prison Journal, 79, pp. 294-320; Wexler, H.K., et al. (1999). Three-year reincarceration outcomes for Amity in-prison therapeutic community and aftercare in California. Prison Journal, 79, pp. 321-336.

第七節　總　結

　　我國刑事政策上將施用毒品者定位爲「病犯」，以「觀察勒戒」與「強制戒治」處分代替刑罰制裁。從我國機構內戒治模式之發展，可以見到對毒癮者之戒治已含括生物—心理—社會三向度的戒癮觀點，以及毒癮戒治與醫療密不可分之關係。各戒治機關除結合醫療資源外進行戒治外，多試圖藉由團體治療與個別心理治療方式，協助毒癮者從生物—心理—社會三向度解決其所面臨之問題，幫助其回復生活、家庭、職業與社會功能，降低藥物與犯罪行爲的再犯率。並透過宗教團體資源，協助毒癮者心靈上成長、改變其生活形態，以及對生命價值的重新思維。

　　對於藥癮者的戒治處遇，臨床工作人員較支持「公共衛生」的觀點，認爲治才能眞正減少毒品使用與累犯的出現。而持「公共安全」觀點者則認爲，藥物濫用者是一種犯罪行爲，需長期嚴密監控才能避免故態復萌。事實上，純粹的「公共衛生」或「公共安全」觀點都不能完全解決問題，以統整的方式結合社區處遇的治療與持續的司法監督，才能有效達到藥癮戒治成效。

　　「公共安全」與「公共衛生」的統整模式以「藥物法庭」及「以勞役代替拘役的治療社區計畫」較具代表性且被廣泛實施，但藥物法庭之內涵與我國視毒品使用者爲「病犯」之概念較更爲相近，以治療優先於刑罰處遇，而治療性社區之內涵則與保安處分較爲相近。因此藥物法庭之制度或許可以與我國現行「毒品危害防制條例」相結合，做爲我國刑事司法上毒品使用者之轉向處遇媒介，與藥癮戒治工作之重要環節。2008年4月30日「毒品危害防制條例」修訂，修訂後第24條以附命完成戒癮治療之緩起訴方式，形式上類似藥物法庭認罪協商前模式，但除了由司法體系轉向社區與醫療處遇，藥物法庭實質上乃由法院來監督與其他矯治機構整合的戒治計畫，以促進長期的戒治方案實施。相較之下，現行「毒品危害防制條例」緩起訴附命戒癮治療則欠缺實質上司法與戒癮體系的結合，在制度上仍有修改空間。

參考書目

一、中文部分

中華人民共和國公安部（2001），禁毒白皮書，http://www.mps.gov.cn/cenweb/brjl-Cenweb/jsp/common/three_gagz1.jsp?category=700723008。

立法院（2003年5月），立法院公報，92卷30期（上），頁155-181。

江振亨（2000），認知行為團體療法對濫用藥物者輔導成效之研究。國立中正大學碩士論文。

李志恒（1997），赴澳洲參加第七屆減少毒品相關傷害國際研討會暨考察英國、法國、德國麻醉藥品管理及影響精神藥品使用之管理報告。行政院衛生署85年因公出國人員報告彙編，台北：行政院衛生署。

林明傑（2007），藥物濫用者有無繼續施用傾向量表之建立研究。行政院衛生署管制藥品管理局95年度科技研究發展計畫。

林明傑（2008），藥物濫用者有無繼續施用傾向量表之量化修正研究。犯罪學期刊，11卷1期，頁45-74。

林健陽、陳玉書（2007），除刑化毒品政策之檢討——論我國毒品犯罪之戒治成效。刑事再犯防制政策研究成果發表會，法務部犯罪研究中心，臺北：法務部。

法務部（2003），毒品新制五年來實施概況，http://ebooks.lib.ntu.edu.tw/1_file/MOJ/7/5121822562989.doc。2019年10月30日。

法務部（2015），統計摘要分析：矯正機關收容施用毒品者及其再犯情形，https://www.rjsd.moj.gov.tw/rjsdweb/common/WebListFile.ashx?list_id=1347。2019年10月30日。

法務部（2017），新世紀反毒行動策略綱領（核定版），https://antidrug.moj.gov.tw/cp-7-5113-1.html。2019年10月30日。

法務部（2019），法務部法務統計年報（107年），https://www.rjsd.moj.gov.tw/RJSD-Web/book/Book_Detail.aspx?book_id=350。

法務部，當前毒品防制政策的新策略，www.moj.gov.tw/public/Attachment/61251744121.doc（連結已失效）。

法務部法務統計年報（2018），https://www.rjsd.moj.gov.tw/RJSDWeb/book/Book_Detail.aspx?book_id=350。2019年10月30日。

法務部網站，檢察司／防制毒品／參、法務部，「拒毒、戒毒、緝毒」等毒品危害防制措施，http://www.moj.gov.tw/ct.asp?xItem=94244&ctNode=11449（連結已失效）。

法務部矯正署，「科學實證之毒品犯處遇模式」及「強化矯正機關攜子入監處遇措施合作方案」發表記者會，https://www.mjac.moj.gov.tw/4786/4963/4965/93583/。2019年10月30日。

胡沛芸（2017），司改國是會議第五組第四次會議小筆記，財團法人民間司法改革基金會網站，https://www.jrf.org.tw/articles/1318。2019年10月30日。

香港特別行政區政府保安局禁毒處，戒毒治療和康復服務，https://www.nd.gov.hk/tc/treatment.htm。

香港特別行政區政府保安局禁毒處，香港戒毒治療和康復服務三年計畫（2018年至2020年），https://www.nd.gov.hk/tc/three_year_plan_2018_2020.htm。

黃徵男（2001），毒品犯之現況分析、矯治模式與處遇對策。矯正月刊，108期。

楊士隆、黃世龍、李宗憲、吳志鴻（2007），法務部委託「建立臺灣毒品問題整體圖像、趨勢變化指標體系與實際毒品濫用人數推估模式之研究」研究報告。

楊士隆、蔡德輝、張伯宏、李宗憲（2007），戒治機構內毒品犯之管理與處遇模式。法務部委託研究結案報告。

楊士隆、戴伸峰、巫梓豪（2019），科學實證毒品處遇之執行與策進作法。矯政期刊，8卷1期，頁3-39。

臺南監獄毒品戒治經驗分享——以「明德戒治分監戒毒模式」、「三層次醫療戒毒模式」為例。2007全國戒治業務研討會，臺北：新店戒治所，2007年6月28日。

臺灣臺南監獄明德戒治分監內部統計資料。

劉明倫、楊延壽、吳四維、吳承江、許駑珠（2009），觀察勒戒毒品犯之戒癮動機評估。臺灣公共衛生雜誌，28卷1期，頁35-45。

鄧學仁（2005年3月30日），日本反毒體制運作之概況。「當前亞太地區反毒現況與未來發展」座談會，警察大學恐怖主義研究中心，http://trc.cpu.edu.tw/7.pdf。

賴擁連（2000），臺灣地區毒品犯罪者戒治處遇成效之研究。中央警察大學犯罪防治研究所碩士論文，桃園：中央警察大學。

二、外文部分

Addiction, C. U. N. C. o. & Abuse, S. (1998). *Behind bars: Substance abuse and America's prison population*: National Center on Addiction and Substance Abuse at Columbia University.

Anglin, M. D., Longshore, D., & Turner, S. (1999). Treatment alternatives to street crime. *Criminal Justice and Behavior*, 26(2), pp. 168-195.

Belenko, S. R., Addiction, C. U. N. C. o., & Abuse, S. (2001). *Research on drug courts: A critical review: 2001 update*: The National Center on Addiction and Substance Abuse at Columbia University New York.

Craddock, S. G., Rounds-Bryant, J. L., Flynn, P. M., & Hubbard, R. L. (1997). Characteristics and pretreatment behaviors of clients entering drug abuse treatment: 1969 to 1993. *The American journal of drug and alcohol abuse*, 23(1), pp. 43-59.

Faye, S. (1999). Unraveling "what works" for offenders in substance abuse treatment services. *National Drug Court Institute Review*, 2(2), pp. 93-134.

Gendreau, P., Smith, P., & Goggin, C. (2001). Treatment programs in corrections. *Corrections in Canada: Social Reactions to Crime. Toronto: Prentice Hall*, pp. 238-263.

Harrell, A. & Roman, J. (2001). Reducing drug use and crime among offenders: The impact of graduated sanctions. *Journal of Drug Issues*, 31(1), pp. 207-232.

Knight, K., Simpson, D.D., & Hiller, M.L. (1999). Three-year reincarceration outcomes for in-prison therapeutic community treatment in Texas. *Prison Journal*, 79 (3), pp. 337-351.

Langan, P. & Levin, D. (2002). Recidivism of prisoners released in 1994. Washington, DC: US Department of Justice Programs, Bureau of Justice Statistics. *NCJ, 193427*.

Marlowe, D. B. (2002). Effective strategies for intervening with drug abusing offenders. *Vill. L. Rev.*, 47, pp. 989-1025.

Marlowe, D. B. (2003). Integrating substance abuse treatment and criminal justice supervision. *Science & practice perspectives*, 2(1), p. 4.

Marlowe, D., Festinger, D., Lee, P., Benasutti, K., Croft, J., & McLellan, A. (2002). A randomized, controlled evaluation of judicial status hearings in drug court: 6- and 12-month outcomes and client-program matching effects. *Drug and Alcohol Dependence*, 66, pp. S111-S112.

Martin, S. S., Butzin, C. A., Saum, C. A., & Inciardi, J. A. (1999). Three-year outcomes of therapeutic community treatment for drug-involved offenders in Delaware. *Prison Journal*, 79, pp. 294-320.

McLellan, A. T., Lewis, D. C., O'Brien, C. P., & Kleber, H. D. (2000). Drug dependence, a chronic medical illness. *JAMA: the journal of the American Medical Association*, 284(13), p. 1689.

Mears, D. P., Winterfield, L., Hunsaker, J., Moore, G. E., & White, R. M. (2003). *Drug Treatment in the Criminal Justice System: The Current State of Knowledge*. Urban Institute Justice Policy Center. http://www.urban.org/uploadedpdf/410618_NIDA1_KnowledgeRpt. pdf.

National Institute of Justice (1999). *Annual Report on Drug Use Among Adult and Juvenile Arrestees*. Washington, DC: U.S. Department of Justice.

NIDA (2012). *Principles of Drug Addiction Treatment: A Research-Based Guide (3rd ed.)*. https://www.drugabuse.gov/sites/default/files/podat_1.pdf.

NIDA (2014). *Principles of Drug Abuse Treatment for Criminal Justice Populations - A Research-Based Guide*. https://d14rmgtrwzf5a.cloudfront.net/sites/default/files/txcriminaljustice_0.pdf.

Office of National Drug Control Policy-Types of Treatment, http://www.whitehousedrugpolicy. gov/index.html.

ONDCP Drug Policy Information Clearinghouse. Fact Sheet. March 2003. http://www.whitehousedrugpolicy.gov/publications/factsht/drugdata/index.html.

Pearson, F. S. & Lipton, D. S. (1999). A meta-analytic review of the effectiveness of corrections-based treatments for drug abuse. *The Prison Journal*, 79(4), pp. 384-410.

Prendergast, M., Farabee, D., & Cartier, J. (2001). The Impact of In-Prison Therapeutic Community Programs on Prison Management. *Journal of Offender Rehabilitation*, 32(3), pp. 63-78.

Taxman, F. S., Soule, D., & Gelb, A. (1999). Graduated sanctions: Stepping into accountable systems and offenders. *The Prison Journal*, 79(2), p. 182.

United Nations Office on Drugs and Crime (2002). *Contemporary Drug Abuse Treatment-A Review of the Evidence Base*. http://www.ndc.hrb.ie/attached/1681-1586.pdf.

United Nations Office on Drugs and Crime (2002). *Investing in Drug Abuse Treatment-A discussion Paper for Policy Maker*. http://www.unodc.org/pdf/report_2003-01-31_1.pdf.

United Nations Office on Drugs and Crime (2019). *Treatment and care for people with drug use disorders in contact with the criminal justice system*. https://www.unodc.org/documents/ UNODC_WHO_Alternatives_to_Conviction_or_Punishment_2018.pdf.

Wexler, H. K., Melnick, G., Lowe, L., & Peters, J. (1999). Three-year reincarceration outcomes for Amity in-prison therapeutic community and aftercare in California. *Prison Journal*, 79, pp. 321-336.

第十一章　藥物濫用之處遇制度——美國毒品法庭

楊士隆、李宗憲

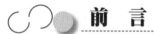 **前　言**

　　長久以來我國施用毒品累再犯比率居高不下，從戒癮治療解決施用毒品的根本問題，以降低施用毒品所衍生的司法與社會成本，是整體毒品防治工作亟待解決的問題。當前我國針對毒品施用者所採行的刑事政策，已逐漸倚重附命戒癮治療之緩起訴處分，以藉由刑事司法的轉向制度結合衛生醫療體系，在檢察官與觀護人的監督下，配合尿液檢驗與藥物治療、心理治療、社會復健，以達促使毒癮者戒除毒癮並重新復歸於社會之目標。

　　附命戒癮治療之緩起訴處分，旨在將毒癮者從現存之刑事司法程序中切離，在檢察官起訴前予以停止或暫停訴訟程序，而改以非犯罪事件處理之制度，乃轉向制度之前門政策。將轉向制度運用於毒癮戒治並非臺灣創舉，美國自1989年即開始運用藥物法庭，藉由轉向制度結合刑事司法體系與衛生醫療體系，針對毒癮者的戒癮治療問題，整合刑事司法、醫療、社區等單位，以發揮戒癮最大效益，而緩起訴附帶戒癮命令之概念與藥物法庭設立之意旨具有相似之處。

　　美國藥物法庭的基本概念，乃透過藥物法庭的監督，在法官、觀護人與社區機構的合作下，以促使毒品施用者接受戒癮治療和其他相關的服務。從1989年第一個毒品法庭成立，依據美國毒品法庭協會（The National Drug Court Institute, NDCI）的報告[1]，至2014年止全美共有3,057間不同形式的毒品法庭，主要類型包括成人毒品法庭（1,540）、少年毒品法庭（420）、家庭毒品法

---

[1] Douglas B. Marlowe, Carolyn D. Hardin, & Carson L. Fox (2016). Painting the Current Picture: A National Report on Drug Courts and Other Problem-Solving Courts in the United States. National Drug Court Institute. https://www.ndci.org/wp-content/uploads/2016/05/Painting-the-Current-Picture-2016.pdf, 2019.10.30.

庭（305）和毒／酒駕毒品法庭（262），成人毒品法庭中有407間也同時處理毒／酒駕問題。

　　從刑事政策觀點，藥物法庭本質上為刑事司法之轉向制度。依據美國藥物法庭制度之理念與實施狀態，在臺灣現行法制架構下亦有許多值得探討之處，包括緩起訴、觀察勒戒、強制戒治、緩刑、保安處分、假釋等，亦皆有運用藥物法庭概念的空間與可行性。本章將先簡述藥物法庭的發展背景與理念，即司法與醫療的戒癮治療整合觀點，繼而簡介美國藥物法庭之制度與概念，而後探討臺灣目前對毒癮者所運用的轉向制度與環節，進而了解藥物法庭精神在我國落實之可能性，並進一步探討其改善空間與臺灣設置藥物法庭可行性之探討，最後針對毒品犯罪問題，統整結合藥物法庭精神與概念，提出對我國戒癮處遇之建議。

第一節　戒癮治療的趨勢 —— 公共衛生與公共安全觀點的整合

　　美國藥癮治療所處理的個案，通常與刑事司法體系中的罪犯有所重疊。在需長期住宿的藥癮治療機構、醫院戒癮門診及接受美沙酮維持治療的個案中，分別有三分之二、二分之一與四分之一皆在等候法院判決，或已被判緩刑或處於假釋中[2]。另外，約有60%至80%的受刑人、假釋犯、緩刑者及被捕者，乃因藥物濫用或毒癮發作而導致犯罪，且罪行也與藥物或酒精有密切關係[3]。藥物濫用確實增加了嚴重犯罪行為出現的可能性，超過50%以上的暴力犯罪，60%至80%的孩童虐待或疏忽案件，50%至70%的偷竊、強盜案件，以及75%的毒品交易或製造案件與犯罪者本身使用毒品有關，部分案件甚至與受害者使用毒品也有關聯[4]。因此，良好的藥癮戒治將可降低40%至75%的犯罪率[5]。

2　Craddock, S. G., et al. (1997). Characteristics and pretreatment behaviors of clients entering drug abuse treatment: 1969 to 1993. American Journal of Drug and Alcohol Abuse, 23(1), pp. 43-59.

3　Belenko, S. & Peugh, J. (1998). Behind Bars: Substance Abuse and America's Prison Population. New York: National Center on Addiction and Substance Abuse at Columbia University.

4　Belenko, S. & Peugh, J. (1998). Behind Bars: Substance Abuse and America's Prison Population. New York: National Center on Addiction and Substance Abuse at Columbia University; National Institute of Justice (1999). Annual Report on Drug Use Among Adult and Juvenile Arrestees. Washington, DC: U.S. Department of Justice.

5　Harrell, A. & Roman, J. (2001). Reducing drug use and crime among offenders: The impact of graduated

對於藥癮者的戒治處遇，臨床工作人員較支持「公共衛生」的觀點，認為治療才能真正減少毒品使用與累犯的出現。而持「公共安全」觀點者則認為，藥物濫用者是一種犯罪行為，需長期嚴密監控才能避免故態復萌。事實上，純粹的「公共衛生」或「公共安全」觀點都不能完全解決藥癮問題，以統整的方式結合社區處遇的治療與持續的司法監督，才能有效達到藥癮戒治成效[6]。

一、公共安全的觀點與策略

公共安全觀點者視藥物濫用為違法行為，觸犯者需為其犯罪行為負責，因此對藥癮者應以予以監禁，以保護公共安全及阻止變本加厲的藥物濫用情形。據估計，受刑人在出獄後三年內，大約有二分之一會違反假釋規定或有三分之二因案再度被捕，而有二分之一會因而再度入獄[7]。也有研究指出，85%的毒癮者在出獄後一年內會開始吸毒，而95%的毒癮者在出獄後三年內毒癮復發，在監獄中提供藥癮治療通常只能減少10%左右的再犯率[8]。由於藥癮者回歸社區後缺乏持續的追蹤治療，故在獄中是否有接受藥癮戒治，並無法有效預測對其回歸社區後的藥物使用情形。然而，監獄內的藥癮治療的確有短期效果。研究顯示，吸毒者於監所內接受藥癮治療，較不會有違紀行為發生，相對也能減少管理人員的負擔[9]。

除了在監治療之外，在司法處遇體系中也有「中間約束計畫」（Intermediate-Sanction Programs）的運用，藉由縮短監禁與社區監控時間來降低執行成本，以減少吸毒者出獄後的藥物使用情形，並減少可能的犯罪活動。透過不定期的家庭訪視、尿液抽樣檢查、電話監控或與個案的雇主、親友晤談，詢問當事人有無再犯的跡象，以監督緩刑或假釋者參與藥癮治療的配合度。但研究評

----

　　sanctions. Journal of Drug Issues, 31(1), pp. 207-232.

6　Marlowe, D. B. (2002). Effective strategies for intervening with drug abusing offenders. Villanova Law Review, 47, pp. 989-1025.

7　Langan, P. A. & Levin, D. J. (2002). Recidivism of Prisoners Released in 1994.Washington, DC: Bureau of Justice Statistics, U.S. Department of Justice.

8　Gendreau, P., Smith, P., & Goggin, C. (2001). Treatment Programs in Corrections. In J. Winterdyk (ed.), Corrections in Canada: Social Reactions to Crime. Toronto: Prentice Hall, pp. 238-263; Pearson, F. S. & Lipton, D. S. (1999). A meta-analytic review of the effectiveness of corrections-based treatments for drug abuse. Prison Journal, 79(4), pp. 384-410.

9　Prendergast, M. L., Farabee, D., & Cartier, J. (2001). The impact of in-prison therapeutic community programs on prison management. Journal of Offender Rehabilitation, 32(3), pp. 63-78.

估結果，以社區爲基礎的「中間約束計畫」幾乎毫無效果。有50%至70%的個案違反緩刑或假釋的規定，包括未通過藥物檢測、無故缺席及再度犯案[10]。即便在緩刑或假釋期間採取嚴密監控，如輔助電子監測裝備、集中於管理嚴格的訓練營或是居家監禁，其成效亦無改善。加強監控的結果，反而發現犯罪行爲有增無減[11]。實際上，「中間約束計畫」的內涵與藥癮治療計畫並沒有直接的關聯，而僅著重以監控、法律制裁的嚇阻方式，發揮潛在的復健作用。當個案同時被裁定需接受強制治療時，通常只能降低10%左右的再犯率，此機率與以監獄爲基礎的治療計畫成果相當。

二、公共衛生的觀點與策略

公共衛生觀點者視藥物濫用或藥物依賴行爲爲一種精神疾患（Disease）。因此，個案需要的是治療而非監禁或處罰，如何鑑別藥物濫用者的藥癮問題，並轉介成癮者參與治療計畫，是防止其繼續使用藥物的最佳方式。爲了達到治療效果，藥癮者需參加一系列的課程與活動。「藥物濫用治療計畫研究」（Drug Abuse Treatment Outcome Study）指出，藥物濫用成癮者至少需參與三個月以上的藥癮治療，才可能有效果出現。若治療短於三個月，則治療時間的長短與成效，即使有相關性也不具意義。六到十二個月的治療是進階的門檻，若能完成十二個月以上的藥癮治療，約有50%的個案能在治療結束後一年內不會再犯[12]。然而，接受藥癮治療的毒癮者持續參與藥癮治療方案的情況並不佳，70%的緩刑與假釋者在三個月的門檻期間就退出治療或是經常缺席，而90%的人在十二個月內就退出治療[13]。無論有無接受司法管束，平均只有10%

----

10 Taxman, F. S., Soule, D., & Gelb, A. (1999). Graduated sanctions: Stepping into accountable systems and offenders. Prison Journal 79: 182-204.

11 Gendreau, P., Smith, P., & Goggin, C. (2001). Treatment Programs in Corrections. In J. Winterdyk (ed.), Corrections in Canada: Social Reactions to Crime. Toronto: Prentice Hall, pp. 238-263; Faye, S. (1999). Unraveling "what works" for offenders in substance abuse treatment services. National Drug Court Institute Review, 2(2), pp. 93-134.

12 McLellan, A.T. et al. (2000). Drug dependence, a chronic medical illness: Implications for treatment, insurance, and outcomes evaluation. Journal of the American Medical Association, 284(13), pp. 1689-1695.

13 Marlowe, D.B. et al. (2002). A randomized, controlled evaluation of judicial status hearings in drug court: 6- and 12-month outcomes and client-program matching effects [abstract]. Drug and Alcohol Dependence, 66, pp. S111-S112. Presentation at the 64th Annual Scientific Meeting of the College on Problems of Drug Dependence, Quebec City, Canada; Taxman, F. S., Soule, D., & Gelb, A. (1999). Gradu-

至30%的個案能完成足夠的藥癮治療時數或內容，且只有5%至15%的個案能真正戒除藥癮。

三、公共安全與公共衛生的整合策略

「公共安全」與「公共衛生」的統整策略融合了司法矯正系統與藥癮治療系統，其目的在於提高戒治成效。在這個整合模式中，以藥癮治療為計畫中心，而非懲罰的手段，且方案在藥癮者所居住的社區中進行，以便使成癮者與家庭、社會保持互動，並有機會繼續接受教育或就業。如何確保個案能參與治療活動，避免再度使用藥物與遠離犯罪活動並非治療人員的責任，司法矯正系統需扮演實質監控的角色，藉由假釋、緩刑等申請許可與否，來強化其權威性，且可對違反治療規定的個案進行立即的處分。一般而言，有效的「公共安全」與「公共衛生」統整策略皆具以下特質：（一）在社區內提供藥癮治療；（二）提供藥癮者免除犯罪紀錄或監禁的機會；（三）當事人被嚴密的監控以確保其參與治療；（四）不合作的後果是立即且明確的懲罰。

第二節　美國藥物法庭制度

一、藥物法庭之實施概況與成效

「藥物法庭」（Drug Courts）是一個「公共安全」與「公共衛生」的藥癮戒治統整模式，其獨立於一般法庭外，其對藥癮者提供了司法監督的治療與個案管理的服務，藉以代替起訴或監禁。藥物法庭所採取的措施通常包括法庭內定期召開的聽證會（Status Hearings）、每週抽樣的尿液檢測、強制性且足量的藥癮治療、違反治療規定時的漸進式懲處及完成治療計畫後的獎賞。通常會牽涉到多方面的處遇計畫，包括勸告、治療和教育、隨機藥物測驗，並且增加收容者在職業、教育、家庭、醫療和需求上的援助[14]。

- - - - - - - - - - - - -

ated sanctions: Stepping into accountable systems and offenders. Prison Journal, 79, pp. 182-204.

14 楊士隆、黃世龍、李宗憲、吳志鴻（2007），赴美國物質濫用與心理健康服務管理局暨加州酒精與藥物計畫部參訪報告。法務部「建立臺灣毒品問題整體圖像、趨勢變化指標體系與實際毒品濫用人數推估模式之研究」委託研究。

　　毒品法庭的運作目的在於提供毒品施用者戒癮治療與社會復歸的相關服務，以成人毒品法庭為例，通常是患有中度至重度的物質使用疾患，並被控觸犯與毒品有關的罪刑，例如持有、販賣毒品，或是受毒品的影響或為了施用毒品，而觸犯其他犯罪行為，例如竊盜、偽造文書等。在毒品法庭的運作下，參與者必須完成戒癮治療和其他指定的服務方案，並遵守一些指示，例如宵禁、保護管束、就業或參與其他社會活動、支付罰款或處分金、完成社區服務或向被害者提供賠償。

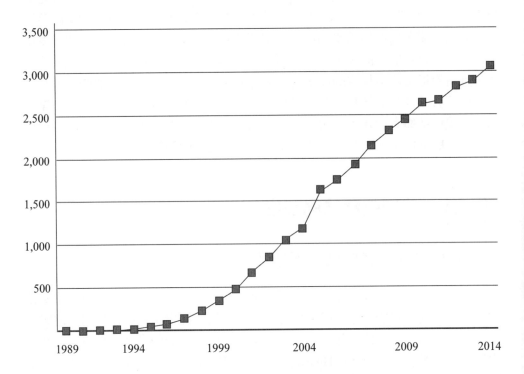

圖3-11-1　美國毒品法庭數量統計

表3-11-1　美國2009年與2014年毒品法庭數量變化

毒品法庭類型	2009年底	2014年底	差異	增減比率
成人毒品法庭	1,317	1,540	+223	+17%
大學校園毒品法庭	5	3	-2	+15%

毒品法庭類型	2009年底	2014年底	差異	增減比率
精神共病毒品法庭	NR	62	-	-
毒／酒駕毒品法庭	172	262	+90	+52%
家庭毒品法庭	322	305	-17	-5%
聯邦復歸毒品法庭	30	29	-1	-3%
聯邦退伍軍人處遇法庭	NR	6	-	-
青少年毒品法庭	476	420	-56	-12%
復歸毒品法庭	29	26	-3	-10%
部落健康毒品法庭	89	138	+49	+55%
退伍軍人處遇法庭	19	266	+247	+1,300%

　　目前美國的毒品法庭種類與功能概述如下：

　　（一）成人毒品法庭（Adult Drug Court）：對被控犯有毒品罪的成年人提供服務，通常是患有中度至重度的物質使用疾患，並被控觸犯與毒品有關的罪刑，或是受毒品的影響而觸犯其他犯罪行為。

　　（二）大學校園毒品法庭（Campus Drug Court）：也稱為重返軌道計畫（Back on Track Programs），對違反藥物或酒精規定而被停學或開除的大學生服務。

　　（三）精神共病毒品法庭（Co-Occurring Disorders Court）：對被診斷患有中度至重度物質使用疾患和嚴重／持續的精神疾病的被告提供服務，包含成人與青少年。

　　（四）毒／酒駕毒品法庭（DUI Court）：對在毒品或酒精的影響下反覆駕駛者提供服務，有一些法庭也對初次毒／酒駕者提供服務。

　　（五）家庭毒品法庭（Family Drug Court）：對涉及因中度至重度物質使用疾患引起或影響，而被控虐待或忽視兒童的父母或監護人提供服務。

　　（六）復歸毒品法庭（Reentry Drug Court）：為患有中度至重度物質使用疾患的在監受刑人，或假釋者或其他人提供服務。

　　（七）退伍軍人處遇法庭（Veterans Treatment Court）：為患有中度至重度物質使用疾患，或嚴重／持續的精神疾病引起或影響犯罪的退伍軍人或現役軍人提供服務。

　　（八）青少年毒品法庭（Juvenile Drug Court）：爲患有中度至重度物質使用疾患，或因精神疾病引起或影響犯罪的青少年提供服務。

　　（九）部落健康毒品法庭（Tribal Wellness Drug Court）：採用傳統的美國原住民治療和社區實踐，爲違反毒品或酒精相關部落法規者提供服務。

　　從這些資料看來，毒品法庭從開始設立到近年的發展，都是一個典型的「問題解決型」法庭。一開始是由基層法官發起的司法草根運動，法官利用原有權限，例如撤銷起訴、免刑、減刑或免刑等，來迴避監禁，轉向社區處遇，並由法庭作爲處遇中心，尋找醫療、心理、社會工作的專家一同參與，協助毒品施用者戒毒[15]。這個模式受到各界注目後，開始仿效這樣的模式，而有現今各式樣貌的毒品法庭出現。

　　根據研究評估，成人毒品法庭平均可以將二年內的累犯比例降低8%至14%，最好的成人毒品法庭，可以將累再犯比例降低35%至80%，而花費在成人藥物法庭的成本效益，平均報酬率是成本的2至4倍，而毒品法庭的每一位方案參與者也幫社區節省了3,000至22,000美元的花費。毒／酒駕毒品法庭，平均可以將毒／酒駕累犯與一般犯罪累犯降低約12%，最好的毒／酒駕毒品法庭，可以將累再犯比例降低50%至60%，而花費在毒／酒駕藥物法庭的成本效益，平均報酬率是成本的2倍，而毒／酒駕毒品法庭的每一位方案參與者也產生了1,500美元的收益，每一位方案的參與者更產生超過5,000美元的收益，部落健康毒品法庭的每位參與者則可以產生8,000美元的收益。家庭毒品法庭的參與父母相較之下完成治療的可能性高出25%至35%，可以節省寄養費用10,000至15,000美元，每個家庭產生的收益約5,000至13,000美元[16]。

　　青少年毒品法庭的成效較差一些，累再犯比例降低約5%至8%，影響幅度在統計上顯現的意義不大，研究評估認爲，最大的原因是毒品法庭的模式沒有被忠實地運用在青少年毒品法庭的運作上，包括10個毒品法庭的核心要素（The 10 Key Components of Drug Courts），以及16個青少年毒品法庭的策略（The 16 Strategies of JDCs）。但最好的／示範型的青少年毒品法庭，則將累

---

15 謝如媛（2011），論美國毒品法庭制度-從懲罰到醫療的刑事司法實踐。刑事法學的新視野，頁259-262，臺北：國立政治大學刑事法學中心。
16 Douglas B. Marlowe, Carolyn D. Hardin, & Carson L. Fox (2016). Painting the Current Picture: A National Report on Drug Courts and Other Problem-Solving Courts in the United States. National Drug Court Institute.

再犯比例降低了15%至40%[17]。

　　從美國毒品法庭協會2016年的報告書來看，成人毒品法庭的成效普遍獲得肯定，也因此成人毒品法庭的數量仍然持續增加。然而青少年毒品法庭的成效則無法具體展現出來，也因此原本數量就不多的青少年毒品法庭，呈現持續縮減的狀態。這樣的成果差異並不是毒品法庭的刑事司法轉向制度不適用在青少年族群，而是除了刑事司法的轉向之外，毒品法庭的核心要素並沒有被落實。也就是說，毒品法庭的真正價值並不僅僅是在刑事司法的轉向，而是如何藉由刑事司法的轉向制度，來整合相關的資源體系、溝通協調各體系的運作，以提供個案管理與治療處遇服務。

二、藥物法庭之理念與運作準則

　　到底怎樣才叫做「毒品法庭」？在美國毒品法庭協會的報告書中指出[18]，一個好的成人毒品法庭，可以將累再犯的比率降低35%至80%，而平均報酬率是成本的2至4倍，每一位參與者可以產生3,000至22,000美元的結果收益。從這樣的研究結果來看，毒品法庭的運作成效差異是很大的，也就是說，毒品法庭不單單是一個刑事司法體系中的司法運作制度，更重要的是，毒品法庭的法官藉由這樣司法運作制度，創造出怎樣的個案處遇計畫方案，而這些處遇計畫或方案的效能，可以讓降低個案累再犯比例的成效相差2倍，而每一位參與者可以產生的結果收益，更可以相差7倍。造成這些成效差異的因子究竟是什麼呢？

　　美國毒品法庭專業人員協進會（National Association of Drug Court Professionals）在1997年出版了《界定毒品法庭的核心要素》（Defining Drug Courts: The Key Components）[19]。雖然該協會於2013年出版成人毒品法庭的最佳實踐標準（Adult Drug Court Best Practice Standards），匯集了許多專家草擬、審閱，希望能找到可實施且可控制的適用標準，擘劃出毒品法庭的理想藍圖。但這些核心原則至今仍適用，2016年美國毒品法庭協會（NDCI）出版的報告書「Painting the Current Picture: A National Report on Drug Courts and Other

---

17 同前註：Douglas et al. (2016).
18 同前註：Douglas et al. (2016).
19 NADCP (1997). Defining Drug Courts: The Key Components. https://www.ndci.org/wp-content/uploads/2016/05/Defining-Drug-Courts-The-Key-Components.pdf, 2019.10.30.

Problem-Solving Courts in the United States」中，在描述各類型毒品法庭時，皆提到這些法庭依據這10個核心要素改編成各自定義的要素，故應仍有相當參考價值。

我們可以從這些核心要素，以及這些核心要素的評估基準，來理解一個好的毒品法庭，究竟應該具備怎樣的要素，據以討論我國對設置毒品法庭的期待可能性。毒品法庭的運作的10個核心要素及其評估基準分述如下。

（一）在司法案件處理的過程中，整合相關的處遇服務。

1. 由各相關領域代表、機構主要決策者組成的小組，進行初步與持續地規劃。

2. 協同制定、審查毒品法庭的使命、目標、標準、操作程序與績效評量標準的文件。

3. 戒癮與適法行為是主要目標，需有具體可衡量的標準來界定參與者是否有改善，例如遵守指令、減少犯罪行為、減少酒精與藥物的使用、參與治療等。

4. 法院與治療服務的提供者保持持續的溝通互動，適時交換、掌握參與者在方案中的表現概況等資訊。

5. 法官在治療過程中發揮積極作用，經常審查治療進展，並回應參與者的努力與不適當的行為。

6. 對參與毒品法庭運作的每個人提供跨學科教育，以對治療服務和刑事司法體系的價值觀、目標和操作程序達成共識。

7. 建立分享、決策與解決衝突的毒品法庭小組成員機制，以確保專業的完整性。

（二）訴訟雙方在保障參與者正當程序權利的前提下，促進公共安全。

1. 檢察官與辯護律師要參與篩選、資格、案件處理政策和程序的設計，以確保提供正當程序權利和公共安全需求。

2. 毒品法庭運作的初期，法官、檢察官、辯護律師應參與毒品法庭的運作一段時間，以建立團隊的合作意識，強化非對抗的氛圍。

3. 檢察官應該要：審查被告的參與資格；提交必要的法律文件；參與策略協調以因應個案的違規情形；同意不會依據方案的篩檢結果或自白提起告訴；依據個案的進展而非法律問題決定是否讓個案冀繼續參與方案。

4. 辯護律師應該要：審查法律文件與處遇計畫文件；向被告說明毒品法庭的性質與目的、方案內容、遵守或違規的後果，以及參與或不參與毒品法庭

的影響與法律意見；解釋被告暫時或永久放棄的權利；提供替代性行動方案的建議，以及與被告討論戒癮後的長期利益；解釋處遇過程中的使用酒精或藥物自白不會產生訴訟問題，鼓勵被告對法官及處遇人員真誠。

（三）儘早確定符合條件的參與者，開展毒品法庭處遇計畫。

1. 有專人依據書面審查篩選案件，並識別潛在的毒品法庭參與者。

2. 即時告知合格的參與者有關計畫要求與參與方案的相對優點。

3. 經過培訓的專業人員可以篩選合格參與者的酒精與藥物濫用問題及治療的適宜性。

4. 被逮捕後，在出庭毒品法庭前確保參與計畫。

5. 法院要求符合條件的參與者立即加入治療處遇方案。

（四）持續提供戒癮與其他相關治療處遇和社會復歸服務。

1. 要有初期、定期的評估與監測，分級分類處遇，回應個案的需求，並適時調整處遇計畫。

2. 治療服務是全面的、多元的，並滿足每個參與者的需求。

3. 確保參與者可以獲得治療服務／可親近性。

4. 治療資源充分、穩定、專屬於毒品法庭。

5. 治療服務具有專業客觀的質量控制。

6. 治療機構需向法院提供參與者進展的精確與即時資訊。

7. 治療處遇的設計與傳送系統，需對種族、文化、宗教、性別、年齡、性取向等問題有相當的敏感度及適切回應。

（五）以頻繁的酒精與毒品／藥物測試來監督戒癮的效果。

1. 酒精與毒品的檢測需基於既定的檢測程序與指引。

2. 檢測可以定期或隨機，前幾個月每週不少於2次，而後依據參與者的進展情形做調整。

3. 檢測的種類要足夠廣泛，可以檢測出參與者的主要使用與潛在使用毒品藥物類型和酒精。

4. 須確定檢測程序的可靠性與有效性，包括採驗、保管、輸送等。

5. 最好當天可以得到檢測結果，讓毒品法庭即時作回應。

6. 檢驗結果為陽性、未提交檢測或摻假，要立即通知法院回應。

7. 對不合格的參與者做更積極的檢測。

8. 參與者在課程畢業前的相當時間內，就應該戒除物質的使用。

（六）統合各機關對於參與者的治療情形回報，並做適切的因應。

1. 治療提供者、法官和其他計畫工作人員應經常、定期溝通，即時報告參與者進展與違規情形，並使法院立即做出回應。這些程序應該在毒品法庭的運作程序中明確規範。

2. 對參與者提供書面資料，並口頭解釋法院對遵守與不遵守規定的回應，且在治療過程中定期予以提醒。

3. 不同程度與類型的遵守規定反應。

4. 不同程度與類型的違反規定反應。

（七）司法機關需要持續關注方案的參與者。

1. 以常規的聽證會來監督參與者的表現，可以增加或減少參與者出席聽證會的頻率，也可以讓許多毒品法庭參與者一起出席聽證會，讓法官有機會對其他參與者做機會教育。

2. 法院採用適當的激勵措施與制裁來回應參與者的治療進展。

3. 支付費用、罰款或損害賠償是參與者治療方案的一部分，法院監督並評估參與者履行這些義務的財務能力，確保不會因為無法支付這些費用而拒絕任何人參與毒品法庭。

（八）透過監測和評估來衡量方案達成目的的成果和效益。

1. 從初步規劃開始，就要做管控、監測與評估，應該要制定具體可衡量的指標，確定數據資料的蒐集與相關參數。

2. 方案監測與管理所需的數據，可以從方案日常業務紀錄中獲得。

3. 監測與管理數據以有用的格式彙編，以供方案領導與管理者定期審查。

4. 最好有自動化系統蒐集相關資訊，或簡化人工數據收集與報告的準備工作。

5. 自動化或人工資訊系統必須遵守相關規範，以防個資外洩。

6. 監測報告需由方案領導與高級管理人員定期審查，用於分析程序操作、衡量有效性，在必要時修改程序以完善方案目標。

7. 在毒品法庭整個過程中都要展開過程評估，早期階段尤為重要。

8. 最好可以有合格的獨立評估員負責制定和進行評估設計，以及編制報告。

9. 可能的管理與監測的數據要素（列舉多項）。

10. 進行評估時，應考量的群體類型：完成者、中斷者、有轉介到毒品法庭但未參與者、未轉介到毒品法庭者。

11. 退出毒品法庭計畫最少六個月後，應與前項對照組做比較（列舉多項指標），以確定方案的長期影響。

12. 對毒品法庭的評價應考慮用成本效益分析來審查方案的經濟效益。

（九）持續跨學科領域的教育訓練來促進毒品法庭的運作和效益。

1. 訂定培訓（含繼續教育）及能力要求應有操作型定義，關鍵人員應達到這個教育水準。

2. 所有的毒品法庭工作人員都應該參加教育與培訓課程。

3. 繼續教育可以使毒品法庭制度化，且超越了原先設定的目標範圍，還能建立方案並培育關鍵工作人員。

4. 制定毒品法庭的教育大綱和課程，包括毒品法庭的目標、政策與程序；酒精與毒品／藥物濫用性質、治療與術語；戒癮的變化與預防復發技術；對復發與違反計畫要求的回應；毒品法庭的基本法律要求與刑事政策、程序和術語；藥物檢測標準與程序；對種族、文化、性別和性取向的敏感性；酒精與藥物濫用和精神疾病；聯邦、州與地方政府的保密要求。

（十）強化毒品法庭與公私部門、社區資源的連結，以提高方案效益。

1. 相關體系部門代表定期舉行會議，爲法庭的運作與發展提供指導。

2. 毒品法庭是社區團體與刑事司法體系間的溝通與聯繫管道。

3. 毒品法庭與執法／社區警政之間的夥伴關係，可以在法院與社區犯罪者間產生有效的聯繫。

4. 公私機構與社區組織可以透過指導委員會參與，提供政策指導，並作爲募款、資源拓展的渠道。

5. 毒品法庭的計畫與服務，對參與者及社區都是一種社會倡議。

6. 毒品法庭僱用了這些服務體系的專業人員提供服務，也提供社會文化與能力的培訓。

從這些核心元素與評估基準來看，毒品法庭的核心本質應該是一個專業、嚴謹的藥癮個案管理與處遇中心，包括跨領域的專業整合；法律議題與權利義務的處理；個案的篩選與診斷評估、分級；治療處遇方案的即時性、全面性、多元性、適切性、可近性、持續性、專業性、包容性等；物質使用的檢測與監督；個案管理、監督與即時反應；刑事司法的資源協助；方案目的與成效的監測評估；跨領域的專業整合與教育訓練；公私部門的資源整合與拓展。而不僅僅是刑事司法的案件處理方式或轉向處遇制度。

第三節　臺灣與藥物法庭概念相近之制度比較

從刑事政策觀點，藥物法庭本質上是一種刑事司法的轉向制度。轉向制度的精神乃在於避免自由刑的危害，將目前刑事司法程序所處理之個案，由刑事司法系統切離而改以其他合適的處遇方案，使個案更能適於社會生活與規範。廣義的轉向制度包含法院審理案件前予以停止或暫停訴訟程序，而代以非犯罪事件處理之前門策略，以及縮短受刑人在監服刑期間或替代監禁的後門策略。轉向制度發生的時間點，依刑事司法程序發生之脈絡，可以發生在刑事程序啓動之前、刑事程序進行過程中，或是最後的刑罰執行階段。在學理上轉向制度包括警察階段的微罪不舉處分、檢察階段的起訴猶豫制度、裁判階段的宣告猶豫制度以及執行猶豫制度。在臺灣現有的法制架構下，並不存在警察偵辦案件階段的微罪不舉，以及法院審理階段的宣告猶豫制度。

轉向制度除設定一定期間要求犯罪人或犯罪嫌疑人需行為良好不再犯罪外，實施轉向制度同時，亦可對犯罪人或犯罪嫌疑人要求執行或遵守一定事項，此又稱爲設定負擔，例如「刑事訴訟法」第253條之2第1項規定：「檢察官爲緩起訴處分者，得命被告於一定期間內遵守或履行左列各款事項：一、向被害人道歉。二、立悔過書。三、向被害人支付相當數額之財產或非財產上之損害賠償。四、向公庫或指定之公益團體、地方自治團體支付一定之金額。五、向指定之公益團體、地方自治團體或社區提供四十小時以上二百四十小時以下之義務勞務。六、完成戒癮治療、精神治療、心理輔導或其他適當之處遇措施。七、保護被害人安全之必要命令。八、預防再犯所爲之必要命令。」刑法第74條第2項，針對緩刑者亦有類似規定。

藥物法庭之本質，即運用轉向制度與設定負擔將毒品施用者由刑事司法轉向衛生醫療，由衛生醫療與社會福利體系協助個案戒癮與社會適應，而透過刑事司法的監督與管考，促使個案配合相關的處遇措施，如個案無法配合或完成戒癮的相關要求，則需面臨刑事司法上的懲罰。故在利用轉向制度結合醫療戒治與刑事司法體系之思維架構下，針對毒品施用者可適用之現存法律制度，應包括「毒品危害防治條例」當中觀察勒戒以及強制戒治的規定，以及緩起訴、保安處分、緩刑和假釋，而這些轉向制度亦設有戒癮治療之相關規定。

一、觀察、勒戒與強制戒治

觀察、勒戒與強制戒治是對施用毒品者採取「病犯」觀點的刑事政策下產物，是對針對毒品施用者典型的轉向處遇，以「治療勝於處罰」、「保安優於司法」的觀點，對於初次犯施用毒品罪者，或因施用毒品罪而受觀察勒戒、強制戒治、徒刑執行完畢五年後再犯者，以觀察勒戒、強制戒治程序，將毒品施用者自刑事司法訴訟程序中切離，使毒品施用者能夠接受勒戒與戒癮治療，勒戒或戒治程序完畢後，司法程序上即給予不起訴處分。

目前臺灣對毒品施用者的觀察、勒戒與戒治程序，與藥物法庭相較之下，最大的差異有下列幾項：

（一）形式上仍為機構性處遇

雖然觀察、勒戒與戒治在司法觀點中屬於戒癮治療而非刑罰處遇，但目前觀察、勒戒與戒治皆在機構內執行，形式上與監獄行刑相似，轉向處遇的意涵並不大。

（二）難以因應毒品施用者戒癮治療所需

戒治所是最主要的戒癮治療機構，但目前戒癮課程以大班上課為主，個別治療部分除由醫療院所支援醫療所需外，尚有團體課程與個別諮商等，但戒癮治療專業人員如心理師、社工師等與收容人比例高，難以因應為數眾多的毒品施用者戒癮治療需求。

（三）欠缺戒治處遇外的配套環節

毒品施用者觀察勒戒後判定無繼續施用毒品傾向，或判定有施用毒品傾向後完成戒治處分，檢察官即應為不起訴處分，在刑事司法程序中並無適用保護管束或其他設定負擔之餘地，僅能轉介至地方毒品危害防制中心追蹤，以及警察機關驗尿，欠缺對毒品施用者提供重新適於社會所需的其他面向協助。

總結而言，觀察、勒戒與強制戒治與藥物法庭相較之下，最主要的差異是來自戒癮處遇的性質，觀察勒戒與強制戒治，形式上與司法的機構處遇相似，所提供的處遇內容較難因應毒品施用者戒癮所需，亦欠缺社區處遇的配套支援。而藥物法庭則是結合刑事司法體系與戒癮治療相關體系，共同討論對成癮者合適的處遇方案，並依據成癮者的狀態或戒癮進展，調整方案的內容。

二、緩起訴處分

檢察官對於有犯罪嫌疑且具備訴訟條件者，審酌被告犯罪之動機、目的、犯罪時所受之刺激、犯罪手段、行為人之生活狀況、品行、智識程度、與被害人之關係、違反義務之程度、所生之危險或損害、犯後態度等事項，及公共利益之維護，判斷為無追訴必要時，得裁量定一年以上三年以下之緩起訴期間為緩起訴處分。緩起訴期滿而未撤銷者，其效力等同不起訴處分。

緩起訴處分戒癮治療，已是目前臺灣對施用毒品者的重要刑事政策之一。藉由緩起訴處分，令鴉片類毒品施用者至指定之治療機構接受戒癮治療，以及觀護人每月一次的定期輔導、定期與不定期尿液採驗。如被告於緩起訴期間，有未依指定時間接受藥物治療逾七日；無故未依指定時間接受心理治療或社會復健治療逾三次；對治療機構人員有強暴、脅迫、恐嚇等行為；採尿送驗呈毒品陽性反應者，視為未完成戒癮治療，得撤銷緩起訴處分[20]。

與藥物法庭制度相較之下，緩起訴附命戒癮治療形式上具備藥物法庭的概念，但在實際運作上，緩起訴附命戒癮治療與藥物法庭仍有相當大的差異，主要在於：

（一）欠缺對毒品施用者的分類處遇

藥物法庭在戒癮治療上的最大意義，是整合戒癮的相關資源，依據毒品施用者的特性，給予合適的處遇。但目前臺灣所實施的緩起訴附命戒癮治療，欠缺對毒品施用者的診斷分類，並搭配合適的處遇方案，不論海洛因成癮者的成癮情形，或服用替代藥物之意願（因替代藥物美沙冬仍有成癮問題），皆須接受替代藥物治療。

（二）對毒品施用者的戒癮認定欠缺彈性

藥物法庭整合司法與社區、醫療資源，對毒品施用者提供戒癮治療與社會復歸服務，在程序中由法官擔任領導者角色，毒癮者與方案參與人員皆須與司法保持密切互動，並針對毒癮者的狀態，調整方案內容與實施方式。目前臺灣所實施的緩起訴附命戒癮治療，受緩起訴人依規定需定期、不定期進行尿液檢驗，如呈現毒品陽性反應，則視為未完成戒癮治療，需撤銷緩起訴處分。然就

---

20 請參考「毒品戒癮治療實施辦法及完成治療認定標準」，https://law.moj.gov.tw/LawClass/LawAll.aspx?PCode=I0030024。2019年10月30日。

醫療戒癮觀點，施用毒品劑量、施用頻率等程度上的差異，而毒癮再復發也有程度上的區別，以如此單一、概化之角度據以論定戒癮成功與否，限縮了戒癮治療的成效，以及戒癮治療體系的參與空間。

（三）欠缺戒癮治療外的其他環節

藥物法庭的目的，是促使毒品施用者戒除毒癮，並能適於社會生活。因此，藥物法庭除了戒癮治療和藥物檢測之外，尚須整合其他體系，提供個案在職業、教育、家庭、醫療和需求上的援助。目前臺灣所實施的緩起訴附命戒癮治療，僅結合司法與醫療戒癮資源，對毒品施用者提供重新適於社會所需的其他面向協助，如社工、輔導、心理治療等，係由戒癮治療醫院自行結合資源提供相關服務，為資源、服務性質，而非整體處遇方案一環。

（四）對施用毒品者的懲罰與獎賞欠缺彈性

立即性的懲罰與獎賞，是藥物法庭用來因應毒癮者配合戒癮方案程度的重要手段，在法官與各相關人員保持持續互動的情形下，依據毒癮者的表現適時予以獎懲。目前臺灣所實施的緩起訴附命戒癮治療，則僅有撤銷緩起訴與否，以及接受關觀護人監督的密集性差異，最終懲罰是撤銷緩起訴，但撤銷緩起訴對其審判結果並無影響，在懲罰與獎賞上的彈性空間並不大。

總結而言，緩起訴附命戒癮治療與藥物法庭相較之下，最主要的差異是來自刑事司法體系與戒癮治療、社會福利體系的連結，緩起訴附命戒癮治療僅將個案從刑事司法體系轉至醫療體系，而藥物法庭則是結合刑事司法體系與戒癮治療相關體系，以協商式審理方式，共同研議對成癮者合適的處遇方案，並依據成癮者的狀態或戒癮進展，調整方案的內容。

三、緩　刑

刑法第74條規定「受二年以下有期徒刑、拘役或罰金之宣告……認以暫不執行為適當者，得宣告二年以上五年以下之緩刑。」緩刑宣告，得斟酌情形，命犯罪行為人支付損害賠償、向公庫支付一定金額、向社區或特定團體提供義務勞務，或履行戒癮、治療、輔導或其他處遇措施、預防再犯所為之必要命令等應遵守事項（刑法第74條）。執行義務勞務、戒癮治療或其他處遇措施、保護被害人安全或預防再之必要命令等犯緩刑相關命令時，並應付保護管束（刑法第93條）。

以往對施用毒品者宣告緩刑附帶戒癮命令之情形並不多見，近年來在美沙冬替代療法、緩起訴附命戒癮治療等政策的推展下，醫療機構對施用毒品之戒癮治療亦逐漸推展，目前已可見到法院對符合緩刑要件之施用毒品者，宣告緩刑附保護緩束與戒癮治療之判決[21]。

緩刑的設定負擔內容，與緩起訴附命戒癮治療的設定負擔內容相同，目前宣告緩刑附保護管束或附戒癮治療，乃交由檢察官指揮執行，因此實施方式亦多援引緩起訴附命戒癮治療之規定，故緩刑附戒癮治療與藥物法庭的差異，與緩起訴附戒癮治療相同。

四、保安處分

保安處分是針對特定的犯罪行為人，為防止將來犯罪危險性，用以補充或替代刑罰的處分，以達到維護社會安全的目的。刑法第88條規定：「施用毒品成癮者，於刑之執行前令入相當處所，施以禁戒。前項禁戒期間為一年以下。但執行中認無繼續執行之必要者，法院得免其處分之執行。」於禁戒處分執行完畢或一部執行而免除後，認為無執行刑之必要者，法院得免其刑之全部或一部執行（刑法第88條）。因此對毒品成癮者的禁戒處分，亦可替代刑罰之執行。禁戒處分亦可改以三年以下的保護管束期間代之（刑法第92條）。而以保護管束代禁戒處分者，對於受保護管束人，應促其禁戒及治療，並隨時察看之（保安處分執行法第72條）。

回歸藥物法庭精神與內涵，運用保安處分的轉向處遇方式，令毒品施用者進入禁戒處所實施禁戒，並依據禁戒處分執行情形，認為無執行刑之必要者，法院得免除其刑之全部或一部分執行，此制度與藥物法庭概念相契合。而毒品施用者的禁戒處分實務運作上與藥物法庭之差異，在於個案篩選與適用階段，由於欠缺對毒品施用者的專業評估診斷，因此對於篩選需要裁定禁戒處分之毒品施用者，實務運作上存在相當大的爭議。其次是對於禁戒處分的執行方式及配套措施，由於實務與學理上對施用毒品者的禁戒處分討論甚少，實務上對施用毒品者裁判禁戒處分之案例亦不多，仍有待釐清。

---

21 如臺灣臺北地方法院97，訴，1639判決書、99，訴，65判決書；臺灣士林地方法院97，審簡，49判決書、98，審訴，153判決書；臺灣板橋地方法院98，訴，2651判決書；臺灣桃園地方法院97，審訴，2179判決書、98，審訴，324判決書、98，桃簡，2988判決書。

五、假　釋

刑法第77條規定：「受徒刑之執行而有悛悔實據者，無期徒刑逾二十五年，有期徒刑逾二分之一、累犯逾三分之二，由監獄報請法務部，得許假釋出獄。」假釋出獄者，在假釋中付保護管束（保安處分執行法第93條）。透過對毒品施用者的提前釋放附保護管束，可促使毒品施用者在社會環境中表現良善，戒除毒癮，如毒品施用者在假釋期間無法遵守相關規定或再次施用毒品，即可撤銷假釋，令其入監執行殘刑，此亦隱含藥物法庭之理念。

由於申請假釋需執行徒刑滿六個月（刑法第77條），而目前裁判確定有罪的毒品犯中，有31.9%為六個月以下徒刑，無法符合申請假釋之規定，50.7%為六月以上未滿一年徒刑[22]，申請假釋獲准後，剩餘假釋期間最長亦僅四至六個月，運用假釋制度，將施用毒品者由刑事司法體系轉向至戒癮治療，所能發揮的效益相當有限。

目前臺灣對毒品施用者的假釋附保護管束制度，與藥物法庭相較之下，除轉向處分期間甚短外，尚欠缺戒癮治療與社會功能復健的配套環節。毒品施用者經過六個月以上的監禁期間，已無施用毒品的生理戒斷症狀，刑事司法亦普遍認為毒品施用者的毒癮問題已獲得戒除，卻忽略了除癮者「心理」上對毒品的渴求與依賴，以及其在社會適應過程中可能面臨的問題，因此後續的戒癮治療與社會功能復健並不獲重視，多以定期報到驗尿來監督預防毒品施用者的再犯，這是與藥物法庭概念最大的差異之處。

從相關的法令制度來看，對於施用毒品者的刑事司法轉向制度，存在刑事司法流程的各個環節中，藉由在司法程序上的轉向制度，結合對毒癮者的戒癮治療，已具備整合「公共安全」與「公共衛生」之功能，然實質上是否能發揮如同藥物法庭之功能，則仍有相當大的改善空間。

---

22 法務部（2009年5月），檢察統計——地方法院檢察署偵辦毒品案件，法務部法務統計／電子書刊／法務統計年報，頁33，http://www.moj.gov.tw/site/moj/public/MMO/moj/stat/yearbook/ER0003-013-040.pdf。2010年4月1日。

第四節　藥物法庭設置可行性與當前制度改善空間探討

藥物法庭蘊含了治療性司法（Therapeutic jurisprudence）概念[23]，不同於以往將刑事司法定位在處理法律問題的理念，轉而關注當事人的心理與社會適應層面問題，跳脫法律上的主張，而更重視司法程序所能帶來的治療效果，以及當事人間的實際需求與利益，法庭若能幫助當事人解決問題，發揮戒癮治療效果，將比依法判決更為重要[24]。

我國對施用毒品行為的法律規定，主要以「毒品危害防制條例」為核心，該法第1條即明訂「為防制毒品危害，維護國民身心健康，制定本條例」，因此依本法之各項作為，亦應以維護國民身心健康為宗旨。在刑事政策上，自1998年修訂「毒品危害防治條例」以來，即將施用毒品者定位為「病犯」，視其兼具病人與犯罪人雙重身分，對於施用毒品者之矯治，則優先以「觀察勒戒」與「強制戒治」處分代替刑罰制裁。從立法目的與刑事政策之定位，刑事司法關注毒品施用者的戒癮治療問題，是無庸置疑的。因此，藥物法庭治療性司法的概念，在當前對毒品施用者所採行的刑事政策下，是相當合適的一個選擇。

藥物法庭以法庭主導的社區處遇方式，來取代刑事司法的機構性處遇，由藥物法庭的專業法官作為處遇方案的主導，統整衛生醫療、社會福利、心理治療、刑事司法與當事人、家庭與社區各個環節，提供治療與監督。目前我國雖可運用轉向制度結合刑事司法與醫療戒癮，但在本質上與藥物法庭仍有相當差異，以專業法庭方式設置藥物法庭，能夠提供最完整的戒癮治療處遇制度。再者，藉由藥物法庭的設置理念與實務運作規劃，亦可調整改善我國現行藥癮戒治與轉向制度，以落實對施用毒品者戒癮治療之目的。

一、設置藥物法庭之可行性

專業法庭及專業法院之設置目的，主要在於因應日新月異的社會變遷情勢、日漸複雜的案件與全球化專業性的考量，以使法官就專業案件為專責的

---

[23] Hora, P., Schma, W., & Rosenthal, J. (1999). Therapeutic jurisprudence and the drug treatment court movement: revolutionizing the criminal justice system's response to drug abuse and crime in America. Notre Dame Law Review, 74, pp. 439-538.

[24] 同前註：謝如媛（2008），頁709。

審理，進而落實審判的公正性，以達人權保障的最終目的。專業法庭和專業法院等的設置，在「法院組織法」第8條第2項規定：「在特定地區，因業務需要，得設專業地方法院；其組織及管轄等事項，以法律定之。」同法第14條規定：「地方法院分設民事庭、刑事庭，其庭數視事務之繁簡定之；必要時得設專業法庭。」在「地方法院及其分院處務規程」第28條規定：「依勞資爭議處理法、少年事件處理法、道路交通管理處罰條例、檢肅流氓條例、家事事件處理辦法或其他法令應由法院處理之專業案件，得指定專庭或專人處理之，但事務較簡者，得指定人員辦理之。」目前各地方法院所設立之少年法庭、交通法庭、治安法庭、勞工法庭及家事法庭等專業法庭，均以上述法令為依據，用使法院辦案專業化，將部分原屬法院民刑事庭之案件分置專業法庭辦理，以達提高裁判品質，此均為法院業務趨向水平分工專業化之結果，以因應日趨多元及專業化社會之需求。因此，設置藥物法庭在法律規定上並無疑慮，所餘者僅為刑事政策與立法政策上之考量。

二、當前制度的改善空間

由前述與藥物法庭概念相近的制度比較中，可以發現臺灣現行戒癮治療與藥物法庭概念最大的差異，在制度面上面臨欠缺專業性評估、戒癮治療專業資源的結合不足、較侷限在機構性處遇與欠缺社區環節等問題，在實務面上，則需面臨整合不同體系環節工作者，以取得對毒品施用者一致性的戒癮治療信念問題。此外，更需考量在刑事司法體系中，各制度環節的配合，與初犯、再犯各階段處遇的嚴厲性差異。

藉由藥物法庭的設置理念與實務運作規劃，當前對毒品施用者各個戒癮治療的轉向制度環節，可以有下列調整改善空間。

（一）健全對毒品施用者的診斷評估機制

對毒品施用者的診斷評估是戒癮治療的核心，臺灣對毒品施用者的刑事政策定位是兼具病人與犯人身分的病犯，並以戒癮治療優先於司法處遇，但執行面上卻僅以初犯或五年內再犯決定是否進行觀察勒戒程序，以及依據施用毒品種類決定是否給予緩起訴處分。觀察勒戒階段雖有有無繼續施用毒品傾向評估，但評估所著重面向並不能確實反應成癮問題。由於對毒品施用者的診斷評估未臻完善，即欠缺對毒品施用者應採取處遇措施的判斷基準，檢察官選擇緩

起訴、法官選擇緩刑、易科罰金或禁戒處分所為之判斷，即非以協助毒品施用者戒除毒癮為最大考量，轉向制度不能發揮如同藥物法庭的戒癮治療功能。

在改善制度的做法上，少年事件的「試驗觀察」制度可以提供相當參考，當少年法庭無法決定對少年之處遇時，得將少年交付少年調查官或適當之機關、學校、團體或個人，為一定期間內之觀察，以決定對少年最終之處遇建議。對毒品施用者的觀察勒戒亦具備試驗觀察的概念，但在評估標準上較欠缺預測力[25]，且僅適用於初犯，或經觀察、勒戒、強制戒治執行完畢釋放後，五年後再犯之毒品施用者。如將觀察勒戒程序擴大至無另案的毒品施用者，並交由戒癮治療機構與觀護人進行評估，以作為判斷處遇方案的試驗觀察，應較能符合毒品施用者之需求，亦較能發揮戒癮治療之功效。

（二）漸次嚴厲的法律效果

目前臺灣對毒品施用者的刑事司法處分，主要有觀察勒戒、強制戒治、緩起訴、緩刑、徒刑、保安處分，在適用條件、處分本質、法律效果、限制自由等程度上不盡相同，但基於公平正義的原則，以及促使毒品施用者戒癮不再犯的目的，對不同犯次的施用毒品者，應有漸次嚴厲之處分原則與法律效果。

因此在改善制度的做法上，必須調整對施用毒品者的徒刑裁量。施用第一級與第二級毒品的法定刑，分別為六月以上五年以下，以及三年以下有期徒刑，強制戒治目前執行為十個月至一年，禁戒處分為一年以下。帶有治療色彩的戒癮處分，其限制自由情形應較刑罰為輕，因此對毒品施用者的徒刑裁量不應少於一年，或將強制戒治改以非機構式的戒癮治療代替，且對於再累犯的施用毒品者之裁判量刑應更為嚴厲，以促使其珍惜轉向處分之機會，並提升積極戒癮與配合治療的意願。

（三）治療先於刑罰

我國目前對毒品施用者的刑事政策是採取兼具病人與犯罪人雙重身分，但治療優先於刑罰的概念僅實現在觀察勒戒階段，並未落實至整體的刑事司法體系流程中。緩起訴附命戒癮治療雖蘊含治療先於刑罰的概念，但目前卻僅適用於海洛因毒癮者。對於毒癮者的處遇，聯合國毒品與犯罪問題辦公室

---

25 林明傑（2008），藥物濫用者有無繼續施用傾向量表之量化修正研究。犯罪學期刊，11卷1期，頁45-74。劉明倫、楊延壽、吳四維、吳承江、許鶯珠（2009），觀察勒戒毒品犯之戒癮動機評估。臺灣公共衛生雜誌，28卷1期，頁35-45。

（UNODC）特別指出[26]，矯正取向幾乎不適合成癮個案，將毒癮視為一種慢性疾病，提供持續性的治療服務是比較合適的治療與處遇原則。以監禁、緩刑或假釋等刑事司法處遇結合戒癮治療，是目前被認為最可行且值得採用之作法，加入醫療處遇之戒癮成效會比單獨依靠刑事司法處遇來得有效，而治療亦並非要有意願才能有療效，根據美國國家毒品控制政策辦公室（ONDCP）評估，在外力的驅使下讓受戒治接受治療也一樣能獲得治療成效[27]。

成癮行為的本質是一種疾病，對毒品使用者處遇的最終目的是避免毒品施用者再復發，因此刑罰應作為促使毒品施用者接受戒癮治療的手段，也藉由轉向制度讓毒品施用者有機會接受戒癮治療。在制度上，對初次觸犯施用毒品罪者，如未涉及其他犯罪，則觀察勒戒（試驗觀察）可交由觀護人與醫療院所或治療中心執行，並依評估結果採緩起訴附保安處分、緩起訴附戒癮治療，或進入戒治處所戒治。涉及其他犯罪者，則視另案有無羈押之必要，予以羈押或實施觀察勒戒。另案有羈押之必要者，則俟羈押撤銷或另案已執行完畢後，再實施觀察勒戒，評估戒癮處遇內容。如為施用毒品再累犯，則可以禁戒處分或保安處分方式，對施用毒品者進行戒癮治療，視治療情形免除其刑之全部或一部執行。

（四）保持變更處遇措施的彈性

藥物法庭的核心概念，是以刑事司法的約束力促使毒品使用者接受戒癮治療，並依據毒品施用者的改善情形調整處遇內容，以更為寬鬆的處遇方式獎勵配合戒癮治療的個案，而以較為嚴厲的處遇內容警戒不願意配合或違規的個案，保持刑事司法的彈性來因應個案戒癮治療的需求。我國刑事司法體系運用轉向制度可提供較佳的戒癮治療內容，但卻欠缺彈性以因應毒品施用者的改善情形。例如觀察勒戒制度，受勒戒人經判定無繼續施用可能性後即為不起訴處分，而判定有繼續施用可能性者則需進入戒治所戒治。進入戒治所的受戒治人即便不配合戒治處分，亦無法延長期處遇期間，而受戒治人有明顯改善亦無法提前出所。

刑事司法傾向以明確的構成要件來規範制度及處遇的內容，但在戒癮治療成功與否的判定上，卻無法明確地區辨戒癮成功與否，即便在醫療體系，亦

---

26 楊士隆、蔡德輝、張伯宏、李宗憲（2007），戒治機構內毒品犯之管理與處遇模式。法務部委託研究結案報告。

27 同前註：楊士隆、蔡德輝、張伯宏、李宗憲（2007）。

僅能判定個案處於持續改善、保持穩定或有明顯惡化情形，因此處遇內容更需要保持彈性，以因應個案及戒癮治療機構之需求。藥物法庭變更處遇措施之彈性制度，在我國「少年事件處理法」中已有類似的立法例，包括保護管束的停止、試驗觀察或改以感化教育（少事法第55條）；勞動服的執行期間（少事法第55條之1）；安置輔導的停止、延長、機構變更或改以感化教育（少事法第55條之2）等，當可作爲改善對毒品施用者戒癮治療處遇的參考。

第五節　結　論

　　在我國刑事司法體系中，有許多適用於毒品施用者的轉向處遇制度設計，促使毒品施用者獲得更有效的戒癮治療，但實務上對毒品施用者的轉向處遇理念卻無法完全落實，根本的原因在於欠缺有效的評估分類、專業的戒癮治療資源與刑事司法配套措施不足。轉向制度不是個具有明確獨立性的制度，甚至可以說是刑事制度的附隨性制度，其性質會隨著刑事制度於機能上的消長而變化。但轉向制度也有其補充性，可補充刑事制度的缺失而被設計的制度，會具有刑事制度所不足以達成的機能，包括附隨性的司法要素，以及補充性的福利要素。藉著司法與福利兩要素在時序上遷移關係的解明，可以找出對毒品施用者轉向制度的新發展方向，亦即藉由刑事司法體系與衛生醫療體系之協調合作，對毒品施用者發揮更大的戒癮治療效果，美國的藥物法庭制度即爲最具代表性的產物。

　　藥物法庭制度在美國實施三十年來，藉由轉向制度整合刑事司法、醫療、社區等單位，已對毒品施用者的毒癮問題發揮極大的戒癮成效，亦能節省整體社會成本，並促使毒品施用者復歸社會。其蘊含的治療性司法概念，讓刑事司法體系跳脫單純的處理法律問題概念，而更重視司法程序所能帶來的治療效果，以及當事人間的實際需求與利益，此亦與我國刑事政策上將毒品施用者視爲病犯，以治療優先於刑罰的理念相吻合。

　　目前我國緩起訴處分程序與設定負擔內容，在制度設計上除了司法轉向之外，並已具備獎懲措施（不起訴、撤銷緩起訴），以及整合司法處遇（非拘束人身自由、義務勞務、預防再犯所爲之必要命令、督管）、戒癮醫療、精神治療、心理輔導或其他適當處遇之處遇型態，藥物法庭的制度設計與理念，應能

提供我國對毒品施用者處遇制度相當參考，在專業藥物法庭設置前，能夠藉以促進刑事司法體系與衛生醫療體系、社會福利體系之協調合作，對毒品施用者的戒癮治療與社會復歸、再犯預防發揮更大的效果。

參考書目

一、中文部分

江振亨（2000），認知行為團體療法對濫用藥物者輔導成效之研究。嘉義：國立中正大學。

李志恒（1997）。澳洲參加第七屆減少毒品相關傷害國際研討會暨考察英國、法國、德國麻醉藥品管理及影響精神藥品使用之管理報告。行政院衛生署85年因公出國人員報告彙編，臺北：行政院衛生署。

林明傑（2007），藥物濫用者有無繼續施用傾向量表之建立研究。行政院衛生署管制藥品管理局95年度科技研究發展計畫。

林明傑（2008），藥物濫用者有無繼續施用傾向量表之量化修正研究。犯罪學期刊，11卷1期，頁45-74。

林健陽、陳玉書（2007），除刑化毒品政策之檢討──論我國毒品犯罪之戒治成效。文發表於刑事再犯防制政策研究成果發表會，臺北：法務部。

法務部（2009年5月），檢察統計──地方法院檢察署偵辦毒品案件，法務部法務統計／電子書刊／法務統計年報，頁33，http://www.moj.gov.tw/site/moj/public/MMO/moj/stat/yearbook/ER0003-013-040.pdf。2010年4月1日。

黃正雄（2013），美國毒品法院與社區監督制度。檢察新論，13期，頁290-311。

黃徵男（2001），毒品犯之現況分析、矯治模式與處遇對策。矯正月刊，108期。

新店戒治所（2007），臺南監獄毒品戒治經驗分享──以「明德戒治分監戒毒模式」、「三層次醫療戒毒模式」為例。文發表於2007全國戒治業務研討會，臺北：新店戒治所。

楊士隆（2006），病患、病犯與罪犯之毒癮戒治模式成本與效益評估文發表於行政院衛生署管制藥品管理局委託研究報告。

楊士隆、李宗憲（2009），藥癮戒治之轉向處遇制度與可行性之探討──以藥物法庭為例。臺北：行政院衛生署（計畫編號：DOH97-NNB-1051）。

楊士隆、黃世龍、李宗憲、吳志鴻（2007），赴美國物質濫用與心理健康服務管理局暨加州酒精與藥物計畫部參訪報告。法務部「建立臺灣毒品問題整體圖像、趨勢變化指標體系與實際毒品濫用人數推估模式之研究」委託研究。

楊士隆、蔡德輝、張伯宏、李宗憲（2007），戒治機構內毒品犯之管理與處遇模式。法務部委託研究結案報告。

楊冀華（2017），美國毒品法庭計畫與我國附命完成戒癮治療緩起訴處分。矯政期刊，6卷2期，頁20-44。

劉明倫、楊延壽、吳四維、吳承江、許鶯珠（2009），觀察勒戒毒品犯之戒癮動機評估。臺灣公共衛生雜誌，28卷1期，頁35-45。

鄧學仁（2005），日本反毒體制運作之概況。文發表於「當前亞太地區反毒現況與未來發展」座談會，桃園：中央警察大學恐怖主義研究中心。

賴擁連（2000），臺灣地區毒品犯罪者戒治處遇成效之研究。桃園：中央警察大學。

謝如媛（2009），施用毒品者之社區處遇——從毒品法庭（Drug Court）之制度與理念出發。臺北：行政院國家科學委員會（計畫編號：NSC97-2410-H194-049-MY2）。

謝如媛（2011），論美國毒品法庭制度——從懲罰到醫療的刑事司法實踐。刑事法學的新視野，頁259-262，臺北：國立政治大學刑事法學中心。

二、外文部分

Addiction, C. U. N. C. o. & Abuse, S. (1998). *Behind bars: Substance abuse and America's prison population*: National Center on Addiction and Substance Abuse at Columbia University.

Anglin, M. D., Longshore, D., & Turner, S. (1999). Treatment alternatives to street crime. *Criminal Justice and Behavior*, 26(2), p. 168.

Belenko, S. & Peugh, J. (1998). *Behind Bars: Substance Abuse and America's Prison Population*. New York: National Center on Addiction and Substance Abuse at Columbia University.

Belenko, S. R., Addiction, C. U. N. C. o., & Abuse, S. (2001). *Research on drug courts: A critical review: 2001 update*: The National Center on Addiction and Substance Abuse at Columbia University New York.

Craddock, S. G., Rounds-Bryant, J. L., Flynn, P. M., & Hubbard, R. L. (1997). Characteristics and pretreatment behaviors of clients entering drug abuse treatment: 1969 to 1993. *The American journal of drug and alcohol abuse*, 23(1), pp. 43-59.

Douglas B. Marlowe, Carolyn D. Hardin, & Carson L. Fox (2016). *Painting the Current Picture: A National Report on Drug Courts and Other Problem-Solving Courts in the United*

States. National Drug Court Institute. https://www.ndci.org/wp-content/uploads/2016/05/ Painting-the-Current-Picture-2016.pdf, 2019.10.30.

Faye, S. (1999). Unraveling "what works" for offenders in substance abuse treatment services. *National Drug Court Institute Review*, 2(2), pp. 93-134.

Gendreau, P., Smith, P., & Goggin, C. (2001). Treatment programs in corrections. In J. Winterdyk (ed.), *Corrections in Canada: Social Reactions to Crime. Toronto: Prentice Hall*, pp. 238-263

Harrell, A. & Roman, J. (2001). Reducing drug use and crime among offenders: The impact of graduated sanctions. *Journal of Drug Issues*, 31(1), pp. 207-232.

Hora, P., Schma, W., & Rosenthal, J. (1999). Therapeutic jurisprudence and the drug treatment court movement: revolutionizing the criminal justice system's response to drug abuse and crime in America. *Notre Dame Law Review*, 74, pp. 439-538.

Knight, K., Simpson, D. D., & Hiller, M. L. (1999). Three-year reincarceration outcomes for in-prison therapeutic community treatment in Texas. *The Prison Journal*, 79(3), p. 337.

Langan, P. & Levin, D. (2002). Recidivism of prisoners released in 1994. Washington, DC: US Department of Justice Programs, Bureau of Justice Statistics. *NCJ, 193427*.

Marlowe, D., Festinger, D., Lee, P., Benasutti, K., Croft, J., & McLellan, A. (2002). A randomized, controlled evaluation of judicial status hearings in drug court: 6-and 12-month outcomes and client-program matching effects. *Drug and Alcohol Dependence*, 66, pp. S111-S112. Presentation at the 64th Annual Scientific Meeting of the College on Problems of Drug Dependence, Quebec City, Canada.

Marlowe, D. B. (2002). Effective strategies for intervening with drug abusing offenders. *Vill. L. Rev.*, 47, pp. 989-1025.

Marlowe, D. B. (2003). Integrating substance abuse treatment and criminal justice supervision. *Science & practice perspectives*, 2(1), p. 4.

Martin, S. S., Butzin, C. A., Saum, C. A., & Inciardi, J. A. (1999). Three-year outcomes of therapeutic community treatment for drug-involved offenders in Delaware: From prison to work release to aftercare. *The Prison Journal*, 79(3), p. 294.

McLellan, A. T., Lewis, D. C., O'Brien, C. P., & Kleber, H. D. (2000). Drug dependence, a chronic medical illness. *JAMA: the journal of the American Medical Association*, 284(13), pp 1689-1695.

NADCP (1997). Defining Drug Courts: The Key Components. https://www.ndci.org/wp-content/uploads/2016/05/Defining-Drug-Courts-The-Key-Components.pdf, 2019.10.30.

National Institute of Justice (1999). *Annual Report on Drug Use Among Adult and Juvenile Ar-*

restees. Washington, DC: U.S. Department of Justice.

Pearson, F. S. & Lipton, D. S. (1999). A meta-analytic review of the effectiveness of corrections-based treatments for drug abuse. *The Prison Journal*, 79(4), p. 384.

Prendergast, M., Farabee, D., & Cartier, J. (2001). The Impact of In-Prison Therapeutic Community Programs on Prison Management. *Journal of Offender Rehabilitation*, 32(3), pp. 63-78.

Taxman, F. S., Soule, D., & Gelb, A. (1999). Graduated sanctions: Stepping into accountable systems and offenders. *The Prison Journal*, 79(2), pp. 182-204.

Wexler, H. K., Melnick, G., Lowe, L., & Peters, J. (1999). Three-year reincarceration outcomes for Amity in-prison therapeutic community and aftercare in California. *The Prison Journal*, 79(3), p. 321.

第十二章　藥物濫用治療與處遇成效

朱日僑

前　言

　　藥物濫用不僅危及個人健康及生命，施用毒品所引起的個人健康與藥物濫用所引發之家庭經濟、公共衛生、嚴重治安與社會犯罪問題，已造成國家整體生產力、相關醫療資源耗損，而成為國家社會成本永不見底的出錢坑。毒品政策已成為公共衛生政策的一環，世界各國面皆戮力修正其刑事司法、藥癮處遇政策來尋求改善，以毒品減害的觀點，協助成癮者降低藥物濫用傷害；由於各國毒品氾濫、藥物濫用嚴重情形不同，所採行之施用毒品者藥癮戒治處遇政策亦不相同，因而，要如何幫助成癮者免除毒品的控制，回歸社會，發揮社會功能，是藥癮戒治的主要目標，同時，也正是各國面臨毒品政策如何進行全民溝通的難題。對毒品施用者的治療與處遇，聯合國毒品公約的精神，均已具體載明，各國應盡一切努力，提供治療、教育、鼓勵個案戒治康復或回歸社會的措施，並以改採替代性刑罰的社區治療。相關的國際公約主要包括：

　　一、1961年「麻醉藥品單一公約」（The Single Convention on Narcotic Drugs）：規範麻醉品在醫藥上之使用，減輕痛苦，防止濫用及成癮危害。第38條（防止濫用麻醉品的措施）更指出各國應對麻醉藥品濫用者進行治療與復健，發展相關的治療措施與訓練。如第38條第1款：「各締約國應特別注意如何防止麻醉品濫用，對關係人早作鑑別、治療、教育、善後護理、復健及使之重新與社會融為一體並採取一切可能措施以求其實現。各締約國並應協力達此目的。」第38條第2款：「在使麻醉品濫用者獲得治療、善後護理、復健及重新與社會融為一體方面，各締約國應盡可能促進有關工作人員的訓練。」

　　二、1971年「精神藥物公約」（The Convention on Psychotropic Substances）：意在確保精神藥物在醫學與科學用途，制止濫用、非法產銷及引起之公共社會問題。第20條（防止濫用精神藥物之措施）亦指出各國應對麻醉藥品濫用者進行治療與復健，發展相關的治療措施與訓練。第20條第1款：「各締約國應採取一切可行措施，以防止精神藥物濫用，並對關係人早期鑑別、治療、

教育、善後護理、復健並使之重新與社會融爲一體。各締約國並應協力達此目的。」第20條第2款：「在使精神藥物濫用者獲得治療、善後護理、復健及重新與社會融爲一體方面，各締約國應盡可能促進有關工作人員之訓練。」

三、1988年「禁止非法販運麻醉藥品和精神藥物公約」（The Convention Against Illicit Traffic in Narcotic Drugs and Psychotropic Substances）：旨在關注麻醉藥品和精神藥物的非法生產及販運，排除對人類健康的嚴重威脅，防制對社會、經濟、文化及政治的不利影響，徹底杜絕毒品的危害，並將可能用於非法製造毒品的先驅化學物質列入監測管制項目，亦爲國際管制毒品先驅化學物質之主要法源。第3條第4款(b)、(c)、(d)明訂各締約國可以規定對罪犯採取以作爲定罪或懲罰的替代辦法，或作爲定罪或懲罰的補充。

（一）(b)締約國可規定除進行定罪或懲罰外，對罪犯採取治療、教育、善後護理、康復或回歸社會等措施。

（二）(c)在性質輕微的適當案件中，締約國可規定作爲定罪或懲罰的替代辦法，採取諸如教育、康復或回歸社會等措施，如罪犯爲嗜毒者，還可採取治病和善後護理等措施。

（三）(d)締約國可以規定對罪犯採取治療、教育、善後護理、康復或回歸社會的措施，以作爲定罪或懲罰的替代辦法，或作爲定罪或懲罰的補充。

依據犯罪矯正三大主流哲學[1,2]，學者提出懲罰模式（Punishment Model）、矯治模式（Rehabilitation Model）與正義模式（Justice Model）。一般而言，在無被害者犯罪（Victimless Crime）類型中，藥物濫用（Drug Abuse）最爲受到各國刑事司法機構之注意，國內學者歸納之毒品戒治處遇模式[3]，如下：

一、道德模式（Moral Model）：吸毒行爲係吸毒者的意志薄弱、性格惡劣所致。再犯原因可歸因於吸毒者經治療後，過於高估自己能力，停止治療，終究再犯。

二、疾病／醫療模式（Disease/Medical Model）：受實證學派影響，認爲毒品犯成癮原因不明，故應將其視爲病人予以醫治。

三、自療模式（Self-Medication Model）：毒品犯使用毒品行爲，是爲去

---

1 Bartollas, C. (1985). Correctional treatment: Theory and Practice. Englewood Cliffs, NJ: Prentice-Hall. pp.21-76.

2 黃富源、曹光文（1996），成年觀護新趨勢。臺北：心理出版社，頁120-122。

3 林健陽、賴擁連（2002），臺灣地區毒品犯戒治處遇效能之實證研究。公共事務評論，3卷1期。

除精神上不舒服，將病因歸於精神病理，依此與疾病模式作區別。

四、整合／生物心理社會模式（Integrated/Biopsychosocial Model）：毒品犯之成因係多元性且交互作用，須整合心理、生理、家庭、環境等各層面，多管齊下，毒品犯才有治癒之可能。

五、學習模式（Learning Model）：毒品犯需為自己的行為負責，但其具有身心等多重困擾，且缺乏自我控制能力，需透過再學習與再教育來戒毒。

六、社區矯正模式（Community Model）：毒品犯彼此間具有親戚或朋友的紐帶關係，唯有透過社區間的各種人際關係及小團體支持治療，才能免於再犯。

藥癮戒治的司法或社區處遇制度，其所強調的是藉由司法或非司法的機制，協助藥癮者戒除藥癮，重建其家庭及人際關係，透過社區支持其復歸社會，重建自信，並期透過密集式觀護監督，減低再犯率。而施用毒品者常有經常伴隨其他犯罪之情形，女性施用毒品者近年來其濫用情形亦有增加，故須研發可行的司法處遇與社區矯治措施結合，除現有之機構處遇方式外，尚須發展多元化司法及社區之毒品分級處遇模式或藥物法庭（Drug Treatment Court）等制度，使施用毒品者，能逐漸在司法機關的監督下，結合矯正、觀護、輔導、心理、社工、醫療及民間機構等專業人員提供適切的戒治模式，進而發展不同密集程度觀護監督的「病患性犯人」藥癮矯治處遇計畫，以避免再犯入監。

第一節　國際間毒品矯治常見處置模式

依據2010年「聯合國毒品與犯罪問題辦公室」（United Nations Office on Drugs and Crime, UNODC）出版《從脅迫到諧和：通過健康護理而非懲罰治療藥物依賴》（From Coercion to Cohesion: Treating Drug Dependence Through Health Care, Not Punishment）的報告指出，在有些國家的法律制度將毒品依賴作為減輕其他涉毒犯罪的因素，「毒品依賴者」的判刑可能要比「非毒品依賴者」輕，尤在願意接受治療的情況下更當如此[4]（WHO, 1992）。聯合國於2014年國際禁毒日（International Day Against Drug Abuse and Illicit

---

4　WHO (2004). Neuroscience of Psychoactive Substance Use and Dependence. World Health Organizations, Geneva, NY: Author.

Trafficking）[5] 提出，以「希望訊息：藥物成癮是可預防與治療的」（A Message of Hope: Drug Use Disorders are Preventable and Treatable.）為主題，呼籲各國對於已成癮者提供戒癮醫療與多元社會復健服務，並強化兒童及年輕族群預防工作，宣導施用毒品的風險及危害。在另一方面，雖然暴力問題在傳統上是由司法部門處理，但是WHO出版的《世界暴力與衛生報告》[6] 強烈建議所有社會部們都應參與「預防」工作。在1996年，第49屆世界衛生大會採納了世界衛生大會第49.25號決議，宣布「暴力」是全世界一個主要的，且越來越重要的「公共健康」問題；「保護」與「安全」並非垂手可得，而是建立在「公眾輿論」與「社會關注」的結果；該屆世界衛生大會特別提出倡導特殊的公共衛生與社會服務政策和計畫，預防社會中的暴力現象，減輕其造成的危害；在世界各地由於暴力所造成的傷害越來越嚴重，且已經對於衛生機構的醫療服務需求改變構成衝擊，以及對有限的衛生保健資源的沉重負荷，因此，「預防暴力」已列為公共衛生服務的首要工作。就暴力與社會排斥的循環機制與心理分析，可能存在於需求不滿足、悲哀的不快情緒等所導致的低自控消極因素，另一個積極機轉，可能存在於對排斥者報復、自我顯示重要性、恢復自尊心等原因的暴力行為，二因素同時運作，形成排斥與暴力的循環機制；在兒童時期的不適應、不合作、孤立、被討厭、隔離、排斥、憤怒、攻擊、暴力等漸近演變的尋過程，也出現排斥與暴力的關聯循環；且惟有透過社會、群己的接納、教育及處理的技巧等，才能打破暴力的循環[7]。毒品成癮是一種腦部產生改變的疾病，一旦成癮者病理反應形成，自然會反映在行為上難以自控的缺陷，如同慢性疾病一樣，縱使是精神病人也不一定有危險暴力傾向，僅部分精神疾病患者（占極少數約5%）可能因為「病識感」弱，沒定時食藥複診，缺乏適當治療而失控產生暴力傾向，因此，具有長期施用毒品史者（藥癮更生人）回歸社區，勢必需要有成癮（藥癮、心癮）與行為監督考核機制，必須透過司法保護、密集觀護、醫療、藥物、行為治療等配套來控制症狀，透過各類專業輔導人員組成介入社區生活服務。事實上，毒品在世界各地造成普遍的危害，不論

5　UN (2014). International Day Against Drug Abuse and Illicit Trafficking, 26 June. http://www.un.org/en/events/drugabuseday/background.shtml, 2019.9.2.

6　Etienne G. Krug, Linda L. Dahlberg, James A Mercy, Anthony B. Zwi, & Rafael Lazano (2002). World Report On Violence and Health, Geneva: WHO.

7　大淵憲一（2007年10月13日），社會的排斥與暴力：實驗社會心理學的討論。2007年暴力與毒品犯罪心理與矯治國際研討會，玄奘大學，頁25-45。

是高度工業化的國家或是貧窮落後的國家都不能幸免於難；過去社會大眾一般都相信監禁是最能保障公眾安全的方法，而監禁環境的衝突、憤怒、暴力與反社會、性格違常等交互刺激也可能對大腦結構造成影響。但是，大多數的罪犯都不是暴力罪犯，最終也會從監獄釋放。如將這些罪犯關入監獄，可能會讓他們的行為更糟。以長期而言，要能保障公眾利益並讓罪犯改過向上，最好的方法就是透過社區矯治。近年來，國際上社區矯治的需要急速成長並非社會輿論的結果，而是因為毒品犯再犯與逮捕率提升、監獄人口增加、以及興建與運作監獄的費用攀升所導致，因此，社區處遇已成為國際發展趨勢。當問卷調查詢問居民如何處置罪犯，幾乎所有受訪人都認為監獄是恰當的方式，但在瞭解了所牽涉的費用及其他處罰方式後，許多人也開始認同社區矯治。如以收容型態區分，則照護處遇型態包括機構式、非機構式、社區式；而未來社區追蹤的困難之處，即在於刑滿出獄後欠缺社區強制治療與追蹤輔導法源基礎，因此，有必要在衡量社會公眾與家庭安全法益的前提下，以司法系統常見模式區分，則包括司法觀護處遇、保護管束處遇、與介於二者之中間性刑罰（Intermediate-Punishment）、中途之家（Halfway House）[8]、社區處遇（Community Treatment）；對於毒品施用者除現行監禁處遇策略外，尚有在監禁之外的刑罰多元處遇方式[9]，包括罰金（Fine）、觀護（Probation）、密集監督（Intensive Supervision）、家庭監禁（或稱電子監控）、緩起訴與緩刑制度、社區處遇等。分述如下：

一、罰金（為刑罰的一種形式）

18世紀時，罰金與鞭刑是最常見的刑罰；1736年在美國麻州，初次犯案的小偷會被處以罰金或鞭刑。再犯時，會被處以3倍的罰金、頸上套著繩索在絞台上罰坐一小時、並鞭打30下；第三次犯罪便會被處以絞刑。美國現在罰金仍然是最常見的刑罰，大多用在輕罪或與監禁一同使用來懲罰重罪犯；以罰金

8　管婺媛（2015年7月29日），蔡英文：多蓋監獄不如多成立中途之家，http://www.chinatimes.com/realtimenews/20150729005308-260407。2019年9月3日。按蔡英文總統指出，未來反毒作戰5重點：第一，設置毒物及化學物質的管理專責機構；第二，強化邊境管理及毒品走私查緝；第三，強化整合跨部會、縣市、領域的資源，共同打擊犯罪；第四，增加中央及政府毒品防治的專職人力；第五，警政部分以外，也要結合民間資源，校園內宣導反毒，校園外強力掃蕩，減少青少年接觸毒品的機會。

9　Young, I. M. (1994). Punishment, treatment, empowerment: Three approaches to policy for pregnant addicts. Feminist studies, 20(1), p. 33. https://www.ncbi.nlm.nih.gov/pubmed/11660124, 2019.8.22.

作為刑罰，須思考有兩個問題：罰金比例與徵收；如果罪犯較為富有，罰金便無法達到懲罰效果，如果罪犯貧窮，則根本無法負擔，此即為我國施用毒品犯易科罰金，寥寥可數的原因，但也不代表就無法執行，因為即使沒有家人協助，毒友亦會挺身支付「折抵工資」；美國州政府因缺乏有效的執行機構，許多罰金都無法徵收。美國法院國家罰金中心即在集中管理聯邦法院的罰金徵收流程，並改善各機構間的聯繫，但州政府或地方政府並沒有類似的機構；臺灣則設有法務部行政執行署，作為行政機關催收困難時的強制執行機關。另一種執行逐日繳納罰金（Day Fine）是一種歐洲常用的刑罰，可解決罰金比例的問題；日繳罰金是依罪犯每日勞作所得的百分比訂定；法院會依據罪刑的輕重裁定「單位值」，並將其乘以罪犯每日所得的比例，計算罰金總額。我國目前於監所內有類似受刑人作業收入扣抵積欠費用的措施；普遍來說，或因整體經濟欠佳，我國由於刑事司法體系的調節不當，整體而論，輕刑犯執行監禁刑罰比例約占8成，罰金刑罰比例偏低，與德國刑罰執行現況，以8成採罰金刑罰，而僅約2成執行監禁刑罰，恰恰形成對比，恐為監禁政策的迷思，已面臨刑罰肥大症的傾向，因而，學界不斷疾呼應回歸法治國刑法的理念。

二、觀 護

觀護是刑罰的一種形式，是觀護人對罪犯執行的社區監督，正如警察體系一般，美國每一州的觀護系統存在不同的層級，有些是中央管理，有些是在郡政府或市政府之下；對於觀護系統應屬的層級，目前並沒有共識；依據美國國家委員會的研究，設立於州政府之下最為恰當。為使觀護人力妥適分配，可運用罪犯的分類制度，就過去類似的案例，將罪犯分為高、中、低，三個風險類型；其目的在預測罪犯在觀護制度下是否能成功，以及評估罪犯所需的監督型態。而觀護的判決通常有附帶條件，以控制並改變罪犯的行為，同時降低罪犯對社區帶來的危險；其附帶條件包括，不得與其他罪犯聯繫、不得擁有槍枝、不得飲酒吸毒，不得離開管轄區；有些附帶條件的目的，在於透過戒毒治療、就業機會、以及對犯罪後果的瞭解，來協助罪犯在觀護結束後能夠有正當的行為；這些附帶條件包括強制戒毒、職業訓練、社區服務等[10]。雖然觀護的成本低於監獄，但風險在於罪犯再次犯罪，這也是社會大眾反對觀護的最大原因；

---

10 鄧煌發（2007年11月22-23日），以社區為基礎之犯罪預防策略的探討。2007犯罪問題與對策國際研討會，國立中正大學犯罪研究中心，頁91-138。

而輕罪犯成功完成觀護的比例遠高於重罪犯，觀護也是美國最常見的矯正監督類型。臺灣刻正面臨觀護人力嚴重不足的政策忽視；現階段如欲解決藥癮戒治問題，則必須仰賴社工、心理等醫療體系的專業人力投入支援，高齡化後原本就不充足的醫療機構照護資源及人力，將遭受到稀釋；同時，原本就應該自行健全編制人力的監所醫療專業團隊（包含社工、心理、觀護、矯正等專業人力），卻經常挪移醫療相關人力資源支援兼辦其他司法矯正行政業務，造成醫療體系必須不斷支援監獄欠缺的原有人力，形成挖東牆補西牆，其實就是考驗人力資源管理配置、組合與業務管理模式的妥當性；或許正是以往司法行政與矯正政策的錯誤，需要大家共同承擔。

三、密集監督

有時因為觀護的成效不彰，加上監獄空間有限，一種新的刑罰模式因此產生，即中間性刑罰措施。其監督方式比一般觀護更嚴謹，成本仍比監獄低。但似乎也帶來了3個問題：成本是否真的降低了？監獄人口是否能有效控制？社區安全是否得到保障？因為越需要密集監督的罪犯，執行時間通常也最長，我們到底需要建立何種交互運用或多元並進的處遇措施？以及實施各處遇方案多久的時間，才能達到管制監禁成本與矯正成效的條件？如何選擇才是紓解監獄收容人數的最佳處遇組合？也都是非常值得探討的焦點。而最常見的中間制裁措施，就是密集觀護監督（Intensive Probation Supervision, IPS）與假釋監督（Parole Supervision）；其方法就是減少案件數量、與罪犯頻繁的互動、以及特殊條件如不定期藥物檢測、門禁、電子監控儀器等。美國喬治亞州首先採用密集監督，同時也證實成本與再犯率都降低了。1980年至1990年間，美國各州都採用了這個方式，至今，全美約5%的觀護及假釋是密集監督。然而，密集監督的成效不一，有的評估發現它能監控罪犯，但是成本高而且再犯率並無減低。英國的研究發現密集觀護的再犯率雖高，但低於處以監禁的罪犯。如果將監督的重點放在治療，或許就能改變罪犯行為，進一步降低再犯率。美國加州和德州的觀察顯示，密集監督下的罪犯如果接受戒毒治療、就業、執行社區服務，再犯率比沒有接受這些治療的罪犯低10%到20%。但也有密集監督不成功的可能原因，即罪犯選擇不當與在密集監督下發現更多的犯罪行為；如果更審慎地挑選罪犯，或許能提高成功率。如施用毒品罪戒毒的意願很高，施以戒毒諮詢的成效會較好；即使犯下的罪不增加，由於更嚴密的監督以及更頻繁的接觸，發現犯罪行為的機會也就更高。

四、監禁與監控與居家監禁

居家監禁（Home Confinement, Home Detention, Hausarrest）（又稱電子監控，或自家監禁）是一種觀護與假釋的條件，表示罪犯除工作、上學、治療或其他准許原因之外，不得離開住處；主要的問題在於如何確實執行。國際上已經常採用的方式就是電子監控儀器，即透過無線電或電話傳輸來控制社區內罪犯的行蹤；這種監控形式，包括計畫性聯繫（Programmed Contact）與持續性聯繫（Continuous Contact）；計畫性聯繫的執行方式，罪犯會不定期接到電話，並被要求透過聲音、密碼、或手腕上配戴的電子傳輸器來確認；持續性聯繫的執行方式，罪犯將配戴腳踝的電子裝置，一旦移除警報便響起，倘罪犯離開了感應範圍也會被通報。由於低成本加上高效率，使美國近年來電子監視裝置已廣泛的被使用。而居家監禁最主要功能是節省監獄的開支，包括食、宿及二十四小時監控。美國維吉尼亞州的報告指出，電子監控（Electronic Monitoring）的每日成本為5.67美元，遠低於平均監獄每日成本的47美元。倘若原本監禁處遇採取一般或密集觀護監督，在整體環境條件的配套不足（例如矯正機關資訊化不足、需要被監控的人數太少、相應的專業配合人力缺乏等）之下，使用電子監控的相對成本就會偏高，因此，在不同的情況，也必須選擇最適當的個案，搭配參加最適當的處遇計畫。

居家監禁的效果至今仍是利弊參半，但仍為有助於減緩監獄過分擁擠的選項之一。追蹤研究顯示，家庭監禁的罪犯在刑期結束後再犯率比受監禁的罪犯略低，應是家庭連結、再社會化的監督效果。美國大多數的家庭監禁歷時不超過三個月，之後罪犯轉服觀護，研究顯示酒駕或無照駕駛之罪犯有97%都能成功服完電子監控部分的家庭監禁，其中仍有三分之一於日後的觀護期間再犯或違規，所以電子監控的效力仍為有限。我國現行的重刑化政策，除重大傷害外，其他許多輕微犯罪幾乎都以監禁處遇，如「公共危險罪」起訴，以短期自由刑監禁酒駕過失犯，亦成為快速成長的新興監禁人口族群，完全違背刑法的「謙抑性」原則，尚無監禁化的必要。尤其對於家人願意接納的罪犯而言，家庭監禁更應是優先有效，惟是罪犯必須禁閉在家，無法自由活動而會覺得焦慮，有時反而認為電子監控（Electronic Monitering）的懲罰成分比監禁矯正還好；然而，焦慮加上自由受限，終究仍可能導致違規。電子監控的另一個重要問題，是科技不足：電訊傳輸及地理環境都會造成警鈴失效。美國家庭監禁的罪犯案例，曾有人從家中販賣海洛因，亦有破壞摘除監控手環，威脅著社區安

全；製造商自然會不斷的改良監控裝置的技術，提升觀護及假釋單位的控管能力。現階段我國相關措施使用尚不普及，法務部目前僅對於性侵害犯罪人進行試辦方案，並未普及推廣，在社區內使用新型態的遠距離監控技術，如無線射頻識別系統（Radio-Frequency Identification, RFID），觸法者被限制在家中活動結合宵禁（Curfews），不准外出，除非前往工作或參與某些有限度的活動始可暫離家庭或居住地點，並以密集訪視、觀護監督及追蹤、與家庭監禁，確認毒品犯之順從程度的方案；對於輕微罪犯（如施用毒品犯）相當適用，建議國內應可隨著國內觀護助理員[11]的人力投入，逐步擴大推廣；因為社會大量犯罪的速度，已經超越出監的人數。

五、緩起訴與緩刑制度

依照我國「刑事訴訟法」第253條之1第1項規定被告所犯為死刑、無期徒刑或最輕本刑三年以上有期徒刑以外之罪者，檢察官得參酌刑法第57條所列事項及公共利益之維護，認以緩起訴為適當者，得定一年以上三年以下之緩起訴期間為緩起訴（Deferred Prosecution）處分。另「刑事訴訟法」第253條之2第1項規定檢察官為緩起訴處分者，得命被告於一定時間內遵守或履行左列各款事項：向被害人道歉、立悔過書、向被害人支付相當數額之財產或非財產上之損害賠償、向公庫或指定之公益團體、地方自治或社區提供40至240小時以下之義務勞務、完成戒癮治療、精神治療、心理輔導或其他適當之處遇措施、保護被害人安全之必要命令、預防再犯所為之必要命令。2009年全年度各地檢署緩起訴處分實施替代療法人數計1,324人（占第一級毒品起訴及緩起訴人數14,003人之9.45%）；2010年全年度各地檢察署以緩起訴處分實施替代療法人數計1,509人（占第一級毒品起訴及緩起訴人數11,775人之12.82%），被撤銷緩起訴處分計720人（47.71%）。

2015年對第一級毒品施用者以緩起訴方式附命完成戒癮治療者達503人次，占該級施用毒品起訴及緩起訴處分總人次8,065人次之6.2%，同時期被撤銷緩起訴處分者為313人次，撤銷比率為62.2%（2014年比率為77%）；顯示出施用第一級毒品者以緩起訴方式附命執行完成戒癮治療者之撤銷比率已經自

---

11 按立法院業於2009年5月、6月分別通過刑法及「刑事訴訟法」修正草案，受有期徒刑六個月以下宣告者，得易服社會勞動，並擴大緩刑義務勞務之執行機關範圍。法務部業已於今年度編列辦理「易服社會勞動計畫」所僱用觀護佐理員所需人力、訓練及交通與易服社會勞動受刑人保險等相關經費，共1億6,545萬元。參見2009年10月15日立法院公報，98卷57期委員會紀錄重點。

47.71%陡升至77%。而2015年對第二級毒品施用者以緩起訴方式附命完成戒癮治療者達1,973人次，占該級施用毒品起訴及緩起訴處分總人次15,537人次之12.7%，同時期被撤銷緩起訴處分者為900人次，撤銷比率為45.6%（2014年比率為53%），也是居高不下。原因仍在於目前出所後保安處分配套體系的密集觀護監督配套不足，對於毒品犯的更生保護體系服務尚未整體投入，矯正體系封閉的教化亦難能考驗更生人面對出所的毒品誘惑，仍然功敗垂成。因而，對於過去無法重建受刑人緊密連結監內外環境、家庭親情、婚姻、社會、就業職涯等的矯正教化方式，是否都值得再重新思考？設計一個可以緩衝受刑人出監所面對環境適應衝擊的中途之家？連結監內外社區處遇？外出工作？嘗試面對融入社區民眾接納的各種環境挑戰？可以確定的是，毒品更生受刑人過去經司法程序判定雖具悛悔實據可以回到社會，但多數卻仍然沒有通過出監所後毒品環境再誘惑的考驗，因此，絕對有必要改變監禁策略，加速調整社區處遇。全國各地檢署已與轄區藥癮及替代療法執行機構聯繫合作，配合執行緩起訴附命戒癮治療，倘能加強保安處分機制，運用司法觀護社區處遇於施用毒品者，輔以密集地關懷追蹤，則將有助於突顯教育矯治刑的再社會化功能，當然建構專款的防制基金經費，應是不可或缺要素。各地方法院檢察署執行緩起訴案件命被告提供義務勞務，已是突顯緩起訴制度的公益性質，連結社會重建適應、義務勞務溫馨、關懷、回饋社會之特性，亦應視為整區社區司法修復的一環。

六、社區處遇

　　廣義的社區處遇，係指任何能夠降低使用機構處遇以減少機構監禁時間，或可藉以縮短犯罪人與正常社會距離之措施，包括觀護制度、假釋（Parole）、轉向計畫（Diversion）、監外教育（Education Release）、監外作業（Work Release）、返家探視（Prison Furloughs）等處遇計畫[12,13]。英國研究[14]

---

12 McMillan, J., Lawn, S., & Delany-Crowe, T. (2019). Trust and community treatment orders. Frontiers in psychiatry, 10, p. 349. https://www.ncbi.nlm.nih.gov/pmc/articles/PMC6536151/, 2019.10.21.

13 Joshua P. Metlay, Grant W. Waterer, Ann C. Long, Antonio Anzueto, Jan Brozek, Kristina Crothers, Laura A. Cooley, Nathan C. Dean, Michael J. Fine, Scott A. Flanders, Marie R. Griffin, Mark L. Metersky, Daniel M. Musher, Marcos I. Restrepo, & Cynthia G. Whitney (2019). Diagnosis and Treatment of Adults with Community-acquired Pneumonia. An Official Clinical Practice Guideline of the American Thoracic Society and Infectious Diseases Society of America, American Journal of Respiratory and Critical Care Medicine, 200(7), pp. e45-e67. https://www.idsociety.org/practice-guideline/community-acquired-pneumonia-cap-in-adults/, 2019.10.21.

14 https://assets.publishing.service.gov.uk/government/uploads/system/uploads/attachment_data/

指出，短期自由刑監禁（Short Prison Sentences）的再犯率（Rate of Reoffending）為61%，高於36%留置社區（Community Sentences）處理。我國目前實施的社區處遇（包括刑法易刑處分的社會勞動制度，緩起訴或緩刑制度中執行義務勞務社區服務等）[15]，基本上可區分為「刑罰執行前的社區處遇」與「刑罰執行後的社區處遇」，前者有前述已提及之「罰金」、「損害賠償」、緩起訴或緩刑（Suspension of Punishment）制度；後者尚有「社區服務」、「外出工作與就學及外出職業訓練」、「返家探視」、「與眷同住」、「假釋中付保護管束」、「電子監控制度」、「中途之家」。

七、中途之家

　　中途之家（Half-way House）係指設置於社區之犯罪矯正機構，其特點在於以社區為基礎，設置於鄰近社區內，運用社會資源協助少年犯、即將出獄或替代監禁處遇的受刑人與社區建立新的社會關係，使其逐漸適應自由的社會，成為社區中富有建設性的成員。國內累積監禁的時期太長，一旦推動易服勞動社區服務處遇後，短期內勢必面臨一種監督者、處遇人與社區相互適應的關係，勞動的性質場所亦有相當的影響，值得進一步觀察；研究[16]顯示，不論毒品犯或其他罪犯，通常初出獄之兩個月內受刑人均有較高再犯率，故社區矯治中心中途之家的創設與初出獄受刑人之急需緩衝社會適應，休戚相關。中途之家是罪犯在出來後的短中期社區居家，最開始是在19世紀由貴格會及救世軍等宗教或公民團體提供。中途之家的住民包括被處以觀護或假釋的罪犯，每家平均有25個住民，平均住宿的期間在二至四個月之間，大約2%的假釋罪犯住在中途之家，是屬於低度管理的矯正機構，所以必須符合安全標準的罪犯始得參與。中途之家與低度安全管理監獄的建造成本相差很大；監獄的平均造價依安全層級而定，約為32,000至80,000美元；中途之家因安全要求較低，造價也相對減少，德州州政府安置罪犯的中途之家，每日費用為30美元，美國幾乎超過9成的中途之家均是政府委託民間承辦。中途之家能轉介罪犯諮詢、治療與就

---

file/775079/proven_reoffending_bulletin_January_to_March_17.pdf, 2019.7.5.

[15] 林瑞欽、戴伸峰、鄭添成（2007年9月21日），刑事司法機構內與機構外處遇與連結。刑事再犯防治政策研究成果發表會——刑事政策走向與趨勢之探討論文集，法務部犯罪研究中心，頁40-94。

[16] Iguchi MY, London JA, Forge NG, Hickman L, Fain T, & Riehman K. (2002). Elements of Well-Being Affected by Criminalizing the Drug user. Public Health Rep, 117(Suppl 1), pp. S146-150.

業服務。中途之家的罪犯通常沒有自己的住所或家人支援，所以中途之家提供了短期食宿，讓罪犯能找到工作、收入以自給自足。中途之家是幫助罪犯返回社區有效且經濟的方法。至今尚未有中途之家罪犯再犯率的報告，罪犯由於缺乏家人支援，再犯的風險應該較高，或與假釋的再犯率相當。中途之家的主要問題在公眾的接受度，大多數的人不喜歡自己的社區內住了罪犯，媒體的負面報導讓這種狀況更糟。倘能由社區民眾參與並決定中途之家的使用及運作，並瞭解這些住民對社區的正面影響，接受度就會提高。毒品犯中途之家的規律生活與作息相當重要，我國目前類似組織，如民間從事藥癮戒治之宗教團體晨曦會、犯罪更生保護會[17]等。

日本的刑事案件則是被大量的緩刑、緩起訴、罰金刑等非監禁處遇吸納，其「保護觀察」與「更生保護」制度非常完善，其「更生保護」制度，係屬非強迫性，而「社區處遇之地域網路模式」，由警察署（暫時保護）、保健所（指導訪問）、精神病醫院（驗尿）、福祉事務所及職業安定所（安排就業）等機構共同組成，在於提供被保護者福利性援助的生活指導，如給予住宿、醫療、職業訓練、心理諮商等服務[18]，惟並無責令犯罪者服務社區以代替刑罰的制度設計；日本「更生保護法」，規範設置地方更生保護委員會、保護觀察所，且為健全假釋出獄人更生保護工作，實施「出獄後居住地的環境調整」工作，免除出獄人重蹈犯罪淵藪中；1981年導入由地方更生委員會事務局所屬之保護觀察官，常駐監獄的「設施派駐官」制度，協助假釋準備調查及各種處遇業務。香港則依據「更生中心條例」（Rehabilitation Centres Ordinance）第6條（監管令）規定，由保安局禁毒處懲教署負責完全執行，針對服刑完畢從更生中心釋放的人，提供更生服務及處遇計畫，懲教署長作出固定限期為一年的監管令，協助罪犯重返社會，成為奉公守法的市民；任何人不遵從監管令的條件，即屬犯罪，可處第2級罰款及監禁十二個月；每名受監管者會隸屬1個監

---

17 按更生保護會設有臺南、高雄、屏東、花蓮、基隆等五所輔導所，結合社會各項資源針對收容人施予輔導就業、技能訓練、生涯規劃及性行輔導；對於年老或身心障礙個案，則予轉介安置。一般輔導所：提供「更生保護法」第2條所定應受保護人直接保護，解決其無家可歸或暫時性居住問題，收容期間訂為一年，最多以三年為限。心理戒毒輔導所：收容離開矯治機構而自願接受更生保護之吸毒者，依本人或其家屬提出申請，或由本會所屬各分會及其他機構推介，輔導期間以一年為原則，必要時得延長或縮短之。輔導方式包括心理輔導、生活輔導、宗教活動、教學課程及職能訓練等各階段教育輔導。財團法人臺灣更生保護會，http://www.after-care.org.tw。2010年7月4日。

18 馮衛國（2003），行刑社會化研究。北京：北京大學出版社。

管小組（由懲教署及社會福利署人員組成）負責，定期探望受監管者，並在有需要時提供協助，如暫居宿舍、介紹工作、協助申請綜合社會保障援助，以及安排心理或精神輔導，協助他們解決困難；在2009年，整體計畫平均完成監管成功率達77%；從監獄管理、出監戒治至更生中途宿舍的安置收容服務一應俱全，堪稱制度相當完備。懲教更生中途宿舍服務計畫另依據「監管試釋計畫」、「釋前就業計畫」、「有條件釋放計畫」、「監管釋囚計畫」等釋放而有住屋需要的人士；中途宿舍計畫是勞教中心、教導所、戒毒所及監獄內所提供的更生服務的延續；有需要的受監管者，如遇到居住困難或需要接受嚴密監管者，將會被安排入住適合的中途宿舍；以固定作息日間出外工作或上學，夜間則返回宿舍方式管理；提供一個有秩序充分支持的環境，培養學宿員自律的精神及積極的工作習慣[19]。依據「囚犯（監管下釋放）條例」（Prisoners（Release Under Supervision）Ordinance）[20]第7條規定，正在服獲判兩年或以上監禁刑期（終身監禁除外），在六個月內刑期將屆（最早釋放日期）的在囚人士，均符合資格申請「釋前就業計畫」[21]，且根據「監獄規則」（Prison Rules）[22]第69條規定，獲得減刑後，監禁刑期六個月內屆滿的囚犯在受監管下可獲釋出獄，並規定其受監管期間宿舍居住及居住宿舍期間在切實可行範圍內謀求及保持就業，准囚犯在載明條件的監管令受監管下獲釋；「囚犯（監管下釋放）條例」第11條則規範在適當的條件規限下，囚犯可暫離宿舍不超過五天的期間，如未遵守監管令的條件，即屬犯罪，實已充分展現囚犯社區處遇與協助社會復歸的精神，相關配套如「監管釋囚條例」（Post-Release Supervision of Prisoners Ordinance）[23]。另依據「藥物倚賴者治療康復中心（發牌）條例」（Drug Dependent Persons Treatment and Rehabilitation Centres（Licensing）

---

19 香港懲教署2009年報，https://www.csd.gov.hk/annualreview/2009/big5/index.htm。2019年8月15日。

20 參見香港法例：第325章「囚犯（監管下釋放）條例」，https://www.elegislation.gov.hk/hk/cap325!en-zh-Hant-HK。2019年8月5日。

21 按香港「釋前就業計畫」於1988年開始實施，至今超過二十年，參考實施經驗，獲准參與「釋前就業計畫」的在囚人士，再犯罪率甚低，足見「釋前就業計畫」的成效；在2007年至2009年期間，該計畫的成功率（即犯人在獲釋後的監管期內不再被法庭定罪的百分率）為100%，較整體受懲教署監管人士的成功率高出超過20%。香港新聞網，「釋前就業計畫」協助在囚人士早日重投社會，http://www.info.gov.hk/gia/general/201008/10/P201008100256.htm。2019年7月6日。

22 參見香港法例：第234A章「監獄規則」，https://www.elegislation.gov.hk/hk/cap234A。2019年8月7日。

23 參見香港法例：第475章「監管釋囚條例」，https://www.elegislation.gov.hk/hk/cap475。2019年7月16日。

Ordinance）[24]，明定合法的藥癮治療與康復機構。被查獲吸毒初犯時，青少年通常先執行感化教育一年，同時並由個案自行選定衛生署指定之戒毒機構住院戒毒或民間戒毒機構（如香港戒毒會（The Society for the Aid and Rehabilitation of Drug Abusers, SARDA）所屬石鼓洲康復院）進行戒毒，療程穩定後，安排個案回歸社區中途宿舍收容三個月，完成後回歸社區執行剩餘期間之社區勞動服務（社會服務令），期間內均由法院指定之感化主任（隸屬於社會福利署之社工背景專業，相當於我國法院與地檢署之觀護人）執行監督，實能兼具落實罪犯改造社區處遇的精神。香港社會重返更生成功，營造更安全與共融社會的四個主要因素，在於提供完善的更生服務、提供優質監管服務、罪犯對更生計畫的反應與改過決心，以及社會的支持。因此，我國司法保護制度為避免陷入再犯循環的困境，應妥善發揮法務部所擬定之「更生保護五大策略」[25]，以提供全方位的觀護監管服務與司法保護關懷教育；各界已經開始聚焦關注於完整的更生人社會重返與司法保護機制，除現已經由立法機關主動提案草擬送立法院審理之「觀護法」（草案）外，學界亦已注意到透過行政機關增修「毒品危害防制條例」、「保安處分執行法」與「更生保護法」等相關法制明定公約精神入法，實為未來不得不然的發展趨勢。

八、修復式正義

修復式正義（Restorative Justice）又稱社區性司法（Community Justice）或稱整合性司法（Integrated Justice），係一種以社區為機制，透過會議、調解、道歉、寬恕、賠償、服務、社區處遇等方式，回復犯罪所造成的傷害、和平解決犯罪案件的仲裁制度；應優先適用於處理輕微犯罪、惡性不大的非暴力犯罪、初犯、吸毒案件或低再犯風險者。其核心價值是，治療重於處罰、道德學習、社區參與與照顧（犯罪者等）、有尊嚴的對話、寬恕、責任、道歉與修補傷害[26]；此與我國法庭外強制調解制度較為相當。現階段法院對施用毒品犯甚少判處「緩刑」附帶「令入完成戒治」的案例，或許與國內法院尚無「藥

---

24 參見香港法例：第566章「藥物倚賴者治療康復中心（發牌）條例」，https://www.elegislation. gov.hk/hk/cap566!en。2019年6月14日。

25 更生保護五大策略：建構社會安全防護體系、培養更生人社會適應的能力、提升更生人生存與生活機能、強化更生人家庭支持功能、有效結合社會資源建立更生人保護輔導網絡。郭文東（2007），我國更生保護制度簡介，2007年更生保護學術研討會，2007年6月12日，頁13。

26 Braithwaite (2002). Restorative Justice and Responsive Regulation. New York: Oxford University Press.

物法庭」的推動觀念有關。然而，倘屬二犯以上之「五年內再犯」，即入監執行，發生成癮個案在監，未能妥善提供醫療戒治的現象，不論原因為何，均與國際毒品公約及兩公約的精神相違；忽略國際公認的藥癮疾病醫學觀點，終將徒增刑事司法體系的負擔。因此，引用此修復模式，係因我國目前推動之「毒品病患愛滋減害試辦計畫」的觀念與聯合國「第四號毒品風險管理公約」條文草案[27]，其中的一個重要關鍵要項，強調目前全球以禁止、執法的反毒模式，並不能減少毒品的消耗以及毒品相關的犯罪，須改採「選擇性制裁」方式並調整策略，提供毒品處遇的措施、教育、事後照料、回復或社會重新整合等毒品減少傷害措施的觀念不謀而合。

九、治療性社區

治療性社區（Therapeutic Community, TC）是一個沒有藥物（毒品）居住性環境，應用階級模式（資深帶領資淺者）（Hierarchical Model）與階段的治療（Treatment Stages），成員透過結構與非結構性互動來影響與藥物使用有關的態度、感知及行為，建立病人學習及內化社會規範以及發展出更有效的社交技巧，以學習改變毒品施用行為、態度與價值[28]。

Pearson與Lipton的「毒品矯治」成效後設分析[29]，針對監所的戒治處遇措施的研究結果，「治療性社區」比「軍事訓練營」（Boot Camps）[30]與「毒品焦點諮商團體」（Drug-focused Group Counseling）較能減低再犯率。Kevin[31]在美國的奧勒岡州的Cornerstone計畫和紐約州的Stay and Out計畫也有相似的結果。Anglin、Douglas與Thomas認為「治療性社區」之所以占優勢，主要是

---

27 Spivack, D., Council, S., International, B. I. o., & Law, C. (2004). A fourth International Convention for Drug Policy: promoting public health policies. The Senlis Council.

28 Hiller, M. L., Knight, K., Saum, C. A., & Simpson, D. D. (2006). Social functioning, treatment dropout, and recidivism of probationers mandated to a modified therapeutic community. Criminal Justice and Behavior, 33(6), pp. 738-759. http://cjb.sagepub.com/cgi/content/abstract/33/6/738, 2019.9.1.

29 Pearson, F. S. & Lipton, D. S. (1999). A meta-analytic review of the effectiveness of corrections-based treatments for drug abuse. The Prison Journal, 79, pp. 384-410.

30 Austin, J. B., Jones, M., & Bolyard, M. (1993). The Growing Use of Jail Boot Camps: The Current State of the Art. Washington, D. C.: US Department of Justice, Office of Justice Programs, National Institute of Justice. 「軍事訓練營」或稱「震撼監禁」（Shock Incarceration）具有提升罪犯紀律，紓緩監禁擁擠與利於社會復歸的效用。

31 Kevin Knight & David Farabee, Offender Substance Abuse Report. 請參見http://www.civicresearchinstitute.com/osa.html。2019年9月21日。

所外的追蹤輔導功能皆強於後兩者[32]。同時指出，有成效的計畫須引起吸毒者的注意與參與，其中包括：美沙冬的持續治療、藥物濫用教育訓練、治療等，始有良好成效。芝加哥Cook County的IMPACT計畫[33]於1992年1月至1999年2月依據「治療性社區」的處遇方式進行設計，453位參加的戒治者大多數是多次吸毒被補者或長期藥物濫用者，將參加的戒治者分成四組：一至三十天、三十一至九十天、九十一至一百五十天、一百五十一天以上，結果顯示：參與戒治時間的長短是主要影響再犯被補率，亦即IMPACT確能降低參與戒治者再犯被補的機率。接受三十天治療的戒治者，其再犯被補率是58%，而接受九十一至一百五十天治療的戒治者，其再犯被補率降為35%，這顯示接受治療至少九十一天以上者，其再犯被補的平均時間都延後。此種模式，我國現階段已由法務部與行政院衛生署共同推動的醫療合作模式「茄老山莊治療性社區」計畫，亦於2007年開始啟動多元化藥癮戒治方案的新紀元，已有一定的執行成效，值得期待未來與庇護性（代工）工廠的結合發展，成為社區處遇或開放式監外勞作的推廣。

十、毒品法庭

毒品法庭（Drug Courts）主要方向是希望透過多方面的監督與治療活動來改善毒癮者的狀況，同時減少毒品犯罪的再犯與減少毒品相關的司法程序與處罰，是特別為毒癮者獨立設置的司法審判程序。毒品戒治的司法或社區處遇制度，其所強調的是藉由司法或非司法的機制，協助藥癮者戒除藥癮，重建其家庭及人際關係，透過社區支持其復歸社會，重建自信，並期透過密集式觀護監督，減低再犯率。而施用毒品者由於經常有伴隨其他犯罪之情形，女性施用毒品者近年來其濫用情形亦有增加，故須廣泛研發可行的司法處遇模式與社區矯治措施結合[34]；除現行之監禁機構處遇方式外，勢須發展多元化司法及社區

---

[32] Anglin, M. D. & Maugh, T. H. (1992). Ensuring success in interventions with drug-using offenders. The ANNALS of the American Academy of Political and Social Science, 521(1), pp. 66-90; Field, G. (1989). The Effects of Intensive Treatment on Reducing the Criminal Recidivism of Addicted Offenders. Federal Probation, 53, pp. 51-56.

[33] James A. Swartz, Arthur J. Lurigio, & Scott A. Slomka (1996). The Impact of IMPACT: An Assessment of the Effectiveness of a Jail-Based Treatment Program. Crime & Delinquency, 42(4), pp. 553-573.

[34] Harrell, A., Cavanagh, S., & Roman, J. (2000). Evaluation of the DC Superior Court drug intervention programs. Washington, D. C.: US Department of Justice, Office of Justice Programs, National Institute of Justice. http://www.ncjrs.gov/pdffiles1/nij/178941.pdf, 2019.8.11.

之毒品分級處遇模式或藥物法庭（Drug Treatment Court）等制度，使施用毒品者，能逐漸在司法機關保安處分觀護與毒品危害防制中心的個案監督下，結合矯正、觀護、輔導、心理、社工、醫療及民間機構等專業人員提供適切的戒治模式，進而發展不同密集程度觀護監督的「病患性犯人」毒癮矯治處遇計畫，以避免再犯入監。

　　毒品法庭主要是爲了處理有毒品的需求而犯下非暴力犯罪（如偷竊）的複合罪名毒癮犯所成立，其透過法官等司法程序施予強制力，將公共衛生與公共安全連結在一起；好的毒品法庭除了須有健全的制度之外，還要配合外在的資源，例如不斷定期的戒治、監督與強制毒品檢驗，國際經驗中毒品法庭常有不錯的成效；透過比較一般司法程序的毒癮者與透過戒毒法庭的毒癮者，其第一年再犯的情形，顯現出毒品法庭的戒毒者再犯率低了許多。美國從1991年開始設立毒品法庭至今，至少全國已有1,621個以上的戒毒法庭[35]。澳州毒品法庭自1999年起開始實施運作，是一種監禁的替代方式，是針對毒癮者所設立的特殊法庭，律師及社福人員鼓勵毒癮者進入毒癮治療並停止犯罪。Freeman於澳州雪梨毒品法庭的研究評估指出，在整個計畫中參與毒品法庭者顯著地減少了他們毒品的使用。King與Hales針對澳州維多利亞州的評估亦發現，毒品法庭開始運作後，參與者顯著地減少他們的犯罪行爲[36]。研究[37]顯示，毒品法庭比監禁、執行緩刑或單獨進行治療有效，父母參與家庭治療毒品法庭（Family Treatment Drug Courts）可以與孩子爲件，進行更完整的治療，較傳統的兒童福利處置有更好的效果，成本效益也較佳。2008年President's Office of Management and Budget（OMB）針對SAMHSA的成人與少年治療毒品法庭補助（Adult and Juvenile Treatment Drug Court Grant Program）進行的評估結果顯示，該計畫可有效提升治療效果，防止酒精及藥物使用相關犯罪行爲；自2002年開始，SAMHSA已提供超過7,800萬美元投入於毒品法庭計畫。2008年10月，SAMHSA再補助20個新的三年期Adult Drug Courts計畫，總預算爲1,740萬美元。自1995年開始，聯邦政府司法部（Department of Justice, DOJ）也針對青少年、成人、家庭及部落毒品法庭進行企劃、執行及改良計畫提供補

---

[35] Huang, S. (2007.11.22-23). Drug Court: A Review of Concepts, Research and Evaluation. Paper Presented at the 2007犯罪問題與對策國際研討會，國立中正大學犯罪研究中心，頁75-90。

[36] Freeman, K. (2002). NSW Drug Court evaluation: health, well-being and participant satisfaction. Sydney: NSW Bureau of Crime Statistics.

[37] http://www.whitehousedrugpolicy.gov/publications/policy/ndcs09/index.html, 2019.7.8.

助。基於成人毒品法庭（Adult Drug Court）模式的成功，少年毒品法庭（Juvenile Drug Courts）的據點也逐漸增加，協助青少年解決非法藥物使用問題。ONDCP為維護高危險群青少年的健康，持續擴增Juvenile Drug Courts據點，協助其復歸家庭及社會；美國現有2,200個成人與少年治療毒品法庭據點，並持續擴增中，而新一代面臨的挑戰，如面臨退伍軍人因戰爭引起的心理壓力，物質依賴的老兵毒品法庭（Veterans Treatment Courts）；而再犯毒品法庭（Reentry Drug Courts）可協助更生人成功完成假釋，並防止犯罪及非法藥物濫用問題之復發。由於毒品法庭可有效處理急性、慢性及長期的藥物濫用問題，2009年SAMHSA的毒品法庭計畫預算為4,000萬美元，已補助87個新計畫，其中包含處理共病現象（Comorbidity）或雙重診斷（Dual Diagnosis）問題，與心理衛生及成癮問題的補助計畫。依據2019年聯合國毒品與犯罪問題辦公室出版的世界毒品報告（World Drug Report）[38]指出，2017年全球約有2.71億人前一年使用過至少一種毒品，占全球15歲至64歲的人口的5.5%，但相較於2009年使用過毒品的有2.1億人，卻成長了30%。估計有1,100萬人注射毒品，其中約有八分之一的人（140萬人）感染愛滋（AIDS）病毒，將可能藉由靜脈注射毒品傳播愛滋病毒。此外，大麻及甲基安非他命施用者亦有逐年增加的情形，但平均每7名毒癮者，僅有1人獲得治療。然而，國際上已陸續進行整合公共衛生與公共安全策略的藥物濫用處遇與司法監督模式之發展[39]改採替代性刑罰的社區處遇（如公共勞動服務等）；設置結合司法監督及治療服務，而以毒品司法轉向處遇的專業性（包含青少年及成人）「毒品法庭」[40]。

綜合以上相關處遇模式分析，反觀政府以往對於推動毒品施用者社區矯治處遇計畫方面，均不受重視；遑論防毒資源投入不足，缺乏決心、緝毒法制沒收犯罪所得、方法過於保守，以致於衍生毒源供應未絕、毒品犯再犯循環居高不下，毒品犯變成監所的主流人犯，再加上監獄人犯擁擠，不僅入監教化、戒治成效不彰，還造成入監反沾染惡習，擴大形成毒品犯罪次文化後，加深毒癮惡習，更難以解決問題。因此，勢必須加速連結矯正機關監內、監外、社區等

---

38 UNODC (2019). Executive Summary, World Drug Report 2019. United Nations Office on Drugs and Crime, https://wdr.unodc.org/wdr2019/en/exsum.html, 2019.6.26.

39 http://www.ncjrs.gov/App/Publications/abstract.aspx?ID=202154, 2019.8.21.

40 https://search1.njcourts.gov/go/?rt=1572442221341&docId=64d7cdf252a5491895488d239b3e6539&queryId=e51dc9b16ec544c98dd59acca4908e52&order=9; http://www.ncjrs.gov/spotlight/drug_courts/Summary.html; http://www.whitehousedrugpolicy.gov/enforce/drugcourt.html, 2019.8.10.

相關矯治處遇模式進行實證研究，深入瞭解較易被接受之吸毒病犯轉向處遇追蹤輔導方案，並配合醫療衛生體系公共衛生三級預防的個案追蹤模式，擴大發展國內毒癮矯治收容之中途之家及戒治村，從速建構社區修復性司法復元機制與適切的社區支持環境，始可期待社區矯治處遇成效的展現。

第二節　藥癮戒治觀護與更生人輔導模式

　　依據2019年至2021年衛生福利部指定藥癮戒治機構計有159家，其中藥癮戒治核心醫院24家，藥癮戒治醫院105家，藥癮戒治診所30家，提供社區自願戒癮個案門診、急診、住院與出院後之追蹤及轉介等服務，採用藥物及心理輔導，重建其生活方式，改善調適能力，發展自我控制，預防再次復發。國內藥癮相關戒治的服務模式，主要包括醫療、臨床藥物治療、宗教民間、社區輔導追蹤及治療性社區模式、毒品緩起訴減害／觀護計畫、毒品更生人輔導計畫、家庭支持服務方案等模式，說明如下：

一、醫療模式

　　（一）臺北市聯合醫院（松德院區）：該院主要戒治模式計有4項，1. 門診治療；2. 住院治療，以急性解毒為主，區分2階段，共約二週，第1階段以戒斷生理症狀為主，第2階段以心理治療為主；3. 團體心理治療，針對門診個案成癮但已完成解毒者，案主每週參與，並接受尿液檢驗；4. 復健治療計畫，針對門診個案成癮但已完成解毒者，持續追蹤與必要的支持與治療。

　　（二）衛生署草屯療養院：該院主要戒治模式計有4項：1. 個別門診，初診由醫師接案以與個別藥物治療和諮商；2. 特別門診，針對初診者之後的持續追蹤；3. 團體治療：針對初診者之後，依個案人數與需求，開辦不同性質的治療團體；4. 住院，視個案情況，予以四週的住院戒治，以管理為主，醫療為輔，鴉片類之毒品戒治以早期以Clonidine為主，輔以心理治療與諮商，加強衛生教育與宗教輔導。

　　（三）高雄市立凱旋醫院：以團隊醫療為主，行為治療為輔，結合社會資源，戒治模式分3階段：1. 解毒階段，戒除戒斷症候群的身癮；2. 戒毒階段：案主必須力行改變自己不良習慣，強化自我控制能力；3. 社區復健：即外宿訓

練，每週六、週日可出外返家，週一返院必須檢驗尿液，以瞭解案主藥癮行為及改善程度。

二、臨床藥物治療（Medication Therapy）模式

安非他命類藥物目前雖無專屬治療藥物，惟國際間仍積極一視同仁地推動其戒治，臨床上普遍治療原理多使用抗憂鬱、抗焦慮或是精神疾病類藥物來減緩因（甲基）安非他命戒斷症狀所引起的相關不適，戒除其主要的心癮；參照國內臨床醫師的處置，整理目前較常見的藥物對策如下：

（一）多巴胺（Dopamine）機轉

1. Aripiprazole：為近來被美國FDA核可作為治療精神分裂症用藥，藥理機制是作用在多巴胺接受器，可減緩甲基安非他命的刺激效應並預防藥癮的再復發，並可有效恢復精神分裂症病患的認知能力。

2. Bupropion：為抗憂鬱症藥物，可以有效抑制神經傳導物質多巴胺進入腦中，此一特質使其能有效治療甲基安非他命的成癮，如同被應用在其他成癮性物質的治療。

3. Lobeline：為一複合物可影響腦神經的多巴胺及尼古丁作用系統，有效減緩老鼠甲基安非他命的自身給藥（Self-Administration）症狀。

4. Perindopril：作為治療高血壓的臨床藥物，在動物模式中顯示該項藥物可增加腦中多巴胺濃度，減少多巴胺系統中的藥物毒性，美國NIDA目前正在評估其可用於治療甲基安非他命的成癮。

5. Topiramate：為作用在神經傳導系統GABA及Glutamate的藥物，目前是用做治療癲癇症，因其作用機轉，被假設可減少腦中多巴胺的釋出，改善成癮症狀。

（二）神經傳導物質

1. Baclofen：為一複合物可減少中樞神經系統中的神經傳導物質的釋放，作用機轉在GABA神經傳導系統中，在動物模式中被發現可減少古柯鹼及甲基安非他命的自我給藥症狀。

2. Carvediol、Clonidine、Atomoxetine和Prazosin：此類藥物會影響神經傳導物質正副腎上腺素的分泌，可使病患產生心情愉快，主動樂觀的回饋效應，並已通過臨床試驗可有效改善因安非他命或甲基安非他命戒斷症狀所造成的低

潮或憂鬱。

3. Sertraline：為抗憂鬱症藥物，可以阻斷神經傳導物質血清素（Sero-tonin）的傳導路徑，此一特質使其能有效治療甲基安非他命的成癮，如同被應用在其他成癮性物質的治療。

（三）認知功能機轉

1. Modafinil（莫待芬寧）：國內列為第四級管制藥品，為一經美國FDA核准的非安非他命類刺激藥物，多用於治療嗜睡症、注意力不足過動症、阿茲罕默症所造成的認知能力缺陷、及精神分裂症所造成的負面症狀，優點有(1)作用機轉與毒品的機轉類似，可有效減緩甲基安非他命的渴望症狀；(2)可能濫用的機會微乎其微，甚至不會造成成癮；(3)可能可以改善注意力、警覺度及認知功能；(4)可能具有抗憂鬱的療效；(5)藥效長且可維持四個月。

2. Rivastigmine：由於其藥效能有效加強病患所缺失的認知功能，後經FDA核准治療阿茲罕默症所引起的痴呆，而安非他命及甲基安非他命的戒斷或是長期禁制都會引起某些程度上的神經性認知功能障礙或缺損，因此該藥可協助病患減少認知功能的退化，以便能有效接受恢復治療。

三、宗教戒治模式

（一）財團法人基督教晨曦會：戒治模式分3階段：1. 生理復健：約三個月，給予營養、運動，培養健全體能，並由工作與勞動建立自信心與自我肯定；2. 心理復健：藉團體生活，學習如何面對自己和與人接觸，促進思考的合理化；3. 靈理復健：相信生命是美好的，人生的價值止於眞善美。

（二）財團法人基督教花蓮主愛之家：透過彰顯基督之博愛，從事藥酒癮戒治、家庭變遷、學生課業、心理障礙之輔導，針對12歲至60歲個案施於心理輔導、職業訓練與社會重建為宗旨，以「更專業化、個別化」的精神幫助個案找到（建立）優勢，助人脫離成癮挾制，以喚回生命的自主權為宗旨，秉持基督教信仰作為教化主幹，導引心輔及技訓課程連結各項社會福利資源以及職訓就業服務，提供物質成癮者整合協助，重新出發（表3-12-1）；戒治模式採取三位一體（社會、身體、心理）的宗教全人治療、復健，及靈性的啓發，幫助遠離藥物、朋友與不良環境，建立自尊、減低自我罪惡感，使其重新接納自我，重新站立面對社會；更專業化、個別化的幫助個案找到（建立）優勢，連

表3-12-1　主愛之家個案輔導階段

輔導階段	第一階段身體調適期：（1～4個月） 注重身體機能恢復，作息正常、心情平靜、感覺被接納、認同、同理、信任、有歸屬感。
	第二階段心理治療期：（5～8個月） 注重自我探索與認知，從自覺自發中重新出發。
	第三階段心靈建設期：（9～12個月） 重視靈命深根與建造，培育自尊與自信。
	第四階段社會接觸期：（一年後） 透過工作職場發掘隱性問題，進行職業輔導，幫助學員順利回歸社會。

結各項社會福利資源以及職訓就業服務，提供物質成癮者整合協助，重新出發。

　　（三）財團法人屏東縣沐恩之家：採取社區型治療模式，以信仰為核心透過福音全人戒毒模式，協助藥物濫用、酗酒成癮者認識耶穌基督，提供愛、陪伴、勸戒，協助藥癮者靈性上的復原，達到全人健康成為新造的人（圖3-12-1），尋回自我價值，回歸家庭及重返社會。

　　其在幫助戒治者戒斷時不用藥物戒治的目的是，為了讓他在經歷戒斷痛苦時，可以體會神的大能以及自己成癮的不當行為，秉持「不靠藥物，不憑己力，只靠耶穌」。引導戒者認識真正的生命本質、靈性的內涵，進而知所警惕，自動停止犯錯，悔改認罪，擁有一個完整的品格，平穩踏實地復歸社會。

　　其他類似機構，尚有財團法人伯他茲教育基金會、財團法人基督教台中更生團契、財團法人高雄市私立慈暉關懷學園、社團法人台灣世界快樂聯盟、歸回團契、恩福會中途之家、芬蘭差會等，型態相當多元而各有特色。

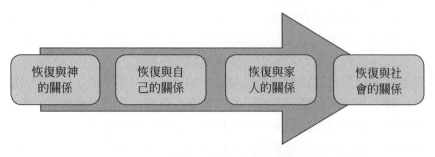

恢復與神的關係　　恢復與自己的關係　　恢復與家人的關係　　恢復與社會的關係

圖3-12-1　沐恩之家全人康健服務模式

四、社區輔導追蹤及治療性社區模式

　　為繼續鼓勵醫療機構擴大合作，衛生署持續發展「社區輔導追蹤及治療性社區模式」計畫；委託「衛生署八里療養院」，以「個案管理」模式為基礎，整合專業資源，強化個案持續戒治，發展「社區輔導系統」，包括5大處遇方式，分為「替代療法」、「一般輔導」、「治療性社區」、「社會資源連結」、「醫療照護」（圖3-12-2），運用本土藥癮戒治模式，進行社區追蹤治療，建構個案管理之社區支持系統與服利服務資源轉介網絡，以期降低再犯；另一方面亦開辦「美沙多藥癮減害門診」於中和門診部設立服務據點，徹底執行「毒癮治療，一個也不能少」的理念，針對個案進行個別治療處遇。

　　由於長期居住性治療所使用的治療方法為治療性社區，在歐美已被廣泛使用，因而，2006年9月12日衛生署與法務部共同簽訂「藥癮戒治暨社區復健計畫——法務與醫療之合作模式」，由衛生署草屯療養院」於2006年12月26日成立「茄荖山莊」（以臺中監獄草屯分監舊址設立）實施毒癮戒治社區復健，發展「治療性社區」及「社區追蹤輔導」模式，設立全國第一家藥癮治療性社區「茄荖山莊」，收治離開監獄、戒治所之吸毒犯與染毒成癮的民眾。該社區是無藥物（Drug-Free）及司法強制性的居住性治療機構，透過結構性及非結構

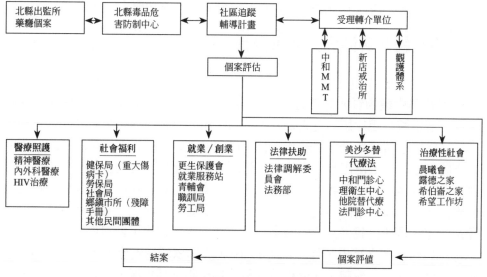

圖3-12-2　衛生署八里療養院社區輔導追蹤

性活動，應用等級制度模式的治療階段，以反應病人的個人（Personal）及社會（Social）責任，促使物質成癮者改變其認知、態度及行為，學習及內化社會規範，發展更有效的社交技巧，以重新建構其人生觀與價值觀，使其具備在社會生存的能力。並透過各種團體的過程以產生同儕影響力，有助於病人個人學習及內化社會規範以及發展更有效的社交技巧，TCs與其他治療模式的不同在於TCs應用由治療者與病人共同組成的生活團體，其治療主要在促使成員逐漸增進社會化態度、行為、及責任的程度，並改變個人對使用藥物的態度及行為，提出個人在社會、教育、職業、家庭及心理的需求，再協助解決；並為延續治療，發展藥癮戒治「個案管理師」，建立醫病關係，淡化降低司法色彩，舉辦家屬座談會，以提升個案追蹤輔導意願；並藉由醫療、心理、社工、職能等專業人員及社會資源，協助有毒癮之民眾，完成生理及心理毒癮戒治療程，進而擺脫毒害。藥癮治療性社區的觀念強調完全戒除（Abstinence），可使毒品施用者學習或重新建立健康的功能、技巧及價值；其治療哲學在於「全人的改變」，且戒毒的工作並非僅止於讓個案停止吸毒，同時重新獲得身體上及情緒上的健康，達到復健的功能，透過自助（Self-Help）與互助（Mutual Self-Help），完成個人自我治療，使其具備技巧及能力，以處理生活遭遇之各種問題，並恢復正常的生活型態，才能達到完全戒毒的目標；因此，如何透過復原者戒毒過來人的帶領，建構山莊居民的社區文化，並找出建立持續維持正向治療的行為監督者角色，將是學習改變、環境重塑、成功與否的關鍵。

五、毒品緩起訴減害／觀護計畫

為建構之鴉片類物質（以海洛因為主）成癮者之司法與醫療合作照護模式，提升鴉片類物質成癮者之社會適應，改善家庭與人際關係、增加工作穩定度，並為減少鴉片類物質成癮者因持續使用非法物質而衍生犯罪問題，臺南地方法院檢察署遂率先運用緩起訴金，自2006年9月1日起即與臺南縣政府毒品危害防制中心、臺南市政府毒品危害防制中心、衛生署嘉南療養院、勞委會職訓中心、就業服務站等共同合作推動「減少毒癮者對社會治安危害的醫療更生方案」，以支持海洛因毒癮者以美沙冬藥物實施替代療法，其替代療法實施對象之選定，依法一犯仍需踐行觀察勒戒或強制戒治程序，針對檢察官受理偵查二犯施用海洛因之被告，且符合DSM-IV鴉片類依賴診斷標準，經精神醫師鑑定，確屬長期吸毒成癮，非使用替代療法無法防制其再度吸食之重度毒癮者，

經專業評估篩檢，並同意接受本方案時，檢察官即給予緩起訴二年，（除經向地檢署或警局自首，並符合收案條件者，命其向指定之公益團體支付約50,000元處分金；長期施用鴉片類毒品，經告發或移送，並符合收案條件者，檢察官予以緩起訴處分，並命其向指定之公益團體支付約100,000元處分金），並命令被告應立即接受六個月的替代（維持）藥物治療及心理治療12次，使毒癮者服用美沙冬（Methadone）替代對海洛因的渴求與依賴，減少毒癮者為購買及施用海洛因而造成的社會治安危害（衍生性犯罪），重建毒癮者的生活型態與生產能力，發展出毒品犯受保護管束人醫療戒癮模式。

　　地檢署緩起訴毒品減害試辦計畫執行美沙冬藥物實施替代療法之療程，依「刑事訴訟法」規定，緩起訴期間為一至三年，而本計畫緩起訴期間規定為二年，履行期間為一年。其執行方式說明如下：（一）檢察官訊問時，對於符合地檢署收案條件者進行緩起訴處分程序：給予緩起訴二年，並命令被告應於緩起訴履行期間一年應至指定之醫療院所接受替代性維持藥物治療並向觀護人報到。（二）觀護人除約談外，並安排被告參加心理治療12次及不定期採尿。（三）醫療院所定期向地檢署報告被告接受醫療情形，並副知觀護志工協進會：申請醫療費用。（四）醫療院所於療程開始第九週即對被告個案進行第一次療效評估，爾後每隔十二週評估乙次，以調整處遇作為並告知觀護人，若為治療完成，觀護人仍接續追蹤輔導至一年；療程中，若被告不履行或無法進行療程，醫院即應檢具相關事證，通知觀護人進行處理（包括報請撤銷緩起訴）。（五）被告完成療程並經觀護人追蹤輔導及不定期採尿，即履行完成緩起訴處分命令，觀護人將案卷移執行科進行緩起訴剩餘期間的觀察，觀察被告是否再度施用毒品或犯罪；若被告再度施用毒品或犯罪，則報請撤銷緩起訴。按「刑事訴訟法」與「毒品危害防制條例」相關規定，被告緩起訴執行期間，毒品減害療程達一年，若經醫生評估仍有成癮症狀，仍需持續治療，但因限於法律規定必須停止療程，而後續的轉介機制，用以各替代治療執行機構規劃之自費方案，接續推動銜接。

六、毒品更生人輔導計畫

　　為推動社區「毒品犯輔導計畫」，法務部透過毒品犯出所後銜接至地方「毒品危害防制中心」，擴大戒毒處遇實施對象，以期全面降低毒品再犯率，透過毒品犯受刑人基本資料及毒品施用情形等相關資料的蒐集與評估，在監及

出監前兩階段，落實個別、類別教誨，各監所並結合各地更生保護組織，主動廣納社會資源及引進各地衛生局或醫療機構，提供戒毒輔導方案或戒癮相關衛教講座，同時配合「毒品病患愛滋減害計畫」，對於施用鴉片類毒品受刑人，於其出監前三個月加強相關衛教宣導，及協助辦理替代療法之收案評估前置作業，惟亦未擴及其他種類施用毒品者轉介相關藥癮戒治服務，造成安非他命毒及其他毒品成癮者無法受惠的遺珠之憾。再者就社區追蹤輔導策略，矯正機關原已針對每一毒品犯受刑人於其出監前完成毒品再犯危險性評估表，以作社區追蹤輔導策略之參考；惟完成的毒品犯受刑人相關資訊，限於獄政個人資料保護法制與專業人員權限，尚未能廣為納入「毒品成癮者單一窗口服務」提供毒品危害防制中心相關從事輔導人員運用，包括（一）直間接調查報告表；（二）犯次認定表；（三）毒品犯受刑人評估表；及（四）毒品再犯危險性評估表等，建議修法訂定管理機制。

目前係於出監時以紙本文件函知受刑人戶籍或住居所在地相關單位，作為社區追蹤輔導之銜接使用（圖3-12-3），作法如下：

（一）**期滿出監者**：監獄於受刑人期滿出監前一個月，經個案同意由更生保護分會保護者，將資料交由各更生保護分會持續追蹤，經其篩選後認為係高再犯危險者，應與各地毒品危害防制中心聯繫，共同研議進行後續追蹤輔導或轉介事宜。另個案不同意由更生保護分會保護者，直接將相關資料交由毒品危害防制中心進行後續追蹤事宜。

（二）**假釋出監者**：監獄於獲知受刑人即將假釋出監，將資料交由各檢察署觀護人室展開社區監督、輔導，經其篩選認為係高再犯危險者，應與各地毒品危害防制中心聯繫，共同研議進行後續追蹤輔導或轉介事宜。

（三）**高再犯危險者**：期滿或假釋出監而具高再犯危險者除交由上述更生保護分會、觀護人室外，並直接將相關資料交由毒品危害防制中心進行後續追蹤輔導及轉介醫療（如參與草屯治療性社區復建計畫、替代療法，或其他醫療處遇）、社政、警察、教育等機構予以協助。

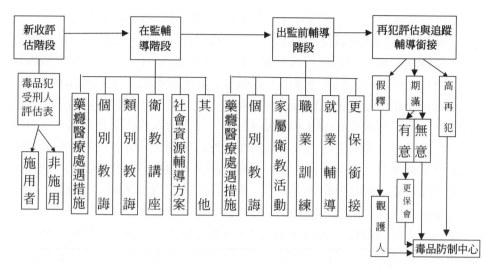

圖3-12-3 毒品犯受刑人輔導流程

七、家庭支持服務方案

多數毒癮者面臨家庭關係惡化、溝通不良，家庭功能不彰等問題；而毒癮者家屬亦承受巨大身心壓力及生活困頓之情狀，導致家庭失去正常運作功能。然而家庭支持對於戒毒成功與否具有關鍵性影響，家庭及家人的關懷與支持，在吸毒者戒治過程中更是扮演舉足輕重的角色，為增進戒毒者復歸社會之重要力量。為改善毒癮者之家庭關係及家庭功能，建構毒癮者家庭支持系統，衛生福利部補助各縣市政府及民間團體辦理家庭支持服務方案，連結地方毒品危害防制中心，辦理內容如下：

（一）運用社工專業人力進行毒癮者家庭關懷訪視，實地瞭解毒癮者及其家庭需求及問題，訂定服務及處遇計畫。

（二）依據毒癮者家屬之個別需求，解決毒癮者家庭生活危機，提供毒癮者及其家屬各項社會救助、急難救助及相關福利服務。

（三）辦理毒癮者家庭支持或互助團體，引導家屬適當地宣洩情緒及釋放心理壓力，強化陪伴毒癮者動機，並藉由團體成員間經驗分享、互相交流以獲得增強的能量。

（四）辦理各項家庭維繫及支持性服務活動（含親子講座），鼓勵毒癮者

家庭成員共同參與，增進毒癮者及家人互動及親密度，共同紓解壓力。

（五）結合民間團體及社會福利資源，提供民生物資、食物銀行、經濟協助及各項關懷服務。透過戒毒成功專線0800-770-885、113兒少保護通報專線電話、1957社會福利諮詢專線等提供高風險家庭家屬相關社會福利諮詢。

未來將持續加強連結各縣市政府社會局（處）資源，除提供經濟協助、社會救助資源外，並連結高風險家庭服務方案、兒少社區預防服務方案，及各項福利服務措施，以提供毒癮者及其家庭多元性的服務。另外，培力並結合民間團體推動毒癮者家庭支持服務方案，重建、修復毒癮者與家庭的關係，強化家庭支持服務量能，更將鼓勵各直轄市、縣（市）政府以區域聯防的概念，辦理毒癮者家庭支持服務，提供家屬就近參與的機會，提高資源可近性。

聯合國前秘書長Kofi Annan曾指出，「無毒世界」是沒有可能的，應集中確保毒品的禍害減至最低，主張效法德國「針頭交換計畫」，降低愛滋病感染率[41,42,43]。WHO強力支持為防治愛滋，在監獄內實施美沙冬替代治療法，且已列入必備藥品清單中[44]。然而，配合醫師的診斷、服用的劑量及治療期間等均是重要因素；倘受刑人每天接受80 mg或更高的劑量，比服用低劑量或只在部分刑期間服用，有更好的效果[45]，當然前提是，必須確定受刑人並未在監內服用毒品。而參與美沙冬替代療法的毒癮受刑人，再犯的意外死亡與罹患傳染病、甚至再犯入獄，亦較少發生[46]，監內生活狀況較為穩定，自然也比較透明化監所的運作情形。綜合歸納，全世界已在監獄內提供美沙冬替代療法服務的國家，至少包括澳洲、奧地利、加拿大、丹麥、英國、愛沙尼亞、法國、德

---

41 Greenberg J. (2016). Former U. N. Secretary General Kofi Annan says the war on drugs has failed. http://www.politifact.com/global-news/statements/2016/apr/22/kofi-annan/former-un-secretary-general-says-war-drugs-has-fai/, 2019.5.11.

42 Glenza J. (2016). UN backs prohibitionist drug policies despite call for more 'humane solution', https://www.theguardian.com/world/2016/apr/19/un-summit-global-war-drugs-agreement-approved, 2019.8.12.

43 Chalabi M. (2016). The 'war on drugs' in numbers: a systematic failure of policy, https://www.theguardian.com/world/2016/apr/19/war-on-drugs-statistics-systematic-policy-failure-united-nations?CMP=Share_iOSApp_Other, 2019.9.5.

44 WHO, UNODC, & UNAIDS (2004). Substitution Maintenance Therapy in the Management of Opioid Dependence and HIV/AIDS Prevention. Geneva, Switzerland: WHO.

45 Dolan, K., Hall, W., & Wodak, A. (1996). Methadone maintenance reduces injecting in prison. British Medical Journal, 312(7309), pp. 1162-1163.

46 Dolan, K., Shearer, J., White, B., Zhou, J., Kaldor, J., & Wodak, A. (2005). Four-year follow-up of imprisoned male heroin users and methadone treatment: Mortality, re-incarceration and hepatitis C infection. Addiction, 100, pp. 820-828.

國、伊朗、愛爾蘭、吉爾吉斯、盧森堡、荷蘭、波蘭、葡萄牙、波多黎各、蘇格蘭、斯洛維尼亞共和國、西班牙、瑞士、美國等22國以上。另至少有8個國家在監獄內提供清潔的注射針具及設備給靜脈注射毒品之受刑人；1992年，瑞士監獄的清潔針具計畫，由一位服務於監獄內的醫師開始分發清潔針具，提供給有注射毒品的受刑人；於1994年，開始由公家單位推行的清潔針具計畫一所女子監獄中實施，針具係經由自動販賣機提供，追蹤此計畫的評估成效呈正向結果。監獄的針具交換計畫就因此而開始擴展到瑞士的7個監獄[47]。同時，提供清潔的針具並未導致監獄內注射毒品使用的增加[48]。

　　整體檢討監所中推行減害計畫的爭論，其實在於早期監獄衛生體系內提供的（特約）醫療服務不足，導致收容人健康權無法得到保障；惟臺灣已於2011年二代健保（全民健康險法修訂將矯正機關收容人納入健保）後，全臺灣6萬5千餘名監獄收容人納入健保照護體系，與全民同享健保醫療權益，已成為世界第四個在全國範圍內達成「監所健康主流化」（Mainstreaming Health Care In the Prison）的國家之一，朝WHO所倡議的「健康監所」（Healthy Prisons）邁進了一大步[49]，不僅帶動監所收容人醫療衛生資訊化，且達成提供監內與社區醫療條件均等（Equivalence）的就醫環境。並自2013年1月1日開始實施，由中央健康保險署依據「全民健保提供保險對象收容於矯正機關者醫療服務計畫」，每期程三年，徵求健保特約醫療院所（依據51個矯正機關區位、自2016年1月1日起，進行第2個三年期程，完成34群）承作醫療團隊之特約，提供保險對象收容於矯正機關者醫療（西醫、中醫、牙醫）服務，因此，已能基於矯正機關犯罪矯治、安全管理需求，滿足收容人健康照護與轉診必要時後送戒護外醫的需要（Need）。然而，另一方面清潔針具交換計畫雖可以減低毒品的需求量，並透過諮商預防，但也可能造成針具的氾濫與其他傷害。監獄衛生科有必要建立管理常規作業標準，進行獄中毒品、疾病檢測計畫，並加強流行病學的教育訓練與人才培訓，建立監測管理系統，才能避免可能發生感染的危險，須有更完善的監獄人員專業訓練，才能提供在監獄中、出獄後所需要的延續加

----

47 Lines, R., Jurgens, R., Betteridge, G., Stover, H., Laticevschi, D., & Nelles, J. (2004). Prison Needle Exchange: Lessons from a Comprehensive Review of International Evidence and Experience. Toronto, Canada: Canadian HIV/AIDS Legal Network.

48 Jacob, J. & Stover, H. (2000). The transfer of harm-reduction strategies into prisons: Needle exchange programmes in two German prisons. International Journal of Drug Policy, 11, pp. 325-335.

49 陳孝平、黃三桂、黃靖婷、鍾志宏、許明慈、陳竹上（2016），我國收容人納入全民健保——一個以國際文件分析級初步證據為基礎之正評估。矯政期刊，5期，頁75-103。

強照護與有效的轉介輔導，如同學校衛生服務設置校護一般，係爲滿足服務對象基本需要而存在，因此必須與時俱進，提供所需的相對的服務。同時，就提供多元化的治療照護選擇，滿足不同病患的需求而言，提供替代治療藥物美沙冬、丁基原啡因（Buprenorphine），作爲鴉片類毒品成癮者第二種治療服務選擇，已是先進國家衛生服務供給的義務與趨勢。

第三節　藥癮減害社會心理治療模式

學理上對於藥癮病人的整合性治療，包括一、去毒期：解毒與症狀治療、心理治療、增強改變動機。二、維持期：替代藥品、戒癮藥品，預防再用之認知行爲治療、行爲治療：暴露情境下不用之訓練（消除作用）。增強戒癮行爲或相關好習慣（增強作用）、增強服藥行爲。三、持續期：結合學業、生活輔導、家族心理治療、宗教治療、職業輔導，擴大治療之影響面。因而，除前述各醫療、臨床與實務模式外，再歸納我國常用社會心理層面的藥癮戒治主要有下列模式，或獨立，亦或採取合併實施，包括個別藥物諮商（Individual Drug Counseling, IDC）、團體藥物諮商（Group Drug Counseling, GDC）、認知療法（Cognitive Therapy, CT）、支持性療法（Supportive-Expressive Therapy, SE）；美國國家藥物濫用研究所（NIDA）出版的Therapy Manuals for Drug Addiction Series: Individual Drug Counseling報告，藥物諮商（Drug Counseling, DC）的戒治過程，基本上可以區分成四個階段，包括藥癮戒治初期、早期藥癮戒除、藥癮戒除成果的維持、晚期復健。因此，藥物諮商相較於傳統醫療系統的精神療法的優點爲，一、可快速達到短期戒治目標；二、可有效地改善病患行爲；三、戒治的目標與晚期復健直接相關；四、戒治過程主要著重病患當前狀況。由於專業領域及學派的不同，分類的方式相當紛雜，茲歸納區分爲心理治療（Psychological Therapy）、認知治療、行爲治療（Behavioral Therapy）如後：

一、心理治療[50]

　　心理（分析）治療是係指在治療關係中運用心理學方法，協助個案（或團體）獲得更大的心理效能，或是改變在情緒、認知或社交上無效，或適應不良的情感、處境、態度與行為。提供個人、團體、組織或一般大眾任何涉及運用瞭解、預測、以及影響行為的心理學原則、方法與程序的心理服務；例如有關學習、知覺、動機、情緒以及人際關係的原則；動機晤談、行為改變、諮商與催眠，以及安排、執行與解釋心智功能、性向、態度、性格特質、情緒以及動機衡鑑的方法與程序等，運用前述原則、程序與方法（的任務），並包括對於心理問題與情緒、心智異常之個體（或群體）的診斷、預防、治療與改善緩解。故而，臨床心理師重視學習、知覺、情緒、動機、人際關係等歷程行為的分析，運用已建立之心理學原則、方法與程序，提供心理診斷、預防、治療與改善緩解服務，以增進個案的生命福祉。心理分析的治療在於協助案主覺察潛意識的動力及衝突，過程著重於緊繃情緒的宣洩（Catharsis），聚焦在以往發生的事件，而非「此時此刻」的現實情境，與認知及行為療法的「對質方式」（Confrontation），著重在此時此刻（Here and Now），非常不同的。

二、認知治療[51]

　　認知治療是60至70年代興起於美國臨床心理學的一種治療方法，基本原理認為個案的偏差思考與不正確的認知過程，導致不良行為與情緒反應，因此，針對個案的認知及不良的假設或信念進行治療，以促使案主改變。著重在使用認知脈絡架構來詮釋，檢視及調整雙方的認知差距，然而，要瞭解及修正認知歸因的謬誤，往往須推敲瞭解個案兒童期所形塑的核心信念，並使個案瞭解及產生動機修正認知歸因的謬誤，即可達成治療改變的目的。此治療方法已運用於改善憂鬱症患者的情緒、認知與行為。Training & Consulting in Behavioral Health專家Mr.Jerry Shulman提出認知治療的運用技巧常依詢6個步驟，來逐步改變案主的想法：（一）讓患者瞭解負面想法會影響一個人的情緒變化與行為反應；（二）注意患者常出現哪些負面想法；（三）讓患者瞭解他的負面情法

50　https://www.healthcareconferencesuk.co.uk/psychological-therapies-2019. http://www.devonpartnership. nhs.uk/fileadmin/user_upload/publications/info/Psychological_Therapies_Leaflet_2006.pdf, 2019.8.7.

51　https://wcbct2019.org/, https://beckinstitute.org/, 2019.8.5.

是如何影響他的情緒變化與行為反應；（四）找出證據來證實患者的想法是無根據或不合事實的；（五）使患者學習用新的、較客觀的、較真實的看法來取代他原本的負面、悲觀想法；（六）找出患者容易產生負面想法的信念、假設或架構，並加以修正。

三、行為治療

行為治療顧名思義，即在運用行為技巧來改變案主，達成治療的目的，運用行為技巧的治療者，則採取下列3種常見的方式：（一）活動計畫表；（二）社會技巧訓練；（三）肌肉放鬆訓練引導想像。

認知治療者也使用了行為治療的技巧，來企圖改變患者的行為，並希望藉此能夠改變患者的負面想法。行為治療在改變單項成癮疾病行為時，是非常快速且有效的，但在面對以「全人」（Whole Person）為恢復改變的對象時，就不一定是那麼有效，雖然此種療法可以增加治療目標的明確性，但對於一個完整的「全人」改變是需要以生理、心理及社會（Bio-Psycho-Social）等各方面評估，或是結合醫療及社會學習等方式合而為一的概念，仍有相當差異。

統合運用認知行為治療（Cognitive Behavioral Therapy, CBT）[52]模式使用於戒癮治療時，依據臨床實務經驗，有幾項重要的參考原則：（一）強化個案戒癮的動機及使用後的理性效益評估；（二）傳授個案對應技巧及危險情境因應；（三）改變個案經驗，增強正向連結；（四）提升個案阻抗耐受能力，管理負向情緒；（五）擴展人際社交網絡判斷及處理促使他自己去使用毒品的危險情境增加個案的社會支持關係。

其中戒癮治療的概念最常運用於認知行為治療模式，包括：（一）自我效能訓練（Self-Efficacy），亦即吸毒者有能力判斷、處理使用毒品的危險情境，可對抗渴癮（Craving）時的歷程；（二）預期效益（Outcome Expectancies），亦即吸毒者期待從使用毒品中得到預期滿足，特別著重提醒負向效益的認知評估；（三）歸因（Attributions of Causality），亦即指吸毒者易將使用毒品歸咎於內外在因素，依據所列歸因加以駁斥與再建構；（四）抉擇歷程（Decision-Making Processes），亦即使用或復發均是吸毒者綜合抉擇的結果，故必須強化初始吸毒意念的再辨識拒絕歷程。

---

52 Thomas A. Richards. Comprehensive Cognitive-Behavioral Therapy For Social Anxiety Disorder. http://www.socialanxietyinstitute.org/ccbtherapy.html, 2019.9.1.

四、行爲改變技術原理

依據國內行爲改變技術的理論，列舉常見的3種，包括：（一）操作性制約取向論，運用增強、處罰、厭惡原理及逃離、躲避制約方式等；（二）認知行爲改變論，運用想像減敏、情理治療、自導訓練（Self-Instruction Training）等；（三）社會學習論，模仿原理、生活技能訓練等。成癮疾病治療由於較爲注重行爲誘導的手法，因此區分爲諮商（Consulation）、行爲改變階段模式（The Stages of Change Model）、十二步驟（12-Step Programs）觀念分別說明；行爲改變技術只是一種手段的運用，參與、鼓勵、關懷才是成敗關鍵，且以「最大助益、最小傷害」爲最重要之原則，多應用於提升有效的照護服務。

（一）諮商模式（Counseling Model）

傳統的運用的心理（分析）治療諮商模式，包括：1. 古老使用的命令或禁止方法。2. 利用訓戒、誓約或公開承諾，約束個案，但不易導致眞正的轉變。3. 常用再保證、鼓勵及自我暗示法，但暗示可能會加強當事人的動機；而經常性的否定對於結果的暗示，有時候反而變成壓抑的因素。由於此與治療者經常使用期待個案公開承諾的方式，去接納再保證的相關辭令詞句相佐，因而個案的承諾可靠性恐將逐漸降低。4. 淨化法則採用宗教最常用的古老方法，如天主教懺悔室，個案將本身問題講出來，給予明確的接納與支持，是很有幫助；亦如精神分析的宣洩法也相當接近，可以擺脫所意識到的恐懼或罪惡感。5. 諮商員介入勸告與說服。6. 說明或解釋。而新的諮商模式則著重在個案的自主性、協助其成長、焦點多放在情緒因素、情境、感情、並重視現在，要求以同理心、積極性的尊重、忠實等，作爲運用的技巧，對於初期介入，取的個案的接受，是相當重要的一部分。

（二）行爲改變階段模式

美國馬里蘭大學（University of Maryland）教授Professor Carlo C. DiClemente導引Prochaska、Diclemente與Noncross等學者，發展的跨理論模式（Transtheoretical Model）及行爲改變階段（介入）模式（The Stages of Change Model）指出，一個人在改變其與健康有關之行爲時，可能處在幾種分離式的改變階段之一（Five Discrete Stages of Change），包括1. 沉思前期（Precontemplation）：個案不認爲自己需要改變（Nointention to make Behavior Change）；

2. 沉思期（Contemplation）：思考是否要改變（Considering a Change in Behavior）；3. 準備期（Preparation）：決定要改變（Making Small Changes in Behavior）；4. 行動（Action）：採取改變行動（Actively Engaging in the New Behavior）；5. 維持（Maintenance）：持續改變達成目標停止（Sustaining the Change Over Time）；其後亦有提及，個案可能維持戒除（Abstain），但亦可能行為改變停滯而復發（Relapse），又重從回到再繼續使用的狀態，所以仍然有可能須循路徑，重新幫助個案開始。行為改變互動是逐步漸進的，而不是一蹴可及的，本質上是一種問題解決的技巧。此與菸、酒、毒品等物質濫用成癮之早期介入的行為改變治療手法幾乎相似，防治機構或人員涉及不同的專業領域，可以整合運用，對於不同物質在高度成癮下的治療機轉，可能會涉及不同物質作用的影響不同，必須專業人員再介入個別治療加強處遇，多重物質成癮的影響介入亦然，即亦，不同的程度的成癮應有不同的方法介入，比較能有具體顯著的成效。

1. 階段性的戒癮技巧

　　然而，對於不同階段的戒癮者應給予不同的教育技巧，包括(1)自我覺察度提升（Consciousnessraising）；(2)減輕負面情緒（Dramatic Relief）；(3)生活環境總體營造（Environ Mentalreevaluation）；(4)自我珍視（Self-Reevaluation）；(5)公開性的自我承諾（Self-Iiberation）；(6)外在誘因（Contingency Management）；(7)社會支持（Helping Relationships）；(8)替代方案（Counter Conditioning）；(9)環境線索重新安排（Stimulus Control）。透過以上說明，不難瞭解處在不同階段的毒癮者所需要運用的策略與方法不同，巧妙而正確的導入，則可以強化戒癮行為的改變，加速進入到下一個階段，事半功倍。

2. 恢復階段的戒癮技巧

　　特別是就即將到達恢復的階段，常用的戒癮技巧，包括(1)以「行為損益表的應用」、理性抉擇，比較用藥前後的不同，創造不一致，以突顯動機；(2)引導個案自己說出改變的意願，使用回應式的傾聽及應用同理心等方式；(3)使用開放式問題；(4)給予肯定；(5)協助個案瞭解，一次的意外或者戒癮過程中的再復發是一種「學習的經驗」，不僅此種學習的經驗不被期待，且應極力避免，但是必須接受及面對復發的可能性；(6)諮商技巧的應用，如肢體語言及口語的應用、非結構式的邀約、探索、要求澄清、重覆語意、情緒回應、總結歸納或行為、反應其信念、技巧性的對質、合理的誇大、解析、資訊提供

等；亦可重覆或結合前述認知與行爲治療的技巧，以鞏固強化個案的信念，避免復發再犯。

（三）十二步驟觀念

以匿名戒酒團體（Alcoholics Anonymous, AA）所倡導的，由上帝來協助做主（Let Go. Let God.）的概念爲例，此概念挑戰了一個常見的不合理的想法，亦即「每件事均需在我們的控制之中」；藉由個案接受無法掌握每件事的事實，進一步協助個案瞭解他對酒精或其他藥物使用的自我控制力，已不是他自己所能控制，然後再引導個案接受新的方法，或架構新的想法來改變先前有害的行爲模式。

此類的常見自助團體（Self-Help Support Groups），如匿名戒毒團體（Narcotics Anonymous, NA）、CA（Cocaine Anonymous）或MA（Marijuana Anonymous）等12步驟觀念的計畫，並發展戒治（除）後的復建計畫，協助患者改變觀念及行爲避免藥癮復發，教導患者生存技能及問題解決方法，以加強重返社會的自信。依據匿名戒酒團體（簡稱AA）盛行已久之自助戒癮療法，實施計畫的12個步驟（The 12-Step Programs of Nicotine Anonymous），分別爲：

1. 我承認自己已無能力控制成癮行爲，並且我的生活已變得一團糟。（We admitted we were powerless over nicotine that our lives had become unmanageable.）

2. 我相信有一位較我能力更大的，能恢復我的理智的天主。（Came to believe that a Power greater than ourselves could restore us to sanity.）

3. 我決定將自己的意志及生命交給天主。（Made a decision to turn our will and our lives over to the care of God as we understood Him.）

4. 對自己做一番勇敢無畏的道德檢查探索。（Made a searching and fearless moral inventory of ourselves.）

5. 向天主、自己及別人承認我眞正的過錯。（Admitted to God, to ourselves, and to another human being the exact nature of our wrongs.）

6. 我充分預備好，讓天主除去這些個性中的缺陷。（Were entirely ready to have God remove all these defects of character.）

7. 我謙虛地請求天主除去我所有的缺點。（Humbly asked Him to remove our shortcomings.）

8. 我列出自己曾傷害過人的清單，並願意作出補償。（Made a list of all persons we had harmed, and became willing to make amends to them all.）

9. 我願直接主動地給這些受傷的人補償，除非如此做會更傷害他們或其他人。（Made direct amends to such people wherever possible, except when to do so would injure them or others.）

10. 我繼續檢視自己，一旦發現錯誤便立刻承認與更正，不欺。（Continued to take personal inventory and when we were wrong promptly admitted it.）

11. 我透過祈禱、默想和讀經，來增進與主的接觸，並且以祈禱明白他對我的旨意，並得到能力來完成這些旨意。（Sought through prayer and meditation to improve our conscious contact with God as we understood Him, praying only for knowledge of His will for us and the power to carry that out.）

12. 在實行這12步驟後獲得靈魂上的醒悟，我要盡力將此重生的信息帶給其他仍在成癮中的人，並在生活中全面實行所學的原則。（Having had a spiritual awakening as the result of these steps, we tried to carry this message to nicotine users and to practice these principles in all our affairs.）

自助團體的運作者為成員本身，而非治療機構，且自助團體可為特殊需求的患者提供聚會，某些團體也提供網路交談或聚會，許多治療方案都會建議或要求患者參加自助團體，參加後可以結交協助維持康復狀態的新朋友，至於聚會的次數，則依治療方案的配合需要而異；許多方案會要求參加者「在九十天中參加90次聚會」，如AA與NA。某些治療方案會鼓勵個案尋找「支持伙伴」，即已經進入團體一段時間而可提供個人支援和建議的人，對大多數個案的康復，自助團體是非常重要的支柱。中途之家或戒酒之家是個禁絕酒精和藥物的地方，可供來自獄中或居留方案的個案居住，通常至少維期三個月到一年，支持性住所或過渡收容中心可為需要無酒精及藥物環境的人，提供小團體的居住安排，彼此支持，並受到鼓勵參加門診諮商以及自助團體；此我國基督教戒癮相關民間團體如晨曦會、沐恩之家、主愛之家等發展極為類似，亦以收容、自助、宗教、靈性、勞動、技訓等方式，應該也算是此種模式的應用，國內的相關發展模式，甚至包括部分佛教團體在山林道寺間推動的沙浴、瀑布排毒方法等，或許只是沒有加以系統化的歸納而已。

匿名戒酒及戒毒團體亦提供另有專為家屬而設計的自助團體組織，如Al-Anon和Alateen，許多藥物使用者的家人也會參加，這些聚會是免費的，多數社區中都有提供；Al-Anon成立已有五十年以上的歷史，專為與酗酒者共同生

活的人提供支援，是酗酒者的家人及朋友最有名且最容易取得的資源。較晚成立的Alateen則是專為較大的兒童及青少年朋有服務的，在歐美國家的部分社區可能也兼有Nar-Anon的聚會，專為藥物使用者的家人和朋友而設立。其他的團體如Co-Dependents Anonymous和Adult Children of Alcoholics或許也能提供類似協助。Al-Anon或Alateen有些年輕人覺得這些聚會可以幫助他們，這些團體常會談論3個C，包括「這不是您造成（Cause）的，您沒有辦法控制（Control），您也沒有辦法治好（Cure）它」。並且不斷的提醒參與的人記住「3C」口訣，就像是一種念力，對個案很有幫助；另外，我們必須瞭解的是，這些團體並不等同於治療，是一種後續照護（或持續照護），即使個案成功的完成治療方案，重新再開始使用酒精或藥物（稱為「復發」）的危險依然存在；個案的治療時間（包括後續照護在內）越長，日後維持康復狀態的可能性就越高；一旦基本的治療完成，方案中就會提供後續照護，地點可能在治療機構，也可能轉介至其他地點；大多數的方案都建議患者持續接受後續照護至少一年；青少年通常需要更長的後續照護，後續照護對於治療是否成功十分重要，病患一旦回到社群、回到學校或工作場所，就會感受到許多酒精或藥物的誘惑與渴望。在後續照護程序中，會要求家人和諮商師或團體定期會面，以判斷是否能協助個案順利化解問題，並協助解決康復過程中的困難。對於某些個案，特別是接受居留治療或獄中治療方案者，較密集的後續照護可能會有幫助。其他的自助團體，還包括自我管理與恢復訓練（Self-Management And Recovery Training, SMART）Recovery®等機構，為一全國性的非營利組織，幫助想要戒除任一類型成癮疾病的個案加入免費的支持性團體（Face to Face），同時也有立免費的網路訊息論壇（Online）及銷售和成癮者重獲新生相關的出版品，目標是透過教導成癮者辨識和如何面對危險情境的技巧，使其能夠在康復學習課程中戒除藥癮及養成正常的生活型態；其中心思想（自內心發出）藉由加強成癮者認知的方法，幫助其回歸到正常的生活型態，並避免再犯；課程設計的前三個月，成癮個案每週各參加一和一個半小時共兩次課程，內容如4-Point的活動課程（包括加強動機與維持，建立行為改變的意願；對抗藥癮的渴望，面對和處理藥癮；建立解決問題的技巧，摒除負面想法；維持生活型態的平衡，發展健康的日常生活且避免再犯）、回家作業的相互討論及成員間的經驗分享，瞭解個人思想上的謬誤和強化正向認知。接續三個月課程，成癮個案每週參加社區的康復維持課程，或網路訊息論壇，以繼續接受不間斷性的支持。

（四）藝術治療（Art Therapy）

藝術治療是透過藝術反應人的內在想法和淺意識，提升自我認知與接納，宣洩負面情緒，增加學習能力。使用的方式工具如音樂（Music）、戲劇（Drama）、園藝（Horticultral）等治療，舉凡教育與復健治療等相關領域（又如繪畫、舞蹈等），亦應能適用。茲就藝術治療專家Ms. Lynn McKnight提及的相關應用範圍，分述如后：

1. 音樂治療（Music Therapy）

音樂治療是一種運用聲波的節拍和旋律，以幫助個案進入治療者想要達到的安寧狀態，可適用於不同的醫療情境以達治療性的階段目標，如恢復（Restoration）、維持（Maintenance）、改善（Improvement）與增進身心健康。其目標在緩解病人不適，維持及促進身心靈的健康。

2. 戲劇治療（Drama Therapy）

戲劇治療巧妙地運用戲劇「虛幻」角色（Character）與「現實」生活角色（Role）面具扮演（Persona）的對照，使案主「提升自我覺察力」（Awareness）認識，也是日常生活的認同分析，進而可以站在不同的立場，以改變適應不良的困擾。「角色對調」的技巧，可說是Moreno的心理劇（Psychodrama）中最豐富和最有效的一個概念，是一種人格投射反應的診斷及治療工具。

3. 園藝治療（Horticultral Therapy）

園藝治療是利用花卉、植物與園藝，從心理與生理層面治療個案，改善生技活。園藝治療的發展在19世紀，原為收容精神病患建造多處大型的避難所，透過教導種植蔬、果（或養殖、動物照顧）等勞動活動，使個案較為專注、冷靜，排除恐懼，減少攻擊，且能感受掌控成就的生活喜悅，深具意義。此後園圃、田地、養殖場等「勞動療法」，即視為「園藝治療」的啟蒙。

直至醫藥科技突破，抗憂鬱藥物的發明，轉變了以往治療的觀念，藥丸取代使病患冷靜的角色，低效率的勞動療法變得毫無意義。此後，藥物發展的脈絡隨著時間發生消長，過度倚賴藥物的結果，精神病人與家屬抱怨精神藥物的副作用，包括改變病患的個性，於是演變出園藝治療的價值重塑，醫藥科學各界又重新思考精神病患的收容照護轉型方式，因而再度回歸田園，並持續系統性開發「園藝治療」課程，如美國的「園藝治療師」則須完成四年的訓練課

程。儘管藥物成癮的諮商治療方法，因各學派領域的觀點稍有不同，專精著力的重點也有著面向上的差異，但是成癮諮商的階段性理論則大致為相關領域專業人員所認同。依Erikson的心理社會需求階段所搭配發展的藥癮治療，則可分成七個階段來進行：(1)初期治療的信任與懷疑；(2)停止用藥的衝動；(3)維持清醒不用藥的狀態；(4)學習在清醒的狀態下自我認同；(5)在清醒的狀態下學習發展人際關係；(6)自我認同的發展；(7)維持愛的親密關係。

　　另為確保個案參與戒治期間的成效，通常在恢復階段的末期，也會透過戒治社工、心理、諮商、輔導員等協助設定階段性具體目標，以期達到以下目標：(1)幫助個案認知己使用藥物成癮；(2)從個案的過往經驗明確指出藥物成癮的徵候；(3)教導個案瞭解並能正確使用藥物；(4)鼓勵且支持個案完成藥癮戒治過程；(5)透過藥物監測方法檢視個案戒治成效；(6)有效地約束個案使用藥物習慣；(7)協助個案明瞭使用藥物對於生活問題的解決沒有任何助益；(8)幫助個案建立更有效率的生活問題解決策略；(9)告知患者12種步驟的觀念並鼓勵參與NA、AA、MA或CA等；(10)鼓勵個案發展戒治後的復建計畫；(11)協助個案改變觀念及行為避免藥癮復發；(12)教導個案生存技能及問題解決方法，以加強重返社會的自信。至於期待進一步達到戒除的個案，則須注意個案維持禁絕治療（Maintaining Abistience）的13項重要因素：(1)防止毒癮復發的技巧；(2)確認毒癮復發的過程；(3)治療毒癮時的人際關係；(4)營造遠離毒品的生活；(5)信仰；(6)羞恥與罪惡感；(7)排定個人日程表；(8)性格因素；(9)需要的確認與滿足；(10)負面情緒的控制；(11)安排放鬆與休閒時間；(12)金錢的賺取與管理；(13)成癮行為的轉換。

　　在維持禁絕的理想上，亦設有六項參考目標：(1)協助病人繼續維持遠離毒品的誘惑；(2)讓病人察覺毒癮可能會復發，讓他可以避免或者再繼續戒治療程；(3)讓病人認知觸動情緒的原因；(4)教導病人處理生活壓力的應對技能（Coping Skills）；(5)提供機會讓病人發展新的應對技能；(6)鼓勵病人在生活行為及態度上審慎而慎重。

　　依據美國的國家藥物濫用研究所（National Institute on Drug Abuse, NIDA）在1999年，便依據其長達數十年的毒癮治療研究計畫中，彙整出13項戒癮治療（Principles of Addiction Treatment）的主要原則，用以說明如何達成「有效」的目標，而除了藥物治療的協助以外，認知行為療法皆符合其中絕大多數的要件（精神），顯見行為改善才能確認成效。茲分述如下：

　　(1) 沒有一個治療模式適用於所有毒品上癮者。（No single treatment is ap-

propriate for all individuals.）

(2) 治療必須是能容易取得的、容易應用在生活上的。（Treatment needs to be readily available.）

(3) 有效治療必須關照毒品上癮者的多重需求，而非僅於藥物協助。（Effective treatment attends to multiple needs of the individual, not just his or her alcohol or drug use.）

(4) 個別治療計畫必須因應毒品上癮者的需求，同時不斷進行評估改變。（An individual's treatment and services plan must be assessed continually and modified as necessary to ensure that the plan meets the person's changing needs.）

(5) 治療必須穩定持續一段時期（三至六個月）。（Remaining in treatment for an adequate period of time is critical for treatment effectiveness.）

(6) 對戒癮而言，諮商、行為療法是治療成功的關鍵因素。（Counseling (individual and/or group) and other behavioral therapies are critical components of effective treatment for addiction.）

(7) 對毒品上癮者來說，在諮商行為療法之外，藥物的協助亦十分重要。（Medications are an important element of treatment for many patients, especially when combined with counseling and other behavioral therapies.）

(8) 毒品上癮者共存有其他心理疾病時，應同時評估、處理。（Addicted or drug abusing individuals with co-existing mental disorders should have both disorders treated in an integrated way.）

(9) 生理解癮只是戒癮的起步，對長期的戒癮歷程來說功效不大。（Medical detoxification is only the first stage of addiction treatment and by itself does little to change long term drug or alcohol use.）

(10) 非自願的毒品上癮者依然可以有治療效果。（Treatment does not need to be voluntary to be effective.）

(11) 治療期間必須監控有無再度使用毒品。（Possible drug use during treatment must be monitored continuously.）

(12) 治療必須包括其他傳染病的檢查，並協助毒品上癮者預防疾病的擴散。（Treatment programs should provide assessment for HIV/AIDS, hepatitis B & C, tuberculosis and other infectious diseases, and counseling to help patients to modify or change behaviors that place themselves or others at risk of infection.）

(13) 戒癮是需要長期且多種治療來協助介入的歷程。（Recovery from al-

cohol or drug addiction can be a long-term process and frequently requires multiple episodes of treatment.）

第四節 藥物濫用戒癮減害策略

以行為藥理學（Behavioral Pharmacology）的觀點[53]，探討藥癮維持戒絕的策略，則包括：

一、減少成癮物質增強作用的藥物，如拿淬松、或稱納曲酮（Naltrexone）是鴉片類的拮抗劑，利用其抵消鴉片類藥物的正增強作用（Positive Reinforcement），使個案在濫用鴉片類藥物時，無法產生預期的欣快效果（Euphoria），進而降低其對鴉片類藥物之渴求（Craving），減低其濫用誘因而放棄使用，法務部曾引進試驗，新加坡亦採用此法。

二、嫌惡性反應（Aversive Reaction）療法（Aversion Therapy）[54]與藥物，如治療酒癮的二硫龍（Disulfren，商品名Antabuse），藉由藥物間的交互作用或與使用成癮物質配對（使得酒精在體內無法代謝成醋酸，並且積蓄在體內，進而引發臉部潮紅、頭痛、暈眩、呼吸困難或急促、嘔吐、噁心、冒汗、口渴、胸痛、心悸、不安、虛脫、眼花等）引發人體不愉快反應，以減少使用成癮物質的藥物；目前針對鴉片類藥物尚無此類藥物可供使用。

三、抑制渴求慾念的藥物，如治療菸癮的威博雋（Bupropion，商品名Wellbutrin），透過其促進多巴胺的釋放，取代香菸中尼古丁（Nicotine）的作用，亦即藉由藥物的作用直接抑制渴求感，以減少成癮物質使用，協助戒菸。

---

53 唐心北（2007），運用緩起訴處分對美沙冬替代療法成效之影響。行政院衛生署管制藥品管理局96年度委託科技研究計畫。

54 按嫌惡治療法（Aversion Therapy），為屬心理學的一種治療方式，係針對治療根深蒂固的壞習慣。原則上病患會被安排接受個別諮商、團體教育、臨時性的家庭諮商及後續照護計畫等，此方式在給予成癮物質時，亦給予嫌惡刺激（物），給予刺激的方式，可區分為化學性治療與感應電流性治療。1. 化學性：當病患在吸食古柯鹼或甲基安非他命的同時也給予口服吐根鹼（催吐劑），造成嘔吐的效果，給予病患吸食的並非真實的古柯鹼或甲基安非他命，而是以2%Tetracaine及1%Quinine加入Mannitol中取代古柯鹼，以1%Quinine取代甲基安非他命。2. 感應電流性：在病患吸食毒品動作進行同時，在其前臂上接上電流刺激，使其感到難受不舒服，但不使其疼痛。Frawley與Smith等人（1992）提出的研究顯示，經過十二個月的追蹤與嫌惡療法，可使53%的古柯鹼或甲基安非他命成癮者有效改善其成癮性。

　　四、替代療法（Substitution Therapy）[55]，如丁基原啡因、美沙冬等，藉由作用相似的藥物替代成癮物質的機轉，以降低渴求感，減少使用成癮物質；又如治療菸癮的戒菸貼片（Nicotine Patch），透過其持續釋放尼古丁，取代香菸中的尼古丁，降低渴求感，以協助戒菸。

　　面對藥癮愛滋感染者的問題，在傷害風險及有限資源的權衡下，衛生機關提出了「減害計畫」；所謂的「減害計畫」是在社會可以接受的環境之下，結合專家學者的專業及社區資源和社區的執行力來進行的一種整合性計畫，其中重要的核心策略包含清潔針具計畫、替代療法計畫以及諮商教育與轉介戒毒。有鑑於國內毒品病患愛滋疫情迅速蔓延，行政院業於2005年底試辦「毒癮愛滋減害試辦計畫」，並於考量於2006年7月起擴大實施。依據現有法源基礎，僅有「管制藥品管理條例」第12條[56]、「毒品危害防制條例」第21條[57]、行政院衛生署公告之「鴉片類物質成癮替代療法作業基準」[58]、「人類免疫缺乏病毒傳染防治及感染者權益保障條例」第9條[59]、「精神衛生法」第46條[60]等，散見

---

55 唐心北（2008），藥癮戒治個案管理及追蹤輔導模式研究。行政院衛生署管制藥品管理局97年度委託科技研究計畫。

56 按「管制藥品管理條例」第12條規定，醫療機構未經中央衛生主管機關核准，不得使用第一級、第二級管制藥品，從事管制藥品成癮（以下簡稱藥癮）治療業務。參見全國法規資料庫，http://law.moj.gov.tw/LawClass/LawAll.aspx?PCode=L0030010，2019年8月25日。

57 按「毒品危害防制條例」第21條犯第10條之罪者，於犯罪未發覺前，自動向行政院衛生署指定之醫療機構請求治療，醫療機構免將請求治療者送法院或檢察機關。依前項規定治療中經查獲之被告或少年，應由檢察官為不起訴之處分或少年法院（地方法院少年法庭）為不付審理之裁定。但以1次為限。參見全國法規資料庫，http://law.moj.gov.tw/LawClass/LawContent.aspx?pcode=C0000008，2019年8月25日。

58 按行政院衛生署民國95年11月10日衛署醫字第0950210219號函，公告「鴉片類物質成癮替代療法作業基準」。

59 按民國96年7月11日「人類免疫缺乏病毒傳染防治及感染者權益保障條例」第9條規定，主管機關為防止人類免疫缺乏病毒透過共用針具、稀釋液或容器傳染於人，得視需要，建立針具提供、交換、回收及管制藥品成癮替代治療等機制；其實施對象、方式、內容與執行機構及其他應遵行事項之辦法，由中央主管機關定之。因參與前項之機制而提供或持有針具或管制藥品，不負刑事責任。參見全國法規資料庫，http://law.moj.gov.tw/LawClass/LawAll.aspx?PCode=L0050004，2019年8月20日。

60 按民國96年7月4日「精神衛生法」第46條強制社區治療項目如下，並得合併數項目為之：「一、藥物治療。二、藥物之血液或尿液濃度檢驗。三、酒精或其他成癮物質篩檢。四、其他可避免病情惡化或提升病人適應生活機能之措施。強制社區治療得以不告知嚴重病人之方式為之，必要時並得洽請警察或消防機關協助執行。第一項之強制社區治療之嚴重病人診斷條件、方式、申請程序、應備文件、辦理機構、團體之資格條件、管理及其他應遵行事項之辦法，由中央主管機關定之。」參見全國法規資料庫，http://law.moj.gov.tw/LawClass/LawContent.aspx?pcode=C0000008，2019年8月20日。

各處，多頭主政，面臨協調整合瓶頸，倘遇「刑事訴訟法」[61]及「警察職權行使法」[62]等犯罪偵察實務競合情形，將使基層執法人員面臨莫衷一事的窘境。另為提升法務部所屬戒治所之毒癮戒治成效，降低毒癮者出所後之再犯率，政府提出戒治醫療整合計畫[63]，並不斷開發多元化藥癮戒治方案，降低替代療法執行成本，開發美沙冬自費醫療照護服務，現已由衛生署草屯療養醫院藥癮治療團隊進駐支援臺中戒治所；臺北市立聯合醫院松德院區、衛生署桃園療養院及衛生署八里療養院等藥癮治療團隊進駐支援新店戒治所，以期在矯正機關妥善規劃的處遇模式下，提供藥癮者出所前之相關戒治準備，透過司法保護的多元處遇，銜接出所後之毒品更生觀護及復歸社區的復健追蹤服務，建立所謂的連續性、整合性之藥癮戒治服務體系，以期獲得社會大眾及毒癮戒治者的信賴與支持，開創國內藥癮戒治醫療模式的新紀元，期能有效降低出監所後之再犯率。依據「刑事訴訟法」第1項[64]及第253條之2第1項第6款[65]之規範，檢察官本於職權，即可鼓勵對於有戒治意願者處以一至三年緩起訴處分，並附命被告於一定期間內遵守或履行完成戒癮治療、精神治療、心理輔導或其他適當之處遇措施，以配合鼓勵病犯令入藥癮戒治處所或參與替代治療計畫，落實「治療優先於監禁」的原則；惟以往礙於司法配套不足，或考量社會觀感，心態保守，因而甚少採行。復基於部分檢察官積極提出建議，遂自2008年4月30日完成修正公布「毒品危害防制條例」第24條第3項之規範[66]後，再度確認執行替

---

61 按民國99年6月23日「刑事訴訟法」第228條第1項規定，檢察官因告訴、告發、自首或其他情事知有犯罪嫌疑者，應即開始偵查。前項偵查，檢察官得限期命檢察事務官、第230條之司法警察官或第231條之司法警察調查犯罪情形及蒐集證據，並提出報告。必要時，得將相關卷證一併發交。參見全國法規資料庫，http://law.moj.gov.tw/LawClass/LawAll.aspx?PCode=C0010001，2019年9月10日。

62 按民國92年6月25日「警察職權行使法」第6條第1項規定，警察若於公共場所或合法進入之場所，合理懷疑其有犯罪之嫌疑或有犯罪之虞者，得對於下列各款之人查證其身分。執行臨檢勤務。參見全國法規資料庫，http://law.moj.gov.tw/LawClass/LawAll.aspx?PCode=D0080145，2019年8月15日。

63 施茂林（2006），司法保護中之犯罪預防策略。犯罪問題與對策國際研討會論文集，中正大學。

64 參見全國法規資料庫，http://law.moj.gov.tw/Scripts/Query1B.asp?no=1C0010001253%2D1+，2019年9月1日。

65 參見全國法規資料庫，http://law.moj.gov.tw/Scripts/Query1B.asp?no=1C0010001253%2D2+，2019年9月1日。

66 按民國98年5月20日「毒品危害防制條例」第24條規定，本法第20條第1項及第23條第2項之程序，於檢察官先依「刑事訴訟法」第253條之1第1項、第253條之2之規定，為附命完成戒癮治療之緩起訴處分時，或於少年法院（地方法院少年法庭）認以依「少年事件處理法」程序處理為適當時，不適用之。前項緩起訴處分，經撤銷者，檢察官應依法追訴。第1項所適用之戒癮

代治療的法源基礎，不論初犯或二犯者，檢察官均得給予選擇參與替代治療的機會，故已改變以往「初犯者進入觀察勒戒所或戒治所」及「再犯者逕付入監執行」之單一方向的監禁政策，此與「監獄行刑法」第2條之執行觀念已有所不同，似亦有配合修正朝向修正為「多元社區處遇」的必要，以保持矯正處遇方案的彈性；因此，我國已開啟司法體系鼓勵毒品病犯治療的歷史新頁，即不論初犯或二犯以上者，對於施用第一、二級毒品者及經觀察、勒戒或強制戒治執行完畢釋放後，五年內再犯第10條之罪者，檢察官均可依據相關規定，配合「刑事訴訟法」，於宣告該病犯緩起訴處分時，令入指定戒治處所，附命完成戒癮治療程序；同時，依據2008年10月30日行政院公布之「毒品戒癮治療實施辦法及完成治療認定標準」[67]，已可對於施用第一級毒品病犯，施予連續一年期程之戒癮治療，惟緩起訴處分經撤銷者，檢察官則應依法追訴。惟政府斷然限縮戒癮治療實施對象為特定毒品，似已與毒品國際公約與兩公約的精神相佐，應儘速檢討，擴大實施對象。

一、戒癮減害計畫執行成效

全國替代治療執行機構已達111家，累計替代治療人數約達41,762人，每日平均治療人數為8,789人，衛星給藥點有66家，替代治療進展趨勢如圖3-12-4。

藥物過量及感染愛滋病為毒品使用者死亡主要原因，我國於2006年起，推行清潔針具及美沙冬替代療法等措施，根據疾病管制署資料顯示，每年因注射毒品感染愛滋病比例由2005年的72.52%降至2015年3.47%，大大降低經血液傳染疾病傳播及死亡風險。透過大數據分析，可瞭解更多的毒品危害之公共衛生問題及我國毒品防制工作之成效，有助於毒品防制政策擬定及防制工作之推展。

治療之種類、其實施對象、內容、方式與執行之醫療機構及其他應遵行事項之辦法及完成戒癮治療之認定標準，由行政院定之。參見全國法規資料庫，http://law.moj.gov.tw/LawClass/LawAll.aspx?PCode=C0000008，2019年5月12日。

67 按民國97年10月30日「毒品戒癮治療實施辦法及完成治療認定標準」第2條規定：「戒癮治療之實施對象，為施用第一級毒品海洛因、嗎啡、鴉片及其相類製品者。被告有下列情事之一時，不適合為附命完成戒癮治療之緩起訴處分，但無礙其完成戒癮治療之期程者，不在此限：一、緩起訴處分前，因故意犯他罪，經檢察官提起公訴或判決有罪確定。二、緩起訴處分前，另案撤銷假釋，等待入監服刑。三、緩起訴處分前，另案羈押或執行有期徒刑。」第3條：「戒癮治療之方式如下：一、藥物治療。二、心理治療。三、社會復健治療。前項各款之治療方式應符合醫學實證，具有相當療效或被普遍採行者。」參閱法務部全國法規資料庫，http://law.moj.gov.tw/LawClass/LawAll.aspx?PCode=I0030024，2019年6月21日。

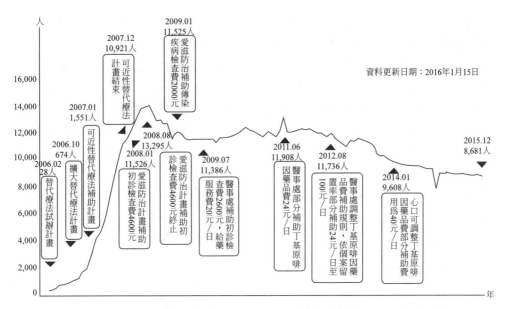

圖3-12-4 臺灣替代治療發展歷程

依法務部1988年至2010年間緝獲毒品數量觀察，顯示2007年度起海洛因數量開始逐漸降低，顯示一級毒品供給市場的空間的確有因減害計畫而供給面遭到壓縮，走私海洛因毒品黑市價格不敵政府美沙冬的低廉供應，已能說明實施毒品減害計畫初具成效，十分明顯。一方面必須持續投入且擴大計畫推動，引進多元戒癮方案，如丁基原啡因的減害選項；另一方面，由二級毒品安非他命、三級毒品愷他命、一粒眠上升趨勢觀之，加速推動司法緩起訴二級毒品安非他命的戒癮措施，則是後續焦點所在；另以臺北地檢署試辦第二級毒品戒癮治療經驗為例，2009年1月至2010年11月，因施用第二級毒品遭緩起訴處分者共424人，遭撤銷緩起訴處分人次共131人，僅占30.9%，較同一期間因施用第一級毒品海洛因遭緩起訴處分者之撤銷比率43.4%為低，如能擴大推行緩起訴處分附命戒癮治療至第二級毒品，其實施成效應可較目前第一級毒品替代療法之成效為佳，惟法務部考量實務執行尚有疑慮。又如擴大「毒品危害防制條例」第24條第3項規範[68]，第1項所適用之戒癮治療之毒品種類，以緩起訴附條

---

68 請參閱全國法規資料庫，http://law.moj.gov.tw/Scripts/Query1B.asp?no=1C000000824，2019年8月12日。

件執行令入戒治處所，或推動法院裁判緩刑的毒品法庭專業團隊服務機制。衛生福利部於2019年推動「藥癮治療費用補助方案」[69]，並配合已經建置之整合性藥癮醫療示範中心先期試辦計畫，對於鴉片與非鴉片類藥癮者每位藥癮者全年累計補助額度，18歲以上，以新臺幣3萬5,000元為限；未滿18歲，以4萬元為限，提供部分獎勵治療費用補助機制，降低其就醫經濟負擔，已提升治療動機。另透過「毒品危害防制中心工作暨衛生福利部補助辦理藥癮者處遇計畫」[70]，補助地方政府毒品危害防制中心辦理執行藥癮者處遇計畫，並依達成績效指標核實獎勵。此外，衛生福利部為提升毒品濫用與藥癮、酒癮之社區處遇量能，早期發現施用毒品兒少，透過早期介入促其儘早離毒，及協助藥癮、酒癮個案重返社會，結合地方政府與民間資源，執行2019年「毒品濫用及藥、酒癮者復歸社會處遇服務計畫」[71]，成效有待進一步觀察。

二、藥物戒癮治療哲學

就藥物成癮治療的理念而論，歐美國家較不採用「完全的戒癮／戒毒」作為治療的結果，而是偏向於發展減少傷害（Harm Reduction）的社會觀，因此，未來國內美沙冬維持（替代）治療制度（Methadone Maintenance Treatment, MMT，或Substitution Therapy），亟待合併執行多元化的社會心理治療（Psychosocial Treatment）模式；而加速採藥癮治療手段取代監禁處遇者，尤以安非他命類毒品為最，以臨床藥物治療，加強搭配心理諮商，實可強化藥癮更生人回歸社會的能力。依據美國國家藥物濫用研究所（NIDA）指出，融合藥物及社會心理之戒治方法比單用一種戒治方式來得有效，倘能同時改變其認知、行為及環境，則其戒治成效將可維持更為長久，不僅可增進藥物治療的結果，亦能協助民眾脫離成癮問題，並提出常見的社會心理戒治模式或合併實施方式，至少包括個別藥物諮商、支持性療法、團體藥物諮商、認知行為療法（Cognitive-Behavioral Therapy, CBT）[72]、矩陣模式（Matrix Treat-

---

69 衛生福利部108年度藥癮治療費用補助方案，https://dep.mohw.gov.tw/DOMHAOH/cp-4097-47583-107.html，2019年9月1日。

70 https://www.mohw.gov.tw/dl-52263-e17210f3-b33c-46b9-b32b-ea1f062e56fa.html, 2019.9.1.

71 108年度「毒品濫用及藥、酒癮者復歸社會處遇服務計畫」（公告版），https://www.mohw.gov.tw/dl-49971-609e96e2-2093-4049-acff-ba9d08083491.html，2019年10月1日。

72 Mercer, D. E. & Woody, G. E. (1999). Therapy Manuals for Drug Addiction Series: Individual Drug Counseling. Maryland: US Department of Health and Human Services.

ment Program）[73]、個案管理計畫（Case Management）[74]、現時療法（Reality Therapy）[75]等；另依據美國賓州大學所發展之BRENDA[76]的動機式晤談法，戒癮個案管理方式，即依個案入所前各項測驗與評估結果，以作為個別或團體戒治介入諮商之參考；個別藥物諮商的戒治過程，一般可區分成四個階段：藥癮戒治初期、早期藥癮戒除、藥癮戒除成果的維持、晚期復健等，其戒治過程主要著重病患當前狀況，可快速達到短期戒治目標，有效改善個案的行為；然而，運用認知行為治療，成癮者可學習處理使用毒品的強烈需求、肯定與提升自我能力及妥善解決或應付其心理、工作問題的健康技巧等，以預防復發再犯的情境，讓自己知道如何更健康的技巧。

　　就安非他命類毒品病犯的處遇論，已有可行之臨床精神藥物與既有的社會

73　按矩陣模式，為多種治療方式之組合，藉由密集的門診治療，患者每週必須回診3次以上，關鍵點在治療人員以正面積極態度面對並鼓勵患者，以及家人提供患者使用藥品情形並參與治療。模式中包含早期康復通應技能、學習避免再犯、家庭聚會、透過社會資源團體輔導以及每週定期尿液篩檢。已有多個計畫的統計數據顯示，參加矩陣模式治療的病人顯著減少服用毒品和飲用酒精，他們的心理指標亦得到改善，與愛滋病病毒傳播有關的危險性行為也減少。除這些統計報告之外，還有證據顯示矩陣模式治療對甲基安非他命和古柯鹼使用者具有相似的療效，而且已證實這種模式的治療能夠有效地增強納淬松對染上鴉片毒癮人士的療效。這種種證據都以實際經驗來證實了矩陣模式治療的用途。此方式經美國國家藥物濫用研究所認可，為目前最有效治療甲基安非他命之行為模式療法。

74　按美國愛荷華州個案管理計畫（Iowa Case Management），為美國愛荷華州之全面性臨床個案管理模式，目的在於支持其他藥癮戒治機構管理個案病患，包含五大功能：1 合同與談判（Contracting and Negotiating）。2. 監察與評核（Assessment and Monitoring）。3 短期解決諮商（Brief Solution-Based Counseling）。4. 個案療程規畫與轉介（Planning and Referral）。5. 評估其療程與結果（Evaluation of Processing and Outcomes）。另亦擴大服務範圍，包含至家中訪問當事人、幫助當事人及相關服務機構連接起來及在有限制的準則下提供緊急協助。

75　按現實療法強調案主面對事實，認清環境，應拋除過去的思維，記取教訓，重新負起責任，面對未來的行為指導方式。參見Glasser, W. & Therapy, R. (1965). A New Approach to Phychiatry. New York: Harper & Rew.

76　Starosta, A. N., Leeman, R. F., & Volpicelli, J. R. (2006). The BRENDA Model: Integrating Psychosocial Treatment and Pharmacotherapy for the Treatment of Alcohol Use Disorders. Journal of Psychiatric Practice, 12(2), pp. 80-89. 按美國賓州大學Volpicelli、Pettinati、McLellan與O'Brien所發展出的BRENDA（動機式晤談法）取向戒癮手冊——結合藥物與心理社會治療之基本原理，可參閱高淑宜、劉明倫中譯本（2003）；按動機式晤談法係源自Miller與Rollnick（1991）發展出的一套諮商方法，不僅是一種治療方法，更為一套能喚起病人健康行為改變動機的諮商方法；動機式晤談法可說是一種以病人為中心諮商方法，透過受過訓練的治療者運用動機式晤談法的溝通技巧，依據病人的動機狀態，協助病人達到行為改變的目標；The BRENDA Model的定義為：B（Biopsychosocial）係指生理、心理和社會功能的評估；R（Report）係指向案主告知評估的結果；E（Empathy）係指以同理心瞭解案主的問題；N（Needs）係指協助案主確認其需；D（Direct）係指直接建議案主如何達成需求；A（Assess）係指對直接建議的反應，必要時調整建議，以達到最好的效果。

心理戒治模式採用，屬慢性疾病類型，必須長期復健，自非立即痊癒，正如德國學者Fleiner之名言曰：「警察不能以大砲打麻雀。」（Die Polizei soll nicht mit Kanonen auf Spatzen schiessen）[77]；又孔子曰：「割雞焉用牛刀！」[78]，是否已違反憲法第22條、第23條規定，爲維持社會秩序或增進公共利益所爲之「必要」的比例原則（Der Grundsatz der Verhaeltnismaessigkeit in Weiteren Sinne, The concept of proportionality）[79]？是否亦違反爲防止國家權力濫用之「法治國家原則」（Rechtsstaatsprinzip, Der Grundsatz der Rechts staat lichkeit）之一？依據法律保留原則，司法機關固然仍得以觀察勒戒或監禁方式對待安非他命（再累犯）施用者，惟稱國內監獄之醫療資療不足，卻未提供受刑人適當的監獄特約醫療戒治環境，而仍以監禁隔離爲之，出所後亦欠缺規劃有效的加強密集（複數）之觀護監督與更生，有無行政怠忽不作爲之嫌？除暴力犯及併有他案者外，對其餘施用安毒犯之監禁處遇，顯非最後手段且唯一選擇，亦恐有違刑罰之「最後手段性」原則；復於「毒品危害條例」第24條修正後，相較第一級海洛因施用者可主動接受（免藥費）的緩起訴替代治療觀察，有無違反憲法第7條規定之平等原則[80]，或稱差別待遇禁止（Differenzierungsverbot）原

---

77 Fleiner, F. (1939). Institutionen des Deutschen Verwaltungsrechts, S. 404. 引自林錫堯（1982年12月），西德公法上之比例原則。司法周刊，98期（2版），司法周刊雜誌社。其意係指打麻雀用彈丸或鳥槍即可。

78 按語出「論語」陽貨篇。

79 按憲法第22條規定：「凡人民之其他自由及權利，不妨害社會秩序公共利益者，均受憲法之保障。」是爲人權概括保障規定。其第23條規定：「以上各條列舉之自由權利，除爲防止妨礙他人自由、避免緊急危難、維持社會秩序或增進公共利益所必要者外，不得以法律限制之。」其除外規定，爲公益原則。其法律限制，爲法律保留原則（Prinzip des Gesetzesverbehalt）。其必要二字，爲必要原則，實乃比例原則。比例原則要求行政、立法及司法行爲，其手段與所欲實現之目的間，應有合理比例關係。比例原則之內涵有三：1.適當性原則（Prinzip der Geeignetheit），指所採取之手段必須適合其所追求之目的，始得謂之正當，而具有適當性。申言之，以法律爲手段而限制人民權利，可達到維護公益之目的時，其立法手段始具有適當性。2.最小侵害原則（Erforderlichkeit, der Geringstmoegliche Eingriff, Prinzip der Geringstmoeglichen Eingriffes），指所採取之手段能達成目的，且無其他具有相同效力而不限制基本權之更佳手段時，始可謂其侵害最小，而具有必要性；申言之，於適當性原則獲肯定時，在達成立法目的有各項手段時，應選擇對人民權利侵害最小之手段，其手段始具有必要性，亦稱爲必要性原則。3.比例性原則（Verhaeltnismaessigkeit in Engerem Sinne, Proportionalitaet），指欲達成一定目的所採取手段之限制程度，不得與達成目的之需要程度不成比例，即必須符合一定比例關係始可。

80 按憲法第7條規定：「中華民國人民，無分男女、宗教、種族、階級、黨派，在法律上一律平等。」是爲平等權。此一平等權之規定，可以導出「相同之情況，應爲相同之處理；不同之情況，應爲不同之處理」之平等原則，或稱差別待遇禁止原則。申言之，人民得因情況相同而要求爲相同之處理或規範，亦得因其情況不同而要求爲不同之處理或規範。

則之疑慮？斷無於社會排除、污名化之下，恣意聲稱施用安毒行為必然造成或侵害他人法益（Rechtsgut, Bein Juridigue）之「法益危險」（Echtsgutgefaehr-dung），而將之犯罪化之必要。縱使其目的在運用刑罰之一般預防功能以嚇阻毒品之施用，惟未按行為人是否業已成癮為類型化之區分，就行為對法益危害之程度亦未盡顧及[81]，於醫學科技治療方式日趨進步且多元化下，毒癮亦已由國際間確認視為慢性疾病之一，則時隔變遷久遠的司法院大法官解釋，似有重新認定檢討的必要。

三、戒癮策略目標

　　基本上醫療體系對毒品成癮者之處置與治療成效目標，可區分為四個層次：

　　（一）解毒與穩定（Detoxification/Stabilization），主要是打斷藥物濫用者的成癮惡性循環（Breaking the Vicious Cycle）。

　　（二）減少傷害與降低危險性（Decreasing the Risks），主要是達成成癮者改變行為（Change the Behavioral Pattern），使其轉變為較安全的藥物使用型態（Shifting to Safer Drug-Using Pattern），或降低藥物使用的劑量與頻率達到部分戒絕（Decreasing the Dosage and Frequency of Drug-Used or Partial Absti-nence），或以較安全的藥物取代（Substitution with More Safer Drugs）。

　　（三）完全禁絕（Sobriety）與預防復發（Relapse Prevention），主要是幫助成癮者達到控制其心理依賴（Controlling the Psychological Craving）。

　　（四）完全復原（Recovery），主要是幫助成癮者建立健康與調適的生活型態（Establishing the Healthy and Adaptive Living Style），重新建構其工作、課業、休閒、家庭與人際關係等社會功能。

　　一般而言，透過戒治諮商人員的協助，通常可以幫助患者認知已經使用藥物成癮，並從患者的過往經驗明確指出藥物成癮的徵候，教導患者瞭解並能正確認識使用藥物，鼓勵且支持患者完成藥癮戒治過程，透過藥物的監測方法來檢視患者的戒治成效，有效的約束患者使用藥物習慣，協助患者明瞭使

----

[81] 按民國88年1月29日司法院釋字第476號，請參閱司法院大法官會議解釋，http://www.judicial.gov.tw/constitutionalcourt/p03_01.asp?expno=476，2019年8月17日。及民國91年5月17日司法院釋字第544號解釋，請參閱司法院大法官會議解釋，http://www.judicial.gov.tw/constitutionalcourt/p03_01.asp?expno=544，2019年8月17日。

用藥物對於生活問題的解決沒有任何助益，幫助患者建立更有效率的生活問題解決策略，鼓勵個案參與NA（Narcotics Anonymous，匿名戒毒協會）、AA（Alcoholics Anonymous，匿名戒酒協會）或CA（Cocaine Anonymous）、MA（Marijuana Anonymous）等12種步驟觀念的計畫，並發展戒治（除）後的復建計畫，協助患者改變觀念及行為避免藥癮復發，教導患者生存技能及問題解決方法，以加強重返社會的自信。

四、多元模式

國內的治療工作不論海洛因、嗎啡或是安非他命，治療最困難的地方不是在於醫療方面，也不是戒斷或精神病症的處理，而是具慢性疾病特性的心理和社會功能方面的重建。因而最後一線的減害模式，自然整合前述各類模式交互運用，以期發展出最佳的平衡觀點，參考美國或西方國家的作法，發展出幾種綜合的治療方式：

（一）個別的心理輔導和家族治療：針對他的人際敏感、社交技巧和家庭互動關係而進行，國內的精神醫療院所均可提供此項治療，但由於國家政策重視程度不足，整體投入資源不理想，必須針對治療層面的毒品法治，再加強規範進一步作業規則法源。

（二）匿名戒酒及戒毒團體：多為成功的戒癮者和專家合作，運用團體的力量互相支持及接納，如同醫療模式中常見的病人自助團體（如病友會），隨時可以分享彼此的經驗和方法，對於促進增能的效果特別顯著。此類治療團體英美亦相當流行，但國內已起步各醫院持續推廣中，倘能轉變為常規臨床活動，並將另一群家屬團體（如香港的美沙冬家屬會等）亦納入執行範圍，則治療的監督效果，自然已在無形之中進行。

（三）治療性社區：由戒癮者共組一個社區來進行生活、工作及人際關係的復健；國內衛生署草屯療養院發展「治療性社區」及「社區追蹤輔導」模式，設立全國第一家藥癮治療性社區「茄荖山莊」，以沒有使用藥物的居住性機構，應用等級制度模式的治療階段，以反應病人的個人及社會責任，透過各種團體的過程以產生同儕影響力，有助於病人個人學習及內化社會規範以及發展更有效的社交技巧；因此，倘能再輔以戒毒成功的過來人，加入輔導團體，甚至搭配規劃國外委託民間經營的監外勞作、或易服社會勞動作業服務、社區精神醫療復健的庇護工廠模式則應有更佳的效果；另有宗教治療團體，藉由信

仰的力量和心理輔導的原理，來達到治療效果（較為知名者，如晨曦會、主愛之家、沐恩之家、主愛之家、更生團契等教會模式的更生中途之家等）。

五、改進對策

茲以筆者淺見，提出藥癮戒治替代治療計畫之策略，作為政策參考。

（一）透過整體司法處遇的社區安全防衛配套，協助毒品危害防制中心建立後續觀護更生保護追蹤機制，尤須加強密集觀護、複數監督相關法制，提升成效：緩起訴制度對於鴉片類毒品成癮者接受替代療法具有司法上的誘因，與壓力雙重增強動機的作用，一般的執行成果顯示，在服藥出席率、治療留存率均明顯較非緩起訴之個案佳。故而，對於服刑期滿的毒癮更生人，在我國出監所後，已無法定的強制社會復健與追蹤治療的權限，遑論其配合的司法義務，此與部分國家對於出監所後，監所矯治更生保護體系的法定監管一年期限的制度設計方式，則明顯略遜一籌，降低復發再犯的成效自然有顯著差異。況且，先進國家的社會觀念較東方國家開放，微罪的毒癮病患無須入監，採取社區勞動服務的司法處遇型態比比皆是，藥癮更生病人的社會復歸接納現象亦較我國社會（仍停留於污名化）普及而自然。

（二）個案反覆入監再犯，多已中斷未能持續參與治療，且成癮更難戒除：長期以來的監所矯治成效不佳，再犯率居高不下，已難符合監獄行刑法初始設計在監教化的功能，除因施用毒品的大量犯罪問題，導致刑事司法體系的漏斗效應調節不良，監所人滿為患，因而，連帶影響矯治教化功能及成效，難以有效發揮，現階段矯正機關所並未接受開放監所施予替代治療的服務，在監毒品病患的銜接性治療，勢將中斷而無法繼續提供服務，多重用藥成癮的情形恐更難戒除，建議司法機關適時檢討評估後續的矯治政策方針。

（三）施用毒品病患刑事司法身分不明，宜加強（司法）誘因設計，鼓勵參與計：現階段毒品減害替代治療的法源設計，毒癮者仍有部分「犯人」定位的前提下，惟精神醫學已逐步證明成癮疾病應非罪犯，對於已進入刑事司法體系者，檢察官具有附條件緩起訴，轉介個案治療之法源及空間，且因毒癮者兼具「病人」體質，可藉治療換取替代監禁的（社會交換）自由，依刑事政策刑罰轉向策略，可先以「病人」戒治，於治療無效時，始以「犯人」隔離，惟監所內長期未改善之醫療問題，仍有待調整刑事司法資源配置，予以改善。另就自願主動前來就診或意欲期待毒品病患積極前來公共就診空間就診而言，除

有巧遇毒販等候兜售的可能外，在刑事司法體系未能明確其病患的特殊病患治療前身分，司法警察仍可依據「刑事訴訟法」，對於認有涉嫌疑似犯罪情形，恣意要求配合調查，或予以逮補審訊，以期追蹤上游相關毒販，究毒品病患而言，仍具有相當的被補風險。

（四）建議設計鼓勵持續治療參與誘因，完治程度不同的換物券：毒品病患多為社會中下階層，一般經濟狀況欠佳，現階段替代治療成效上不顯著，除與個案持續、定期、配合社區健康環境復健醫囑的遵從度不良外，且仍有偶發再次施用毒品的現象，致尿檢陽性的情形，仍有居高不下的結果，故而，對於持續參與且配合禁戒不再施用毒品的病患，為加速維持戒治成效，似可由國家政策支持，予以減免其部分治療的醫療費用，或增加法定鼓勵就診誘因，予以經濟上補貼或勞動就業上的獎助誘因，或取得企業的支持，採取配合治療的積點換物（禮）券，此部分就企業的認同與支持環境而言，我國的社會觀念健全度，則仍有待大幅提升。

（五）建議司法機關修法，研議法定強制戒除與個案治療義務，設置更生庇護工廠及中途之家，作為出監所轉銜機制：改變「監獄行刑法」單一入監的處遇模式，於現行監獄人滿為患的情形下，縮短在監刑期，規劃替代提早出所轉銜的保護收容機制，以利個案復歸社會，另一方面，在取得戒治個案的意願下，對於出監所後無刑期者，則可仿照香港模式，研議修正保安處分執行監管，並完成法定的個案強制治療，並擴大複製運用監獄技訓工廠成功模式，結合勞委會職訓局設置更生庇護工廠，及內政部社會司於各縣市普設中途之家或短期安置中心，並遴選戒治成功過來人協助輔導及管理，透過司法保護以協助更生人重建社會生活技能。

（六）戒治政策誘因與成功案例成效不足，戒癮者信心不足，缺乏動機：我國「刑事訴訟法」本已制定緩起訴附帶令入戒治處所之司法要件，惟國內觀護與更生保護體系疏於社區處遇的轉向推動，持續封閉保守的監禁思維，已落後先進國家多時；復以司法檢察體系缺乏擔當，遲滯觀護體系的發展，有礙於社會安全制度的推動，以致戒癮醫療市場供給發展有限，毒品法庭更是未見蹤影；然減害計畫實施初期，社會計畫配套不足，加上海洛因毒癮難戒，難免欠缺成功戒除案例；又媒體多以毒品犯負面情境報導，顯失正面社會復歸的支持與平衡的成功戒除經驗宣導；對於成癮的毒品慢性病患，由於心癮難除，惟有在長期參與替代治療的推動下，始有改善毒癮者的生活支持情境，重建自律信念的可能。

　　（七）毒品刑事政策仍然搖擺，整體社會共識亟待建立，重建家庭社區的支持：國家毒品防制政策，縣市毒品危害防制中心已爲「防毒」、「拒毒」、「戒毒」、「緝毒」地方整合機制的樞紐平台，惟尚未能應用毒品歸戶個案管理統合資訊，且未完全橫向整合在地司法觀護、更生、保護相關防制體系，組織位階、經費與人力不足，難以竟其功。因此，後續觀護、更生、保護納入追蹤輔導，仍以思考回歸法務部司法保護體系下，並修法仿照日本更生保護法定組織運作型態，研議擴大地方更生保護分會組織及人力，始爲根本之道。

　　（八）有待建立整體性社會的接納與修復性司法機制：雖然依據刑事政策之思維，對毒癮犯採取轉向之處遇政策，以「治療」替代「刑罰」爲方針，惟相關配套法制仍未開始討論，建議仍宜循序漸近，由社區處遇之保護管束、更生保護，保安處分、密集觀護等，開始給予社區矯正處遇、社區工作、社會勞動、復歸社會的重生機會，以確保執行成效，預防再犯。

　　（九）地區性的毒品犯罪預防功能務必深耕：現階段地方政府毒品危害防制政策的服務網絡，係透過「毒品危害防制會報」的政策推動方針，各地方「毒品危害防制中心」投入資源不足、掌握有限資訊，在毒品治安顧慮人口流動頻繁、毒品防制責任不明的情形下，各縣市毒品危害防制中心受重視的程度並不相同；而毒品新生人口究竟係發生於何處？毒品更生人再犯人口屬於哪一區域管轄輔導範圍？在在需要毒品大數據資料庫平台的分析，經由反毒大本營資訊公開與透明化協作機制，解構出各地方縣市、區域性毒品流向供給與施用人口濫用問題圖像，提供基層防制同仁成爲有效的數位化人臉辨識管理資訊。而地方「毒品危害防制中心」人力不足，社會對於其組織功能的期待大於其擁有的資源與能力，權能亦不相符，如果無法全面落實與掌握承接地區性的藥物濫用與防毒監測控調查及流行趨勢，那麼，又該如何積極從事地區性的預防功能？又各地方「毒品危害防制中心」組織不僅尚未內化成縣市一級或二級編制機關（構）組織員額，如何整合協調地方法院觀護、警政、犯罪防制中心等運作，發展司法密集觀護、更生保護，甚至結合科技電子監控的緊密個案通報互聯網絡，發展監外作業、替代監禁（例如易服社會勞動制度——擔任照顧服務員等，但仍宜衡平、均等、分班之收容人參與機會，不可偏廢），除可因應矯正機關收容人逐年老化趨勢外，亦能期使順利更生人復歸就業與適應社會，符合在地社區、鄰里、家庭需求社區專長服務（例如照顧服務員）的社區處遇政策執行作爲，已成爲國際之發展趨勢。對於如另爲達成貫徹政策實現的目標，強化組織網絡的運作連結，是否設立符合權能相符的中央「毒品防制局」專責

組織，以對接地方政府的「毒品危害防制中心」，更落實組織業務全面整合的實務專業走向。然而，依然政出多門的刑事司法體系，對於目前毒品犯治安顧慮人口的監控並非依戶籍所在地的流動管控模式，司法保護的更生、觀護追蹤機制，重建更生職能的勞動庇護性工廠，及中途轉銜、暫時性安置的服務機構等，均亟待完備法制，健全配套。由目前任務編組的組織功能型態觀察，未來毒品危害防制的統合目標方向，似可逐步由中央，包括連結各縣市地方「毒品危害防制中心」的網站平台架設、整合簡易的全國諮詢專線服務電話、各分組相關機關資源轉介服務連絡窗口、毒品更生及新生個案通報資料庫、新興毒品預警統計資訊、鑑驗、防制指標的建構等，漸近達成資訊公開與整合功能。然而至今已歷經十年，獨缺中央「專責毒品危害防制專責機關」的運作型態，對於組織、政策、人力、訓練、經費、資訊統合、協調法制等的組織運作發展與服務效能，均十分不利。英國2016年至2025年國家毒品策略（National Drug Strategy, NDS）[82]，國家透過府際藥物委員會（Intergovernmental Committee on Drugs, IGCD）不僅推動毒品三減政策，政策上強調減少與毒品有關傷害，實證資料公開與分享，並增進國家合作，期待後十年打破毒品成癮的循環。黃聖筑（2016）[83]援引2015年的英國犯罪學雜誌指出，葡萄牙推行毒品除罪化，因而獲致大幅度的成功降低施用者再犯（注射性毒物使用量下降50%，吸毒過量、染毒者得到愛滋病機率）。每件毒品用量的報告皆大幅下降之最大主因，並非毒品本身的化學成分變化，而是監禁所造成的毒品成癮者與社會失去正常連結，其中，最關鍵的環節是「將對抗毒犯及隔離毒犯的國家預算，轉為幫助毒犯重新融入社會」，獎助雇主補貼薪資，鼓勵民間僱用更生人輔導就業。另英國內政部（Home Office）地方毒品行動組織（Drug Action Teams, DATs）[84]網絡的跨局處整合服務策略，對於提升社會安全、保護更生家庭計畫，及推動無毒社區服務的努力等，值得我國借鏡。

82 IGCD (2015). National Drug Strategy 2016-2025. http://www.nationaldrugstrategy.gov.au/internet/drugstrategy/Publishing.nsf/content/73E3AD4C708D5726CA257ED000050625/$File/draftnds.docx, 2019.3.5.
83 黃聖筑（2016年4月29日），如何翻轉臺灣毒品危機。蘋果日報電子報，http://www.appledaily.com.tw/realtimenews/article/new/20160429/848933/IGCD(2015)。2019年9月1日。
84 Community Drug Action Teams NSW, https://adf.org.au/programs/community-drug-action-teams-nsw/, 2019.9.29.

第五節　結　語

　　目前施行毒品減害治療處遇（兼具替代療法及清潔針具計畫）的國家，至少包括美國、加拿大、英國、法國、瑞士、荷蘭、西班牙、義大利等。而國際間衛生體系常見的照護處遇型態，依開放程度區別，可分爲包括機構式、非機構式；而依據監督密集差異，則常見方式至少包括司法處遇、社區處遇，以及介於二者之中間性（制裁）刑罰（Intermediate-Punishment）[85]。倘未來能對於藥癮戒治之相關處遇模式交叉設計進行實務研究，深入瞭解，較易爲更生（收容）人接受之吸毒病犯轉向處遇追蹤輔導方式，則對於毒品實證的立法方向，將大有助益；另由於國內收容藥癮戒治之中途之家及戒治村不足，亟待建構適切的支持環境，可使藥癮戒治工作更具實際效益。國際間之毒癮戒治模式，由各國對施用毒品者之身分定位不同，可區分爲病患、病犯與罪犯三種模式。對於毒品與藥物濫用者之身分定位，國際間並不一致，惟依據國際公約的發展，提供足夠的教育治療處遇模式，以協助復歸社會應爲共同之趨向；惟發展的步調快慢，端視該社會文化背景、全民共識程度、刑事政策與整體防制成本效益考量；因此，所採取模式，端視所建構的社區配套、支持環境，與整體成熟條件的健全程度而定。醫療衛生體系中常以公共衛生三級預防處遇模式思考藥癮戒治，傳統上是一種公共衛生社區醫學發展的工作方式，透過醫療團隊成員的組成執行下鄉的群體醫療服務，其中以公共衛生護士等專業人員深入病人家庭、社群，家訪或社區追蹤訪視的評估工作，較爲突出，如糖尿病的衛教照護網、結核病的關懷追蹤服務系統等。未來我國尚待加速發展，較易爲毒品施用者接受之司法轉向、觀護處遇追蹤輔導方式；涉及司法保護與福利性質的藥癮戒治中途之家及戒治村等暫時性安置、收容機構，均呈現不足；機構處遇結合民間組織，發展民營化藥癮戒治個案諮商管理模式，建構適切的支持環境，仍須更多的相關研究資源投入，並發展出評估藥癮戒治、減害計畫政策之有效性成效指標，取得進一步的科學佐證，以協助成癮者免除毒品的控制，回歸社會，發揮社會功能；另一方面，依據國際發展經驗，尚須發展多元化司法及社區之毒品分級處遇模式或毒品法庭等制度，在兼顧社會正義的前提下，使施用毒品者，能逐漸在司法機關的監督下，結合矯正、觀護、輔導、心理、社工、

---

[85] http://www.pabulletin.com/secure/data/vol35/35-21/992.html, 2019.8.15.

醫療及民間機構等專業人員提供適切的戒治模式，進而發展不同密集程度觀護監督的藥癮矯治處遇計畫，以避免再犯入監，作為國內未來制定藥物濫用矯治政策之依據。歐美國家發展戒癮工作經驗行之有年，其處遇模式中雖然亦有著監禁的環節，但主要的戒癮工作仍由戒癮中心，或者是由社區工作站模式的康復之家或中途之家等來負責，而這些機構是以醫療系統或社會工作系統為主，與我國的情形不同。反觀我國的國情則與亞洲國家較為相近，原以監禁懲罰作為戒癮處遇的核心，輔以醫療系統的協助，惟新加坡及泰國等地已開始規劃吸毒者出監所後的社區工作站模式，而我國仍付闕如，因此，我國毒品危害防制規劃，結合司法觀護、更生保護的社區處遇的發展，亟待大力推展與整合。

參考書目

一、中文部分

大淵憲一（2007），社會的排斥與暴力：實驗社會心理學的討論。文發表於2007年暴力與毒品犯罪心理與矯治國際研討會，玄奘大學。

林健陽、賴擁連（2002），臺灣地區毒品犯戒治處遇效能之實證研究。公共事務評論，3卷1期。

林瑞欽、戴伸蜂、鄭添成（2007），刑事司法機構內與機構外處遇與連結。文發表於刑事再犯防治政策研究成果發表會——刑事政策走向與趨勢之探討論文集，法務部犯罪研究中心，頁40-94。

林錫堯（1982），西德公法上之比例原則。司法周刊，98期。

法務部、教育部、衛生福利部（2001-2016），反毒報告書。臺北：衛生福利部（前行政院衛生署）。

施茂林（2006），司法保護中之犯罪預防策略。文發表於犯罪問題與對策國際研討會，國立中正大學。

香港懲教署2009年報，https://www.csd.gov.hk/annualreview/2009/big5/index.htm。2019年8月15日。

唐心北（2007），運用緩起訴處分對美沙冬替代療法成效之影響。行政院衛生署管制藥品管理局96年度委託科技研究計畫。

唐心北（2008），藥癮戒治個案管理及追蹤輔導模式研究。行政院衛生署管制藥品管理局97年度委託科技研究計畫。

財團法人臺灣更生保護會，http://www.after-care.org.tw。2010年7月4日。

陳孝平、黃三桂、黃靖婷、鍾志宏、許明慈、陳竹上（2016），我國收容人納入全民健保——一個以國際文件分析級初步證據為基礎之正評估。矯政期刊，5期，頁75-103。

馮衛國（2003），行刑社會化研究，北京：北京大學出版社。

黃富源、曹光文（1996），成年觀護新趨勢。臺北：心理出版社。

黃聖筑（2016年4月29日），如何翻轉臺灣毒品危機。蘋果日報電子報，http://www.appledaily.com.tw/realtimenews/article/new/20160429/848933/IGCD(2015)。2019年

9月1日。

管麥媛（2015年7月29日），蔡英文：多蓋監獄不如多成立中途之家，http://www.chinatimes.com/realtimenews/20150729005308-260407。2019年9月3日。

衛生福利部（2010），改善矯正機關醫療狀況獎勵計畫。臺北：行政院衛生署。

鄧煌發（2007），以社區為基礎之犯罪預防策略的探討。文發表於2007犯罪問題與對策國際研討會，國立中正大學。

二、外文部分

Anglin, M. D. & Maugh, T. H. (1992). Ensuring success in interventions with drug-using offenders. *The ANNALS of the American Academy of Political and Social Science*, 521(1), pp. 66-90.

Austin, J. B., Jones, M., & Bolyard, M. (1993). *The Growing Use of Jail Boot Camps: The Current State of the Art*. Washington, D. C.: US Department of Justice, Office of Justice Programs, National Institute of Justice.

Bartollas, C. (1985). *Correctional treatment: Theory and Practice*. Englewood Cliffs, NJ: Prentice-Hall.

Braithwaite (2002). *Restorative Justice and Responsive Regulation*. New York: Oxford University Press.

Chalabi M. (2016). The 'war on drugs' in numbers: a systematic failure of policy, https://www.theguardian.com/world/2016/apr/19/war-on-drugs-statistics-systematic-policy-failure-united-nations?CMP=Share_iOSApp_Other, 2019.9.5.

Dolan, K. A., Shearer, J., White, B., Zhou, J., Kaldor, J., & Wodak, A. D. (2005). Four-year follow-up of imprisoned male heroin users and methadone treatment: mortality, re-incarceration and hepatitis C infection. *Addiction*, 100(6), pp. 820-828.

Dolan, K., Hall, W., & Wodak, A. (1996). Methadone maintenance reduces injecting in prison. *BMJ: British Medical Journal*, 312(7039), p. 1162.

Etienne G. Krug, Linda L. Dahlberg, James A Mercy, Anthony B. Zwi, & Rafael Lazano (2002). World Report On Violence and Health. Geneva: WHO.

Field, G. (1989). Effects of Intensive Treatment on Reducing the Criminal Recidivism of Addicted Offenders. *Fed. Probation*, 53, p. 51.

Freeman, K. (2002). *New South Wales Drug Court evaluation: health, well-being and participant satisfaction*. Sydney: NSW Bureau of Crime Statistics and Research.

Glasser, W. & Therapy, R. (1965). A New Approach to Phychiatry. New York: Harper & Rew.

Glenza J. (2016). UN backs prohibitionist drug policies despite call for more 'humane solution', https://www.theguardian.com/world/2016/apr/19/un-summit-global-war-drugs-agreement-approved, 2019.8.12.

Greenberg J. (2016). Former U. N. Secretary General Kofi Annan says the war on drugs has failed. http://www.politifact.com/global-news/statements/2016/apr/22/kofi-annan/former-un-secretary-general-says-war-drugs-has-fai/, 2019.5.11.

Harrell, A., Cavanagh, S., & Roman, J. (2000). *Evaluation of the DC Superior Court drug intervention programs*. Washington, D. C.: US Department of Justice, Office of Justice Programs, National Institute of Justice. http://www.ncjrs.gov/pdffiles1/nij/178941.pdf, 2019.8.11.

Hiller, M. L., Knight, K., Saum, C. A., & Simpson, D. D. (2006). Social functioning, treatment dropout, and recidivism of probationers mandated to a modified therapeutic community. *Criminal Justice and Behavior*, 33(6), pp. 738-759. http://cjb.sagepub.com/cgi/content/abstract/33/6/738, 2019.9.1.

Holly Hedegaard, M.S.P.H., Brigham A. Bastian, James P. Trinidad, & Margaret Warner, (2018). Drugs Most Frequently Involved in Drug Overdose Deaths: United States, 2011-2016, National Vital Statistics Reports, 67(9), December 12, 2018.

Huang, S. (2007). *Drug Court:A Review of Concepts*. Paper Presented at the 2007犯罪問題與對策國際研討會，國立中正大學犯罪研究中心。

IGCD (2015). National Drug Strategy 2016-2025. http://www.nationaldrugstrategy.gov.au/internet/drugstrategy/Publishing.nsf/content/73E3AD4C708D5726CA257ED000050625/$File/draftnds.docx, 2019.3.5.

Jacob, J. & Stöver, H. (2000). The transfer of harm-reduction strategies into prisons: needle exchange programmes in two German prisons. *International Journal of Drug Policy*, 11(5), pp. 325-335.

James A. Swartz, Arthur J. Lurigio, & Scott A. Slomka (1996). The Impact of IMPACT: An Assessment of the Effectiveness of a Jail-Based Treatment Program. *Crime & Delinquency*, 42(4), pp. 553-573.

Joshua P. Metlay, Grant W. Waterer, Ann C. Long, Antonio Anzueto, Jan Brozek, Kristina Crothers, Laura A. Cooley, Nathan C. Dean, Michael J. Fine, Scott A. Flanders, Marie R. Griffin, Mark L. Metersky, Daniel M. Musher, Marcos I. Restrepo, & Cynthia G. Whitney (2019). Diagnosis and Treatment of Adults with Community-acquired Pneumonia. An Official Clinical Practice Guideline of the American Thoracic Society and Infectious Diseases Society of America, American Journal of Respiratory and Critical Care Medicine, 200(7), 1 October 2019, pp. e45-e67.

Kerr, T., Wood, E., Betteridge, G., Lines, R., & Jurgens, R. (2004). Harm reduction in prisons: a 'rights based analysis'. *Critical Public Health*, 14(4), pp. 345-360.

Kevin Knight & David Farabee, Offender Substance Abuse Report. http://www.civicresearchinstitute.com/osa.html, 2019.9.21.

Lines, R., Jurgens, R., Betteridge, G., Stover, H., Laticevschi, D., & Nelles, J. (2004). Prison Needle Exchange: Lessons from a Comprehensive Review of International Evidence and Experience. Toronto, Canada: Canadian HIV/AIDS Legal Network.

McMillan, J., Lawn, S., & Delany-Crowe, T. (2019). Trust and community treatment orders. *Frontiers in psychiatry*, 10, p. 349. https://www.ncbi.nlm.nih.gov/pmc/articles/PMC6536151/, 2019.10.21.

Mercer, D. E., & Woody, G. E. (1999). Therapy Manuals for Drug Addiction Series: Individual Drug Counseling. Maryland: US Department of Health and Human Services.

Pearson, F. S. & Lipton, D. S. (1999). A meta-analytic review of the effectiveness of corrections-based treatments for drug abuse. *The Prison Journal*, 79(4), p. 384.

Spivack, D., Council, S., International, B. I. o., & Law, C. (2004). *A fourth International Convention for Drug Policy: promoting public health policies*. The Senlis Council.

Starosta, A. N., Leeman, R. F., & Volpicelli, J. R. (2006). The BRENDA model: integrating psychosocial treatment and pharmacotherapy for the treatment of alcohol use disorders. *Journal of psychiatric practice*, 12(2), p. 80.

Swartz, J. A., Lurigio, A. J., & Slomka, S. A. (1996). The impact of IMPACT: An assessment of the effectiveness of a jail-based treatment program. *Crime & Delinquency*, 42(4), p. 553.

Thomas A. Richards. Comprehensive Cognitive-Behavioral Therapy For Social Anxiety Disorder. http://www.socialanxietyinstitute.org/ccbtherapy.html, 2019.9.1.

UN (2014). International Day Against Drug Abuse and Illicit Trafficking, 26 June. http://www.un.org/en/events/drugabuseday/background.shtml, 2019.9.2.

UNODC (2019). Executive Summary, World Drug Report 2019. United Nations Office on Drugs and Crime, https://wdr.unodc.org/wdr2019/en/exsum.html, 2019.6.26.

WHO (2004). Neuroscience of Psychoactive Substance Use and Dependence. World Health Organizations, Geneva, NY: Author.

WHO, UNODC, & UNAIDS (2004). Substitution Maintenance Therapy in the Management of Opioid Dependence and HIV/AIDS Prevention. Geneva, Switzerland: WHO.

Young, I. M. (1994). Punishment, treatment, empowerment: Three approaches to policy for pregnant addicts. Feminist studies, 20(1), p. 33. https://www.ncbi.nlm.nih.gov/pubmed/11660124, 2019.8.22.

第十三章 海洛因成癮者之心理與藥物諮商方案

李思賢

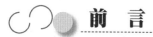 **前 言**

本章節主要介紹的心理治療與諮商方案,是依據「毒品危害防制條例」所訂定之第一級與第二級毒品,但由於醫療治療的研究與文獻主要還是以鴉片與海洛因為主,特別是針對海洛因與古柯鹼,其他毒品(安非他命、大麻、搖頭丸、愷他命等)雖然也可能適用這些心理治療與諮商的介入,但通常也僅於對興奮劑(安非他命)進行心理治療與行為改變介入。

對藥癮者及藥癮愛滋病患進行心理諮商與建立健康生活習慣,是毒品戒治非常重要的一環,從各國進行物質成癮者治療的內容,除了給予美沙冬或是舌下錠的藥劑,也一定會給予心理治療與行為改變諮商。減少傷害思維也是被聯合國視為藥癮醫療治療的一環,主要是除了處方藥物(如美沙冬)的輔助治療,還需要在心理與行為去提倡祛除心癮與建立健康生活形態,對治療者則建議在面對使用非法藥物者時先釋放正向關懷的訊息給藥癮者(Denning, Little, & Glickman, 2003),減輕他們心中對於他人願意幫助的疑慮,並試著協助他們減少藥物使用帶來的傷害,以及成癮後對大腦的傷害,而不是一下子靠意志力就要求他戒掉使用藥物(李思賢,2008)。所以除了給予美沙冬藥物改善因海洛因帶來的戒斷症狀,更要利用心理諮商與心理治療協助藥癮者逐漸改變用藥行為、改變面對挫折的因應技巧、賦予及增強與家人溝通的能力,以及學習尋求正確的幫助。以下便是介紹幾種用於治療藥癮的心理治療與諮商方案。

第一節 藥物濫用與成癮的觀點

當我們認同藥癮者需要心理治療與心理諮商的協助,表示我們是將藥癮

視爲大腦疾病與藥物濫用是學習而來的行爲的兩種切入觀點。成癮是一種精神疾患，是將大腦長期暴露在影響精神的物質之中，造成大腦運作失去功能的疾病；大腦受到的改變可能嚴重到需要無限期使用處方藥加上心理社會介入來進行治療。由於視藥物使用或濫用爲習得的行爲與習慣，因此透過其他替代行爲的學習與認知——行爲技能的獲取來消除習得的藥物濫用行爲；認知行爲類的心理介入也提倡促進環境的改變，例如提供誘因的強化行爲管理模式（Contingency Management Programs）與社會人際環境的改善（Family-Social Networks）。

藥物使用的認知機制牽涉到相當多的心理歷程，其中會引發開始用藥及維持用藥的主要因素之一是，使用藥物帶來正向的生理、心理及情緒效果，以及可能有較好的社交互動與人際關係等信念的期望。換句話說，藥癮者爲了獲得某些物質（鴉片、海洛因與安非他命）而做出某些促進物質使用之行爲，因爲他們發現使用這些物質所帶來的愉悅感即是一種增強。藥物使用也可被視爲是一種被其結果所增強的行爲。也許因爲海洛因能改變個體的感覺（例如有權力感的、精力充沛的、愉悅的、興奮的）、思考（我能做任何事情、唯有處在亢奮的狀態中我才能將考試考好）與行爲（較不羞怯而更有自信）而被使用。

會開始想要習得使用藥物的主要思考類型有兩個：一是因爲相信使用藥物可以幫助自己脫離生理或心理的痛苦：另一個類型則是相信使用藥物會使得自己更享受，心情更加亢奮。國內對於藥癮者的行爲模式和次文化的瞭解並不多，根據李思賢（2004）、張嫚純與丁志音（2006）及國家衛生研究院（2006）的研究，對於藥物使用瞭解的部分包括：一、使用方法與心理效果：從「追龍」、「輪煙」、「ㄅㄥ煙」、「皮下」到「走水」（靜脈施打）；持毒量可由「散」、「錢」、「兩」、「件」、「ㄗㄨ」（藥腳、藥頭、中盤、大盤）。靜脈注射藥性之作用使施打者感受到「爽」、「茫」等超好無法形容之欣快，也喜愛藥物推入血管之感覺，故有多次反覆回抽血液、再推針打入血管（回針）；如果找不到液體稀釋藥粉，也有人先入針抽血液到針筒，經快速搖晃溶解藥粉之後再施打（乾打）。二、藥國生活：因靜脈注射藥物上癮性強，不少人因血管都打沉了打不到，打手臂、手指尖、腳、舌下或最後「開血桶」，並過著天天「追藥」的日子。三、戒斷痛苦：若強制戒斷海洛因，於八至十二日內出現戒斷症狀，症狀特性及嚴重性依用藥劑量、時間及個人健康而改變。初期有打哈欠、鼻塞、流鼻水、流淚、出汗、畏寒與焦慮不安等症狀，隨後出現失眠、血壓上升、發燒、呼吸與心跳加速、嘔吐、腹痛與腹瀉等

症狀，若持續未獲毒品，在二至三天內症狀加劇，且出現脫水、虛脫、肌肉抽搐、酸痛、體重減輕及躁動不安等症狀。四、社會危害：長期過度且強迫使用某種藥物之結果，會嚴重影響藥癮者的人際關係、家庭生活、職業或課業等；同時導致經濟問題、缺錢，而為滿足己身藥物之需求，可能會有竊盜、搶奪，或是以性換藥等犯罪行為。成癮後之戒斷症狀與心理依賴常使藥癮者在身心無法忍受及外在誘因下易重蹈覆轍。「啼藥」（戒斷）之痛苦，常使靜脈注射藥物使用者無法顧慮到任何疾病感染之可能性，儘管聽過愛滋病、C型肝炎等相關傳染性疾病，仍然不顧後果急切施打，避免戒斷時之痛苦。

　　藥癮者對於心理治療與行為改變諮商的需求，其實異質性相當大，例如：性別（男性或是女性）以及使用的藥物種類，分別有安非他命、海洛因（注射、吸食）、快樂丸、大麻等。性別交織不同藥物的使用，造就不同的藥癮族群，也產生各自的次文化，以及他們開始濫用藥物的原因或是生活上的困境；也許每個個案都重複涵蓋了不同身分在其中，服務藥癮者得看出這多重身分的「他／她」真正的面貌。然而受限於國內藥癮次文化相關研究稀少，在此只能對性別做小部分介紹：

　　國內學者李思賢（2005）有研究發現女性海洛因使用者有高達75%曾經共用過針具，最後一次使用海洛因時仍有27%共用注射針具或稀釋液。男性靜脈注射藥癮者由於長期使用藥物會造成經濟重大負擔，藥癮者會共同出錢購買海洛因，將其稀釋後輪流施打，同時張嫚純與丁志音（2006）研究顯示靜脈注射藥癮者為了避免遭受警察跟監，共用針具是普遍、自然之事。加上在2005年以前，靜脈注射藥癮者中感染愛滋人數真的不多，所以靜脈注射藥癮者共用針具時大都沒有戒心，大多抱持著不會那麼倒楣，不會是「我」的心態，所以臺灣地區藥癮者的愛滋感染人數在過去幾年中開始快速擴散。

　　靜脈注射藥癮者的愛滋感染危險行為不只是透過共用針具以及共享稀釋液，同時也會透過不安全的性交行為感染。換句話說，靜脈注射藥癮者受到感染愛滋病的威脅不單單透過注射器具，他們的性伴侶也是主要因素。根據世界衛生組織的報告指出在中國的大部分地區、印尼、印度及緬甸地區，大部分的婦女是透過與靜脈注射藥癮者的性行為而感染愛滋病的。此外，靜脈注射藥癮者也是促使愛滋病病毒的母子傳染原因之一，在烏拉圭有40%愛滋寶寶的媽媽是靜脈注射藥癮者。使用保險套作為愛滋防治的行為對於女性藥癮者來說並不容易，因為性交易與海洛因或安非他命的使用是非法的行為，不論在哪裡，都是在地下活動。海洛因及安非他命等藥物的使用會影響藥癮者的思考與判斷

能力，造成容易發生未保護性行為，藥癮者一般來說也有較多的性伴侶及臨時的性伴侶，加上藥物的使用亦會危害到免疫系統，皆增加了感染性傳染疾病的危險性。在巴西，83%的靜脈注射藥癮者表示，與固定伴侶發生性行為時不會使用保險套，並且63%的人表示，與非固定性伴侶發生性行為時從未使用保險套。而且當女性靜脈注射藥癮者利用性行為去換取毒品時，感染愛滋病毒的潛在危險又會更加地提高且不可預測，因為性行為和靜脈注射毒品的行為是很難去以數量表示，例如在阿根廷、巴西、加拿大，超過三分之一的女性靜脈注射藥癮者，至少有一次利用性行為換取毒品。在臺灣，李思賢發現約有32%的女性安非他命使用者以性換取毒品（Lee, 2006），此與國外的研究結果相仿。同時這些以性換藥的糖果妹，其中有超過7成受到主要性伴侶的暴力對待，有大約3成女性藥癮者有被強制性交經驗，這些女性的心理創傷，醫療與心理工作者必須在諮商過程中加以處理，避免這些女性為了逃避或是麻醉自我、逃離現實，重複使用海洛因做為自我治療的行為手段。

本章限於篇幅無法完整介紹藥物濫用與成癮，讀者想有進一步瞭解，可以參考Addiction、Brain與藥物濫用相關中英文書籍（例如謝菊英、蔡春美、管少彬（2007）所翻譯的《挑戰成癮觀點》），這些書中對於藥物濫用以及戒癮有深入淺出的介紹。對於成癮治療而言，我建議藥癮工作者在初步接觸時，一定要意識到自己扮演一個非常重要的關鍵：第一次接觸的成功（Rapport），將是未來能成功協助此個案進行心理治療與諮商的必要基礎。以下有一些開始接觸時的原則與技巧是有幫助的：

一、**接納與理解**：先檢視自己對於使用非法藥物（毒品）的態度，是否帶著歧視、偏見，或是犯罪的價值觀。自己是否能坦然面對刺青、男性入珠與危害健康行為。

二、**不要拒絕與增加傷害**：不管自己是否帶著對於使用藥物的歧視與偏見的價值觀，都該坦然尊重藥癮者自己的選擇，面對他／她已經使用成癮藥物的事實，並且肯定他／她願意來到你這裡，接受心理治療與諮商的協助。

三、**藥物成癮是複雜的社會學習行為**：藥物成癮的原因非常複雜，通常會包括生理、心理與社會三方面的因素。藥癮者必須對於如何使用藥物、藥物價格，及何處購買有一定的瞭解，同時也必須能有足夠的錢與成功躲避警察的追捕；生理上則面對戒斷症狀與衍生精神疾患等，這些因素會交織而成一個非常複雜的行為現象。

四、**藥物成癮行為可以調整與改變**：研究一再顯示，成癮行為是可以改變

的。有相當多人認為，「一旦吸毒、終生吸毒」；也就是說，對於使用毒品的人，一般認為要他們戒掉或是遠離毒品是一件非常非常困難的事。事實上確實是非常不容易，但能否遠離毒品的因素也是非常複雜的，除了戒治所內協助藥癮者進行生理戒斷、心理輔導及社會復健，協助家庭接納與關懷吸毒者，並且進行就業協助也是藥癮者在離開戒治所後能否遠離毒品的重要因素。李思賢、吳憲璋、黃昭正、王志傑、石倩瑜（2010）研究第一、二級毒品使用者再犯罪的成果，發現三年期間內藥癮者會再使用毒品，而犯罪的比率約有66%；也就是說，34%的藥癮者能夠維持三年不使用毒品，而並非一般人以為的「一旦吸毒、終生吸毒」。

五、**簡要瞭解個案目前的用藥狀況**：每個個體所知覺到使用海洛因的優缺點都不同。有藥物使用家族史或同時兼有精神病診斷的個體，對於尋求刺激有高度的需求，也許其會發現海洛因格外能增強這種感覺。而醫療及心理工作者必須瞭解每個藥物使用者都有其獨特而重要的藥物使用理由。在辨認個案的藥物使用決定因素時，心理工作者可用以下五個一般向度來做為詢問的依據：

（一）人際：他們時常和誰在一起？他們和誰一塊使用藥物？他們認識沒有藥物使用習慣的人嗎？他們與藥物使用者同住嗎？自從開始使用藥物或藥癮漸增後，他們的社交網絡如何變化？

（二）環境：引發藥物使用的主要環境線索為何（例如金錢、酗酒、每天的某個特定時間點、某些鄰居）？他們每天涉入這些情境的程度為何？能夠容易地避免掉這些情境嗎？

（三）情緒：研究顯示情緒狀態一般會壓過藥物使用或用藥渴望。這包含正向（興奮、快樂）以及負向（沮喪、焦慮、無聊、生氣）的情緒狀態。由於許多患者無法將特定的情緒狀態與其藥物使用的情形相連結（即便做到也僅止於表面），所以藥物使用的前置情緒狀態一般較難以在短時間內被辨認出來。

（四）認知：特定的思考或認知模式常會壓過藥物使用（我得逃離、除非我處在亢奮狀態不然無法將此事處理好、我應該得到的報酬不只如此）。這些想法常會引發激烈的反應並產生迫切感。

（五）生理：解除不舒服生理狀態（例如停止吸毒）的渴望常會成為藥物使用的前置事件。即使戒毒的生理症狀本質尚有爭議，然而有趣的是，海洛因使用者常報告在藥物使用前會有特定的生理感覺出現（例如胃部刺痛、疲勞或無法集中精神、以為聞到海洛因的味道）。

藥物使用者開始使用海洛因及安非他命等藥物後，生活形態會變成以取得

藥物為生活重心，同時受到警察跟監、盤問、擔心被捕等因素的影響，長期下來藥癮者常伴隨著人際、情緒、反社會及心理等生活適應問題，同時也導致營養缺失，睡眠、情緒與人際關係障礙等精神疾病問題，甚至錢不夠買藥而出現偷、搶、盜等不法行為。因為藥物使用同時伴隨著其他違法行為，一般社會大眾會以使用藥物就是作壞事來看待，因而覺得使用藥物是很糟糕、不悔改、社會敗類等負面態度。長時期累計以來，藥物使用者對於臺灣社會會給予他們一次機會的盼望已經不存在，因此，他們對於尋求幫助，其實也有著無法相信醫療人員會盡心照護的信念。故必須一再提醒您，進行藥癮相關工作，建立「信任」關係與對未來的「希望」是心理治療與行為諮商前首要任務。

第二節　心理治療與諮商的成效

相對於採取藥劑的生理治療，有學者以臨床研發各式各樣的社會心理介入措施來處遇各種不同類型的藥物濫用，包含安非他命、大麻、俱樂部藥物、迷幻藥等。這些各式各樣的社會心理介入無法在此做完整的內容與內涵介紹，原因為社會心理機制在實際生活中的多變性與多樣性，不像臨床生理藥學實驗能嚴格控制混淆變項，明確說明藥劑（如美沙冬）治療成癮的機制。因此，單純的社會心理介入也比藥劑為主的治療難說明介入成果，因為服用藥劑（如美沙冬）後，藥劑的劑量與血中濃度相對地是比所謂的「有改善的」諮商與「優良的治療關係」要容易測量與客觀。

將受試者隨機分派到心理治療與諮商組來跟沒有介入的對照組進行介入效果的比較存有倫理議題與臨床實務上的困難，所以大多是將對照組改成在實驗結束後盡快補上心理治療與諮商，以彌補研究倫理的缺陷。這些隨機分派與補做介入之實驗便能區分出短期的心理處遇方案的效果。有研究（Stephens et al., 2000; Copeland et al., 2001）採用隨機分派到心理治療與諮商組來跟實驗時間內沒有任何心理介入的對照組進行研究，發現諮商介入能使實驗組在大麻使用上比對照組顯著要少。這些相關實驗文獻結果指出，沒有單一的社會心理介入方案會比其他的方案在治療大麻要來得好，同時發現介入效果主要是減少大麻使用量與頻率，並非完全禁戒。另一種提供有效控制情境的社會心理介入效果分析是來自矯正機構的介入。這類型研究通常是在監獄中，有一群人主動願意參與諮商與心理治療，或是治療性社區的方案；雖然這群人無法總是完全隨機

分派，但有時候在環境與機構行政人員的協助下，還是有機會做到隨機分派。受戒治人因為隨機分派而無法控制自己參加實驗組或控制組，不過也因為不是在原來自由的生活情境而有外部效度問題；這些以監獄為場域的研究雖然不完美，但是仍然可以得到心理介入是否有效果的因果推論。結果顯示監獄內心理治療與治療性社區能顯著提升受戒治者管理成癮渴求（李思賢，2003）、延長再犯毒品罪入監時間（離開監所後再入監獄時間：實驗組平均289天vs.對照組189天）（Wexler at al., 1999）、延長再度藥物成癮時間（離開監所後再度診斷為成癮時間：實驗組平均28.8月vs.對照組13.2月）（Butzin et al., 2005）。

　　第三種介入有效性研究是針對短期的社會心理治療方案。短期是指在限定時間內進行少於6次的介入，通常是針對改變動機的引發、教導行為改變技巧，以及處理毒品帶來之負面結果。Bernstein等人（2005）篩選超過兩萬名在醫院的病人，發現有1,175人有使用藥物且願意參與短期的諮商與心理介入，這些人被分成實驗組與控制組：實驗組接受一次動機式晤談，以及十天後進行一次電話諮商；控制組接到一張衛教傳單與藥癮轉介資訊。其結果顯示，實驗組在六個月後，比起控制組在海洛因與古柯鹼的使用上，有顯著較少。

　　簡單結語是，文獻中有關隨機分派能證實因果關係的心理治療與諮商研究，發現短期動機式晤談合併衛教或是長期的諮商與心理治療介入對於藥物濫用與成癮是有效果的。當然，有效果是指在哪些指標有效果是需要被定義與廣泛討論的。臺灣「毒品危害防制條例」與國家政策，對於藥癮者採取減少傷害的取向，顯然上述回顧研究的指標符合減害的定義，也就是在臺灣也應該對藥癮者與受戒治者進行諮商與心理治療。以下介紹四個目前常被使用的心理諮商方案：認知行為治療、Bio-Psycho-Socia與BDRC，並且建議一些有關感染愛滋藥癮者的諮商。

第三節　成癮者心理治療與藥物諮商方案

一、認知行為治療

（一）認知行為治療的有效因素、組成要素與治療任務

　　如同前述所提到，心理治療與諮商方案是將藥癮視為大腦慢性病與物質

濫用的社會學習行爲。認知行爲治療（CBT）爲一種針對問題的治療方法。其目的是爲幫助物質濫用或是海洛因成癮者能夠戒除海洛因以及其他物質依賴。CBT基本的假設是「學習歷程在海洛因依賴與濫用的發展與持續上，扮演了重要的角色」。而同樣的學習歷程將可能用於幫助個體減少其他的藥物使用。這裡以海洛因做爲例子進行介紹。

認知行爲治療的一些重要特徵使其對於海洛因依賴與濫用的治療格外有效：

1. 認知行爲治療是學習取向，可與多數臨床計畫所能擁有的資源相配合。

2. 認知行爲治療通過許多嚴格的臨床測試，對於治療海洛因濫用有穩固的實證研究支持。尤其是有證據指出認知行爲治療對於極嚴重的海洛因濫用者，CBT效果持續度也相同。

3. 認知行爲治療有結構性、爲目標導向，其著重在參與治療而努力控制其海洛因使用的成癮者所面對的立即問題上。

4. 認知行爲治療爲一彈性的、個人化的取向，能夠適應於不同背景（住院病患、出院病患）與形式（團體、個人）的廣泛病人。

5. 認知行爲治療可與病人所接受的其他治療方法（例如美沙多治療）合併施行。

6. 認知行爲治療具有概括性，其包含使用於物質濫用有效治療上的一些重要而常見的治療與諮商工作。

認知行爲治療有兩個關鍵的組成要素：功能分析與技巧訓練。

1. 功能分析

在CBT治療中，心理師與個案會針對海洛因使用的每種情境作功能分析，也就是，兩人共同確認出個案在使用海洛因之前與其後的思考、情感與環境。在治療早期，爲幫助個案與心理師共同評估決定因子或高風險情境，功能分析扮演了關鍵性的角色，那將可能導致海洛因的使用以及對個體當時使用海洛因的理由提供覺察（例如處理人際困難、經驗患者一生中無法以其他方法得到的危險或興奮）。在治療晚期，海洛因使用事件的功能分析也許能夠確認出那些個體仍無法因應的情境或狀態。

2. 技巧訓練

　　認知行為治療被視為是一高度個別化的訓練計畫，此治療能幫助海洛因濫用者去除與海洛因濫用相關的舊習慣，進而學習較健康的技巧與習慣。物質使用若嚴重到需要治療的程度，患者很可能將使用海洛因當成因應內在與外在問題的唯一手段。也許是由於下列原因而出現此種情況：

　　(1) 個體沒有學到因應成人生活挑戰與問題的有效策略，於是在青少年早期就開始使用藥物。

　　(2) 即使個體已在某個時間點學得有效的問題解決能力與策略，然而這些技巧也許已經因為不斷倚賴藥物作為因應的主要手段而退化。這些患者已經因為常久與毒品為伍而徹底遺忘有效策略，他們將大部分的時間花在取得、使用毒品以及從毒品的作用中清醒。

　　(3) 個體使用有效因應策略的能力也許會被其問題干擾或困惑，例如患有精神疾病的海洛因濫用者。

　　因為海洛因濫用者是一個異質性團體以及來治療時常伴隨著多樣的問題，所以認知行為治療中的技巧訓練會盡可能地包含所有範圍。在治療的前幾個階段裡，會將焦點置於初步控制海洛因使用的相關技巧，例如高風險情境的辨認、處理關於海洛因使用的想法。在這些技巧都熟練後，訓練將延伸至個體無法因應的其他問題上，例如社會隔離、失業。此外，為了擴大並強化個體因應方式的範圍，技巧訓練包含了內在（例如處理吸毒的渴望）與人際（例如拒絕別人提供的海洛因）技巧。在教導患者的技巧中，也包含了適用於其他廣泛問題的一般策略與適用於此時此地海洛因使用控制的特殊策略。因此，我們不僅能在治療時運用認知行為治療，幫助每位患者減少與戒除物質的使用，更能傳授在治療結束後也長久有益於患者的技巧。認知行為治療在物質濫用治療成功的關鍵任務如下：

1. 培養戒治的動機

　　為了促使患者更有動機戒除海洛因，認知行為治療會採用決策分析以釐清個體繼續使用海洛因的利弊。CBT在此常結合動機式晤談法（Motivational Interviewing）來促進或是改變海洛因成癮者對於戒治的動機。

2. 教導因應技巧

　　此為認知行為治療的重點所在。亦即，幫助患者辨認出最可能使用藥物的高風險情境以及發展更有效的因應策略。

3. 改變強化的可能性

在尋求治療之前，許多患者將大部分的時間花在取得、使用海洛因，以及從毒品的作用中清醒，因此，他們將沒辦法獲得其他的經驗以及從經驗裡得到益處。而認知行為治療主要即是在教導患者辨認與減少和吸毒者的生活形態相關的習慣，並以忍耐和正向的活動、酬賞取代之。

4. 培養痛苦侵襲的管理

技巧訓練也強調辨認、因應想要使用海洛因的衝動的技術。也就是以一個完善的模式來幫助患者學會忍耐其他諸如沮喪以及氣憤的強烈情緒。

5. 改善人際功能以及增加社會支持

透過多種重要人際技巧與策略的訓練，認知行為治療能幫助患者擴展社會支持網絡與建立持久的、遠離毒品的關係。

（二）認知行為治療的特徵

1. 形式

認知行為治療偏好以個別的形式實施來符合特殊案主的個人需求，比較少使用於團體心理治療。案主與單一心理師隨著治療的進展而建立關係，除受到更多關注外，一般也會對於治療有更多的參與。在時間安排上，個人化的治療具更多的彈性，將可排除輪流參與的治療形式以及為了湊足團體人數而要求個案等待數週的問題。此外，過去研究反映出個別治療具有癒後較佳的優勢。

然而，許多研究者與臨床工作者強調以團體的形式為藥物濫用者施行治療具有獨特的好處（例如普遍性、同儕壓力）。在CBT中，有時採行團體治療比個別治療來得簡單。一般需要九十分鐘讓所有團體成員有機會發表技巧試做的個人心得、案例分享以及角色扮演。團體形式的治療將以一種更具教導性、較少個別性的方式呈現關鍵的概念及技巧，而使得治療更有結構。

2. 時間

認知行為治療通常會在十二週內實施12次至16次的晤談。此種形式是為了讓藥癮者產生初期的戒治以及穩定性。從許多案例的經驗中，這段時間足以讓案主在治療結束後的一年裡仍維持著改變的效果。初步資料顯示，在十二週的療程中，患者若能持續三週或以上不碰海洛因，一般在治療結束後的一年內也能夠維持著不使用海洛因的戒治成效。

　　然而對許多患者而言，十二週治療並不足以產生穩定的、持續性的改變。在這些案例中，認知行為治療被視為是較長期治療開始的前奏。當患者要求或無法在最初的療程中持續戒治達三週時，會直接建議做進一步的治療。

　　我們目前以下列三點來評估患者是否需要在最初治療階段後追加六個月額外加強的認知行為治療：

　　(1) 確認會阻礙患者戒治海洛因成功的情境、誘惑以及認知。

　　(2) 透過強化患者施行的有效因應技巧與策略來維持戒治成效。

　　(3) 鼓勵患者加入與藥物使用相斥的活動與關係。認知行為治療的維持方式並非介紹新的技巧與素材，而是致力於擴展與熟練患者在治療初期所學得的技巧。

3. 環境

　　基於以下一些理由，認知行為治療通常施行於門診病患：

　　(1) 治療的焦點在於瞭解患者使用毒品的決定因子，而檢視患者的日常生活將可得詳實的資訊。為了瞭解患者住哪、利用時間的方式以及患者的特性，心理師得研發更詳盡的功能分析。

　　(2) 使技巧訓練發揮最大功效的關鍵在於，是否能讓患者在日常生活中練習所學的新技巧、知道所做的事情是否有益以及與治療師討論新策略施行的可能。

4. 病患

　　認知行為治療已被廣泛應用於海洛因濫用與成癮。然而，不適用於門診患者一般的情形為：

　　(1) 精神病患、雙極性疾病患者以及藥物治療不穩定者。

　　(2) 生活沒有規律性的人。

　　(3) 對藥物反應不穩定者（透過療程前的身體檢查來衡鑑）。

　　(4) 有除了海洛因、大麻、酒精依賴以外的其他藥物依賴疾患（會在初期評估患者酒精解毒的需求）。

　　因為法院或緩刑壓力而接受治療的患者，以及具有DSM-IV反社會人格疾患，或第二軸的其他疾患診斷的患者，認知行為治療的結果與維持沒有顯著差異，並且不隨患者的種族與性別而改變。

5. 與其他治療間的配合

認知行為治療與其他被設計來列舉出海洛因濫用的嚴重度與多樣共病的治療方式可以同時施行：

(1) 對於海洛因使用或同時發生的精神疾患的藥物治療。

(2) 諸如：匿名戒酒團體（Alcoholics Anonymous, AA）以及古柯鹼戒除匿名團體（Cocaine Anonymous, CA）等自助團體。

(3) 家族與婚姻治療。

(4) 職業諮商、父母管教技巧等。當認知行為治療成為一連串治療計畫中的一部分時，心理師必須與其他治療提供者保持頻繁、密切地接觸。

CBT與其他心理社會治療一樣，包括了一般的、獨特的因子或者積極的治療要素。一般因子是指能在多數心理治療中發現的面向：教育的提供、治療原理的有力證明、增強改善的期望、提供支持與鼓勵，而最重要的是治療關係的品質。獨特因子專指能突顯某種心理治療特點的技術或介入方式。

與多數治療一樣，認知行為治療包括了一般因子與獨特因子間複雜的結合。例如若不以正向的治療關係作基礎，而僅僅傳授認知行為治療技巧，將會導致嚴肅的、過於教導式的關係，會使多數的患者感到乏味與疏遠，心理師最終造成有違所願的反效果。所以瞭解認知行為治療能發揮功效的關鍵為，一般因子與獨特因子複雜的交互作用是很重要的。

心理師的一個主要任務是在關係的經營以及技巧訓練的傳授上，達成一個適當的平衡。例如唯有建立起穩固的治療同盟，才能讓患者繼續治療、學新技巧或者分享以新方法處理舊問題時的成功與失敗。所以，為了形成堅強的工作同盟，我們可以透過技巧訓練的移情傳授來幫助患者更有效的管理生活。

（三）認知行為治療與其他常見的諮商法有許多相同與相異取向

1. 相同取向

(1) 認知治療

認知治療是一種心理治療的系統，透過修正缺點、錯誤的思考以及不具適應性的信念，試圖減少極度的情緒反應及自我挫敗行為，主要代表為Beck。

認知行為治療與認知治療最相似的一點在於，兩者都強調物質濫用的功能分析以及確認與物質濫用相關的認知。與認知治療不同，認知行為治療專注於確認、瞭解、改變與物質濫用相關的自我，以及關係中的自我的潛在信念。然而，在認知行為治療的初期階段，會將焦點置於學習與練習不同的因應技巧，

其中只有一些技巧包含了認知的成分。

認知行為治療的初期策略強調因應的行為面向（例如躲避或離開相關情境、分散注意力等），而非一個人離開此情境的思考方式。採用認知治療取向的心理師，會帶領患者回答一系列的問題；而在認知行為治療中，心理師會更具指導性。在認知治療中，藉著改變患者的思考方式來達成減少藥物使用的效果；而在認知行為治療中則是藉由改變患者所思所為以達到療效。

(2) 社會增強取向

社會增強取向是一個治療物質濫用的廣泛行為治療取向，其結合了社會的、休閒的、家庭的、職業的增強物，以期能在復原的過程中幫助個案。

社會增強取向使用常能在社區獲得的不同增強物，以幫助物質使用者活出遠離毒品的新生活。社會增強治療取向的典型成分包括：A. 物質使用的功能分析；B. 社會的、休閒的諮商；C. 工作的諮商；D. 拒絕藥物的訓練；E. 放鬆訓練；F. 行為技巧訓練；G. 互惠關係諮商。

此為Higgins與其同事（Higgins et al., 2003）發展出治療古柯鹼依賴個體的有效取向，加入能確保治療維持的證人來管理意外事件的發生。該證人能恢復患者遠離毒品的生活形態以及附帶提供患者停止用藥的尿液篩檢抽樣。

因此，社會增強取向與認知行為治療共享許多一般特徵，最重要的是，物質濫用的功能分析以及行為的技巧訓練。不同於社會增強取向，典型的認知行為治療並不直接提供戒治的意外管理（證人）或在治療會診之外介入患者的生活。

(3) 動機式晤談治療

認知行為治療與動機式晤談治療（或稱動機強化治療）有一些共通性。動機強化治療基於動機心理學的原則而使個案能在短時間內產生內在動機的改變。此種治療策略並不打算以指導與訓練一步步使案主復原，而是利用動機策略來動員案主本身所擁有的資源。在治療的初期，認知行為治療與動機強化治療皆會探索患者持續使用物質的得失，並以此為策略去建立患者戒除藥物的動機。

認知行為治療與動機強化治療主要的不同點是在於對技巧訓練的強調。動機強化治療致力於使患者能以自身所擁有的資源來改變其行為。這是因其假定患者能運用可得的資源來改變行為，所以並不需要訓練。認知行為治療理論主張學習與練習物質相關的特定因應技巧將促成戒治。因此，由於兩者專注於改變歷程的不同面向（動機強化治療強調為何患者願意改變其物質使用的情形，

而認知行爲治療強調患者如何達成目標的方法），所以此兩種取向可互爲補充。例如對一個動機低而資源少的患者，在教導特定的因應技巧前先運用動機策略將是最有效的方式（動機強化治療在認知行爲治療之前）。

2. 相異取向

雖然辨認所有治療藥物濫用的心理社會方法的共同特徵很重要，但是仍有一些與認知行爲治療截然不同的取向。

(1) 十二步驟促進

認知行爲治療與十二步驟或疾病模式取向在許多層面上不同。十二步驟促進（Twelve Steps）將酗酒視爲一種精神與內科的疾病。此種介入的內容與匿名戒酒團體的十二步驟一致，主要強調步驟一到步驟五的重要性。除了戒除所有的心理性藥物外，治療的一個主要目標是促進參與者承諾並加入匿名戒酒或戒海洛因團體。參與者被積極鼓勵加入自助團體以及維持匿名戒酒團體或海洛因戒除匿名團體的出席率。

雖然認知行爲治療與十二步驟促進有一些相同的概念，例如在「疾病模式──人、地、物」與「認知行爲治療──高風險情境」間具相似性，但兩者間仍有許多重要的不同點。認知行爲治療認爲物質濫用是一種能夠改正的學得行爲。疾病模式取向強調患者在物質濫用以及其他生活面向上失去控制。而認知行爲治療強調自我控制策略，也就是使患者能覺察到持續物質濫用的歷程與習慣，以及瞭解能幫助其改變的技巧。

另外，在疾病模式取向中能造成改變的媒介爲，加入匿名戒酒團體或海洛因戒除匿名團體並運用十二步驟，也就是其解決所有藥物相關問題的方式爲持續聚會或深入地加入團體活動。在認知行爲治療中，則是依據患者所遭遇的不同問題以及習慣的因應方式而教導個別適用的因應策略。

雖然在認知行爲治療中並不要求患者一定要參加匿名戒酒團體或海洛因戒除匿名團體的聚會，但有些患者發現參加聚會對於戒治是相當有幫助的。認知行爲治療對於加入匿名戒酒團體採取中立的立場，不會讓患者以爲參加匿名戒治聚會是一種因應方式。認知行爲心理師也許會將患者很想吸毒卻參加聚會的情形視爲一種有用且重要因應渴望的方式。然而，心理師也會鼓勵患者思考其他策略的可能性。

(2) 人際心理治療

認知行爲治療與人際短期動力取向也有許多不同，例如人際心理治療或表

達支持治療。人際心理治療認為許多精神疾病（包括海洛因依賴）的發生與維持其實與人際功能不良有著密切的關連。人際心理治療之所以會用於海洛因依賴患者身上，是基於以下四個關鍵性的特徵：

A.信奉精神疾病的醫學模式；

B.強調患者當前的人際功能困難；

C.強調的事項簡潔且一致；

D.與支持的、表達的治療相似，人際心理治療師展現一種探索的態度。

人際心理治療與認知行為治療有一些不同的地方：認知行為治療是一種有結構的取向，而人際心理治療則較具探索性。認知治療師將許多心力放在教導與鼓勵患者使用技巧來控制物質濫用，而更具探索性的人際心理治療則將物質濫用視為其他困難與衝突的症狀，所以便較少直接處理藥物使用的問題。

二、生理、心理、社會整合模式

藥物成癮之矯治工作涉及「生物、心理、社會」（Biopsychosocial）的問題，Volpicelli、Pettinati、McLellan與O'Brien（1997）提出成癮的治療與防治是需要有處方藥物輔助治療搭配心理諮商策略，整體共識是以整合取向為主軸的復發防治策略，包括案主自我效能的增強（透過技巧的養成）、誘因的使用（以創造及維持動機）、整體性的治療包裹（以處理病患的生活型態）、病患與治療的搭配（使治療策略個別化）四大領域。因此發展一套整合生理—心理—社會之多元整合戒治處遇模式始能適切地反應藥癮戒治之需求，且達到戒治之目標。江振亨博士（2007）在高雄戒治所的戒治方案中，便曾經整理美國賓州大學治療研究中心的BRENDA取向戒癮手冊（Volpicelli, Pettinati, McLellan, & O'Brien, 1997; Kaempf, O'Donnell, & Oslin, 1999），並依據多元整合模式戒治策略去規劃適合於藥癮者戒治之需求。賓州大學治療研究中心的BRENDA戒癮取向，其基本要素與目標包括：

（一）藥癮者自我效能的增強（透過技巧的養成）

教導病患處理環境的「觸因」，提升個人的自助能力，產生希望與信心。主要的策略包括渴求的確認、高風險情境的預期、面對環境誘發因素之替代性反應的排練，及練習適應性的行為。此部分通常結合認知行為治療（CBT）模式，透過團體治療（心理諮商）及個別心理治療（心理諮商）之方式辦理。

（二）誘因的使用（創造及維持動機）

病患戒治動機關係著他們在戒治處遇過程中，能否用心接受與理解戒治課程，對於未來出所後的戒治成敗在研究中發現有其重要性；因此，提升藥癮者戒治之動機爲戒治處遇整體過程中，如CBT一樣是心理介入首要之務。美國賓州大學治療研究中心的BRENDA戒癮取向，強調個別的心理與社會支持。

BRENDA戒癮內涵與策略如下：

1. B（Biopsychosocial）生理、心理和社會功能的評估；
2. R（Report）向病患告知評估的結果；
3. E（Empathy）以同理心瞭解病患的問題；
4. N（Needs）協助病患確認其戒治需求；
5. D（Direct）直接建議與諮商案主如何達成需求；
6. A（Assess）評量病患對直接建議與諮商的反應，必要時調整建議與諮商，以達到最好的效果。

（三）整體性的治療包裹（以處理病患的生活型態）

整體性的治療包括首重心理衛生、藥物教育及健康生活管理方案之執行，而戒癮治療中不僅僅是處理藥物濫用與成癮的問題，尚需包含婚姻／家庭諮商、就業諮商、信心訓練、社交技巧訓練、讀寫能力課程等，因此採行模組（Module）的理念，以「多元戒治處遇模式──生理、心理與社會整合」（Multiple Treatment Program: Bio-Psycho-Social）爲戒治處遇規劃之主軸，江振亨（2007）在高雄戒治所時實施10個處遇模組，分別爲：

1. Module 1：心理衛生、藥物教育及健康生活管理方案：課程主題包括衛教宣導與生活管理，衛教宣導包含正確的用藥概念、健康與正確的性行爲（HIV/AIDS）、毒品對身心之影響、愛滋病與藥物濫用之相關性（共用針頭、稀釋液之危險）、處方藥物療法之認識、香菸之危害、簡易急救、認識精神疾病、上癮歷程、其他關於衛生教育議題，健康生活管理包含睡眠問題的處理、生活壓力調適、自我健康管理、人際關係管理、自我焦慮控制、生活休閒與人生、飲食與健康、生理衛生、兩性教育、開放心遠憂鬱（談憂鬱）、其他關於健康生活管理議題。

2. Module 2：認知重構方案：內容包括理性信念、自我教導訓練、認知治療、衝動控制、價值澄清。

3. Module 3：自我效能方案：內容包括自重感、自信心、自我肯定、因應

技巧、自我調控、正向楷模。

　　4. Module 4：生活技能方案與生涯規劃方案：內容包括問題解決能力、人際互動與溝通、核心職能3C課程（動機職能、行為職能、知識職能）、職業試探、技能訓練（法務部規定戒治課程中之工作與休閒類）、藝能課程、就業宣導與職能評估。

　　5. Module 5：復發預防方案：內容包括復發預防高風險情境辨視與預防演練、社會支持網絡重構（銜接輔導、就業輔導與追蹤）。

　　6. Module 6：家庭重建方案：內容包含家庭日活動、家庭諮商方案、家屬衛教方案、家庭生活心理教育課程（親職教育、家庭關係等）。

　　7. Module 7：生命教育方案：內容包括生命教育課程、繪本治療、寫作治療、園藝治療、讀書治療。治療內容以生命教育議題為主軸，治療方式只是媒介。

　　8. Module 8：宗教心靈教育方案：內容包括宗教教育與一般宗教活動、小團體之牧靈諮商活動。

　　9. Module 9：通識教育課程方案：主要依據法務部所訂之戒治處遇課程標準訂之，包括體適能活動、法治教育、人文教育。課程著重於增加受戒治人體能、法律知識及人文常識，同時亦充實戒治課程之多樣性。

　　10. Module 10：藥物治療方案：替代療法（只適用特殊個案）。

（四）病患與治療的搭配（使治療策略個別化）

　　治療要配合每位藥癮者的個別需要，再配合BRENDA取向戒癮方式之個案管理，針對所有個案依其治療前所做之各項測驗與評估，做為個別心理諮商處遇計畫時介入之參考，同時評估結果可做為藥癮者參與戒治團體方案的依據，例如在性格量表測驗結果上，屬低度自我肯定之藥癮者在接到評估告知後，可以選擇參加自我肯定的訓練團體。

　　BRENDA以多元戒治處遇模式「生理、心理與社會整合」之理念，採行模組的戒治處遇，希望達到打破藥物濫用與成癮者過去不良的生活危險因素，包括物質濫用、無動機的生活、未能受僱用就業、不良的情緒控制、處於反社會與犯罪風險邊緣、高度的挫折、無生活技巧、家庭功能不良、缺乏問題解決技巧等不良的循環。戒治之目標希望能達到藥癮者戒毒、降低犯罪率、增進個人生活品質、家庭功能、社會治安及提高就業率，發揮BRENDA之功能。

三、慢性病戒癮與減少傷害：BDRC

BDRC是Behavioral Drug and Risk Reduction Counseling的縮寫，指的是針對毒品與其傷害降低的諮商。BDRC是由耶魯大學精神醫學系Marek C. Chawarski教授依據醫學上對大腦成癮與整合傳統心理治療法而成，目的是幫助藥癮者瞭解成癮的本質與問題，治療是如何幫助藥癮者、以及透過諮商改變藥癮者的危險行為。

BDRC第一階段是結構式、教育指導式地協助藥癮者瞭解海洛因成癮對人的作用與治療海洛因的藥物，例如美沙冬。BDRC認為海洛因依賴是一種易於復發的慢性病，嚴重影響患者的生理、情緒及社會功能，同時也影響患者與家庭、朋友、社區以及社會的關係。BDRC通過一種綜合但又有重點的方式來滿足患者多方面的需求。BDRC強調海洛因依賴是一種疾病，以及該病的醫學治療。BDRC利用特定的行為改變和技能學習技巧來發揮作用，這些技巧可以有效地實現和保持長期的戒毒狀態，培養良好的健康生活方式，以支持持續的吸毒康復，和消除通過血液傳播和感染性傳染疾病（HIV、肝炎、性病）的行為危險。

除了採用認知行為和其他諮商法中常用的學習技能和防止再使用海洛因等技能外，BDRC大量運用短期行為協議，以及正向激勵式手段來解決與海洛因依賴相關的核心問題，並在諮商活動中輔以指導性的訓練，目的在於使患者能在自己的自然生活環境內實際應用新學的技能。治療的目的是為患者提供有關海洛因成癮的醫學概念，以及有效治療方案的教育，提高患者的活動水準和鼓勵參加與吸毒無關且有回饋的活動，增強患者的自我效能，消除患者認為他或她的行為改變不會成功的想法。在治療早期，會採用實現有關短期行為目標的簡單合約來增強患者對治療成功的體驗，提高患者繼續依從治療的可能性。

由於藥癮者思維狹隘且侷限，海洛因成癮者可能很難去參加和堅持一個長期的、從一開始就著眼於遠大目標的治療計畫，這也是CBT在藥癮臨床實務上面臨的重要挑戰。同時，類似CBT這種治療計畫可能對海洛因成癮者不合適，因為它依賴於他們的自我效能、動機和技能，以及堅持完成能實現康復目標的長期計畫。對有長期吸毒史的許多海洛因成癮者而言，這種長期目標極難實現。因而，BDRC試圖使患者加入一個短期、有收穫、簡明的治療計畫，而該計畫帶有具體的、有限的以及可實現的核心目標。這些目標包括讓患者完成一個初始的短期海洛因戒斷（以天數計）、在現有的非吸毒家庭成員以及朋友

的幫助下開始改變行為、瞭解什麼是成癮和怎樣有效地利用現有的治療方案。BDRC充分利用患者目前的動機狀態（外在的、短暫的），而不是試圖做出改變，以此讓患者有機會親身體驗到治療成功和因遠離毒品而實現的生活改善。BDRC會充分利用其他現有資源的轉介服務，說明患者解決其他問題（如創傷、焦慮、其他精神問題，或法律、住房或社會服務需求）。

　　BDRC的重點有以下幾個方面：

　　（一）藥物治療和所有其他治療內容的依從性，包括按時參加諮商活動和服藥預約。

　　（二）對患者進行以下方面的教育：海洛因成癮是一種慢性病、有效的治療方案、行為改變對於康復的積極促進作用。

　　（三）採取方式和方法在短期內減少吸毒並達到戒毒。

　　（四）採取方式和方法來減少、消除或糾正與通過血液傳播和其它感染性疾病（例如HIV、C型肝炎和性病）的傳播相關的吸毒和性危險行為，包括認識這些危險，以及有效預防的策略。

　　（五）鍛練身體，說明病人擺脫消極狀態和／或填補相關戒毒活動的空白。

　　（六）發展和參加一個無毒的社會支援網路（如非吸毒的家庭成員和朋友或同伴康復計畫），以促進有助於戒毒而不是吸毒的社會關係。

　　（七）發展和加強預防復吸的技能和技巧，改進生活方式幫助康復。

　　BDRC在概念上可以分成兩個階段：BDRC初期更注重患者在治療中的積極參與和實現初始行為改變；BDRC後期（通常指治療一個月到六週以後）關注於患者的長期治療需求，教給他們避免復吸和維持康復所需的認知和行為技能。

　　總之，BDRC的目的是：通過讓患者參加一個短期、簡明和有回報的諮商過程，讓患者初步體驗到沒有毒品而有意義的生活，這種生活快照進而被用於勾勒一幅更大的藍圖。該藍圖中包含：對吸毒問題複雜性的更好的領悟，以及制定旨在實現長期戒毒的長期計畫。成功的BDRC療程可以培養有助於持續戒毒的生活方式，包括積極的毒品再犯預防之努力和參與長期康復計畫。

四、藥癮愛滋的心理諮商

　　由於藥癮者感染愛滋的人數在臺灣快速成長且已經累積不少人數，當藥癮

者出現在矯正機構或是醫療院所請求愛滋議題相關協助時，李思賢教授與同事（Lee, Fu, & Fleming, 2006; Lee, 2009）在研究中表示，在給予諮商服務前瞭解性別差異與藥物使用次文化非常重要，在此介紹針對每一位藥癮愛滋病患的需求 給予適當的心理處遇方案。

　　每一個人感染愛滋會產生的情緒與行為反應，亦都會發生在藥癮者身上。過去文獻與文章中，亦已經針對愛滋病患的臨終照護（蘇逸玲，2006）與愛滋病患的社會心理調適之探討（張麗玉，2006；張麗玉、周勵志，2003）有深入且完整的敘述。例如當感染者確定並被告知感染愛滋病毒後所遇到衝擊及陸續面臨到的心路歷程，我們該如何處理他們所會遇到的困難、壓力及情緒反應。鼓勵讀者詳加閱讀他們的文章，多加體會。本篇文章只針對藥癮者的特殊議題進一步提供建議：

（一）考慮到藥癮者的教育程度

　　愛滋病患在感染HIV時，會有生理與愛滋相關知識的立即需求：對愛滋瞭解少、是否有治療方法、可以活多久等。然而由於藥癮者在教育程度上多屬於國中或高中肄業，因此所需要的疾病知識與愛滋衛教相較於其他族群要更多，但卻需要更簡單的方式來進行衛教。更多的衛教是因為藥癮者在國中、國小階段中，可能因為中輟、不喜愛念書等原因，對於一般該有的健康與傳染性疾病知識亦較為缺乏；同時因為藥癮者教育程度普遍較低，常有無法自己閱讀愛滋衛教單張的情形出現，因此與藥癮者互動時，必須以簡單的、明瞭的方式協助他／她認識愛滋相關訊息。

（二）性　別

　　女性藥癮者與男性藥癮者在面對感染愛滋的情形時有不同的心理反應（Lee, Chen, & Chang, 2010），例如女性主要擔心被貼上性濫交、敗壞風俗等等，亦擔心會連累到家人與小孩遭受鄰居異樣的眼光。對於男性而言，他們主要關心的議題是性生活是否可以持續、陽具上的入珠是否應該拿掉。因此與不同性別的藥癮愛滋感染者進行諮商服務時，應針對其首要關心的議題切入，但與藥癮者晤談時須有耐心地與其建立關係，找出他們真正的需求。

（三）家庭的支持

　　首先，如何將自己被感染愛滋的情況跟伴侶及家庭告知，對於感染者來說並不是那麼的容易。而個案本身已有的「藥癮」問題已經難被家人及伴侶所接

納，而一般民眾對於愛滋病的歧視及污名化更使得藥癮族群的愛滋感染者更加不知如何尋求家庭裡的支持；家庭成員及伴侶如有意願，也可能不知道如何給予個案支持，因此如何給予家庭成員支持與諮商也是要需要諮商的一個環節。再者，如家庭或其伴侶尚未接納藥癮愛滋感染者時，身為相關的專業人員在處理個案的相關問題時所扮演的角色顯得格外地重要，因為確實保護個案的隱私是每位醫療專業人員必須注意的。

（四）社會資源方面

因藥癮者可獲得資訊的管道不足，因此如何有效地將社會可提供輔導諮詢等相關資訊，主動提供給他們或是給予妥善地轉介是有必要的，例如藥癮治療補助（Lee et al., 2011）、就業方面、經濟補助、住所問題等等，因為對其而言沒有穩定且長期的經濟收入是普遍藥癮者的問題，因此如何與相關支持團體或是政府單位的合力輔助來給予個案實質上的幫忙，是管理個案的各個相關人員需同心協力來運作支持的。而醫療專業人員須注意在轉介的過程當中，如何避免將個案的個人隱私曝光更是目前醫療專業相關人員所需要特別注意的。

（五）藥物成癮問題

藥癮者感染愛滋時，其成癮問題大多尚未完全戒治，如何協助處理藥物成癮的問題，除了介紹安排可提供戒治相關服務的非營利的組織機構及宗教團體，目前已有一些醫療院所也開始提供一些美沙冬療法。協助個案處理自己藥物成癮及HIV感染的問題，醫療專業人員也須定期地接受專業訓練，因為藥物成癮這樣複雜的行為並不是很容易就可以改變，因此醫療相關專業人員可能需要長期的追蹤，定期的評估個案的各個需求，根據個案當時的需求提供諮商與協助，適時地修改其需求評估是需考量的。

（六）就　醫

如何使感染HIV的藥癮者進行定期的檢查，是需要醫療工作者妥善地安排及協助。藥癮者可能會因為以取得藥物的生活為重心，使得藥癮者的生活作息並不完全像一般上班族之朝九晚五的生活規律，他們整天可能會在住所以外到處行動。因此聯繫他們、使他們能定期並按照醫療院所的門診時間到院檢查就醫，是需要醫療專業人員在諮商時多費心，例如，如何使個案瞭解其需定期來院所檢查之重要性；或是個案的確有意願來院所檢查，但是他們卻無法在日間門診時段就醫，個案管理師則需針對其需求，盡可能安排院所其他的門診來配

合等,也都是需要個案負責人員注意的事情。再者如需要開始進行雞尾酒療法的藥癮愛滋感染者,如何使他們每天服用藥物,服藥的遵從性(Adherence)也是需要去注意的。就如先前所提到的,藥癮者感染愛滋時,大多數藥癮的問題尚未完全地戒治,因此如何引導並協助其服藥,就如同慢性病之糖尿病與高血壓病患一樣,需要定時監測病情並長期地追蹤身體狀況,並採取諮商讓個案養成健康生活形態。故針對不同的需求給予諮商,避免一貫制式的衛生教育與諮詢,依照每位個案的需求給予簡單及淺顯易懂的用藥諮商,使其養成健康生活型態,容易記住服藥時間等相關注意事項。

第四節　結　語

　　藥癮者感染愛滋的人數依舊占有一定人數,且非法藥物使用在法律上是犯罪,因為不被法律允許且會被警察逮捕與起訴,因而轉成不容易求助的一個族群,如何有效地給予藥癮或感染愛滋之個案適當的衛生教育、心理諮商、心理治療、健康行為養成及醫療照護,首先需對其藥物使用或其行為之背景文化等進行瞭解,再針對需求給予適當的心理諮商。

　　心理諮商與治療是要使藥癮者面對與承認使用非法藥物是一件非常複雜且傷害健康的行為,除了針對其使用藥物的行為之外,還有使用非法藥物所帶來很多的後遺症,包括家庭破碎、人際關係的失去、生理健康破壞、失業或無法就業等。一般來說,藥癮者較少主動尋求協助,通常是當他們被查獲到施用毒品、販賣或是其他衍生的相關犯罪行為,例如偷竊等,進入到司法矯正機關後,才會與心理治療與諮商或個案管理人員接觸。因此部分的藥癮者是被動地進入醫療管理系統,因為他們並不完全出於自願來被管理。因此首次與個案接觸時,如何建立良好的信任關係、強化戒治動機與培養伙伴關係是首當其衝的問題。此外,許多的藥癮者皆會有重覆的進出監所情況,因此在進行個案管理時,是否能持續地給予諮商及改善藥物成癮的相關協助,例如離開監獄後是否能繼續諮商與心理治療,並且有需要時能使用美沙冬治療,在實際執行上需要相當地費心。醫療及社會心理工作者也需要能夠即時有效地提供藥物成癮教育、戒癮動機諮商、精神共病治療與愛滋防治教育。除此之外在給予諮商或是相關協助時,保護個人隱私是很重要的,因為這是建立彼此之間的信任感進而利於後續的支持輔導與心理治療的重要一環。

參考書目

一、中文部分

江振亨（2007年6月28日），多元戒治整合模式戒治方案之規劃與實施。2007全國戒
　　治業務研討會，臺北：新店戒治所。

李思賢（2003），某戒治所海洛因戒治者之認知治療成效評估。行院衛生署管制藥
　　品管理局（計畫編號：DOH92-NNB-1026）。

李思賢、吳憲璋、黃昭正、王志傑、石倩瑜（2010），毒品罪再犯率與保護因子研
　　究：以基隆地區為例。犯罪學期刊，13卷1期，頁81-106。

張淑媛（2006），特定團體愛滋防治白皮書，第七章毒癮愛滋防治篇。苗栗：財團
　　法人國家衛生研究院。

張嫚純、丁志音（2006），成癮藥物使用情境脈絡與HIV感染關聯之初探，台灣公共
　　衛生雜誌，25卷6期，頁463-473。

張麗玉（2002），愛滋病患社會心理調適之探討。愛滋病照護學：理論與實務之應
　　用，臺北：護理人員愛滋病防治基金會，頁183-196。

蘇逸玲（1998），愛滋病患之臨終照護。世紀疫疾AIDS，第十四章，臺北：偉華書
　　局。

二、外文部分

Bernstein, J., Bernstein, E., Tassiopoilos, K., Heeren, T., Levenson, S., & Hingson, R. (2005).
　　Brief intervention at a clinic visit reduced cocaine and heroin use. *Drug and Alcohol De-
　　pendence*, 77, pp. 49-59.

Bride, B. E., Abraham, A. J., & Roman, P. M. (2011). Organizational factors associated with
　　the use of contingency management in publicly funded substance abuse treatment centers.
　　Journal of Substance Abuse Treatment, 40(1), pp. 87-94.

Butzin, C. A., Martin, S. S., & Inciardi, J. A. (2005). Treatment during transition from prison to
　　community and subsequent illicit drug use. *Journal of Substance Abuse Treatment*, 28, pp.
　　351-358.

Copeland, J., Swift, W., Roffman, R., & Stephens, R. (2001). A randomized controlled trial of
　　brief intervention for cannabis use disorder. *Journal of Substance Abuse Treatment*, 21, pp.
　　55-64.

Denning, P., Little, J., & Glickman, A. (2003). Over the influence: The harm reduction guide for managing drugs and alcohol. The Guilford Press.

Kaempf, G., O' Donnell, C., & Oslin, D. W. (1999). The BRENDA model: A psychosocial addiction model to identify and treat alcohol disorders in elders. Geriatric Nursing, 20, pp. 302-304.

Lee, T. S.-H. (2005). Prevalence and Related Factors of Needle-Sharing Behavior among Female Prisoners. *Journal of Medical Sciences*, 25(1), pp. 27-31.

Lee, T. S.-H. (2006). Sexual violence victimization and condom use in relation to exchange of sexual services by female methamphetamine prisoners: An exploratory study of HIV prevention. Taiwan *Journal of Public Health*, 25(3), pp. 214-222.

Lee, T. S.-H. (2009). HIV Susceptibility and Risk Behaviors amongst Female Heroin Offenders in Taiwan. *Formosan Journal of Sexology*, 15(2), pp. 53-64.

Lee, T. S.-H., Chen, YP., & Chang, CW. (2010). Gender differences in the perceived self-efficacy of safer HIV practices among polydrug abusers in Taiwan. Comprehensive Psychiatry, 2010 Dec 30. [Epub ahead of print] doi: 10.1016/j.comppsych. 2010.10.15.

Lee, T. S.-H., Fu, LA, & Fleming, P. (2006). Using Focus Groups to Investigate the Educational Needs of Female Heroin Injection Users in Taiwan in Relation to HIV/AIDS Prevention. *Health Education Research*, 21(1), pp. 55-65.

Lee, T. S.-H., Shen, HC, Wu, WH, Huang, CW, Yen, MY, Wang, BE, Chuang, P, Shih, CY, Chou, YC, & Liu, YL. (2011). Clinical characteristics and risk behavior as a function of HIV status among heroin users enrolled in methadone treatment in northern Taiwan. Substance Abuse Treatment, Prevention, and Policy, 6(1), p. 6.

Stephens, R.S., Roffman, R.A., & Curtin, L. (2000). Comparison of extended versus brief treatment for marijuana use. *Journal of Consulting and Clinical Psychology*, 68, pp. 898-908.

Volpicelli JR, Pettinati HM, McLellan AT, & O' Brien CP. (1997). BRENDA manual: compliance enhancement techniques with pharmacotherapy for alcohol and drug dependence. Philadelphia: WB Saunders.

Wexler, H.K., Melnick, G., Lowe, L., & Peters, J. (1999). Three-year incarceration outcomes from Amity in-prison therapeutic community and aftercare in California. *Prison Journal*, 79, pp. 321-336.

第十四章　分流處遇模式的提出與推行：以高雄毒品犯緩起訴分流處遇為例

前　言

　　藥物的使用與濫用，對於施用者的生理、心理與社會都可能造成傷害；然而對於生理健康傷害的快慢、造成物質使用疾患的嚴重程度，與衍生出的社會人際問題，會因施用不同影響精神的藥物，在時間與問題嚴重度上有很大的不同（Nutt, King, Saulsbury, & Blakemore, 2007）。臺灣在立法精神上，是將毒品施用者先視為病人、再視為犯人。現行制度上是採用緩起訴與否，讓毒品施用者到醫院接受治療或是起訴並提請法官裁判。檢察官同意緩起訴的毒品犯，不管是否有嚴重的物質使用障礙症，一律都到藥癮戒治醫療機構去進行治療，這對於符合沒有或是輕微的物質使用障礙症之毒品犯，並不能有效處理，甚至可能有負面效果。分流處遇模式的提出便是希望能有效評估毒品造成不同嚴重程度的影響，並依據評估結果，給予適切、恰當的醫療、教育、諮商與社區處遇，以符合成本少與效益高的最佳結果。

第一節　分流處遇的重要性與分流處遇模式的提出

　　對於不同藥物給予不同的處遇，是根據實證研究發現的結果。亦即，藥物的使用與濫用，對於施用者的生理、心理與社會都可能造成傷害；然而對於生理健康傷害的快慢、造成心理依賴嚴重的程度、與衍生出的社會人際問題，會因施用不同影響精神的藥物，在時間與問題嚴重度上有很大的不同（Nutt, King, Saulsbury, & Blakemore, 2007），主要的原因是這些影響精神的藥物，對於大腦與身體的影響區域與機制確實有所不同。因此，UNODC與世界各國的政策，都有針對這些藥物進行分級管理的制度，我國也依據「毒品危害防制條

例」第2條中所依據的成癮性、濫用性及對社會危害性（中華民國全國法規資料庫，2019a），以及依「管制藥品管理條例」第3條中所依據的習慣性、依賴性、濫用性及對社會危害性（中華民國全國法規資料庫，2019b）分為四級，對於施用第一級與第二級中規範的毒品，個人行為屬於犯罪，將面臨刑罰的責罰。然而對於第三級與第四級的藥物施用，則給予行政處罰，但並無刑罰。

依據過去的研究成果，不同藥物濫用造成的問題，會需要不同的處遇與治療。例如，我國過去十年來所執行的美沙冬輔助治療，不僅僅對於愛滋病毒的擴散有很好的控制（Lyu, Su, & Chen, 2012），對於海洛因使用者的成癮治療也有很好的效果（Chou, Shih, Tsai, Li, Xu, & Lee, 2013）。例如李思賢團隊（Chou et al., 2013）針對599位接受美沙冬的海洛因成癮者進行治療前與治療後的比較，發現喝美沙冬對於患者的生理與心理之生活品質都有顯著地改善。相對於海洛因，興奮劑藥物（包含安非他命、甲基安非他命、搖頭丸、K他命等）的使用，就不能採用美沙冬給予治療，因為興奮劑作用在大腦的機制與海洛因完全不同。除了醫藥的治療，心理社會的支持對於施用藥物的問題也可能有改善的效果，例如，李思賢、吳憲璋、黃昭正、王志傑、石倩瑜（2010）估計毒品再犯罪率，以及不再犯毒品罪保護因素。研究物件是從2003年1月1日以前離開基隆戒治所列表之1,662人次的毒品施用者，隨機擷取353名毒品施用者，然後從基隆監獄查詢入監時調查表記載資料，並比對全國刑案查詢系統判刑資料，結果發現353位受戒治人出所半年內、一年內、 年內與 年半內再犯毒品罪被判刑的比率分別為12.5%（44人）、33.24%（117人）、46.02%（162人）與65.7%（232人）；也就是說，約34%的藥癮者能夠維持兩年半不使用毒品，甚至回到工作崗位上貢獻社會。統計分析結果發現不再使用毒品保護因素可歸功於家人的關懷與支持。

另外，成癮嚴重程度不同，需要不同處遇與治療。《美國精神疾病診斷手冊》第五版（DSM-V）在看待藥物施用、濫用或是成癮時，會根據施用藥物對於個案大腦與生活功能的影響程度，從11項準則中去決定該個案符合哪幾項診斷準則，再依據符合準則的數目，分成0-1是沒有問題、2-3是輕度、4-5是中度，以及6或是6以上為重度的不同程度（廖定烈、鄭若瑟、吳文正、黃正誼、陳保中，2013）。有強迫性藥物成癮的人，通常會極其渴求使用該藥物，並且在試著戒除時，經歷痛苦和不舒服的戒斷症狀（廖定烈等，2013）。這些症狀也反應出一種神經學或神經化學的腦部傷害（Baler & Volkow, 2006; Dackis & O'Brien, 2005; Goldstein et al., 2009）。對符合於DSM-V中度或是重度的人，

需要正式的治療去減輕其對藥物的渴求及戒斷的症狀，教導他們具體的拒絕藥物和酒精的技巧，並且培養面對日常生活壓力的有效調適方法（Chandler et al., 2009）。對這些成癮犯罪者提供不足的劑量或治療，只會導致不好的治療結果以及更高的再犯率（De Leon, Melnick, & Cleland, 2010; Vieira, Skilling, & Badali-Peterson, 2009）。

　　根據研究與統計，至少半數有藥物施用或是濫用的人，並未達中度或是重度成癮的程度（Belenko & Peugh, 2005; DeMatteo, Marlowe, & Festinger, 2009）。這些人可能會在危害自己或他人的情境下重複地使用藥物，但是他們的大部分藥物使用是可以自行控制的，也沒有明顯的戒斷症狀與強烈的渴求。研究顯示在這樣的人身上，藥物濫用的治療效果可能會打折扣（DeMatteo et al., 2006）。住院式或是團體式的藥物濫用治療對這些非中度或重度成癮的人來說，治療效果明顯較差或是會導致較高的再犯率（Lowenkamp & Latessa, 2005）。有可能是花時間與成癮的同儕相處正常化了他們使用藥物的生活形態，也或者是參與治療干擾了他們從事有生產力的活動，像是工作、就學，或是養育子女。不論如何，提供太多的治療很可能不僅是浪費資源，也可能導致負面的效應，使得治療效果變差。

　　李思賢與Festinger（2014）團隊自從2014年起提出針對緩起訴的藥物施用與濫用個案，應該分流與提供多元社區處遇模式，否則有可能會錯失事前預防與治療的最佳時機。我國附命戒癮治療之緩起訴處分（中華民國全國法規資料庫，2019c），並非將藥癮者從現存之刑事司法程式切離，而是給予檢察官在處理犯罪事件轉向制度之前門政策。我國自2008年「毒品危害防制條例」第24條修訂後，施用毒品者得以緩起訴處分附命戒癮治療。法務部在2011年更積極推動，將毒品施用者自刑事司法體系轉向至醫療系統，促使其接受醫療戒癮與復歸社會。緩起訴處分附命戒癮治療，除依「刑事訴訟法」與「毒品危害防制條例」之相關規定為依據外，2012年反毒報告書中說明法務部擬定「防毒拒毒緝毒戒毒聯線行動方案」，就戒毒部分採用胡蘿蔔與棍棒（Carrot and Stick）理論，檢察官對於施用毒品案件之被告，不以起訴為唯一之手段，而於傳喚被告到庭後，先強力勸諭被告戒毒，如被告同意，即填寫轉介單交由被告持往毒品危害防制中心報到，毒品危害防制中心則通知被告前往指定之醫療院所評估，其中一張轉介單交還檢察官據以緩起訴處分，另一份轉介單則交由追蹤輔導員或志工，據以聯繫及督促被告前往評估，如評估適宜使用美沙冬療法或戒癮治療時，得進入戒毒（癮）程式，追蹤輔導員或志工並應經常聯繫及督促被

告持續使用美沙冬或參與戒癮治療，直到戒毒成功為止。惟如被告未依通知前往醫療院所評估是否適宜使用美沙冬治療或戒癮治療，或評估合格後又中斷服用美沙冬或參加戒癮治療，或再服用毒品時，則由檢察官撤銷緩起訴處分，並提起公訴。

根據醫療實證研究，轉給醫療院所進行醫療機構模式的附命戒癮治療，應該是針對中度或是重度成癮的病患，資源才算是花在有效的治療。可是在實務上，撤銷緩起訴的比率確實是高。以王雪芳與王宏文（2017）針對2006年到2014年間緩起訴者進行再犯罪的研究，吸食第一級毒品緩起訴者的再犯罪率為63.8%，其中，一年內再犯罪者占66%；第二級毒品緩起訴者再犯罪率為38.5%，其中一年再犯罪者占69%；相較於強制戒治者的再犯率約為52.8%，無繼續施用傾向之觀察勒戒者再犯罪率（40.5%），就再犯罪率而言成效並沒有比較好。我國在2017年提出新世代反毒策略行動綱領（核定版）中之戒毒策略（頁22）的治療便利性改善方案，提及提升緩起訴處分的比率，然新策略綱領並無緩起訴流程改變或是增進緩起訴效率之政策新方針。

撤銷緩起的原因很多，不一定會與再施用毒品有關，然撤銷緩起訴比例確實高。檢察官會傾向於將緩起訴給予接觸藥物的時間不長（初犯）（王雪芳、王宏文，2017）、使用藥物的頻率不高、有意願接受治療，或是成癮性輕微的人（何明哲，2009）。許多符合緩起訴條件正是不需要高強度治療的藥物使用者，顯露出具有緩起訴身分、且具有輕微，甚至沒有任何成癮的人。可是依據「毒品戒癮治療實施辦法」及完成治療認定標準，這些沒有或是輕微藥物使用問題的個案，會需要喝美沙冬或是在醫療院所戒癮來符合行政程式的矛盾現象。我們認為分流與轉向的概念仍需要推廣並改變相關規則，建置醫療院所外之社區多元的各項處遇，是目前的當務之急，美國推動藥事法庭（或稱毒品法庭）的經驗值得借鏡。

第二節　藥事法庭與客觀評量工具

李思賢、Festinger, D.D.、Dugosh, K.L.、楊士隆、楊浩然、吳慧菁（2014）引進藥事法庭上做為分流處遇的客觀評量工具，並進行中文化工作，之後更進一步本土化、與信度效度的建置（李思賢、Festinger, D.D.、楊士隆、

吳慧菁，2016）。藥事法庭或稱毒品法庭（Drug Court）是以美國為主，由於其他國家在毒品政策與司法處遇上不盡相同，缺乏藥事法庭設置。我國的「毒品危害防制條例」，與美國處理毒品施用者情形雖不相同，但因為我國賦予檢察官附命治療緩起訴的處分權，與美國藥事法庭法官處置毒品犯罪情形可以比較，藥事法庭可以做為思考借鏡。

藥事法庭的起源，可以追溯到1989年的美國佛羅里達州邁阿密，當時古柯鹼大流行，法官無法忍受成癮的毒犯出獄後，很快又復發（即再犯）被抓回到監牢，且監所經常人滿為患。因此佛羅里達州幾位法官，基於整合司法、矯正、保護、檢察、教育、與執法單位，共同提出完整介入模式之理念，於原有司法體系內首先創立藥事法庭。初步是針對非暴力成癮之毒品施用者，給予主動進入法院監督治療計畫的選項，作為交換較短的刑期。法院監督的治療情形、參與規則與相對應的縮短刑期，都清楚地寫在法官、檢察官、被告與被告律師的共同協議書中。

在佛羅里達州所進行的藥事法庭處遇方案相當成功。一項2003年Center for Court Innovation所進行研究（Rempel et al., 2003），探討6個藥事法庭的成效，發現能從藥事法庭監督處遇方案畢業的藥物施用者，會再犯的比率顯著降低。基於藥事法庭的成功經驗，後來藥事法庭制度逐步被推廣，專業人員共同成立專業協會，積極進行推廣活動及專業人員培訓課程；藥事法庭施行成效，經近年來研究顯示，藥物施用者若能在藥事法庭制度完整監控下完成12至18個月的療程，則一年內再犯率可能由60%至80%降低至4%至29%，此顯著成效獲得廣泛認同其為有效降低毒品施用者再犯率方法之一，並於1994年獲得美國國會通過法案（Biden Crime Bill）授權，支付共10億美元無條件地支持藥事法庭補助方案（Drug Court Discretionary Grant Program）。整體的藥事法庭背景與運作可歸納如圖3-14-1所示（Cissner & Rempel, 2005）：

以紐約州為例（National Association of Drug Court Professionals, 2014），到2014年3月1日，總共有147個藥事法庭，包含90個刑事法庭、35個家事法庭與15個少年藥事法庭。統計至2014年3月1日為止，已經有83,290人參加過紐約州藥事法庭監督治療方案，36,950人成功完成治療方案；同時在參與此監督方案過程中，有824名沒有受到毒害的嬰兒出生（Drug-Free-Babies）。

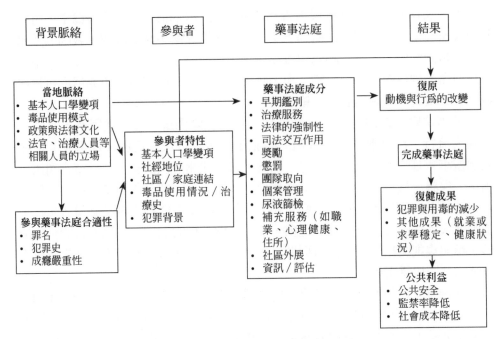

圖3-14-1　整體的藥事法庭背景與運作

　　分流處遇對大多數司法機關而言，最關鍵的兩項任務是：一、發展出一套迅速、可靠且高效率的系統來評估藥物施用者，並針對他們的需求做出最有效的判決／分流方案；二、建置多元處遇方案，以減少不必要的成本並提高處遇的成效。這樣的評估與找到相對應的處遇必須同時關注犯罪者的犯罪因素需求（Criminogenic Needs）及醫療需求（Clinical Needs），才可能達到最有效及最具經濟效益的結果（Andrews & Bonta, 2010; Taxman & Marlowe, 2006）。

一、評量工具RANT®

　　再犯風險與醫療需求分流的評估工具「The Risk and Needs Triage」（RANT®）是由美國TRI機構所發展之客觀評量工具，採用犯罪與醫療需求兩個軸度，其發展、中文化與在臺灣地區具有良好之信度、效度，請參閱李思賢等（2014；2015；2016）的報告。

二、題項與計分

　　RANT®為美國TRI註冊的商品，因此本文無法提供題項與計分方式，請讀者參閱李思賢等（2014；2015；2016）的相關報告。不過在此簡要介紹兩個向度的評估：

　　（一）犯罪因素需求：促使毒品施用者不太可能在傳統的康復形式中成功戒毒，並因此更可能重新吸毒或犯罪的特性。這些風險並非涉及暴力或危害社會的風險，例如早期的施用毒品或犯罪、經常性的犯罪活動、過去失敗的康復治療等。

　　（二）醫療需求：個案心理功能或障礙區域，如能有效處理，可以大大減少重複毒品使用、犯罪和從事其他不當行為的可能性。例如藥癮或酗酒、精神症狀、慢性疾病等。

　　這樣的評估並不意味著應該剝奪高風險或高需求個案參與康復治療或分流處遇的機會，而是需要更多以社區為基礎、更深入、更好的實證計畫，來改善這些人的預後情形。

第三節　預後（犯罪）風險評估

　　預後風險或稱犯罪風險，是指那些能預測出較差的復健治療效果的犯罪者特質。以毒品犯罪者而言，最可靠和最普遍的預後風險特質包括年輕、男性、青少年期即使用毒品或犯罪、重罪定罪、先前不成功的治療或復健嘗試、符合反社會人格診斷、在反社會同儕中的優越感（Butzin, Saum, & Scarpitti, 2002; Marlowe, Patapis, & DeMatteo, 2003）。為了讓治療能夠成功和克制其毒品使用與違法的行為，具有這些高風險特質的人通常必須被密切監視，並被要求對自己的行為負責。另一方面，低風險的犯罪者，比較不會固著在反社會的發展型態，同時也較可能在受到逮捕後，有較佳的行為改善表現。因此，對這些人來說，密集式的矯正介入處置成本高，但矯治成效卻可能很有限（DeMatteo, Marlowe, & Festinger, 2006）。更糟的是，這些低風險的犯罪者很可能在與其他高風險的犯罪者相處當中，學習到反社會的態度和行為，並導致他們的預後變差（McCord, 2003）。我國附命戒癮緩起訴，就是命毒品犯罪者在醫療院所

戒癮來符合行政程式，這樣的團體相處及符合上述研究的研究成果，即緩起訴者的預後效果不佳。

研究顯示，依據風險和需求所做的處置配對（Matching Dispositions by Risk and Need）採取分流處置，可以為不同型態的犯罪者帶來更好的矯治處遇結果。例如對有非法藥物成癮問題，且較可能在寬鬆處遇中失敗的犯罪者來說，藥事法庭能產生較佳的處遇結果。對高風險犯罪者採取藥事法庭所獲得的處遇效果，是低犯罪者的2倍（Fielding, Tye, Ogawa, Imam, & Long, 2002; Lowenkamp & Latessa, 2005），節省的預算開銷更可高達50%（Bhati, Roman, & Chalfin, 2008; Carey, Finigan, & Pukstas, 2008）。

然而，藥事法庭與醫療戒治機構所提供的完整服務，對那些低風險或是低需求的人來說，便顯得多餘，甚至會帶來反效果。研究顯示，對低風險的施用毒品犯罪者而言，法官低度介入的處遇成效甚至是更好的（Dugosh, Festinger, Clements, & Marlowe, 2014），該研究針對473位藥事法庭的個案進行追蹤，其中121位是被評估為低再犯風險與低醫療需求，結果有101位（83%）能完成或是持續待在處遇方案中；有87位（87%）是在九十五天之內就完成法官的交付任務；這個研究發現由臨床個案管理師直接監督，再由個管師向法官報告進度，個案僅在需要被督促、改善其治療遵從性時才被傳喚到庭的情況下，他們往往能進展得更好。這樣的安排不只減輕了法庭的負擔，也減少了高再犯風險與低再犯風險者接觸的機會。因為如同前面所說，把高再犯風險和低再犯風險的人共處，容易對低再犯風險者造成負面影響（McCord, 2003），因為他們可能學得反社會的態度和價值觀。

第四節　研究方法與設計

一、分流處遇模式之試辦與可行方案

本文是建立在分流處遇模式與RANT®在李思賢等（2014；2015）的推動與發展下，已具備可以進入實務的操作。李思賢教授與臺灣高雄地方檢察署（下稱高雄地檢署）於2018年1月1日簽訂「臺灣高雄地方檢察署RANT量表試辦計畫」，高雄地檢署並於2018年3月起，就施用毒品案件附命戒癮治療之緩

起訴處分者推行「零毒害多元司法處遇計畫」，與高雄長庚紀念醫院合作開展對於緩起訴個案進行RANT®評量，並討論相關處遇方案的進行，以下是我們過去一年來的執行過程與省思。

二、分流處遇試辦與RANT®評估

高雄地檢署由周章欽檢察長主持零毒害多元司法處遇計畫，指派李門騫主任檢察官率同全體毒品組檢察官就施用毒品案件，引進RANT量表進行分流處遇，首先由毒品組陳筱茜檢察官於2017年6月開始與高雄長庚醫院討論如何將RANT量表融入現有緩起訴處分流程，待形成初步共識後，隨即於2017年12月邀集轄區內戒癮治療院所及檢察官，在高雄地檢署舉辦「毒品防制策略研習」工作坊，課程中首先由Festinger教授介紹RANT的精神及美國藥事法庭的運作模式，之後再由李思賢教授講解RANT中文化題目之架構及操作方法，與會之司法及醫療人員因而對於RANT有更進一步瞭解，同時亦明白因本土法制與美國藥事法庭運作模式不盡相同，率然將RANT引入目前附命戒癮治療之緩起訴處分，許多挑戰馬上就會浮現。

三、高雄地檢署與高雄長庚紀念醫院合作模式

高雄地檢署爲落實行政院「新世代反毒策略」中之「多元戒毒處遇」機制，於2018年3月起就施用毒品案件附命戒癮治療之緩起訴處分者推行「零毒害多元司法處遇計畫」。與本團隊此項戒癮治療分流處遇模式的提出是全國首創且具前瞻性，主要目標：一是希望讓藥癮程度不同者可以依評估得到最適合自身的處遇；二則是希望藉由與醫院端的合作，除象徵檢醫合作進入新紀元外，也希望藉由開辦此計畫，可以發展出適合臺灣的社區處遇，讓傳統戒癮治療擁有嶄新面貌。

RANT在美國是結合藥事法庭及許多相關配套處遇方案如觀護會面、定期驗尿、密集治療、恢復性司法程式、漸進性積極制裁、社區服務、鄰里觀護、家庭／工作／社區監督、每個月的心理衛生教育等。RANT依照毒品使用者評估的再犯風險高低及醫療需求高低做處遇分流，並根據毒品使用者處遇分流的執行情況隨時做彈性調整。高雄地檢署目前的規劃是將有意願參加附命戒癮治療緩起訴處分之第一、二級毒品施用者，初步先使用RANT量表進行分流，之後再依據高雄地區現有之處遇方案設定緩起訴處分之條件。檢醫團隊（高雄地

檢署和高雄長庚紀念醫院）在附命戒癮治療之緩起訴處分馬上遇到的困境：

（一）國內並無類似美國毒品法庭多元化的分流處遇方案，因此個案經RANT評估後所分出的四個象限：高再犯風險高醫療需求、高再犯風險低醫療需求、低再犯風險低醫療需求與低再犯風險高醫療需求，應該如何就目前既有的處遇方式及在最小的改變下創造出可行的處遇方式。

（二）RANT量表應由何單位執行評估工作，因為RANT量表共由再犯風險14題，和醫療需求5題所組成，此19題題目包含施用者之前犯罪歷史及個人身心理情況之判讀。RANT量表評估在美國系由毒品法庭之法官完成，但在高雄地區該由司法或者醫療端執行評估？

檢醫團隊在經過多次的溝通下，確認以下模式。

（一）由地檢署為主導，整合轄區內醫療、毒防及社工資源，建立戒癮治療網路平台，協助創設標準化轉介流程及治療示範模式。

（二）有意願參與附命戒癮治療緩起訴處分之毒品使用者，在地檢署開庭時，需先完成歷史犯罪紀錄之評估，再由醫院就醫療需求題目評估後，將二者進行統整，並填寫醫院戒癮處遇分流評估表送回地檢署。

（三）使用RANT量表評估後個案，若屬於低再犯風險、低醫療需求（第三象限）者，考慮其成癮性較低，故著重社會復歸需求，不需醫療處遇，因而配置處遇內容為社會復健治療課程及義務勞務。

其中社會復健治療課程分為在高雄市毒防局的多元處遇課程及地檢署的團體主題課程，義務勞務則集中在市立殯儀館、監獄或宗教機構之打掃勞務。此外，其餘經評估為高再犯風險、高醫療需求者（第一象限）、高再犯風險、低醫療需求者（第四象限）、低再犯風險、高醫療需求者（第二象限），考慮其成癮性較高，故仍須在醫療院所進行戒癮治療處遇。其中第一級毒品戒癮治療經評估為高醫療需求者，須搭配美沙冬或丁基原啡因輔助治療外，另考慮個案的再犯風險和醫療需求高低不同，故給予戒癮治療院所依據個案狀況，滾動式彈性調整個別心理治療和團體治療次數。此外，高醫療需求或高再犯風險個案，亦可以選擇搭配精神科住院治療或中途之家。

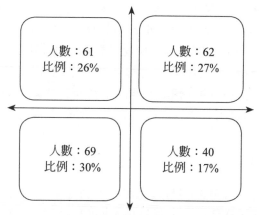

第五節　研究結果

一、實施初步情形與省思

（一）基本背景變項

　　從2018年3月到2018年12月，團隊總共評估了232位毒品緩起訴者，其中屬於第一級毒品緩起訴占35位（15%）、二級緩起訴197位（85%）；女生35人（15%）、男生197人（85%）；年齡從20歲到63歲，平均37歲（標準差9歲）；初次轉介到醫院進行評估時的尿液篩檢，有121人（52%）為陰性。至於就業情況，每週從事二十小時以上穩定且合法的工作，共有150人，占65%。

　　採用卡方檢定做統計分析，結果性別、初診尿篩陽性與一、二級緩起訴之間沒有顯著差異。唯一顯著差異是一級緩起訴的平均年齡（44歲）顯著高於二級的緩起訴者（36歲）。

（二）在RANT的得分與交叉分析

　　如圖3-14-2所示，從2018年3月到2018年12月在高雄執行RANT評估的232人中，屬於低再犯風險低醫療需求占30%（69人），與何明哲（2009）研究結果認為初犯者容易獲得緩起訴相同；屬於低再犯風險高醫療需求占26%（61

人數：61
比例：26%

人數：62
比例：27%

人數：69
比例：30%

人數：40
比例：17%

圖3-14-2　再犯風險與醫療需求分流象限分布

人）、屬於高再犯風險高醫療需求占27%（62人），合併起來高醫療需求占53%，適合由醫療院所進行治療。最後，高再犯風險與低醫療需求占17%（40人）。

採用卡方檢定做統計分析，結果在進行RANT評估時，個案的尿液檢驗結果為陽性者，比較可能是高再犯風險（$\chi^2 = 16.46$, p＜.01）；個案的尿液篩檢為陰性者，比較可能是低醫療需求（$\chi^2 = 7.73$, p＜.05）。進一步採用尿液篩檢、再犯風險與醫療需求做2×2×2卡方分析，結果發現高再犯風險高醫療需求者在初檢時尿液篩檢為陽性的比率顯著高於其他三組（$\chi^2 = 4.02$, p＜.05）。

（三）執行時的障礙

RANT處遇分流於2018年3月開始實施時，遇到執行上一些障礙。例如：

1. 第一級毒品戒癮治療評估出來為高醫療需求者，其高醫療需求如果是因為RANT評估出個案有思覺失調症急性發作，而並非個案有海洛因成癮問題，這時個案就不需要搭配美沙冬或丁基原啡因輔助治療。

2. 藥物使用者評估出為思覺失調症急性發作且有需住院需求，但若勾選搭配住院治療，在實際執行住院治療上是有現行制度上的困難。困難處是強制住院涉及個別人身自由，必須得本人同意，且需在檢察官需在初步評估後，即在緩起訴處分書上明確記載住院起迄日期，這與醫療過程中的彈性調整是相違背的。若緩起訴者為高再犯風險的個案，可搭配中途之家處遇，但臺灣中途之家幾乎為宗教戒毒，有床數及經費限制，且目前轄區內並無適合之中途之家可搭配運用。執行上亦有其難度

3. 初期執行RANT，因涉及地檢署、醫院、毒防局三方運作模式建立，尚在磨合階段，前期需要花費較多時間在人員訓練及流程設計、簡化，故2018年3月一開始執行時，僅先委由高雄長庚紀念醫院一家醫院負責RANT評估，過程中除了團隊成員保持密切聯絡，隨時就評估過程及各種處遇方案可行性進行討論、調整，並定期召開戒癮治療網路平台聯繫會議，直到2018年8月逐步形成初步共識後，高雄市立凱旋醫院、高雄中和紀念醫院才陸續加入RANT評估。

（四）溝通與共識

RANT處遇分流從2018年3月實施至今，合作最大特色在於「檢醫持續溝通」。畢竟檢醫的思考模式及出發點是不同的，唯有保持溝通管道及時和順

暢，透過不斷的激盪和衝擊才有辦法取得最大共識。以RANT的評估和回報過程為例，個案一：醫院端接受地檢署所提供的個案犯罪資料，如與個案接受醫師評估時，所述不符該如何進行第二階段評估？個案二：第一級毒品使用者，經醫院評估後，發現該個案是因為思覺失調症急性發作而評估為高醫療需求高再犯風險，故不需接受美沙冬輔助治療，則檢察署是否可以在緩起訴條件當中免除美沙冬治療？個案三：醫院在執行後端處遇時，發現個案為中風患者，認知功能嚴重下降，每次做心理治療都需家屬把個案從贍養院帶到醫院治療，有無其他處遇方式代替？

第六節　研究討論與結論

一、討　論

　　最後，對於RANT處遇分流目前在高雄地區實施一年後，我們有幾個想法與建議，如下：

　　（一）有關RANT量表的19個題目：應搭配物質使用障礙症診斷標準嚴重度（依據《精神疾病診斷準則手冊》第五版）及本土化調整。目前RANT量表醫療需求評估是使用依據《精神疾病診斷準則手冊》第四版，而第四版跟第五版的評估是有差異的，而第五版有加入物質使用的嚴重度分類。至於再犯風險題目中，有關犯罪紀錄部分，在臺灣使用是否需重新定義輕罪和重罪的範圍（目前雄檢採用為重罪為五年以上刑期，輕罪為五年以下刑期），亦可再進行討論。

　　（二）有關RANT量表操作者部分：因RANT量表同時涉及醫療與專業的評估，故目前仍需由醫院精神科專業人員評估（如受訓過的心理師等）及搭配地檢署所提供歷史犯罪資料，藉由雙方專業資料彙整期許真正發揮RANT量表再犯風險及醫療需求評估分流精神。

　　（三）分流後處遇方案部分：在美國藥事法庭使用RANT分流，後端有很豐富方案可供選擇並隨時調整。但反觀國內，目前社區、醫療、及司法均欠缺多元處遇方案可供選擇，尚須建構更多的處遇方案因應。

二、結　論

　　此項RANT戒癮治療分流處遇模式的提出是全國首創且具前瞻性，主要目標是希望讓毒品緩起訴處個案可以依再犯風險及醫療需求的程度不同，用RANT評估得到最適合自身的處遇。從高雄實際收到的個案與評估結果，可以確認緩起訴個案確實可以分成四個象限，也從資料發現黃金準則（Golden Standard）尿液篩檢結果，確實確認RANT有良好預測效度。

　　雖然實證資料與RANT評估結果能給予緩起訴處分者差異性的處遇，然而我國政策在實施上還有許多尚未到位的資源與方案。在高雄推行之際，確實發現面臨一些問題，例如司法、醫療專業人力不足、戒癮治療費用負擔及緩起訴期間再犯應否撤銷等，此尚需引進外界更多資源與累積更多資料方能因應。

　　本研究屬於初步資料的呈現，研究有許多限制。第一是研究物件來自高雄地檢署，也並非隨機抽選個案，並沒有樣本代表性，可能在臺灣其他地區會呈現不一樣的分布。第二是本研究並沒有對照組，無法分析參與RANT與沒有參與RANT的毒品犯，是否有系統性的差異。第三是緩起訴毒品犯接受分流處遇後，仍須一段時間的追蹤，才能進行初步的評估，我們將來研究將累積資料與評估處遇後的效果。

　　總體來說，分流處遇模式是可以實施的架構，評估工具RANT的評估內容及相關處遇制度的調整或是建置，則須建立在執行一段時間後，累積到足夠的資料、經驗與證據基礎下，才有辦法做出更精確且有科學化證據的建議。我們希望分流處遇模式的提出，讓整個戒癮治療機制走向整合性的多元處遇，且建制結構完整之網路系統。

參考文獻

一、中文文獻

中華民國全國法規資料庫（2019a），管制藥品管理條例，六法全書，https://law.moj. gov.tw/LawClass/LawAll.aspx?PCode=L0030010。2019年5月6日。

中華民國全國法規資料庫（2019b），毒品危害防制條例，六法全書，https://law.moj. gov.tw/LawClass/LawAll.aspx?pcode=C0000008。2019年5月6日。

中華民國全國法規資料庫（2019c）毒品戒癮治療實施辦法及完成治療認定標準，六法全書，https://mojlaw.moj.gov.tw/LawContent.aspx?LSID=FL047294。2019年5月6日。

王雪芳、王宏文（2017），臺灣接受毒品緩起訴戒癮治療者再犯罪之分析。犯罪與刑事司法研究，27期，頁1-41。

何明哲（2009），成年新犯毒品施用者特性及其繼續施用傾向相關因素之研究（未出版碩士論文），桃園：中央警察大學。

李思賢、Festinger, D. D.、Dugosh, K. L.、楊士隆、楊浩然、吳慧菁（2014），毒品再犯風險與醫療需求分流處置評量工具之研究（計畫編號：PG10302-0356）。法務部司法官學院，法務部。

李思賢、Festinger, D. D.、楊士隆、吳慧菁（2016），犯罪人危險分級評估與再犯預測指標之研究案（計畫編號：PG10408-0073）。法務部司法官學院，法務部。

李思賢、Seymour, B. L.等（2015），毒品再犯風險與醫療需求分流處置評量工具之研究，文載於法務部（主編），刑事政策與犯罪研究論文集，18期，頁157-183。臺北：法務部。

法務部（2017），新世紀反毒行動策略綱領（核定版），https://antidrug.moj.gov.tw/ cp-7-5113-1.html。2019年5月13日。

廖定烈、鄭若瑟、吳文正、黃正誼、陳保中（2013），物質成癮及治療：國內臨床服務的十年進展。家庭醫學與基層醫療，28卷11期，頁299-304。

二、外文文獻

Andrews, D. A. & Bonta, J. (2010). The psychology of criminal conduct (5th ed.). New Providence, NJ: LexisNexis.

Baler, R. D. & Volkow, N. D. (2006). Drug addiction: The neurobiology of disrupted self-control. *Trends in Molecular Medicine*, 12, pp. 559-566.

Belenko, S. & Peugh, J. (2005). Estimating drug treatment needs among state prison inmates. *Drug and Alcohol Dependence*, 77, pp. 269-281.

Bhati, A. S., Roman, J.K., & Chalfin, A. (2008). To treat or not to treat: Evidence on the prospects of expanding treatment to drug-involved offenders. Washington, DC: The Urban Institute.

Butzin, C. A., Saum, C. A., & Scarpitti, F. R. (2002). Factors associated with completion of a drug treatment court diversion program. *Substance Use & Misuse*, 37, pp. 1615-1633.

Carey, S. M., Finigan, M. W., & Pukstas, K. (2008). Exploring the key components of drug courts: A comparative study of 18 adult drug courts on practices, outcomes and costs. Portland, OR: NPC Research. Available at www.npcresearch.com.

Chandler, R. K., Fletcher, B. W., & Volkow, N. D. (2009). Treating drug abuse and addiction in the criminal justice system: Improving public health and safety. *Journal of the American Medical Association*, 301, pp. 183-190.

Chou, Y. C., Shih, S. F., Tsai, W. D., Li, C. R., Xu, K., & Lee, T. S. H. (2013). Improvement of quality of life in methadone treatment patients in northern Taiwan: a follow-up study. *BMC Psychiatry*, 13, p. 190. doi: 10.1186/1471-244X-13-190.

Cissner, A. & Rempel, M. (2005). The State of Drug Court Research: Moving Beyond 'Do They Work?' Center for Court Innovation. Retrieved at May 6, 2019 from https://www.courtinnovation.org/publications/state-drug-court-research-moving-beyond-do-they-work.

Dackis, C., & O'Brien, C. (2005). Neurobiology of addiction: Treatment and public policy ramifications. *Nature Neuroscience*, 8, pp. 1431-1436.

De Leon, G., Melnick, G., & Cleland, C. M. (2010). Matching to sufficient treatment: Some characteristics of undertreated (mismatched) clients. *Journal of Addictive Diseases*, 29, pp. 59-67.

DeMatteo, D. S., Marlowe, D. B., & Festinger, D. S. (2006). Secondary prevention services for clients who are low risk in drug court: A conceptual model. *Crime & Delinquency*, 52, pp. 114-134.

Dugosh, K. L., Festinger, D. S., Clements, N. T., & Marlowe, D. B. (2014). Alternative tracks for low-risk and low-need participants in a misdemeanor drug court: Preliminary outcomes. *National Drug Court Institute*, 9(1), p. 43.

Fielding, J. E., Tye, G., Ogawa, P. L., Imam, I. J., & Long, A. M. (2002). Los Angeles County drug court programs: Initial results. *Journal of Substance Abuse Treatment*, 23, pp. 217-

224.

Goldstein, R. Z., Craig, A. D., Bechara, A., Garavan, H., Childress, A. R., Paulus, M. P., & Volkow, N. D. (2009). The neurocircuitry of impaired insight in drug addiction. *Trends in cognitive sciences*, 13, pp. 372-380.

Lowenkamp, C. T. & Latessa, E. J. (2005). Increasing the effectiveness of correctional programming through the risk principle: Identifying offenders for residential placement. *Criminology & Public Policy*, 4, pp. 263-290.

Lyu, S. Y., Su, L. W., & Chen, Y. M. (2012). Effects of education on harm-reduction programmes. *The Lancet*, 379(9814), pp. e28-30. doi: 10.1016/S0140-6736(11)60786-1.

Marlowe, D. B., Patapis, N. S., & DeMatteo, D. S. (2003). Amenability to treatment of drug offenders. *Federal Probation*, 67, pp. 40-46.

McCord, J. (2003). Cures that harm: Unanticipated outcomes of crime prevention programs. *The Annals of the American Academy of Political and Social Science*, 587, pp. 16-30.

Nutt, D., King, L. A., Saulsbury, W., & Blakemore, C. (2007). Development of a rational scale to assess the harm of drugs of potential misuse. *The Lancet*, 369(9566), pp. 1047-1053. doi: 10.1016/S0140-6736(07)60464-4. PMID 17382831.

Taxman, F. S. & Marlowe, D. B. (eds.)(2006). Risk, needs, responsivity: In action or inaction?[Special Issue] *Crime & Delinquency*, 52(1).

Vieira, T. A., Skilling, T. A., & Badali-Peterson, M. (2009). Matching court-ordered services with treatment needs: Predicting treatment success with young offenders. *Criminal Justice & Behavior*, 36, pp. 385-401.

第十五章　臺灣減害計畫與評估

李思賢、石倩瑜

前　言

　　藥物使用、濫用及成癮一直是影響人類健康與社會治安的重大課題，尤其隨著經濟發展、社會繁榮所帶來的變遷與影響，使得藥物濫用與成癮所衍生的問題逐漸擴大，像是財產或暴力犯罪、精神疾病或情緒困擾等皆需處理[1,2,3]；聯合國為了因應毒品衍生的問題，於1961年、1971年與1988年分別制訂「麻醉藥品單一公約」、「精神藥物公約」與「禁止非法運販麻醉藥品與精神藥物公約」，並於麻醉品委員會（CND）第54屆會議提出結合衛生醫療及司法緝毒體系之合作方案（The Joint UNODC-WHO Programme on Drug Dependence Treatment and Care）[4]，藉由藥物依賴治療與康復資源中心國際網絡──簡稱「治療網」（Treatnet the International Network of Drug Dependence Treatment and Rehabilitation Resource Centres）。臺灣面對毒品問題之因應，在1998年以前，主要關注於以刑事司法處遇之判刑為主、勒戒為輔；1998年「毒品危害防制條例」修訂通過修法後，理念改為病人兼犯人，但實際執行上仍以阻斷毒品供應與減少毒品需求兩個主軸，並效法國外將涉及藥物施用、毒品製造、運輸及販賣之行為視為刑事犯罪，但長期以司法管理與加強毒品查緝之下，發現仍無法真正解決毒品帶來的問題。

　　臺灣政府瞭解若仍以「減少供應、減少需求」主軸，要解決眼前的問題實在緩不濟急，所以於2005年到2008年宣布為「全國反毒作戰年」，並重新修改

1　法務部（2008），檢察司──防制毒品──參、法務部「拒毒、戒毒、緝毒」等毒品危害防制措施。法務部，http://www.moj.gov.tw/ct.asp?xItem=94244&ctNode=11449。

2　李思賢（2005），藥癮再犯罪成因與心理治療介入的可行性：出監毒癮者之回溯性與前瞻性追蹤研究（一）。行政院衛生署管制藥品管理局科技研究發展計畫成果報告。

3　李思賢（2006），藥癮再犯罪成因與心理治療介入的可行性：出監毒癮者之回溯性與前瞻性追蹤研究（二）。行政院衛生署管制藥品管理局科技研究發展計畫成果報告。

4　UNODC (2009). UNODC-WHO Joint Programme on drug dependence treatment and care. Retrieved July, 2, 2011, http://www.unodc.org/docs/treatment/09-82847_Ebook_ENGLISH.pdf.

反毒策略，加強預防的概念，以「首重降低需求，平衡抑制供需」，做為全面性三級預防的反毒新觀念，並把原本「拒毒」、「戒毒」、「緝毒」三項，再新增「防毒」這一項，以強調反毒的決心。而原先放在「緝毒」的重心，則改變為「拒毒」及「戒毒」，政府透過宣導和連結「學校、家庭、社會、社區」網絡提升大眾對反毒的觀念，再針對高危險族群加以輔導，預防新的藥癮者產生[5]，另外，透過醫療戒治模式，讓藥癮者回歸社會，來降低原有的藥物人口[6,7]。需要強化醫療處遇的原因出自於海洛因毒性大，易成癮，且戒斷症狀強，屬於大腦容易復發的慢性疾患；若強制戒除容易出現戒斷症狀，使人無法忍耐，會完全失去自我控制，以致於當下藥癮者易重蹈覆轍再度施用海洛因。

再加上臺灣自2005年，靜脈注射藥癮者愛滋帶原開始激增，研究發現主因是海洛因藥癮者共用針頭與稀釋液所導致，藥癮愛滋開始成為法務部與衛生福利部如何跨部會維護社會治安與達成公共衛生之疾病防制上的重大挑戰。所以在面對藥癮者的高再犯率，以及愛滋疫情的攀升，對於先前的政策無法有效解決毒品問題[8]，臺灣開始參考歐美各國所推動之「減少傷害」（Harm Reduction）策略，以面對現實尋求解決毒品問題之新思維。

只是臺灣政策將「減少傷害」的思維主要因應在愛滋防治問題上；對於將減害應用於使用精神藥物的戒治策略上，國內缺少應有的討論與落實，尤其是關於海洛因藥癮者醫療戒治問題[9]，因此，整體減少傷害的策略，缺乏以治療即預防的觀念。本章先以目前臺灣減害計畫之現況與成效進行介紹與回顧，再利用深度訪談探索海洛因藥癮者對於參與減害措施的看法，並進行討論減害在毒品戒治的建議，讓讀者對於臺灣減害計畫有更多的認識與思考。

5　楊士隆、吳志揚（2009），青少年藥物濫用防制策略評析。行政院研考會。
6　江惠民（2007），我國之毒品問題防制及對策。研考雙月刊，36卷6期，頁15-24。
7　疾病管制局（2009），臺灣地區本國籍感染人類免疫缺乏病毒者依危險因子統計表。疾病管制局，http://www.cdc.gov.tw/public/Attachment/01612104271.xls。2010年11月3日。
8　Lee TSH. (2006). Sexual violence victimization and condom use in relation to exchange of sexual services by female methamphetamine prisoners: An exploratory study of HIV prevention. Taiwan Journal of Public Health, 25(3), pp. 214-222.
9　李思賢（2008），減少傷害緣起與思維：以美沙冬療法做為防制愛滋感染、減少犯罪與海洛因戒治之策略。刑事政策與犯罪研究論文集，11期，法務部，頁89-109。

第一節 臺灣推行減害計畫之介紹與減害成效評估

　　臺灣在2003年到2005年之間，行政院衛生福利部（原為衛生署）疾病管制署的通報資料顯示，感染愛滋病毒人數大幅攀升，從2003年860人、2004年1,521人上升至2005年3,381人，其中通報的主要危險因子，發現大幅增加的危險行為是注射海洛因；而引起政府與學術界的關注，是當中有7成是藥癮者[10]；探究原因，大部分的藥癮者並不知道共用針頭、針具與稀釋液，可能會傳播愛滋病毒和C肝病毒；再加上母嬰垂直感染，與性交行為時未全程正確使用保險套，也可能造成愛滋的散播。

　　行政院衛生福利部為了解決國內藥癮愛滋疫情，當時最棘手的問題則是「如何降低藥癮愛滋感染人數？」。於是臺灣參考聯合國所提出的藥癮愛滋三大防制政策：以減少供應（Supply Reduction）、減少需求（Demand Reduction）、減少傷害（HarmReduction）為主軸。當中「減少傷害」即成為防制藥癮者感染愛滋主要推動措施，希望以公共衛生的角度，降低海洛因對藥癮者的身心健康、家庭與社會的危害，並盡可能調整社會上對他們的負面觀感[11]。2005年衛生福利部開始展開「毒品病患愛滋減害試辦計畫」，其中包含美沙冬替代療法（Methadone Replacement Treatment, MRT）、清潔針具交換計畫（Needle Exchange Program, NEP）、衛教宣導與愛滋篩檢服務，以及個案管理計畫。2005年時在臺灣藥癮者估計約50,107至61,639人，依據國外經驗，如果當下並未推動減害計畫的話，預估到2010年底藥癮愛滋感染人數可能就會達到96%，約6萬至10萬人左右[12]，因此備受政府重視，於是政府結合學界積極開始推動減害計畫。從疾病管制署通報資料，藥癮者感染愛滋的人數自推動減害計畫後，開始反轉減少，到2009年已經降到1,648人。

　　由於看到減害計畫可能減少藥癮者感染愛滋的效果，在2008年藥癮戒治有了新進展，立法院修正「毒品危害防制條例」第24條為戒癮治療之緩起訴處分，加入醫療先於司法的實踐與減少傷害的作為；並對於施用第一、二級毒

---

10 疾病管制局（2009），臺灣地區本國籍感染人類免疫缺乏病毒者依危險因子統計表。疾病管制局，http://www.cdc.gov.tw/public/Attachment/01612104271.xls。2010年11月3日。

11 International Harm Reduction Association (2010). What is Harm Reduction? Retrieved from http://www.ihra.net/files/2010/08/10/Briefing_What_is_HR_English.pdf.

12 方啟泰（2006），臺灣毒癮愛滋疫情趨勢的流行病學模式分析。行政院衛生署（計畫編號：DOH95-DC-1104），臺北：國立臺灣大學醫學院內科。

品、五年內再犯、以及少年需觀察、勒戒或強制戒治者，皆可由檢察官提出附命完成戒癮治療[13]。有了上述法源依據後，使得藥癮者能有機會增加醫療上的接觸，慢慢從司法角度轉變至司法結合醫療角度；雖然此處的醫療替代刑罰之規定是屬於特殊情況下的規定，但是「治療勝於處罰」、「醫療先於司法」之理念，開始能在刑事執行程序中有個明確依據。比較可惜的是，緩起訴制度在建立時，並未能考量到使用影響精神藥物者，並不會都有成癮，或是嚴重到需要醫療治療，會有一大部分藥物施用者其實沒有成癮治療之需求，但依附命完成戒癮治療之認定辦法，凡是緩起訴之毒品犯，都必須到指定醫療院所接受治療。李思賢教授團隊在2014年開始，引進美國毒品法庭的精神（請參閱本書毒品法庭一章），並建立分流客觀評量，以及推動社區多元處遇方案之建置（請參閱本書分流評估創新模式一章）。

同時政府為了避免國人再受到毒品的影響，在各縣市成立「毒品危害防制中心」，進而加強中央與地方的聯繫，其中包括四大組「預防宣導組」、「保護扶助組」、「轉介服務組」和「綜合規劃組」，當中橫向連結之領域包含社政、勞政、教育、衛生、醫療、警政與司法單位等共同面對毒品問題的決心，加強民眾對藥物濫用預防的宣導，提供藥癮者一個求助與溝通的管道，協助藥癮者治療轉介與諮詢服務[14]。在2010年11月24日更進一步修訂「毒品危害防制條例」第2條，將各縣市毒品危害防治中心法制[15]，強化毒品個案之宣導、預防、管理、追蹤與轉介醫療及就業資源服務。

以下將敘述國內目前施行的「美沙冬替代療法」與「清潔針具交換計畫」的實際現況與成效作介紹：

一、美沙冬替代療法（Methadone Replacement Treatment）

「美沙冬替代療法」大多適用於海洛因成癮者，它是以第二級管制藥品來治療海洛因或是鴉片類第一級毒品，因為美沙冬在藥理作用上與海洛因相類似，且半衰期比海洛因久，可長達二十四小時，在使用上以口服為主，藉此

---

13 毒品危害防制條例（2008），立法院法律系統，http://lis.ly.gov.tw/lghtml/lawstat/reason2/0454797040800.htm。2011年6月24日。
14 管制藥品管理局（2009），藥物濫用防制宣導教材。臺北：行政院管制藥品管理局。
15 六法全書（2011），毒品危害防制條例，http://www.6law.idv.tw/61aw/law/%E6%AF%92%E5%93%81%E5%8D%B1%E5%AE%B3%E9%98%B2%E5%88%B6%A2%9D%E4%BE%8B.htm。2011年8月18日。

不但可長時間維持血中濃度，也能降低藥癮者在生理上的渴求[16]，而且從國外的文獻中也發現，參與美沙冬療法（國外主要是稱爲輔助或是維持療法，原因是鴉片類成癮爲慢性疾病，需要長時間服用美沙冬，並搭配行爲改變作爲整體治療才是有效藥癮治療）不僅可間接改善危險行爲的發生，降低感染的情形發生，更能讓藥癮者回歸正常的生活，減少非法藥物的使用[17,18,19]以及降低死亡率的發生[20]。而國內截至2011年初，已有11,582位藥癮者參與美沙冬療法，執行機構有78家醫院、22間衛生所，共計100家醫療院所協助給藥[21]。

　　由於臺灣實施減害措施的時間已經有十餘年，相關成效與評估的報告有一些發表。從2006年到2010年五年內實施美沙冬治療之執行成效到底如何？以下是根據目前可取得之研究成果進行初步的說明：

（一）參與美沙冬留置率

　　根據李思賢[22]進行爲期三年的縱貫性追蹤，研究對象爲599位參與美沙冬治療的藥癮者，追蹤一年半有241位仍登記在治療內，留置率約40.23%，過程中從未中斷或退出者有202位，占33.7%；其中39位是之前曾有中斷、退出，再回到美沙冬治療者；其餘藥癮者有3成是屬於斷斷續續地參與治療；剩下4成爲流失的個案，即離開治療後不再回來美沙冬門診。不過，此研究僅以北臺灣四家醫院之美沙冬門診作爲收案對象，且四家醫院本身留置情形具顯著差異，可能會受到給藥劑量、尿液篩檢情形、支持系統、犯罪系統、費用補助、距離遠近等影響，故無法推論至全臺灣藥癮者參與美沙冬治療之留置情形，其結果會有所誤差。

16　Joseph, H., Stancliff, S., & Langrod, J. (2000). Methadone Maintenance Treatment (MMT). The Mount Sinai Journal of Medicine, 67(5&6), pp. 347-364.

17　Bruce, R. D. (2010). Methadone as HIV prevention: High Volume Methadone Sites to decrease HIV incidence rates in resource limited settings. International Journal of Drug Policy, 21(2), pp. 122-124.

18　Corsi, K. F., Lehman, W. K., & Booth, R. E. (2009). The effect of methadone maintenance on positive outcomes for opiate injection drug users. Journal of Substance Abuse Treatment, 37(2), pp. 120-126.

19　Sorensen, J. L., & Copeland, A. L. (2000). Drug abuse treatment as an HIV prevention strategy: a review. Drug and Alcohol Dependence, 59(1), pp. 17-31.

20　Gronbladh, L., Ohlund, L., & Gunne, L. (1990). Mortality in heroin addiction: impact of methadone treatment. Acta Psychiatrica Scandinavica, 82(3), pp. 223-227.

21　疾病管制局（2011年5月31日），替代治療執行進度。疾病管制局，http://www.cdc.gov.tw/public/Attachment/161610153571.xls。2010年6月23日。

22　李思賢（2010），臺灣北部地區美沙冬替代療法實施背景、成效及成本效益（三）。行政院衛生署管制藥品管理局科技研究發展計畫成果報告（計畫編號：DOH99-FDA-61501），臺北：臺灣師範大學健康促進與衛生教育學系。

　　國內也有相類似的美沙冬治療評估研究，例如桃園署立療養院針對院內美沙冬療法進行三年的調查與成效評估，將留置率作爲成效指標的依據，並測量藥癮者在身心狀況、危險行爲、社會就業等方面是否改善，此研究結果顯示個案在一年的留置率達29%，只是文章內並未詳細說明數據的來源與計算方式，如果將此研究中所提供的數據進行驗證，在2007年初診收案對象爲331人，實際上持續參與一年的個案有86人，則一年之留置率應爲25.9%；另外，若以2008年初診新收個案614位藥癮者來計算，實際參與一年治療者共有125位，則一年留置率又比前次收案更低，僅20.3%[23]。此研究僅以一家醫院做爲收案地點，相較於李思賢（2010）研究採用四家醫院更無法有代表性，很難眞正評估出美沙冬介入後所帶來的效益有多大。

　　嘉南療養院也有針對留置率之相關因素進行探討，以病例回溯法調查576名個案，當中已包含77名後續轉院個案，追蹤其一年在治療中的留置情形，一年留置率約39.2%，但轉院後大多不易追蹤，若將此誤差排出，實際個案應爲499人，其中緩起訴的個案在九個月之前的留置率皆高於非緩起訴者；所以此研究認爲從司法的約束上，可能讓藥癮者留置天數增加。但這些個案仍屬於非自願性，所以追蹤至一年過後，非緩起訴身分者其留置率有約45.1%，而緩起訴者只有約41.6%[24]。

　　所以從目前國內針對美沙冬療法留置率之研究發現，大多以立意取樣或是方便取樣爲主，並無法得知臺灣地區藥癮者在美沙冬治療上的留置情形；但是從上述三個研究，雖然沒有隨機抽樣的代表性，但橫跨北部與南部醫院，得知一年的留置率介於2成至4成多左右。另外，這些研究發現留置的相關因素，主要是美沙冬劑量[25]、是否犯罪[26]、對減害的瞭解[27]、與治療費用[28]與支持系

------

23 周孫元（2009），臺灣美沙冬替代療法執行模式調查與成效評估。行政院衛生署（計畫編號：DOH98-NNB-1033），桃園：行政院衛生署桃園療養院。

24 唐心北（2008），影響美沙冬替代療法留置（存）率之相關因素與介入策略之探討。行政院衛生署（計畫編號：DOH97-NNB-1040），臺南：行政院衛生署嘉南療養院。

25 Liu, H. W., Hsu, C. C., Lin, L. L., & Wu, W. H. (2009). Methadone Maintenance Treatment in a General Hospital. 臺灣精神醫學, 23(3), pp. 215-222.

26 周孫元（2009），臺灣美沙冬替代療法執行模式調查與成效評估。行政院衛生署（計畫編號：DOH98-NNB-1033），桃園：行政院衛生署桃園療養院。

27 張明永、林皇吉、洪琪發、陳建誌（2008），藥癮患者使用美沙冬替代療法之留存因素探討。行政院衛生署（計畫編號：DOH97-NNB-1042）。高雄：高雄長庚紀念醫院（精神科）。

28 許淑雲、王俊毅、廖宏恩（2007），靜脈注射藥癮者參與減害計畫之意願及影響因子探討。臺灣衛誌，26卷4期，頁292-302。

統[29]。

（二）渴求情形和身心狀況

　　有項准實驗設計研究，特別將有參與美沙冬療法的藥癮者列為介入組，共67人，另外將被地檢署列為保護管束處分的藥癮者視為比較組，共21人，進行三個月的前後測介入研究，並以「藥物濫用信用量表」與「生活適應量表」作為介入成效指標，結果顯示介入組給予美沙冬治療在兩者成效上皆有顯著性的改善[30]。但由於比較組的個案仍處於假釋期間，所以在作答上可能會有所保留，因此在結果顯示上易被低估；此外，介入的時間太短僅三個月，對於美沙冬治療所帶來的效益較不易被看出。然而，從Lee等人（2011）[31]針對576名藥癮者參與美沙冬治療十八個月後的生活品質改變之情形，採用世界衛生組織生活品質量表——簡明版（World Health Organization Quality of Life Assessment-Brief Version, WHOQOL-BREF），其結果發現在生理範疇的部分得分最高，達59.98±16.25；心理範疇平均得分最低，為48.46±14.95。而且愛滋感染者與非感染者之間在生活品質部分也未達統計上顯著的差異。但從上述心理結果分數偏低，可能與社會對於藥癮者、愛滋感染者的標籤化、污名化有關，以及他們本身就缺乏家庭的溫暖與關懷，相對這些因素要提升藥癮者心理層面，仍需外界消除對他們的歧視和給予更多的同理才可能改善目前的現況。此外，藥癮者對於藥物渴求的信念，在經過治療後都有下降的趨勢[32,33]。

（三）犯罪率

　　根據法務部2010年[34]1月到10月毒品再犯統計資料顯示，有將近77.8%的藥

---

29 張明永、林皇吉、洪琪發、陳建誌（2008），藥癮患者使用美沙冬替代療法之留存因素探討。行政院衛生署（計畫編號：DOH97-NNB-1042），高雄：高雄長庚紀念醫院（精神科）。

30 秦文鎮、張永源、侯瑞瑜、蔡毓瑄和黃心蔓（2010），美沙冬替代療法對於海洛因成癮者藥物濫用信念及生活適應之成效分析。臺灣公共衛生雜誌，29卷5期，頁420-430。

31 Lee, T. S. H., Shen, H. C., Wu, W. H., Huang, C. W., Yen, M. Y., Wang, B. E., Liu, Y. L. (2011). Clinical characteristics and risk behavior as a function of HIV status among heroin users enrolled in methadone treatment in northern Taiwan. Substance Abuse Treatment, Prevention, and Policy, 6(1), p. 6.

32 李思賢（2010），臺灣北部地區美沙冬替代療法實施背景、成效及成本效益（三）。行政院衛生署管制藥品管理局科技研究發展計畫成果報告（計畫編號：DOH99-FDA-61501），臺北：臺灣師範大學健康促進與衛生教育學系。

33 周孫元（2008），美沙冬替代療法治療海洛因成癮之成效及影響治療持續性之相關因子探討。行政院衛生署（計畫編號：DOH97-NNB-1039），桃園：行政院衛生署桃園療養院。

34 法務部（2010），毒品新入監受刑人犯罪次數。法務部。http://www.moj.gov.tw/site/moj/public/MMO/moj/stat/new/newtable5.pdf。2010年11月29日。

癮者是因使用毒品而再次入獄；但這些是否曾參加美沙冬療法則無從得知。從李思賢（2010）[32]追蹤三年599名藥癮者再犯罪率部分，還是有181人再次因毒品相關犯罪而被抓進監獄，約占30.2%。此外，國內也有一項調查報告指出，將近幾年臺灣藥癮者參與美沙冬人數的現況與第一、二級被起訴的毒品犯進行比較，則調查結果發現國內實行的減害計畫後，使用第一級毒品被起訴的人數有下降的趨勢，其原因可能是國內推行美沙冬療法後，進而改變藥癮者使用海洛因的行為，然而，在第二級毒品被起訴的人數則有增長的情形，主要推測可能與目前尚無適合第二級毒品的治療方式有關[35]。

（四）愛滋感染率情形

從2006年8月全面實施減害計畫，至今經歷十多年，愛滋感染率在實施前幾年就有逐年下降，陽性的人數則從2005年最多3,381人，之後實施減害計畫，隔年只剩下2,922人，截至2009年愛滋感染人數只剩1,648人。當中藥癮感染者也從往年最多2,410人，經過四年後，當年感染人數僅剩177人，對此在愛滋感染率下降成效顯著[36]。根據衛生福利部2008年的調查，發現當時在美沙冬接受治療的陽轉率約1%（134/11,649）[37]。此外，Lyu、Su與Chen（2011）針對國內美沙冬參與人數與愛滋現況進行比較後發現，在未實施減害計畫之前，大多以學術界教授與民間組織進入監所內推行愛滋衛教，才是導致愛滋感染人數翻轉為逐漸下降趨勢的主因，之後伴隨減害計畫開始實施後，其愛滋感染人數下降的幅度就更為明顯；也就是說，愛滋衛教在減害計畫啟動之前便已經在防制愛滋感染部分發生效果。

（五）經濟就業率

根據李思賢（2010）[38]追蹤十八個月的研究中，在經濟就業率方面其實有無參與治療並無達顯著差異，且藥癮者當中有工作的比例皆維持在6成左右，

---

35 Lyu, S. Y., Su, L. W., & Chen, Y. M. A. (2012). Effects of education on harm-reduction programmes. The Lancet, 379(9814), pp. e28-e30. doi: 10.1016/S0140-6736(11)60786-1.

36 疾病管制局（2009），臺灣地區本國籍感染人類免疫缺乏病毒者依危險因子統計表。疾病管制局，http://www.cdc.gov.tw/public/Attachment/01612104271.xls。2010年11月3日。

37 楊靖慧（2008年1月22日），減害成效簡報。疾病管制局，http://www.cdc.gov.tw/public/Attachment/93618562571.ppt。2011年6月27日。

38 李思賢（2010），臺灣北部地區美沙冬替代療法實施背景、成效及成本效益（三）。行政院衛生署管制藥品管理局科技研究發展計畫成果報告（計畫編號：DOH99-FDA-61501），臺北：臺灣師範大學健康促進與衛生教育學系。

月收入介於2萬至6萬之間，平均薪資約3.3萬至3.7萬。

（六）死亡率

衛生福利部於2006年2月至2007年12月期間，有特別針對有無參與治療的藥癮者進行死亡率的估算，結果發現參與治療者死亡率約1%（12/1,917）；未參與治療的約占3%（107/3,539），兩者有達顯著的差異[39]。此外，根據Huang等人（2011）[40]所做的研究中，他們將2007年7月特赦出4,357位毒品犯進行有無參加美沙冬療法與死亡率之風險比較，資料蒐集透過全國死亡檔與美沙冬資料庫相結合並追蹤十八個月，最後共142人死亡而有1,982位（46%）參加了美沙冬療法，此結果顯示有參與治療者其死亡率明顯低於未治療者，若當中是中途退出的藥癮者在死亡率部分則是比持續治療者高出7倍之多。由此可知，美沙冬對於降低死亡率有一定的效果。只是藥癮者死因大多會合併許多疾病，像是愛滋、肝病等，國內並無法直接從死亡檔案資料查出真正的死因，所以上述數據可能會低估藥癮者實際死亡情形，仍需留意。

綜合上述，國內實施美沙冬成效評估中留置率約2至4成，若藥癮者可長期接受治療即可改善他們身心狀況與渴求情形，且愛滋感染情形也可獲得控制，只是在犯罪率、就業率、死亡率部分截至目前為止評估報告有限，這將有待未來後續追蹤考證。

二、清潔針具計畫（Needle Exchange Programs, NEP）

推行清潔針具計畫主要的目的是希望可以降低藥癮者共用針具的行為，所以藉此提供乾淨、無菌的針具給予藥癮者並協助回收，並且額外提供相關衛教諮詢，進而有效防止愛滋和B、C肝炎的擴散。而國內目前國內各縣市皆有設立928個執行點，提供705個回收桶，並有374間服務機構，從2006年7月擴大辦理時針具回收率僅2成左右，然而截至2011年5月底為止，針具回收率約超過

----

39 楊靖慧（2008年1月22日），減害成效簡報。疾病管制局，http://www.cdc.gov.tw/public/Attachment/93618562571.ppt。2011年6月27日。

40 Huang, Y. F., Kuo, H. S., Lew-Ting, C. Y., Tian, F., Yang, C. H., Tsai, T. I., Gange, S. J., & Nelson, K. E. (2011).Mortality among a cohort of drug users after their release from prison: an evaluation of the effectiveness of a harm reduction program in Taiwan. Addiction, 106(8), pp. 1437-1445.

8、9成以上[41]。根據許淑雲、王俊毅、廖宏恩（2007）[42]針對影響藥癮者參與「清潔針具計畫」的意願，其中以監獄男性受刑人爲主共1,206位進行調查，結果發現有85.2%表示願意支持，而且若將設置「清潔針具計畫」的減害概念說明清楚，相對地也就能增加他們的參與率；以及增設的場所是在「社區藥局」或「便利商店」，增加其「可近性」對於成效或許會更顯著，然而國內政府大多僅規劃在各家醫院、衛生所、社區藥局，且政府爲「追蹤方便」卻引發藥癮者的擔憂。當中就有15%的個案不願意參與此措施，而最主要的原因仍是擔心自己成爲警方跟監的對象；其次，認爲空針很便宜，可自行購買；最後，則是覺得自行購買針具並無阻礙，所以不需特別領取。

另外，陳佳伶等人（2008）[43]針對桃園地區實施一年後的評估結果與前者的研究結果類似，他們調查169名新參與美沙冬的個案對於使用針具交換之意願，結果發現有70%認爲已服用美沙冬不需要再施打毒品；30%仍擔憂可能會被警方查緝，而不太願意冒險領取或繳回針具；最後，10%則認爲空針很便宜，不需冒險。

當中會影響藥癮者參與針具交換的意願，與對清潔針具交換的認識、藥癮同儕影響、配偶或性伴侶的影響有關，若可發放識別卡保障藥癮者權利以避免被抓，將會吸引更多人前來參與[44,45]。

由上述可知，國內藥癮者對於推動清潔針具是站在支持的角度，但卻又擔心司法的干預，若能降低藥癮者這方面的疑慮，在推動上更是一大助力。所以在2006年疾病管制署與檢警單位做協調溝通，希望站在公共衛生的角度上，以「兩害相權取其輕」的道理，讓針具交換可以徹底落實。所以在實施幾年後，國內的針具回收率升高。

----

41 疾病管制局（2011）。全國清潔針具布點。疾病管制局。http://www.cdc.gov.tw/lp.asp?CtNode=24
　　19&CtUnit=1408&BaseDSD=7&mp=220。2011年6月20日。
42 許淑雲、王俊毅、廖宏恩（2007），靜脈注射藥癮者參與減害計畫之意願及影響因子探討。臺灣
　　衛誌，26卷4期，頁292-302。
43 陳佳伶、史麗珠、黃翠咪、張明珠、黃惠鈞、韋海浪、諶立中、周孫元、廖宏恩、林雪蓉
　　（2008），桃園地區清潔針具減害計畫的第一年執行情況及成效。疫情報導，24卷2期，頁130-
　　147。
44 許淑雲、王俊毅、廖宏恩（2007），靜脈注射藥癮者參與減害計畫之意願及影響因子探討。臺灣
　　衛誌，26卷4期，頁292-302。
45 蔡慈儀、鍾宛諭（2006），臺灣地區減害試辦計畫實施成效評估。行政院衛生署（計畫編號：
　　DOH95-DC-1111），臺北：國立陽明大學愛滋病防治及研究中心。

第二節 海洛因藥癮者對減害措施之態度與建議

　　針對臺灣推行之減害計畫，我們採用個別深度訪談，邀請海洛因藥癮者談論他們參與減害的感受與對藥癮者的幫助。我們訪談的藥癮者是經由精神科醫師、民間組織社工師與藥癮愛滋個管師所轉介，屬於立意取樣，主要目的是確認接受深度訪談藥癮者有參與過美沙冬療法與減害計畫，以及有足夠口語表達能力。訪談資料先全部打成逐字稿，再以敘事分析來呈現五位藥癮者對參與美沙冬療法的感受與建議；此外，我們也從他們（藥癮者）的觀點來瞭解國內若效法國外設置「海洛因療法」與「安全注射室」之可行性初探。表3-15-1是受訪者的基本資料，主要以藥癮愛滋感染者居多，平均年齡約39歲，且使用海洛因時間幾乎超過十年以上，僅一人為一年。

一、美沙冬療法

　　美沙冬療法從2006年正式實施後，許多藥癮者都實際參與體驗過，可是效果是否如預期一樣？在前述的研究報告中，似乎都看到部分的正向效果，然而，在藥癮者的心目中，對他們來說美沙冬療法是個有幫助的措施嗎？他們瞭解真正設置的減害目的嗎？本研究藉由藥癮者親身經歷，說明其中的好壞。

　　藥癮者在體驗「美沙冬療法」後的心得與想法，有人覺得參與美沙冬療法效果並不好，反而覺得這是另一種毒品成癮，害他現在無法自拔。然而，有些人並不這麼認為，他們覺得美沙冬只是輔助藥，它可以讓藥癮者更穩定，而不去犯罪。在正反兩面的看法之下，藥癮者們到底還需要美沙冬治療嗎？

表3-15-1　受訪者基本特性

藥癮者	HIV	性別	年齡	居住地	教育程度	婚姻狀況	海洛因使用時間
A	＋	男	49	南部	碩士肄	離婚	10年以上
B	＋	男	50	南部	國中肄	離婚	1年
C	＋	女	30	北部	國中肄	離婚	10年
D	－	女	30	北部	國中肄	未婚	10年以上
E	＋	男	38	北部	高中肄	未婚	10年

（一）美沙冬，是毒？是藥？

1. 藥癮者對美沙冬的瞭解

　　有一位藥癮者能指出美沙冬治療是減害計畫的一項，是以第二級管制藥治療第一級的海洛因，可用來幫助藥癮者戒毒的方法；然而，對另一位藥癮者並不這麼認爲，他覺得美沙冬與海洛因一樣都是毒品，而且是會讓人成癮的毒品，根本不可能用來戒癮，相較之下，兩者對於美沙冬的認知有極大的落差。

　　C33：就是幫助你一些戒不掉（毒品）。

　　C34：都知道啦！（不要用海洛因來傷害自己，但是我換一個比較輕一點的來幫助你這樣子）

　　E40：那不喝美沙冬，身體也是一樣難過，還是變成另外一種毒嘛！（強調）

　　E57：……如果是要完全要人家戒的話，是不可能啦！美沙冬是不可能讓人家戒掉毒品的。

2. 美沙冬是新的戒毒方式嗎？

　　藥癮者通常並不瞭解參與美沙冬治療的目的，而只是聽說可以協助「戒毒」就來參加了。門診醫生並未針對美沙冬治療做相關解釋、衛教與說明可能的影響，而藥癮者也沒詢問就完全遵照醫師的指示服藥；但當發現身體因爲服用美沙冬有成癮與戒斷症狀時，則開始抱怨醫師的不是，所以對於後續治療過程則不願意參與，把最後責任歸咎於醫師身上，對於美沙冬實際上是一種針對藥癮慢性病治療，同時減少傷害的觀念並不清楚。

　　A4：醫師建議我，如果我的毒癮沒有信心自己戒掉的話，參加XX減害計畫或許有幫助。當初他這樣子告訴我，我有考慮，爲什麼會考慮？……當初如果說，我是吸食海洛因已經成癮了，沒有選擇的餘地，我來選擇美沙冬，使用它來戒掉嗎啡，情有可原。但是我在嗎啡沒有成癮的狀況下，你……XX醫院也好，或別的單位也好，你要勸進一些嗎啡成癮或是非成癮者來使用美沙冬真的要三思，因爲他當初沒有告訴我，美沙冬它的成癮性。

　　A6：……我一喝就喝了一個月，當我要不去喝的時候，已經來不及了，已經成癮了。而且他的成癮性和症狀比起嗎啡有過之而無不及。沒辦法不喝就是，而且被綁死了，不能外出。比如說，就今年過年過節。我想回去臺南找親戚朋友，也是不行啊，我回去一天，我就要跑回到屏東再喝，除非轉診，轉回

去臺南喝，這就是替代療法它的缺點，綁在這邊。

D32：……他（醫生）會說，現在就是來喝，然後慢慢減量，他不會跟妳說要喝一輩子，我不曾聽過醫生跟我這樣說（搖頭），這句話我沒聽過。

E60：（醫師有詢問你嗎？）有啦，問一句話「為什麼要來喝美沙冬？喔，不打（海洛因），好」就走了。

（二）試了，才發現它的威力

1. 產生成癮性與擔心戒斷症狀產生

每位藥癮者對於海洛因的成癮與戒斷症狀都曾親身經歷過，也對於戒斷時的痛苦感到恐懼；所以，當聽到或是感受到美沙冬可能會成癮時，藥癮者皆很想擺脫這令人困擾的問題。因為藥癮者一開始就不瞭解美沙冬既是成癮物質，也是鴉片類合成藥物。所以當他們感受到美沙冬強烈的成癮性以及戒斷症狀產生時，預期會面臨的戒斷痛苦及不舒服症狀，讓藥癮者最後選擇不要用美沙冬。然而也有人自認靠著安眠藥撐過失眠問題，或許就可克服戒斷。由此可知，大家對於美沙冬的藥理作用與治療目的不瞭解，全部都想盡快戒除它，但美沙冬做為治療藥物是被藥癮者所誤會了，美沙冬雖然會成癮，但它的目的是一方面為了減少藥癮者對個人身心健康、家庭以及社會的傷害；另一方面是維持藥癮者日常認知與社會功能，透過學習控制自己的毒品問題。

B16：……不過喝美沙冬成癮性非常強，比吸嗎啡還難戒，成癮性比嗎啡、海洛因還難戒，……。

C8：戒斷大概要一個月至兩個月比海洛因還久。

D14：它也是會啼藥啊！只是它沒像海洛因的那麼難過，問題是它也是會上癮的，也是會難過啦！

E50：（戒斷症狀）症狀比打海洛因那時候症狀更多啊……，像之前我如果海洛因沒有打還不會嘔吐，現在美沙冬沒喝會嘔吐……，然後有時候會很暴躁，感覺很不自在就對了。

D15：不敢停，不然就是要慢慢減掉，……因為妳那個藥停下來的時候，就會沒辦法睡，那妳可能就靠一些安眠藥讓妳睡覺……如果妳多的（高劑量）時候停下來，一定是沒辦法的。

A11：……你要勸導別人喝這個的時候，你要將成癮性告知他們，……說喝了這個有沒有副作用這樣？……我嗎啡成癮，譬如說我喝個三、五天，可以減低嗎啡現象，我就不要再喝了。但他不是，他叫你一直喝、一直喝，喝到上

癮了，反而不喝不行。很多人到最後怎麼辦？再回去吸毒，用嗎啡去戒美沙冬。

（三）治療之路所遭遇的關卡

藥癮者對於許多事物大多缺乏耐性，所以對於參與美沙冬治療大家都希望速戰速決，然而每天都得上醫院喝藥，但各家醫院喝藥時間不盡相同，尤其有幾家醫院開放的時間剛好是一般上班時間，讓他們寧可放棄工作，也只為了喝藥。再者，醫院的遠近也決定了是否可長期維持在治療中的依據，尤其鄉下地區交通不便，為了喝美沙冬，藥癮者每天得花一個到數個小時的車程，除非有極大的誘因，不然不用說藥癮者，一般人可能也沒有那麼大的毅力了。這樣舟車勞頓對他們而言需要更強的動機，但藥癮者無法體會美沙冬治療的好，因為醫師與治療團隊並沒有教導藥癮者們美沙冬的藥性與做為治療的好處，導致藥癮者有錯誤認知，並一心在乎喝藥可近性與方便性。由此可知，美沙冬治療之路在臺灣無法滿足所有藥癮者的需求，若能克服正確認知、可近性與方便性這些種種關卡，美沙冬治療與減害才能發揮更大效果。

1. 治療過程漫長

D17：因為我覺得它（美沙冬治療）的時間很久……。

D18：不是說妳今天想戒，妳就可以戒起來，……，為什麼要這麼麻煩（憤怒），……然後又拖很久的時間，真的很久。

2. 喝藥時間不彈性

A9：時間沒有彈性，比如說你七點半、八點上班時間之前，或是下班之後延長那個時間，可以讓我去喝美沙冬，讓我既可以喝美沙冬，又可以讓我工作賺錢，那不是很好嗎？但問題是醫院沒有辦法配合……。

B3：嗯（笑）。一般上班都不可能，老闆也不要，所以我給它建議折衷，喝美沙冬有彈性一點，有的可以早一點，有的可以晚一點，有一個伸展的地方。

C26：假日比較沒差，但是你工作就是要找那種假日有放假的……。

3. 設置地點少

D3：……，不是說在妳住家的附近就有醫院。那妳每天都一定要去喝的情況下，……有時候就覺得太遠，……變成不方便，……有時候懶得去喝就會沒去。

E49：喝那個很麻煩啦（厭倦），因爲我家住離XX醫院有一段距離，每天這樣跑很累。

B2：……像我們在屏東，……點比較少。……鄉下地方，要喝的，去到那個地方，至少都要一個小時的車程。好不容易找到工作，爲了要喝美沙冬，老闆哪有可能時常給你請假，不可能呀！

A7：如果說可以帶著走，比如說我一張健保卡帶著走。我這邊沒有喝，我去臺南別家喝，等這個假期結束，我再回來這邊喝，如果可以做到這樣，那我覺得這個減害計畫就非常完美。

4. 凡事無法十全十美

然而，當詢問美沙冬眞的沒有半點好處嗎？這時藥癮者都默默地笑了，因爲美沙冬確實能帶來治療的益處。藥癮者的感受是能幫助止癮與費用便宜，他們參加治療非常便宜，而且對於愛滋感染者又是國家補助而免費，不但滿足他們對藥物的渴求，更不需要每天計畫該去哪籌錢，也不需要每天處心積慮地到處去偷、搶與騙錢，間接也改善社會治安，降低犯罪問題。美沙冬治療的好處在於對藥癮者們有正面的影響，縱使喝美沙冬過程中與帶來不舒服時有許多不滿與抱怨，仍有部分藥癮者到最後依然支持這項措施。

(1) 治療費用

E247：……我是覺得便宜太多了（強調）。

C4：……不用去籌錢買藥。

C5：……我們如果有去的話還可以補助（HIV感染者）啊，要不然正常來講要差不多1千多塊。

B20：爲什麼H的同學就不用（錢），我們就要用錢，……就不平衡。

D152：我們不可能說都爲自己想，當然也要想到說政府它的能力，……光一天喝美沙冬就不知道要喝幾罐了，那些都是錢，所以這個也是一個問題，然後講難聽一點……，妳在注射藥物的時候這麼多錢都在花了，沒甚麼事情是十全十美，一定是有一好，也有一壞的，……。

(2) 穩定藥癮者、改善社會治安

E245：因爲至少美沙冬推出以後犯罪率眞的降低了不少，眞的降低了不少（認同）。

D40：……有吃藥的人如果沒錢就會想東想西，造成社會很多問題，那今天有美沙冬來講，是不是減少社會很多問題。

二、海洛因療法

（一）內心躍躍欲試，「海洛因療法」來吧！

1. 藥癮者們一致贊同設置

海洛因處方療法是目前國際上推動的一項新興減害措施，向藥癮者說明醫師以海洛因做爲治療，藥癮者表達願意嘗試的興趣。由於美沙冬療法對於部分藥癮者而言，會成癮、有戒斷症狀等問題，留置與治療效果不明顯，再加上治療時間又長，所以藥癮者聽到可以改用他們熟悉的「海洛因」作爲治療藥物，紛紛提出看法。

A76：對藥癮者來講，這個（海洛因療法）是一個天大的福音……。

A96：我個人是贊成（海洛因療法），但是站在一般社會大眾的立場，我覺得反彈會蠻大的。

B111：可行性高（海洛因療法），……，都會塞爆啊！

C173：我也不知道欸（呵呵），我不知道別人的想法，……依我自己的話，覺得美沙冬跟那個，我當然選擇海洛因。

2. 不擔心成癮

藥癮者對於海洛因所產生的成癮性與依賴性都深陷所苦，但如今能由專業的醫師給予當然最好，畢竟醫生的職責就是要醫治病人。

A88：不會（擔心成癮性）。

A87：因爲一般社會大眾對醫生是蠻信任的，有他的專業。

D132：這個我不會擔心，我覺得這個一定會越用越少（強調）。

3. 可減少社會犯罪

雖然藥癮者的立場都蠻贊成設置，但如何說服民眾就得拿出具體改善；藥癮者在訪談中就提出一項可能的假設，如果可以使用海洛因療法的話，或許就不再有太多偷搶盜的社會案件、藥癮者犯罪的比例會降低、社會治安因此變好，如此一來，民眾說不定就很支持這項政策。

C190：我想如果會降低犯罪率的話，（民眾）也不見得會反對啊！

4. 不在意民眾眼光

藥癮者認爲自己很有勇氣來醫院接受藥癮治療，不需要擔心旁人異樣眼光，但唯一在意的是HIV感染的曝光，藥癮者無法接受民眾歧視愛滋的眼神，

那才是一把「無形刀」，深深刺傷他們的心。

C229：如果說，叫我去擔心人家的異樣眼光，我只擔心她知道我們有這種病（愛滋）。

D129：吃藥就吃藥，哪有什麼怕別人看到的。

E208：這就像喝美沙冬一樣嘛，現在進進出出人家也知道，沒什麼差別了啦！

5. 自費無所謂

藥癮者認為海洛因療法值得設立，但是「海洛因處方」的錢誰要出啊？這麼貴的藥品，外面市價高得嚇人，一天三餐打下來沒有幾萬塊大概無法滿足欲望，只是如此高價位的藥費，一般民眾應該不願意幫忙支付；訪談藥癮者一致表示願意參與治療，也願意掏腰包自己買藥，因為反正都得花錢買，聰明人當然要選國家認證、品質有保固的。

D123：其實我覺得這樣不錯，老實說一樣要花錢買藥，我寧用花錢去跟醫院買，因為如果妳在醫院買的藥，就不會像外面亂加、亂弄，這又減少了一個（毒品不純）問題，死亡率（會下降），因為如果是亂加的，像那個不知道，這也可能是死亡的原因，妳懂我意思嗎？

D138：我覺得未來可以的話，可以試試看，就是以自費的方案下去，因為就像我們剛才講的，要以妳們（民眾）來出這個錢，那民眾一定看不過去的……。

B111：如果自費的話，就差不多會有5成以上了，照排隊……。

E194：對啊！自費的話，至少由政府來採購這些，會比我們在私下購買來的便宜多嘛！

（二）擔憂外界反彈，實施前的建議

「海洛因處方療法」對於臺灣民眾與藥癮者而言，是新的接觸、新的思維，但要如何落實在民風保守的臺灣醫療上，的確是件不容易的事，因為臺灣目前對於海洛因仍屬於第一級管制藥品，除非有法源依據，准許醫生使用作為醫療的手段，不然難以推動。另外，也需要加強民眾對海洛因療法的認識，為何可以從「毒品」轉變為「藥品」，這樣的新治療概念是需要與減害思維作結合，向民眾說明經由這樣的治療，可以降低愛滋感染的發生、減少死亡率與降低犯罪率，改變民眾對海洛因的負面觀感。藥癮者認為只要拿出成效，應該更能贏得民眾的支持與肯定，因為民眾的眼睛是雪亮的。

1. 需有法源依據

A85：那你如果要施行這個，這點的話，勢必就是要除罪化，要不然你在這邊打，不算犯罪；你在外面打是犯罪，哪有一國兩制啊，所以你在立法上就是除罪化才能執行。

2. 加強對民衆的宣導避免誤解

B113：針對這個海洛因療法宣導，針對這問題對症下藥！

D127：也可以說……因爲用藥物的人……現在感染愛滋病的人很多，然後爲了大家好，不讓愛滋再擴大，所以來推廣這個，這樣的一個治療，那最主要也是幫助她們（藥癮者），然後減少犯罪，……死亡率……。

E189：……宣導讓一些社會民衆說毒癮患者是病患，不要用那個罪犯的眼光去看待他們，讓他們懂這點以後，再來推動海洛因療法，民衆可能就比較接受，如果你一開始就推動海洛因療法的話，民衆觀念還沒改過來嘛！還想說這是罪犯，想說政府怎麼讓犯罪公開了。

3. 先試辦、再看成效

C225：當然就是她們也會有眼睛看啊，如果說試著推動看看，做下去之後就知道了，知道我們到底對我們臺灣是好？還是不好？

三、安全注射室

（一）活在自己的世界裡

藥癮者對於使用毒品的經驗都相當豐富，幾乎都有幾年到十年以上的經驗，屬於用藥箇中好手，所以有的藥癮者根本就不會擔心出事。挑信用良好的、品質有保證的，這樣就很安全啦！而且彼此都是老主顧了就很信任賣藥老闆。而通常會玩過頭出事的藥癮者，大多都是發生在出獄後想玩一下的心態，但不碰還好，一碰就一發不可收拾。

D92：……因爲我相信注射藥物的人，她們都有注射很多年的經驗了，譬如說我就好了，……斷斷續續我可能也有二十年，那這樣子的話，我根本不會去煩惱會過量這個問題，其實會過量的人都是在裡面關，然後剛出來，妳知道嗎，然後貪婪，她也不知道這個藥到底好不好？她一下就注射太多……可是我覺得妳固定跟這個人拿，這個人的東西如何？其實都知道，怎麼可能會有像妳說的這個問題（用藥過量或是摻雜質致死）……。

E162：……我也很會打啊！我怎麼會打死？（呵呵）不會啊，大部分的人都會覺得我打這麼久了，不會有問題啦！怎麼可能。

　　既然藥癮者如此有信心可以避免用藥過量死亡的發生，倘若今天政府效法國外推動新興減害的方式「提供一個安全注射場所」，讓大家可以帶藥進去且安心在裡面施用毒品，醫護人員提供乾淨針具並在旁監看施用過程，一有緊急情況即立刻上前急救，避免遺憾發生；對於提供這樣安全施用毒品的環境，藥癮者訪談表示不太能接受。

　　D98：……我要注射就在家裡注射就好了，為什麼還要去那邊？要人在旁邊看著我，有什麼好看的……。

　　D102：（搖頭）我相信一個用藥的人，他應該是不可能有我在用藥，妳在旁邊看，監督的這個感覺……。

　　E157：設置場所……沒有提供藥物或是什麼另外療法的話，單獨一個場所，還有一個專業醫師在那邊進駐的話，我覺得沒什麼用吧！

　　E159：（可行性）不高，沒有人會去啦（搖頭）！

（二）既期待又怕受傷害

1. 急救知識的不足

　　看來部分藥癮者對於安全注射室不看好，然而有其他藥癮者卻不這麼認為，這些藥癮者期待有這麼一天會有安全注射室，因為他們不願意再看見周圍又有人因注射毒品過量而死去，也不希望下一個發生的就是「自己」；受訪者當中有一位就親身經歷多次徘徊於鬼門關前，如此深刻的體驗仍無法讓她徹底戒毒，但唯獨改變她的觀念就是活著總比死掉好，偏偏藥癮者對於急救的概念都是出自彼此的「經驗」傳承，毫無專業可言。

　　C157：會擔心（被警方查緝）可是這個問題比較小，總比有人死掉好嘛！

　　C158：……像我自己就被急救很多次，以前啦！

　　C160：……急救是我們自己，自己隨便，也沒有那個常識，就是大部分一個人傳一個，講說什麼急救，就是捏啊！讓她痛到醒過來啊。

　　D92：……就算旁邊有人，有的人不會急救，她也會死掉……。

2. 避免藥物過量致死

　　從藥癮者訪談當中得知，能懂得急救知識與技能的藥癮者不多，倘若使用

藥物時，身邊就有醫護人員在旁，相信藥物過量致死的可能性將會大幅降低。

C130：如果自己一個人的話，因為很多人都是自己打藥打到死掉的啊！

C150：最重要還有醫護人員他知道怎麼樣急救，如果說打過量的話，因為很多人在外面打過量了，很多人都不敢報醫院、救護車啊，怕會被抓。

3. 在醫療監控下更有安全感

部分藥癮者期待「安全注射室」的實現，因為它不但能保障安全、又能滿足施打毒品需求，如此兩全其美的環境，一點也不覺得是縱容毒品的政策。

B92：不是我的需求，不過我可以代表南部毒癮者的話，如果可以推行這個安全注射室，……我認為最好，因為這是有一個保障，第一個保障是不用怕被抓到，第二個是不可能再傳染給第二個，第三點不用煩惱會死掉，第四點有安全感，政府給我的保障。

D143：不會，不會有這樣的感覺（政府鼓勵用藥），因為我覺得有醫生來看住妳，我的感覺就是有人看著妳，這就是盯著他，所以這就不是所謂妳說的，不是在鼓勵他去用藥。

（三）不願面對的真相

1. 擔心被警方查緝的風險

雖然安全注射室可以減少傷害，但在多數藥癮者的心中仍有些顧慮，今天如果開張了，警方還是會默默跟蹤在藥癮者後面，當「天時」、「地利」、「人和」的時候直接逮捕，這樣如此高風險的可能，實在沒有藥癮者敢上前使用，畢竟裡面又不賣藥，自己還得提心吊膽拿著藥到處跑，如果真的被抓，又要面臨被關的司法處遇。

A47：你那個毒品，你要帶過去，這途中會不會有警察跟蹤？而且，譬如說你帶一包藥去，你用一半沒用完，或是三分之一，有殘餘的話，你再帶出來，如果有一些員警，在那邊守株待兔，現行犯，你身上也有毒品，帶回去，那不是又判一條有期徒刑嗎？少則八個月、十個月，多則一、兩年、兩、三年。

C143：嗯，……也是會怕說，警察會不會在那邊埋伏。

D142：……我不可能拿一包藥每天在那裡跑來跑去，這就是最大的問題了。

2. 輿論和身分曝光的壓力

因爲社會上對於藥癮者的觀感，大多還是把他們視爲罪犯且負面看法居多，所以想要通過民眾這一關，矯正他們對於藥癮者的想法，甚至還得讓民眾接受安全注射室的措施，藥癮者覺得這是件「不可能的任務」，難以落實。

A67：當然我剛剛說，立場不一樣，對藥癮者來講大家非常歡迎，但是畢竟藥癮者是少數，這個社會是少數要服從多數，所以立場不同，藥癮者一定歡迎，但是一般社會大眾的那種……輿論的壓力。

A68：……像HIV的感染者，也是會那個，你像我們聯盟的之前在那個，萬丹那邊，要那邊設置一個愛滋機構，一曝光而已……那些村民就那個（反對）了。

（四）實施前的建議

儘管藥癮者表達出對於安全注射室措施的正反兩面，以及所擔憂的事項，但他們仍抱持著希望，提出一些未來可行的建議。首先，像是仿照日據時代發放的許可證，允許讓他們攜帶毒品進出，不會有被抓的疑慮。其次，政府與警政署、衛生福利部要有一致的共識，避免執行上各有各的立場，相互牴觸，不然到時倘若設置成功卻成爲有名無實的「空殼」。再者，需加強對民眾的宣導，讓他們瞭解設置的用意，以避免不必要的抗爭。最後，可以先以試辦的名義，瞭解藥癮者對此措施的接受度及成效，若成效不錯再擴大實施，藉此才能達到減害之目的。

1. 發放許可證

A52：嗯嗯嗯……對（點頭，藥癮者會贊同設置安全注射室），掛牌的像以前在日本時代，可以吃鴉片的人申請牌照。

A54：對，避免說它在中途被抓。

A55：對（類似保護令），或者說他離開現場被守株待兔被逮，這個很重要的一個關鍵。

D109：對（發一個證明），這樣才是，對對對（認同，笑）。

D108：還是說政府設立一個條款說，這個人今天拿藥要去那邊打的時候被抓到沒。

2. 政府跨部會需達成共識

A59：對，還有那個警政單位那邊也要有，要下公文跟他們要說好，大家

有一個共識。

C148：如果說政府有規定不能讓警察在門口的話，這樣子應該也是可以，對啊，就是可以幫助避免用藥過量，這樣當然好啊！

A65：……後來就是，正面的宣導，還有他們跨部會的一些默契，後來有充分配合，就比較少（守株待兔），的確這一方面改善很多。

3. 加強對民眾宣導避免誤解

E221：對啊！就會看一開始的宣傳嘛！宣導讓民眾的觀念會更改啊，改變民眾的觀念，把用藥的人視為病患不是罪犯。

4. 先試辦、看成效、再推行

C132：（若設置了，你敢進去嗎？）應該敢吧，就像喝美沙冬的意思一樣啊，對啊，一定會有一些人先去打頭陣的，只要試過之後，以後就會有人跟著做啊！

第三節　討論與結論

一、海洛因藥癮者對目前美沙冬治療的看法

國內於2005年開始推行「毒品病患愛滋減害計畫」，最高峰時臺灣每天有12,000名海洛因藥癮者參與美沙冬治療，然後逐漸減少至每日約8,000餘人。截至2018年底，全國指定治療執行機構計181家（含衛星給藥點69家），其中提供有美沙冬治療者計124家。然而，從五位深度訪談的內容中發現藥癮者並未受過詳細地治療與衛生教育，說明減害之目的與影響，反而大家一致認為美沙冬藥劑是種「禁絕二級毒品」的戒毒藥物，而非「減害與治療慢性病」的工具，以致於部分藥癮者無法認同美沙冬帶來的副作用而產生認知偏誤與期待落空。尤其是美沙冬所產生的成癮性，引發所有藥癮者對戒斷的擔憂，甚至擔心自己將無法戒除，因此，最後有人選擇退出治療。

此結果與張明永等人（2008）[46]所做的調查結果相符，許多提早退出的個

---

46 張明永、林皇吉、洪琪發、陳建誌（2008），藥癮患者使用美沙冬替代療法之留存因素探討。行政院衛生署（計畫編號：DOH97-NNB-1042），高雄：高雄長庚紀念醫院（精神科）。

案將美沙冬定位為快速解毒的方法，導致未達到心中所預期的治療目標而離開，主要原因可能為藥癮者族群間訊息傳遞錯誤、亦或是對減害並不完全瞭解，畢竟他們獲得資訊的管道大多仍以朋友居多；其次，才是獄中、醫院的宣導。

　　然而，對於如何給予正確的訊息、傳遞政府想落實的減害目的，需靠專業人士的配合與協助，只是國內人員與經費編制問題，對於教育的功能較為輕視，所以人力不足，無法應付龐大藥癮治療與轉介需求，更遑論相關衛教宣導服務，這些障礙應該進行檢討與改進，才能讓藥癮者的留置率提升。在中國大陸也有遇到類似狀況[47]，政府沒有統一的目標，再加上醫護人員本身並未瞭解減害的意義，導致無法向個案說明整個治療過程與目的，因此個案中斷退出美沙冬治療，造成更加浪費醫療成本與資源。

　　在受訪者的觀念中，由於將美沙冬視為「禁絕毒品」戒毒方法，所以會希望給藥劑量每天能逐漸降低，另一方面也擔心長期喝藥所導致的副作用與成癮性。只是，根據國內外針對藥癮者留置率的調查中發現，美沙冬低劑量確實會造成藥癮者提早退出[48,49]；而國外研究還指出治療劑量盡量控制在60mg或以上，才能使得藥癮者留置於治療內的時間增加[50]；而醫護人員若依照藥癮者的錯誤觀念予以減少劑量，這將與慢性病治療與減害目的背道而馳。

　　所以在此建議加強醫護人員的專業訓練與提升人力比，則醫師有更多的時間進行治療說明，矯正他們對減害的錯誤認知與擔憂，並瞭解參與「美沙冬療法」對未來會帶來哪些效益，將有助於提升藥癮者持續治療的動機，因為從相

47　Lin, C. & Detels, R. (2011). A qualitative study exploring the reason for low dosage of methadone prescribed in the MMT clinics in China. Drug and Alcohol Dependence, 117(1), pp. 45-49.

48　Liu, H. W., Hsu, C. C., Lin, L. L., & Wu, W. H. (2009). Methadone Maintenance Treatment in a General Hospital. 臺灣精神醫學, 23(3), pp. 215-222.

49　周孫元（2008），美沙冬替代療法治療海洛因成癮之成效及影響治療持續性之相關因子探討。行政院衛生署（計畫編號：DOH97-NNB-1039），桃園：行政院衛生署桃園療養院。

50　Brady, T. M., Salvucci, S., Sverdlov, L. S., Male, A., Kyeyune, H., Sikali, E., & Yu, P. (2005). Methadone dosage and retention: an examination of the 60 mg/day threshold. Journal of Addictive Diseases, 24(3), pp. 23-47.

關文獻中指出，動機若越強，留置在治療內的時間也就越久[51,52,53]。

根據上述除了藥癮者對於減害錯誤認知與動機強弱會影響參與治療的留置情形之外，對於外在因素的建置也是藥癮者重要的考量，像是地點的可近性、喝藥時間的彈性、治療費用的補助、醫護人員的態度等，這些都會影響藥癮者是否維持在治療中的重要因素之一。

所以，未來在減害計畫上應將藥癮者的減害宣導、可近性與便利性納入考量，因為治療過程漫長，需每天服用美沙冬，再加上藥癮者本身大多缺乏耐性，容易半途而廢，應盡量滿足他們在治療上的需求，則有助於提升留置率。除此之外，也應設法提升他們支持系統，當藥癮者受到家人的支持與鼓勵時，將能增加他們參與治療的意願[54]，如此一來，更加得以落實減害之目的。雖然外在因素要符合所有人的需求並不容易，但部分受訪者仍以正向的態度支持美沙冬療法，主要為費用部分較海洛因低廉，使得藥癮者不需到處籌錢購買毒品，進而減少毒品相關犯罪之行為，藉此得以穩定藥癮者，也能改善社會治安，而且相關研究也調查出費用確實是影響藥癮者留置在治療內的因素之一，而且若政府補助的費用越多，越能降低部分藥癮者參與治療的障礙性[55,56]。然而，也有部分是抱持著「有錢使用海洛因，沒錢使用美沙冬」之觀念，以致於藥癮者不希望美沙冬被撤銷應繼續保留。面對兩種不同的看法，皆是鼓勵美沙冬療法需繼續推動，畢竟全世界都難以阻止藥癮者不去使用海洛因，所以倘若我們以「減少傷害」為出發點，藉此讓他們保留在治療內，再慢慢利用衛教宣導矯正觀念，相信不久將來則有越多人認同減害之目的與成效。

----

51 Kelly, S. M., O'Grady, K. E., Mitchell, S. G., Brown, B. S., & Schwartz, R. P. (2011). Predictors of methadone treatment retention from a multi-site study: A survival analysis. Drug and Alcohol Dependence, 117(2-3), pp. 170-175.

52 Booth, R. E., Corsi, K. F., & Mikulich-Gilbertson, S. K. (2004). Factors associated with methadone maintenance treatment retention among street-recruited injection drug users. Drug and Alcohol Dependence, 74(2), pp. 177-185.

53 張明永、林皇吉、洪琪發、陳建誌（2008），藥癮患者使用美沙冬替代療法之留存因素探討。行政院衛生署（計畫編號：DOH97-NNB-1042），高雄：高雄長庚紀念醫院（精神科）。

54 許淑雲、王俊毅、廖宏恩（2007），靜脈注射藥癮者參與減害計畫之意願及影響因子探討。臺灣衛誌，26卷4期，頁292-302。

55 張明永、林皇吉、洪琪發、陳建誌（2008），藥癮患者使用美沙冬替代療法之留存因素探討。行政院衛生署（計畫編號：DOH97-NNB-1042），高雄：高雄長庚紀念醫院（精神科）。

56 Lee, T. S. H., Shen, H. C., Wu, W. H., Huang, C. W., Yen, M. Y., Wang, B. E., Chuang, P., Shih, C. Y., Chou, Y. C. & Liu, Y. L. (2011). Clinical characteristics and risk behavior as a function of HIV status among heroin users enrolled in methadone treatment in northern Taiwan. Substance Abuse Treatment, Prevention, and Policy, 6(1), p. 6.

二、設置「海洛因療法」之態度與意見

　　海洛因療法主要是提供給曾參與美沙冬治療或其他治療效果不彰的困難治療病患。從質性訪談，藥癮者全部傾向贊同有海洛因處方療法，並不擔心會成癮以及民眾異樣的眼光，甚至自掏腰包也無所謂，而且認為設置此措施將有助減低犯罪。從訪談結果中即可發現藥癮者在乎的是「海洛因」這項治療藥物，因為顛覆他們對毒品的認識，主要是因為國內將海洛因列為第一級管制藥品，不管是持有或吸食即是犯罪，如今本議題似乎開啓他們另一扇窗，使得五位受訪者對此療法皆躍躍欲試，但他們真的是站在病患的角度願意接受治療嗎？還是認為實施後將有合法的管道取得高純度海洛因？這些議題還需要將來多一些研究加以探討與證實。

　　若從剛開始與他們談論個人對於美沙冬療法的概念，大多仍有不足，因為他們認為這是種完全戒除毒品的方式，擔心藥物所產生的成癮性，反而使用一段時間後若未達預期戒毒效果則會退出，只是當藥癮者在不瞭解「減害」之用意時退出，也容易對此治療產生負面的評價與批評，治療效果會大大折扣。只是似乎談論到「海洛因」作為治療藥物時，藥癮者對於藥物的擔憂已不成問題，但上述的討論僅是代表五位受訪者對此療法初步的看法與期待。不然，截至目前為止像是瑞士[57,58]、荷蘭[59]、德國[60,61]、西班牙、加拿大等國家都已實施過此試驗，試驗結果亦顯示對於改善藥癮者身心狀況與社會適應上皆有正面的效果。

　　實施前最重要的環節就是「毒品危害防制條例」的修法問題，以國外設置的經驗大多一天使用兩到三次海洛因注射，或者結合美沙冬藥物兩者做搭配治

57　Rehm, J., Gschwend, P., Steffen, T., Gutzwiller, F., Dobler-Mikola, A., & Uchtenhagen, A. (2001). Feasibility, safety, and efficacy of injectable heroin prescription for refractory opioid addicts: a follow-up study. The Lancet, 358(9291), pp. 1417-1420.

58　Uchtenhagen, A. (2010). Heroin-assisted treatment in Switzerland: a case study in policy change. Addiction, 105(1), pp. 29-37.

59　Van Den Brink, W., Hendriks, V., Blanken, P., Koeter, M., Van Zwieten, B., & Van Ree, J. (2003). Medical prescription of heroin to treatment resistant heroin addicts: two randomised controlled trials. Bmj, 327, pp. 1-6.

60　Haasen, C., Verthein, U., Degkwitz, P., Berger, J., Krausz, M., & Naber, D. (2007). Heroin-assisted treatment for opioid dependence: randomised controlled trial. The British Journal of Psychiatry, 191(1), pp. 55-62.

61　Verthein, U., Bonorden Kleij, K., Degkwitz, P., Dilg, C., Kohler, W., Passie, T., et al. (2008). Long term effects of heroin assisted treatment in Germany. Addiction, 103(6), pp. 960-966.

療[62]，在實施海洛因療法的國家是將毒品施用視爲無罪，有法源依據對工作人員與藥癮者也較有保障；將來臺灣若要實施的話，需要有充分的配套措施，除了修法，還需要有經費編列、專業訓練與人力資源等部分。瑞士[63]在推行海洛因療法是經過全民公投通過，此值得我們借鏡。

三、設置「安全注射室」之態度與意見

安全注射室是一項國外新興的減害措施，源自於藥癮者公然注射之情形日益嚴重，並隨意丟棄使用過的針頭，進而影響市容並對公共衛生開始產生極大的威脅[64,65,66]。於是爲了降低共用針具所導致愛滋和C肝散播的可能性[67,68]，以及因用藥過量致死的危險性[69]，而特別設立了安全注射室。

從五位藥癮者在談論此議題時，各有各的立場與看法，正反兩面各半，持贊同的藥癮者大多是考量到自己的生命安全，認爲如此一來將可降低用藥過量致死的風險，對於急救知識不足的藥癮者來說，無疑是提供一項保障。然而，部分藥癮者持反對的立場，則是自認施打經驗豐富，不需有人在旁監督，自己即可掌握用藥過程，再加上注射藥物的次數一天大多超過一次以上，使用上需

62　National Board of Health (2009). Prescription of injectable diacetylmorphine (heroin) in case of opioid dependence; Rules of guidance no. 9240 of May 11th 2009. Retrieved from http://www.sst.dk/publ/Publ2009/EFT/Ordination/Rules_guidance_diacetylmorphine_27oct09.pdf.

63　Uchtenhagen, A. (2010). Heroin-assisted treatment in Switzerland: a case study in policy change. Addiction, 105(1), pp. 29-37.

64　Wood, E., Kerr, T., Lloyd-Smith, E., Buchner, C., Marsh, D. C., Montaner, J. S. G., & Tyndall, M. W. (2004). Methodology for evaluating Insite: Canada's first medically supervised safer injection facility for injection drug users. Harm Reduction Journal, 1(1), p. 9.

65　Wood, E., Tyndall, M., Li, K., Lloyd-smith, E., Small, W., Montaner, J. . S., & Kerr, T. (2005). Do Supervised Injecting Facilities Attract Higher-Risk Injection Drug Users? American Journal of Preventive Medicine, 29(2), pp. 126-130.

66　Dolan, K., Kimber, J., Fry, C., Fitzgerald, J., McDonald, D., & Trautmann, F. (2000). Drug consumption facilities in Europe and the establishment of supervised injecting centres in Australia. Drug and Alcohol Review, 19(3), pp. 337-346.

67　Blanken, P., Hendriks, V. M., van Ree, J. M., & van den Brink, W. (2010). Outcome of long-term heroin-assisted treatment offered to chronic, treatment-resistant heroin addicts in the Netherlands. Addiction, 105(2), pp. 300-308.

68　Wood, E., Tyndall, M., Montaner, J., & Kerr, T. (2006). Summary of findings from the evaluation of a pilot medically supervised safer injecting facility. Canadian Medical Association Journal, 175(11), p. 1399.

69　Dolan, K., Kimber, J., Fry, C., Fitzgerald, J., McDonald, D., & Trautmann, F. (2000). Drug consumption facilities in Europe and the establishment of supervised injecting centres in Australia. Drug and Alcohol Review, 19(3), pp. 337-346.

經常往返，對藥癮者本身將成為困擾。

　　藥癮者有共同擔憂的事情。首先是會面臨被警方查緝的風險；國外在安全注射室內並未提供任何藥物，需由藥癮者自行準備海洛因進去，且禁止與人共用，對於需攜帶毒品在外往返，是否能保障藥癮者免於被抓的風險？因為臺灣未將藥癮者除罪化，所以未來若讓他們自行攜帶藥物進出，在執法上可能會窒礙難行。

　　因為澳洲[70]、加拿大[71]是經過長期的試辦與各單位的配合，以及加強對民眾的宣導，才漸漸獲得部分國人的認可。只是國內藥癮者是否真的有需要，仍需審慎地評估，畢竟國內藥物過量致死率與公然注射情形之相關調查報告並不多。而且藥癮者關心是未來的合法性與可近性，以及民眾對此措施的觀感，所以之後在整體的規劃上皆需考量在內。尤其是要有法源依據，最後才考量設置地點的規劃，建議政府於設置前的人力成本、經費考量上需評估清楚，以免造成事後人力不足，導致成為藥癮者濫用藥物的場所後果不堪設想；因為新南威爾省早期推動時就遇到相同狀況[72]。不然透過使用安全注射室的過程中，慢慢改善他們的注射習慣，以及藉由醫療的相關轉介服務、心理諮商與衛教諮詢來協助藥癮者，增加他們對醫療的接觸，皆是有助於帶來正面的效果[73,74]，所以此議題未來仍有很多討論的空間，進一步的見解請讀者參見本書第十七章。

四、結　論

　　（一）有研究結果發現免付費或是低門檻美沙冬療法，會使得海洛因成

70　Sydney MSIC (2010). Fact sheet--Sydney Medically Supervised Injecting Centre. Sydney MSIC. Retrieved July, 28, 2011, from http://www.sydneymsic.com/images/resources/pdfs/fact%20sheets%20 msic_singles%20o ct%202010.pdf.

71　Clement, H. T. (2008.3.31). Vancouver's INSITE service and other Supervised injection sites: What has been learned from research? Canada: Retrieved from http://www.hc-sc.gc.ca/ahc-asc/pubs/_sites-lieux/ insite/index- eng.php.

72　Dolan, K., Kimber, J., Fry, C., Fitzgerald, J., McDonald, D., & Trautmann, F. (2000). Drug consumption facilities in Europe and the establishment of supervised injecting centres in Australia. Drug and Alcohol Review, 19(3), pp. 337-346.

73　Wood, E., Kerr, T., Lloyd-Smith, E., Buchner, C., Marsh, D. C., Montaner, J. S. G., & Tyndall, M. W. (2004). Methodology for evaluating Insite: Canada's first medically supervised safer injection facility for injection drug users. Harm Reduction Journal, 1(1), p. 9.

74　Wood, E., Tyndall, M., Li, K., Lloydsmith, E., Small, W., Montaner, J. S., & Kerr, T. (2005). Do Supervised Injecting Facilities Attract Higher-Risk Injection Drug Users? American Journal of Preventive Medicine, 29(2), pp. 126-130.

癮者有較高比率接受治療，留在治療時間也較長，因此長期治療效果較佳，感染疾病危險行為、用藥過量死亡情形與財產相關犯罪等指標上都有較好結果。臺灣減害措施自2006年實施以來，已經超過十餘年，但是整體評估與效益證據仍然非常不足。這些初步研究發現減害有顯現其初步效益，特別是Huang等人（2011）[75]與李思賢等（2010；2011）[76,77]的研究成果發現對於致死率、愛滋發生率與成本效益有成果，但是仍有執行減害與方案配套不足之處，例如藥癮者與民眾並沒有將治療視為慢性病治療，對於減害思維與政府措施也不瞭解，使得藥癮者認為美沙冬治療有相當副作用；特別是藥癮者會認為美沙冬治療效果不佳、減害未能提供針對藥癮之心理諮商與健康生活型態之行為改變、與低門檻減害服務。未來需要更多相關評量研究，透過成效評估研究，強化以實證研究對政策提出可行建議。

（二）藥癮者個別訪談，發現藥癮者對於美沙冬療法之成效確實有讓他們疑慮之處，原因是藥癮者並沒有將治療視為慢性病治療，對於減害思維也不瞭解，使得美沙冬治療能使其完全戒毒的期待有落差；加上美沙冬會成癮並在停用時帶來戒斷症狀，治療有效性在藥癮者認知中打了折扣，或是使藥癮者離開美沙冬治療。但是治療能使藥癮者完全戒除不再使用毒品與美沙冬不應該上癮的認知，是與原本藥癮治療的減少個人、家庭與社會的傷害之目標不同；所以國際上對於美沙冬治療的結果與效益良好，是因為著重於減少愛滋感染、降低危險行為頻率、減低用藥過量死亡比率、減少毒品造成之財產相關犯罪減少與提升生活（家庭）品質。藥癮慢性病治療的期待與減害思維在藥癮者與治療者間還有鴻溝，需要加強教育與溝通。

（三）藥癮者深度訪談發現，對於實施安全注射室與海洛因療法，其意見偏向贊成，但是藥癮者建議實施前應該修法建立法源，對於單純施用毒品可以除去刑事罰則，並且制定好衛生署、法務部與警政署間相關的配套措施，及宣導民眾改變毒品是犯罪的態度。

----

75 Huang, Y. F., Kuo, H. S., Lew-Ting, C. Y., Tian, F., Yang, C. H., Tsai, T. I., & Nelson, K. E. (2011). Mortality among a cohort of drug users after their release from prison: an evaluation of the effectiveness of a harm reduction program in Taiwan. Addiction, 106(8), pp. 1437-1445.

76 李思賢（2010），臺灣北部地區美沙冬替代療法實施背景、成效及成本效益（三）。行政院衛生署管制藥品管理局科技研究發展計畫成果報告（計畫編號：DOH99-FDA-61501），臺北：臺灣師範大學健康促進與衛生教育學系。

77 Lee, T. S. H., Shen, H. C., Wu, W. H., Huang, C. W., Yen, M. Y., Wang, B. E., Chuang, P., Shih, C. Y., Chou, Y. C. & Liu, Y. L. (2011). Clinical characteristics and risk behavior as a function of HIV status among heroin users enrolled in methadone treatment in northern Taiwan. Substance Abuse Treatment, Prevention, and Policy, 6(1), p. 6.

參考書目

一、中文部分

方啓泰（2006），臺灣毒癮愛滋疫情趨勢的流行病學模式分析。臺北：國立臺灣大學醫學院內科。

江惠民（2007），我國之毒品問題防制及對策。研考雙月刊，36卷6期，頁15-24。

李思賢（2005），藥癮再犯罪成因與心理治療介入的可行性：出監毒癮者之回溯性與前瞻性追蹤研究（一）。行政院衛生署管制藥品管理局科技研究發展計畫成果報告。

李思賢（2006），藥癮再犯罪成因與心理治療介入的可行性：出監毒癮者之回溯性與前瞻性追蹤研究（二）。行政院衛生署管制藥品管理局科技研究發展計畫成果報告。

李思賢（2008），減少傷害緣起與思維：以美沙冬療法做爲防制愛滋感染、減少犯罪與海洛因戒治之策略。刑事政策與犯罪研究論文集，11期，頁89-109。

李思賢（2010），臺灣北部地區美沙冬替代療法實施背景、成效及成本效益（三）。管制藥品管理局科技研究發展計畫成果報告，臺北：臺灣師範大學健康促進與衛生教育學系。

周孫元（2008），美沙冬替代療法治療海洛因成癮之成效及影響治療持續性之相關因子探討。桃園：行政院衛生署桃園療養院。

周孫元（2009），臺灣美沙冬替代療法執行模式調查與成效評估。桃園：行政院衛生署桃園療養院。

唐心北（2008），影響美沙冬替代療法留置（存）率之相關因素與介入策略之探討。臺南：行政院衛生署嘉南療養院。

秦文鎮、張永源、侯瑞瑜、蔡毓瑄、黃心蔓（2010），美沙冬替代療法對於海洛因成癮者藥物濫用信念及生活適應之成效分析。臺灣公共衛生雜誌，29卷5期，頁420-430。

張明永、林皇吉、洪琪發、陳建誌（2008），藥癮患者使用美沙冬替代療法之留存因素探討。高雄：高雄長庚紀念醫院（精神科）。

許淑雲、王俊毅、廖宏恩（2007），靜脈注射藥癮者參與減害計畫之意願及影響因

子探討。臺灣衛誌，26卷4期，頁292-302。

陳佳伶、史麗珠、黃翠咪、張明珠、黃惠鈞、韋海浪、諶立中、周孫元、廖宏恩、
林雪蓉（2008），桃園地區清潔針具減害計畫的第一年執行情況及成效。疫情
報導，24卷2期，頁130-147。

楊士隆、吳志揚（2009），青少年藥物濫用防制策略評析。臺北：行政院研考會。

蔡慈儀、鍾宛諭（2006），臺灣地區減害試辦計畫實施成效評估。臺北：國立陽明
大學愛滋病防治及研究中心。

二、外文部分

Blanken, P., Hendriks, V. M., Van Ree, J. M., & Van Den Brink, W. (2010). Outcome of long-term heroin-assisted treatment offered to chronic, treatment-resistant heroin addicts in the Netherlands. *Addiction*, 105(2), pp. 300-308.

Booth, R. E., Corsi, K. F., & Mikulich-Gilbertson, S. K. (2004). Factors associated with methadone maintenance treatment retention among street-recruited injection drug users. *Drug and Alcohol Dependence*, 74(2), pp. 177-185.

Brady, T. M., Salvucci, S., Sverdlov, L. S., Male, A., Kyeyune, H., Sikali, E., & Yu, P. (2005). Methadone dosage and retention: an examination of the 60 mg/day threshold. *Journal of addictive diseases*, 24(3), p. 23.

Bruce, R. D. (2010). Methadone as HIV prevention: High volume methadone sites to decrease HIV incidence rates in resource limited settings. *International Journal of Drug Policy*, 21(2), pp. 122-124.

Corsi, K. F., Lehman, W. K., & Booth, R. E. (2009). The effect of methadone maintenance on positive outcomes for opiate injection drug users. *Journal of substance abuse treatment*, 37(2), pp. 120-126.

Clement, H. T. (2008.3.31). Vancouver's INSITE service and other Supervised injection sites: What has been learned from research? Canada: Retrieved from http://www.hc-sc.gc.ca/ahc-asc/pubs/_sites-lieux/insite/index- eng.php.

Dolan, K., Kimber, J., Fry, C., Fitzgerald, J., McDonald, D., & Trautmann, F. (2000). Drug consumption facilities in Europe and the establishment of supervised injecting centres in Australia. *Drug and Alcohol Review*, 19(3), pp. 337-346.

Gronbladh, L., Ohlund, L., & Gunne, L. (1990). Mortality in heroin addiction: impact of methadone treatment. *Acta Psychiatrica Scandinavica*, 82(3), pp. 223-227.

Haasen, C., Verthein, U., Degkwitz, P., Berger, J., Krausz, M., & Naber, D. (2007). Heroinassisted treatment for opioid dependence: randomised controlled trial. *The British Journal of*

Psychiatry, 191(1), p. 55.

Huang, Y. F., Kuo, H. S., Lew-Ting, C. Y., Tian, F., Yang, C. H., Tsai, T. I., Gange, S. J., Nelson, K. E. (2011). Mortality among a cohort of drug users after their release from prison: an evaluation of the effectiveness of a harm reduction program in Taiwan. *Addiction*, 106(8), pp. 1437-1445.

Joseph, H., Stancliff, S., & Langrod, J. (2000). Methadone Maintenance Treatment (MMT). *The Mount Sinai Journal of Medicine*, 67(5), p. 6.

Kelly, S. M., O'Grady, K. E., Mitchell, S. G., Brown, B. S., & Schwartz, R. P. (2011). Predictors of methadone treatment retention from a multi-site study: A survival analysis. *Drug and Alcohol Dependence*, 117(2-3), pp. 170-175.

Lee, T. S. H., Shen, H. C., Wu, W. H., Huang, C. W., Yen, M. Y., Wang, B. E., Chuang, P., Shih, C. Y., Chou, Y. C. & Liu, Y. L. (2011). Clinical characteristics and risk behavior as a function of HIV status among heroin users enrolled in methadone treatment in northern Taiwan. *Substance Abuse Treatment, Prevention, and Policy*, 6(1), p. 6.

Lin, C. & Detels, R. (2011). A qualitative study exploring the reason for low dosage of methadone prescribed in the MMT clinics in China. *Drug and Alcohol Dependence*, 117(1), pp. 45-49.

Liu, H. W., Hsu, C. C., Lin, L. L., & Wu, W. H. (2009). Methadone Maintenance Treatment in a General Hospital. 臺灣精神醫學, 23(3), pp. 215-222。

Lyu, S. Y., Su, L. W., & Chen, Y. M. A. (2012). Effects of education on harm-reduction programmes. *The Lancet*, 379(9814), pp. e28-e30.

National Board of Health (2009). Prescription of injectable diacetylmorphine (heroin) in case of opioid dependence; Rules of guidance no. 9240 of May 11th 2009. Retrieved from http://www.sst.dk/publ/Publ2009/EFT/Ordination/Rules_guidance_diacetylmorphine_27oct09.pdf.

Rehm, J., Gschwend, P., Steffen, T., Gutzwiller, F., Dobler-Mikola, A., & Uchtenhagen, A. (2001). Feasibility, safety, and efficacy of injectable heroin prescription for refractory opioid addicts: a follow-up study. *The Lancet*, 358(9291), pp. 1417-1420.

Sorensen, J. L. & Copeland, A. L. (2000). Drug abuse treatment as an HIV prevention strategy: a review. *Drug and Alcohol Dependence*, 59(1), pp. 17-31.

Sydney MSIC (2010). Fact sheet--Sydney Medically Supervised Injecting Centre. Sydney MSIC. Retrieved July, 28, 2011, from http://www.sydneymsic.com/images/resources/pdfs/fact%20sheets%20msic_singles%20o ct%202010.pdf.

Uchtenhagen, A. (2010). Heroin-assisted treatment in Switzerland: a case study in policy change. *Addiction, 105*(1), pp. 29-37.

Van Den Brink, W., Hendriks, V. M., Blanken, P., Koeter, M. W. J., Van Zwieten, B. J., & Van Ree, J. M. (2003). Medical prescription of heroin to treatment resistant heroin addicts: two randomised controlled trials. *Bmj*, 327(7410), p. 310.

Verthein, U., Bonorden-Kleij, K., Degkwitz, P., Dilg, C., Kohler, W. K., Passie, T., & Haasen, C. (2008). Long-term effects of heroin-assisted treatment in Germany. *Addiction*, 103(6), pp. 960-966.

Wood, E., Kerr, T., Lloyd-Smith, E., Buchner, C., Marsh, D. C., Montaner, J. S. G., & Tyndall, M. W. (2004). Methodology for evaluating Insite: Canada's first medically supervised safer injection facility for injection drug users. *Harm Reduction Journal*, 1(1), p. 9.

Wood, E., Tyndall, M. W., Li, K., Lloyd-Smith, E., Small, W., Montaner, J. S., & Kerr, T. (2005). Do supervised injecting facilities attract higher-risk injection drug users? *American Journal of Preventive Medicine*, 29(2), pp. 126-130.

Wood, E., Tyndall, M. W., Montaner, J. S., & Kerr, T. (2006). Summary of findings from the evaluation of a pilot medically supervised safer injecting facility. Canadian Medical *Association Journal*, 175(11), p. 1399.

Part Ⅳ

毒品政策之比較與展望

第十六章　減害趨勢與展望：以荷蘭、瑞士、加拿大、澳洲與臺灣之比較

李思賢、楊士隆、束連文

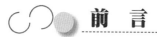 前　言

　　各國毒品政策與藥癮戒治措施受到社會文化因素、刑事政策理念與毒品問題背景之影響甚深，傳統上世界各國皆關注在「斷絕供給、減少需求」，前者以查緝毒品方式斷絕毒品運輸與供給；後者以藥癮戒治減少藥癮者的毒品需求。不過，21世紀以來，全世界趨勢是強力推展減少傷害的理念與作法，並強調健康人權與增進治療的重要性。

　　UNODC的聲明與作法是減害趨勢的指標，以往聯合國針對藥癮處遇亦是多著重於「減少需求」，「減少傷害」最早是在1973年世界衛生組織有關於毒品依賴的會議中被提出來，當時被視為一個有別於毒品監控與完全戒治之外可行的方法，不過1970年代與1980年代只有極少數國家考慮推動減害措施；但1990年以後，隨著毒品問題所造成的危害日益嚴重且無法有效控制，如藥癮者感染HIV/AIDS、B型肝炎、C型肝炎、用藥過量致死之公共衛生問題、毒販與毒品製造者引發犯罪問題日益複雜之社會治安問題，以及刑事司法體系對毒品施用者所造成的過度傷害，如監禁傷害、社會成本耗費、污名化、求援與接受治療機會之減少等問題（楊士隆、林瑞欽、鄭昆山，2005；楊士隆、李宗憲、黃靖婷，2007；李思賢，2008），越來越多國家推動減少傷害措施。

　　在2001年的聯合國大會上，聯合國進一步呼籲各國在2005年時，能全面以「減少傷害」為藥癮政策的方針；聯合國大會也將減害視為預防愛滋病的必要計畫性行動之一（李思賢，2008）。世界衛生組織參與聯合國麻醉品委員會（CND）第54屆會議時，提出結合衛生醫療及司法緝毒體系之合作方案（The Joint UNODC-WHO Programme on Drug Dependence Treatment and Care）（UNODC, 2010），藉由藥物依賴治療與康復資源中心國際網絡——簡稱「治療網」（Treatnet, the International Network of Drug Dependence Treatment and

Rehabilitation Resource Centres）──於2011年3月21日至25日進行第2階段全球性藥物依賴治療服務提升計畫，並著重在非洲、中亞、中東、南美及東南亞等地區。另外，聯合國前任秘書長Kofi Atta Annan等專家為了呼籲各國應積極重視減害觀點，於2011年6月2日全球毒品政策委員會（The Global Commission on Drug Policy）發布WAR ON DRUGS報告，其中對於促進與支持各合約國加強藥物成癮治療可近性，與減少傷害方案實施多有強調。

在臺灣減害計畫部分，針對改變共同注射行為的主要減害策略有三（盧幸馡、李思賢，2008）：

（一）清潔針具交換／發放計畫（Needle Exchange/Provision Programs, NEPPs）

針對注射毒品者免費提供無菌空針，促使其在用藥時選擇新針具而捨棄共用針具的念頭，並且將使用過的針具送回，避免其他藥物使用者再重複使用。目前在全球多國正廣泛地試行針具交換計畫，例如德國（Stark, Ehrhardt, & Bienzle, 2005）在柏林兩監獄中所做的針筒交換研究中，注射藥物者的共用針頭比例從入獄前的71%降至實施針筒交換計畫後的11%，針具交換在此研究中明顯可改善注射藥物者的共用針頭行為；Lum（2005）於上段所述1997年的針筒交換計畫研究中，發現單靠針筒交換並無法有效減少女性注射藥物者的危險共用行為，因此針具交換計畫目前呈現的效果不一，仍須嘗試及修正。國內的清潔針具交換計畫於2006年7月1日起23縣市全面實施，成效尚待評估，像是在高雄市衛生局針對受刑人進行的「清潔針具交換計畫」研究中，便發現有20%研究對象表示不會出面領取針具包，31%採取觀望態度（莊弘毅、劉碧隆、余秀娟、鄭金朋、王美綺，2006）。

（二）行為諮商與愛滋衛教

加強藥癮族群的行為諮商與愛滋衛教以提升其共用針頭的愛滋易感性認知，使其瞭解共用針頭之感染危險，進而欲使其減少共用針頭之行為。不過在相關研究中亦時常發現知識與態度的增進並不一定能減少危險行為，例如李思賢在愛滋病知識及危險行為的研究中便發現，即使研究對象的愛滋病知識及易感性均高，仍呈現高比例的危險行為，顯然知識、態度與行為中仍缺乏連貫性（Lee, 2009），李思賢認為對愛滋相關知識的瞭解是改變危險行為的必要條件，但是並非充分條件；其他相關研究中亦可見得知識、態度、行為表現並不

一定達一致性（李媚媚、尹祚芊、郭英調，2000；林昭卿、賴美信、蘇惠珍，2000；林雪蓉、黃翠咪、陳佳伶、黃惠鈞、羅于惠，2006），可見行為產生過程當中仍隱含著知識、態度以外的未知因素影響其行為表現，值得進一步探索。目前疾管局與許多學術機構透過愛滋諮詢服務，請基金會與社團法人等民間團體提供愛滋防治相關訊息給藥癮者，作為此減害策略一部分。

（三）美沙冬維持療法（Methadone Maintenance Treatment, MMT）

美沙冬維持療法是嘗試投以美沙冬等臨床藥物進行戒癮治療。美沙冬（Methadone）為合成鴉片類致效劑，類似麻醉藥品嗎啡，惟作用產生較慢，程度較輕，其戒斷症狀較海洛因不劇烈且可以用長時間慢慢減量之方式來改善，因此被當作鴉片戒癮的治療藥物，國外已行之多年，實施成效顯示維持療法輔以衛教宣導與諮商，對於減少毒品之傷害有明顯改善，而根據衛生福利部桃園療養院及嘉南療養院2006年試辦成果資料顯示，藥癮者參加美沙冬維持療法計畫後，其就業比及月平均收入均有顯著增加，而海洛因的使用次數及花費方面也有顯著下降（周孫元、陳快樂，2009；唐心北，2009），因此美沙冬維持療法為當前衛生福利部大力提倡之藥癮防治政策。

不過，有許多先進國家如加拿大、荷蘭、澳洲等近幾年來因為研究發現有許多藥癮者並沒有從參與現行美沙冬治療獲益，因而研議提倡新興減害措施，讓美沙冬治療無效的困難個案與非鴉片類成癮者能有其他的治療選擇與減害，例如提供海洛因處方療法、安全屋計畫，以及毒品安全注射（消費）室做為減害計畫一環，希望能減少藥癮者的用藥過量致死率與愛滋病毒感染情形。本章主要是介紹推動海洛因處方療法與安全注射（消費）室的幾個國家，他們的毒品政策與推動新興減害措施的原因，並將這些國家經驗研擬成問題，向臺灣民眾詢問相關的意見與態度。

第一節 各國毒品政策的背景與減害實施

一、荷 蘭

（一）藥癮政策歷史與背景

對荷蘭來說，主要的經濟來源為海內外貿易，必須大量依賴港口進出口貨物，因此在緝毒與切斷毒品運輸的政策上無法施展，所以荷蘭面對不願強硬管制進出口物品的前提下，無法杜絕毒品的運輸，所以荷蘭在對毒品的政策上以寬宏與人權態度來執行，並非將所有藥物使用都被界定為濫用，而是必須要考量藥物使用的社會風險層面。另外，荷蘭政府抱持著容忍少量使用大麻的態度，主要是避免民眾吸食高成癮性之藥物如海洛因，並且控制大麻吸食人口。

荷蘭的藥物政策之核心乃「鴉片法案」（The Opium Act），該法案立基於兩個主要原則：

1. 根據藥物之危害性將藥物分為：

(1) 硬性毒品（Hard Drug）：包含海洛因、古柯鹼（Cocaine）、安非他命、LSD。

(2) 軟性毒品（Soft Drug）：包含大麻製成品（Hemp），如大麻（Marijuana）、印度大麻（Hashish）。

2. 基於犯罪之性質，區分成：個人持有藥物；意圖販賣。

（二）相關毒品政策

荷蘭將單純藥物使用者視為個人行為，持有硬性毒品量低視為犯罪但不起訴；所以荷蘭COFFEE SHOP雖是合法吸食大麻的店面，但是若其商家違反法規有販賣硬性毒品之嫌疑，即立即勒令停業。雖然有學者與民眾憂慮合法使用大麻，可能會有更多青少年因而吸食大麻，但實際上荷蘭COFFEE SHOP的數量從1995年的1,200間銳減至1999年的846間，荷蘭政府監測使用大麻的結果，並未出現比開放前有更多青少年使用大麻的現象（Blanken, Hendriks, van Ree, & van den Brink, 2010）。

（三）減害措施推動背景

在荷蘭負責毒品減害政策計畫部門為荷蘭健康福利和體育部（Ministry of

Health, Welfare and Sports）。另外，荷蘭健康福利和體育部也同時負責國內愛滋病防治策略（Netherlands AIDS Strategy）。在1970年代，荷蘭發生了嚴重的海洛因交易與運輸問題，促使荷蘭政府建立了毒品政策研擬小組，此小組擬定的毒品政策，主要內容是以毒品減害計畫爲主，其中包含：1. 爲了要減少毒品使用的風險和危機，取代禁絕毒品的方案，擬定減少傷害爲主要目標；2. 荷蘭的減害政策主要在醫療和預防上著手，同時也積極致力於打擊組織與毒梟犯罪。

　　荷蘭減害政策目標，主要是將藥癮者、藥癮者的家人、伴侶及朋友和全體社會視爲整體，保護整體公民的健康。荷蘭認爲毒品問題的起因是來自於國內社會狀況，而非單純國外引進毒品所引起；加上荷蘭採取自由經濟進出口貿易，所以斷絕毒品供應並不被認爲是一種合理的作法，就荷蘭的貿易經濟運作模式而言亦不可能達成。有關毒品查緝，乃針對不同毒品依據其不同特性採取不同作法，而預防就是透過教育與傳播，荷蘭在毒品預防教育上投注龐大經費與教育人力，宣導效果良好；治療方面，目標是完全消除毒品使用行爲，但若該目標無法達成，則會設定其他減害可達成之目標，所以目標的設定是依據個別狀況。因此，荷蘭毒品政策的最大特色在於，會將毒品做不同分類，也會將毒品使用者特性分群，而採取的措施主要是在風險降低之目標。

（四）減害措施實施與成果

1. 經費問題

　　荷蘭毒品減害計畫開始時，經費處於短缺的情況，透過政府資助、民間團體募款才獲得經費，以建設場地提供藥癮者二十四小時棲身場所。在1997年，藥癮減害計畫所獲得的預算爲3,000萬歐元，地方政府也提撥經費共同推動設立「移動式藥癮治療和照護」機構（Institution for Ambulatory Addictions Treatment and Care, IAVs）。透過政府以及民間組織團體的合作，荷蘭減害計畫中的照顧場所機構才可以得以施行。

2. 針頭和針具發放和交換

　　爲了降低愛滋病感染率以及B、C型肝炎感染者數目，荷蘭在1980年第一個開始實施針具交換計畫，至目前爲止，荷蘭大約有60個都市在實行。乾淨的針頭及針具服務，可透過各種地點例如：地方醫療服務機構、藥癮治療機構進行發放，另外，針頭和針具可以透過藥房或販賣機進行購買，透過此措施以降

低愛滋病感染的機率。再者，荷蘭也提供藥癮者戒治中心場地、社會訓練與工作僱用機會，進而促進藥癮者回復到以往的社會功能。

1984年在阿姆斯特丹建立第一個移動式針具交換計畫，是由一個藥癮者組成的民間團體「廢人毒蟲聯盟」（Junkie Union）開始的小規模分發乾淨針頭和回收廢棄針頭的專案。兩年後，地方公共醫療機構認為廢人毒蟲聯盟移動式提供清潔針具，頗具愛滋防制與減害成效，決定接手進行針頭及針具的交換與發放，方法是透過美沙冬公車（Methadone Bus），一方面可以喝美沙冬，又可以取得清潔針具。整個針頭與針具交換計畫，使得阿姆斯特丹在十年內愛滋感染率顯著下降了，這也促使此由藥癮者本身發起的民間推動計畫引起各國的注意。

3. 美沙冬療法

在預防HIV、HBV和HCV方面，約75%的荷蘭藥癮者接受照護服務與美沙冬療法後，維持相對正常的生活，因此荷蘭政府立法提供藥癮者治療設備與照護服務，並於地方與區域建構多功能醫療與社會服務網路，進而減少對公眾的傷害。

（五）新興毒品政策起源

荷蘭是一個人口密度相當高的國家，主要由阿姆斯特丹、海牙、烏特勒支和鹿特丹等城市所組成的。在1960年代，荷蘭社會從一個傳統的社會，轉變成自由思想高以及開放的社會。荷蘭擁有完整而多元的社會安全制度，包括完善的社會津貼措施（Social Benefits），和高度可近性、免費的醫療照顧和教育體系。但荷蘭對於毒品問題的認知為，無法抑制與消滅的社會問題。因此，防範的計畫應該是擺在減少傷害策略，而非完全剷除毒品的存在。荷蘭在實施美沙冬療法、針具交換，以及全面性毒品預防教育後，發現成效不錯，因而希望能有更多減害措施的推動，進一步減少各項因施用毒品而帶來的傷害，遂有新興毒品減害措施的推動。

（六）海洛因處方療法

荷蘭毒品減害計畫中，其中一項政策為鴉片類維持療法，其中有92%藥癮者使用口服美沙冬做治療，而有1.7%是使用靜脈注射美沙冬，其餘為使用嗎啡、海洛因處方等療法。在實施這些療法中，以美沙冬維持療法為最廣泛推廣。另外，由於瑞士推動海洛因處方療法，荷蘭也開始討論海洛因處方療法並

跟隨瑞士作法進行一些相關實驗。荷蘭於1998年進行隨機控制試驗，將研究對象分爲海洛因吸入組（375位）與注射組（174位）兩大組，之後再細分成3小組，分別是控制組——單獨使用美沙冬治療；實驗組——同時使用美沙冬與海洛因治療；以及對照組。這些藥癮者都是具有鴉片類成癮以及使用美沙冬效果不佳的患者，追蹤一年的結果顯示對於藥癮者是有正向的改變，當中也發現若合併使用海洛因與美沙冬的效果是優於單獨只使用美沙冬療法的（Van Den Brink et al., 2003）。

（七）安全注射室

1970年代，首先設立監督安全注射的地點是在阿姆斯特丹，爲毒品減害計畫的一部分。然而，這個設置地點很快就被否決了，原因是監督人員人力不足，造成藥癮者在注射地點從事性交易與毒品交易等等其他違法的事件，因此很快便被迫關閉。在1996年，阿姆斯特丹受到政府以及民間團體支持再次建立安全注射地點，但是設定了一些規範，例如：必須要有專業的管理、藥癮者使用注射地點必須出示身分證、藥癮者要配合與警方單位合作、藥癮者必須配合與其他減害計畫服務整合等要求。另外，從1996年開始，在鹿特丹也正式地設置支援設施，以協助導正、規範藥物違規。

目前在歐洲國家超過70個城市有安全注射室的建立，在荷蘭，政府和執法官員透過監督規範以及相關法規，已經容許大約16個正式監督注射地點提供藥癮者進行藥物施打的場所（Blanken, Hendriks, van Ree, & van den Brink, 2010）。

（八）小　結

荷蘭對藥癮者所採取的寬容態度與臺灣刑事政策有相當大的差距，因此其戒癮政策與方案乃以醫療戒癮、替代療法、預防教育與社會服務爲主。在荷蘭對藥癮者所提供的治療處遇方案中，特殊處遇計畫是相當特別的制度，由員警、自願者組織和市立健康服務聯合管理局共同運作，對重度成癮的吸毒者提供安全注射監控點、護理照護、提供住宿、協助合法工作收入、移動式美沙冬治療與清潔針具交換，以及確保重度成癮者可以有個安全和乾淨的去處，此一制度乃減少毒品傷害理念的完整展現（Korf, 1995）。

二、瑞 士

（一）新興毒品政策背景與起源

瑞士於1968年發生青少年動亂，青少年們希望追求更多的發展空間和表達自由的思想，於是抗議與藐視整個社會，也離開原生家庭和學校，並使用大麻、迷幻劑和安非他命等成癮藥物作為抗議的手段。傳統上對於這群抗議者，瑞士警方僅能將他們送至精神科治療或少年法庭為主，顯然相關的政策已無法解決此項挑戰；且1968年之後，影響層面逐漸擴大需要新的政策來應付首當其衝的問題。所以有些私人中心開始收容這群離家出走和無家可歸的人，並設置首座治療性社區。為了矯正這些海洛因藥癮者，當地醫生也成立第一間美沙冬門診，開始給予這群患者美沙冬處方。

瑞士在1975年修改了當地的麻醉藥品法，其中包含以下兩點：1. 施行對非法藥物的制裁；2. 需要更多有執照的醫生從事美沙冬治療。然而1980年，蘇黎世產生新的動亂，起因為青少年主張要求成立「自主青年中心」，像是個自我管理地方，不要父母與政府的監督管理，但設立後卻演變成為吸毒和非法交易的場所，加上在瑞士單純使用毒品並不違法，所以有越來越多公開吸毒的場面。瑞士警方在不斷地查緝毒梟運輸與販賣之下，原本驅趕使用者的策略有所改變，允許單純使用毒品者留在公園裡，並公開觀察他們，若有藥物過量時也能給予緊急醫療服務。因此，這樣的場景吸引不少藥癮者聚集，相對也產生許多亂丟針頭的情形，而引起媒體記者們的注意並前來採訪、報導，最終自主青年中心與公園被要求關閉。

瑞士接著於1985年到1995年愛滋疫情爆發，儘管同性戀團體學會如何保護自己，但因其可能會共用針具與稀釋液，以及藥癮者與非藥癮者發生性行為都算感染HIV的高危險群，使得愛滋預防和治療方案成為公共衛生的優先事項。

當時以低門檻標準在私人機構，設置聯絡中心、針具交換、安全注射室及收容所，此舉引起相當多的政治爭議和司法威脅；而且政府與州之間彼此也未達成共識，所以在推動麻醉藥品政策上，當時都是面臨諸多困難的；於是瑞士在1991年的麻醉藥品研討會上重新審視此問題並研究新的政策方案。

（二）海洛因療法試驗計畫過程

1980年之後，英國精神科醫生John Marks在威德尼斯（Widenes）利物浦

附近，重新恢復早期「英國制度」的海洛因處方，使用吸入性海洛因作為一個更安全的方法來取代注射，然而針具發放與交換也還是有施行。會進行海洛因療法主要因使用美沙冬藥物效果不佳的人數上升，儘管給予足夠的美沙冬劑量和照護，但他們對於美沙冬反應不佳，仍會持續注射海洛因。所以在海洛因處方療法的計畫上，經過多年的懷疑和排斥，此海洛因療法方案是否可作為藥癮者治療的首選藥物，開始獲得關注與支持。

在1989年，一位擔任瑞士麻醉藥品專家小組成員Annie Mino博士，回顧各國有關海洛因和嗎啡療法的相關文獻，其中包含美國、瑞典、荷蘭和英國的相關經驗，親自前往觀摩英國John Marks醫師實施情形，回瑞士後草擬海洛因療法計畫草案，透過瑞士聯邦公共衛生局提交到聯邦政府討論。之後Mino博士並開始向各政黨尋求共識，並考量此海洛因療法試驗可能產生的副作用，最後在尊重立法和各地方的意見與態度，其結果在法律層面上是相容的，但各地方與民眾則有不同的意見，相對的也建議不同的作法。

只是就如預期一樣，此計畫一開始討論就有許多反對的聲浪，例如政黨人員、司法與警務人員、神職人員、家長以及非醫療專業工作者等，他們形成一個非政府組織；但是其實這些反對海洛因療法的群眾，相較於支持新興藥癮減害政策的改變者，反對者只占少數。

此外，當時的國際麻醉藥品管制局（INCB）對於瑞士藥癮政策研究抱持著懷疑的態度，然而也有些國際組織與國家對於瑞士的藥癮減害政策很感興趣，許多國家的政黨和專業代表團參觀了瑞士的公園、診所、討論政策和參與技術上的議題討論。之後有越來越多的國家同意進行海洛因療法的籌劃（例如荷蘭、比利時、法國、德國、英國、西班牙和加拿大），而到目前已經進行過海洛因療法試驗的國家是荷蘭、瑞士、西班牙和加拿大。

瑞士在1991年和1995年國家藥物政策會議中，邀請各個不同領域的專家學者，一起進行討論，其中也包含透過媒體公開討論，哪一些是民眾較能接受的藥癮政策方針。並且依據瑞士的公民政治傳統，分別於1997年和1998年進行兩項議題的公投，最先進行「是否回到只有戒毒政策」的議題，再者進行「藥物使用是否合法化」。而公投結果卻否決掉這兩項公投議題，但有超過三分之二的民眾贊成減害政策、傳統預防、治療和司法四大藥物政策（Uchtenhagen, 2010）。

民意公投與政策討論中，進行試驗計畫評估是個重要且持續的過程，其中評價對象包含擴大針具交換計畫、低門檻的聯絡中心、安全注射室和庇護中

心,讓這群藥癮者可以獲得照顧。

為了要讓政策可以更順利推動,在整個試驗中需不斷地進行研究資料蒐集與評估,才能瞭解執行的成效,同時透過聯邦公共衛生局與國內專家委員會監督整個過程,以及額外客觀的科學監測和資料分析小組、安全諮詢小組,與工作人員和主管機關的參與,並在海洛因處方療法公投之前,藉由以上的評估及結果做為廣泛討論依據。所以在1999年公投之下,瑞士有68%公民贊成實施海洛因療法。

科學證據部分,瑞士以世代研究針對1,969位藥癮者進行海洛因療法,過程中有237位藥癮者完成十八個月的治療,結果發現對於藥癮者有正面的影響,主要改善他們的身心健康和社會互動,以及減少非法藥物的使用(Rehm et al., 2001)。但瑞士的研究試驗與評價中,主要的限制是缺乏控制組,健康、社會狀況和成癮行為的測量只能有單一實驗組前後測的比較。所以瑞士學者研究小組建議之後試驗採「隨機分派試驗」,才可以確認海洛因療法的影響有多少。雖然研究實驗設計不夠完美,不過整體研究的結果,顯示結果摘錄如下:

1. 原本民眾所擔心的負面疑慮,有了以下的發現:

(1) 藥癮者使用海洛因治療的劑量在第二至三個月後,會趨於穩定的狀況,並沒有產生累積與增加的現象。

(2) 藥癮者不會長期依賴海洛因療法,只有大約不到一半的毒癮者使用此療法會長達三年甚至更久。

(3) 當海洛因被作為醫療處方用藥時,並沒有被塑造成正面的形象,而且從1991年開始新藥癮者的發生率已經有逐年下降的趨勢。

(4) 其他的治療方法並沒有消失,而是在1990年持續增加。

(5) 根據警方資料,海洛因並沒有被轉賣至非法毒品市場。

2. 海洛因療法試驗後,對公共衛生的影響如下:

(1) 自1991年以來,已減少50%因注射過量而死亡的案例。

(2) 自1991年以來,已減少80%新藥癮者的發生率。

(3) 自1991年以來,減少65%愛滋病感染率。

(4) 在城市減少了與毒品有關的犯罪問題。

(5) 減少公然在街頭與公園施打毒品的情形。

（三）小　結

從瑞士海洛因療法在國家政策的提出討論，到進行試驗的過程中，可以發現各政黨與組織都會以自己的利益爲優先考量，此方案也相對地面臨許多挑戰；然而有各領域的專家學者共同討論與諮詢，相對有一定的共識，並採用學術研究嚴謹蒐集相關證據，廣爲討論與傳播這些結果，最後才能說服一般民眾讓他們瞭解海洛因療法的目的與擔心的疑慮獲得解答。因此最後進行公投表決，瑞士公民同意針對麻醉藥品法進行修訂，鞏固政策的合法性，這是個成功的結果。經過這樣長久的評估與討論，民眾對於所提供的新興減害政策也較能支持與認同（Uchtenhagen, 2010）。

三、加拿大

（一）毒品政策之歷史與發展背景

加拿大藥物濫用可追溯至1860年，隨著大量中國人到溫哥華開墾礦產建造鐵路，其因建設過程十分辛苦，故工人靠吸食鴉片提振精神以修築鐵路。當時加拿大各省的法律單位對於毒品司法解讀各不相同，以及海岸線範圍廣泛，因此，引起了嚴重的藥物氾濫問題。

在1920年代以前，有鑑於道德與國際反鴉片風潮，溫哥華保守派代表Stevens, H. H.成爲關心麻醉藥物議題並推動相關法案的議員，經過Stevens極力說服包括渥太華的有力影響人士向英國推動禁止鴉片法案，終於在1908年於英國下議院通過「鴉片法案」（Opium Act, 1908），其中法案規定除了醫療用途之外，一律禁止鴉片進口、製造、販賣（Canada, 2008）。

此後加拿大更有鑑於其他麻醉藥物（例如古柯鹼）的濫用，會對藥癮者身心造成不良的影響，因此，於1911年通過「鴉片與麻醉藥物法」（The Opium and Narcotic Drug Act, 1911），但政府對法案沒有設立專門負責的機構，亦無相關的執法單位。於是加拿大政府1919年成立衛生部（Department of Health）麻醉藥物司（The Narcotics Division, 1919），也就是現今的管制藥品辦公室（Office of Controlled Substances）的前身。

（二）新興毒品政策起源

現今加拿大國內將近有10萬位鴉片類藥癮者，其中有三分之一生活於多

倫多、蒙特利爾及溫哥華。在這之中，大部分的藥癮者會在街頭進行靜脈藥物注射，並且隨意丟棄注射針具，這些行爲對於街頭市容、社會秩序以及市民健康皆產生嚴重的威脅與影響。其中藥癮者常重複使用街頭不乾淨的針具進行藥物注射，此舉會產生注射相關感染或是感染到血源性疾病，如愛滋病與C型肝炎。有鑑於此，加拿大政府參考歐洲與澳大利亞藥癮政策經驗，其中一項指出若建立安全注射室將可以提供藥癮者一個安全且在醫療監督的環境下進行毒品注射，可以降低疾病感染率，更同時能還給當地居民一個乾淨的市容。加拿大因而分別進行了安全注射室與海洛因處方療法的新興減害措施之試驗計畫。

（三）毒品政策主軸及安全注射室成立

加拿大政府於2003年9月22日設立安全注射室「INSITE」，「INSITE安全注射室」是在醫療人員監督下，提供清潔針具，讓藥癮者進行毒品施打；同時提供身心健康、心理諮商及藥物諮詢。加拿大毒品政策主要有四項主軸，包含「教育與預防」、「治療與康復」、「減害」及「司法執法與控制」。以下爲加拿大安全注射室INSITE設立的五項目標：

1. 增加注射藥癮者（IDU）衛生保健及成癮照護。
2. 降低注射藥癮者注射過量死亡的案例。
3. 減少注射藥癮者血液相關的疾病感染，例如HCV、HIV。
4. 減少注射藥癮者其他與注射相關的感染，例如皮膚產生膿胞。
5. 改善總體社會秩序。

另外，安全注射室INSITE建立的地點通常位於民眾時常聚集施打毒品的場所，收案標準採低門檻的限制，所謂低門檻的意義爲注射藥癮者皆可免費利用INSITE內的設施與服務，服務方案範圍包含減害服務、心理諮商、行爲改變團體、醫療照護與衛教諮詢等。

（四）安全注射室服務內容

加拿大在安全注射室所提供的主要服務與其他歐洲地區進行的相類似，主要的服務內容如下：

1. 監督注射使用毒品過量的情況：透過專業醫療人員監督，可以降低藥癮者因注射過量造成死亡之情況。

2. 提供注射相關的器具與護理服務：藉由安全注射室提供乾淨的注射用品，以避免藥癮者重複或借用使用過的針具，將可減少血液相關感染以及其他

注射可能造成的情形。

3. 評估及轉介其他的醫療服務：安全注射室提供藥癮者享有心理評估及轉介的服務，將可以增加衛生保健、成癮照護及降低注射過量死亡的情況。

4. 減少傷害的教導與心理諮商：安全注射室裡的專業醫療人員，教導藥癮者使用藥物過量產生的危害以及相關知識，因此，可降低注射過量死亡的案例產生；再者，透過衛教可以避免因為共用針頭而產生的血液相關感染及其他因注射產生感染所造成的情形；心理諮商則可以舒緩藥癮者的挫折、壓力與改善睡眠；更因為透過安全注射室的設置，降低了藥癮者公開注射的狀況，同時專業醫療人員可教導藥癮者針具亂丟的危險性，進而改善社會秩序。

5. 提供針具交換以及保險套的服務：透過安全注射室提供乾淨的注射針具交換以及提供保險套的服務，可減少藥癮者血液相關的傳染；另外，透過保險套的提供服務，可避免藥癮者在進行性交易時感染愛滋與性病。此項服務，不但可以同時保護藥癮者本身，也可以同時保護他人，避免不必要的傷害。

（五）評估與成果

加拿大聯邦政府之毒品政策是整合「教育與預防」、「治療與康復」、「減害」及「執法與控制」的毒品政策，依據Collin（2006）所提出之加拿大聯邦政府的毒品政策加以分析，海洛因療法（Heroin-Maintenance Therapy）於2006年進行臨床試驗過程，其試驗方案是依「北美鴉片醫療議案」（The North American Opiate Medication Initiative, NAOMI）來執行，第一批試驗對象在2005年2月於溫哥華及2005年6月蒙特婁招募。條件是25歲以上、鴉片類成癮需超過五年、每天注射鴉片類至少維持了一年，至少要有2次參加為期三十天以上的美沙冬治療。此計畫預計招收470位藥癮者，但最後招募到251位受試者，受試者被分成三組，45%的受試者給予口服美沙冬、45%注射海洛因，以及剩下10%注射Hydromorphone，當中注射組的也都可以參與美沙冬治療，進行為期十五個月的治療試驗，最後結果發現在治療到十二個月留置率，口服美沙冬組與注射海洛因組的比例大約為54%比88%，且海洛因使用明顯降低70%，另外，犯罪率也幾乎下降一半以上，從70%下降至36%，而最顯著的改變則是參與者的身心狀況皆有改善，最後另一個發現則是注射Hydromorphone與海洛因的兩組相比，成效及其影響皆無明顯差異（NAOMI, 2008）。

醫療監護下的毒品安全注射屋（INSITE）剛開始設於溫哥華市中心東端，一直以來研究都強調安全注射屋可減少毒品過量致死事件，並防止愛滋病

毒散播及減少罪案等。透過加拿大安全注射室的建立與資料分析結果，發現在醫療監控下設置安全注射室，可以對注射藥癮者（IDU）進行預防疾病感染、提供藥癮的相關照護與諮商，研究結果也顯示可以減少生理與疾病傷害、降低死亡，改善整個社會秩序（Canada, 2008; Wood, 2004; Wood et al., 2005），但對於降低藥物使用及犯罪情形沒有明顯的改善效果（Kerr, Stoltz, Tyndall, Li, Zhang, Montaner, & Wood, 2006），但也沒有增加犯罪情形。

毒品安全注射屋（INSITE）自2003年運作以來，從未發生有人在注射屋內吸毒過量死亡，2009年平均每天有600人使用設施，一年內有超過200起吸毒過量的危險事件，但在員工介入下及時挽救。2011年4月一份學術報告也顯示INSITE運作以來，周邊500公尺內的吸毒過量致死事件降低35%，全溫哥華市降低9%（Marshall, Milloy, Wood, Montaner, & Kerr, 2011）。作者認為安全注射屋是毒品防治政策四大主軸（Four-Pillars）方案一環，藉由提供清潔的、安全的、無壓力的環境吸引藥癮者前來，讓他們有機會接觸到戒毒、治療等相關社會服務。2009年INSITE轉介超過5,000人到社服及醫療機構，包括458人參加戒毒課程，參加者的完成課程比率為43%。一些學術研究顯示安全注射屋不會增加與毒品有關的犯罪事件，並大幅減少在民宅前或後巷注射毒品的機會，避免共用針頭造成的愛滋病及其他傳染病散播。溫哥華市警方也表示，INSITE運作後，街頭任意丟棄針頭的情況已大幅改善（Canada, 2008; Wood, 2004; Wood et al., 2005），設立之5項目標之一「改善總體社會秩序」亦有其效果。

但反對者認為儘管學術報告支持安全注射屋及其損害降低方法，但政府不該助長吸毒，注射屋無助戒毒，更違反聯邦政府嚴打罪案的工作議程。而且聯合國附屬的國際麻醉品管制局也要求加拿大政府關閉溫哥華的毒品安全注射屋，並停止在多倫多、渥太華和溫哥華島等地發放安全吸毒工具。國際麻醉品管制局（INCB, 2009）認為，加國在若干城市對吸毒者發放吸毒工具，且設立注射屋的作法，都已違反加國參與簽署的聯合國「禁止非法販運麻醉藥品及影響精神藥物公約」。

四、澳　洲

（一）毒品政策歷史與背景

澳洲在藥物防制政策上，以「減少供給、減少需求、減少毒品造成之傷

害」爲目標，藉由禁止使用有害藥物、降低使用非法藥物對社會之負面影響，期望達到改善民眾健康，並且提高社會安全以及經濟的成長目標。

　　澳洲在毒品政策方面，大致上可以分爲兩種層面，一是法律層面，另一項是政府組織層面。首先以法律層面來說：1980年代傾向的反毒政策，主要爲提高藥癮者犯罪刑期和程度，並且制定由政府沒收藥癮者相關財產的法律條文。但自1985年，藥癮者感染愛滋的比率漸漸升高，所以政策取向由刑罰轉變爲降低傷害；再者，法律條文規定政府機關必須對藥癮者建立資料庫以供監測應用（Dolan et al., 2000）。

　　在政府組織層面，透過「藥物政策跨部會會議」（Ministerial Council on Drug Strategy, MCDS），決議組成以下單位，並針對毒品進行監控或匯報：

　　1. 府際藥物委員會（Intergovernmental Committee on Drug, IGCD）。

　　2. 澳洲國家藥物委員會（Australian National Council on Drugs, ANCD）：係由民間專家學者組成。

　　3. 專家諮詢小組（The National Expert Advisory Panel, NEAP）：提供各種相關專業知識。

　　4. 國家藥物研究中心（National Drug Research Centers）：彙整資料並將研究產出向藥物政策跨部會會議彙報。

（二）其他相關藥癮防制措施

　　反毒衛生教育：透過衛生教育的宣導，加強民眾相關知識及觀念，達到民眾對藥物相關危害之瞭解及降低對藥癮者的恐懼。

　　藥癮戒治：加強司法體系與醫療體系之連結，並對藥癮者提供適當藥癮戒治治療以及相關的心理層面輔導及轉介。

　　緝查：澳洲聯邦警察總署（AFP）近年來積極於境外反藥物工作，將查緝重點擺在藥物進入澳洲前的工作，積極尋求在源頭及運送過程中阻絕毒品。

（三）新興藥癮政策的起源與背景

　　由於澳洲境內愛滋病感染者數目顯著增加，且感染愛滋與C型肝炎者比例也有明顯地上升；在雪梨、墨爾本和首都坎培拉的相關研究也發現到下列社會問題與情況，因而促發新興減害措施的思考與推動：

　　1. 越來越多的藥癮者公開注射海洛因。

　　2. 海洛因的價錢降低以及純度有提高情況。

3. 藥癮者數目有增加的現象，尤其是年輕人族群大量增加。

（四）新南威爾州、澳洲首都、維多利亞州「安全注射室」試驗過程

隨著澳洲注射藥癮者（IDU）公開注射海洛因的情況增加，對於藥癮者和社區兩方面，都呈現出健康相關危害及其他公共秩序傷害。因此，澳洲於1985年納入減害思維，於1986年開始施行藥癮減害政策計畫，目的為了要減少不斷竄升的藥癮者死亡，及感染愛滋與C肝人數，同時也急須降低國家內愛滋感染者的比例。澳洲首先在新南威爾州、澳洲首都、維多利亞州進行設立安全注射室試驗，並且擬訂相關立法，以及完整的配套措施建立。各州試驗的過程分別如下：

1. 新南威爾州

新南威爾州中的社會民間組織、神職人員、研究學者、專業團體、宣傳團體以及聯邦政府都共同參與安全注射中心會議討論。會議進行過程為：

(1) 1997年7月新南威爾州負責安全注射室委員會成立。委員會建議安全注射室目前不進行試驗，但是須制定出一套強制性的規範。

(2) 1998年，專業人員決定開一家未經批准的安全注射中心，並命名為容忍室，分別在Wayside Chapel、Uniting Church、Kings Cross都有設立。注射中心容忍室在營運幾個禮拜就受到媒體關注，之後遭到警察關閉並且逮捕牧師，但這項對牧師控訴不久後就撤銷了。

(3) 1999年5月，新南威爾州舉行了毒品高峰會議。其中有項提議為政府不該禁止非政府組織進行安全注射室之嚴格試驗計畫，特別在街頭毒品買賣高盛行率的特定區域。

這些安全注射室試驗計畫包含了提供基層醫療照護、心理輔導和轉介治療，以及來自社區和當地政府的資源協助。另外，新南威爾州會議在進行的過程中，分別有醫院及校園進行安全注射中心試辦營運，例如在雪梨郊區Kings Cross附近的宗教性醫院（The Sister of Charity）提供安全注射室的運作，此安全注射室原本預估會進行十八個月的試驗。但剛營運不久，梵蒂岡下令此醫院所試辦營運的安全注射室必須要撤銷。另外，在新南威爾州大學也有校園內進行試運安全注射中心，但後來也撤銷這項服務，原因為教育部部長警告大專院校不該將政府預算花費在這項設施服務上。

關於安全注射室之設置與管理，我們以新南威爾州Sydney Medically Supervised Injecting Centre（MSIC）相關設置與管理機制進行說明（Sydney

MSIC, 2010a）：

　　新南威爾州安全注射室的設置，政府並未編列相關預算，資金來源以犯罪沒收的罰金爲主。另外也規定在注射室內不可以有任何買賣毒品的行爲，以及禁止一同使用毒品，若有人違反則將予以刪除進入注射室資格。機構內任何時間都至少有三位護士和三位諮商員，進行相關醫療、諮商或社會福利等轉介服務。安全注射室內分成三個站：

　　第一站：等候區和評估區。

　　(1) 先評估個案：

　　　A. 確認個案是藥癮者。

　　　B. 年滿18歲以上。

　　　C. 非孕婦或攜帶孩童。

　　　D. 非酒醉者。

　　(2) 蒐集基本資料和醫療史：包含先前用藥過量情形和過去相關治療情形。

　　第二站：注射（使用）區。

　　注射區的環境以隔間方式隔成八小間，每一間可容納兩位藥癮者。在場也會有兩位工作人員，隨時監督每位藥癮者注射情形，而其中一位必須是專業護士，他們會給予藥癮者乾淨的針具並建議合宜的注射方式。此外，也提供急救與其他臨床服務，所以特別規劃一小塊地方爲「急救區」，專門替藥物過量的病人或一些緊急事件進行處理。最後，注射完畢的針具，依規定需丟棄於針具回收桶中。

　　第三站：照護區。

　　藥癮者注射藥物後會被留下觀察，直到他們可自行離開，而當中工作人員也能替他們進行多元轉介服務，包含心理諮商、住房問題、法律諮詢、社會福利、藥物治療以及職業康復等。

2. 澳洲首都區域

　　1999年澳洲首都提出區域性安全注射室試驗法案，說明「安全注射室只是暫時的運作，目的是爲了增加公共衛生效益和降低危害性，以及醫療照護運作的相關問題」。在設置的過程中，有幾項關鍵重要的發展，例如在2000年6月，澳洲首都區域政府的年度預算裡，原本包含建立和營運安全注射室試驗的經費，在法規諮詢時被刪減。這項預算最後雖然能夠通過，不過通過的前提是

「其他不足經費這項試驗不能募款」，因此，最後使得安全注射中心在澳洲首都營運也相對的困難，導致安全注射室試辦無法持續。

3. 維多利亞州

1999年9月維多利亞州選舉前，維多利亞在野黨工黨，宣稱他們的藥癮政策是包含在墨爾本實施安全注射室的多點控制試驗，並給予三年以上450萬元美金的預算。其中預備的五個設置地點不具名，設置地區包含在中央商務區的Springvale、St Kilda、Footscary、Fitzroy、Collingwood等五個地區。維多利亞工黨同意安全注射室在未經市議會和社區達成協議前是不能建立的；最後各政黨與社區協議無法達成共識，此政策則無疾而終。

（五）小　結

透過安全注射室的試驗設立，澳洲初步資料顯示公共危害有降低的趨勢；澳洲執行藥癮減害政策與試辦安全注射室後，注射藥癮者（IDU）之人口並沒有增加的趨勢，且靜脈注射藥物感染HIV/AIDS的比率，由1987年的15%下降至2%，有效且成功地遏止了藥癮愛滋的擴散。另外，經由血液傳染的傳染性疾病也有減少的狀況，且藥癮者的健康和社會功能在接觸專業的醫療工作人員後，皆獲得明顯地改善。

澳洲在2010年9月，新南威爾州議會重新開啟Kings Cross醫療監護的安全注射室討論，並由專家在公聽會證實安全注射室的確有強而有力的證據可證明，其會降低高風險毒品相關的死亡和發病率，該中心已成功地協助藥癮者；同時沒有人在這所房子縱容販毒作為。澳洲當地之所以能順利推行此措施，主要是當地警方願意支持與配合，再加上2010年9月新南威爾州的安全注射室進行立法，讓此措施可長久成立，並能更加確立設置的必要性（Sydney MSIC, 2010b; Sikora, 2010），提供當地的藥癮者一個乾淨、安全的注射場所；透過新南威爾州安全注射室的設立，相對於其他未設立的國家，在未來可以仔細觀察其實施的情況與成效，以作為是否設立安全注射的參考依據。

五、臺　灣

臺灣於海洛因藥癮者間爆發愛滋感染後，2005年8月1日至2006年12月底進行「毒品病患愛滋減害試辦計畫」（疾病管制局，2006），其中選在臺北市、臺北縣、桃園縣、臺南縣等四縣市6家醫院開始實施。施行半年初步評估有防

制愛滋成效，2006年8月衛生署全面實施減害計畫（疾病管制局，2008）；至今經歷五年，疾病管制局數據顯示藥癮者感染愛滋的發生率有逐年下降，HIV陽性的人數則從開始實施1,833人降至2009年的177人（疾病管制局，2009）。而且有參與減害計畫的藥癮者在死亡率和犯罪率有下降的趨勢，身心健康狀況、人際關係和生活品質也有改變（李思賢，2010；衛生署，2009）。

　　衛生署訂定之「鴉片類物質成癮者替代療法作業基準」中規範替代療法執行機構，應配置精神科專科醫師、藥師、護理人員、臨床心理師、職能治療人員及社會工作人員至少各一名；且執行機構於治療期間，應定期安排個案接受心理治療或輔導，及後天免疫缺乏症候群相關衛教，並將輔導情況及病人配合度，列為下次療程評估參考。另衛生署針對美沙冬替代治療採部分補助方式（約補助治療費用50%），補助項目包括藥品費、初診費用（門診診察費、衛教諮詢費、診斷性會談、家庭功能評估、生心理功能檢查、支持性心理會談、Morphine、Amphetamine、BUN、Creatinine、GOT、GPT、r-GT、CBC、W-DC、EKG）、給藥服務費、尿液篩檢費用等。截至2010年底為止，臺灣每天約有1萬至1萬2千位藥癮者參與美沙冬替代療法，執行機構有78家醫院、22間衛生所，共計100家醫療院所協助給藥（疾病管制局，2010）。由於美沙冬治療可能促使犯罪比率與愛滋感染人數下降，在醫療院所進行美沙冬療法被認為可能會比強制勒戒與戒治有戒毒更好效果，因此在2008年4月30日修訂「毒品危害防制條例」第24條戒癮治療之緩起訴處分，加入減少傷害與傳染病預防的作為。雖然此處的醫療替代刑罰之規定，是屬於特殊情況下的規定，但是「治療勝於處罰」、「醫療先於司法」之理念，開始能在刑事執行程序中有個依據。

　　同時臺灣政府為了避免國人再受到毒品的影響，在各縣市成立「毒品危害防制中心」，進而加強中央與地方的聯繫，其中包括四大組「預防宣導組」、「保護扶助組」、「轉介服務組」、和「綜合規劃組」，當中結合多元的領域包含社政、勞政、教育、衛生、醫療、警政與司法單位等共同打擊毒品的決心，加強民眾對藥物濫用預防的宣導，提供藥癮者一個求助與溝通的管道，協助藥癮者治療轉介與諮詢服務（管制藥品管理局，2009）。在2010年11月24日更進一步修訂「毒品危害防制條例」第2條，將各縣市毒品危害防制中心法制化，強化毒品個案之宣導、預防、管理、追蹤與轉介醫療及就業資源服務。

　　由於臺灣實施減害措施的時間還不長，除了疾病管制局的通報愛滋感染人數下降，其他相關成效與評估的報告還不多。評估美沙冬治療成效部分，

李思賢（2010）採用每六個月追蹤一次，共追蹤十八個月之四次縱貫型研究設計，追蹤599位臺灣北部海洛因成癮者參與美沙冬治療，有202位（33.7%）連續十八個月留在美沙冬療法中未曾退出；在追蹤十八個月期間，因毒品再犯罪而入監的人數與比率為181人與30.2%。在死亡率的部分，追蹤十八個月後的美沙冬個案死亡人數為10人，平均年死亡率約在0.9%左右。採用直接成本與機會成本來估算成本效益，在追蹤十八個月後，平均每投入1元在美沙冬治療的成本，初估會有4.912元預防犯罪與節省戒治成本的直接效益；另外，如果加上考慮投入社會就業收益，藥癮者每人每年平均收入276,360元，除以每人每年31,495元美沙冬治療成本，機會成本效益為8.775倍。總而言之，直接節省的法務戒治效益，加上就業效益，每花1元在美沙冬治療上，可能就有13.687元的回收效益。從初步經濟與成本分析醫療、戒治、犯罪及就業，此研究實證資料確認美沙冬療法確實符合成本效益。

李思賢與其同事（Lee et al., 2011）發表一項分析576位海洛因成癮者接受美沙冬治療研究，發現公費支付美沙冬治療費用、使用美沙冬劑量較高、與愛滋感染者是病患留置在治療中的預測因素。Huang等人（2011）是針對2007年7月時減刑的4,357名毒品犯，透過衛生署與法務部政府資料分析其在離開監獄後，是否參與美沙冬輔助療法與死亡情形的追蹤。此研究結果發現，總共有142人在2008年底時被宣告死亡；有1,982人離開監所後參與美沙冬治療，接受治療者其死亡率顯著低於沒有參與治療者；同時參與後不久中斷治療的藥癮病患，比起能留在治療中的藥癮者有將近7倍高的死亡率。由於此項資料為政府透過法務系統與衛生署醫療系統的通報，加上減刑後離開監所，再分成參與治療組與非參與治療組，雖然並非隨機分配，但此種追蹤資料非常難得，也非常可信，對於實施美沙冬療法在降低死亡率的證實有其重要性，同時也顯示減少傷害計畫的成果。

六、總　結

這一節主要是回顧各國麻醉藥品政策與背景，以及提供給注射藥癮者的減害措施與未來減害趨勢，特別是針對海洛因療法與安全注射室。

（一）各國麻醉藥品政策與新興減害計畫

根據蒐集的資料，推動新興毒品減害計畫的國家加拿大、瑞士、荷蘭與澳

洲；這些國家的毒品政策與社會背景是強調自由（Liberty）與人權（Humanitarian），基於自我傷害不處罰的立場，單純施用毒品不構成刑事犯罪；同時瑞士、荷蘭與澳洲的政策是少量持有毒品自用屬於微罪不起訴，需要強制戒治也會強調與考慮有效性的前提。澳洲則是第一個以減害爲國家毒品政策的國家。美國在毒品政策上，因爲民眾強調毒品的道德觀，偏向反毒與緝毒，對於針具交換與新興減害措施較不能接受，不似歐洲國家與澳洲那樣接受減害思維。各國毒品政策與推動之減害措施比較，請參見表4-16-1。

　　現在學術與臨床文獻已經累積相當多的研究結果，證實減害計畫，包含衛教，心理諮商、美沙冬療法與針具交換計畫，對於毒品戒治與傳染病防制有效果。因此聯合國與世界衛生組織對於減害計畫的目的與推動是表贊同的，並積極呼籲會員國納入減害措施，以及提升藥癮治療可近性。不過聯合國關於減害具體的作爲，則呼籲須視是否有便利或促進毒品之濫用爲準。聯合國主張應將藥癮者視爲慢性病患，是基於健康人權與實證研究結果，來建議各會員國提供減害與給予成癮長期治療，也就是希望各會員國在單純施用毒品的政策思維，能夠改採醫療取代刑罰；但聯合國麻醉藥品管制局（INCB, 2009）亦認爲安全注射室違反聯合國《1961年麻醉藥品單一公約》第4號毒品公約，有促進使用毒品之嫌，不應做爲減害計畫推動。

　　臺灣在對單純施用者與少量持有毒品之刑事政策上，採取醫療與司法併進，有全國毒品犯登錄系統，允許警察有疑慮即可強制採尿檢驗，對使用者不論是否初犯或是尚未成癮皆強制觀察勒戒與戒治。贊成強制手段有效學說乃基

表4-16-1　各國毒品政策與減害措施比較表：施用者毒品政策與減害措施

國家	施用毒品	少量持有毒品	海洛因替代療法	安全注射室	美沙冬療法	針具發放交換計畫
美國	有罪	有罪			v	v
加拿大	有罪，但不起訴	有罪，但不起訴	v	※	※	※
荷蘭	無刑事罪	有罪，但不起訴	※	※	※	※
瑞士	無刑事罪	有罪，但不起訴	※	※	※	※
澳洲	無刑事罪	有罪，但不起訴		※	※	※
臺灣	有罪	有罪			※	※

註：※表示有實施該措施；v有提供，但很有限。空白爲沒有提供此措施。

於人性的弱點及成癮者本身的問題，多認為若不利用強制的手段，將無法迫使行為人接受治療，進而無法達成去除或降低行為人危險的目的；反對學說則多從尊重個人自由決定權及健康人權角度出發。臺灣的「毒品危害防制條例」已經修訂戒癮治療之緩起訴處分特殊規定，但臺灣毒品政策的思維仍偏重有「施用第一、二級毒品與持有自用毒品者屬刑事犯罪」、「強制手段有效學說」以及「藥癮可以治癒」（非慢性病）的前提，設置戒癮治療緩起訴兩年，美沙冬治療一年，採尿檢驗兩年，過程中有發現成癮者尿液嗎啡檢驗陽性則取消其緩起訴，與強調將成癮視為慢性病理念不同。對於新生毒品施用者，不管是否成癮，採取強制勒戒，有繼續施用傾向則強制戒治；同時因為持有毒品（不論量多寡與原因）為刑事犯罪，若要藥癮者自行攜帶自用毒品到毒品安全注射室，會因為持有毒品可能在街上遭受警察逮捕而不願前往；加拿大反毒條例也視持有毒品為犯罪，所以加拿大安全注射室必須由政府與法院在進行安全注射室試辦三年期間，予以持有微量且自用毒品免起訴處分。

1. 目前荷蘭、瑞士、澳洲等回顧國家之毒品政策視使用海洛因為違反規定，如同我國第三、四級毒品，雖有罰緩與戒治，但無刑事責任，除罪不除罰；相對地，這些國家人民持有少量海洛因，是屬於毒品犯罪，但因為是微罪而不起訴；微罪不起訴內涵是指當罪責內涵輕微，訴追並無公共利益，以及行為人供自用而種植、製造、進出口、運輸、取得、持有少量毒品者，檢察官得為不起訴處分。但何謂少量是有爭議，所以各國給予不同定義。

2. 加拿大的藥物使用是屬於犯罪，但是由於聯邦法院依據醫療治療之需要，特別免除毒品使用與少量持有之刑事犯罪。

3. 本章沒有回顧的國家中，到2010年底，西班牙、葡萄牙、義大利、巴西、墨西哥，與阿根廷六國是「持有毒品自用為除罪除罰」。

回顧國外在執行毒品成癮治療時，目前最被廣為使用來治療海洛因成癮者的處遇，是同時提供行為諮商與心理治療、社會資源連結與一種鴉片類抑制劑的藥物（通常是美沙冬）的獨立運作醫療場所。但是除了美沙冬，還有其他藥物也是被醫師使用來進行治療，常見的有丁基原非因舌下錠、長效型拿萃松、注射式美沙冬、注射式海洛因、吸食式海洛因等；共同標準服務則是一定會有完整配套的社會心理介入，也就是說，海洛因成癮是個合併生理成癮與心理依賴的慢性病，鴉片類輔助治療藥物合併心理諮商與治療能同時治療生理與心理，比起單純使用美沙冬治療要有效多了。Amoto等人（2005）在回顧重要醫療文獻後，發現鴉片類藥物合併心理與行為諮商的病患，會停止使用海洛因

的比率，比起沒有治療的病患超過2倍；這些回顧的文獻也發現使用的劑量較高，效果也較好。除了降低海洛因使用，鴉片類藥物治療合併心理諮商與心理治療對於提高就業率、降低傳染性疾病、死亡率與降低犯罪也有幫助。臺灣目前執行美沙冬門診之醫院雖然會伴隨衛生教育與諮詢，也有些醫院會提供心理諮商與治療服務，但由於減害計畫提供成癮者之衛教與諮詢是針對愛滋感染行為（Huang et al., 2011），並沒有改變毒品使用行為的諮商，加上成癮的心理治療專業教育訓練稀少，因而醫院在提供成癮者之心理諮商，或是改變健康生活形態行為之介入服務相當稀少。

（二）海洛因處方療法

推動海洛因療法是基於有藥癮者接受美沙冬療法，在合併心理諮商後依舊效果不佳，考量健康人權，不能因為一項治療效果不佳就不再予以協助而推動；所以除了口服式美沙冬，有些時候藥癮治療會採用注射式的海洛因或是美沙冬進行治療。在20世紀早期，英國就有醫師提供注射式鴉片進行治療，現在稱之為英國式海洛因療法，病患是被允許在醫療照護下注射嗎啡或是海洛因（作為止痛、安寧醫療，或是藥癮治療）。在1990年期間，瑞士醫師與政府人員決定引進海洛因療法，與英國不同的是，瑞士提供在監控下的全天候服務（每天二十四小時、每週七天）；因為在醫療監控下，避免了類似英國有病患將海洛因攜回並賣到黑市的情形；費用部分，主要由政府與保險支付，藥癮者使用海洛因處方療法不需要付費。

在海洛因處方療法的初步評估，海洛因療法可以減少用藥過量致死、減少公然施打毒品等社會安全問題、減少愛滋新增感染人數，與減少城市毒品犯罪。海洛因療法有研究顯示評估的成效，請見表4-16-2，並稍做說明如下。

瑞士以世代研究設計針對1,969人進行海洛因療法病患分析，過程中有237名藥癮者完成十八個月的治療，比例不算高，不過結果發現對於藥癮者都有正面的影響，主要改善他們的身心健康和社會互動，以及減少非法藥物的使用（Raistrick & Tober, 2004）。之後加拿大與歐洲其他國家跟隨瑞士模式，開始海洛因療法的試驗，試驗對象是長期嘗試其他療法都沒有顯著幫助的海洛因藥癮者，醫師把海洛因療法當作是最後一道防線的治療。荷蘭與加拿大的試驗結果為，荷蘭（Van den Brink, Hendriks, & Van Ree, 1999; van der Hooft et al, 2006）發現吸食海洛因合併美沙冬組、與注射海洛因合併美沙冬組，分別比只有用美沙冬組有較好的治療留置率（49.7%, 55.5% vs. 26.9%）；同時發現

一旦停止提供海洛因，有82%病患快速惡化。加拿大The NAOMI Study Team的試驗（NAOMI, 2008）發現海洛因療法組的留置率遠高於美沙冬組（87.8% vs. 54.1%），海洛因組在犯罪數的減少也較佳（67% vs. 47.7%）。不過這些試驗都是在美沙冬治療廣泛普遍的國家，同時針對長期成癮、美沙冬合併心理諮商與治療不佳的病患，研究設計也並非隨機分派實驗，所以一項Cochrane Review文章（Ferri, Davoli, & Perucci, 2005）特別說明海洛因療法的成效，還需要再進一步進行研究做確認。

推動安全注射室的主因為用藥過量死亡率與感染愛滋比率高，同時藥癮者公然在街道、公園與巷道裡注射毒品，並隨意丟棄注射針頭與器具，引發社會安全疑慮；對於安全注射室的設立，加拿大研究初步顯示藥癮者減少死亡情形、愛滋感染比率有下降，與改善公共安全，但對於毒品相關犯罪沒有改善；澳洲研究則顯示安全注射室有減少愛滋感染比率、公共危害有降低的趨勢，且藥癮者的健康和社會功能有明顯地改善。

表4-16-2　整理加拿大、荷蘭、瑞士與英國施行海洛因療法的成果

影響成效 ＼ 國家	加拿大	荷蘭	瑞士	英國
因注射藥物過量致死的死亡率		0.5%[b]	顯著下降50%[e] 1994年至2000年[g] 粗死亡率：1.1% （SMR: 9. 7 C. I.: 7. 3 - 12.8）	
停留在藥癮治療的比率：海洛因 vs.美沙冬	88% vs. 54%[a]	4年：56%[c] 海洛因＋美沙冬效果優於單獨使用美沙冬[i]	55.5% vs. 31.2%[e] 海洛因：[f] 1年70% 2.5年50% 5年34%	半年 88% vs. 69%[h]
產生新藥癮者的發生率			顯著下降80%[e]	
感染愛滋的危險行為			顯著下降[e、f]	
因藥物有關的犯罪問題	顯著下降67%[a]	顯著下降[d] <6次／月[c] 1年：96% 4年：100%	顯著下降[e、f]	

國家 影響成效	加拿大	荷蘭	瑞士	英國
公然注射毒品的情形	顯著下降[a]	4年：顯著下降86.4%[c]	顯著下降[e、f] 剛開始：192（82%）[f] 6個月後：22（9%） 12個月：10（4%） 18個月：13（6%）	顯著下降66%[h]
將海洛因轉賣至非法市場			無[a]	
使用海洛因療法劑量是否一直增加			治療2至3個月後會趨於穩定，劑量無增加情形[a]	

註：以下是彙整此表格的文獻出處。顯著下降是文章有報告，但是並無確切數字。

a：Oviedo-Joekes, E., Brissette, S., Marsh, D. C., Lauzon, P., Guh, D., Anis, A., & Schechter, M. T. (2009). Diacetylmorphine versus Methadone for the Treatment of Opioid Addiction. *New England Journal of Medicine*, 361(8), pp. 777-786.

b：Blanken, P., van den Brink, W., Hendriks, V. M., Huijsman, I. A., Klous, M. G., Rook, E. J., & van Ree, J. M. (2010). Heroin-assisted treatment in the Netherlands: History, findings, and international context. *European Neuropsychopharmacology*, 20, pp. S105-S158.

c：Blanken, P., Hendriks, V. M., Van Ree, J. M., & Van Den Brink, W. (2010). Outcome of long term heroin assisted treatment offered to chronic, treatment resistant heroin addicts in the Netherlands. *Addiction*, 105(2), pp. 300-308.

d：Van Den Brink, W., Hendriks, V., Blanken, P., Koeter, M., Van Zwieten, B., & Van Ree, J. (2003). Medical prescription of heroin to treatment resistant heroin addicts: two randomised controlled trials. BMJ, 327(7410), p. 310.

e：Uchtenhagen, A. (2010). Heroin-assisted treatment in Switzerland: a case study in policy change. *Addiction*, 105(1), pp. 29-37.

f：Rehm, J., Gschwend, P., Steffen, T., Gutzwiller, F., Dobler-Mikola, A., & Uchtenhagen, A. (2001). Feasibility, safety, and efficacy of injectable heroin rescription for refractory opioid addicts: a follow-up study. *The Lancet*, 358(9291), pp. 1417-1420.

g：Rehm, J., Frick, U., Hartwig, C., Gutzwiller, F., Gschwend, P., &Uchtenhagen, A. (2005). Mortality in heroin-assisted treatment in Switzerland 1994-2000. Drug and Alcohol Dependence, 79(2), pp. 137-143.

h：Strang, J., Metrebian, N., Lintzeris, N., Potts, L., Carnwath, T., Mayet, S., & Forzisi, L. (2010). Supervised injectable heroin or injectable methadone versus optimised oral methadone as treatment for chronic heroin addicts in England after persistent failure in orthodox treatment (RIOTT): a randomised trial. *The Lancet*, 375(9729), pp. 1885-1895.

i：March, J. C., Oviedo-Joekes, E., Perea-Milla, E., & Carrasco, F. (2006). Controlled trial of prescribed heroin in the treatment of opioid addiction. *Journal of Substance Abuse Treatment*, 31(2), pp. 203-211.

（三）安全注射（消費）室

　　相較於海洛因療法，聯合國麻醉藥品管制局（INCB, 2009）正式聲明其反對設置醫療監護下的注射室。所稱安全注射（消費）室，或是安全消費室是新興減害措施之一，目前實施國家至少有12個，分布在歐洲（荷蘭、瑞士、德國等）、加拿大與澳洲；回顧文獻發現在這些設定的醫療環境中，藥癮者可以在乾淨、具醫療監控與協助的環境中使用（注射）毒品，因而減少傳染病、用藥過量死亡，不會亂丟注射針具，與疾病可得到醫療照護。針對安全注射（消費）室的觀察研究（Wood, Tyndall, Montaner, & Kerr, 2006）發現，主要使用者是高危險行為的藥癮者，以及為了獲得其他心理諮商、醫療轉介與減少毒品注射服務而來，也因此發現對於愛滋感染與用藥過量死亡有相當成效。不過在回顧設置安全注射（消費）室的文獻中，我們也發現這些國家會不顧聯合國麻醉藥品管制局反對，仍然設置安全注射（消費）場所給藥癮者進行注射非法藥物，通常伴隨著當時社會有毒品相關的公共安全與公共衛生的重大威脅，例如加拿大是IDU隨意丟棄用過的針具在街道上與巷弄裡；瑞士則是公園裡到處可見廢棄針具，藥癮者還重複使用這些被丟棄在街道的針具注射毒品；澳洲是公然用海洛因與藥癮者人數增加，上述這些治安問題引發居民重大不安。臺灣則是無嚴重的亂丟針具情形，或是公然在街上或是公園裡施打毒品等公共安全問題。表4-16-3是整理回顧到的安全注射室成果。

表4-16-3　整理加拿大、澳洲與荷蘭施行安全注射室的成果

影響成效 ＼ 國家	加拿大	澳洲	荷蘭
藥癮者感染愛滋的比率與危險行為	有23.06%在使用安全注射室二十四個月內，停止注射行為[b]	自1987年到2000年，從15%下降至2%[g]	有顯著改善[h]
	愛滋感染比率有顯著下降[d]		
對藥癮者身心健康影響	轉介醫療與諮商服務共2,171人次[c]	有改善[j]	有改善[h]
	主動急性解毒增加30%[b]		
對藥癮者社會功能的影響		有改善[g]	有改善[h]
注射藥物過量致死之情形	從2007年到2009年，每年200起用藥過量，但經醫護搶救Insite內藥癮者，致死率下降到0%；同時Insite 50公尺內致死率減少35%[a]	有顯著改善[g]	有顯著下降[h]

影響成效　＼　國家	加拿大	澳洲	荷蘭
	從2003年到2006年，273位用藥過量，由醫護救回[c]		
	有顯著下降[e、f]		
社會秩序的影響	有改善[f]	有改善[g]	
降低藥物使用情形	無[f、i]		
降低藥癮者犯罪情形	無[f、i]		
成本效益	服務一位INSITE使用者要花1,380加拿大幣，考慮減少致死與愛滋感染，成本效益為每花1元，可得1.5元到4.02元效益[d]		

註：以下是彙整此表格的文獻出處。歐洲的安全注射（消費）室行之已久，但成效評估報告少且非以英文撰寫。加拿大發表的英文評估文章較多。

a：Marshall, B. D. L., Milloy, M. J., Wood, E., Montaner, J. S. G., & Kerr, T. (2011). Reduction in overdose mortality after the opening of North America's first medically supervised safer injecting facility: A retrospective population-based study. *Lancet*. Published online April 18, 2011. DOI: 10.1016/S0140-6736(10)62353-7.

b：Wood, E., Montaner, J. S., Li, K., Barney, L., Tyndall, M. W., & Kerr, T. (2007). Rate of methadone use among Aboriginal opioid injection drug users. *Canadian Medical Association Journal*, 177, p. 37.

c：Tyndall, M., Kerr, T., Zhang, R., King, E., Montaner, J., & Wood, E. (2006). Attendance, drug use patterns, and referrals made from North America's first supervised injection facility. *Drug and Alcohol Dependence*, 83(3), pp. 193-198.

d：Canada, C. M. o. H. G. o. (2008). Final Report of the Expert Advisory Committee on Supervised Injection Site Research. Retrieved May 9 2011 from http://www.hc-sc.gc.ca/ahc-asc/pubs/sites-lieux/insite/index-eng.php.

e：DeBeck, Kerr, T., Bird, L., Zhang, R., Marsh, D., Tyndall, M., Montaner, J., & Wood, E. (2011). Injection drug use cessation and use of North America's first medically supervised safer injecting facility. *Drug and Alcohol Dependence*, pp. 172-176.

f：Kerr, T., Tyndall, M., Lai, C., Montaner, J., & Wood, E. (2006). Drug-related overdoses within a medically supervised safer injection facility. *International Journal of Drug Policy*, 17(5), pp. 436-441.

g：Dolan, K., Kimber, J., Fry, C., Fitzgerald, J., McDonald, D., & Trautmann, F. (2000). Drug consumption facilities in Europe and the establishment of supervised injecting centres in Australia. *Drug and Alcohol Review*, 19(3), pp. 337-346.

h：de Jong, W., & Weber, U. (1999). The professional acceptance of drug use: a closer look at drug consumption rooms in the Netherlands, Germany and Switzerland. *International Journal of Drug Policy*, 10, pp. 99-108.

ⅰ：Wood, E., Tyndall, M. W., Montaner, J. S., & Kerr, T. (2006). Summary of findings from the evaluation of a pilot medically supervised safer injecting facility. *Canadian Medical Association Journal*, 175(11), p. 1399.

第二節　臺灣對於新興減害措施的態度

一、專家、民間組織與藥癮者焦點團體

　　本節是報導依據上述回顧文獻，擬定新興毒品減害措施的相關問題辦理焦點團體詢問臺灣司法、警政、醫療、社工、心理、藥學、公衛等領域專家、民間組織負責人與藥癮者。焦點團體會議分別於2010年10月至11月完成四場座談，其中包含了南部與北部12位專家焦點團體會議各一場、6位民間組織焦點團體會議（NGO、NPO）一場以及7位藥癮者焦點團體會議一場，李思賢、楊士隆與束連文很感謝出席的專家、民間組織代表及藥癮者所傳達的意見，以下為統整結果（表4-16-4）。

表4-16-4　焦點團體回饋的海洛因療法結果整理

議題 提取主軸	一、是否設置海洛因療法
持保留態度，應先確認相關配套措施	專家01：我們可能會對這樣子的議題，其實會保持一個比較保留的一個態度，……也會牽扯到法律層面問題。 專家12：我覺得還是要從修法的方向是比較可行的。 民間01：是有條件的開放……那個才是真正去解決問題。 專家10：我們可以用示範的方式，用一個區域規模示範的方式……在這個過程，我可以不斷的去修正。 民間06：配套措施的部分，就像當初（特赦）放出來大概一萬多個藥癮犯，最後還是回歸回去。
持保留態度，應先確認相關配套措施	民間06：……那事實上來講我覺得不但是法律上，也覺得是醫療方面的配套措施沒做好。 專家02：如果今天要提供海洛因去替代的話，它應該是個餌，……應該要有長期的服務，那我們又會很擔心的是，臺灣常常政策學半套……第一件有可能需要醫療和法務去合作設置，在每個縣市設置物質濫用的防治中心，這樣或許會有幫助；還有第二個就是……應開設物質濫用防制課程，但是都沒有經費……（專業訓練不足）。 藥癮03：醫師評估，醫師（人力不足），也要專業的配套才有辦法。

提取主軸 ＼ 議題	一、是否設置海洛因療法
持反對意見	民間01：我們這個毒品的問題……，配套不足，爲什麼配套不足，是因爲無心做爲，第二個，爲什麼法令不全，因爲這個叫無知。 專家06：我認爲說，從周邊的國家裡面，在亞洲的國家，連日本、新加坡，這麼先進的國家，都不會用替代療法，且刑法蠻嚴重的，那麼，泰國是犯刑嚴重。……這個替代療法我們現在用海洛因替代，我想社會不能夠接受。
持反對意見	民間03：按照我們的立場，我們覺得這樣，如果真的有這一天出來（海洛因療法）的話，那我們的戒毒工作在做些什麼？ 民間03：我問了我們藥癮者，這可能會助長更多的毒品氾濫。 民間06：他們其實真正靠心理這樣的輔導，成功的人比較有可能長久性。
持贊同看法	專家11：如果有一種新的方式，他可以補充任何一種可以對於現實狀況可能造成的傷害，我是覺得爲何不可？ 專家07：可以試用海洛因的，但是要在醫師，在醫師覺得說這個部分（海洛因療法）給你是最好的……。 民間04：海洛因當然我贊成，我是贊成啦，可是問題就是說，我們的配套必須要連前段配套通通都要有……那最根本的問題應該是說，我們要讓他提供他足夠的緩衝。
持贊同看法	藥癮01：如果能通過，……，就很好了啦。 藥癮03：只要能實行，就已經很開心了。
持贊同看法，只要對減害是有幫助的，都應推動	藥癮03：覺得這些措施都很好，對吃藥的人幫助都很大。……我非常贊成。 民間04：我是贊成啦……我們自己政府（相較於歐洲國家）也應該在這個領域上嘗試錯誤，所以我們才要多元化的進行所有的可能性。 專家08：在我的想法這個是可行的。國外都在做，我們這邊怎麼不能做。……我們要說服民眾，不要讓人認爲說我們這個製造一個毒品合法使用的場所。 專家04：法條的修正爲毒品要醫療化，除刑不除罪。……修正案基本上是贊成海洛因療法。
帶有疑慮	專家08：一定要有中央統籌單位，現在沒有，都各搞各的。 民間02：這個療法應該歸在衛生署在管呢？還是法務部要管的？ 專家15：我覺得是不是可以不要放這麼明確的東西。 專家07：大家對這個美沙冬或是海洛因……還有一些負面觀念。 專家06：我們可以也替代用合成的給你，這名稱上來用個名稱，可能社會還能夠接受啦。但是直接講用海洛因來治療的話，以毒攻毒的話，我看這個這個……（疑慮）。

提取主軸＼議題	一、是否設置海洛因療法
	藥癮03：海洛因只要一吃，就永遠吃下去的……你自使用以後，……，警察叫你驗尿，就出事情。 專家10：我們要去界定適用對象是哪一個條件。

從焦點團體的回應，我們整理出幾個專家、民間組織與藥癮者對於海洛因療法的主要的意見與態度：

施用毒品仍是犯罪：針對將海洛因療法作為藥癮者的替代療法之一，專家之間彼此皆各有不同的立場，司法與警政的專家，以及部分利害關係人（藥癮者）採保留的態度，認為臺灣當初在推行減害政策時並無審慎的評估，特別是在法律面配套不足，還是將毒品施用視為病人與犯人，並非完全除罪，在此施用即犯罪的思維下推動海洛因處方進行治療，是非常矛盾。

配套與協調不足：參與者同時認為行政院各部會與地方毒品危害防制中心的聯繫往往都有落差。在執行前需要將策略考慮周全，才不會推動時的效果無國外研究發現的顯著。藥癮者談到此海洛因處方療法時，也有相同的擔心與疑慮，因為藥癮者是想要接受治療，不是單純想要每天到醫院喝美沙冬來預防愛滋感染，但似乎全臺灣受過藥癮治療方面訓練的精神科醫師、護理師、心理師、社工師……等專業人才不夠，大學開設成癮課程不足，大致上只有落實服用美沙冬，卻沒有提供心理諮商、行為改變介入與職業訓練；因此藥癮者憂慮若提供海洛因治療，是否會讓他們越陷越深，使得成癮與心理依賴越來越嚴重，將來戒斷情形更困難。

反對者認為海洛因就是毒品：也有專家持反對海洛因處方進行治療的立場，因為仍有許多國家並未施行此措施，而且站在臺灣民情的考量，大家對於「海洛因」的字眼，仍根深蒂固定位成「毒品」，除非先將民眾對與傳統的刻板印象予以改正，不然大家很難接受醫師進行毒品施打的治療方式，畢竟多數國家並未贊成，各國都還是有它的疑慮。

能減少傷害是值得的：只是以醫療的角度來看，醫師與公衛專家認為將藥癮者視為病人，且法律的條文予以適度修法，讓醫師能藉由他們的專業協助藥癮者減少傷害。海洛因療法是值得推動的，只是在對民眾宣傳上需將整個治療的對象與目的表達清楚，不然很容易造成民眾的誤解，而且未來若在推動此政策時，宣導上需再多加解釋，並盡量讓藥癮者這群隱密的族群能知道這樣的減

害措施，才能讓他們有多種選擇的治療方案。依據焦點團體的討論，我們整理出主要持保留與反對的論點，以及思考到的配套措施。

（一）主要持保留與反對的論點

1. 臺灣專業人力要培養，才不會因人力訓練不足而失敗。
2. 政策推動要有一致性與連貫性。
3. 缺乏針對成癮心理諮商、行為改變訓練、與職業重塑等服務，減害效果不彰。
4. 擔心海洛因處方的劑量將會隨治療時間增加持續增加，且具有過量致死高風險性。
5. 擔心藥癮者將會永遠依賴海洛因療法，要復原與遠離毒品變成是不可能的。
6. 當海洛因成為處方藥時，民眾相對地會將海洛因的看法轉為正向，可能引起年輕人更傾向去嘗試它。
7. 其他治療方法將不再被藥癮者接受，最後將可能被忽略或消失。
8. 海洛因處方將被轉賣至非法毒品市場。

但以上4至8點，這五點疑慮在國外的海洛因處方療法相關研究與文獻，都沒有發現執行海洛因療法會造成這些疑慮的發生。海洛因處方被轉賣至非法毒品市場是有發生在英國診所，不過瑞士修正方案為必須由醫師親自向藥癮者注射，不能像英國一樣可以攜帶回家自行施打，因此在瑞士多年經驗並無轉賣到非法毒品市場問題。

（二）以下為幾點可能的副作用，但被認為是可被採用配套措施預防的

1. 藥癮者到不同診所進行海洛因處方療法的治療，各診所醫師沒有充分資訊掌握劑量與治療。
2. 海洛因療法注射過量死亡。
3. 轉賣海洛因到非法的毒品市場。
4. 個人多次地使用海洛因處方。
5. 在施打海洛因的影響下，發生非預期的意外事件，例如施用海洛因處方後即開車。

（三）根據上述副作用，我們認為擬定配套可採取預防的措施為

1. 在戶籍地指定醫院才能進行海洛因替代療法治療。

2. 由同一位醫師控制每天所注射或吸食海洛因的劑量，以避免造成過量死亡。

3. 設立中央登記處，統一登記藥癮者每日所使用的海洛因劑量，並加強接受海洛因療法不適宜開車之宣導，與保管藥癮者駕照以避免車禍意外產生。

4. 成立特別安全小組，針對不同情況進行評估及建議。

5. 成立專家研究小組，蒐集資料、分析與發現問題，提出非預期意外事件相對應對策。

針對是否設置安全注射室（表4-16-5），許多藥癮者仍持有疑慮，甚至持反對意見，特別是女性藥癮者；因為設置安全注射場所之後，會不會讓民眾對他們的歧視與烙印更大，反而遭受更多異樣的眼光，而且未來應該在哪設置較佳（鄰避效應），都是需要審慎評估。再者，國際公約或是聯合國麻醉藥品管制局是否修正相關法條，加上臺灣「毒品危害防制條例」並未對藥癮者除罪化，自己從家裡攜帶毒品到注射場所，是不是造成警察躲在外面準備抓人的情景，的確是需要審慎思考與政策配套。

但也有部分專家與藥癮者持開放的態度，認為只要有良好的醫療監控環境，也能藉此給予相關衛教與醫療轉介，國外研究發現安全注射室對於這群藥癮者能有正面的影響。針對焦點訪談中，大家所提出的疑慮、對毒品態度等轉換為民調問卷，在下一節針對民眾的想法進行調查與分析研究。

表4-16-5 焦點團體回饋的安全注射室結果整理

議題 提取主軸	二、是否設置安全注射室
持反對意見	專家06：目前UNODC對於此作法還沒有修正國際法法條，不應該辦理。 藥癮05：我是覺得安全注射室，我還是不敢去……因為面對很多人，然後還怕警察。
帶有疑慮	專家11：我不知道誰會來用欸！……那些人（藥癮者）到底是不是真的需要？ 專家14：有評估的必要。 專家09：我想如何讓這個地方安全的？要設置在何處？民眾會不會反對設置在他家附近？ 藥癮07：我覺得這個安全注射室這個其實會不會跳得有點快？因為現在連除罪化都沒有，就跳到安全注射室會不會……。 專家01：我現在很擔心的是，臺灣現在有很多事情是學半套，做半套。

議題 提取主軸	二、是否設置安全注射室
持贊同看法	民間04：我今天（安全注射室）打完了出來了之後，會不會警察在門口等我？ 藥癮02：……你說注射室這些，要來吃藥，（警察）在外面等就好了。 藥癮01：進去就知道要幹嘛（別人會知道是海洛因藥癮者）。 藥癮02：自己帶東西（海洛因）這個（來注射），……這樣改的人會越來越少。 藥癮06：我覺得來（安全注射室）打的人不會增加欸。
持贊同看法	專家07：如果安全注射室，有幫藥癮者提供衛教安全針具的情況下這是OK的……如果安全好好管理，我相信是好事，所以我對此議題抱著正面的觀念。 專家06：我個人是一定是支持這麼做的，我們不能因為民眾的恐懼，他們的民主性的開放，或民眾的一個觀感不是那麼多的時候，我們就不做我們該做的事情。 民間02：很好，由民間去做其實是比較可以去做的。 藥癮03：我是覺得都很好，很嚮往。
持贊同看法，但要有配套措施	專家11：我的想法一直都是，如果有一種新的方式他可以補充任何一種可以對於現實狀況可能造成的傷害，我是覺得為何不可？沒有理由不行。因為當初美沙冬進來也引發了很多爭論……可能需要大家的共識跟配套。 專家10：這個新的方法，當然有一些配套，一定會有一些溝通的機制，一定會有一些困難……未來服務的對象，我想應該要建立出來。 專家02：應該要有個完整的治療機制在裡面。 專家08：我是覺得說真的有必要，我們先辦理示範與評估。 民間01：是有條件的開放，……後面有刑責這個有法律伺候的。

二、全國隨機電話民調

　　民調題目由李思賢、楊士隆與束連文參考國外文獻的結果，再統整質性焦點的結果，進行民調題目的編擬；民調題目包含基本變項（性別、年齡、教育程度、居住區域）、民眾對於毒品與毒品引發的傷害與治療之想法、對於政府推動之毒品病患愛滋減害計畫的瞭解與態度，以及海洛因療法與安全注射室兩項新興減害措施的支持程度。有關海洛因療法與安全注射室的詢問題項，主要是根據國外推行這兩項措施的研究成果；由於安全注射室在加拿大、荷蘭與澳洲研究發現有減少用藥致死比率、減少愛滋感染危險行為與愛滋感染率、增加

轉介至醫療治療的機會、改善公開注射毒品的社會治安；但是加拿大政府與臺灣民間組織關心安全注射室是否會使得藥癮者可以打毒品而不去治療，加上不要設置在我家旁邊的鄰避效應，共有6題。海洛因療法在瑞士與加拿大研究發現有減少愛滋感染、用藥過量致死比率、減少毒品相關犯罪、增加藥癮者身心健康與生活品質，加上對於此療法是否會帶給民眾錯覺可以使用海洛因，共計5題。

　　本民調的數據在解讀時有些限制，（一）因為採用隨機選取家用電話，對於沒有電話，或是沒有納入電話的家庭，則無法抽取到，資料推論要謹慎；（二）本研究採用居住區域與性別比例之配額隨機抽樣，並非完全隨機抽樣；（三）在海洛因處方療法與安全注射室的提問上，因為採用國外已經有的初步研究成果為前提，這些研究結果是否能適用於臺灣，在推論上要謹慎為之。

　　本研究總計撥通共5,877通，成功完成電話訪問有1,069通，成功受訪率為18.2%。以下針對受訪者的基本特性進行敘述，從表4-16-6中可顯示出本研究男女性別比例上約略各半，當中男生526人（49.7%）、女生532人（50.3%）。在教育程度上共有1,058人填答，高中／高職人數占最多340人（32.1%），其次是大學／研究所以上319人（30.2%），最少的是小學或以下119人（11.2%）。然而，性別與教育程度之間的關係有達統計上顯著的差異，$\chi^2(4, n = 1,058) = 14.4$，$\rho < .01$，其中男生部分，比例占最多是大學／研究所以上180人（34.2%），最少則是小學或以下有50人（9.5%）；女生部分，占最多的比例為高中／高職183人（34.4%），最少是初中／國中有63人（11.8%）。從受訪者在教育程度上的差異，也可推測出性別間的社經地位可能也會有所不同。

　　在年齡部分共有1,061人回答，比例最多是60歲以上有254人（23.9%），最少是20歲至29歲有155人（14.6%）。而性別與年齡之間在統計上也達顯著不同，$\chi^2(4, n = 1,061) = 18.7$，$\rho < .001$，其中男生占最多是60歲以上有154人（29.1%），女生則是40歲至49歲占142人（26.7%）；男生最少是30歲至39歲有74人（14.0%），女生則是20歲至29歲有75人（14.1%）。在年齡與性別上的差異，可看出受訪者彼此間有世代的差異。此外，撥打電話的時間也會有影響，因為本研究調查時間為早上十點至晚上十點，白天時段大多以家庭主婦或年長者在家居多，而晚上下班時間過後，才可能遇到學生或上班族之民眾。在居住分布上共有1,069人回答，整體北部占最多477人（44.6%），其次南部302人（28.3%）、中部263人（24.6%），而東部占最少27人（2.5%）。也因東部

表4-16-6　本研究調查對象之基本特性分析

變項名稱	男生		女生		總和		χ^2
	n	%	n	%	n	%	
教育程度（N = 1,058）							14.4**
小學或以下	50	9.5	69	13.0	119	11.2	
初中／國中	79	15.0	63	11.8	142	13.4	
高中／高職	157	29.8	183	34.4	340	32.1	
專科	60	11.4	78	14.7	138	13.0	
大學／研究所以上	180	34.2	139	26.1	319	30.2	
年齡（N = 1,061）							18.7***
20-29歲	80	15.1	75	14.1	155	14.6	
30-39歲	74	14.0	90	16.9	164	15.5	
40-49歲	106	20.0	142	26.7	248	23.4	
50-59歲	116	21.9	124	23.4	240	22.6	
60歲以上	154	29.1	100	18.8	254	23.9	
居住分布（N = 1,069）							0.3
北部	233	43.8	244	45.4	477	44.6	
中部	133	25.0	130	24.2	263	24.6	
南部	152	28.6	150	27.9	302	28.3	
東部	14	2.6	13	2.4	27	2.5	
減害計畫（N=1,069）							
知道／聽過但不清楚	77	14.5	81	15.1	158	14.8	0.1
不知道	455	85.5	456	84.9	911	85.2	

註：經卡方檢定後，**p＜.01，***p＜.001。

人口比例太少，所以之後交叉分析並未納入討論，僅以北、中、南區域為主。

　　「毒品」的種類隨著科學的進步與化學原料容易取得，種類變得繁多，其中依據我國法律，有合法的也有非法的物質，這些毒品本身潛藏著對人體危害性，但哪一種才是臺灣民眾眼中的「毒品」呢？從圖4-16-1中即可清楚看出，民眾認為的「毒品」，在腦海中浮現的前三項依序為安非他命（695人）、海

洛因／鴉片（457人）與大麻（253人）。前三項都是屬於「毒品危害防治條例」定義之第一級與第二級非法物質，然而，其中安非他命的人數占最多。

但從結果上也有另一項顯示，民眾對於香菸、酒、安眠藥、止痛藥等合法物質卻並不視為毒品，所占人數僅只有少數。可能是香菸、酒、安眠藥、止痛藥在臺灣仍屬合法商品，可以從合法途徑取得，而且造成身體的危害性並不是廣為傳播與視為違法的，所以在民眾的心目中並不將這些物質聯想為「毒品」，也就是說，民眾認為毒品必須是非法的。反觀安非他命、海洛因／鴉片、大麻等物質在臺灣是違法物質，仍需倚賴非法途徑才可能取得，因此，才會造成民眾若談到「毒品」時，會把這些違法物質視為毒品，但其中唯一例外則是醫療上常見的嗎啡，有166人將它視為毒品。

從民眾對於「毒品」的認識，大多以法律定義之非法成癮物質為主，接下來是俗稱俱樂部藥物的K他命、搖頭丸；這些物質衍生所帶來的危害性，在個人、家庭以及整個社會都會影響，以下就針對民眾詢問其認為毒品可能會帶來的主要傷害為何做初步分析。從圖4-16-2結果顯示，主要傷害的前三項為「產生精神疾病」（468人）、「身體器官衰敗」（419人）、「上癮」（145人）；其次，才是破壞家庭和諧、拖垮家庭經濟、犯罪（偷、搶、盜、暴力）

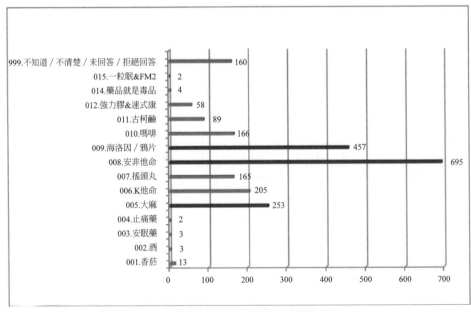

圖4-16-1　說到「毒品」時，民眾會想到的三種物質

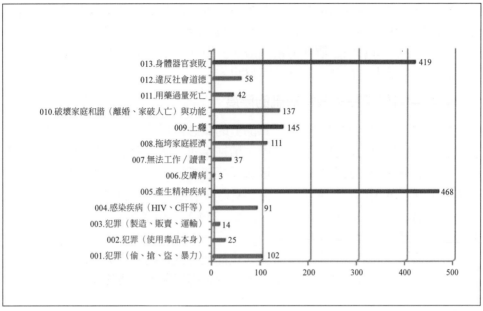

圖4-16-2　當談到「毒品」時，民眾會想到毒品造成的主要傷害為何？

等項目，人數大約介於100人到150人之間；其餘像是皮膚病、製造、販賣、運輸及使用毒品本身、無法工作／讀書、用藥過量死亡、違反道德、感染疾病等部分，所占人數皆在100人以下。

　　由資料可說明大眾對於藥物（毒品）使用的主要傷害是以產生精神疾病、器官衰敗、上癮等個人身心健康影響為首，其次為家庭功能失調，最後才是犯罪對社會治安的影響。民眾會將個人健康的危害放首要，主要可能原因為視吸毒是個人選擇的行為，也因此首當其衝影響最大就是「自己」，因為當使用藥物（毒品）後所產生的各種症狀都是立即性，而且可以馬上感受到，相對地這些危害就顯現了。然而，在家庭功能失調與犯罪這方面，除非家中有親朋好友曾使用非法物質，不然一般民眾的感受並不深，所以對於藥癮者用藥所造成的環境危害就不會太注意。但事實上，相較之下使用毒品所產生的犯罪問題與家庭問題，雖看似與自己無關但卻是不容忽視的，因為藥物濫用問題若不處理，可能影響的層面會擴大到家人、鄰居、社會甚至整個國家，所以毒品所造成的危害並非只有單一個人必須承受而已。前述已說明目前民眾對於毒品的認知，大多數都認為是會傷害到個人身心健康、家庭以及社會秩序等多層面影響，但

對於藥癮者是否該接受治療？甚至費用該由誰負擔？這些都是值得思考之處。此外，政府正積極推行的「毒品病患愛滋減害計畫」民眾又是否知道呢？以及未來民眾是否願意贊同設置「海洛因療法」與「安全注射室」的可能性？以下將會從調查結果中進行深入的分析與說明。

（一）民眾對於毒品與減害措施的態度

　　根據之前所提到的民眾對於「毒品」的概念仍以非法物質為主，非法的概念乃它們所衍生出的危害，著重在產生精神疾病、個人與家庭受損，以及犯罪為主。接下來則詢問民眾心目中直接或間接造成最多人死亡的毒品為哪三項？其結果由圖4-16-3所示，最多人次前三項為海洛因（569人）、安非他命（398人）和大麻（257人），其次才是K他命（254人）和搖頭丸（211人）這類俱樂部藥物，但以上皆為非法物質。

　　被視為合法的酒、香菸、安眠藥、止痛藥等四種物質名列最後，可能在民眾的觀感裡，因為既然物質是合法的，必然是經過國家審查後，對於人體傷害

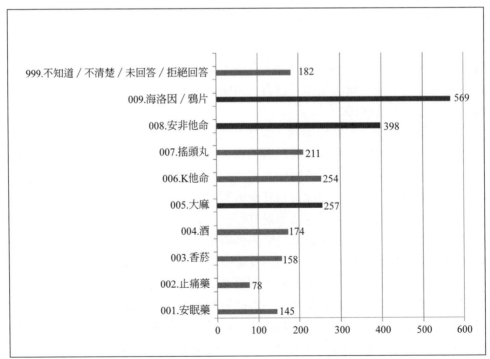

圖4-16-3　民眾認為會直接或間接造成最多人死亡的毒品（可複選）

較小，非法物質應是比合法物質具有更容易造成死亡的可能；加上新聞媒體、報章雜誌、書籍等，每次提到毒品時，大多都以負面報導呈現，偶而加上以死亡的圖文代替。

　　然而根據Nutt等人（2007）針對20種合法與非法物質進行危害風險評估後，發現香菸、酒雖然是合法的物質，但是它們在人體潛藏的傷害不亞於海洛因。而且Hall等人（1999）也分別比較大麻、香菸、海洛因以及酒精的傷害後發現，酒精其實是四種當中最危險的物質，包含像是交通事故、肝硬化、精神疾病、成癮、影響到胎兒等，但民眾往往卻低估它們的嚴重性；Hall等人（1999）表示是因為政府並未對民眾嚴格規範與管制使用，以及酒與香菸這些物質對於健康的危害性不是立即的，通常需日積月累才會慢慢顯現出來，所以民眾大多輕忽其危害。另外，也有可能因為題目提到「毒品」二字，才讓民眾直覺選擇海洛因、安非他命、大麻等這類屬於第一、二級毒品的項目。

　　民眾對於毒品的所造成的生理危害性、死亡的可能性與公共安全危害都曉得，但毒品的問題在國內依舊嚴重，縱使檢調與警方積極地查緝走私，斷絕毒品供貨來源，在醫療上予以藥癮治療，在教育上強調反毒宣導，但民眾對於這些不同的藥物使用，其認為影響有多大？若效法歐洲國家對於毒品採寬宏的態度看待，臺灣民眾的接受度又是如何？以下為詢問臺灣民眾對於大麻、K他命、搖頭丸、安非他命、海洛因等五種毒品，他們是否贊成成人合法使用的意見分析。

　　結果顯示於表4-16-7，這五種毒品不贊成的比例都超過9成，其中民眾在K他命、搖頭丸、安非他命以及海洛因的部分，反對的人數將近99%，可能與民眾對於毒品所引發的負面危害有關，像是產生精神疾病、身體器官衰敗、上癮，甚至引發死亡等情形。由此可知，臺灣民眾對於毒品使用走向合法化的態度仍趨向保守，僅只有少數民眾持贊同意見。在大麻部分贊成的比例有明顯偏高於其他四項毒品，是否因為國外曾報導荷蘭咖啡屋可以合法使用大麻，以及美國有些州大麻使用合法有關，將來還需要釐清。

　　藥癮者使用非法物質後，大多同時伴隨有精神疾病，以及對身體健康造成問題。民眾瞭解這方面的危害，但針對使用毒品會造成生理傷害的疾病觀念，民眾認為藥癮戒治的醫療費用該由誰支付呢？從表4-16-7可以清楚瞭解，整體而言認為應該自行給付的占最多691人（68%），其次為政府給付125人，之後是個人和政府各半111人，贊成健保給付最少人支持，有23人；將政府與健保給付整合為公家給付，則占148人（14.6%），將政府與個人給付各半與視狀況

整合爲部分給付，占177人（17.4%）。由結果可說明，臺灣民眾對於藥癮者藥癮戒治問題，仍偏向毒品使用爲個人抉擇，屬個人行爲問題，應該由個人負起責任，不應該由大家買單。有少部分的人認爲，政府是有責任需要負擔他們的支出，這些支持者可能一方面認爲每個人都能有追尋健康的權利，就像過度油膩飲食者引發高血壓，仍應該由健保給付，不會因爲飲食乃個人抉擇的結果而否定其追尋健康的權利；另一方面認爲社會結構性因素必須納入考慮，亦即貧窮、緝毒與防毒工作能做好，像是若一開始學校反毒預防宣導教育做好，面對毒品能說「不」；毒品走私若沒有利潤，相對地國民接觸到毒品的情形可能性會降低，後續就不需要解決藥癮問題。而健保給付部分，在民眾的觀感裡，不

表4-16-7　民眾對於成人合法使用物質、藥癮戒治費用之態度與是否聽過減害計畫

請問下列藥物中，您會贊成成人可以合法使用嗎？	不贊成		不太贊成		還算贊成		贊成	
	n	%	n	%	n	%	n	%
大麻（n = 1,054）	991	94.0	20	1.9	20	1.9	23	2.2
K他命（n = 1,052）	1,042	99.0	4	0.4	2	0.2	4	0.4
搖頭丸（n = 1,058）	1,049	99.1	3	0.3	2	0.2	4	0.4
安非他命（n = 1,061）	1,050	99.0	5	0.5	1	0.1	5	0.5
海洛因（n = 1,060）	1,050	99.0	4	0.4	3	0.3	3	0.3
民眾對於藥癮戒治的醫療費用給付（n = 1,061）	公家給付		自行給付		部分給付			
	n	%	n	%	n	%		
	148	14.6	691	68	177	17.4		
民眾對於使用毒品可能造成用藥過量而死亡之概念（n = 1,056）	知道				不知道			
	n		%		n		%	
	1,033		97.8		23		2.2	
民眾對於共用針具注射毒品會感染愛滋之概念（n = 1,045）	知道				不知道			
	n		%		n		%	
	1,011		96.7		34		3.3	
民眾是否知道政府正在推行「毒品病患愛滋減害計畫」（n = 1,069）	知道		聽過 / 但不清楚		不知道 / 沒聽過			
	n	%	n	%	n	%		
	60	5.6	98	9.2	911	85.2		

應協助支付，可能也與當前健保虧損嚴重，以及擔心又要調漲保費等切身問題相關，所以民眾仍傾向由藥癮者自行給付。

　　根據過去的文獻與現在監禁實況，倘若這些藥癮者不接受治療，繼續使用毒品，其所衍生的公共衛生與社會安全問題會越來越多，例如愛滋與C肝病毒的傳播、用藥過量致死、因為要買毒品產生的性交易、偷、搶、盜以及使用毒品後產生的幻想與暴力等。世界衛生組織明確表示如未加強治療藥癮與協助藥癮者管理其戒斷與生活，對於民眾與社會是個嚴重的威脅，所以詢問民眾對於藥癮者的危險行為是否有概念，結果發現民眾對於使用毒品可能造成用藥過量死亡的概念有1,033人（97.8%）都知道，僅23人（2.2%）並不清楚（表4-16-7）。此外，民眾對於共用針具是否感染愛滋病毒的知識，整體也有1,011人（96.7%）知道共用針具會感染愛滋病毒，只有34人（3.3%）並不知道（表4-16-7）。由此結果說明，只有極少數民眾對於藥癮者的危險行為並不瞭解，有96%以上的民眾，過去幾年政府宣導愛滋傳染途徑後，是具有這方面的知識。

　　從上述結果得知9成民眾對於使用毒品可能造成的危害及影響都有正確的概念，但對於如何防治這些藥癮問題，國內政府已在近幾年大力推行「毒品病患愛滋減害計畫」，目的是為了降低藥癮愛滋的感染率，但一般民眾對於此政策有超過85%以上（911人）的人並未聽過，也有9%（98人）的民眾是聽過但不清楚實際內容，表示真正知道的僅只有5%（60人）。由此可知，大部分民眾幾乎不清楚政府在毒品病患愛滋減害計畫的各項措施，亦即政府並未向民眾宣導相關計畫與配套措施，如何增進民眾對於政府在此施政之作為部分需要檢討，是否只針對藥癮者做宣傳，卻忽略對一般民眾，亦或者是醫院中單張、海報不足、曝光率不夠，以至於民眾對於這方面的資訊太缺乏。另外，也有可能民眾本身並無類的需求，相對的也較不會主動去瞭解這部分的訊息，這就得需要靠新聞媒體、報章雜誌多做正向介紹，民眾才有可能瞭解。

　　然後本研究從「知道或聽過但不清楚」的民眾中，去瞭解他們對於各項減害計畫的支持度，包括美沙冬計畫、清潔針具、衛生教育與諮詢，以及個案管理等四項政策，詳見表4-16-8。

　　在有聽過美沙冬療法的99位受訪者中，整體有35位不贊成、9位不太贊成、15位還算贊成、40位贊成。當中可看出有55%的民眾是支持這項措施，有45%的民眾是反對的，是否因為民眾對此療法的並未真正瞭解而反對，這就不得而知，但現在全臺灣已經有在各醫療院所增設「美沙冬門診」，未來應加強

表4-16-8　聽過毒品病患愛滋減害計畫之民眾對於各項減害措施的支持度

變項名稱	不贊成		不太贊成		還算贊成		贊成		總和	
	n	%	n	%	n	%	n	%	n	%
美沙冬療法（N＝99）	35	35.4	9	9.1	15	15.2	40	40.4	99	100
針具交換（N＝141）	57	40.4	11	7.8	14	9.9	59	41.8	141	100
衛生教育與諮詢（N＝147）	9	6.1	3	2.0	13	8.8	122	83.0	147	100
個案管理（N＝142）	7	5.0	4	2.8	12	8.5	119	83.8	142	100

民眾對此療法的認識，提升他們對此療法的正面看法，慢慢地使民眾可以重新接納這群藥癮者，讓他們可以接受醫院的藥癮治療，這樣才能真正降低危險行為之風險，也可提升藥癮者的穩定性，進而促進整個社會秩序安全。

針具交換部分有141位聽過，整體有57位不贊成、11位不太贊成、14位還算贊成、59位贊成。從結果也可看出有48%的民眾是反對的，但仍有52%支持這項政策，雖然有半數的民眾支持這項針具交換，但執行上仍有許多障礙，需要一一克服，例如像之前媒體只要一報導哪邊有針具販賣機，立即引發附近民眾的撻伐，使得當地衛生局被迫予以拆除。其實政府的美意對於減害的目的確實是有益的，但對於媒體與民眾的再教育，是需要花點心思設法改善他們的觀念，才有可能持續推動各項政策，才能讓整個政策落實的更完整。

另外，衛生教育與諮詢部分共有147位聽過，整體有92%（135位）的民眾是正面支持的，僅有8%（12位）是持反對的態度；個案管理部分有142位聽過，民眾對此的支持度與衛教諮詢相當，整體也有92%（131位）採支持的看法，僅8%（11位）反對。這兩項政策與上述美沙冬療法與針具交換相比，支持的民眾明顯高出許多，因為一般民眾對於平常健康問題也都曾詢問過醫療專業人員，對此在衛生教育諮詢上以及個案管理也較不陌生，且光看字面上也能理解，相對地也就能予以更肯定的態度去支持這項政策。

在目前推動的「毒品病患愛滋減害計畫」中，主要的措施有美沙冬療法、清潔針具交換、相關愛滋教育諮詢與服務等，就這些推動的措施而言，美沙冬療法是使用第二級管制藥品的美沙冬藥劑來取代第一級管制藥品的海洛因，針具發放與交換是直接提供無菌針具讓藥癮者可以注射使用，但這樣的減害措施是否會讓民眾誤會政府有鼓勵民眾使用毒品的觀念？本研究特別調查一般民眾對此減害措施的作法是否會認為有縱容毒品使用的看法，其結果如

表4-16-9　對於之態度推動減害措施，是否有縱容毒品使用的態度

民調題目	不同意		不太同意		還算同意		同意	
推動減害措施是否有縱容	n	%	n	%	n	%	n	%
毒品使用（n＝897）	276	30.8	90	10.0	124	13.8	407	45.4

表4-16-9，整體贊成會縱容毒品使用的人數有407人（45.4%），還算贊成有124人（13.8%），有將近6成的民眾是認為減害計畫是有縱容毒品的傾向。但是，也有4成的民眾對於此政策是持正面看法，其中有276人（30.8%）不贊成，90人（10%）不太贊成。可見政府在宣導上是有改善的空間，畢竟前面題項顯示「知道」減害計畫只有5%的民眾，其餘皆是不清楚或根本不知道，因而導致對毒品病患愛滋減害計畫的認知有出入，未來若加強民眾對此作法的宣導，讓他們可以真正瞭解其目的與效益，相信對於正向的支持將會大幅提升，也就能對藥癮者帶來更多的幫助。

（二）新興毒品減害措施

對於藥癮者的減害措施中，並非只有上述幾項而已，部分歐洲國家、澳洲、加拿大等近年來也提倡新興減害措施，透過更多元化的醫療戒治服務，來減少藥癮者對於個人、家庭與社會的傷害。設置「安全注射室」與由醫師提供「海洛因」處方來治療便是主要的新興毒品減害措施。值得我們注意的是，提倡新興毒品減害措施的這些國家，其國家毒品政策主要在毒品使用者上採開放的政策，主張使用者是病人。

1. 安全注射室

安全注射室主要讓藥癮者可以自行帶海洛因、K他命等藥物進去的一個場所裡，並在醫療人員的監控下，協助使用無菌針具，自行注射藥物（毒品）。這樣的作法在文獻中發現，不但可以降低用藥過量致死的可能性，藥癮者用完不會隨意丟棄用過的針具，而且也能避免愛滋的傳播，進而改善公共衛生與社會安全。所以設置「安全注射室」在臺灣民眾的眼中是否得以接受呢？以下就本研究的調查結果說明。本研究詢問「安全注射室」共計六題，其內部一致性的檢定（Cronbach's α）值為0.88，當內部一致性超過0.8表示問卷信度極佳（Cronbach, 1951）。

第一題：民眾對於將「安全注射室」設置在醫療監控下，讓藥癮者進行

注射是否贊成的比例，整體來看不贊成有686人（66.8%）、不太贊成有71人（6.9%）、還算贊成有66人（6.4%）、贊成204人（19.9%）。由表4-16-11得知，將近四分之三的民眾對於設置安全注射室仍持反對意見，有四分之一持贊成的意見。雖然反對的民眾達四分之三，但民眾從字面上瞭解的情況下就有四分之一的支持度，倘若國內政府在實施此計畫前多多宣導，或許民眾就能瞭解設置的目的與效益，就能更有效的推動此政策，因為過去從澳洲的經驗，設置安全注射室前後經過兩年的宣導與衛教後，民眾的支持度會慢慢提升（Thein, Kimber, Maher, Macdonald, & Kaldor, 2005）。

有關安全注射室調查之第二題至第四題則是分別依據過去研究之發現，告知安全注射室設置後，若可以改善公共衛生與社會秩序，民眾是否會支持呢？

若設置後，確實能減少疾病與死亡的發生，民眾對於安全注射室之看法，其整體贊成的比例有46.3%趨近於一半（表4-16-11），當中贊成的有352人（34.2%）、還算贊成124人（12.1%）；而反對的比例為54%，當中不太贊成86人（8.4%）、不贊成466人（45.3%）。

設置後，若可以增加藥癮者對於醫療的接觸，民眾是否會贊成設置安全注射室哪？結果如表4-16-11，整體贊成的比例已超過半數，有將近52.3%，表4-16-10顯示其中贊成有400人（39.2%）、還算贊成有133人（13%）；而反對的比例中，不太贊成有74人（7.3%）與不贊成413人（40.5%）。

最後，若可減少社區與毒品相關犯罪情形，其民眾是否贊同設置安全注射室呢？表4-16-11結果顯示整體有54%的民眾贊成，表4-16-10顯示其中有428人（41.3%）贊成、還算贊成132人（12.7%）、不贊成392人（37.8%），不太贊成84人（8.1%）。

這三題除了是依據國外過去研究結果，也呼應之前民眾談到毒品時，民眾關心毒品使用可能產生的主要傷害為何？民眾主要認為毒品使用會傷害身體健康之相關問題，其次就是家庭失調、再者就是犯罪問題。倘若設置後可以增加他們對於醫療的接觸，相對地就可以治療或是減少精神疾病的發生，也可以降低藥癮者愛滋的傳播與用藥過量死亡的發生，同時降低使用毒品的風險。雖然仍有部分民眾反對設置安全注射室，但其實臺灣民眾有健康人權素養，所以仍有超過5成民眾希望藥癮者可以減少疾病，可以增加醫療上的接觸，看是否能因此穩定或協助戒除藥癮。這樣的結果剛好也與行政院在修訂「毒品危害防制條例」的方向相符，與將藥癮者視為病人的觀念漸漸融合，藉此也能達到管理這群個案讓他們能受到合適的治療。再加上民眾其實也擔憂藥癮者對於社會所

表4-16-10　對於設置安全注射室與提供海洛因療法之態度

題目	不贊成		不太贊成		還算贊成		贊成	
	n	%	n	%	n	%	n	%
安全注射室								
1. 在醫療監控下，設置「安全注射室」（n＝1,027）	686	66.8	71	6.9	66	6.4	204	19.9
2. 能減少疾病與死亡的發生，設置「安全注射室」（n＝1,028）	466	45.3	86	8.4	124	12.1	352	34.2
3. 可增加藥癮者與醫療接觸，設置「安全注射室」（n＝1,020）	413	40.5	74	7.3	133	13	400	39.2
4. 可減少社區與毒品相關犯罪，設置「安全注射室」（n＝1,036）	392	37.8	84	8.1	132	12.7	428	41.3
5. 在自家500公尺內，設置「安全注射室」（n＝1,036）	699	67.5	78	7.5	84	8.1	175	16.9
6. 藥癮者可能不去醫院治療，設置「安全注射室」（n＝1,020）	775	76	66	6.5	49	4.8	130	12.7
海洛因療法								
1. 未來准許醫生使用醫療用海洛因作為藥癮治療（n＝954）	407	42.7	65	6.8	133	13.9	349	36.6
2. 若可減少感染與死亡機率，提供海洛因療法（n＝1,000）	298	29.8	75	7.5	151	15.1	476	47.6
3. 若可減少社區與毒品相關犯罪，提供海洛因療法（n＝1,016）	296	29.1	71	7	149	14.7	500	49.2
4. 若使用海洛因療法可減少我們社會成本，提供海洛因療法（n＝1,014）	281	27.7	70	6.9	131	12.9	532	52.5
5. 若使用海洛因療法可能會讓藥癮者永遠成癮而無法恢復之下，提供海洛因療法（n＝988）	773	78.2	56	5.7	55	5.6	104	10.5

表4-16-11　對於設置安全注射室與提供海洛因療法之贊成態度

安全注射室	不贊成		贊成	
	n	%	n	%
1. 在醫療監控下，設置「安全注射室」（n＝1,027）	757	73.7	270	26.3
2. 能減少疾病與死亡的發生，設置「安全注射室」（n＝1,028）	552	53.7	476	46.3
3. 可增加藥癮者與醫療接觸，設置「安全注射室」（n＝1,020）	487	47.7	533	52.3
4. 可減少社區與毒品相關犯罪，設置「安全注射室」（n＝1,036）	476	45.9	560	54.1
5. 在自家500公尺內，設置「安全注射室」（n＝1,036）	777	75.0	259	25.0
6. 藥癮者可能不去醫院治療，設置「安全注射室」（n＝1,020）	841	82.5	179	17.5
海洛因療法	不贊成		贊成	
	n	%	n	%
1. 未來准許醫生使用醫療用海洛因作為藥癮治療（n＝954）	472	49.5	482	50.5
2. 若可減少感染與死亡機率，提供海洛因療法（n＝1,000）	373	37.3	627	62.7
3. 若可減少社區與毒品相關犯罪，提供海洛因療法（n＝1,016）	367	36.1	649	63.9
4. 若使用海洛因療法可減少我們社會成本，提供海洛因療法（n＝1,014）	351	34.6	663	65.4
5. 若使用海洛因療法可能會讓藥癮者永遠成癮而無法恢復之下，提供海洛因療法（n＝988）	829	83.9	159	16.1

產生的各項犯罪，設置後若能改善社區治安與穩定公共秩序，減少毒品相關犯罪，相信民眾都會樂意配合與支持。改善的相關影響之民眾的態度分析，大致上都採正向的支持，且贊成的比例皆明顯高於第一題。

　　鄰避效應（Not in My Backyard）一直是民主國家在嫌惡設施，如垃圾焚

化場、核電廠等，經常遭遇的民眾反應；從上述四題有關安全注射室的結果中，超過半數民眾都認為如果可以改善公共衛生與社會安全，會傾向認同設置；但如果「安全注射室」設置在自家500公尺以內的醫療院所民眾之看法，又是如何呢？結果如表4-16-10與表4-16-11。整體而言，反對的比例增加超過半數達到75%（777人），贊成的比例只剩四分之一（259人）；這可能與設置後環境可能會潛藏著民眾主觀感受到生命、財產受到威脅有關，因為多數的民眾對於藥癮者仍存有不信任感，藥癮者也確實因為缺錢買毒品會有偷搶盜與感染疾病，因此整體社會對於他們的負面觀感太深，民眾大多無法接納藥癮者在自家附近注射海洛因，顯現出目前臺灣社會文化適用性上，還需要保守考量。亦即要解決這樣的鄰避效應，是需要多方的宣導、協商與評估，前置作業需瞭解當地居民的接納度，以及整個計畫實施方案對於當地房屋成交價的影響評估等，在民眾、政府、藥癮者三方都應達成共識，才能有效的推動此政策（Tempalski, Friedman, Keem, Cooper, & Friedman, 2007）。最後，針對若設置後，是否會使得藥癮者繼續注射海洛因，因而可能不去醫院接受治療，民眾是否還贊成設置呢？看法如表4-16-10所示，不贊成有775（76%）、不太贊成66人（6.5%）、還算贊成49人（4.8%）、贊成130人（12.7%）；由表4-16-11可知，整體有8成的比例，認為會使得藥癮者繼續注射海洛因的話會反對設置安全注射室，但也有2成的民眾採正向的態度。總結來說，針對安全注射室之設立，在民眾的心態中是認為設置安全注射室後，若能改變藥癮者的身心健康狀況，以及穩定社會秩序，民眾半數以上採正面支持的看法，但是如果未能改善藥物（毒品）所造成的傷害時，或是沒有減少與戒除毒品使用時，民眾則傾向反對。同時此議題也有鄰避效應，設在距離自己住家以外的地方較可能被接受。所以未來政府若要推行此措施，應事先加強宣導政策的目的、可能有的正向效果與影響性，並減少負面的猜疑與說辭，讓民眾能對此政策能帶來的效益增加信心，進而鼓勵藥癮者能參與並獲益於政府所推行的減害政策，來改善整個社會。

2. 海洛因療法

　　另一項新興藥癮減害政策「海洛因療法」的設置，是因為美沙冬維持療法在過去研究中，發現對於海洛因成癮者來說並非都能產生預期的療效，更精確地說，追蹤研究（李思賢，2010）發現美沙冬維持療法僅能影響約3成的藥癮者持續維持在治療中，所以有7成在接受美沙冬治療後，不管是因為美沙冬副

作用無法忍受，或是美沙冬治療無法協助管理戒斷症狀與渴求，似乎美沙冬藥劑無法帶來治療效果；對於美沙冬療法反映不佳的個案，許多國家可改以「海洛因療法」作為新的治療方式，但前提仍是針對美沙冬藥物治療效果不佳的藥癮者，給予「醫療用海洛因合併心理諮商」進行治療。但由於海洛因在臺灣仍屬於第一級管制藥物，屬於非法藥物，且在一般民眾的心理是否很難想像海洛因也能提煉作為一項醫療治療的藥物，因此本研究詢問民眾對此海洛因療法設置的態度為何？共計詢問五題，內部一致性的檢定（Cronbach's α）值為0.87，內部一致性係數超過0.8表示極佳（Cronbach, 1951）。

　　首先詢問民眾，若未來准許醫生使用「海洛因」進行藥癮療法，民眾是否贊成實施此療法之態度。電訪結果贊成與不贊成反應大約各半，其中有349人（36.6%）贊成、133人（13.9%）還算贊成、65人（6.8%）不太贊成、407人（42.7%）不贊成。有些接受調查的民眾，對海洛因處方治療方式在經過調查人員的短暫說明後，並未有時間仔細思考與瞭解，依舊視海洛因處方為非法毒品；可能也擔心海洛因本身所帶來的個人健康影響或上癮等問題而傾向不贊成。但也有一半的民眾支持海洛因療法。這樣的結果與加拿大所做的民調結果相比較，加拿大法院特別赦免毒品使用為無罪，同時事前政府皆有向民眾辦理說明會宣導過海洛因療法可帶來的效益，所以支持者的比例比本研究高出1至2成（Cruz, Patra, Fischer, Rehm, & Kalousek, 2007），也就是說，加拿大可能一直是由醫護人員把關，且具有醫療藥物成癮的專業性，民眾也就能放心讓藥癮者使用醫療用海洛因。在瑞士，相關文獻研究結果也表示受到海洛因療法的影響，不但在治療的留置率明顯高於美沙冬治療，其對於藥癮者本身的穩定性也有改善。所以如果要實施海洛因療法，為了避免民眾的疑慮與擔憂，應在實施前的說明並解釋清楚是最為重要的，以致讓更多藥癮者與民眾瞭解其目的。

　　接下來三題則針對未來若實施海洛因療法，說明可能帶來的正面效應與影響，民眾的態度會是如何？

　　詢問若實施海洛因療法，確實可減少藥癮者之傳染性疾病感染與死亡機率，整體有63%的民眾表示贊成海洛因療法，有37%的民眾反對，其中贊成有476人（47.6%）、還算贊成151人（15.1%）、不太贊成75人（7.5%）、不贊成有298人（29.8%）。

　　表4-16-10與表4-16-11中顯示若實施海洛因療法後，可以減少社區與毒品相關犯罪的民眾態度；結果大多也是採支持的看法，贊成的比例是64%，其中贊成有500人（49.2%）、還算贊成149人（14.7%），不贊成有296人

（29.1%）與不太贊成有71人（7%）。

　　下一題則提到，若實施海洛因療法可減少我們的社會成本，民眾之看法為，整體贊成比例約65%，當中贊成532人（52.5%）、還算贊成131人（12.9%），而不太贊成與不贊成共351人（35%）。由上述這三題的結果得知，整體民眾的態度也與先前詢問安全注射室題項的結果相呼應，民眾相當在乎推行政策時，對於公共衛生議題與社會秩序等部分是否有正向影響。若可藉由「海洛因療法」來降低健康風險的發生率、減少治安問題與家庭衝突，進而減少國人的必須付出的社會成本，民眾會改變原來不贊成的態度，所以若能讓民眾瞭解實施新興毒品減害措施，很可能會為臺灣社會帶來更多好處，將有更多的支持者採正面的看法，來鼓勵藥癮者接受治療。

　　當然，在討論使用海洛因做為治療藥劑時，也會有是否因為給予海洛因治療，而使得藥癮者一生使用海洛因的疑問？本研究針對這樣的想法詢問民眾，若使用海洛因療法之後，很可能讓藥癮者永遠成癮而無法恢復，民眾是否支持海洛因療法呢？結果民眾看法是不贊成海洛因療法的比例約84%，贊成約為16%，當中不贊成773人（78.2%）、不太贊成56人（5.7%），而還算贊成55人（5.6%）、贊成104人（10.5%），可詳見表4-16-10。這就與前述一題項，詢問若設置「安全注射室」之後，藥癮者可能不去治療的情形類似，民眾在對於藥癮的態度上，還是希望藥癮者自己會願意負責，並已戒除繼續使用毒品為目標才是。所以當結果可能是繼續使用海洛因時，先前雖然海洛因療法可能產生正面影響，在此會表示反對，顯示民眾還沒有將「藥癮」視為一種大腦的慢性疾病。但這是民眾心中的疑慮，若政府未來在實施前，需要能妥善想好說服民眾的方式，宣導成癮為大腦慢性疾病，就如同糖尿病、高血壓等，共同特色是無法治癒，治療只能給予病患維持身體功能，再透過心理諮商與行為訓練，建立健康促進生活形態，如此是目前科學研究結果認為對藥癮最好的處置。合併之前幾題結果，多加強調實施的好處與正向影響的話，民眾對海洛因療法的負面觀感可能會因此改變，對於去除社會烙印也會有幫助，導致會有更多的藥癮者前往參加治療，治療的效果就會更顯著，影響的層面就會更廣。

第三節 結 語

從聯合國與各國麻醉藥品管制政策來看,將藥物成癮視爲慢性病是確認的趨勢。臺灣已經修訂「毒品危害防制條例」來推動減害,其中最重要的思維依據,是在於醫學與成癮科學研究結果,提倡將藥癮視爲慢性病來治療;但是推動減少傷害與慢性病治療的概念並未廣爲宣導與澄清,從焦點訪談與民調中都發現民眾、部分專家與民間組織代表與藥癮者因爲對於藥癮治療觀念不正確,而對於美沙冬治療有不符合與不恰當的期待,認爲經過醫師採用美沙冬治療後能便能不再使用海洛因;醫學上對於慢性病的治療有其臨床準則,慢性病治療是長期維持療法觀念,處方藥同時必須合併健康生活形態的養成,才能稱爲慢性病治療,例如醫師治療糖尿病患者,除了必須施打胰島素進行治療,還會要求病患必須建立規律運動與良好健康飲食習慣,才是治療糖尿病;也會告知胰島素治療與健康生活習慣並不能完全根治好糖尿病,而是維持病患不受糖尿病復發影響健康。當醫事人員(醫師、心理師、護理師與社工師)、藥癮者與民眾都能夠瞭解對於慢性病的治療目標是控制病情與維持不發病,而非一夜之間有了意志力便能治療成癮好疾病,對於藥癮戒治成效會有較佳的減害結果。

減少傷害的措施有超過十多種,各國依據其國情與對於施用毒品的理念,會採用不同的減害措施。目前的減害趨勢是積極推動治療可近性,讓每一位藥癮者都能獲得治療。聯合國和世界衛生組織分別在2009年與2011年展開藥物治療新計畫與第二期計畫(TreatNet),推動全球性藥物依賴治療服務提升計畫,並著重在非洲、中亞、中東、南美及東南亞等地區。聯合國前任秘書長Annan等專家於2011年6月2日全球毒品政策委員會呼籲各國重視減害觀點,強調促進與支持各合約國加強藥物成癮治療可近性。整體上希望除了透過藥物輔助治療和預防,呼籲各會員國也應提供人性化照護與藥物諮商,落實健全的醫療模式(UNODC, 2009; 2011)。我國現有減害措施則包含替代療法、愛滋衛教與諮詢,與清潔針具交換計畫三項爲主,加上各縣市毒品危害防制中心個案管理、預防宣導與轉介的減害措施。臺灣可學習之處是提升藥癮治療可近性,減少就醫治療障礙,至少縮短藥癮者需要就醫喝美沙冬的距離、延長非上班時段喝藥時間、支付非AIDS感染者藥癮就醫費用、強化與訓練目前藥癮治療專業人員醫療專業知識等,將高品質的藥癮治療提供給每一位需要的公民。

先進國家在視藥物成癮爲一種造成大腦傷害的慢性病,屬於自我傷害,並

非犯罪的理念下，像是瑞士與澳洲這些國家有越來越多藥癮者感染愛滋，公開注射海洛因，並隨意丟棄使用過針具等公共衛生與社會治安問題，因而推動新興減害措施，包含海洛因處方療法與安全注射室。不過我國目前的社會觀感短期內還不到可以將毒品施用完全除刑與除罰，一方面民眾對於毒品除罪化後還有諸多疑慮，包括是否會引發更多人施用毒品、犯罪率是否會下降、藥癮可以治癒程度、除刑後該如何落實如瑞士的毒品防制紮根教育以防制青少年使用毒品、與使用毒品便是違反道德；另一方面是除罪後，將藥癮視為慢性病患者，醫療是否能承擔治療負荷、醫療支出從何開源，以及是否耗費更多國家資源監督與管制毒品運輸與販賣等都是大問題。此次民調中也發現我國國民有極高比率反對成人可以使用毒品。

　　基於聯合國與世界衛生組織呼籲重視人權與醫療的立場，臺灣其實可思考推動海洛因處方療法為減害一部分。在形成海洛因處方療法政策前，除了本研究已經回顧到的發展背景、執行實況與初步執行效果，必要時相關主管部門宜實地瞭解，包括其適合對象臨床標準、設置的地點、推動的阻力、衍生的問題、監督的機制、專業管理模式、人力的需求、經費負擔等，透過事前多方的評估與考量及傾聽各方意見，且海納百川並去蕪存菁，較能完整擬定出適合本國的政策。但是其實醫療科技發展迅速，目前也已經有其他治療藥物快速發展中，所以未來在藥癮輔助療法上，可以使用多元治療方式。

　　至於安全注射（消費）室的毒品減害政策在理念上較具創造力與突破性，實施前提是國家毒品政策需要修改為單純施用毒品者無刑責，少量持有毒品雖為犯罪（微罪）但不予起訴的司法程序；但有關毒品除罪化議題，專家、民間組織及藥癮者焦點團體與深度訪談，皆表示我國目前毒品施用尚屬違法，安全注射室的推行有困難。何況聯合國麻醉藥品管制局公開表示反對毒品安全注射室的立場，加上我國一方面其實並沒有公然施打毒品、亂丟針具、無法取得乾淨針具等問題，另一方面我國在實施減害計畫後，注射毒品死亡與愛滋感染發生率明顯下降，故目前不需要設置安全注射（消費）室做為臺灣減害措施。

參考書目

一、中文部分

李思賢（2008），減少傷害緣起與思維：以美沙冬療法做為防制愛滋感染、減少犯罪與海洛因戒治之策略。刑事政策與犯罪研究論文集，11期，頁89-109。

李思賢（2010），臺灣北部地區美沙冬替代療法實施背景、成效及成本效益（三）。行政院衛生署管制藥品管理局科技研究發展計畫成果報告，臺北：臺灣師範大學健康促進與衛生教育學系。

李媚媚、尹祚芊、郭英調（2000），嫖客對愛滋病知識、態度與行為之研究。護理研究，8卷1期，頁37-48。

周孫元、陳快樂（2009），美沙冬替代療法在海洛因成癮個案之療效評估——以桃園療養院為例。管制藥品簡訊，14期，頁2-3。

林昭卿、賴美信、蘇惠珍（2000），社區婦女愛滋病的知識、態度、及衛教需求之調查研究。弘光學報，35期，頁1-40。

林雪蓉、黃翠咪、陳佳伶、黃惠鈞、羅于惠（2006），國、高中、職、夜校生利用捐血驗愛滋的知識、態度、行為之初探。疫情報導，22卷8期，頁531-545。

唐心北（2009），運用緩起訴處分制度，有效提升美沙冬替代療法之成效。管制藥品簡訊，14期，頁3-4。

疾病管制局（2006），毒品病患愛滋減害計畫之鴉片類物質成癮替代療法作業基準，http://www.doh.gov.tw/ufile/Doc/library/20060403/200603__%E9%B4%89%E7%89%87%E9%A1%9E%E7%89%A9%E8%B3%AA%E6%88%90%E7%99%AE%E4%B9%8B%E6%9B%BF%E4%BB%A3%E7%99%82%E6%B3%95%E6%96%BD%E8%A1%8C%E8%A6%81%E9%BB%9E.pdf。2011年7月4日。

疾病管制局（2008），毒品病患愛滋減害試辦計畫（核定本），http://www.cdc.gov.tw/ct.asp?xItem=11244&ctNode=1885&mp=1。2011年7月4日。

疾病管制局（2009），臺灣地區本國籍感染人類免疫缺乏病毒者依危險因子統計表，http://www.cdc.gov.tw/public/At- tachment/01612104271.xls。2010年11月3日。

疾病管制局（2010），替代治療執行進度，http://www.cdc.gov.tw/public/Attachment/09149314371.xls。2010年11月3日。

莊弘毅、劉碧隆、余秀娟、鄭金朋、王美綺（2006），高雄縣政府衛生局「清潔針具交換計畫」受刑人需求及意願調查。疫情報導，22卷8期，頁546-555。

楊士隆、李宗憲、黃靖婷（2007），藥癮戒治及減害計畫政策績效指標研究。

楊士隆、林瑞欽、鄭昆山（2005），毒品問題與對策。臺北：行政院研考會。

管制藥品管理局（2009），藥物濫用防制宣導教材。臺北：行政院管制藥品管理局。

衛生署（2009），98年反毒報告書。臺北市：教育部。

盧幸祥、李思賢（2008），女性海洛因使用者共用注射針具和稀釋液之行為表現與愛滋感染之初探。臺灣公共衛生雜誌，24卷2期，頁158-169。

二、外文部分

Amato, L. & Davoli, M. (2005). An overview of systematic reviews of the effectiveness of opiate maintenance therapies: available evidence to inform clinical practice and research. *Journal of Substance Abuse Treatment*, 28(4), pp. 321-329.

Blanken, P., Hendriks, V. M., van Ree, J. M., & van den Brink, W. (2010). Outcome of long-term heroin-assisted treatment offered to chronic, treatment-resistant heroin addicts in the Netherlands. *Addiction*. 105(2), pp. 300-308.

Blanken, P., van den Brink, W., Hendriks, V. M., Huijsman, I. A., Klous, M. G., Rook, E. J., & van Ree, J. M. (2010). Heroin-assisted treatment in the Netherlands: History, findings, and international context. European *Neuropsychopharmacology*, 20, pp. S105-S158.

Canada, C. M. o. H. G. o. (2008). *Final Report of the Expert Advisory Committee on Supervised Injection Site Research*. Retrieved May 9 2011 from http://www.hc-sc.gc.ca/ahcasc/pubs/_sites-lieux/insite/index-eng.php.

Collin, C. (2006). Substance abuse issues and public policy in Canada: Canada's federal drug strategy. Retrieved May 9 2011 from http://www.parl.gc.ca/Content/LOP/researchpublications/prb0615-e.html.

Cronbach, L. J. (1951). Coefficient alpha and the internal structure of tests. *Psychometrika*, 16(3), pp. 297-334.

Cruz, M., Patra, J., Fischer, B., Rehm, J., & Kalousek, K. (2007). Public opinion towards supervised injection facilities and heroin-assisted treatment in Ontario, Canada. *International Journal of Drug Policy*, 18(1), pp. 54-61.

de Jong, W. & Weber, U. (1999). The professional acceptance of drug use: a closerlook at drug consumption rooms in the Netherlands, Germany and Switzerland. *International Journal of Drug Policy*, 10, pp. 99-108.

DeBeck, Kerr, T., Bird, L., Zhang, R., Marsh, D., Tyndall, M., Montaner, J., & Wood, E. (2011). Injection drug use cessation and use of North America's first medically supervised safer injecting facility. *Drug and Alcohol Dependence,* 113, pp. 172-176.

Dolan, K., Kimber, J., Fry, C., Fitzgerald, J., McDonald, D. & Trautmann, F. (2000). Drug consumption facilities in Europe and the establishment of supervised injecting centres in Australia. *Drug and Alcohol Review*, 19(3), pp. 337-346.

Ferri, M. M. F., Davoli, M., & Perucci, C.A.A. (2005). Heroin maintenance for chronic heroin dependents. *Cochrane Database of Systematic Reviews*, issue 2, article number CD003410. DOI: 10.1002/14651858.CD003410.pub2.

Hall, W. D., Johnston, L., & Donnelly, N. (1999). Epidemiology of cannabis use and its consequences. In Harold Kalant, William Corrigall, Wayne Hall and Reginald Smart (ed.), *The health effects of cannabis* (pp. 71-125) Toronto, Canada: Centre for Addiction and Mental Health.

Hunag, Y. F., Kuo, H. S., Lew-Ting, C. Y., Tian, F., Yang, C. H., Tsai, T. I., Gange, S. J., & Nelson, K. E. (2011). Mortality among a chort of drug users after their release from prison: an evaluation of the effectiveness of a harm reduction program in Taiwan. *Addiction*, 106(8), 1437-1445. doi: 10.1111/j.1360-0443.2011.03443.x.

INCB (2009). *Report of the International Narcotics Control Board for 2008*. Retrived June 14th 2011 from http://www.incb.org.

Kerr T., Stoltz J., Tyndall M., Li K., Zhang R., Montaner J., & Wood E. (2006). Impact of a medically supervised safer injection facility on community drug use patterns: a before and after study. *BMJ*, 332, pp. 220-222.

Korf, D. (1995). *Dutch treat: Formal control and illicit drug use in the Netherlands*: Thesis Publishers.

Lee, T. S. H., Shen, H. C., Wu, W. H., Huang, C. W., Yen, M. Y., Wang, B. E., Chuang, P., Chih, C. Y., Chou, Y. C., & Liu, Y. L. (2011). Clinical characteristics and risk behavior as a function of HIV status among heroin users enrolled in methadone treatment in northern Taiwan. *Substance Abuse Treatment, Prevention, and Policy*, 6(1), p. 6.

Lee, T. S.-H. (2009). HIV Susceptibility and Risk Behaviors amongst Female Heroin Offenders in Taiwan. *Formosan Journal of Sexology*, 15(2), pp. 53-64.

Lum, P. J., Sears, C., & Guydish, J. (2005). Injection risk behavior among women syringe exchangers in San Francisco. *Substance Use and Misuse*, 40, pp. 1681-1696.

March, J. C., Oviedo-Joekes, E., Perea-Milla, E., & Carrasco, F. (2006). Controlled trial of prescribed heroin in the treatment of opioid addiction. *Journal of Substance Abuse Treatment*, 31(2), pp. 203-211.

Marshall, B. D. L., Milloy, M. J., Wood, E., Montaner, J. S. G., & Kerr, T. (2011). Reduction in overdose mortality after the opening of North America's first medically supervised safer injecting facility: A retrospective population-based study. *The Lancet*, 377(9775), pp. 1429-1437. Published online April 18, 2011. DOI: 10.1016/S0140-6736(10)62353-7.

NAOMI (2008). Summary of the Primary Outcomes of the North American Opiate Medication Initiative (NAOMI). Retrieved May, 5, 2011, from http://www.naomistudy.ca/NAOMI. Summary.doc.

Nutt, D., King, L. A., Saulsbury, W., & Blakemore, C. (2007). Development of a rational scale to assess the harm of drugs of potential misuse. *The Lancet*, 369(9566), pp. 1047-1053.

Opium Act (1908).Opium Act, *Schaffer Library of Drug Policy*.Retrieved May, 5, 2011, from http://www.druglibrary.org/schaffer/library/studies/canadasenate/vol2/chapter12_opium_act_1908.htm.

Oviedo-Joekes, E., Brissette, S., Marsh, D. C., Lauzon, P., Guh, D., Anis, A., & Schechter, M. T. (2009). Diacetylmorphine versus Methadone for the Treatment of Opioid Addiction. *New England Journal of Medicine*, 361(8), pp. 777-786.

Raistrick, D. & Tober, G. (2004). Psychosocial interventions. *Psychiatry*. 3(1), pp. 36-39.

Rehm, J., Frick, U., Hartwig, C., Gutzwiller, F., Gschwend, P., &Uchtenhagen, A. (2005). Mortality in heroin-assisted treatment in Switzerland 1994-2000. *Drug and Alcohol Dependence*, 79(2), pp. 137-143.

Rehm, J., Gschwend, P., Steffen, T., Gutzwiller, F., Dobler-Mikola, A., & Uchtenhagen, A. (2001). Feasibility, safety, and efficacy of injectable heroin prescription for refractory opioid addicts: a follow-up study. *The Lancet*, 358(9291), pp. 1417-1420.

Sikora, K. (2010). Drug injection room will stay in Kings Cross. The Daily Telegraph. Retrueved July, 28, 2011, from http://www.dailytelegraph.com.au/news/sydney-nsw/drug-injection-room-will-stay-in-kings-cross/story-e6freuzi-1225941965002.

Stark K, H. U., Ehrhardt S, Bienzle U. (2005). A syringe exchange programme in prison as prevention strategy against infection and hepatitis B and C in Berlin, Germany. *Epidemiology of Infection*, 22, pp. 21-26.

Strang, J., Metrebian, N., Lintzeris, N., Potts, L., Carnwath, T., Mayet, S., & Forzisi, L. (2010). Supervised injectable heroin or injectable methadone versus optimised oral methadone as treatment for chronic heroin addicts in England after persistent failure in orthodox treatment (RIOTT): a randomised trial. *The Lancet*, 375(9729), pp. 1885-1895.

Sydney MSIC (2010a). How the Centre Works. Sydney MSIC. Retrieved July, 28, 2011, from http://www.sydneymsic.com/how-the-centre-works.

Sydney MSIC (2010b). Fact sheet--Sydney Medically Supervised Injecting Centre. Sydney MSIC. Retrieved July, 28, 2011, from http://www.sydneymsic.com/images/resources/pdfs/fact%20sheets%20msic_singles%20oct%202010.pdf.

Tempalski, B., Friedman, R., Keem, M., Cooper, H., & Friedman, S. R. (2007). NIMBY localism and national inequitable exclusion alliances: The case of syringe exchange programs in the United States. *Geoforum*, 38(6), pp. 1250-1263.

The Opium and Narcotic Drug Act (1911). The Opium and Narcotic Drug Act. *Schaffer Library of Drug Policy*. Retrieved May, 5, 2011, from http://www.druglibrary.org/schaffer/library/studies/canadasenate/vol2/chapter12_opium_act_1908.htm.

Thein, H., Kimber, J., Maher, L., Macdonald, M., & Kaldor, J. (2005). Public opinion towards supervised injecting centres and the Sydney Medically Supervised Injecting Centre. *International Journal of Drug Policy*, 16(4), pp. 275-280.

Tyndall, M., Kerr, T., Zhang, R., King, E., Montaner, J., & Wood, E. (2006). Attendance, drug use patterns, and referrals made from North America's first supervised injection facility. *Drug and Alcohol Dependence*, 83(3), pp. 193-198.

Uchtenhagen, A. (2010). Heroin-assisted treatment in Switzerland: a case study in policy change. *Addiction*, 105(1), pp. 29-37.

UNODC. (2009). UNODC-WHO Joint Programme on drug dependence treatment and care. Retrieved July, 2, 2011, from http://www.unodc.org/docs/treatment/0982847_Ebook_ENGLISH.pdf.

UNODC. (2010). World drug report. Retrieved from http://www.unodc.org/documents/wdr/WDR_2010/World_Drug_Report_2010_lo-res.pdf.

UNODC. (2011). Treatnet Phase II: International network of drug dependence treatment and rehabilitation resource centres. Retrieved from http://www.unodc.org/treatment/en/index.html.

Van den Brink, W., Hendriks, V., & Van Ree, J. (1999). Medical co-prescription of heroin to chronic, treatment-resistant methadone patients in the Netherlands. *Journal of Drug Issues*, 29, pp. 587-608.

Van Den Brink, W., Hendriks, V., Blanken, P., Koeter, M., Van Zwieten, B., & Van Ree, J. (2003). Medical prescription of heroin to treatment resistant heroin addicts: two randomised controlled trials. *British Medical Journal*, 327(7410), p. 310.

van der Hooft, C., Sturkenboom, M., van Grootheest, K., Kingma, H., & Stricker, B. (2006). Adverse drug reaction-related hospitalisations: a nationwide study in The Netherlands. *Drug safety*, 29(2), pp. 161-168.

Wood, E. (2004). Changes in public order after the opening of a medically supervised safer injecting facility for illicit injection drug users. *Canadian Medical Association Journal*,171(7), pp. 731-734.

Wood, E., Montaner, J.S., Li, K., Barney, L., Tyndall, M.W., Kerr, T. (2007). Rate of methadone use among Aboriginal opioid injection drug users. *Canadian Medical Association Journal*, 177, p. 37.

Wood, E., Tyndall, M. W., Montaner, J. S., & Kerr, T. (2006). Summary of findings from the evaluation of a pilot medically supervised safer injecting facility. *Canadian Medical Association Journal*, 175(11), pp. 1399-1404.

Wood, E., Tyndall, M., Li, K., Lloydsmith, E., Small, W., Montaner, J., et al. (2005). Do Supervised Injecting Facilities Attract Higher-Risk Injection Drug Users? *American Journal of Preventive Medicine*, 29(2), pp. 126-130.

第十七章　毒品施用、持有制裁之國際趨勢[1]

楊士隆、巫梓豪、顧以謙

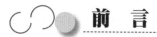 **前　言**

　　本章重點在於介紹歐洲、亞洲各主要國家針對毒品施用與持有之制裁措施，瞭解各國法制規範之異同，藉以瞭解毒品政策之國際發展趨勢。首先，本文檢視國際毒品問題之現況，發現國際間毒品問題仍未得到有效控制；其次，本文介紹現行國際間毒品政策主要之發展趨勢，探討其發展動向；另本文整理歐洲與亞洲國家現行針對藥癮者施用與持有毒品之制裁措施，以瞭解歐亞各國毒品政策之發展現況；再者，本文聚焦討論國際毒品政策常見之爭議，如鐵腕鎮壓與人權保障之爭議、毒品合法化與除罪化等爭議及新精神活性物質（New Psychoactive Substance, NPS）之管制爭議等。最後，本文將立基於前述討論，針對國際毒品政策之發展趨勢提出評論與建議。

第一節　國際毒品問題之現況

　　根據聯合國「毒品和犯罪問題辦公室」（United Nations Office on Drugs and Crime, UNODC）近兩年之《世界毒品問題報告》（World Drug Report）可以發現國際毒品問題仍未得到有效控制，2015年時全世界曾有過吸食毒品經驗者約有2.5億人，其中約2,950萬人達藥物濫用程度（UNODC, 2017a）。2016年時，曾有過吸食毒品經驗之人數增加至2.75億人，約3,100萬人藥物濫用程度嚴重到需要藥癮處遇介入（UNODC, 2018）。歐洲藥物濫用問題之發展與全球藥物濫用發展趨勢相互影響，歐洲藥物及藥物成癮監測中心（European Monitoring Centre for Drugs and Drug Addiction, EMCDDA）於2018年6月發布之《歐洲藥物報告》顯示，歐洲有超過9,200萬名年齡介於15歲至64歲者曾有嘗試施用毒品之經驗（EMCDDA, 2018）。

根據UNODC東南亞及大洋洲地區辦公室之調查，東南亞地區預估有高達2,900萬名注射施用毒品者，而海洛因仍遭中國、馬來西亞、緬甸與越南等國列為首要嚴重的問題。此外，2012年至2015年間，東亞及東南亞地區所查獲之甲基安非他命數量已高達60公噸。2015年時，除了印尼與日本之外，東亞及東南亞地區內之所有國家施用結晶狀甲基安非他命之數量皆有所上升，中國、菲律賓、新加坡與越南等國家更是連續數年呈現惡化趨勢。2015年時，印尼、泰國及馬來西亞等國搖頭丸濫用情況亦有所增加（UNODC, 2017b）。2008年至2016年間，在亞洲及東南亞地區共有502種新精神活性物質被發現，且多數具有興奮劑般之效用（UNODC, 2016）。南韓2014年列管藥物種類比2013年多出100種，而日本2015年列管的藥物總數較2011年多出4倍（Li, Feng, & Tsay, 2017）。中國2016年檢出的新精神活性物質主要為卡西酮類、合成大麻素類和芬太尼類物質，2016年所檢測出的數量比2015年增加（中國禁毒報，2017）。整體而言，亞洲國家之各項毒品問題更加複雜。自1970年代晚期起，亞洲各國政府透過執法部門強力打擊毒品問題，針對毒品之施用、製造、運輸與販賣行為施以嚴厲刑罰（Baldwin, 2013）。然而，嚴刑峻法並無法有效遏止亞洲各國毒品問題之惡化。近年為了有效解決毒品氾濫所衍生出的問題，各國政府逐漸將毒品政策核心由犯罪議題轉為公共衛生議題，並重視藥癮者之健康狀況與社會復歸（Lai, 2012）。

第二節　國際毒品政策之新近發展趨勢

近十年間，作者綜合比較先進國毒品防制政策及具體作為（楊士隆、李思賢等人，2013），發現各國毒品政策發展趨勢如下：

一、以「減輕危害」（Harm Reduction）為反毒策略之最高指導原則（楊士隆，2008）：毒品問題肆虐多年後，世界各國逐漸以「減輕危害」為反毒策略最高指導原則，儘量降低毒品問題所造成之傷害，確保藥癮者能儘快回歸正常社會。

二、增加反毒戰略縱深，向上游發展：近年各國政府爲有效解決毒品問題，已逐步將防制行動延伸至上游之藥品與製造原料，由源頭阻絕「藥」轉型爲「毒」之可能性，結合毒品查緝、醫藥衛生與經貿部門，建立緊密的管制機制，杜絕毒品滋生根源。

三、注重供給與需求面間之關係，尋求更細緻化之論述：近年各國反毒政策已開始在毒品供需關係間尋求更爲細緻化的論述，藉由毒品問題整體圖像之建立，精確掌握毒品供需關係，機動調整反毒策略與執行，致力於供給量與需求量的抑制，提升整體績效。

四、由獨重緝毒，轉向注重拒毒與戒毒：多年經驗證實，大規模緝毒行動僅能降低短期毒品供給，需求量不變的情況下將迫使藥癮者尋求其他毒品來源。近年西方國家逐步調整反毒資源配置，透過研究獎助與多元化拒毒與戒毒方案之發展。

此外，UNODC於2017年提出以下政策（UNODC, 2017a）：

一、對持有、購買或種植毒品供個人消費案件及輕微犯罪案件採監禁替代措施：在監獄中，注射吸毒者處於愛滋病、C型肝炎和肺結核等傳染病的高風險環境，導致各種傳染病在監獄人口中高度流行，甚至造成雙重感染。對輕微犯罪採取監禁替代措施有助於減少監獄傳染病之傳播，減輕疾病負擔。

二、增加治療服務途徑並擴大服務覆蓋面，遏制注射吸毒者愛滋病新發病例增加：2015年有將近17萬人因施用劑量過重而死，其餘則多爲注射毒品感染愛滋病與C型肝炎死亡，證實注射毒品者之健康風險極高。因此，增加治療服務途徑並擴大服務覆蓋面，將有助於減少注射吸毒者感染愛滋病毒的新發病例。

三、建構新精神活性物質之全球資訊系統，深入認識其對健康的危害：新精神活性物質大量激增，需要收集更多專業資訊以建構新精神活性物質之全球資訊系統，設立早期預警系統、擬定風險溝通戰略並制定新精神活性物質相關醫療照護指南以促進人類健康福祉。

四、藉由國家、區域和國際層面之整合完善資料，加強毒品問題知識基礎：加強國際合作，支援低度開發國家蒐集相關資料並共用資訊。隨著毒品問題之持續變化，對毒品需求和供應進行全球即時監測具有其重要性。國際社會須關注毒品新問題之研究，如新精神活性物質、非法資金流動、暗網、政權腐敗與其他組織犯罪等。

整體而言，各國在毒品政策上發展，注重醫療健康（如減害策略及大麻除

罪化）或嚴刑峻法（強力掃蕩、殘酷懲罰）的模式均有（Tharoor, 2017），但維護基本人權保障以及強化毒品預防與藥癮處遇等建議顯然是多數文明先進國之共識。

第三節 歐亞國家對施用和持有毒品之主要制裁措施

一、歐洲國家制裁措施

歐洲國家針對施用與持有毒品之制裁措施差異頗大。本研究透過EMCD-DA資料庫系統[2]與2018年各國毒品現況報告，臚列歐洲國家對施用與持有毒品之主要制裁措施，彙整如表4-17-1：

表4-17-1　歐洲國家施用、持有毒品懲罰措施摘要

	施用	持有
芬蘭	施用毒品可處六個月以下有期徒刑或相對應之罰金。	持有麻醉品者，可處二年以下有期徒刑或罰金。若僅持有少量毒品，可處六個月以下有期徒刑或罰金。
挪威	施用毒品屬輕微犯罪，可處以六個月以下有期徒刑或相對應之罰金。	持有少量毒品可處六個月以下有期徒刑和／或相對應罰金。持有大量毒品之刑責更重，可判處二年以下有期徒刑和／或相對應罰金。
瑞典	施用毒品者可處三年以下有期徒刑。藥物種類、數量屬情節輕微，可處六個月以下有期徒刑或罰金。	持有毒品可處三年以下有期徒刑。持有毒品種類、數量屬情節輕微，可處六個月以下有期徒刑或罰金。
丹麥	施用毒品非屬違法行為。	持有毒品可處二年以下有期徒刑，但一般僅科處罰金（EMCDDA, 2017a）。
英國	僅明確禁止施用經加工處立後之鴉片類毒品，經簡易起訴程序可處六個月以下有期徒刑；經公訴程序定罪可處十四年以下有期徒刑。此外，亦可透過藥物干預方案作為刑事制裁之替代方案。	持有毒品屬刑事犯罪。毒品種類分為A、B、C三類，給予相對應刑罰：例如A類：海洛因、古柯鹼等危害最高的毒品，持有者經簡易起訴可處六個月以下有期徒刑和／或相對應罰金；經公訴定罪可處七年以下有期徒刑和／或相對應罰金。

2　European Legal Database on Drugs: penalties for drug law offences country in Europe. Retrieved from: http://www.emcdda.europa.eu/topics/law/penalties-at-a-glance.

	施用	持有
荷蘭	施用毒品非屬違法行為，但為了維護公共秩序，禁止於學校及大眾運輸站等公共場所施用毒品。	持有毒品屬刑事犯罪，依據持有數量與種類判定刑責。持有海洛因、古柯鹼、搖頭丸與安非他命等可處一年以下有期徒刑；持有大麻、迷幻藥等可處一個月以下有期徒刑。持有少量毒品供個人使用不會被起訴，但警方會沒收毒品並轉介醫療照護機構（EMCDDA, 2017b）。
比利時	施用毒品非屬違法行為。	持有非法藥物供個人使用者，可處三個月至五年之有期徒刑或科處罰金。單純持有大麻者，初犯者罰金為90至150歐元，一年內再犯者之罰金為156至300歐元。
法國	施用精神藥物非刑事犯罪，但使用列管毒品屬刑事犯罪，可處一年以下有期徒刑與3,750歐元罰金。情節輕微，檢察官可撤銷起訴或科處1,875歐元以下罰金。2008年新制，單純施用毒品可先予警告，並要求支付最多450歐元以參與用藥風險課程（EMCDDA, 2017c）。	持有毒品數量僅供個人施用者，可處一年以下有期徒刑；若持有數量多到足以認定具走私意圖，可處十年以下有期徒刑，並科處750萬歐元以下之罰金。 持有精神藥物，可處五年以下有期徒刑。
義大利	施用毒品非屬違法行為。	持有供個人使用的毒品非刑事犯罪，但數量必須在管制範圍內。持有毒品可處以行政處罰，如中止駕駛執照、槍支許可證、護照與居住許可證等（EMCDDA, 2017d）。
葡萄牙	施用毒品屬行政違法行為。2013年建立新精神活性藥物（NPS）控管機制，施用NPS者可處45,000歐元以下之行政罰鍰（EMCDDA, 2017e）。	持有僅可供個人使用十天以下之數量，屬行政違法行為。持有數量超過十天用量視為犯罪行為，可處一年以下有期徒刑或一百二十天以每日個人收入為準之罰金。
西班牙	個人施用毒品屬行政違法行為，而非刑事犯罪。	持有毒品屬行政違法，可處601至30,000歐元罰金。
德國	施用毒品非屬違法行為。	持有毒品可處五年以下有期徒刑或科處罰金。若罪行輕微，檢察官未必會起訴。

　　大致而言，除了匈牙利以二年以下有期徒刑之刑罰制裁毒品施用者之外，施用毒品屬刑事犯罪但刑度為一年以下及罰款之國家包括芬蘭、法國、愛爾蘭及挪威等；非屬違法行為之國家包括德國、丹麥、義大利、荷蘭、比利時、捷克與波蘭等；西班牙及葡萄牙則視施用毒品為行政違法行為，對非成癮者僅處

以罰款，成癮者送醫治療／輔導諮詢。

至於毒品持有方面，大多數的歐洲國家仍將持有毒品視爲刑事犯罪，根據其持有數量之多寡判定其刑期之長短；比利時與愛爾蘭則視持有僅供個人施用之大麻爲行政違法行爲，持有其他毒品則認定爲刑事犯罪；若僅持有供個人施用之毒品，葡萄牙、西班牙、義大利與捷克等國僅視爲行政違法行爲。

二、東亞及東南亞國家制裁措施

本研究透過文獻蒐集與APAIC（Asia & Pacific Amphetamine-Type Stimulants Information Centre）網站[3]所列之亞洲各國及地區毒品法規，臚列東亞及東南亞國家對施用與持有毒品之主要制裁措施，彙整如表4-17-2：

表4-17-2　亞洲國家施用、持有毒品懲罰措施摘要

	施用	持有
中國	施用毒品可處十日以上、15日以下之拘留，可併處2,000元人民幣以下罰金；情節輕微可處五日以下拘留或500元人民幣以下罰金[4]。	持有毒品屬刑事犯罪，如持有數量較多，可處七年以上有期徒刑；持有數量較少，則可依照數量分別處以三年以下或是三年以上十年以下有期徒刑[5]。
南韓	施用麻醉藥品、精神藥物屬刑事犯罪，可處十年以下有期徒刑。施用大麻可處五年以下有期徒刑（Feng, Yu, Chang, Han, Chung, & Li, 2016）。	持有麻醉藥品，可處終身監禁或五年以上有期徒刑；持有精神藥物，可處終身監禁或五至十年有期徒刑；持有大麻，可處終身監禁或五年以上有期徒刑[6]。
日本	施用毒品屬刑事犯罪，針對不同毒品種類與施用情節，有不同規範（何展旭，2013）。違法對他人施用、廢棄及使用愷他命者，處十年以下有期徒刑[7]。	持有大麻可判處五年以下有期徒刑；因意圖獲利而持有毒品，可判處七年以下有期徒刑和／或200萬元日幣以下之罰金。
越南	2009年修法刪除個人施用毒品之刑責，毒品使用者必須參加強制藥癮戒治處遇（Nguyễn, 2014）。	於2008年時，修法將持有僅供個人使用之毒品改爲行政違規。

3　Asia & Pacific Amphetamine-Type Stimulants Information Centre. Retrieved from http://www.apaic.org/.
4　「中華人民共和國治安管理處罰法」第72條第3款。
5　「中華人民共和國刑法」第347、348條。
6　「關於將販賣及使用麻醉藥品視爲刑事行爲以及提倡反吸毒措施」第9條第1款。
7　「麻醉及精神藥物取締法」第64條之3。

	施用	持有
印尼	2009年修訂法規，仍視毒品施用爲犯罪行爲，但逐步將藥癮者由刑事司法系統導向藥癮處遇。遭逮捕藥癮者，經評估符合藥物依賴，可被要求參與半年以上一年以下之強制藥癮處遇；經評估非藥物依賴，則可能科處有期徒刑（Lai, Fransiska, & Birgin, 2013）。	持有海洛因、古柯鹼、大麻、搖頭丸、安非他命及甲基安非他命等，可處四年以上十二年以下有期徒刑，並科處8億以上80億以下印尼盾罰金。持有1公斤以上之大麻或5公克以上之海洛因，可處五年以上二十年以下有期徒刑，最重甚至可判處無期徒刑。
菲律賓	施用毒品屬刑事犯罪，遭逮捕後經檢驗確認其用藥者，應處六個月以上之藥癮戒治處遇；若因再次用藥而遭逮捕，則處六年以上十二年以下有期徒刑，並科處5萬至20萬披索之罰金[8]。	持有毒品屬刑事犯罪，若持有小於5公克之嗎啡、海洛因、古柯鹼與甲基安非他命等毒品，應處十二年以上二十年以下有期徒刑，並科處30萬至40萬披索罰金。
馬來西亞	2006年修法，不僅導入減害政策亦重視醫療健康，提供藥癮者以需求爲導向之處遇服務（Tanguay, 2011）。施用毒品仍屬犯罪行爲，可處兩年以下有期徒刑，或／並處5千元令吉[9]。	持有古柯葉、大麻葉、熟鴉片與大麻樹脂等，可處五年以下有期徒刑，或／並科處2萬元令吉。持有安非他命、古柯鹼、海洛因等管制藥品，可處五年以下有期徒刑，或／並處10萬元令吉（Tay, 2017）。
新加坡	施用毒品，最重可處十年有期徒刑，或／並科處2萬新加坡元[10]。	非法持有毒品，最重可處十年有期徒刑或／並科處2萬新加坡元。
柬埔寨	施用毒品應處十年以上二十年以下有期徒刑，或／並科處1千萬至5千萬柬埔寨瑞爾之罰金。2012年推動轉向方案，允許藥癮者以藥癮處遇替代刑罰（IDPC, 2014）。	尿液檢驗呈陽性反應或持有少量毒品皆視爲施用毒品之證據，可處六個月以下之有期徒刑，或者被要求參與藥物濫用處遇以獲得假釋（Putri, 2018）。
緬甸	毒品施用處三年以上五年以下有期徒刑。2017年提出新版毒品政策草案，將公共衛生視爲新版毒品政策核心，取消藥癮者之監禁懲罰，改提供醫療健康服務（DPAG, 2017）。	持有毒品屬刑事犯罪，可處五年以上十年以下有期徒刑，如持有目的毒品之目的爲販售，則處最輕十年以上有期徒刑，或無期徒刑。

8　The Comprehensive Dangerous Drugs Act, Republic Act No. 9165, Philippines (2002).

9　Dangerous Drugs Act 1952, Malaysia (2006).

10　Misuse of Drugs Act, Singapore (2008). Retrieved from https://sso.agc.gov.sg/Act/MDA1973.

	施用	持有
寮國	如僅持有3公克以下之海洛因、古柯鹼或安非他命等毒品以供個人施用，毒品使用者應視爲被害人而要求其參與藥癮處遇（Johnson, 2016）。	持有毒品屬刑事犯罪。持有毒品之刑責因毒品種類與持有數量之不同有所差異。
泰國	使用海洛因、安非他命、搖頭丸等，應處六個月以上三年以下有期徒刑，或／並科處1萬至6萬泰銖之罰金；使用大麻或卡痛葉，應處一年以下有期徒刑，或／並科處2萬泰銖罰金[11]。	持有毒品亦屬刑事犯罪，罪刑因毒品種類及持有數量有所差異。如持有之淨重超過法律規定，應視爲具有出售目的。

第四節　當前國際間毒品政策之主要爭議

一、鐵腕鎭壓與人權保護之爭議

　　世界各國自1970年代以來陸續推動反毒戰爭。直至今日，仍有許多國家選擇採取高壓手段推行毒品政策。然而，在司法體制相對不夠健全的國家中，反毒戰爭不僅大幅拉高毒品價格，造就地下毒品市場的龐大利益，而司法機關處理毒品問題時亦可能因執法暴力或違反正當程序而侵害人權（賴奕諭，2018）。

　　墨西哥反毒戰爭自2006年底開打後，已造成至少20萬人死亡和3萬人失蹤。然而，政府派遣軍隊打擊販毒集團後，亦引發許多暴力事件，2017年爲墨西哥政府公布犯罪數據以來最爲血腥的一年，發生約27,000起謀殺案（曾朗天，2018）。毒品問題亦嚴重危及墨西哥民主體制，2017年9月墨西哥總統大選開始以來，不到一年就有至少112名政治人物慘遭殺害（Agren, 2018）。

　　近年來，鐵腕鎭壓毒品犯罪最爲著名的案例便是菲律賓總統杜特蒂於2016年發動的反毒戰爭，根據菲律賓政府從2016年7月至2018年3月之官方統計紀錄，警方已執行9萬1,704次掃蕩行動，逮捕毒品犯12萬3,648名，並於行動中造成4,075人死亡（PDEA, 2018）。惟菲律賓人權委員會指出，光是2016年7月

11　Narcotics Act, Thailand (2002). Retrieved from http://thailaws.com/law/t_laws/tlaw0148.pdf.

至2017年11月底，因毒品問題而遭殺害者已超過2萬名（Santos & Ebbighausen, 2018）。

面對國際人權組織與大批民眾之抗議，杜特蒂總統強力反駁：「你們關切『人權』，而我關心的是『人命』。」（蔡亦寧，2018）聽聞此番言論，相信這場飽受爭議的反毒戰爭在短期內不會結束，鐵腕執法與人權保障兩者間之取捨也將持續受到各界關注。

二、毒品合法化與除罪化等之爭議

隨著世界各國逐漸放棄以嚴刑峻法打擊毒品犯罪，毒品自由化之主張成為國際毒品政策常見爭議之一。毒品自由化可分為「毒品合法化」、「毒品除罪化」等模式（王孟平、張世強，2018）。例如毒品合法化：完全承認施用、持有、生產及販賣毒品屬合法權利，主張透過市場機制控管毒品。毒品除罪化：不再視毒品施用、持有或微量交易為刑事犯罪，改以行政處罰等替代措施懲處其違法行為。

全球毒品政策之核心已逐漸由犯罪問題之防制轉為公共衛生之防治。毒品除罪化確實有助於撕下藥癮者身上之不良標籤，提高藥癮戒治處遇參與意願，對於再犯率與吸毒致死率之改善亦有所成效。然而，毒品除罪化卻未能有效降低毒品施用與販賣之比例，對於毒品問題之管控並未比過往之查禁策略有效。

三、新精神活性物質（NPS）管制爭議

根據2019年《世界毒品問題報告》之分析，新精神活性物質之複雜性與多樣性不斷成長，所造成之危害亦不斷增加，2009年1月至2018年12月間共有多達888種新興毒品發現。新精神活性物質之化學結構容易透過化學煉製手段加以修改，導致毒理檢驗方法和管制藥品之管制措施面臨巨大挑戰（楊士隆，2017）。UNODC於2017年所發布之《全球合成毒品評估》顯示，東亞及東南亞地區已逐漸成為新興毒品主要生產地（UNODC, 2017b），以合成卡西酮（Synthetic Cathninoes）最為常見，其次則為合成大麻素（Synthetic Cannabi-onoids）。

新興毒品氾濫且致死案例激增之主因在於欠缺及時的緊急列管機制，現有毒品管制策略未能有效因應新興毒品之快速變化，難以協助執法人員防範新興毒品所衍生之各類問題。因此，先進各國積極透過特別立法措施、通類管制

或類緣物管制、快速程式、臨時（緊急）禁令等作法，擬定有助於緊急列管新興毒品之修法建議（楊士隆，2018）。但值得注意的是，快速與緊急管制之各項立法仍有違背罪刑法定原則與侵害人權之虞，需搭配適切配套措施以降低爭議。

第五節 結 論

UNODC主任Antonio Maria Costa指出「人們施用藥物需要醫療上協助，而不應以刑事懲罰對待（People who take drugs need medical help, not criminal retribution.），卻也同時警告「以毒品合法化，解除毒害威脅，將是歷史性的錯誤」。呼籲各國政府應致力於兼顧公眾健康與公共安全，投入更多資源於藥物濫用預防與藥癮處遇，並針對毒品相關犯罪提出強而有力的打擊措施（UNODC, n.d.）。然而，強力打擊毒品犯罪時應嚴格遵從法律制度與人權保障，避免傷及無辜民眾之生命與權益。

全球毒品政策之發展趨勢已逐漸由公共安全議題轉向為公共衛生議題，對於微量毒品之施用與持有予以除罪化，改採醫療處遇或其他配套措施取代刑事制裁已成為各國所關注的發展方向。惟毒品除罪化之推動必須結合完善的配套處遇措施，否則並不能有效控制毒品問題之惡化。除罪化僅是藥癮者接觸相關配套措施的開端，並非推動除罪化即可改善毒品問題，重點在於藥癮戒治處遇與後續配套措施之完善。對此，美國國立藥物濫用研究所（NIDA）力倡科學實證藥癮處遇，提出針對司法機構藥癮戒治處遇案主之13項處遇原則，著重於處理藥癮者成癮相關因素，包括藥癮者之心理健康、治療意願與動機、職業發展、家庭關係、法律諮詢、財務管理與心理諮商等（NIDA, 2014），有助於提升整體藥癮戒治成效。

此外，聯合國處遇平台（TREATNET）之藥物依賴處遇與照護服務品質管制準則亦是重要參考指標（Saenz et al., 2012）。前述觀點與許多NGO主張應減少藥癮者懲罰性制裁及社會排除之理念相互呼應。因此，加強毒品施用者之治療與心理社會輔導介入（Psycho-Social Intervention），並以人權、公共衛生和社會參與為基礎，為未來毒品政策之重點向度。

參考書目

一、中文部分

2016年中國毒品形勢報告（2017），中國禁毒報，https://translate.google.com.tw/translate?hl=zh-TW&sl=zh-N&u=http://www.nncc626.com/2017-03/27/c_129519255.htm&prev=search。

王孟平、張世強（2018），典範轉移：從查禁走向自由化？一個全球毒品政策變遷趨勢的觀察，涉外執法與政策學報，8期，頁47-80。

何展旭（2013），防制K他命氾濫的法制層面分析。國政分析，https://www.npf.org.tw/printfriendly/11905。

曾朗天（2018），墨西哥毒品戰爭：政黨輪替失治的暴力全開。聯合新聞網，https://global.udn.com/global_vision/story/8663/3259000。

楊士隆（2008），毒品防制政策整體規劃報告。行政院發展考核委員會委託研究報告書（編號：RDEC-RES-097-001），臺北：行政院研究發展考核委員會。

楊士隆（2017），新精神性物質之管制困境與對策。犯罪問題與對策研討會，國立中正大學。

楊士隆（2018），新興影響精神物質之全球現況、管制與挑戰。軍法專刊，64卷2期，頁26-40。

楊士隆、李思賢等（2013），藥物濫用、毒品與防治。臺北：五南圖書出版公司。

蔡亦寧（2018），「你關心人權，我關心人命！」面對場外抗議，菲律賓總統杜特蒂國情咨文誓言強力掃毒。風傳媒，http://www.storm.mg/article/467171。

賴奕諭（2018），杜特蒂反毒戰爭兩年後：菲律賓毒品問題解決了嗎？聯合新聞網，https://global.udn.com/global_vision/story/8663/3271744。

二、外文部分

Agren, D. (2018). Mexican candidate shot while posing for selfie in latest murder of politician. Retrieved from https://www.theguardian.com/world/2018/jun/12/mexico-election-politicians-killed-fernando-puron-selfie.

Asia & Pacific Amphetamine-Type Stimulants Information Centre. Retrieved from http://www.apaic.org/.

Baldwin, S. (2013). Drug policy advocacy in Asia: Challenges, opportunities and prospects. London: International Drug Policy Consortium.

Drug Policy Advocacy Group [DPAG] (2017). Guiding Drug Law Reform in Myanmar: A Legal Analysis of the Draft Bill Amending 1993 Narcotic Drugs and Psychotropic Substances Law. Retrieved from https://www.tni.org/files/publication-downloads/legal_analysis_english_final_version.pdf.

European Legal Database on Drugs: penalties for drug law offences country in Europe. Retrieved from http://www.emcdda.europa.eu/topics/law/penalties-at-a-glance.

European Monitoring Centre for Drugs and Drug Addiction (2017a). Denmark, Country Drug Report 2017, Publications Office of the European Union, Luxembourg.

European Monitoring Centre for Drugs and Drug Addiction (2017b). The Netherlands, Country Drug Report 2017, Publications Office of the European Union, Luxembourg.

European Monitoring Centre for Drugs and Drug Addiction (2017c). France, Country Drug Report 2017, Publications Office of the European Union, Luxembourg.

European Monitoring Centre for Drugs and Drug Addiction (2017d). Italy, Country Drug Report 2017, Publications Office of the European Union, Luxembourg.

European Monitoring Centre for Drugs and Drug Addiction (2017e). Portugal, Country Drug Report 2017, Publications Office of the European Union, Luxembourg.

European Monitoring Centre for Drugs and Drug Addiction (2018). European Drug Report 2018: Trends and Developments, Publications Office of the European Union, Luxembourg.

Feng, L. Y., Yu, W. J., Chang, W. T., Han, E., Chung, H., & Li, J. H. (2016). Comparison of illegal drug use pattern in Taiwan and Korea from 2006 to 2014. *Substance abuse treatment, prevention, and policy*, 11(1), p. 34.

International drug policy consortium [IDPC] (2014). IDPC Briefing Paper – Drug policy issues in Cambodia. Retrieved from http://files.idpc.net/library/IDPC-paper-policy-issues-in-cambodia.pdf.

Johnson, C. (2016). Laos: New National Plan on Narcotics Control. Retrieved from http://www.loc.gov/law/foreign-news/article/laos-new-national-plan-on-narcotics-control/.

Lai, G. (2012). IDPC Advocacy Note-Recommendations for the Mid-Term Review of the ASEAN Drug Strategy.

Lai, G., Fransiska, A., & Birgin, R. (2013). Drug policy in Indonesia.

Li, Jih-Heng., Feng, Ling-Yi., Tsay, Wen-Ing. (2017). Current Status of New Psychoactive Substances Abuse and Control in Taiwan. International Conference on New Psychoactive

Substances: Challenges and Strategies. 5-22.

Nguy n, T. P. H. (2014). Drug-related Crimes Under Vietnamese Criminal Law: Sentencing and Clemaency in Law and Practice. Centre for Indonesian Law, Islam and Society & Asian Law Centre, Melbourne Law School, The University of Melbourne.

NIDA (2014, April 18). Principles of Drug Abuse Treatment for Criminal Justice Populations - A Research-Based Guide. Retrieved from https://www.drugabuse.gov/publications/principles-drug-abuse-treatment-criminal-justice-populations-research-based-guide on 2018, February 7.

Philippine Drug Enforcement Agency (2018). RealNumbersPH. Retrieved from http://pdea.gov. ph/2-uncategorised/279-realnumbersph.

Putri, D. (2018). The 9th Asian Informal Drug Policy Dialogue. Transnational institute, Amsterdam.

Saenz, E., Busse, A., Ibanez de Benito, S., Niaz, K., Ishanov, A., Palacios, I., et al. (2012). TREATNET Quality Standards for Drug Dependence Treatment and Care Services. United Nations Office on Drugs and Crime, New York.

Santos, A. P., Ebbighausen, R. (2018). Investigating Duterte's drug war in Philippines — facts and fiction. Retrieved from: https://www.dw.com/en/investigating-dutertes-drug-war-in-philippines-facts-and-fiction/a-43695383.

Tanguay, P. (2011). IDPC briefing paper-policy responses to drug issues in Malaysia.

Tay, J. (2017). It's not just the death penalty. 5 MORE things you need to know about Malaysia's drug laws. Retrieved from https://asklegal.my/p/Malaysia-drug-smuggling-trafficking-death-penalty.

Tharoor, A. (2017). Interactive Map: Global Drug Policy Developments of 2017. Retrieved from https://www.talkingdrugs.org/global-drug-policy-developments-of-2017.

United Nations Office on Drugs and Crime [UNODC] (2009). World Drug Report 2009 Highlights Links Between Drugs and Crime. Retrieved from https://www.unodc.org/unodc/en/press/releases/2009/june/world-drug-report-2009-highlights-links-between-drugs-and-crime.html.

United Nations Office on Drugs and Crime [UNODC] (2017). Global Synthetic Drugs Assessment. Retrieved from https://www.unodc.org/documents/scientific/Global_Drugs_Assessment_2017.pdf.

UNODC (2016). World Drug Report 2016, United Nations, New York. Retrieved from https://www.unodc.org/doc/wdr2016/WORLD_DRUG_REPORT_2016_web.pdf.

UNODC (2017). World Drug Report 2017, United Nations, New York, https://doi.org/10.18356/

c595e10f-en.

UNODC (2018). World Drug Report 2018, United Nations, New York, https://doi.org/10.18356/d29e3f27-en.

第十八章　藥物濫用與毒品防制政策之國際趨勢

朱日僑

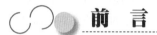 **前　言**

　　聯合國對於處理毒品犯罪的問題，係以「毒品與犯罪問題辦公室」（United Nations Office on Drugs and Crime, UNODC）為主要的負責因應機構。然而，藥物一旦成癮，便卻難以戒除斷根，形同慢性疾病纏身，因此，毒品政策成為公共衛生政策的一環。同時，聯合國毒品公約也提示，對於毒品施用者應提供教育與治療處遇，改採替代性刑罰的社區治療，各國應盡一切努力鼓勵個案戒治康復或回歸社會的措施。也因此，毒品政策與各國健保制度走向、醫療資源的配置息息相關，特別是監獄保健政策的發展、委外或民營等醫療資源的提供服務能量與程度，乃是近年一項重大健康人權的關切焦點。然而，近年由於毒品走私犯罪透過不同媒介途徑，模式手法不斷翻新，氾濫程度日趨攀升，也帶來愛滋傳染疾病的加速擴散問題，以致逐漸突顯世界衛生組織（World Health Organization, WHO）長期以往運用公共衛生三級預防觀點的輔助協同角色，且與毒品與犯罪問題辦公室的共同合作愈加密切與重要[1]；本章對於當前分歧的毒品防制刑事政策，將以公共衛生疾病預防的輔助角度，希冀能提供些許政策法制的省思與建議，以作為當前政府施政的參考。對於藥物濫用與毒品防制的作法，聯合國毒品防制政策的核心，乃以「減少供應」（Supply Reduction）、「減少需求」（Demand Reduction）及「減少傷害」（Harm Reduction）政策為主要策略方針，簡稱為「三減」的藥物濫用防治政策（或稱為反毒工作的三大軸），而「減少傷害」是植基於「減少供應」及「減少需求」的前提下，發展的人道、選擇、人權思想及呼應降低社會成本的防制觀

---

[1] UNAIDS (2015). A Public Health and Rights Approach to Drugs. The Joint United Nations Programme on HIV/AIDS. https://www.unodc.org/documents/ungass2016/Contributions/UN/UNAIDS/JC2803_drugs_en.pdf, 2019.9.3.

點；由於各國歷史、文化、背景、國情不同，尋求適合該國發展的防制手段，已成為各國最優先的指導原則。

第一節 國際毒品防治趨勢

衡量我國毒品問題發展情勢，以及國際間毒品政策措施作為，我國毒品防制政策的展望，未來仍有可能設定在毒品施用者除罪化與刑事政策轉向的決策思維上。聯合國「麻醉藥品管制局」（International Narcotics Control Board, INCB）於1996年明確指出[2]，對於輕微犯罪者採取處遇與替代處罰的措施，將可導致司法行政措施更具效率。在1988年所擬訂的聯合國「禁止非法販運麻醉藥品及精神藥物公約」（United Nations Convention Against Illicit Traffic in Narcotic Drugs and Psychotropic Substances）[3]對於毒品罪犯的處置，傾向於兩極化刑事政策的觀點，亦即「重罪重罰，輕罪輕罰」的論點，雖然在我國2017年司法改革會議中也提出此一觀點，但是目前聯合國毒品公約本身尚未有公開性的支持施用毒品政策除罪化的宣告，正是由於各國毒品治理國情、環境各不相同，因此必須因地制宜。現階段我國持續面臨矯正機關監禁人滿為患的困境，為因應國際人權思維，我國也正嘗試朝向毒品刑事政策的司法轉向（誠如「廢除死刑」刑事政策的爭議）；從各國毒品氾濫的流行病學國際經驗顯示，特別是亞洲地區全面反毒的國家，幾乎都將毒品（犯人）政策定位為刑事政策，因而除非政府承認毒品濫用的現象已經形同「人類與慢性疾病共存的事實」存在，否則，司法機關恐怕不會輕易朝向施用毒品犯／病人「漸近除罪化」與認真研議配套的可行性（例如社區處遇、保安處分、加強密集觀護監督、社區治療、衛星定位GPS、電子監控等），也將無法進一步突破當前瓶頸，逐步開創擘劃國家毒品政策的長程計畫方略。

---

[2] INCB Report of the Internal Narcotics Control Board 1996, E/INCB/1996.

[3] UNODC & WHO (2018). Treatment and care for people with drug use disorders in contact with the criminal justice system - Alternatives to Conviction or Punishment, United Nations Office on Drugs and Crime & World Health Organization. https://www.unodc.org/documents/UNODC_WHO_Alternatives_to_Conviction_or_Punishment_2018.pdf, 2019.8.15.

一、發展防毒應變策略與行動

　　芬蘭的「毒品策略行動計畫」[4]（The Drug Policy Action Programme in Finland）曾提及，應加強組織跨部會行政合作的毒品先驅化學物質管理委員會，並確保面臨成癮問題個案能進入適當的毒品濫用處遇治療服務體系，並在規定的刑罰中增加治療的使用比重，加強與非政府組織及地方政府合作發展預防毒品濫用新方法。美國人口雖然僅占世界人口總數4.5%，但其國內違法藥物消費量，卻占了全球的60%，且自1988年成立之國家白宮毒品政策管制辦公室（White House Office of National Drug Control Policy, ONDCP）的毒品控制政策[5]，經學者檢討後認為，對於藥物濫用問題並無明顯地改善，必須嚴肅地重新檢討是否有其他確實可行的方案。日本防制藥物濫用新五年戰略目標[6]（New Five-Year Drug Abuse Prevention Strategy）亦提及透過國際合作的密集交流，充分加強對於製造濫用藥物地區的查緝支援，並提供濫用藥物成癮、中毒者的治療及回歸社會的支持，始能防制藥物濫用者再度濫用。

二、減害修復與風險管理思維

　　美國白宮「國家毒品管制政策辦公室」（Office of National Drug Control Policy）所提出的「國家毒品管制策略」（National Drug Control Strategy）報告亦提及，積極提供毒品成癮者戒治服務及協助其復歸社會之基本策略[7]。國際毒品政策（Drug Policy）期刊報導亦指出[8]，減害強調容忍（Tolerate）、尊重個人的其他選擇（Respect for the Personal Choices of Others）及尊重人權

----

[4] Julkaisuja (2016). Finland's Government Resolution on Drug Policy 2016-2019. http://www. emcdda.europa.eu/system/files/attachments/9048/Ministry%20of%20Social%20Affairs%20and%20 Health%2C%20Finland%20%282016%29%20Government%20Resolution%20on%20Drug%20 Policy%202016-2019.pdf, 2019.9.9.

[5] Shihlung Huang (2006). Acentury of the War on Drugs: A Review of Current US Anti-Drug Policy, 2006 年毒品與防治國際研討會, pp. 55-74.

[6] The Fourth Five-Year Drug Abuse Prevention Strategy, https://www.mhlw.go.jp/file/06-Seisakujouhou-11120000-Iyakushokuhinkyoku/4_5strategy-e.pdf, 2019.8.1.

[7] National Drug Control Strategy, ONDCP, The White House, 2006.2.

[8] Kevin S. Irwin & Craig L., Fry (2007), Strengthening drug policy and practice through ethics engagement: An old challenge for a new harm reduction. International Journal of Drug Policy, 18(2), pp. 75-83.

（Respect for Human Rights）。聯合國世界衛生組織（WHO）、毒品與犯罪問題辦公室（UNODC）及愛滋病計畫署（UNAIDS）在2004年共同發表的「類鴉片成癮者替代療法及愛滋病預防」（Substitution Maintenance Therapy in the Management of Opioid Dependence and HIV/AIDS Prevention: Position Paper）報告中指出[9]：世界各國整體之社會福利與促進大眾健康政策及預防教育宣導，應納入減少藥癮傷害及預防愛滋病。各國依據其藥物濫用性質、幅度、犯罪型態、AIDS/HIV感染方式與趨勢等，採取適用之措施。對藥物濫用者採用「減少傷害」的方式，國際麻醉品管制局（INCB）認為，為減少與非法使用藥物有關的危害而採取的任何措施，應當植基於減少需求的綜合戰略範圍內實施；因此，減少傷害之措施並不能取代減少需求方案，且應為有助於減少藥物濫用，例如替代（或維持）療法、針頭交換計畫（Needle Exchange Programs, NEP），衛教諮商等皆為「減少毒品傷害」的防治措施；1964年紐約開始第一個美沙冬維持治療計畫（Methadone Therapy），1972年美國「食品藥物管理局」訂定治療規範；1960年代歐洲國家陸續開始使用美沙冬（Methadone）藥物治療；1970年香港政府開始設立美沙冬診所，減輕吸毒者對毒品的依賴；全球至使至今已經有67個以上國家使用藥癮替代美沙冬療法治療海洛因成癮患者。聯合國秘書長於2007年6月26日「禁止藥物濫用和非法販運國際日」致詞時表示，藥物濫用是可以預防、治療與控制的。……對於吸毒上癮的人，必須提供有效的治療，藥物濫用是一種疾病，……應將戒毒治療列入國家公共保健照護和社會支持服務。聯合國毒品和犯罪問題辦公室（UNODC）執行主任Antonio Maria Costa於2007年6月26日「禁止藥物濫用和非法販運國際日」的發言中亦表示，有越來越多的人意識到，吸毒成癮是一種可以預防與治療的病患，非常令人鼓舞。毒癮是跨公共衛生、醫療與刑事司法的政策定位問題；如今，2019年「禁止藥物濫用和非法販運國際日」的主題，「健康為正義、正義為健康」，更是強調司法正義與健康。解決這個問題必須採取整體方法，由健康、人權、刑事司法、社會服務等領域的機構採取聯合行動。

2016年4月，聯合國大會關於世界毒品問題的特別會議宣告[10]，透過平

---

[9] WHO/UNODC/UNAIDS (2007). Substitution maintenance therapy in the management of opioid dependence and HIV/AIDS prevention: position paper. International Journal of Drug Policy, 18, pp. 75-83.

[10] https://www.who.int/substance_abuse/publications/drugs/en/, 2019.9.25.

衡、以健康爲中心的系統方法，解決毒品使用和毒品使用失調的新時代。依據
聯合國「第四號毒品風險管理公約」條文草案[11]中的內容，則強調目前全球以
禁止、執法的反毒模式，並不能減少毒品的消耗以及毒品相關的犯罪，須改採
「選擇性制裁」方式並調整策略，提供毒品處遇的措施、教育、事後照料、回
復或社會重新整合等毒品減少傷害措施。澳洲國家毒品管理策略[12]的觀點，在
於建構橫跨傷害最小三根支柱（減少需求、減少供應、減少傷害）的平衡方法
（A Balanced Approach Across the Three Pillars of Harm Minimisation），透過預
防與最大程度地減少個人、家庭和社區之間的酒精、煙草和其他與毒品有關的
健康、社會、文化與經濟傷害，建立安全、健康與有韌性的澳洲社區。並藉由
預防有害藥物的使用，改善健康、社會及經濟狀況，並降低合法與非法藥物對
社會所帶來的傷害，包括加強預防、降低供給、減少藥物使用及相關傷害、改
善處遇管道及措施、發展相關組織與服務系統、加強區域合作關係、掌握毒品
的新興趨勢等。WHO針對亞洲地區提出「雙區減害策略」[13]（The Bioregional
Harm Reduction Strategy），主要在試圖降低導致情緒變化物質（Mood Altering
Substances）對個人、藥物濫用者及其家庭、社區所產生之健康、社會與經濟
負面影響；提出包括多元預防策略治療、照護及支援服務跨區域間各國創造
互相支持及具有解決能力的環境；並具體指出，藥癮治療（Drug Dependence
Treatment）係屬社會、司法和公共安全事務的未來合作重點之一，東南亞與
西太平洋地區部分國家已實施藥癮治療計畫，但是在日益猖獗的安非他命濫用
方面，卻仍未提出適當的治療處遇計畫。近年國際間面對出監所後之毒癮者再
犯率居高不下，且共用針具（或溶液）靜脈注射毒品等危險行爲所衍生的傳染
性疾病（如愛滋病、B及C型肝炎等）不斷升高，施用毒品衍生的個人健康、
家庭、社會及治安相關問題層出不窮，及所面臨的國家刑事司法資源配置、治
療、照護、處遇社會成本運用效率困境等問題，於是歐美等國家（如美國、
加拿大、英國、法國、瑞士、荷蘭、西班牙、義大利等）與部分亞州國家庭
（如香港、中國大陸部分地區等），正陸續逐漸發展以「公共衛生」、「減少
傷害」、「醫療模式」疾病治療的觀點等，並嘗試轉向、修正或調和，以矯治

---

[11] David, S. (2004). A Fourth International Convention for Drug Policy: Promoting Public Health Policies.
The British Institute of International & Comparative Law.

[12] National Drug Strategy 2017-2026. https://www.health.gov.au/sites/default/files/national-drug-strategy-2017-2026_1.pdf, 2019.9.15.

[13] Biregional Strategy for Harm Reduction 2005-2009, WHO, 2006.10.

理念取代嚇阻具有危害「公共安全」、或懲罰的「監禁隔離」應報思想觀點，而將毒癮者逐步視爲「病人」。國內目前亦有不同體系（包括宗教、醫療、矯治、觀護系統等）執行之藥癮處置模式，藉由分析檢討現況執行，並由評估藥癮戒治、減害計畫政策（包含替代療法）有效性及其成效指標，取得科學佐證，作爲制定藥癮戒治政策之依據。各國間社會、政治、經濟、教育發展程度不同，對毒品犯罪防治法典規範認識不同，爲預防行爲價值認知不同，爲避免非法人士利用國際間刑事法律體系不一致而從中牟利，所形成之毒品犯罪的避風港（Safe- Haven），除運用既有之國際反毒公約作爲基礎外，建立誠如歐洲聯盟執行委員會（European Commission）區域性共同規範的協同指令或原則，相當具有毒品犯罪防治的前瞻性，且有樹立典範的意味。

三、境外阻絕拔根斷源

多年以來，聯合國將毒品犯罪列爲「萬國公罪」，並積極加以防制，惟仍然無法有效解決毒品問題，問題多歸因於毒品全球化流通氾濫，除投入預防教育與治療資源的不足外，連續性的非法跨國毒品組織犯罪[14]，武裝叛亂活動，經由毒品跨國的分工栽種、製造、加工、販運與濫用消費流程，構成毒品龐大的黑市潛力，地下經濟的巨大利益驅使，獲利可觀，估計全世界每年5,000億美元以上的毒品交易額中，純利潤至少在1,000億美元以上[15]，同時每年約有1,000億美元的毒品黑錢被清洗漂白[16]。全球毒品相關之組織犯罪金額每年達8,700億美元，美國超過50%以上的暴力犯罪和75%的毒品交易或犯罪者本身與施用毒品有關，如將與吸毒有關的犯罪活動包括在內，吸毒與藥物依賴在某些國家造成的經濟成本可能占國內生產總值的2%[17]。造成跨國犯罪集團覬覦，

---

[14] 按國際刑警組織（International Criminal Police Organization; Interpol）定義組織犯罪爲：「所謂組織犯罪係指任何從事違法行爲的團體或企業，不問是否在一國境內外，連續從事非法活動以謀取利益」。Gwen Mcclure (2000). The Role of Interpol in Fighting Organized Crime, International Criminal Police Review, 481. 另依聯合國「聯合國打擊跨國有組織犯罪公約」規定，所謂「組織犯罪集團」係指「由三人或多人所組成的、在一定時期內爲實施一項或多項嚴重犯罪或根據本公約所確立的犯罪，以直接或間接獲得金錢或其他物質利益而一致行動的有組織結構的集團」。

[15] 崔敏主編（1999年6月），毒品犯罪發展趨趨與過止對策。北京：警官教育出版社，頁125。

[16] 馬維野主編（2003），全球化時代的國家安全。武漢：湖北教育出版社，頁440-441；轉引自蒲吉蘭，犯罪致富——毒品走私、洗錢與冷戰的金融危機（2001年版），北京：社會科學文獻出版社。

[17] Belenko, S. & Peugh, J. (1998). Behind Bars: Substance Abuse and America's Prison Population. New

利用非法移民、走私犯罪輕易擴散，多涉及兩個以上的國家網絡，甚至涉及國際毒品恐怖主義（Narco-Terrorism）組織活動[18]，可視爲21世紀的新興犯罪，成爲各國防治的共同隱憂。又毒品交易全球化的趨勢越來越明顯，我國除零星少量個案的毒品原植物，如大麻於山區或住宅內溫室種植爲常見案例外，其餘販毒手法係以本土自製（甲基安非他命）、走私（愷他命自大陸，海洛因自泰國）、轉運、調包輸出等爲主，近年旅客攜帶亦有增加趨勢。毒梟走私方式雖有分別，原則上大宗毒品走私係採漁船直運臺灣，或貨輪轉運中途接駁的海運爲主；小宗毒品走私則多以僱用運毒「交通」空運夾帶，或小包郵寄來臺；因此，未來毒品的境外防制策略，應著重於關務查核、國際情資與司法互助；既然臺灣不能自絕於亞洲或全球販毒網絡之外，因此，積極推動全球國際司法互助合作，加強情資交流，已成爲阻絕毒源的不二法門，此亦爲現階段防毒策略最爲欠缺的一環。

四、源頭管制與作物轉植

世界毒品報告（The World Drug Report 2009）曾指出，鴉片類藥物（Opiates），古柯鹼（Cocaine）與大麻（Cannabis）市場持平或下降，而發展中國家（Developing World）合成類毒品（Synthetic Drugs）的生產與消費可能會上升，UNODC主任呼籲，應投入更多的資源在藥物的治療及犯罪的控制。東南亞（South East Asia）已成爲生產安非他命、甲基安非他命與愷他命實驗室的大本營。聯合國毒品暨犯罪辦公室2019年7月18日公布2019年「東南亞跨國組織犯罪：演變、成長和影響」（Transnational Organized Crime in Southeast Asia: Evolution, Growth and Impact）報告[19]，指出東南亞已逐漸成爲日本和南韓甲基安非他命的主要來源，組織已經發展出商業貿易模式，合成毒品在東南亞

York: National Center on Addiction and Substance Abuse at Columbia University; National Institute of Justice (1999). Annual Report on Drug Use Among Adult and Juvenile Arrestees. Washington, DC: U.S.Department of Justice.

[18] 國家安全局編印（2004年2月），非傳統安全威脅研究報告（第三輯）。臺北：遠景基金會，頁248-249。按2002年11月7日「中國時報」報導，香港「販毒採購飛彈案」恐怖分子涉嫌向美國聯邦調查局臥底密探兜售價值7,000萬美元海洛因及大麻，換取美國製「刺針飛彈」；前「塔利班」（Tatiban）政權控制阿富汗鴉片生產，非法毒品亦成爲主要收入。

[19] UNODC (2019). Transnational Organized Crime in Southeast Asia: Evolution, Growth and Impact. https://www.unodc.org/documents/southeastasiaandpacific//Publications/2019/SEA_TOCTA_2019_web.pdf, 2019.9.30.

快速成為獲利最高的物品，甲基安非他命每年的價值高達614億美元，而海洛因的價值每年高達103億美元。2018年在日本查扣的甲基安非他命，東南亞是最大的來源區域，從2016年開始，臺灣也成為主要來源之一。2017年，查獲阿富汗是全世界輸出製造海洛因所需先驅化學品工業原料醋酸酐（乙酐）最多的國家。歐盟（The European Union）的一些國家為搖頭丸（Ecstasy）的主要供應者，而加拿大（Canada）已成為主要販運供應甲基安非他命、搖頭丸的樞紐。2007年在沙烏地阿拉伯（Saudi Arabia）緝獲的安非他命占全球三分之一，高於中國（China）與美國（United States）的總和。在伊朗（Iran）緝獲全球84%鴉片（Opium）與28%海洛因（Heroin），至巴基斯坦（Pakistan）緝獲的海洛因與嗎啡量，則排名第二。在2008年，阿富汗（Afghanistan）的鴉片種植比例由93%，下降了19%。哥倫比亞（Colombia）古柯鹼的產量與2007年相比，占世界種植產量由50%以上，降低18%，生產下降到28%。儘管在秘魯（Peru）與玻利維亞（Bolivia）有一些種植增加，然而，全球古柯的生產已是五年來最少，僅有845公噸的產量；大麻仍是世界各地種植與濫用最多的毒品。在過去的十年中，北美（North America）水耕大麻（Hydroponic Marijuana）中四氫大麻酚（THC）平均含量（有害的部分）幾乎成長一倍。在毒品消費方面，北美、大洋洲與西歐（North America, Oceania, and Western Europe）是全球最大的大麻市場，北美與一些西歐地區（North America and some parts of Western Europe）則是古柯鹼的市場，而鴉片類藥物市場，則在東南亞與西歐（South East Asia and Western Europe），數據顯示均為持平或下降。從毒品治理的角度，為防治跨國組織犯罪所帶來的威脅，自2004年以來，聯合國毒品和犯罪問題辦公室（UNODC）及世界海關組織（World Customs Organization, WCO）即共同倡議貨櫃管制計畫（Container Control Programme, CCP），協助會員國建立辨別及查獲疑似運送毒品及其他非法物品之運輸貨櫃（如武器、先驅物質、偽藥等），設法改善海關及執法官員在協助合法貿易及提高國家收入的同時，偵測與截獲貨物非法商品轉運移動過程。並於2019年查獲之古柯鹼首度超過300噸[20]。

----

[20] 國立中正大學犯罪研究中心（2019），電子報，34期。

第二節　聯合國防制毒品犯罪管制戰略

　　聯合國毒品暨犯罪問題辦公室擬定之2008年至2011年期間的毒品及犯罪問題戰略，提及犯罪、毒品與恐怖主義是全球性的挑戰；依據共同承擔防制責任的原則，不論是各個國家或區域實體或組織等，均有採取因應對策的國際義務；周邊衍生的相關公約，包括國際反毒公約、聯合國打擊跨國有組織犯罪公約及議定書、聯合國反腐敗公約、與恐怖主義有關的國際公約及議定書，與其他如聯合國全球反恐戰略等重要文件；因此，聯合國毒品暨犯罪問題辦公室將精力集中關注於3個主題，分別為：法治，政策與趨勢分析，預防、治療、重返社會及替代發展等；該辦公室是提供預防犯罪、國際合作與法律援助的主要部門，且其任務與貢獻即在應會員國請求，期使公約精神於各國家及區域間同步通過、執行相關法制，促進制定公平、有效及人道的刑事司法制度規範，期使全球人民享有安全及更加公正的對待，特別是弱勢族群的婦女及兒童等；在國際間以實證為基礎下的問題與對策分析，掌握國際趨勢走向，以強化政策的執行評估與成效影響；預防、減少、根除毒品原植物（如罌粟、古柯、大麻、魔菇等）的非法生產、種植，減少非法移民、偷渡、販（轉）運活動與行動傷害，創造處理邊緣化城市及社區之青年與暴力犯罪方案，發展有效的預防行動，關心成癮及犯罪者並幫助被害人，協助支持其治療、康復服務、改善環境、重返社會，持續促進國際戒毒合作知能，發展以社區為中心的預防性替代方案。

一、著重毒品三減政策

　　聯合國對於防制毒品的法制，主要包括1961年「麻醉藥品單一公約」（The Single Convention on Narcotic Drugs），規範麻醉品在醫藥上之使用，減輕痛苦，防止濫用及成癮危害；1971年「精神藥物公約」（The Convention on Psychotropic Substances），意在確保精神藥物在醫學與科學用途，制止濫用、非法產銷及引起之公共社會問題；1988年「禁止非法販運麻醉藥品和精神藥物公約」（The Convention Against Illicit Traffic in Narcotic Drugs and Psychotropic Substances），旨在關注麻醉藥品和精神藥物的非法生產及販運，排除對人類健康的嚴重威脅，防制對社會、經濟、文化及政治的不利影響，徹底杜絕毒品的危害，並將可能用於非法製造毒品的先驅化學物質列入監測管制項目，亦

爲國際管制毒品先驅化學物質之主要法源；運用國際三大反毒公約的精神，發展區域策略聯盟，據此，同步建構出反毒政策的三大工作主軸，國際間毒品的管制係以「三減」政策爲主要的策略方針，包括「減少供應」、「減少需求」及「減少傷害」。國際毒品政策組織（International Drug Policy Consortium, IDPC）協助各國與國際間毒品政策有效性、方向、內容的有效性作公開辯論，促進毒品政策目標的實現，並支持有效減少毒品相關傷害的政策，提出下列五項毒品政策原則[21]：

（一）毒品政策應植基於明確的證據：過去十年，國際合作與國際毒品政策的推行，並未在減少藥物濫用方面取得明顯的成功；許多國際組織在制訂國際毒品政策時，往往淪於意識形態、政治及外交上的考量，更甚於追求人類最高福祉及健康的理想，僅有少數國家會去審愼評估國內實際情況，以致決策過程往往過於粗糙。

（二）毒品政策的焦點與優先性，應由減少毒品市場的規模，移轉至減少負面效應：20世紀以來的反毒公約，向來聚焦減少毒品的供給，亦即透過阻絕毒品的生產、運銷，並且逮捕、起訴毒品施用者的方式。然而，基於下列兩個原因，此種模式已經不合時宜：

1. 毒品生產機制的多樣化以及靈活性，國際組織與各國政府抑制毒品國際市場規模的能力已受到侷限。

2. 各國政府制訂國內毒品政策或計畫時，比起減少毒品施用，毋寧更側重在毒品所造成的間接傷害，例如採取公衛措施避免HIV感染等。因而，各國際組織的下一個挑戰，是將減少毒品間接傷害的目標或計畫，整合至國際公約與該國國內法之中。

（三）減少毒品供應的努力，不應著重於懲罰毒品栽種者：國際間以強制力根除毒品植物的失敗行動，至多僅達短期切斷毒品來源的成效，而且徒增社會不安與政治衝突；協助改善毒品種植地區的整體經濟狀況，似乎是較爲人道而且更有效的方式，而非將整個地區的種植者視爲罪犯看待。

（四）減少毒品需求的努力，不應聚焦至處罰毒品施用者：根據世界毒品報告的估計，目前全球約有3,500萬人患有藥物濫用障礙，僅七分之一的人獲得治療，而實際施用毒品人數黑數應有3至4倍左右，倘人數如此龐大，任何嘗試犯罪化或採取強制行動的方式，都是不切實際的策略；意圖以刑事處罰的方

---

[21] http://fileserver.idpc.net/library/IDPC_FivePolicyPrinciples_Exp5_EN.pdf, 2019.8.22.

式解決毒品的策略，其效果均屬有限，而且具有許多明顯的負面效應：

1. 對毒品施用者採取政策，起訴或懲罰，所需的政府經費十分可觀，且是許多國家監獄擁擠的明顯主因，特別是我國矯正機關2010年底超收容額已達19.6%，屢創新高。

2. 對毒品施用者的強制手段，往往出現不公平的情形，被逮捕者多屬貧窮、少數民族等階層的人士，因爲他們容易被發現，而且受到歧視。

3. 執法機關執行時，通常受到違反人權的質疑，例如違反無罪推定、侵犯隱私、不足的治療提供等。

4. 由於監禁最常被用以作爲懲罰的方式，原本非毒品施用者，常常會受到施用者的「同儕壓力」，而且受到監獄負面文化影響與毒品的相關疾病與感染散播。倘若以將毒品的傷害降至最低爲目標，則減少需求的活動或資源，應該集中在幫助施用者及潛在施用者去瞭解施用毒品的相關風險，並且在當他們需要時，能提供簡便的諮詢途徑及社區服務。

（五）針對毒品政策議題，聯合國體系應發展更具協調性與凝聚力的方式：聯合國制訂毒品控制公約成功之後，更需要創造可協調公約執行，並確保會員國執行的機制。

WHO與UNAIDS應獲得更充分的授權，與INCB及UNODC之間相互配合，讓毒品施用成癮與公共衛生的議題相互連結。

聯合國應促使UNODC、UNAIDS、FAO（The Food and Agriculture Organization of the United Nations）、世界銀行組織以及UNHCR（The Office of the United Nations High Commissioner for Refugees）等，更積極地參與針對毒品栽種、毒品販售，及施用毒品的各種防治行動，使其能符合人權、經濟發展及援助優先性的標準，以減輕毒品的傷害，預防AIDS/HIV的蔓延。

國際毒品政策組織團體（International Drug Policy Consortium, IDPC）於2010年3月1日再次修正提出毒品政策指引（Drug Policy Guide），並指出國家毒品策略應植基於5項核心原則（Five Core Principles）[22]：

（一）毒品政策應透過結構性與客觀性的實證優先評估。（Drug policies should be developed through a structured and objective assessment of priorities and evidence.）

（二）所有活動應被要求承擔完全遵照國際人權法律。（All activities

---

[22] http://fileserver.idpc.net/library/IDPC-drug-policy-guide_3-edition_FINAL.pdf, 2019.9.11.

should be undertaken in full compliance with international human rights law.）

（三）毒品政策應該聚焦在減少有害結果而非毒品使用多少與市場規模。（Drug policies should focus on reducing the harmful consequences rather than the scale of drug use and market.）

（四）政策與活動應尋求促進包括被排斥的邊緣族群。（Policy and activities should seek to promote the social inclusion of marginalised groups.）

（五）政府在與民間社團討論與傳授策略時，應建立開放與建設性的關係。（Governments should build open and constructive relationships with civil society in the discussion and delivery of their strategies.）

二、設置專責機構防制與協調

由於國際麻醉品濫用和非法販運形勢日益惡化，為增強聯合國在國際麻醉品管制領域的中心作用，提高效率，1990年聯合國大會決定，將聯合國原負責麻醉品工作的3個機構，分別為聯合國「麻醉品司」、「國際麻醉品管制局」、「秘書處」與「聯合國麻醉品濫用管制基金」等統一合併為麻醉品管制機構，並於1991年1月根據聯合國大會第45/179號決議正式成立了「聯合國國際麻醉品管制局」（United Nations International Drug Control Programme, UNIDCP），此即目前之「聯合國麻醉藥品管制局」（International Narcotics Control Board, INCB）[23]演變由來，或稱「聯合國禁毒署」；其後並於1997年11月，成立了「聯合國毒品控制與犯罪預防辦公室」（United Nations Office for Drug Control and Crime Prevention, ODCCP，即為United Nations Office on Drugs and Crime（UNODC）「毒品暨犯罪辦公室」之前身），禁毒署負責協調國際之麻醉品管制活動，由毒品暨犯罪辦公室擔任統合執行工作；其主要職責是協調各國的行動，向各國禁毒機構提出建議，進行禁毒執法培訓等；執行「全球行動綱領」、「控制麻醉品濫用今後活動的綜合性多學科綱要」、國際麻醉品管制條約以及聯合國大會、經社理事會與麻醉品委員會有關決議及決定所賦予的職責。總部設在奧地利維也納，該署基金由執行主任直接負責，來自於自願

---

[23] 按該機構係依據「麻醉藥品公約」設立，旨在協調限制各國麻藥與精神藥物之種植、製造、產量與使用，不超過醫藥與科學所需之適用量；同時請締約國合作提供相關資訊，呼籲締約國採取公約所規定之補救措施，並提請聯合國經濟暨社會理事會與麻醉藥品委員會注意，並由聯合國（或向各締約國）建議，協助對該國提供技術或財經協助，期使該國履行公約之規定。

捐款，主要用於在發展中國家開展禁毒合作項目；「聯合國毒品暨犯罪辦公室」的另一個重要組成，即爲「聯合國麻醉品委員會」（Commission on Narcotics Drugs）[24]，是「聯合國經濟暨社會理事會」9個職司委員會之一，1946年由經社理事會通過決議成立，其前身爲「鴉片與其他危險毒品販運顧問委員會」，該委員會是聯合國麻醉品管制領域的決策機構，協助聯合國經社理事會制定國際管制和禁止麻醉藥品濫用和非法販運的政策和措施；草擬必要的國際公約，並執行有關公約所授予的其他職能。1991年經社理事會通過決議，授予該委員會以下3項新職能，審議「全球行動綱領」的執行情況、審議「聯合國系統麻醉品濫用管制行動計畫」的發展與執行情況、向聯合國禁毒署提供政策指導並監督其活動，委員會每年召開一次年會。委員會即爲草擬聯合國大會三大反毒公約「1961年麻醉品單一公約」、「1971年精神藥物公約」及「1988年聯合國禁止非法販運麻醉品和精神藥物公約」負責單位。其後又制定了「聯合國系統麻醉品濫用管制行動計畫」與「全球行動綱領」等文件，要求各國政府貫徹執行。

聯合國禁毒特別聯大爲加強國際合作，打擊吸毒、販毒的非法活動，聯合國分別於1990年與1998年兩次召開了禁毒特別聯大；第一次禁毒特別聯大於1990年2月20日至23日在聯合國召開。會議的正式名稱爲「國際合作取締麻醉品和精神藥物非法生產、供應、需要、販運和分銷問題的聯大特別會議」，一致通過了關於禁毒的「政治宣言」與「全球行動綱領」。「政治宣言」認爲，非法麻醉品和精神藥物對世界上所有的國家都構成嚴重危險，各國應採取協調一致的行動與毒品管制作爲；在擴大取締非法麻醉品和精神藥物的國際合作範圍的同時，應嚴格遵守各國主權和領土完整以及不干涉別國內政的原則；並敦促國際社會加強反對毒品的教育和宣傳，呼籲美國等主要毒品消費國減少非法毒品的消費，要求一些國家逐步消除毒品的種植和生產。「全球行動綱領」則要求各國在取締吸毒和非法販毒的行動中，應制訂均衡的戰略，並將其付諸於實踐，其中主要包括：減少對毒品的需求，消除與取代非法麻醉品的生產及加工，取締販毒，建立治療與戒毒康復措施，以及加強緝毒與有關的法律系統等；要求建立監督機構，以保證禁毒計畫的實施。1998年6月8日至10日，聯合

---

[24] 按該委員會於1946年設立，旨在於協助審查締約國對於違反國際反毒公約之施行情形，並據此對締約國提出建議，並對麻醉藥品管制局所提交之事項進行處理，採取適當之行動；同時提醒非締約國注意委員會所通過之決議，期能遵照該決議採取適當之配合行動。

國第二次禁毒特別聯大關於毒品問題的特別會議在聯合國總部召開，交流各國的禁毒情況和經驗，審議全球面臨的禁毒任務，制定了跨世紀的禁毒戰略；大會提出以十年時間，即在2008年前實現全球毒品需求大幅度減少的目標。會議通過了「政治宣言」、「減少毒品需求指導原則宣言」與「在處理毒品問題上加強國際合作的措施」等3項決議。「政治宣言」提出未來十年國際藥物管制和禁毒目標，規定在2008年前使全球毒品需求大量減少。「減少毒品需求指導原則宣言」則提出全面、均衡與協調解決毒品問題的作法，既注重解決毒品供應、又注重減少需求；為此，這項宣言強調加強國際合作、建立社區成員之間的夥伴關係，對青少年等社會群體給予特別關注。「在處理毒品問題上加強國際合作的措施」則在打擊興奮劑犯罪、管制用於非法製造麻醉品的化學物質、促進禁毒司法合作、打擊販毒洗錢、根除非法藥物種植和促進替代發展等方面作具體規定。

三、監測供需與司法互助

依據UNODC發布之「2019年世界毒品報告」（World Drug Report）統計[25]，全球15歲至64歲人口使用毒品情形，有5.5%的人（約2.71億人）至少最近一年中非法使用過1次毒品；早在「2018年世界毒品報告」即曾顯示，古柯鹼和鴉片等毒品正成為全球公共衛生與執法的主要威脅。自1992年起至2019年止，無論是鴉片類、古柯鹼、安非他命類或大麻等藥物之使用，均仍然有上升的趨勢；全球鴉片類藥物使用者增加了56%，超過5,300萬人。非洲、亞洲、歐洲和北美使用鴉片類藥物比例，以及北美洲、南美洲和亞洲使用大麻的比例比2009年更高。全球2017年非法生產的古柯鹼數量達1,976噸，創歷史新高，比前一年增加了25%。同時，2017年全球緝獲的古柯鹼數量增加了13%，達1,275噸，是有史以來報告的最大數量。全球使用最廣泛的毒品仍然是大麻，估計2017年有1.88億人使用過大麻。北美地區的合成鴉片類藥物過量危機仍然主要以芬太尼及其類似物為主，美國因過量使用鴉片類藥物而死亡的人數超過4.7萬人，比2016年增加了13%，加拿大有4,000例與鴉片類藥物相關的死亡案例，比2016年增加了33%。但在西非、中非和北非，另一種合成鴉片類藥物特拉瑪

---

[25] UNODC (2019). Executive Summary, World Drug Report 2019, United Nations Office on Drugs and Crime, https://wdr.unodc.org/wdr2019/en/exsum.html, 2019.6.26.

寶（Tramadol，曲馬多）正在引發新的危機，全球緝獲的特拉瑪寶從2010年的不到10公斤激增至2013年的近9噸，並在2017年達到了125噸的歷史新高。預防和治療服務仍然不足。

新興影響精神物質（New Psychoactive Substances, NPS）是繼傳統毒品（如鴉片、大麻和古柯及其衍生物）、新型合成毒品（如冰毒、搖頭丸、麻古等）之後，21世紀以來流行全球的「第三代毒品」。另一方面，國際社會也在解決NPS方面取得了一定程度的成功，聯合國毒品和犯罪辦公室首次獲報NPS的數量有所下降，已經在各國及時反應與評估危害下進行管控。因而市場上的NPS沒有達到幾年前人們所擔心的程度[26]。但是，面對逐漸龐大擴散的吸毒人口，不宜再以刑事司法的手段來處置，必須提供更多的預防教育與治療服務。依據INCB報告指出，合成毒品因價格低及容易製造，將成為非法藥物濫用主流，顯示出未來的藥物濫用全球化及複雜化的問題。

（一）推動減害，排除污名

依據2019年世界毒品報告（World Drug Report）提供的數據，全世界15歲至64歲人口中約有2.71億（5.5%）的人至少一生中非法使用過1次毒品。全世界吸食範圍最廣的毒品是大麻，四分之三的國家報告國內有人吸食海洛因，三分之二的國家報告國內有人吸食古柯鹼[27]；與毒品有關的問題包括不斷增加的犯罪與暴力、易感染愛滋病毒／愛滋病與肝炎，也有不少人因此出現物質依賴相關疾病需要治療，以及社會行為下降；1998年，聯合國大會即曾就世界毒品問題召開特別會議，根據「減少毒品需求指導原則的政治宣言」，聯合國各成員國承諾，到2008年將大幅度減少毒品供應與需求；藉由減少需求策略試圖阻止人們吸毒，通過讓吸毒者得以康復和重新融入社會等手段，幫助其改掉惡習，得以治療；惟許多國家仍未將藥物依賴視為健康問題，甚至將藥物濫用者污名化，因而無法獲得治療與復建，包括我國在內，如何調整刑事司法部門的正確觀念，將是解決問題的關鍵；瞭解藥物依賴的本質及導致藥物濫用的因素，有助於瞭解那些藥物依賴者的需求，並且減少對他們的污名化與歧視；另也在2016年聯合國大會世界毒品問題特別會議，重申承諾推進所有個人、家庭、社區和全社會的健康、福利和福祉，並通過各個層面的有效、全面、以科

---

[26] https://antidrug.moj.gov.tw/dl-2719-e66ed5d5-9ab7-4241-a785-6f19aa50447b.html, 2019.9.25.

[27] https://www.unodc.org/documents/postungass2016/outcome/V1603300-C.pdf, 2019.9.16.

學證據爲基礎的減少需求舉措，包括根據國家法律和三項國際禁毒公約的預防、早期干預、治療、護理、恢復、康復和回歸社會措施，以及旨在最大限度減少藥物濫用對公眾健康和社會的不良後果的舉措，推廣健康生活方式；對於藥物依賴應有更深地認識，亦可以發展以實證爲基礎之藥物濫用預防方法，進而減少藥物濫用衍生的健康與社會負面結果。目前世界上仍約2.71億的人在非法使用毒品，其中包括3,500萬人被藥物依賴所苦，這是不容忽視的公共衛生、社會經濟發展與公共治安問題；聯合國犯罪辦公室與世界衛生組織提供以社會爲基礎、系統的方式來治療藥物依賴，如同治療其他無法醫治的慢性疾病一般，而藥物依賴是個可以預防與治療的疾病，且有效的預防與治療亦是可行的。

（二）邊境管制，司法互助

　　過去十多年來，因各國查緝機關的合作及反毒策略聯盟，大幅增加緝獲量，特別是搖頭丸等安非他命類新興合成毒品，2005年的安非他命類合成毒品緝獲數量43公噸，直逼2000年的高峰49公噸。依據INCB於2007年3月即曾發布警訊[28]指出，世界各國合法處方藥濫用，規模亦將超過海洛因等毒品用量，其衍生的問題將繼新興合成毒品（如安非他命、搖頭丸等），成爲毒品及藥物濫用防制單位須特別監測及關切的問題。依據美國國務院2019年3月公布之「國際毒品管制策略報告」（International Narcotics Control Strategy Report, INCSR）指出[29]，阿富汗（Afghanistan）、巴哈馬（Bahamas）、貝里斯（Belize）、玻利維亞（Bolivia）、緬甸（Burma）、哥倫比亞（Colombia）、哥斯大黎加（Costa Rica）、多明尼加共和國（Dominican Republic）、厄瓜多爾（Ecuador）、薩爾瓦多（El Salvador）、瓜地馬拉（Guatemala）、海地（Haiti）、宏都拉斯（Honduras）、印度（India）、牙買加（Jamaica）、寮國（Laos）、墨西哥（Mexico）、尼加拉瓜（Nicaragua）、巴基斯坦（Pakistan）、巴拿馬（Panama）、秘魯（Peru）與委內瑞拉（Venezuela）等22國家已被列爲主要的「毒品轉運國」（Major Illicit Drug Producing and Major Drug-Transit Countries）。因此，以上國家貨品輸入、郵遞我國機場、港口、碼頭等

---

[28] 2006 Avenue Report, INCB, 2007.3.1.

[29] INCSR (2019). International Narcotics Control Strategy Report, Volume 1- Drug and Chemical Control. https://www.state.gov/wp-content/uploads/2019/04/INCSR-Vol-INCSR-Vol.-I-1.pdf, 2019.7.29.

邊境，海關理應加強風險管理的抽驗比例；我國藉由簽訂反毒協定[30]建立策略聯盟，與國際反毒工作接軌，不僅改善國內治安，並對我國際形象產生正面效益；此外，內政部警政署刑事警察局設有泰國、菲律賓、越南、印尼、馬來西亞及日本等6國駐外警察聯絡官海外據點，法務部調查局亦有海外保防調查官的設置，經濟部與多國設有駐外經貿諮商辦事處，作為我國推動國際司法互助的起點；美國「國際毒品管制策略報告」提及，臺灣已連續二十年未被列入毒品轉運國名單，在防制毒品轉運的努力上，亦為國際有目共睹。而不幸的是，我國已連續十二年，與加拿大（Canada）、中國大陸（China）、德國（Germany）、香港（Hong Kong）、印度（India）、印尼（Indonesia）、日本（Japan）、墨西哥（Mexico）、荷蘭（Netherlands）、南韓（Republic of Korea）、新加坡（Singapore）、南非（South Africa）、瑞士（Switzerland）、臺灣（Taiwan）、泰國（Thailand）、英國（United Kingdom）、委內瑞拉（Venezuela）等並列為36個被列為毒品先驅化學物質來源的主要國家（Major Precursor Chemical Source Countries）；化學物質及原料之輸出流為非法使用，並加強邊境通關查驗管制。其中，遵照國際反毒公約的精神，加強國際雙邊或多邊經貿諮商、洽談、協商與合作，與各友好國家積極簽訂國際反毒（含管制藥品輸出、入互惠簽署，相互副知）協定或備忘錄文件，建立聯絡網，以期樹立雙重、平等、互惠的監控機制。聯合國禁毒組織減少毒品供應的方法，為增加獲取管道與來源的難度，積極限制毒品的種植、加工、運輸和販賣，包括對種植罌粟與古柯鹼等違法作物的人，輔導轉植其他經濟作物或種植，或積極開闢其他替代性維持生計的經濟收入來源；要發展替代項目、社會發展項目、自然資源管理與協助國民致富，才能實現目標；尚須致力於拓展政府間相關領域合作，打擊邊境毒品運輸；提供先進設備消除毒品原植物，加強邊境控制；展開技術培訓。

---

[30] 按外交部、法務部及內政部等為打擊毒品及洗錢等犯罪，已陸續完成簽署「海峽兩岸共同打擊犯罪及司法互助協定」、「臺越民事司法互助協定」、「臺菲反毒合作瞭解備忘錄」、「駐菲律賓臺北經濟文化辦事處與駐臺灣馬尼拉經濟文化辦事處打擊毒品濫用及管制藥品與化學品非法交易合作備忘錄」、「臺美刑事司法互助協定」；並與無邦交有實質關係之國家諸如德國、比利時、瑞士、列支登士敦、丹麥、英國、波蘭、奧地利、斯洛伐克、瑞典、盧森堡、芬蘭、挪威、阿根廷、澳洲、韓國、泰國及日本等國也進行刑事司法互助及廣泛交流。

（三）剷除毒品作物的替代發展計畫

由於許多毒品栽種地區，多為封閉、落後、貧窮、市場匱乏、民族動盪、偏遠地區與缺乏基礎設施建設，促使聯合國禁毒組織提出替代發展的概念，但牽涉到農民的社會經濟背景與整體生計。1998年6月聯合國大會第20次特別會議批准，關於國際毒品控制共同認可的替代發展的定義，並且在「剷除毒品作物的國際合作與替代發展計畫」，實施替代發展的國家要採取禁毒措施，制定符合農村地區的實際發展措施，防止與清除含有迷幻與影響精神物質麻醉作用的農作物種植。儘管世界各地紛紛採取了抑制毒品作物種植的國際慣例，但罌粟和古柯鹼植物還是增長極快，令人擔憂。UNODC的統計，全球鴉片罌粟（Opium Poppy）的栽種面積估計，雖然由1988年238,000公頃略有減少至2007年235,700公頃，降低不及1%，然而生產的非法鴉片（Illicit Opium）卻已由1998年的4,346噸上升至2007年的8,870公噸，急速成長達102%（圖4-18-1），其中2007年位於南美洲的阿富汗生產貢獻即達8,200噸，占93%之譜（圖4-18-2），令人咋舌；最新的調查估計顯示，阿富汗2009年鴉片罌粟的栽種面積，較

單位：公頃

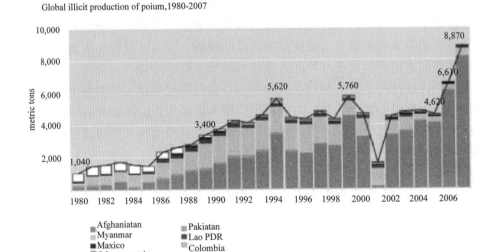

圖4-18-1　1980年後暨2000年至2007年全球非法鴉片產量統計趨勢

資料來源：INCB (2009).

單位：公頃

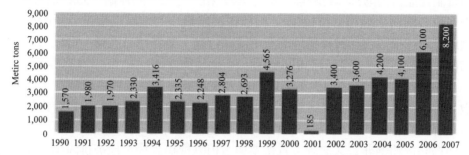

圖4-18-2　1990年至2007年阿富汗非法鴉片產量統計趨勢

資料來源：INCB (2009).

單位：公頃

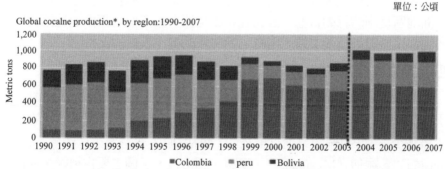

圖4-18-3　1990年後暨2000年至2007年全球（地區別）古柯鹼產量趨勢圖

資料來源：INCB (2009).

2008年降低22%，已降至123,000公頃[31]。全球古柯鹼（Cocaine）的產量[32]已由1998年的825公噸上升至2007年的994公噸，成長達20%；種植面積2007年達到181,600公頃相較於1990年211,700公頃，已經降低17%，惟比2006年增加16%（圖4-18-3）[33]；其中哥倫比亞（世界最大的古柯鹼生產國）古柯鹼種植面積

---

[31] https://www.unodc.org/unodc/en/press/releases/2009/September/afghan-opium-market-plummets-says-unodc.html, 2019.9.13.

[32] http://www.ungassondrugs.org/images/stories/brief26.pdf, 2009.4.1.

[33] 2008 Word Drug Report, UNODC, 2008.7.6.

在2007年增加了四分之一（占27%），玻利維亞和秘魯分別增加了5%和4%，而哥倫比亞古柯鹼50%的產量（288公噸）和三分之一的種植（35,000公頃）集中在占該國國土面積5%的地區，種植古柯鹼最多的地區爲叛亂分子所控制；因此，以往摧毀古柯鹼種植地的空中滅除行動，雖然稍有展獲，但已對於生態的破壞造成影響，是否調整相關行動仍有商榷的餘地。

據估計，世界上有400萬人口的收入來源於種植罌粟與古柯植物，絕大多數人都生活在貧困線以下，幾乎一半的收入都來自於種植毒品；儘管毒品貿易可以解決經常性的食品短缺與農作物市場變化的問題，從長遠看，經濟上對毒品作物的依賴絕非長久之計。且罌粟與古柯鹼種植人民早已被排除出主流經濟發展之外，並自成一格，命運被操縱在奸詐的中間商之手，哥倫比亞的許多農民都已淪爲販賣迷幻劑毒品的商業農場雇員，而政府卻採取武力手段剷除毒品作物，更破壞原本岌岌可危的社會經濟狀況，倘有合適的替代作物，農民都願意轉作，取得新收入來源；替代發展是聯合國禁毒組織在許多地區性、全國性與亞洲地區實施的行動核心，且正在拉丁美洲、西南亞、東南亞地區實施，全球各地都積極提供技術支持，同時也受到外派工作人員的支持。

（四）衛星遙控區域監測

監控非法農作物的生產是UNODC之重要工作，藉由掌握非法藥物的生產與趨勢走向，協助國家制定適合的管制政策，並爲農民尋找替代的生計來源；該辦公室針對7個國家進行監控[34]，包括3個主要罌粟生產國阿富汗（Afghanistan）、緬甸（Myanmar）、寮國（Laos），三個主要古柯鹼生產國西班牙（Spanish）、哥倫比亞（Colombia）、秘魯（Peru），以及一個大麻主要生產國摩洛哥（Morocco）；該辦公室計畫的基本監控方式，包括田野、村莊評估、實際訪查、社會經濟分析、衛星影像分析、地理空間數據等；每個國家都負責部分監控的工作，而UNODC則擔任經濟或特殊支援的提供者。然而，藥物監控也面臨許多困難，尤其是各種作物的生長期和氣候的改變，舉例來說，監控古柯是相當地不易，因爲任何時候都可栽種，且方便隱藏在各種作物中栽種，並可悄悄地轉移栽種地點，因而不易掌握地點與時間，數據取得的困難度也相對提高很多；在阿富汗之監控工作也面臨許多問題，不管政府的政策爲何，毒販和反政府者都會強迫農民栽種非法作物，以賺取金錢；阿富汗地區非

---

[34] https://www.unodc.org/unodc/en/frontpage/monitoring-illicit-crop-production.html, 2019.9.5.

法作物監控只能仰賴百位調查員在當地不安全的區域進行調查訪視，調查員通常隱藏身分，以不引起注意的方式深入當地訪查，並與當地的一些領導者和農民建立良好的互信關係。替代發展專案是以社區措施加深合作，透過系統的監測與評估累積經驗，對結果深度分析與傳播，該行動計畫呼籲建立一個全球衛星遙控的監測系統與其他地面搜查技術結合，並建立替代發展的資料庫。依據聯合國的調查顯示，阿富汗在種植與加工的毒品超過全球26%以上的毒品，早已取代了由緬甸、雲南和泰國邊境組成的毒品金三角地帶，也凌駕南美洲哥倫比亞，成為世界上種植毒品最多的國家[35]。

第三節　主要國家毒品防制政策

　　吸毒者具有不同的需求，因此政府應積極提供治療與康復途徑，而醫療服務必須提供多種服務選擇措施，保證每個人都能得到適切的醫治，才是維繫基本人權的根本；及早發現吸毒行為是治療與康復過程的開始，最終階段歷程，包括協助其回歸社會。深入社會基層，幫助吸毒者進入醫療程序與戒毒機構，排除障礙，發展激勵、支持的各種措施，增加救治的人數，減少違禁吸毒行為；如果戒毒環境已具備基本醫療設備和社會的支持，社區治療（非住院）

---

[35] 按全球的三大毒品源，依據國際間及維基百科的資料記載，分別包括金三角、金新月、銀三角。金三角（Golden Triangle）：地處東南亞緬甸、泰國、寮國（老撾）三國邊境交界處，呈三角形，由於以往盛產鴉片，此而得名，占地近16萬平方公里，每年生產的毒品幾乎占世界產量的70%，自1990年代後已漸為阿富汗所取代（占90%以上），目前產量已少於5%。金新月（Gold Crescent）：橫跨西南亞，中東巴基斯坦、阿富汗和伊朗，位於亞、歐、非三大洲的邊緣地帶，生產的鴉片與海洛因，目前已取代金三角為全球之冠，主要種植作物為大麻與罌粟。銀三角（Silver Triangle）：橫跨南美洲（拉丁美洲）數國（哥倫比亞、玻利維亞、秘魯三國交界（界鄰巴西），安地斯山脈與亞馬遜河地區，甚至墨西哥和牙買加地區），為繼金新月、金三角之後的世界第三毒品基地，又因哥倫比亞、玻利維亞和秘魯三國生產的古柯鹼，幾乎壟斷了全美國的毒品市場，故有白三角之稱，其中以哥倫比亞產量最高。按美國國務院觀察，以黎巴嫩貝卡谷地山區，是海洛因製造與轉口的中心，已成為世界第四大毒品產區。另依筆者觀察，近年毒品流向的國際動態變化，另有黑三角（Three Black Triangles）：是非洲新崛起的毒品基地，包括奈及利亞、加納、肯尼亞、蘇丹和南非等五國接壤的邊境地帶，主要毒品為大麻。又隨著東南亞地區毒品輸出的沒落，實務上出現新興的金三角毒品輸出區域有一說，自稱包括白三角：由北韓製毒輸出，往中國大陸、臺灣三地所圍成之東北亞三角地帶；銀三角：以中國大陸製毒輸出，以香港、臺灣、菲律賓等區域的東亞地帶；而泰北、北韓及柬埔寨亦組成「新三角」。

是一種比較經濟的服務方式，只有極少數可能復發的人員，才需要進行住院治療。社會心理因素是戒毒諮詢治療過程中的重要部分，吸毒會影響到社會心理、經濟、行為等其他方面，組織多元專業團隊非常有助益，同時也是病人康復與融入社會的第一步，家庭積極參與，社會廣泛動員，都是康復工程與如期完成療程的重要關鍵。處方替代藥品美沙冬或丁基原啡因，對於類鴉片依賴的成癮病人，是治療的重要幫助，可以穩定生活，減少違禁藥品的吸食；因此，重新融入社會，需要個人、家庭與社會的一致支持，治療與康復措施應充分運用現有的衛生服務體系，而結合司法觀護的更生、安置保護與民間收容，輔以職訓與更生事業，以協助其生活的重建。須有高度重視醫療人員的培訓、討論與教育，並提供機會與經驗豐富的專業人員合作；設法整合服務資訊，提供治療新知，對戒毒者提供資源、支持與服務，對專業服務人員不斷教育訓練，是聯合國禁毒組織的計畫目標。

依據聯合國1971年「影響精神藥物公約」針對於毒癮者發生毒品罪行時，締約國仍得自訂規定，第20條第1項之規定獲得治療、教育、善後護理、復健並重新與社會融為一體；另依聯合國1988年「禁止非法販運麻醉藥品和精神藥物公約」之承認對於第3條第2款施用毒品犯罪之處罰，可以採取治療、教育、善後護理、康復或回歸社會的措施，以作為定罪或科處刑罰的替代辦法或附加補充措施。

關於如何增進毒品的管控觀點，依據2009年世界毒品報告（The World Drug Report 2009）所提供的建議[36]，如下。

一、藥物使用應被視為一種疾病；人們使用藥物是醫療上需要，而不是刑事懲罰。嚴重的毒品問題提供了大量的毒品市場需求，處理毒品問題的最佳途徑之一，就是縮小市場。

二、必須結束這場城市的悲劇，各國政府多以相同的失控方式管控毒品，非法種植地區的大多數毒品，是被販賣到治安瓦解的城市。應由提升住宅、就業、教育、公共服務與娛樂等服務方式，將可使社區更不易遭受毒品與犯罪影響。

三、各國政府必須執行國際協定打擊有組織犯罪；如「聯合國打擊跨國

---

[36] World Drug Report 2009 Highlights Links Between Drugs and Crime, https://www.unodc.org/documents/wdr/WDR_2009/WDR2009_eng_web.pdf, 2019.9.23.

組織犯罪公約」[37]（U.N. Convention Against Transnational Organized Crime）未能被廣泛運用，公約僅打擊洗錢（Tackle Money Laundering）、網路犯罪（Cyber-Crime）與人口販運（Trafficking in Persons）的層面是不夠的。

四、要求更有效地執法。鼓勵警察把重點放在少數的高姿態，高暴力罪犯，而不是大量的輕微犯罪者。在某些國家，監禁毒品施用者為毒品交易者的5倍，是一種警政與監獄收容成本的浪費。（In some countries, the ratio of people imprisoned for drug use compared to drug trafficking is 5:1. "This is a waste of money for the police, and a waste of lives for those thrown in jail. Go after the piranhas, not the minnows," said Mr. Costa.）

因此，敦促各國政府配合彙集更多的訊息，以更清楚瞭解世界毒品的圖像與趨勢，進而提高藥物管控的效果。防治藥物濫用的對策防治必須從3個層面著手：一、預防：健全家庭功能、強化教育宣導；二、管制與懲罰：加強藥品進口流通管制、從嚴追訴非法藥物製造及販賣者；三、勒戒與治療：運用心理輔導及行為療法、藥物治療等方法戒除成癮疾病。而國際間之毒癮戒治模式，由各國對施用毒品者之身分定位不同，可區分為病患、病犯與罪犯三種模式。對於毒品與藥物濫用者之身分定位，國際間並不一致，採用何種處遇（治療）模式以進行修法因應，須視該社會文化背景、刑事政策與整體防制成本效益考量。茲就個主要國家的防治處遇觀點整合分析如下：

一、日　本

（一）政　策

日本對於麻醉藥品、影響精神藥物、大麻、覺醒劑、鴉片的管理，主要透過該國的「麻藥五法」[38]進行。取締藥物持有等行為透過參與國際情報交換，

---

[37] 按《聯合國打擊跨國有組織犯罪公約》係於2000年11月15日由第55屆聯合國大會通過，2000年12月12日開放供各國簽署；該公約為聯合國近來在刑事司法領域制訂的重要國際法律文書，旨在加強國際司法合作、技術援助與交流，促進更有效率的預防與打擊跨國有組織犯罪，且將組織犯罪、貪污列為洗錢犯罪之前置行為（Predicate Offences）。2003年9月23日，中國政府向聯合國秘書長遞交批准書，公約於2003年10月23日對中國生效；公約同時適用於澳門特別行政區，並於2006年10月27日適用於香港特別行政區。http://www.unodc.org/documents/treaties/UNTOC/Publications/TOC%20Convention/TOCebook-e.pdf, 2019.9.17.

[38] 按日本所謂麻藥五法：即「麻醉藥品及影響心神藥物管制法」（麻藥及び向精神藥取締法）、「鴉片法」（あへん法）、「大麻管制法」（大麻取締法）、「覺醒劑管制法」（覺せい劑取締

組織技術交流，根絕藥物生產，截堵藥物走私。更生保護單位提供毒癮更生諮商與追蹤，強化保健所、精神保健福祉中心協助毒癮或中毒者及其家屬心理諮商。藥物濫用與反毒政策（Drug Abuse and Anti-drug Policy in Japan）的演進，分述如下：

日本早期反毒政策史[39]，基本上可區分爲六個時期探討：

1. 戰前時期（1931年以前）

(1) 當代製藥技術粗糙，藥物僅限於鴉片類迷幻劑。

(2) 1600年至1867年之間，政府禁止抽食鴉片及非醫療性使用。

(3) 1858年與美國簽定條約禁止鴉片輸入日本。

(4) 1897年的「鴉片法」（Opium Law, 1897）嚴格處罰鴉片的私人持有、使用、散播，違者將判以七年的監禁刑責。

(5) 經政府同意許可的廠商可以合法生產鴉片。

2. 二戰時期（1931年至1945年）

(1) 政府反毒政策有兩大方向：嚴格執行藥物相關法規並控管；鼓勵藥物走私於其他國家，特別是中國。

(2) 1932年的「鴉片法」（Opium Law, 1932）成立政府國營事業處（General Monopoly Office）控管鴉片的種植生產市場。

(3) 抽食鴉片者須註冊申請後才可使用，並需繳交稅款，成爲政府經費的收入來源。

(4) 日本國內製藥廠商開始私製大量的海洛因及古柯鹼輸入中國，當局政府對於此一工業所資助的經費跟涉及層面難以估計，目的是作爲侵略鄰國，削弱他國戰力經濟。

(5) 各類興奮劑、麻醉劑等開始被大量濫用，其中以甲基安非他命（Methamphetamine，日本二戰神風特攻隊時期稱Philopon除倦覺醒劑，非洛芃，中國大陸稱冰毒、甲基苯丙胺）被大量製造給於戰場上的士兵服用，無止盡的精力與體力來進行戰鬥。

(6) 諷刺的是，戰時政府大力支持此類興奮劑的使用，戰後卻致力於預防

法）、「麻藥特例法」（麻醉藥品図るための麻藥及び向精神藥取締法等の特例等に関する法律）。

[39] DRUG ABUSE AND ANTI-DRUG POLICY IN JAPAN MICHAEL S. VAUGHN, FRANK F. Y. HUANG and CHRISTINE ROSE RAMIREZ. The British Journal of Criminology 35: 491-524 (1995).

管制該類藥物的濫用。

3. 迷幻劑及興奮劑時期（**1945年至1954年**）

(1) 二戰後，日本國耗盡所有資源，社會經濟破壞殆盡，民心低落。

(2) 戰後藥物濫用情況氾濫原因有二：

A. 戰時大量使用興奮劑類藥物來增加士兵作戰能力與持久力，加強後方兵援工廠的生產力。

B. 作戰受傷士兵因治療被給予麻醉止痛藥劑，至使對於此類藥物成癮。

(3) 由於美國境內並沒有藥物濫用的問題，因此美軍進駐國內管制時間，對藥物濫用政策方面的管制較爲鬆散。

(4) 日本政府分別於1951年制定「興奮劑藥物管制法」（Stimulant Drug Control Law）及1953年制定「迷幻藥物管制法」（Narcotics Control Law），賦予執法機關及相關人員法律上的權利去取締違法行爲。

(5) 1954年的「鴉片法」（Opium Law）允許農民在向厚生勞動省（Minister of Health and Welfare）申請許可後可合法種植鴉片。

4. 對抗迷幻劑及興奮劑時期（**1955年至1959年**）

(1) 面對興奮劑藥物的濫用，政府於1954年與1955年修改「興奮劑藥物管制法」（Stimulant Drug Control Law），私人持有、使用、販賣將會被處以三年以上的有期徒刑。

(2) 面臨政府的新法取締，日本犯罪組織暴力團（Boryokudan）開始走私海洛因毒品來謀利。

(3) 1955年至1960年期間興奮劑的濫用情況遞減，1955年至1957年迷幻藥物的濫用情況也趨於緩和。

(4) 由於美軍占領日本時期，帶來大量麻醉藥物及興奮劑，政府單位將重心轉移至有組織的犯罪組織。

(5) 1953年修改「迷幻劑管制法」（Narcotics Control Law），允許地方政府設立取締官（Professional Narcotic Officer）進行相關的藥物取締執法工作。

5. 轉型時期（**1960年至1968年**）

(1) 安非他命（Amphetamine）等興奮劑藥物爲1950年代期最盛行的濫用藥物。

(2) 除藥物法規強力執行外，政府開始合併社區教育計畫、學校的藥物防治宣導工作。

(3) 輔導國內製藥廠商轉型生產,如巴比妥酸鹽類（Barbiturates）、鎮定劑（Sedatives）、安眠藥等。

(4) 金三角毒品運輸國的運輸悄悄侵入日本,藥物濫用類型也從興奮劑轉變成迷幻劑的流行。

(5) 1960年代早期,白板（Methaqualone）是常見的迷幻藥物,其他類興奮劑、鴉片、大麻濫用情形也很頻繁。

(6) 1960年代晚期,政府大力取締相關違法藥物的濫用,查獲量或逮捕違法人數均創新高,藥物濫用情形獲得控制,但開始出現吸食強力膠等特殊有機溶劑的濫用情形。

(7) 1963年通過新制定的「迷幻劑管制法」（Narcotics Control Law）。

6. 興奮劑及大麻時期（**1969年至1995年**）

(1) 1969年興奮劑的查獲量大幅增加,學者稱之為「興奮劑藥物的第二時期」（Second Stimulant Drug Peroid）。

(2) 日本犯罪組織開始走私大麻的進口,一種名為「Bron」的感冒止咳藥水含有甲基麻黃鹼（Methylephedrine）、可待因（Codeine）、咖啡因（Caffeine）、氯苯那敏（Chorpheniramine）等成分,使得合法藥品與毒品之間的界線越來越模糊。

依據藥物濫用防制與違法藥物走私的問題,涉及層面廣泛,且錯縱複雜,大致上可以分為四大結構:1. 走私者（Trafficker）;2. 生產者（Producer）;3. 消耗使用者（Consumer）;4. 政府機關（Office）。日本政府初期將防制取締的重點,著重在藥物的走私與相關防治策略,嚴格地強力取締違法藥物濫用行為,雖然開始可以獲得不錯的成果,但是隨著時間的變遷,犯罪組織的轉型與新興藥物的出現,使得濫用情形再度氾濫成災,日本國身處地理位置特殊,是各國毒梟轉運毒品到北美或歐洲的重要樞紐,且周邊各國包括韓國、泰國,菲律賓等國皆為毒品生產大國,故此種防制方式只能治標不是治本,以致於後期再經重新思考相關的藥物防制策略,加以重新定位,轉而將目標放在毒品使用者與生產者,結合教育宣導計畫,全民在教育,並針對國內相關非法製藥產業進行追查,使藥物政策趨於圓滿,才是日本近年來在藥物防制上成功的重要關鍵之一。

日本近代的藥物濫用防制策略[40]（Headquaters for the Promotion of Measures to Prevent Drug Abuse），可區分爲六個階段探討：

1. 藥物濫用防制五年策略（1998年至2002年）

爲採取緊急措施，快速防止二次戰後（自1945年及1969年起）的興奮劑濫用，乃至於避免第三階段刺激性藥物濫用（Stimulant Drug Abuse）在日本發生，並對全球藥物濫用問題提出正面性貢獻，因此設定四項目標：

(1) 藉由教育宣導青少年藥物濫用危害資訊，降低青少年藥物濫用行爲。

(2) 藉由有效且快速的方式阻斷逐漸增加且複雜的毒品販賣通路，以嚴格控制販毒集團。

(3) 防制濫用藥物透過邊境進入，加強國際合作，支持國際間對濫用藥物生產地區之防制政策。

(4) 支持藥物濫用者復健治療，並預防藥物濫用者治療後再犯。

2. 藥物濫用防制新五年策略（2003年至2008年）

持續採取全面性措施快速防止第三階段刺激性藥物濫用在日本發生，並對全球藥物濫用問題提出正面性貢獻，因此設定四項目標。

(1) 根絕青少年藥物濫用行爲，加強對兒童、國中、高中與中輟生充實藥物濫用防制教育。

(2) 防止毒品販賣集團或活動，加強追蹤查緝藥物濫用者。

(3) 防制濫用藥物透過邊境進入，加強國際合作，支持國際間對濫用藥物生產地區之防制政策。

(4) 藉由支持藥物濫用療法及藥物濫用者復歸社會，並給予藥物濫用者的家人充分支持與鼓勵，以防止藥物濫用者治療後再犯。

3. 第三次防止藥物濫用防制新五年策略（2009年至2012年）[41]

(1) 以根絕青少年藥物濫用爲目標，提升拒絕藥物濫用的認知。

(2) 充實對藥物濫用、中毒者及其家屬的支援，強化防止再濫用。

(3) 徹底取締販賣非法藥物組織，嚴格取締末端濫用者。

----

[40] DRUG ABUSE AND ANTI-DRUG POLICY IN JAPAN MICHAEL S. VAUGHN, FRANK F. Y. HUANG and CHRISTINE ROSE RAMIREZ. The British Journal of Criminology 35: 491-524 (1995).

[41] https://www.mhlw.go.jp/file/06-Seisakujouhou-11120000-Iyakushokuhinkyoku/3_5strategy.pdf, 2019.8.10.

(4) 阻止非法藥物秘密管道走私輸入及推動國際合作。

4. 第四次防止藥物濫用防制新五年策略（2013年至2016年）[42a]

(1) 透過加強對青年、家庭與社區的啓發，並提高規範意識來促進預防藥物濫用。

(2) 透過加強對吸毒者及其家人的治療與康復的支持，徹底防止再利用。

(3) 破壞販毒組織，徹底執行絕望濫用者，並加強關於濫用毒品多樣化的監測指導。

(4) 透過全面的邊境措施防止國內毒品流入。

(5) 促進國際合作與合作以防止毒品走私。

5. 第五次防止藥物濫用防制新五年策略（2017年至2020年）[42b]

(1) 透過以青年爲重點的宣傳和啓發，提高整個國家的規範意識，預防藥物濫用。

(2) 透過適當的治療和對吸毒者的有效康復支持防止重複使用。

(3) 破壞販毒組織，徹底執行絕望濫用者並使其多樣化，透過對濫用藥物做出快速反應來防止藥物散布。

(4) 透過全面實施邊境措施防止毒品走私。

(5) 作爲國際社會的一員，透過國際合作與合作預防藥物濫用。

6. 2019年令和元年改制後

日本自從2019年令和元年改制起，內閣府訂頒全國預防青少年犯罪預防年重點實施綱要[42c]，首重預防與互聯網使用相關的兒童性損害。優先事項如下：

(1) 對有害環境的適當對策。

(2) 促進防止藥物濫用的措施：依據藥物濫用措施促進委員會於2018年8月3日決定之「第五次防止藥物濫用防制新五年策略」外，另加強了在學校、街頭運動和活動中的預防吸毒教育機會，與家庭、當地社區和相關組織合作，以改善預防藥物濫用的指導。

(3) 防止不良行爲和首次犯罪。

(4) 預防再犯罪。

---

[42] a: https://www.mhlw.go.jp/file/06-Seisakujouhou-11120000-Iyakushokuhinkyoku/4_5strategy.pdf, 2019.9.19. b: https://www.mhlw.go.jp/content/11120000/000339984.pdf, 2019.9.19. c: https://www8.cao.go.jp/youth/kankyou/hikouhigai/pdf/r01/gekkan_youkou.pdf, 2019.9.26.

(5) 應對諸如欺凌和暴力等行為問題。

（二）組　織

在中央與地方的分工方面，中央主管機關為內閣府設置藥物濫用對策推進本部，厚生勞動省醫藥食品局監視指導。麻藥對策課（厚生勞動省醫藥食品局監視指導，麻藥對策課），日本警察廳藥物對策課專責管理毒品事務，地方則各都府縣警察本部負責，衛生單位有12個麻藥取締支所，麻藥取締官具有司法警察權，依警察勤務規定執勤，可以現場逮捕現行犯。

（三）執　法

依據「麻藥五法」規範，整理於日本藥物濫用相關刑罰與刑度對照（表4-18-1）、（表4-18-2）。麻醉藥品特例法規範沒收或追徵毒品不法獲利，並結合組織犯罪處罰法打擊幫派集團暴力分子，修制「暴力集團不當行為防治法」、「犯罪收益移轉防止法」。1980年公布施行「監獄法」，為擺脫其以往限制沉默權、嚴格懲罰、對基本人權的侵害及未遵循國際準則的國際批評，因此，為促使進一步符合世界潮流，在2006年大幅修正監獄法為「刑事設

表4-18-1　日本藥物濫用法規行為相關刑罰與刑度對照表（一）

法規／行為／刑度		輸出輸入	製造（採取）	栽培	讓與	持有	使用（施用）（吸食）
覺醒劑取締法	覺醒劑	A	A		B	B	B
	覺醒劑原料	B	B		E	E	E
麻藥與精神用藥取締法	海洛因	A	A		B	B	B
	其他麻藥	C	C	C	D	D	D
	精神用藥	G	G		移轉H	以移轉為目的H	
鴉片法				C			F
		C			D	D	F
	鴉片	C	C		D	D	
大麻取締法	大麻	F		F	G	G	

資料來源：法規行為相關刑罰與刑度對照表（一）、（二）須相互參照。

表4-18-2　日本藥物濫用相關刑罰與刑度對照表（二）

A	非營利犯	一年以上有期徒刑
	營利犯	無期或三年以上徒刑，依情狀併科1千萬元以下罰金
B	非營利犯	十年以下有期徒刑
	營利犯	一年以上有期徒刑，依情狀併科5百萬元以下罰金
C	非營利犯	一年以上十年以下有期徒刑
	營利犯	一年以上有期徒刑，依情狀併科5百萬元以下罰金（鴉片法爲3百萬以下）
D	非營利犯	七年以下徒刑
	營利犯	一年以上十年以下徒刑，依情狀併科3百萬元以下罰金（鴉片法爲1百萬以下）
E	非營利犯	七年以下徒刑
	營利犯	十年以下徒刑，依情狀併科3百萬元以下罰金
F	非營利犯	七年以下徒刑
	營利犯	十年以下徒刑，依情狀併科3百萬元以下罰金
G	非營利犯	五年以下徒刑
	營利犯	七年以下徒刑，依情狀併科2百萬元以下罰金
H	非營利犯	三年以下徒刑
	營利犯	五年以下徒刑，依情狀併科1百萬元以下罰金

資料來源：法規行為相關刑罰與刑度對照表（一）、（二）須相互參照。

施及收容人處遇法」[43]，除謀求刑事設施之妥適管理營運，同時亦尊重收容人之人權，並更加具體化促使其回歸社會處遇，依該法第82條規定對「藥物成癮者」必須實施「改善指導」的處遇[44]，並落實「更生保護法」。

（四）預防與治療

日本第三、四、五次防止藥物濫用新五年戰略目標均一再提出，應充實對

---

[43] 土井正和（1997），「國際化」的「日本型行刑」。刑法雜誌，37卷1號，頁25以下。

[44] 日本犯罪白皮書（昭和63年版），http://hakusyo1.moj.go.jp/jp/29/nfm/mokuji.html。2019年9月27日。

藥物成癮、中毒者的醫療治療處遇，充實對藥物成癮、中毒者家族的會談與支持，加強充實對藥物成癮、中毒者回歸社會的支援。

（五）特　色

　　日本強制性的保護觀察制度，規定於1939年的犯罪預防更生，係統合英、美之觀護與假釋制度，引進中間制裁處遇（渡船處遇）[45]，為新時代的社區處遇法；依犯罪者預防更生法於法務部下設中央更生保護審查會，地方更生保護委員會設於高等法院所在地，監督設於地方法院的保護觀察所執行，假釋者必須接受保護觀察官之「保護觀察」；強調社會復歸的重要性[46]。刑務所於受刑人服行期滿前，即安排規劃將受刑人調整至機構外較開放的中間處遇處所，以監外就業、日間外出工作等方式協助受刑人復歸社會。

二、澳　洲

（一）政　策

　　澳洲國家毒品策略的哲學基礎為傷害最小化（Harm Minimization）政策，是澳洲政府1985年至今決策主軸，以減少供給、減少需求與減少傷害為其毒品政策的三大策略[47]，支持病人減害政策觀點、證據為基礎（Evidence Base）、社會正義（Social Justice）、協調、整合與平衡途徑（A Coordinated, Integrated Approach, Balanced Approach）以及夥伴關係（Partnerships）[48]。

（二）組　織

　　澳洲毒品策略部長級會議（Ministerial Council on Drug Strategy）為政策的決策機關，政府行政機關最高單位為，澳洲衛生福利部（Australian Institute of

---

[45] 林順昌（2009），犯罪者處遇新動向——以日本中間處遇制度為發展中心，觀護法論（初版）。臺北：元照出版社。按中間處遇制度可再區分為社區處遇型態之「中間保護處遇」與機構處遇型態之「中間矯治處遇」，前者如中途之家（Halfway House）、保護觀察之家（Probation Home）、更生之家（After House）等；後者如開放處遇（Open Treatment）、歸休制（Furlough）、監外就業（Work Release）等。

[46] 翁弘彰（1986），建立我國觀護制度完整體系之研究。臺灣宜蘭地方法院檢察處，頁448。

[47] David Wellbourne-Wood (1999). Harm Minimization in Australia: some problems putting policy into practice. International Journal of Drug Policy, 10, pp. 403-413.

[48] 詹中原（2007年6月29日），我國地方毒品危害防制中心之研究。國政研究報告，憲政（研）096-026號。

Health and Welfare）專責。

（三）執　法

澳洲毒品策略（The National Drug Strategy），由部長級會議監督。「澳洲毒品法」（Australian Drug Law）。

（四）治　療

減害計畫（Harm Reduction Program）主要內容為擴大藥癮者HIV篩檢監測、辦理清潔針具及替代療法計畫，提供藥癮者心理諮商與教育；主要濫用毒品為海洛因，1969年時引進美沙冬替代治療法，使用藥物主要為Methadone及Buprenorphine；澳洲衛生部政策規定，每位毒癮個案每年至少接受4次尿液檢查，評估治療成效。1980年代初期，因濫用海洛因共用注射針具而導致疾病、犯罪與死亡率明顯增加，廣泛引起社會關注；此或許與其相關法規較少規定最大使用的處方量或較少加強預防藥物過量致死的教育有關[49]。1985年，澳洲推行全國對抗毒品濫用運動，通過由國家與州政府直接負責服務提供美沙冬作為替代治療，包括公私立營機構、診所、社區藥房與監獄，旨在減少毒品（不論合法或違禁藥物）對澳洲社會的危害，治療服務經費由澳洲政府與州政府、英聯邦政府與捐助人協助提供。

（五）特　色

毒品注射室，新南威爾斯州雪梨市設有唯一注射中心（Injection Center），中心不提供任何毒品或藥物，毒癮者自行攜帶藥物到中心注射，但可協助檢驗。雖然曾進行併用海洛因處方計畫進行替代療法之研究，惟政策上並不支持以海洛因處方替代療法（Heroin Assisted treatment, HAT）的方式執行。2000年「昆士蘭矯正服務法」[50]（The Queensland Corrective Services Act）即規定以社區為基礎的釋放令狀（包含假釋及自宅監禁），已為受監控者配戴電子

---

[49] 按歐洲及澳洲等國家或許因為國情不同，毒品減害計畫實施較早，其法規多僅包括替代療法的藥物、許可的醫療處方者、成癮的診斷規範、授權的醫療機構、居家服用替代療法藥物的系統等，但對於預防藥物過量致死的使用劑量等宣導規定較為不足；請參見2007 Annual report on the state of the drugs problem in Europe, http://www.emcdda.europa.eu/publications/annual-report/2007_en, 2019.8.25.

[50] https://www.ombudsman.qld.gov.au/ArticleDocuments/229/Justice_on_the_inside.pdf.aspx?Embed–Y, 2019.8.7.

監控的設備，建立法源基礎。

（六）其他處遇

新南威爾斯州毒品法庭，司法監督結合藥物治療機構處遇，替代刑罰制裁。毒品法庭團隊成員包括法官、檢察官、警察代表、律師、醫護人員、觀護人、法庭紀錄員。毒品法庭治療計畫3階段，第1個階段至少三個月，必須每週法庭報到與藥檢3次；第2個階段至少三個月，延長每兩週報到與每週藥檢2次；第3個階段至少六個月，每月報到每週藥檢2次，第3階段須證明已就業或即將就業，並有經濟自主能力。違者將遭監禁刑罰累積執行，完成治療時則由法庭成員代表及法官分別恭賀參與者，頒發證書，證明完成療程釋放。

澳州自1999年起，毒品法庭就開始運作。澳州雪梨毒品法庭的評估[51]指出，整個參與毒品法庭計畫者已顯著減少毒品的使用。維多利亞州的評估[52]亦發現，毒品法庭運作後，參與者顯著減少犯行。

三、英　國

（一）政　策

傷害最小化（Harm Minimization）政策是英國政府決策主軸，配合聯合國以減少供給、減少需求與減少傷害為其毒品政策的三大策略，支持1980年至今均以病人減害政策觀點，完整意涵，包括法律依據、對於藥物依賴者的治療、針具交換與外展人員行動，以及與社區、民間組織的結合等，發展出毒品「減少傷害」策略的衛生政策與刑事政策整合取向。

依據英國「2017年毒品策略」（UK 2017 Drug Strategy）的兩個總體目標，解決了非法毒品問題：減少非法和其他有害毒品的使用，提高人們從依賴中康復的速度。實現此目標得歸功於四個關鍵主題的支持：1. 減少需求（Reducing Demand）；2. 限制供應（Restricting Supply）；3. 恢復重建（Building Recovery）；4. 全球行動（Global Action）[53]。2008年至2018年「毒品策略」

---

[51] Freeman, K. (2002). NSW Drug Court evaluation: health, well-being and participant satisfaction. Sydney: NSW Bureau of Crime Statistics.

[52] King, J. & Hales, J. (2004). Cost-effectiveness Study - Victorian Drug Court. Melbourne: Health Outcomes International Pty Ltd.

[53] Home Office-drug strategy, http://www.emcdda.europa.eu/countries/drug-reports/2019/united-kingdom/

（Drug Strategy），包括4個分支的工作：保護社區解決毒品供應與毒品有關的犯罪與反社會行爲；防止兒童、青少年與家庭遭受濫用毒品傷害；提供新的方法來戒毒治療與重新融入社會；公眾宣傳運動、通訊與社區參與。同時，又結合2019年至2020年「毒品行動計畫」（Action Plan）[54]，規劃掌控毒品供給毒品相關犯罪、反社會行爲的前提下保護社區，預防兒童、青年及家庭因毒品誤用而造成的傷害，傳遞毒品治療及社會重整的新方法，並妥善運用社區公共傳媒，其具體的行動方案，除加強邊境走私攔截，推動社區聯合警衛計畫（Neighborhood Policing）監視毒品的運輸，著重家庭保護預防，提供治療、支持、重建生活與就業、復原及輔導，教育社會大眾，援助地方反毒社團，協助發展家庭毒品介入防制計畫；而內政部2010年當時曾制定「毒品策略」[55]的分工目標，教育部爲「預防毒品使用」（Preventing Drug Use）；內政部與法務部爲「加強執法、刑事司法與法律制定」（Strengthening Enforcement, Criminal Justice and Legal Framework）；衛生部爲「重新平衡治療，並支持無毒結果」（Rebalancing Treatment to Support Drug-Free Outcomes）；勞工部爲「支持復原，打破毒品成癮循環」（Supporting Recovery to Break the Cycle of Drug Addiction）。

（二）組　織

英國內政部毒品政策理事會（Ministerial Council on Drug Strategy），爲政府行政機關最高指導單位，由研究發展與統計理事會提供資訊，交由內政部（Home Office）毒品行動組（Drug Action Teams, DATs）執行地方毒品策略，與當地政府教育、社會服務、住宅等部門，並結合健康、觀護、監獄及志工等跨部門進行合作[56]。

---

national-drug-strategy-and-coordination_en, 2019.10.8.

[54] Natural England action plan 2019 to 2020: Building partnerships for nature's recovery, https://assets.publishing.service.gov.uk/government/uploads/system/uploads/attachment_data/file/816551/natural-england-action-plan-2019-to-2020.pdf, 2019.9.17.

[55] Home Office-Drugs: protecting families and communities' Action plan 2008-2011. https://assets.publishing.service.gov.uk/government/uploads/system/uploads/attachment_data/file/98026/drug-strategy-2010.pdf, 2019.9.21.

[56] 詹中原（2009年6月29日），從全球治理論我國毒品防制政策（Drug Abuse）之機制建構。國政研究報告，憲政（研）096-024號。

（三）執　法

　　管理非法毒品政策是依據1971年制定的「毒品濫用法」（Misuse of Drugs Act 1971, MDA）[57]將毒品分成A、B、C三個等級，A級藥物對身體造成的危害最嚴重，C級較輕，B級居中，法律上的懲罰也依此來判決（表4-18-3）；2018年「毒品濫用管制規例」（Misuse of Drugs Regulations）[58]為分類原則（表4-18-4）。1994年「毒品交易法」（Drug Trafficking Act）[59]規範沒收、禁制、扣押的法例。2005年英國「毒品法」（Drugs Act）已經將施用毒品者視為違反公共秩序罪行，政策定位為轉向社區服務；2017年至2019年英國「社區安全計畫」（Community Safety Plan 2017-2019）[60]，則以替代監禁的「公共服務協定」[61]履行勞務服務，即社區勞動服務（同意）契約，以加強毒癮更生人復歸社會及社區關係的修復，並重建個案的自我認知與信念；而「公共服務協定」成效圍繞在3個主要區塊，包括減少造成危害的發展，成就幸福的年輕人與家庭；減少造成危害健康福祉，有害的物質使用；減少造成危害的社會結果，犯罪與反社會行為；內政部「社區安全計畫」更注重的成果指標，則包括社區安全評估、社會服務成果、國家罪犯管理服務績效。對於運輸毒品者、為滿足藥癮而犯罪者依法進行告發，對監所內的受刑人進行毒品檢測，安排吸食毒品者有效的戒治療程，改善監所內的戒治照護計畫，對於戒毒工作需求規範（Drug Rehabilitation Requirement, DRR）相關政策凝聚更多社會共識。對於願意參與計畫的父母親或社團給予支持，支援地方型反毒計畫例如（Rat on a Rat），允許相關社團單位對於毒品犯罪進行匿名舉發。政府與國際組織合作攔截欲進入英國邊境的毒品走私，藉由英國重大犯罪組織局（Serious Organized Crime Agency, SOCA）、檢警單位及英國關稅稅務海關總局（HM Revenue and Customs, HMRC）打擊相關嚴重的且組織化的毒品犯罪。

----

[57] http://www.legislation.gov.uk/ukpga/1971/38, https://www.cnb.gov.sg/NewsAndEvents/News/Index/misuse-of-drugs-act-(mda), 2019.9.19.

[58] http://www.legislation.gov.uk/uksi/2001/3998/contents/made; http://www.legislation.gov.uk/uksi/2018/1383/made, 2019.9.11.

[59] https://www.legislation.gov.uk/id/ukpga/1994/37?view=plain; http://www.emcdda.europa.eu/countries/drug-reports/2019/united-kingdom/drug-laws-and-drug-law-offences_en, 2019.9.16.

[60] Home Office - Community Safety Plan 2017-2019. https://www.rbkc.gov.uk/sites/default/files/atoms/files/Community%20Safety%20Plan%202017-19_0.pdf, 2019.9.26.

[61] PSA Delivery Agreement 25: Reduce the harm caused by alcohol and drugs, HM Government, https://www.nao.org.uk/wp-content/uploads/2008/10/07081049.pdf, 2019.9.15.

表4-18-3　英國1971年毒品濫用法分級表

級數	品項	最大刑責
A	海洛因、LSD、安非他命（注射劑型）、古柯鹼、粗製古柯鹼、魔菇、美沙多	持有：七年以下有期徒刑 供給：無期徒刑
B	安非他命（口服劑型）、甲基安非他命、大麻、派醋甲酯（Ritalin）、可待因	持有：五年以下有期徒刑 供給：十四年以下有期徒刑
C	愷他命、GHB、苯二氮平、煩寧	持有：二年以下有期徒刑 供給：十四年以下有期徒刑

資料來源：http://www.homeoffice.gov.uk/drugs/drug-law/。

表4-18-4　英國2001年毒品濫用管制規例分類原則表

類別	分類基本原則
1	管制藥品如LSD及鴉片類等非醫療用藥，須經內政部核准後方得持有與供給。
2	處方用藥如嗎啡及海洛因類，由於此類藥物具傷害性，依特殊需求進行控管，如依據處方箋用藥與領用保管備查等；使用或持有此類藥物均需登記註冊。
3	管制藥品如巴比妥鹽類在特殊處方箋、保管、需求等需控管。
4	管制藥品如苯二氮平類，安眠鎮靜劑類在特殊處方箋、保管、需求等，使用尚不需控管。
5	製作管制藥品的低濃度製劑。

資料來源：http://www.legislation.gov.uk/uksi/2001/3998/contents/made。

（四）教育與治療

在政府層級，成立「國家處遇政署」（National Treatment Agency, NTA），首要任務即是提高毒品治療的能力、增加毒品治療的可及性與便利性。為整合地方的健康、社會、警察、教育、監獄服務部門等團隊運作，內政部下設149個Drug Action Teams（DATs），以家庭式的服務模式，與地方維持良好的夥伴關係；毒品減少傷害係以合法處方藥物作為治療基礎，由開始嚴格禁止的犯罪取向，轉變成疾病、治療取向；1980年時引進美沙多替代治療法，主要濫用毒品為海洛因與古柯鹼，少部分為安非他命濫用；因而9成均以美沙多（Methadone）替代藥物治療，少部分使用丁基原啡因（Buprenorphine）；政府衛生部門鼓勵開業醫師與專科醫師合作，治療前期（至少三個月）必須在專家的監督下服藥，約有30%至50%的重度依賴藥物者接受美沙多的治療，

70%有接受其他（如針具交換、販賣針具）減害協助。提供懷孕婦女愛滋病毒的檢測，減害計畫的介入，盡可能地主動接觸並改變毒癮者藥物使用行為。1984年試辦後，英國藥物濫用諮詢委員會（Advisory Council on the Misuse of Drugs, ACMD）因毒癮共用針具傳染愛滋病流行嚴重，建議政府實施針具交換，在針具交換點（藥局占8成），提供保險套、漂白水（供消毒）及教育諮詢；外展工作人員的發送；藥物治療應該建立階段性行為改變目標，一開始先停止針具共用的行為，接下來停止注射毒品，減少毒品的使用，最終的目標是停止使用毒品。青少年預防計畫內容，包括進行藥物教育、健康促進相關活動，及社區的介入預防措施，解決問題並回復健康。對於社會及家庭造成傷害的個案背景，確保違法者或可能致孩童於高危險環境，且吸食毒品的父母，趕快進入戒治照顧系統。確保社會福利系統支持藉治療程的再介入與個人化，讓相關層級提供必要的協助，並刺激有毒品使用問題的個案有動機可以接受治療、訓練及工作輔導等，至少須包含以下：1. 強制要求領取失業幾付的毒品濫用者能夠與提供戒治治療的專科機構進行討論，才能接受工作尋找輔導（Jobseeker Direction），或是焦點工作會談（Work Focused Interview）的服務；2. 加強各相關輔導單位的合作關係，如此才能使正在領取救濟金的毒品濫用者，被轉介到適合的戒治治療服務系統。

（五）特　色

英國政府推動政署制度係為提升行政效率和品質，監獄服務政署（Agency），亦為因應轉型民營化之前奏，如同行政法人化後，改變為契約型態的服務關係，2007制定「罪犯管理法」（Offender Management Act）。雖有特定針具注射點，比較不支持國家設置海洛因注射室（Heroin Injection Room）與主動提供檢驗毒品純度服務的理念。英國特別針對監獄實施減害（Harm Reduction）措施，改善監獄中藥物濫用者的醫療照護，以控制HIV/AIDS的傳染問題。替代藥物規定，可評估讓穩定的病人帶回家按期服用[62]。警察可將藥癮者轉介到機構治療。1972年以後，「社區服務」（Community Service）已成為代替短期自由刑之重要措施。英國第一個有關觀護制度的立法，係1879年制定的「簡易裁判法」（Summary Jurisdiction Act），規定對於輕罪犯，得施予

----

[62] https://www.avert.org/professionals/hiv-programming/prevention/harm-reduction, https://harmreduction. org/wp-content/uploads/2012/01/SPPPGVersion2-3-1-2011.pdf, 2019.9.1.

觀護處遇[63]；1887年再度制訂「初犯者觀護條例」（Probation of First Offender Act），將前述簡易裁判法的適用範圍擴大至二年以下的輕罪。

　　1907年英國國會又通過「犯罪人觀護法」（Probation of Offenders Act）[64]，首創職業觀護人由法院任命之，觀護人成為法院中正式編制之職員。1948年「刑事審判法」廢止了1907年「犯罪人觀護法」，1948年8月1日實施「觀護施行細則」成為英國現今觀護制度的基礎立法[65]。英國經由3次的刑事司法的修正始完成（必須有多數觀護人）共識；第1次為1967年，導入假釋制度及治癒病後療養制度（After Care）。第2次在1972年，導入社會服務命令制度（Community Service Order）及附加觀護處分的報到制度。第3次在1982年，法院於決定觀護處分或對少年實施監督命令時，能於該命令之中加入附帶性條件，並擴大社會服務命令的適用對象至16歲。英國觀護制度專責機構為保護觀察所，觀護人執行觀護命令（處分）、社會服務命令，並經營運作觀護中途家庭或中心，從審前調查至被判以觀護處分，均受社會高度之重視[66]。1998年The Crime and Disorder Act提出自宅監禁的電子監控[67]方案；在法案的第99條及第100條中規定：「當受刑人入獄服刑滿三個月至四年，若其通過風險評估，則可於服刑期滿前一段時間，申請改服自宅監禁宵禁令（Home Detention Curfew, HDC），將被電子監控介於二週至二個月，一天將至少被監控九小時。」於1999年，電子監控擴及中間處遇制裁場所（Half-way Point）[68]。2001年「犯罪預防服務法」（Criminal Defence Service Act 2001）。英國創新提供「處方藥販賣機」[69]，服務外出旅遊，須定時服用處方藥的人。

---

[63] 房傳珏（1977年6月），現代觀護制度之理論與實際。著者發行，頁58。另參http://www.opsi. gov. uk/RevisedStatutes/Acts/ukpga/1881/cukpga_18810024_en_1，2010年4月1日。

[64] http://www.legislation.gov.uk/ukpga/Edw7/7/17/enacted, 2019.9.12.

[65] 陳揚明（1975年6月），觀護制度與觀護立法之研究。國立臺灣大學法律學研究所碩士論文，頁78-80。

[66] 陳淑貞（1998年6月），觀護制度一元化之研究。中央警察大學犯罪防治研究所碩士論文，頁41-42。

[67] http://www.legislation.gov.uk/ukpga/1998/37/section/100/enacted?timeline=false, https://assets. publishing.service.gov.uk/government/uploads/system/uploads/attachment_data/file/756230/code-of-practice-electronic-monitoring.pdf, 2019.9.25.

[68] http://www.legislation.gov.uk/ukpga/2015/2/notes/division/2, https://assets.publishing.service.gov.uk/government/uploads/system/uploads/attachment_data/file/428204/cjc-act-circular.pdf, 2019.9.25.

[69] 按為服務外出旅遊，須定時服用處方藥的人，英國政府與衛生部支持試辦，推出由加拿大Pharma Trust公司開發，採用水泥基座和鋼製機身，當時造價約5萬英鎊（約臺幣2百35萬元）的「醫藥

四、中國香港

（一）政　策

　　吸毒是生病的行為，販毒才是犯罪行為。

（二）組　織

　　保安局轄下禁毒處統籌禁毒策略，立法建議；懲教署負責罪犯改造與協助更生。

（三）執　法

　　由香港警務處和香港海關負責毒品政策執法；懲教署執行「更生中心條例」、「監管及社會服務令條例」（釋囚回歸社區）、「釋囚條例」相關規範。依「危險藥物法」規範非法製造危險藥物（毒品）罰款500萬元港幣及終生監禁；非法販運危險藥物（毒品）罰款50萬至500萬元港幣，監禁三年至終生監禁；非法供應（包括醫生非於診療機構醫療目的之供應他人施用）危險藥物（毒品）罰款1萬至10萬元港幣，監禁三至十五年；非法持有、注射及吸食危險藥物（毒品）罰款10萬至100萬元港幣，監禁三至七年。

（四）預防與治療

　　由政府與民間共同參與結合社區，運用多元化治療、1976年全面實施美沙冬替代治療計畫，衛生署指定的美沙冬診所共有20間，均由政府特約的機構提供執行服務；民間機構宗教色彩濃厚，以社工及心理師為主要治療者，提供財物援助或法律難題的服務。戒毒治療與康復計畫包括，懲教署推行的強迫戒毒計畫。衛生署提供的美沙冬自願門診計畫、自願住院戒毒治療康復計畫、

中心」（MedCentre）的處方藥販賣機，可以二十四小時販售處方藥，有大小兩種不同機型，較小機型販售3百種處方藥，較大機型則提供多達2千種處方藥，每份藥品都裝有微晶片方便電腦判讀給藥；使用者將處方箋插入機器後，用機器附設的電話與1名合格藥劑師進行視訊通話，藥劑師看了處方箋後確認購買的藥品無誤，機器才會給藥，並列印1張用藥須知給使用者，使用者可以信用卡或現金付帳。已經在5家以上醫院設置，逐漸推廣到街頭、購物中心與鄉村地區。惟此方案可能導致藥師裁員、營業縮減，及患者無法取得適當用藥的諮詢與建議，且不易防止偽造處方箋的問題。不過，也解決英國醫院體系藥師不足的問題，大幅降低處方藥成本。http://www.legislation.gov.uk/ukpga/2001/4/contents，2019年9月1日。

濫用精神藥物者輔導計畫、醫院管理局的物質誤用診所醫療，公費給付[70]。訂有「藥物倚賴者治療康復中心條例」，明定合法的藥癮治療與康復機構（非經政府指定經營即視爲犯罪，罰款5,000元港幣，監禁六個月）。美沙多家屬會是香港政府推動美沙多替代維持療法計畫中，發展最爲成功的項目之一，組織進而發展成爲醫療輔助隊成員（依「醫療輔助隊條例」約聘進用，部分爲戒毒成功人士轉職）的重要組成來源，甚至成功的發展成爲獨立的民間社團組織。1982年香港戒毒會引進治療社區理念。禁毒處轄下之「藥物濫用資料中央檔案室」負責蒐集、整理、分析法定陳報機構（強制通報）所提供的濫用或治療機密資料。任何未經法定程序的紀錄披露即屬犯罪，可處罰款及監禁六個月。禁毒處委由香港社會服務聯會推動「戒毒治療與康復服務三年計畫」，視青少年濫藥爲一種社會偏差行爲（Deviant Behaviour），理念與取向著眼於治療及康復的過程，而非懲罰阻嚇，因此，配合措施以達至治療及康復爲目標，而及早介入及多元治療及康復服務爲重點。另外，青少年毒品犯轉向處理計畫（Drug Diversion Programme），由懲罰模式到早期介入、復康模式的典範移轉；目標是用刑事司法機制，及早防止藥物濫用者再次落入毒網[71a]。

（五）特　色

　　懲教署負責3間中途宿舍，協助監管釋囚，重新融入社會，「監管試釋計畫」、「釋前就業計畫」與「有條件釋放計畫」的在囚人士、戒毒所成年戒毒者及根據「監管釋囚計畫」釋放。4間更生中心（三至九個月），安排重返社會的一年監管服務。懲教署對吸毒囚犯實行二個月至一年強制戒毒治療，釋後一年法定監管。監管服務的成功率，以法定監管期內沒有再被法庭定罪的更生人士所占百分率計算。就戒毒者而言，更須在該期間內不再吸毒。依據2018年統計[71b]，各類懲教院所及監管計畫的成功率分別爲，勞教中心100%；教導所79%；戒毒所52%；更生中心96%；監獄計畫下的青少年在囚人士97%；「監管下釋放計畫」100%；「釋前就業計畫」100%；「釋後監管計畫」100%；「有條件釋放計畫」100%；「監管釋囚計畫」95%。年輕（年齡介乎14歲至20歲）犯人88%，其治療期爲二個月至一年，計畫以治療、紀律訓練、工作計畫、戶外體力活動與全面的監管服務爲主，獲釋後還須接受一年的法定監管。

---

[70] 2000年12月香港保安署禁毒處。https://www.nd.gov.hk/tc/agenda.htm。2019年9月12日。

[71] a: https://www.nd.gov.hk/tc/treatment.htm, 2019.9.21. b: https://www.csd.gov.hk/tc_chi/about/abt.html, 2019.9.21.

保安局自2009年即提出對有合理懷疑吸毒的人士進行強制毒品檢測的建議，旨在及早辨識吸毒者，協助治療及康復。

（六）其他處遇

尚未設毒品法庭與毒品注射室。

五、中國澳門

（一）政　策

政策走向「控制供應」與「減低需求」。

（二）組　織

社會工作局防治藥物依賴廳轄下之戒毒康復處負責戒毒治療及康復。

（三）執　法

保安司及社會文化司負責政策執法。

（四）預防與治療

自願戒毒門診戒毒模式，與長期住宿治療康復，委託民間經營戒毒院舍。多元戒毒康復服務，進行濫藥監測。未有替代藥物治療。吸毒總人數約為3,700人，82%使用海洛因為主。每年平均花費5,870萬元的個人及社會總成本，占全部費用的14.6%。

（五）特　色

有6個民間戒毒團體，推行福音戒毒與受政府資助。

六、荷　蘭

（一）政　策

吸毒者視為有健康問題的病人，而非視為罪犯，道德譴責非難，無法解決問題，不能代替好的政策。禁毒哲學在於寬容，減害取向；認為適當地放開軟毒品反而會使人們遠離毒品，使青年人更有活力。硬毒品如海洛因、古柯鹼與安非他命，因對公眾健康構威脅，政策以減害為原則，目標不僅要求戒斷毒

癮，而在盡量減少對個人健康的傷害，且政策的目為提供政策管理的出口，以減少接觸販毒的機會；道德必須尋找最好的辦法，降低社會問題的危害。

（二）組　織

「衛生福利及運動部」主導毒品政策，負責協調。

（三）執　法

法務部、內政部執行「鴉片法」（Opium Act），「麻藥法」（The Narcotics Act），在毒品戰爭與立法中間採妥協的立場，1976年開始，荷蘭把毒品分為硬毒品與軟毒品不同看待。

（四）預防與治療

戒毒治療制度包括醫院與診所的服務，住院治療戒絕毒癮，設有酒精及藥物治療全國診所網絡，以門診方式為吸毒者提供護理，包括免費供應美沙冬替代治療、心理治療與輔導，在拘留所、監獄或警察局亦可取得美沙冬藥物。高度成癮者由員警、自願者組織與市立健康服務局聯合列入特殊計畫管理，目的在於為吸毒者提供監控點，確保在安全與乾淨的地方進行，設有日間照護中心收容、夜間庇護、庇護所；並為街頭服務與染毒性工作者提供日間收容所。另因應高齡化設有老人之家。

（五）特　色

1976年開始，毒品分硬性毒品（海洛因、古柯鹼與安非他命）對公眾健康構成威脅，政策是以減低危害為原則，不僅戒斷毒癮。與軟性毒品提供一個有管理的出口，集中有限的警力面對極大貪污與有組織的犯罪。大麻採開放式管理，在咖啡館供應大麻，惟仍有限店內使用、年齡需滿18歲以上、買賣限5公克以內等相關規定，另自2003年9月1日起開放供醫療使用，同意大麻為處方藥。亦實施海洛因治療成癮。成癮者納入特殊計畫，為吸毒者提供監控點，如為海洛因吸食者建立老人之家，給予一份合法的收入，買食品與毒品。

七、新加坡

（一）政　策

政府界定藥物濫用者為「病犯」。採用刑事制裁與戒癮治療雙管齊下的手

段。強化執法公權力，與國際共同合作打擊毒品犯罪，提倡社區無毒生活，重視預防教育，病犯之矯治輔導，仍以嚴刑峻罰爲主。

（二）組　織

內政部中央肅毒局（Central Narcotics Bureau, CNB）[72]成立於1971年，與新加坡警察隊（Singapore Police Force, SPF）同屬內政部（Ministry of Home Affairs），除扮演打擊毒品犯罪之執法專責機構外，並負責執行預防毒品犯罪宣導、施毒用品犯治療，與更生與協助吸毒者重返社會。

（三）執　法

1973年開始實施「毒品濫用法」（Misuse of Drug Act），強力執行法律，禁止毒品的交易，強制使用毒品者接受戒毒。從1975年開始，交易或販賣海洛因與嗎啡者可被處以死刑，此法案也將死刑犯擴大至大麻、鴉片及一些安非他命種類的刺激物。持有一些毒品也可能被處以鞭刑。規定有關毒品犯罪行爲構成要件、執法機關、行動及刑罰、吸食毒品成癮者的矯正治療等。藥物濫用管制條例以藥物濫用管制法將刑罰區分成死刑、長期監禁、鞭刑、罰金等方式。非法運輸、進出口海洛因超過15公克或大麻超過500公克判處死刑，持有或施用海洛因則最高判處新加坡幣20,000元罰金或十年監禁或併罰；對於濫用海洛因、嗎啡等，經兩次戒治均無法戒除之頑劣病犯，留有相關前科紀錄者，或有一次拒絕尿液檢驗之紀錄者，會處以長期監禁與鞭刑。「興奮物質法」（Intoxicating Substance Act）[73]所稱之興奮物質，係指含有本法附表所列之化學化合物，具有釋放毒性的煙霧或氣體之特性，吸入後將誘使或導致興奮狀態之物質[74]。本法附表僅有一項甲苯（Toluene）化學化合物，可謂防制甲苯濫用法，亦即防制吸食強力膠行爲的特別刑法，除實體規定以外，並有許多刑事程序（例如驗血、武器使用、逮捕、沒收、證據法則等）的相關規定。在刑事制

---

[72] https://www.cnb.gov.sg/, 2019.9.30. 按新加坡中央肅毒局設局長、副局長各1人，局內四個主要外勤行動編組分別爲毒品情報科（Intelligence Division）、毒品執法科（Enforcement Division）、毒品監管科（Supervision Division）及毒品調查科（Investigation Division）；另設有防制教育室（Preventive Education Unit）。

[73] https://sso.agc.gov.sg/Act/ISA1987, 2019.9.15.

[74] "intoxicating substance"：means any substance having the property of releasing toxic vapours or fumes which contain any chemical compound specified in the Schedule and which when inhaled induces or causes a state of intoxication.

裁方面，向疑似濫用興奮物質之人，販售或提供興奮物質者，本法處二年以下有期徒刑，或5千元以下罰金，或併罰之。濫用揮發性興奮物質者，本法科處六個月以下有期徒刑，或2千元坡幣以下罰金，或併罰之。

（四）預防與治療

被逮捕的使用毒品者必須接受強制性的戒毒治療，戒毒治療後長時間的監控被視爲保護社會其他人的安全、減少毒癮者的犯罪。從1992年開始，新加坡成立了毒癮戒治中心，提供使用鴉片，或因吸食鴉片被判處有罪兩次，或尿液檢查未通過的再犯，移送到矯正機構管理的戒毒所（Drug Rehabilitation Center, DRC）強迫戒治。

新加坡的戒毒所共分5階段強迫吸毒者戒治：第一階段爲「戒毒期」，除年齡50歲以上爲早期鴉片吸毒者得施用美沙冬（Methadone）去毒外，其他人全部以「冷火雞」（Cold Turkey）法強迫去毒爲期一週，以戒除吸毒者對毒品之依賴。

第二階段爲「復元期」，經過一星期之戒毒階段後，緊接著戒毒者有一至二星期的復元期，期間係依戒毒者成癮程度與健康情形而定。

第三階段爲「教育期」，以一週時間教育有關毒品之危害、相關法令，以及社會、家庭與朋友關係。

第四階段爲「體能訓練期」，以數月的時間用軍事化的管理與訓練毒癮者之體能訓練與紀律，同時加強個人與團體的諮商輔導。

第五階段爲「職能治療期」，最後每位毒癮者都能依其興趣及治療中心所能提供的設施分配一種技能訓練，一方面培養工作倫理，一方面培養工作能力，以便使其出所後得到較佳的工作機會。爲強化戒毒成效，新加坡政府又於1990年推出三階段個別處遇計畫：

第一階段爲「機構性處遇與復健」，此階段戒毒者必須在不同戒毒所經歷嚴厲規律生活，在剝奪自由環境下，遠離毒品一段時日，身體操練著重恢復個人健康，同時在康復過程強調自律之重要性。密集諮商將提供戒毒者各種應付問題基本技術與能力。

第二階段爲「機構性白天外役工作計畫」，其目標在於使吸毒者透過戒毒所監督性白天外役工作計畫來加以調整，允許戒毒者白天外出工作，工作完畢返回戒毒所，就康復過程而言，介紹就業爲主要部分，因此必使其忙碌且經濟上有生活能力，也惟有如此方能使戒毒者回到自由社會時能有較好適應。除

此，尚需接受定期與不定期尿液篩檢。

第三階段為「夜晚住家白天外出工作計畫」，此階段促使戒毒者及其家庭容易完全恢復適應，戒毒者可以繼續工作，工作完畢返家，惟在規定時間內留在家中，以保證不再回到其過去不良同輩團體中，從事不定期實施尿液篩檢，來瞭解吸毒者是否故態復萌。此階段戒毒者被定位在電子追蹤系統上，在其足踝上裝置電子監控器，家中安裝監視系統與電話連線，此種系統在於保證戒毒者同意於工作外之特別規定宵禁時間內遵守各項規定，如果違反，連線家中電話監視器就會自動發現，此時在CISCO總監視中心將立即發出警告。其他尚有社區性戒毒處遇、新加坡莎拉朗公園戒毒所、新加坡矯正企業公司等提供配套處遇[75]。

（五）特　色

1991年新加坡監獄局由戒毒所於所實施的外出工作制度，首次使用電子監控[76]，針對藥物濫用者施以電子監控的家庭監禁方案；並於1992年擴大運用於警察部門，而在1997年再擴大運用至感化訓練釋放後的更生保護人；至2000年適用於即將出獄之人犯，其作法乃是將悛悔實據之人犯提早假釋，運用家庭監禁搭配電子監控在家執行監禁處遇；如此，人犯即可維持工作及就學機會，監督人員透過電子監控系統可以掌握有無違反規定，同時，也將刑罰的執行擴及至犯罪人的家庭及社區，促進社區共同參與監督人犯的矯治處遇。

八、中國大陸

（一）政　策

吸毒者或因個人使用行為（無被害者），或因輕忽初犯（犯人），或成為被害者，或招致成癮（病人），故而，單純吸毒行為者理應具有多重法律身分，因此，雖然行為違法，但並不構成刑事犯罪，係歸屬違反治安管理的行政處罰範疇，吸毒行為在該法制實施後，已非採刑事犯罪的法律處理。公安禁毒部門堅持四禁並舉、預防為本、嚴格執法、綜合治理的方針。自1990年12月18

---

[75] Misuse Drug Act, https://sso.agc.gov.sg/Act/MDA1973, 2019.9.20.
[76] 黃徵男（2014），新加坡刑罰、獄政與青少年犯罪防治策略。中華民國矯正協會會刊，獄政園地黃男文集。

日，「第7屆全國人民代表大會常務委員會」第17次會議通過的「關於禁毒的決定」[77]，即已對毒品犯罪的種類及其刑罰，對吸毒者的處罰和強制戒毒等全面規定，並明確規定對走私、販賣、運輸、制造毒品犯罪的普遍管轄權。

（二）組　織

以國務院下設之「國家禁毒委員會」作為禁毒領導體制，縣以上地方各級人民政府根據工作需要設定禁毒委員會，負責加強對禁毒工作的組織、協調與指導工作。

（三）執　法

公安局中國於禁（販）毒的執法相當嚴格，且有死刑的訂定在法令上的訂定。中國2007年底「禁毒法」[78]為其第一部禁毒工作的基本法，係以行政罰兼具刑事罰的法制設計精神為主體，且堅採教育與處罰相結合的原則為輔，更強化對於毒癮者之戒癮與監控、發展社區治療與社區幫教、強化全民反毒的毒品政策，以健全毒癮者處遇與並促使毒癮者回歸社會。大陸「刑法」重懲販賣、持有毒品，有妨害社會管理秩序罪，走私、販賣、運輸、製造毒品罪；販賣鴉片1千克以上、海洛因或者甲基安非他命50克以上、販賣毒品集團的首要分子、武裝掩護販賣毒品的、以暴力抗拒檢查、拘留、逮捕，情節嚴重的、參與具組織性國際販賣活動的，處十五年有期徒刑、無期徒刑或者死刑，並沒收財產；同時，隨販賣毒品的數量不同而有刑期差異，持有毒品亦然[79]。

（四）預防與治療

中國之毒品戒治體系，整體而言包括自願戒毒、社區戒毒、強制隔離戒毒（含勞教戒毒）、社區康復戒毒、幫教戒毒、美沙冬替代治療等，以往原以強制戒毒為主體，自禁毒法實施後，業已分別向前向後擴展社區戒毒及社區康復戒毒體系，原來以強制戒毒（三至六個月）、勞教戒毒（一至三年）為主的戒毒體系，將改為以社區戒毒（三年）、強制隔離戒毒（二至三年）、社區康復（三年）為主的戒毒體系，致法定戒毒保障週期已由原來的最長三年，改變為現行最長九年，以降低復發再犯率；公安機關對吸毒者應依法進行登記，除

---

[77] http://big5.china.com.cn/zhuanti2005/txt/2002-06/12/content_5158603.htm, 2008.8.4.

[78] http://big5.xinhuanet.com/gate/big5/www.nmg.xinhuanet.com/zt/2008-06/25/content_13644261.htm, 2008.7.31.

[79] http://old.npf.org.tw/PUBLICATION/NS/091/NS-C-091-488.htm, 2008.8.4.

自願從事戒毒者外，並可以責令吸毒成癮者至其戶籍所在地（或現居地）之各級政府所立的社區戒毒所接受強制戒毒，並簽訂社區戒毒協議，以落實戒毒措施；對強制戒毒後又吸毒者，一律送司法部門管理的勞動教養所，在勞動教養中強制戒毒；各戒毒所執行教育、感化、挽救的方針，依法實施嚴格及科學文明的管理；戒毒所都對戒毒人員進行安全科學的戒毒治療，進行法制教育、道德教育和嚴格的行爲矯正訓練[80]。此外，中國最近更進一步預定草擬強制戒毒條例，向各界徵求法規意見，以期落實社會監控、幫教措施，社會戒毒管理，成立社會戒毒工作小組，專業社會服務組織，達成戒毒力量專職化、專業化，保障提高戒毒成效。2004年6月，國家禁毒委員會在雲南昆明召開了全國禁毒工作會議，確定了「禁吸、禁販、禁種、禁制並舉，預防爲本，綜合治理」的禁毒工作方針，在全國部署開展了打擊「金三角」毒品入境與跨區域販毒活動專項行動、遏制毒源專項行動、全國掃毒行動。針對海洛因，亦積極探索，建立強制脫毒、身心康復、融入社會功能於一體的戒毒康復新模式，明確要求各省（自治區、直轄市）、吸毒問題嚴重的市（地、州、盟）與吸毒千人以上的縣（市、區）都要建立1至2所戒毒康復農場、工廠，依托強制戒毒場所、勞教戒毒場所建成一批綜合性的戒毒康復場所，用足一年的強制戒毒期限和二年的勞教戒毒期限，對戒毒人員進行生理脫毒治療后，轉入康復環節進行心理矯治和康復鞏固。

　　毒品濫用的種類，主要包括海洛因等傳統毒品和冰毒（安非他命）、搖頭丸、氯胺酮（愷他命）等新型毒品。國家禁毒辦發布《2018中國毒品形勢報告》指出，截至2018年底，目前登記在冊的現有吸毒人員達240.4萬至255.3萬名[81]，男性占84.6%，女性占15.4%；年齡分布情形，35歲以下占58.1%，與往年相比年齡持續下降；由濫用種類分析，濫用合成毒品人員151.5萬名，占60.5%；濫用鴉片類毒品人員95.5萬名，占38.1%；濫用大麻、古柯鹼等毒品人員3.5萬名，占1.4%。濫用冰毒（安非他命）人員135萬名，占56.1%，冰毒已取代海洛因成爲濫用人數最多的毒品。同時，大麻濫用繼續呈現上升趨勢，濫用大麻人員2.4萬名，同比上升25.1%。全國吸毒人員總量仍在緩慢增長，同比增加6.8%。國家毒品實驗室檢測，全年新發現新精神活性物質／新興影響精神

---

[80] 中華人民共和國公安部（2008），禁毒白皮書，http://www.court.gov.cn/zixun-xiangqing-81372. html。2019年5月31日。

[81] http://www.xinhuanet.com/2019-06/19/c_1124640853.htm, 2019.9.2.

物質（NPS）31種，也正在快速發展蔓延是目前全球面臨的問題。

完善戒毒工作體制[82]，由原來的主要靠強制禁毒、勞教禁毒為主，改變為更多元化戒毒形式的社區戒毒、強制隔離戒毒、社區康復及場所康復戒毒，此外，尚有其他，自願戒毒、美沙冬替代（維持）治療等多種措施，且戒毒的期限將依據吸毒者吸食毒品的種類、成癮程度等分別安排戒毒期程。社區戒毒可協助吸毒初犯及老弱病殘孕等吸毒者；社區戒毒期間，參與戒毒人員須簽訂戒毒協議，在保障其合法權益的前提下，應遵守該條款；倘嚴重違反協議，則可實施強制隔離戒毒。2009年全國共強制隔離戒毒17.3萬人，執行社區戒毒、社區康復10萬人；美沙酮（冬）藥物維持治療擴展到27個省分的668個門診，累計治療23.6萬人，目前穩定治療已達11萬多人；持續三年以上未復發的人數達到6.8萬人。目前，中國有583家強制戒毒所，對多次復吸、無家無業、無幫教條件的吸毒人員，推廣雲南、海南等地做法，鼓勵他們自願留場就業，從根本上解決屢戒屢吸問題。針筒注射毒品的吸毒者感染愛滋病病毒的感染比率有55.3%，而開始引入美沙冬作為愛滋減害的試驗，從2004年即已啟動了用美沙酮（冬）替代毒品的社區藥物維持治療工作。

（五）特　色

禁毒是全民社會共同責任，包括政府部門、民間社會團體、企事業單位以及其他組織與公民，且應依法履行禁毒職責或義務；禁毒宣傳教育規定專章，以預防為主，綜合治理，禁種、禁制、禁販、禁吸並舉的禁毒工作方針，並開展各種形式全民禁毒宣傳教育；法定禁毒工作保障，規定政府實行統一領導，有關部門各負其責，社會廣泛參與禁毒的工作機制、保障機制；在入學、就業、享受社會保障等方面不受歧視；以人為本、重人文關懷，關鍵是體現了以人為本的戒毒理念。法令明確規定吸毒成癮人員應戒毒治療的責任；「吸毒必戒」是吸毒人員的法定義務，有助於吸毒人員樹立戒毒決心，端正戒毒動機，不僅挽救吸毒人員，同時更加強治療、教育。

（六）其他處遇

未設毒品法庭與毒品注射室。

---

[82] 郭崇武（2006年12月），中共公安機關強制戒毒工作概述。展望與探索，4卷12期。https://www.mjib.gov.tw/FileUploads/eBooks/d0ce187ca8b5449080304b3cc7aafcba/Section_file/0bfb1ffa85f24e2fac71e794df026012.pdf，2019年8月7日。

九、美　國

（一）政　策

　　美國認爲吸毒是生病的行爲（病犯），販毒是犯罪的行爲。2009年即提出美國國家毒品管制政策，推動無毒校園學生吸毒檢測、社區、職場，並協助員工計畫。依據1970年「藥物濫用預防及管制綜合法案」[83]（Comprehensive Drug Abuse Prevention and Control Act of 1970）第二章列「管制物質法」（Controlled Substances Act, CSA），美國毒品之分級，主要依據毒品之醫療價值、危害程度及被濫用成癮的可能程度等爲指標，將毒品管制分爲五級，第一級是危害最大且無醫療用途的毒品，第五級則爲較不具成癮風險且具有醫療用途的濫用藥物。訂定「防制甲基安非他命流行法」（The Combat Methamphetamine Epidemic Act, CMEA），主要係針對含麻黃（Ephedrine）、假麻黃（Pseudoephedrine）、去甲麻黃（Phenylpropanolamine）之非處方藥（Over-the-counter, OTC Drugs）等，加強規範銷售之限制措施。美國於1988年成立白宮毒品政策管制辦公室（White House Office of National Drug Control Policy, ONDCP），同時美國國會亦通過白宮毒品政策管制辦公室授權法案（Office of National Drug Control Policy Authorization），法案期限爲五年，期滿後需再次經國會立法授權，最近一次獲得授權爲2008年，目前仍繼續運作中[84]。國家毒品控制政策白宮辦公室（ONDCP）的主要政策如下：

1. 哥倫比亞計畫（Plan Colombia）

　　哥倫比亞爲美國毒品市場的主要供應國之一，爲去除威脅，布希政府於2000年正式啓動哥倫比亞計畫；目標在遏止哥倫比亞毒品交易活動與古柯植物的栽種，直至2006年爲止，美國對哥倫比亞政府的援助已經超越4億美金，其提供之協助，包括提供哥國政府軍設備以及其他反毒措施等等。有論者認爲，該計畫成效不彰，哥國毒品原植物仍在2005年增加21%，而且極有可能迫使美國涉入哥國內戰。美國對其他南美洲國家亦提供類似援助，但是否眞能減少毒品植物的栽種或非法藥物的生產，美國加州大學Dr. Shihlung Huang亦持保留態度。

---

[83] Comprehensive Drug Abuse Prevention and Control Act of 1970 (P. L. 91-513, October 27, 1970).

[84] https://www.whitehouse.gov/ondcp/additional-links-resources/authorizations-language/; https://www.loc.gov/item/lcwaN0003262/, 2019.9.7.

2. 根除毒品原植物（**Eradication of Narcotic Crops**）

美國的毒品政策制訂者，一向支持在毒品植物被製作成毒品或交易至其他國家之前，先將毒品生產國土地毒品植物根除的策略；理論上可減少毒品產量，以非毒品植物的農作物取代毒品原植物之後，不僅非毒品輸出國受惠，亦可減少毒品生產國的非法走私之情事。美國的根除毒品原植物（Eradication of Narcotic Crops）計畫提供毒品生產國消滅毒品植物之除草劑，以及農藥噴灑器等相關設備。但論者指出，該計畫成效亦有限，只要美國本土繼續有毒品需求，新的毒品提供者就會立刻源源不斷地填補供給出現的空缺，此由國際間的毒品流動經驗，已得到證實。

3. 貫徹法令執行（**Interdiction and Law Enforcement Activities in Drug-Producing and Drug-Transiting countries**）

美國另一項毒品政策，是在境外攔阻毒品抵達美國本土；為超過70個以上的國家提供反毒訓練，主要負責機構為DEA。DEA提供禁毒策略，如藉由加強執法以及司法系統瓦解毒品交易網絡，或如何削弱毒品犯罪組織的領導力等。雖然在境外攔阻毒品，是阻止毒品進入美國本土的最有效方式，但有其侷限性；美國為貿易大國，每天均有大量貨物由境外以陸運、海運、空運的方式進入美國，依據情報逐一搜索港口或倉庫數以百萬計貨品的策略，其可行性及成功率均降低。

4. 經濟制裁與經濟援助（**Sanctions / Economic Assistance**）

美國與毒品生產、運輸國的外交模式，係採取「胡蘿蔔與鞭子」的策略；凡與美國合作控制與對抗毒品生產、交易的國家，均將受到美國的獎勵，如經濟援助，進入美國市場等；反之，不合作的國家，將遭受美國的經濟制裁。有論者指出，美國經濟制裁策略，將使被認定為不合作的國家的人民產生反美情緒，結果將與預期情況完全相反；另外，當栽種毒品原植物有高經濟價值，即獲益高於栽種成本的30倍以上時，將難以說服阿富汗農民，依循美國的根除毒品計畫或其他替代計畫，因無法抗拒高獲益之毒品原植物的誘惑，結果實令人沮喪。

（二）組　織

白宮下設「國家毒品政策管制政策辦公室」（White House Office of National Drug Control Policy, ONDCP）負責決策，國會通過白宮毒品政策授權法

案期限爲五年；主要濫用藥物專責機構爲物質成癮精神醫療衛生與心理衛生服務部（SAMHSA）；美國國家藥物濫用研究所（NIDA）及各州政府；聯邦緝毒署（Drug Enforcement Administration, DEA）爲美國最主要之毒品問題主管機關，在2002年911事件前隸屬於美國司法部，目前則隸屬國土安全部門。

（三）執　法

　　DEA負則執法，主要工作包括：1. 執行逮捕毒販工作、搜索逮捕和出庭作證。結合當地警力執行任務，並有飛機、船隻協助；2. 管制合法藥品、管制先驅化學物品的製造、運輸與販賣；3. 蒐集、分析情報，並散布情報給相關單位，包含國外執法單位。設置情報中心提供情報資料查詢，並追蹤觀察相關線報，指揮其他單位支援監控或執行任務；4. 蒐集策略性情報、分析毒品的製造、交易趨向；5. 調查沒收因販毒所獲得的資產，並執行資產分配工作；6. 協助其他各國執法單位，提供相關經驗與情資執行跨國合作[85]。毒品依持有種類、持有量與犯次不同刑罰，毒癮者需接受矯正治療，視爲病犯。低量持有首度犯罪者（除罪化），僅處以行政罰鍰，全額繳納且經矯治後無再犯，可銷毀相關紀錄。根絕毒品生產，破壞毒品交易市場。自從美國通過第一個以處理藥物濫用爲目標，以刑事懲罰爲主要手段的1914年「哈里遜法案」採取刑事威嚇理論的邏輯，美國的毒品戰爭已經進行了幾乎超過一世紀。1970年代晚期，尼克森總統正式宣布毒品戰爭開始。此時美國仍將毒品問題視爲國內問題。1980年代，在美國的雷根／布希兩位總統的任期內，美國政府在控制違法濫用上盡了空前的努力。雷根政府甚至開始動用軍隊進行毒品監督與檢查等工作，雷屬風行的嚴刑禁止。1980年代，美國強調強力執法以扼制毒品濫用行爲的擴散，雷根政府對毒品問題採取「零容忍」（Zero-Tolerance）政策。不僅毒品交易者或慣用者，甚至偶然觸法之毒品使用者，亦會遭受嚴厲處罰。在老布希政府時代，宣稱毒品是美國最的嚴重威脅，更加嚴刑峻罰，其結果，明顯使得刑事司法系統負擔過重，監獄人滿爲患。在1990年代，柯林頓政府重視經濟議題的程度高於毒品戰爭，並且將毒品的生產與運輸的焦點轉移到拉丁美洲，尤其是哥倫比亞。在911事件之後，布希政府更加重視軍隊在毒品戰爭的角色。小布希政府甚至將國際反恐運動與國土安全視爲第一優先，並趁機將毒品戰爭與恐怖活動相連結；並陸續同步接受以醫療與藥物方式，如丁基原啡因及美沙

----

[85] https://www.dea.gov/documents/2019, 2019.9.7.

多維持（替代）治療的處遇方式。

（四）預防與治療

1964年，紐約市開始使用美沙多作替代治療，並取得理想成績。持續擴大採行之趨勢；美沙多代用治療計畫因此擴展為治療海洛因毒癮的重點公眾健康措施。而治療的機構主要有，醫院戒毒中心、社區診所、治療性社區。大部分的毒癮戒治醫療費用由保險給付補助。美國地方民間成立的「Treatment Accountability for Safer Communities, TASC」[86]，為個案觀護追蹤輔導計畫之管理單位。藥癮的毒品使用者之治療處遇介入型式有下列7類型，1. 美沙多維持療法（Agonist Maintenance Treatment）；2. Naltrexone拮抗劑治療法（Narcotic Antagonist Treatment Using Naltrexone）；3. 門診戒毒治療（Outpatient Drug-Free Treatment）；4. 以治療性社區為主之長期居住處遇（Long-Term Residential Treat Ment）；5. 以12步驟為方法設計基礎之短期居住處遇（Short-Term Residential Treatment）；6. 搭配藥物控制的醫療解毒（Medical Detoxification）；7. 與醫療結合的司法處遇（Treating Criminal Justice-Involved Drug Abusers and Addicts），包含以監獄為基礎之處遇（Prison-Based Treatment Programs），以及以社區為基礎之處遇（Community-Based Treatment for Criminal Justice Populations）。主要毒品濫用為大麻，次為古柯鹼。

（五）特　色

1878年美國麻州實施了世界上第一個觀護法案，現代觀護立法之基礎者為1925年美國國會批准通過之「聯邦觀護法」（The Federal Probation Act），在美國假釋者必須接受「假釋後監督」（Parole Supervision），且側重於個別化，依罪刑輕重規定觀護其間為二至五年[87]；目前在社區服刑者約占所有被審判者之四分之三。白宮主張，在保護公民權利（Civil Rights）方面，藉由支持出監之犯人回歸社會，提供之毒癮犯職業訓練、物質濫用及健康諮詢，以降低再犯及累犯（Reduce Crime Recidivism by Providing Ex-Offender Support），並建立監所至職場之獎勵計畫，以增進出犯人之就業率與工作維持率。支持及協助甲基安非他命毒癮者接受社區治療。2008年制定「來安線上藥品消費者保護

---

[86] https://www.ncjrs.gov/pdffiles/drugsupr.pdf, https://www.ncjrs.gov/pdffiles/155281.pdf, 2019.9.21.

[87] 金文昌（1998年6月），「成人觀護法析論」。臺灣臺中地方法院檢察署87年度研究發展報告，頁52-54。

法」（Ryan Haight Online Pharmacy Consumer Protection Act）[88]，擴大保護網路流通的合法（處方）交易消費。

（六）其他處遇

美國自1989年開始進行了「毒品法庭計畫」（Drug Courts），擴大運用毒品法庭（Expand Use of Drug Courts）由法官為核心來主導病犯戒除毒癮，整合社會資源，透過提供醫療、諮詢、教育或監禁等多元處遇方案，期能矯正吸毒犯得以回歸社會。如能通過戒癮計畫的考驗，就有機會獲判免起訴或者獲得免刑；否則將予以制裁或除名（即重回刑事法庭）。而從美國經驗證明，毒品法庭能顯著降低再犯率，目前全美的毒品法庭上看5千個。由於社區矯治處遇優於監獄服刑成效，歐巴馬總統提供初犯、非暴力罪犯的替代監禁的藥物康復安置計畫。以加州發展的121個毒品法庭為例，分為三種型態[89]，包括其一，29個毒品依賴法庭（Dependency Drug Court）提供父母必要的親職技巧，戒除其物質濫用的問題，始能免於法院管收親權（Parental Rights），使兒童被安置在寄養機構中的人數。其二，76個成人法庭（Adult Drug Courts），對於物質濫用的成年罪犯，以專業團隊持續的關懷與監控管理，提供至少為期十二個月密集、持續性戒治評估，以戒治（Treatment）取代監禁（Incarceration）。其三，16個青少年法庭（Juvenile Drug Courts），是在法院持續的監督下，對涉及物質使用的偏差青少年，立即提供密集的干預措施。

十、歐　盟

（一）政　策

歐盟（The European Union）毒品政策係以減少供給、減少需求與減少傷害為三大毒品政策方向；透過對抗毒品生產、交易之行動方案，強化與毒品有關之犯罪預防，透過防治手段與減少毒品濫用、依賴，以及降低毒品對健康及社會危害之行動方案，達成高層次之健康維護、安寧及社會的凝聚力；強化歐洲國家的協調機制，確保反毒行動方案能互補，期使歐盟及國際友邦的反毒

---

[88] https://www.psychiatry.org/psychiatrists/practice/telepsychiatry/toolkit/ryan-haight-act, http://npl.ly.gov.tw/pdf/6698.pdf, 2019.9.29.

[89] Department of Justice (1997). Defining Drug Courts: The Key Components. https://www.ncjrs.gov/pdffiles1/bja/205621.pdf, 2019.9.9.

政策能有效執行[90]。歐盟除2005年至2012年「反毒策略」（Strategy on Fighting Drugs），並提出2013年至2020歐盟毒品策略及其行動計畫（The EU Drugs Strategy 2013-20 and its Action Plans），並包括有兩個五年《2013-2016年、2017-2020年歐盟毒品行動計畫》做為執行評估[91]。內含除了有加強新興毒品合成及先驅化學物質之邊境供應、物流管制與司法互助機制，國際毒品監控合作計畫，並建構毒品需求減少交換計畫及資料庫，建立歐盟專責反毒的國家級部門交換資訊的機會，立法強化學校預防教育，發展選擇性特殊族群目標預防計畫，及早介入改善危險因子，提供多元化的復原治療計畫可近性，擴大照護服務的涵蓋範圍與增進戒癮復歸，發展替代監禁毒品濫用者的處遇模式，減少因毒品濫用死亡等核心工作策略。

（二）組　織

以歐盟議會協調歐洲各國的運作機制，縱使如此各國政策間仍有一定的差異性。政策經常為首者，如英國2008年至2018年「毒品策略」（Drug Strategy）[92]、2008年至2011年乃至2019年至2021年開放政府的「毒品行動計畫」（Action Plan）[93]，規劃掌控毒品供給毒品相關犯罪、反社會行為的前提下保護社區，預防兒童、青年及家庭因毒品誤用而造成的傷害，傳遞毒品治療及社會重整的新方法，並妥善運用社區公共傳媒，其具體的行動方案，除加強邊境走私攔截，推動社區聯合警衛計畫監視毒品的運輸，著重家庭保護預防，提供治療、支持、重建生活與就業、復原及輔導，教育社會大眾，援助地方反毒社團，協助發展家庭毒品介入防制計畫；2017年至2019年「國家社區安全計畫」（National Community Safety Plan）[94]，則發展替代監禁的「公共服務協

---

[90] 行政院研究發展考核委員會（2005），毒品防制政策整體規劃報告。

[91] http://www.emcdda.europa.eu/attachements.cfm/att_6792_EN_relazione_catania_en.pdf; http://www.emcdda.europa.eu/system/files/publications/2735/EU%20drugs%20strategy_updated2019.pdf; http://www.emcdda.europa.eu/topics/pods/eu-drugs-strategy-2013-20_en, 2019.10.22.

[92] Home Office-drug strategy. http://www.emcdda.europa.eu/countries/drug-reports/2019/united-kingdom/national-drug-strategy-and-coordination_en, 2019.10.8.

[93] UK National Action Plan for Open Government 2019-2021. https://www.gov.uk/government/publications/uk-national-action-plan-for-open-government-2019-2021, 2019.10.7.

[94] Home Office-National Community Safety Plan 2017-2019. https://www.rbkc.gov.uk/sites/default/files/atoms/files/Community%20Safety%20Plan%202017-19_0.pdf; https://www.researchgate.net/publication/227641884_The_UK_Core_Executive's_Use_of_Public_Service_Agreements_as_a_Tool_of_Governance, 2019.9.16.

定」（Public Service Agreements, PSAs）。

（三）執 法

巨觀而論，歐盟係以簽訂政治協定，經由聯合國國際公約的批准、重大議決、指令，及成員國政治協定會議與司法互助等的方式，整合各成員國之非法毒品施用相關法規、策略、行動方案；另一方面微觀而論，正由於歐洲議會未有制定法律之權利，因而計畫透過「歐洲毒癮監測中心」（The European Monitoring Centre for Drugs and Drug Addiction, EMCDDA）展開，「歐洲鄰里政策」（European Neighbourhood Policy, ENP）[95] 伙伴國家（Partner Countries）的行動計畫，已從2004年起陸續結合東歐及部分中區的16國組合，藉由毒品監測與情資的交換、掌控，將更能提升歐洲共同聯盟的正義、安全、自由、合作，促使各國密切合作打擊非法藥物，提升整體的執行效率。另一方面，也已經透過歐盟部長級會議，通過有關的政治協定，將各國對所謂微量毒品非法交易的刑期儘量予以一致化，調整微量非法毒品買賣之刑期界定於一至三年的刑度，而大量或嚴重影響人體健康之毒品非法交易刑期則界定於五至十年刑度，以期嘗試將各成員國相關刑責的一致化（法規諧和化），將有助於非法藥物交易的防治與查緝工作。在2014年至2020年間投入為150億歐元。

綜合國際間衛生照護體系常見的處遇型態，可包括機構式、非機構式，或社區式等，而司法系統處遇型態，則常見司法處遇、社區處遇（Community Treatment）及介於二者之中間性刑罰（Intermediate-Punishment），若能進一步研究，深入瞭解較易被接受之吸毒病犯轉向處遇追蹤輔導方式；另由於目前國內司法保護與社會福利體系收容藥癮戒治之中途之家（Half-Way House）及戒治村非常不足，亟待建構適切的保護支持環境。有鑑於各界對於社會安全制度發展的殷切期待，基於社會防衛的思維，實應建立系統性之司法分流篩選、分級鑑別機制，斟酌對少數重大連續累犯、暴力或再犯危險性極高之毒品犯處遇，考量排除於司法社區處遇範圍，而仍裁定以持續監禁方式加強治療；另一方面，亦思考如何取法德國法制精神，排除施用毒品輕罪者入監，改以宣告罰金刑，建立大眾社區接納、與不同程度之加強（密集觀護）監督的保安處分機制，配合提供持續的心理輔導介入措施；又如英國視施用毒品者為違反公共

---

[95] https://ec.europa.eu/neighbourhood-enlargement/sites/near/files/2004_communication_from_the_commission_-_european_neighbourhood_policy_-_strategy_paper.pdf; http://www.emcdda.europa.eu/, 2019.10.6.

秩序罪行，故以替代監禁（刑罰）的「公共服務協定」（PSAs）履行勞務服務，即社區公共勞動服務（自我同意）契約，以加強毒癮更生人復歸社會及社區關係的修復，並重建個案的自我認知與信念。進而，設置結合司法監督及治療服務，而以毒品司法轉向處遇的專業性（如青少年及成人毒品法庭）「毒品法庭」（Drug Court）[96]；確實回歸毒品政策採行「寬嚴併濟」之刑事政策，對於輕微、非暴力、單純施用毒品者定位具「病患性犯人」採行寬厚之刑事政策，慢性習慣犯、連續施用毒品犯則考量其成癮治療方案的適切性，採取個別化監禁或社區處遇的可行性，予以積極治療，並視其康復、增能情形，調整納入「減害計畫」相關模式，加以處理，惟僅對於提供（製、賣、運輸）毒品者，併有暴力傾向或反社會人格者，則應採行嚴厲之刑事政策；足見法規檢討的改善，尚有相當的空間，未來整體修法的涉及層面亦非常廣泛，工程相當複雜並且艱巨，必須集合各部會先進的共同智慧，戮力開創新局。由於目前社會條件尚未完全成熟到足以完全除罪之程度，在有限資源下，為有效規劃調節刑事司法體系的運作效率，司法機關實應建立專責的毒品政策實證分析制度，同時調節刑事司法「前門」及「後門」機動策略，結合「社區警政」制度的規劃，推展「安全社區」與「充權」理念，繼續擴大「臺灣健康社區六星計畫」的推展層面，建構完整的「國家社會安全計畫」，強化更生觀護輔導制度，設置轉銜收容的社區矯治服務中心，設計戒癮療程，大幅提升治療質量，始為符合監禁矯治的法制立意，改變施用行為偏差，減少毒品再犯。在刑事政策與立法上，短期先落實除刑不除罪的政策，以司法監督毒癮者社區治療為主，對不願參與社區治療或社區治療無效之毒癮者，施以機構內治療為輔，達到以社區治療及強制戒治替代刑罰，藉由刑事司法轉向措施，逐漸邁向對毒品施用者的實質除罪化（Decriminalize Drugs）[97]。

---

[96] https://www.nadcp.org/news/; http://www.ncjrs.gov/spotlight/drug_courts/Summary.html, 2019.10.12.

[97] 即法令與刑事政策上仍將毒品施用行為視為犯罪，但由於刑事司法體系藉由轉向制度之運作，在實質上已不對毒品施用者處以刑罰，而基於藥癮疾病的國際觀點，改採醫療矯正模式處遇，以減少刑事司法體系的負擔。

第四節　臺灣藥物濫用防制政策之檢討與建議

　　毒品犯矯正處遇制度的改善以及毒品刑事司法政策制度的檢討，向來均列爲各國刑事司法及獄政改革的最優先課題。對於未來國內毒品犯的刑事處遇政策及法制調節方向，其中是否應就施用毒品者擴大導入公共衛生疾病醫療模式的處遇觀點，及推動毒品犯修復式正義精神與建立藥癮戒治社區復健預防再犯之刑事司法觀護、保護、安置處遇措施，並調整刑事司法資源配置與毒品矯治處遇政策管制手段，均爲各國司法體系的負擔。

　　司法、獄政、警政、社政、勞政、衛政及學界等面臨的課題，並有待進一步深入探討建立共識。而部分國內法官亦主張採取「微罪不舉」，倘能以其他矯治教育、替代處遇方案進行配套設計，包括單純施用毒品犯的社區服務、毒品法庭的專業團隊組合處遇（如優先試辦於濫用明顯成長的女性施用毒品犯），以及發展任何減少阻斷與家庭及社會連結的替代措施，特別是逐漸受到關注的社會心理處遇，均有助於降低再犯循環，疏緩法院之積案，即可減少司法資源之浪費。另對於監所毒癮者矯治之處遇成效，再累犯不斷攀升及出所後再犯時間縮短提前等問題，國內應否接續推廣刑事訴訟法緩起訴與認罪協商制度的精神，同時並參照刑法增修緩刑制度的發展方向，持續擴大推動毒品施用者「有條件除刑而不除罪」的適用範圍，進一步調整修正「毒品危害防制條例」而採取毒品處遇政策的轉向，對於初犯、單純吸食或施打毒品者、抑或對於輕罪、非暴力犯、少年犯等，其毒品刑事政策改採較符合國際趨勢、人道化之適當司法或社區處遇方案，並結合附帶履行輔導治療與社區服務令等條件之執行方式，以利藥癮者復歸社會之康復政策及支持環境建構，均有待尋求與建立社會整體共識。

一、藥物濫用防制政策的轉向

　　各國藥物濫用的防制實務，往往會影響國際公約的走向。國際毒品減害防制觀念推動多年萌芽後，2003年10月聯合國第四號「毒品風險管理公約」草案第9條即已指出，就各國毒品針頭交換計畫（Needle Exchange Programs, NEPs）提供指引，除要求各國須遵守該國法律外，每一締約國可提供NEP裝置，以減少因藥物注射使用者（Injecting Drug Users, IDUs）共用針頭與注射設備感染共通性疾病的風險。NEPs是針對在提供一個更健康的環境給予IDUs，

因此可減少他們感染共通性疾病的風險，特別NEPs可以減輕IDUs重複使用與共用針頭的風險，更進一步，須加強NEPs執行回收使用過之針頭，因此幫助其控制在社區中不安全的使用（如在遊樂場、公共廁所等）以及因血液而發生的感染。

（一）替代監禁多元處遇

東南亞國家，特別是日本的國家刑事政策，近期雖仍處在擴大刑法統制爲方向的積極立法活動，但事實上，並沒有積極的實證，得以證明刑法統制的有效性，同時證實這些情況的資料，也從沒有被公開過；或許是由於日本大力推動社區處遇，保護觀察制度落實，再加以認罪協商制度的法律彈性，因而監獄也從未發生爆滿的窘境。

有關監獄問題之研究大致指出，監禁刑罰之執行功能具有部分負面作用，例如對於受刑人自主性之剝奪及安全感之喪失等，尤其受刑人可能受到監獄化（Prisonization）或過度收容後集體管教之負面影響，而附和偏差次級文化。因此，晚近刑罰專家乃強調對短刑期輕（初）犯者，宜盡量避免採行監禁刑罰，而以刑罰較寬鬆之社區性處分代之；社區處遇之所以成爲未來刑罰執行之趨勢，除有助於分散及瓦解受刑人偏差次級文化之形成，並有減輕受刑人與管教人員之間可能的對立衝突狀態[98]。

（二）修復式正義的發展

我國近年來推動的修復式正義（Restorative Justice），又稱社區性司法（Community Justice）或整合性司法（Integrated Justice）的刑事司法觀念與作法，其與聯合國的「第四號毒品風險管理公約」觀念極爲接近，係一種以社區爲機制，透過會議、調解（Mediation）、道歉、寬恕、賠償、服務、社區處遇等方式，回復犯罪所造成的傷害、和平解決犯罪案件的仲裁制度；具體的說，應包括3個「R」的組成，即責任（Responsibility）、修復（Restorative）與再融合（Reintegration）；因此，亦有認爲是現行刑事司法體系的轉向或替代性機制，是司法多元性以及以國家爲核心的司法制度外的另一種選擇，最大特色是較強調滿足被害者的需求以及透過社區來解決衝突與反社會行爲，優先適用於處理輕微犯罪、惡性不大的非暴力性犯罪、初犯、吸毒案件，主要用於

----

[98] 蔡德輝、楊士隆（2019），犯罪學（修訂新版）。臺北：五南圖書出版公司。

非暴力犯罪或低再犯風險者；亦適用於一般公司犯罪；加拿大最高法院逐漸爲修復式正義與應報式司法畫出界線，認爲嚴重犯罪者，以及違反附條件假釋或緩刑者，仍需處以監禁與隔離；國家對於嚴重影響生命財產與社會安全者的刑罰權，通常也不太會授權社區或一般民眾決定。學者Braithwaite（2002）曾列舉修復式正義的核心價值是，治療重於處罰、道德學習、社區參與及照顧（犯罪者等）、有尊嚴的對話、責任與修補傷害[99]；透過社區集體的參與、協商（Agreement），彼此同理心（Empathy）的認知明恥再整合[100]（Reintegration Shaming）才能產生情緒智慧（Emotional Entelligence）的司法轉型；相關研究[101]指出，經由執法人員具有承諾約定、責任分擔等投入的情感上修復司法，所提供職業訓練、藥物治療的社會服務處遇，較能產生預防再犯的效果。Vermont矯正局認爲修復式正義（Restorative Justice）主要用於非暴力犯罪或低再犯風險者[102]，不論庭外調解或審判圈（Sentencing）、家庭團體會議（Family Group Conference）的審前轉向與社區修復委員會（Community Restorative）的協議等，已成爲落實社會犯罪預防與非正式刑事司法保護功能的重要課題[103]。理論上結合司法體系與個人毒癮治療的修復式正義最佳場所自然是毒品法庭，是一種國際司法體制下，搭配各項專業分工的毒品處遇手段之一，非常值得嘗試推廣的方式。

二、國內毒品危害防制相關法令變遷

　　由法制演變觀之，專司毒品政策管理之「毒品危害防制條例」（Drug Prevention and Control Act）其前身爲「肅清煙毒條例」，其中亦隱含特別刑法之一的「麻醉藥品管理條例」之部分條文移轉而來；我國對於毒品之管制，係以「毒品危害防制條例」來規範，依據「毒品危害防制條例」第2條第4項之規

---

[99] Braithwaite, J. (2002). Restorative Justice and Responsive Regulation. Oxford, UK: Oxford University Press.

[100] Braithwaite, J. (1989). Crime, Shame and Reintegration. Cambridge, UK: Cambridge University Press.

[101] Fonagy, P. & Kurtz, A. (2002). Conduct disorder. In P. Fonagy, M. Target, D. Cottrell, J. Phillips, & Z.Kurtz (Eds.), What Works for Whom? A Critical Review of Treatments for Children and Adolescents. NY: The Guilford Press.

[102] https://nacrj.org/2019-conference, 2019.9.27.

[103] Stuart, B. (1996). Circle Sentencing: Turning Swords into Ploughshares. In B. Galaway & J. Hudson (Eds.), Restorative Justice: International Prespectives. Amsterdam: kugler.

定：「醫藥及科學上需用之麻醉藥品與其製品及影響精神物質與其製品之管理，另以法律定之。」而以規範合法醫療使用，並以行政罰設計為主之「管制藥品管理條例」其前身係為「麻醉藥品管理條例」轉變而來，此種行政法制亦形成合法「施用」、「持有」「毒品」之「阻卻違法」事由；同時，在另一方面「管制藥品管理條例」亦為醫事法規中「藥事法」的特別法，其「製造」及「輸入」有別於「藥事法」中未經核准擅自輸入之「禁藥」及未經核准擅自製造之「偽藥」。「毒品危害防制條例」之主政機關為法務部（檢察司），「管制藥品管理條例」之主政機關為衛生福利部食品藥物管理署（前行政院衛生署管制藥品管理局），「藥事法」之主政機關為衛生福利部食品藥物管理署（前行政院衛生署藥政處），三者間的法制環環相扣，在面對施用、持有等行為的「抽象危險犯」關係界定時，將會產生強烈的刑法與行政法間的行政從屬性關係，也產生了彼此間的緊張關係。

「毒品危害防制條例」於1998年5月20日公布施行後，強調「施用」（第一、二級）毒品者為兼具「病人」與「犯人」（即「病患性犯人」）之特質雙重身分之受保安處分人（簡稱「病犯」），採「生理治療」與「心理復健」雙管齊下之戒毒矯治作為，並以「治療勝於處罰」，「醫療先於司法」的理念，且以「生理解毒」、「心理復健」、「追蹤輔導」三階段式戒癮體系為方針，並首創監禁前之保安處分作為，主要措施分為「觀察勒戒處分」及「戒治處分」，先將施用毒品者先安置於「勒戒處所」觀察其是否成癮並戒斷其身癮發作之症狀，即所謂之「生理治療」，如無顯著成效仍有繼續施用毒品傾向者，則進一步送由「戒治處所」執行強制戒治，不僅對於吸毒犯進行勒戒，並運用心理、社工評估、多元化課程、宗教輔導等戒治處遇課程，以去除其對毒品之心理依賴，戒治處遇分3個治療階段進行，包括調適期、心理輔導期、社會適應期，以培養戒毒者之責任心與堅定意志，增加戒毒決心，戒除其對毒品之心理依賴，並協助其回歸社會，戒治後能使生活邁入正軌，遠離毒害。所以在處遇規定方面，醫療處置之保安處分屬於原則，科處刑罰應屬例外，而採取此種「保安處分為主，刑罰手段為輔」之雙軌制，意在兼收刑事法上「特別預防」與「一般預防」之功效，立法精神完善，亦為近年毒品刑事政策之主軸。該條例因認施用毒品者具「病患性犯人」之特質，降低施用毒品罪之法定刑，確立「有條件除刑而不除罪」的政策，對於施用毒品者「第一次」被查獲時，於犯罪未發覺前，自動向衛生署指定的醫療機構請求治療，醫療機構不必將其向司法警察機關舉發，且在治療情況下（並未追蹤，個案有無完成戒治），應為不

起訴處分或為不附審理的裁定。在執行上以勒戒（戒除身癮）及強制戒治（戒除心癮）的保安處分為主，以自由刑為輔，以體現「治療重於處罰」的理念，使我國之反毒政策產生重大變革。

依「毒品危害防制條例」2003年7月修法緣由觀之，該條例因原本僅分為三級毒品管制，無法與「管制藥品管理條例」之行政管制互相配合，為避免第四級管制藥品流入非法遭致濫用，卻無相關處罰規定，故同步改為第四級毒品（新增第四級品項表列）規範；並增訂第三、四級毒品無正當理由，不得擅自持有，及不得擅自製造或施用毒品器具之規定。此期間修法重點，尚包括因原所訂施用毒者之刑事處遇程序過於繁複，例如未了之前案與再犯之新案間，一般刑事訴訟程序與觀察勒戒、強制戒治執行程序交錯複雜，於法律適用上引發諸多爭議，致司法機關須依其不同犯次而異其處置，遂經修正將犯次簡化為凡「五年內再犯（施用或持有毒品）者」，不再施以觀察勒戒或強制戒治處分，而依法追訴或裁定交付審理，卻無規劃適切的機構戒治作為；同時，原規定為強制戒治執行滿三個月，即須停止強制戒治付保護管束，認無法提升強制戒治之成效，再犯率仍偏高，而將強制戒治期間延長修正為六至十二個月，至無繼續強制戒治之必要為止，強化執行徒刑施予教化矯正，然此時實施於所外之保護管束處遇方式，卻於修法時遭到刪除。再就勒戒處所，由法務部委託於醫院內附設之規定，因有執行上之困難，而看守所或少年觀護所附設勒戒處所缺乏醫療專業人員，無法落實觀察勒戒業務等問題，因此，陸續於臺北新店、臺中、高雄、臺東等成立4所專業戒治所，以期提升強治戒治之成效；另自2020年1月15日新修法以後，修正規定為觀察、勒戒或強制戒治執行完畢釋放後，三年後再犯第10條（施用第一、二級毒品之罪者），則逕行聲請法院裁定；經由以上發展經過對照法務部施政資料顯示可知，過去修法策略主軸係以簡化程序（自5年內再犯者、修正為3年內再犯者不再施以觀察勒戒或強制戒治而逕入監）、延長強制戒治期程（延長戒治）、試圖改善勒戒設施資源（未補實醫療相關人力缺額）、以強化監禁教化、提升矯正成效（新設戒治所），惟均未達到相當的理想，依據法務部統計資料顯示，再累犯率以往維持在5成至6成，近因施用累犯入監大幅提高，且再犯時間越來越短，已出現再累犯近逼8至9成之譜。

由於毒品犯出監所後反覆再犯的行為，已突顯保安處分的司法觀護處遇的迫切性與必要性，除可繼續推動地方「毒品危害防制中心」成為獨立機關或專責一級單位之法制化外，並可參照美國、加拿大、德國、日本、中國大

陸等國法制，融合入原有觀護法制（The Draft of Probation Act）的精神，研議出我國未來推動所需的社區矯治法制（The Draft of Community Corrections and Enforcement Code）[104]，另依據「保安處分執行法」也可研議設置地方的保安處分執行處所，或者社區矯治中心（Community Correction Center, CCC）、中途宿舍（Halfway House）等短期安置場域，以及中間性處遇機構等配套措施，亦已成爲我國必要的解決途逕。同時，尚須整合毒品犯資料庫避免輔導個案流失，鼓勵轉介個案加入，並整併刑事司法獄政管理、前科與相關治療、輔導資訊之歸戶作業，繼續提升成效，已成爲替代治療所面臨下一階段的重要挑戰。因而，法務部「毒品成癮者單一窗口服務」之計畫內容爲開發毒品危害防制中心案件管理系統及建置毒品成癮者總歸戶資料庫彙總作業平台，其規劃理念係整合檢、警與監獄矯治、觀護、毒品防制機構及戒毒醫療院所之資訊交換網絡，將離開監所之毒品成癮者評估輔導紀錄完整且即時地轉入各縣市毒品危害防制中心的管制系統，並彙整至「毒品成癮者總歸戶資料庫系統」，以期透過警察、衛生、社政、職訓、毒品危害防制中心等輔導機關之追蹤輔導與協助（圖4-18-4），全程管控後續輔導階段與各項作爲，並藉由資訊系統有效的整合、管理與追蹤機制，達到降低毒品成癮者再犯之目標（圖4-18-5）。已於2008年底完成系統開發，自2009年起進行機關（臺北市、新北市、桃園縣、臺南縣及臺東縣毒危中心）試辦作業且陸續全面推廣應用，相關工作模式與資訊推廣，除著重在協助個案的追蹤輔導外，掌握時間序列的動態監控，計算出政策條件式介入後的出降低再要，仍在整合從個案進入刑事司法體系後的犯行累積，連續性服務的管理情形，因而，提供特定權限輔導與管理人，在公務保密的前提下，普及相關查詢資訊，始能發生相乘的效果。

　　2013年爲了強化反毒分工作戰效能，依據行政院（第7次及第8次）毒品防制會報主席裁示事項，法務部擬定「防毒拒毒緝毒戒毒聯線行動方案」[105a]，目標首重降低需求，平衡抑制供需。政策方向：（一）「防患未然」（防毒）：管控先驅化學品，避免非法使用。（二）「武裝自己」（拒毒）：防止毒品施用人口增加。（三）「拔根斷源」（緝毒）：斷絕毒品供給。（四）

---

[104] 參見全國法規資料庫，http://law.moj.gov.tw/。2019年9月21日。

[105] a: https://antidrug.moj.gov.tw/dl-199-664387b0-84d4-4ca8-b42e-c05486cb9844.html, 2019.10.20.
　b: https://antidrug.moj.gov.tw/dl-182-81f6a767-0083-4d0d-8de8-739ad94ddcca.html, 2019.10.20.
　c: https://antidrug.moj.gov.tw/cp-51-5407-2.html, 2019.10.20.

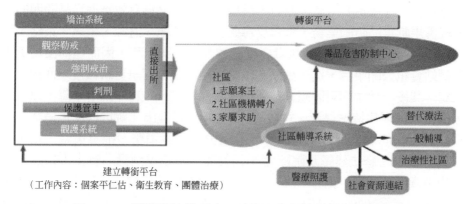

圖4-18-4 刑事司法體系內、外毒品犯銜接輔導系統關聯圖

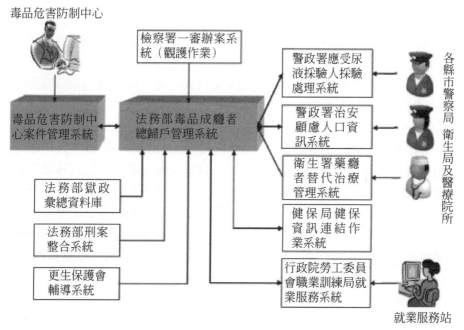

圖4-18-5 毒品成癮者歸戶資訊系統關聯圖

「遠離毒害」（戒毒）：減少原有毒品施用人口。又為有效掌握毒品問題的全貌，統籌規劃毒品防制業務，整合反毒研究相關資訊、財源、組織、策略，遂於2015年6月15日推動「有我無毒，反毒總動員方案」[105b]，因而建構出反毒大本營網站資訊公開平台，迄今觀察，確實已經出現了資訊更新緩慢，而難以一窺全貌。其後，為了面對因應當前新型態毒品氾濫、吸毒年齡層下降，以及毒品入侵校園等現象持續蔓延，行政院於2017年5月提出「新世代反毒策略」，宣稱以新世代的思維進行全面反毒。策略分成防毒策略、拒毒策略、緝毒策略、戒毒策略、修法建議及院際合作五大塊，預期達到毒品新生人口逐年下降、施用毒品及其衍生犯罪下降、讓人民安全有感等目標。行政院並宣示未來四年（2017年至2020年）將投入100億的經費於反毒行動上，並動員法務部、警政署、衛福部、教育部等部會大量的經費、跨部會的動員，象徵著政府對民眾展現反毒決心的企圖，以歸零思考方式，提出統合防毒、拒毒、緝毒、戒毒及修法配套等五大面向之「新世代反毒策略」[105c]，持續滾動修正，並據以擬具「新世代反毒策略行動綱領」，以2017年至2020年四年為期，調整過去僅偏重「量」之反毒思維，改以「人」為中心追緝毒品源頭，並以「量」為目標消弭毒品存在，強化跨部會功能整合，提出反毒行動方案，同時增加預算資源與配套修法，期有效降低涉毒者之各種衍生性犯罪，並抑制新生毒品人口增加，維護世代健康，因而訂定「新世代反毒策略行動綱領」[106]。自2018年起，行政院啟動「安居緝毒計畫」，針對藏匿在大樓、社區的毒販，進行8大區域聯防，並透過檢察、警察、調查、海巡、憲兵、關務6大緝毒系統，以高檢署建置之毒品資料庫為核心，針對「販毒者據為販賣毒品之大樓與社區」、「犯罪組織及幫派涉毒地點」、「群聚施用毒品地點」、「青少年易遭引誘聚集施用地點」及「毒品交易熱點」等涉毒熱點，共同打擊社區型販毒為重點毒品犯罪。

　　時至今日，隨著物聯網（Internet of Things, Iots）技術、巨量資料（Big Data）、第五代行動通訊網絡（5th Generation Gobile Networks, 5G）、人工智慧（Artificial Intelligence, AI）、雲端運算（Cloud System）的來臨，科技貼近生活已經無遠弗屆、無處不在。執行刑事保安處分的高度再犯者，耗用國家司法與行政、社會成本甚巨，因而在參照國際人權、個資安全、社區服務協定立法例，衡平社會安全防衛的考量，有效介入觀護、監管與治療處遇的前提下，能否擴大執行電子監控機制？或以毒品法庭建立相關協定機制，或運用生物傳感器（Biological Sensor）技術發出電子警訊，或者適度的限縮行動自由等，以

---

[106]https://antidrug.moj.gov.tw/dl-2656-f242dfc5-dba3-4948-9805-721af75255ea.html, 2019.10.20.

強化毒品風險社會安全下的治理效能，值得思考。

三、國內毒品危害防制相關政策之發展

　　面對國內吸毒人口居高不下，濫用藥物漸趨多元化，為防制毒品氾濫，政府於1993年5月12日公開揭示「向毒品宣戰」，且於1994年2月1日將原內政部召集之「中央肅清煙毒協調督導會報」提升至行政院層級之「中央反毒會報」，確定反毒任務以「斷絕供應」及「減少需求」為策略，並以「緝毒」、「拒毒」及「戒毒」三項任務分工為手段，分由法務部、教育部、衛生福利部（前行政院衛生署）主政分工，統合相關部會力量，落實執行反毒工作，定期檢討執行成效，並結合民間力量，積極展開反毒工作。其後為進一步發揮整體統合力量，加強防制毒品危害，於2001年1月31日將「行政院毒品危害防制方案」修正為「毒品危害防制方案」交由法務部執行，再將整體性、跨部會議題功能、性質相近之「中央反毒會報」併入「行政院強化社會治安專案會議」共同運作，其後有關各項反毒工作之組織架構，均依強化社會治安專案會議實施要點之規定辦理，反毒議題則大致以每三個月提出一則進行討論。然而，「緝毒」、「拒毒」與「戒毒」分組是反毒工作的一體三面，須相輔相成，始得克竟其功。「緝毒」工作在徹底斷絕毒品之供給，以達成「拒毒於彼岸」、「截毒於關口」及「緝毒於內陸」之目標。建構完善緝毒法制、積極加強國際合作，以及培訓緝毒人才、整合情報資訊，以科學化方式提升緝毒成效，則是緝毒之工作重點。「拒毒」工作則在建立正確生活認知，使大眾在潛移默化中建立拒毒之信念。藉由家庭、學校及社會環境之教育，讓反毒觀念能落實於全民基本生活態度上，則是拒毒工作之重點。「戒毒」工作在矯治對毒品濫用與成癮之不良習慣，本乎「治療勝於處罰」、「醫療先於司法」之措施，藉擴充戒治設施及培養戒毒人才，進行生理勒戒、心理戒治，進而復健輔導，使戒治者得重返社會，是戒毒工作之目標。

　　然而，毒品氾濫問題並未獲解決，2002年起緝獲毒品數量不減反增，特別是第二級毒品安非他命及製造工廠（原料及半成品）為患最烈，其後第三級、四級毒品（K他命、FM2、一粒眠等）及新興毒品（2C-I等）陸續間歇性出現；因此，政府為貫徹反毒決心，再次「全面向毒品宣戰」，經2004年11月3日行政院強化社會治安第24次專案會議討論，同年11月11日法務部擬定我國

反毒工作之新策略[107]，將2005年至2008年定爲「全國反毒作戰年」，陸續執行「抓毒蟲作戰計畫」、修正「防制毒品危害獎懲辦法」將毒梟販毒所得之財產依宣告沒收金額比例發給獎勵金；成立「反毒宣講團」、建置「反毒資源線上博物館」、籌建「反毒陳展館」；成立「專責戒治所」、評估「替代療法」戒毒可行性、召開「毒品使用者愛滋病防治政策」及加強運用「緩起訴制度，指定施毒犯至精神醫療院所自費完成藥癮戒治處遇」，減輕司法制度負擔等，皆已積極展現政府各部會從事毒品防制工作的努力成果，其中依據「刑事訴訟法」第253條之2第6款所規定之「緩起訴自費完成藥癮戒治處遇」策略，乃是我國現行地檢署積極推動「緩起訴減害試辦計畫」的重要緣由，並已足以作爲發展「安非他命緩起訴自費戒治」導向的參考。

我國於2008年4月30日完成「毒品危害防制條例」第24條[108]修法後，已將毒品緩起訴減害試辦計畫法制化，並開啓司法體系鼓勵毒品病犯治療的歷史新頁，更加賦予檢察官結合「刑事訴訟法」[109]第253條之1第1項、第253條之2之規定，於宣告該病犯緩起訴處分時，令入指定戒治處所，附命完成戒癮治療程序，修訂後之法規精神實爲毒癮者的「轉向」。進而於2008年10月30日行政院再公布「毒品戒癮治療實施辦法及完成治療認定標準」[110]，已對於施用第一級毒品病犯，施予連續一年期程之戒癮治療，成效卓著；各醫療院所服用美沙冬人數由2006年6月252人，增加至2009年12月11,408人，減害替代療法計畫（Harm Reduction Program）實施後，依據2009年1至9月與去年同期比較，施用毒品人口減少，地方法院檢察署新收偵查案件人數減少20.6%，偵查終結起訴人數減少21.7%，緩起訴人數因新收案件量減少亦比去年同期減少10.7%，裁判確定有罪人數減少9.5%；矯正機關新入監受刑人減少11.8%、新入所受觀察勒戒人減少24.3%，尤其新入所強制戒治人減少45.4%最多；HIV感染人數亦減少57.8%，其中毒癮者減少93.4%，成效顯著，減害計畫替代療法之實施，無論在毒品施用人口或是HIV感染人數，均已證實獲得有效控制[111]；整體而

---

[107] 法務部「反毒新策略」專案報告，2004年11月11日。

[108] 請參閱法務部全國法規資料庫，http://law.moj.gov.tw/Scripts/Query1B.asp?no=1C000000824。2019年9月13日。

[109] 請參閱法務部全國法規資料庫，http://law.moj.gov.tw/Scripts/Query1R.asp?tblname=Flrela&RCODE1=C000000824。2019年9月13日。

[110] 請參閱法務部全國法規資料庫，http://law.moj.gov.tw/Scripts/Query4A.asp?FullDoc=all&Fcode=I0030024。2019年9月13日。

[111] http://www.moj.gov.tw/public/Attachment/912111293286.pdf, 2010.9.23.

言，可謂已經初步達成毒品病患愛滋減害推行美沙冬替代療法計畫的控制效果。

　　另依衛生福利部疾病管制署（前行政院衛生署疾病管制局）的資料顯示[112]，我國自1984年通報第1例愛滋病感染者，愛滋病傳染途徑9成均爲經由性行爲所傳染，且年成長率至少約爲20%以上，但2002年至2005年的藥癮者占該年新通報感染個案的比例，已分別由2.3%、9.9%、41.4%攀升至72.6%，顯示毒品施用者併有感染愛滋疾病的疫情於此四年間發現有明顯逐漸飆漲；面對此一新挑戰，若無適當防治策略，我國愛滋病疫情勢將面臨爆炸性成長。爲解決毒癮愛滋衍生的社會問題，於是師法英國、澳洲及香港等國家實施經驗，自2006年起，衛生福利部（前行政院衛生署）遂於2005年12月16日奉行政院核准執行「毒癮愛滋減害試辦計畫」後，積極展開推動對於毒品施用者「病患」身分明確定位之藥癮戒治替代（維持）治療（Substitution Therapy, Maintenance Therapy）、清潔針具計畫（Needle Exchange Programs, NEPs）、毒癮愛滋病患衛教諮商等具體的行動對策方案；相較前述情形，所幸由於及時採取減害計畫相關措施，至2006年的新通報感染愛滋人數2,761人中，兼具毒品施用行爲者有1,667人（占60.4%），已首度略呈下降幅度；惟值得關注的是，性、毒品、愛滋傳染病多重因果循環的發展趨勢，及導致此種曲線陡升及陡降的原因，是否爲採取「愛滋病之監所主動篩檢」策略變動所致；且須注意的是毒品施用者的變動趨勢，及共用針具（溶液）施用毒品感染愛滋等疾病（包括B、C型肝炎）的危險行爲是否有所改變，仍須回歸政策推動的初衷，是否達成目標而定。

　　依據法務部統計資料顯示，國內毒品施用者再犯比率高達8成，以戒治醫院的醫師臨床經驗來看，施用海洛因者其終身戒毒成功機率約僅占1成。而依據現況統計資料，同時發現毒品施用行爲者對愛滋的影響業已擴及於女性族群，2005年曾發現之5例孕婦感染愛滋者中，即有3位母親即爲毒品施用注射者，爲此國內取法聯合國對愛滋感染併有毒品施用行爲者三大防治策略：上游以緝毒與拒毒防治策略爲首，目標爲徹底減少毒品施用人口、中游以戒毒防治策略爲主，目標爲強化與普及提供戒毒服務、下游以減害計畫防治策略爲重點，目標爲加強疾病篩檢與處遇，建構教育諮詢服務網絡之防治策略，以健全規劃其具體政策。然而，爲了防治愛滋病的感染，政府可不可以提供病患海洛

---

[112]衛生福利部疾病管制署（前行政院衛生署疾病管制局）網站。

因等毒品的替代性治療藥物？政府可不可以提供清潔針具給共用針具的施打毒品者，交換乾淨的針具提供使用，以避免傳染疾病？愛滋病、C型肝炎等疾病感染者併有施打毒品危險行為者的案例暴增，形成國內疾病防治的嚴重挑戰，為了減少日益嚴重的傳染性疾病問題，衛生署擬採行國外的「減害觀念」，與現行毒品危害防制條例「除刑罰化」的精神一致，雖為犯罪行為但卻不科處或不馬上科處刑罰，而以其他非刑罰的制裁來取代，同時亦非「除罪化」（Decriminalization）[113]，其策略之一是引進「替代療法」，在醫療人員監視下，提供替代藥物給海洛因成癮注射慢性疾病者，策略之二包括於固定時點提供清潔針具，以避免共用針具所造成愛滋病的擴散，政策立意良善，惟這些作法仍須儘速加強社會溝通與釐清法律爭議，對於政府執法部門、社區民眾和學界的分歧看法，亦尚待積極整合。總此在在顯示，整合社會共識乃是未來政策推動是否受到支持的重要關鍵。由於減害計畫（Harm Reduction）為一新觀念，其主旨精神為務實，而非贊成吸毒行為，是以兩者相權取其輕，為其施政抉擇。在當前毒癮再犯率高達8成以上的情況下，聯合國提出減害的概念，許多國家如澳洲、英國、荷蘭等亦行之多年，且成效良好，此種政策依據國際經驗顯示，需要所有負責公共安全和公共衛生部門的共同合作方能解決問題。許多國家花了相當多的時間，公共安全和公共衛生部門才取得共識而推動，國外試驗已證明減害政策確實係為解決共用針具施打毒品所造成愛滋病擴散蔓延的方法之一。

由我國刑事司法制度的漏斗效應觀之，理應有逐步篩漏的機制，進行案件的過濾，然因法令未能快速隨時代變革，以致往往缺乏司法的合理正當性，於社會治安不佳、人民缺乏安全感之際，檢、審之間在平衡社會期待的壓力下，亦難推動「微罪不舉」的裁量作為，造成刑事司法制度的欠缺篩漏機制，又同時呈現案件負荷量大，及審判裁量品質每況愈下的現象，難以集中司法資源改善品質，造成檢、警、調、憲、法院及監所全面性超量承載的窘境。

四、刑事司法理念之檢討

近年刑罰理論思潮已由絕對報應理論（Retributive Justice），逐漸演變為相對預防理論；因此，刑罰的本質即在於達成預防犯罪之目的。我國「監獄

---

[113] 林山田（1995），刑法通論。臺北：作者自印。

行刑法」（Prison Act）[114]第1條明定：「徒刑、拘役之執行，以使受刑人改悔向上，適於社會生活爲目的。」即已明示我國獄政管理係採預防理論，亦即透過教化方式，以達預防犯罪之目的。依據我國司法行政部改制法務部後，增設保護司的組織設計，意在職司保護管束執行之指導、監督，建構觀護制度（Probation System）[115]，並依據「少年事件處理法」（Juvenile Delinquency Act）[116]、「保安處分執行法」（Rehabilitative Disposition Execution Act）[117]於地方法院及地方法院檢察署分設觀護人（室），分別推動少年觀護與成人觀護保護管束、社區處遇案件、司法保護範疇事項，似已慮及再犯的隱憂，其後，更結合臺灣更生保護會、福建更生保護會、犯罪被害人保護協會[118]及觀護志工協進會等龐大組織運作方式，從事更生人及其家庭的保護協助；依據「更生保護法」（Rehabilitation Protection Act）[119]第1條規定：「爲保護出獄人及依本法應受保護之人，使其自立更生，適於社會生活；預防其再犯，以維社會安

---

[114] 參見全國法規資料庫，http://law.moj.gov.tw/LawClass/LawAll.aspx?PCode=I0040001。2019年9月30日。

[115] 按我國「觀護制度」係採少年觀護及成年觀護雙軌制，其中少年觀護制度始於民國51年公布之「少年事件處理法」，1968年9月司法行政部（法務部前身）於地方法院增置觀護人，掌理檢察官指揮之少年保護管束事件，1971年7月1日「少年事件處理法」實施，觀護人依據「少年事件處理法」之規定執行職務。至1980年7月1日審檢分隸時，前司法行政部改制爲法務部，並增設保護司，掌理保護管束執行之指導、監督等事項；因而，配合修正當時之「保安處分執行法」第64條第2項爲：「法務部得於地方法院檢察處置觀護人，專司由檢察官指揮執行之保護管束事務。」1982年建立年觀護制度，並編印「地方法院檢察署執行保護管束案件手冊」作爲執行依據。

[116] 參見全國法規資料庫，http://law.moj.gov.tw/LawClass/LawAll.aspx?PCode=C0010011。2019年9月15日。

[117] 按「保安處分執行法」第2條規定，保安處分處所如左：一、感化教育及強制工作處所。二、監護、禁戒及強制治療處所。前項保安處分處所，由法務部或由法務部委託地方行政最高機關設置。保安處分之實施，受法務部之指揮、監督。參見全國法規資料庫，http://law.moj.gov.tw/LawClass/LawAll.aspx?PCode=I0030002。2019年9月22日。

[118] 按法務部主管3個財團法人，分別是臺灣更生保護會（19個分會，專任人員59位、兼任人員126位、董事21位、委員424位、更生輔導員1,516位）；2009年辦理中途之家38家445人（兒童少年6家33人、一般成年13家168人、戒除煙毒酒癮15家223人、其他4家21人）、福建更生保護會和犯罪被害人保護協會，是依據「更生保護法」及「犯罪被害人保護法」（Crime Victim Protection Act）成立的，其中福建更生保護會與犯罪被害人保護協會的基金由政府捐助50%以上，臺灣更生保護會則是依據日據時期臺灣之私法人所遺留財產而成立之財團法人。參見民國98年12月10日立法院第7屆第4會期司法及法制委員會第26次全體委員會議紀錄，立法院公報，98卷78期，http://lci.ly.gov.tw/lcew/communique/work/98/78/LCIDC01_987801_00011.doc。2019年9月24日。

[119] 參見全國法規資料庫，http://law.moj.gov.tw/LawClass/LawAll.aspx?PCode=I0050001。2019年9月25日。

寧，特制定本法。」本法未規定者，適用其他法律。因而，倘法務部依據「保安處分執行法」第2條之規定，透過委託地方政府建構感化教育、強制工作、監護、禁戒及強制治療處所之保安處分執行處所，則社區矯治中心[120]、中途之家等安置收容圖像，儼然已成；惟僅專業觀護法制[121]與組織尚未健全，是爲遺珠之憾。現代監獄設立之目的，即在利用執行自由刑期間，對於各類受刑人教化，實施各種處遇，使受刑人改悔向上，並增進受刑人之自制力及生活技能，使受刑人出監後結合國家司法保護體系，依據矯正教化結果及社會危害情 形差異，進行轉銜更生觀護，重新復歸適應自由社會之生活，成爲社會有用之人；依據我國兩極化刑事政策的精神，對於情節輕微、偶發初犯及犯罪後態度良好，理應運用「和緩的刑事政策」的執行策略，在社經環境變遷的大量犯罪結構下，規劃部分刑事立法的「除罪化」（Decriminalization）、刑事司法的「除刑罰化」及刑事執行的「替代監禁」、（Alternatives to Imprisonment）、「去機構化」（Deinstitution）、「非監禁化」（Non-Prisonization），推動以社區爲基礎的矯正措施，如進階接受（半）開放式機構的社區處遇（Community-Based Corrections）型態（如外役監[122]），提前轉銜安排適應社會生活的環境，其目的即在減輕刑事司法體系之負擔，並行使「嚴厲的刑事政策」集中於少數重大犯罪上，始符刑罰的經濟性考量；再者，依據刑事司法漏斗效應[123]的現行體制，尚可採用檢察緩起訴、司法緩刑、罰金（Fine）刑罰，及易服社會勞動制度[124]等多元社區處遇的「前門」制度，均能有效發揮篩檢與大

---

[120] 按「社區矯治中心」傳統稱爲中途之家，係社區犯罪處遇機構之一，具有短期監禁、處遇、收容及釋放前服務之特色，其適用對象甚廣，包括即將出獄之受刑人、服短期刑者及未受審判而參與審前轉向之犯罪嫌疑人，及接受社區觀護處分之犯罪人等；是爲現代保安處分、重整復歸模式之產物，具有教育、諮詢、工作及就業輔導等功能，可避免機構處遇之弊病。

[121] 按民國98年5月27日立法院第7屆第3會期第15次會議議案關係文書草案，院議案關係文書，院總字第658號，委員提案第9068號，本院委員楊麗環、楊瓊櫻、呂學樟等18人，制定觀護法，作爲社區處遇之專法，賦予觀護執行者實質的權利，……爰提出「觀護法草案」。

[122] 按「外役監條例」第4條第2項規定，外役監受刑人，有下列各款情形之一者，不得遴選：一、犯刑法第161條、「肅清煙毒條例」第9條第1項、第2項或「麻醉藥品管理條例」第13條之1第2項第4款之罪者。二、累犯者。但因過失再犯罪者不在此限。三、因犯罪而撤銷假釋者。四、有強制工作 或感訓處分待執行者。受刑人之遴選，係自各矯正機關中參酌其意願，由遴選委員會挑選。參見全國法規資料庫，http://law.moj.gov.tw/LawClass/LawAll.aspx?PCode=I0040013。2010年8月10日。

[123] The President's Commission on Law Enforcement and Administration of Justice, The Challenge of Crime in a free Society, Washington D. C.: Government Printing Office, 1967.

[124] 按修正刑法第41條，受六個月以下有期徒刑或拘役者，得改服社會勞動，增加刑事司法執行階段

量減少刑事司法案件之功能，增加刑罰的經濟性，亦降低監獄超額收容所引爆的風險與增進調節功能，並兼顧刑罰均衡原則與有效協助保護更生人之再社會化過程（Re-Socialization）。毒品犯是受刑人當中再犯率最高之一群，對於屢次吸毒、反覆進出監獄之毒品犯，是造成監獄超額收容主因之一，對於假釋中再犯或因再次吸毒不敢至地檢署報到，違反「保安處分執行法」第74條之2規定而遭撤銷假釋者，所在多有；因而必須思考改採選擇性監禁（Alternatives to Incarceration）的作為，依犯罪學理論，約6%之慢性習慣犯（Chronic Offender），或稱核心犯罪者（Hard-Core Criminal），觸犯高達51.9%的所有罪行[125]；對於危害治安重大、犯案頻繁且再犯危險性高之累再犯、常業犯、習慣犯及暴力犯等核心犯罪者，應施以長期性的隔離監禁；而對於輕微犯罪人採取居家監禁（Home Confinement, Hausearrest, Home Detenion）[126]、電子監控（Electronic Monitoring, der Elektronisch Ueberwachung）[127]、密集觀護監督（Intensive Probation Supervision, IPS）[128]社區處遇、社會勞動服務、易科罰金

之轉向處遇措施，有助減少刑事司法的負擔，紓解矯正機關收容擁擠之狀況，該制度自本2009年9月1日施行。

[125] 按美國賓州大學教授Wolfgang, Marvin E.及其研究人員Robert Figlio與Thorsten Sellin「同生群縱貫性」青少年偏差行為研究（Delinquency in a Birth Cohort），針對出9,945位於1945年在費城出生的同生群青少年，並開始觀察他們至18歲之偏差行為（Delinquency in a Birth Cohort）進行研究。在3,475位的偏差行為青少年中，約1,862人（54%）為再犯者（Repeated Offender），其中曾被逮捕五次或五次以上人數占全部（9,945人）樣本6%，總共犯下5,305件（51.9%）罪刑（殺人罪、強制性交罪、強盜搶奪罪、傷害罪等）。此現象與Hirschi, Travis、Gottfredson, Michael之「一般化控制理論（A General Theory of Crime）」中所陳述之犯罪傾向穩定性的概念相一致。參見楊士隆、林健陽主編，犯罪矯正——問題與對策。臺北：五南圖書出版公司。

[126] 按「居家監禁」，指觸法者被限制在家中活動，不准外出，除非前往工作或參與某些有限度的活動，始可暫離家庭或居住地點。「電子監控」又名「電子監禁」，是一種遙感監控（Telemetry）的方案。其主要目的係結合宵禁（Curfews）與居家監禁，以追蹤、確認犯罪人之順從程度。

[127] 按法務部為防止性侵害假釋犯再犯，現已施以科技設備監控，2006年至2008年計支用2,260萬餘元，購置150套科技監控設備；另依「性侵害犯罪付保護管束加害人測謊實施辦法」等規定，對性侵害犯罪付保護管束加害人實施測謊，2005年至2008年計支出267萬餘元，分別於臺灣北、中、南、東4區建置測謊室，並購置測謊設備，以分區方式由各地檢署就近辦理。惟審計部97年度決算審查報告指出，核有：1. 未確實評估科技監控設備未來可能使用數量，致設備使用率偏低；2. 未訂定績效衡量指標，致無法評估實際執行成效等缺失。參見2009年10月15日立法院公報，98卷57期委員會紀錄重點。

[128] 按「密集式觀護監禁」制度，係指對受觀護處分人或假釋出獄人進行緊密之監控，以確保這些人不再犯罪。參見蔡德輝、楊士隆（2000），犯罪矯正新趨勢：社區處遇制度之可行性研究。法學叢刊，45卷3期，法學叢刊雜誌社。

或以緩起訴、緩刑等非監禁處分，或令入戒治處所代替，以減少單純施用毒品犯入監執行，造成監獄化（Prisonegation）的惡性影響。

毒品刑事司法體系重偵察、輕預防，重審檢刑事、輕矯治與保護的重刑化發展，形成大量犯罪無限上綱的結果，造成監禁人口爆增、倉儲化的時代來臨，而缺乏毒品犯矯治與觀護處遇制度改善的環境，已成爲加速社會累犯人口與風險化危機的溫床。當前擴大毒品更生人的社會排除與污名，不僅無助於和諧社會修復的增能機制建立，擴大監禁化隔離與高度標籤化的結果，更不利於更生改悔、復歸社區的多元處遇發展，且與國家組織再造的精簡與效率思維，背道而馳，並大相逕庭。自2006年1月，法務部全國毒品緝獲量爲與國際間統計方式一致，已改按當期鑑定之純質淨重計算，毒品緝獲總量統計資料顯示大幅下降，第二級毒品安非他命緝獲量亦呈下降之勢，其中陸續破獲安毒工廠之及時貢獻應不可忽視，統計方式整體改變後較難比較；然而，倘仔細觀察毒品相關統計資料的長期趨勢發現，卻有毒品施用人數未減、新收偵察毒品案件微降、裁判施用毒品確定有罪人數漸增（特別是第一級毒品）、毒品裁判確定有罪人數再累犯持續上升、在監毒品犯單純施用人數上升的現象，可見阻絕施用人口的新增、再犯循環，並戒除成癮者爲當務之急；因此，遂有逐步擴大反毒層面之議；依據法務部於2006年1月9日召開之「行政院毒品防制會報」跨部會協調會議，將反毒組織運作由現行「緝毒、拒毒、戒毒」三大區塊分工模式，擴展爲「緝毒、拒毒、戒毒、防毒」4大區塊分工模式，並由原「緝毒」區塊分工抽離解析部分工作，並新增「防毒」區塊分工模式，加強組織「防毒監控」與「國際參與」2組，以期防範合法管制藥品之使用流入非法毒品濫用，此後，反毒工作正式轉變區分爲「緝毒合作組」、「拒毒預防組」、「毒品戒治組」、「防毒監控組」與「國際參與組」等5組[129]，其中防毒監控組之主辦機關爲衛生福利部（前行政院衛生署）、經濟部、外交部、金管會、研考會，秘書業務權責機關爲衛生福利部。又行政院於2006年6月2日首次召開之「毒品防制會報」中，曾提出「首重降低需求，平衡抑制供需」的新毒品政策，而討論由行政院研究發展考核委員會所研議之毒品防制政策整體規劃，內容亦具體指出，國際間之發展趨勢係以「減輕毒品對社會之危害」爲反毒策略之最高指導原則，且強調應調整以「務實、有效」爲首要考量之毒品危害風險管理的刑事政策，並勾勒出在全球化的浪潮下，期許各反毒機關應積極建立國

---

[129] 行政院衛生署、法務部、教育部、外交部（2006），反毒報告書。行政院衛生署，2007年6月。

際反毒策略聯盟、落實決戰境外之情資交換與同步法令整合機制，且對於國內長久以來，亟待建構「毒品問題整體圖像」之防毒預警監控網絡及跨縣市資訊系統平台等逐項提出建議[130]，十分重要。雖然行政院會早已於2017年12月21日通過法務部擬具的「毒品危害防制條例」部分條文修正草案，明定相類似之物質得於一次毒品審議程序列管，惟仍因各界憂心法務部過度擴張毒品定義，遲未通過修法，形同助長毒害健康，令人婉惜。

　　晚近刑罰的改革趨勢顯示，減少短期自由刑比例，而改採運用提高罰金刑罰已為大勢所趨，同時亦提倡修復式正義觀點之第三元刑罰論，以我國近五年毒品犯統計觀之，六個月以下有期徒刑案件人數比例平均約在7成比例，居高不下，整體而論，幾乎完全倚賴監禁刑罰執行，罰金刑罰寥寥可數，與德國刑罰執行現況，以8成採罰金刑罰，而僅約2成執行監禁，或與日本刑罰執行9成社區處遇，1成監禁，形成強烈對比，我國整體刑事司法體系的罪犯管理效率，已有明顯差異，恐為政策的偏失；抑或以往「專制國」刑罰理念的作遂，致有不斷加蓋超高度安全監獄之爭議及作法，亦有學界不斷疾呼應回歸法治國刑事法理念。

第五節　結　語

　　歷年反毒戰爭的執行成效，不僅引發對於反毒政策方向的質疑，藥物濫用反覆循環再犯的結果，導引出對於毒品施用者之身分定位的檢討，且再度喚起對於毒癮病患矯治處遇成效的期待問題。比較歷來最大幅度修正通過的，於2006年7月1日起施行的新刑法，正由於以往刑事司法資源運用失衡的問題日益嚴重下，發現在監服刑的犯人超過半數為輕刑犯，而真正最需要入監服刑以達教化作用的重罪犯者，卻始終僅占少數的比例，由此可知，我國耗費過多刑事司法資源在不必入監服刑便可達教化效果的輕罪犯者，為解決此種失衡問題，於是在「寬嚴並進的刑事政策」取向下，對短期自由刑的受刑人，未來將儘量採行非機構處遇的方式，且對於短期自由刑的受刑人，亦不再以傳統的監禁刑罰方式處罰，而採轉向策略回歸社區，如易科罰金、緩刑、緩起訴、社區處遇等方式，以避免短期自由刑之弊害，並鼓勵自新，如此的發展趨勢，正是說明

---

[130] 楊士隆（2005年9月），毒品問題與對策。行政院研究發展考核委員會。

未來司法裁量的多元性。

現在雖已有刑法兩極化刑事政策的轉變方向，卻仍對於輕罪酒駕肇事不斷以公共安全罪刑起訴，或對於毒品犯注射或施用累犯加重刑罰之議，仍未能落實行政裁量及司法矯正教育功能，以致往往期待緩起訴或緩刑與其執行之附帶履行條件的社區處遇，成為挽救監獄超收及爆滿的最後一道防線。由於行政調、管制與刑訴司法之檢察搜索執行界限模糊化，司法審判動輒介入行政裁量，刑事司法體系欠缺篩漏機制，致檢院積案超量負荷承載，不僅浪費司法資源，且造成審判量刑品質欠佳，極易減損人民對於司法的信賴，將使我國原以立法、行政與司法三權分立的精神盡失，抑或造成檢院之司法審判，為平衡人民過高的社會期待，在社區觀護處遇配套不足的情形下，欠缺緩起訴或緩刑的裁量擔當，對微罪改以重判量刑，企圖回應人民不安的被害恐懼，在在顯示此皆悖離刑罰的謙抑性及司法的自制性，值得我們深入省思。再者，新施行的刑法亦將美國「三振法案」（Three Strikes Law）的精神引進，除了將無期徒刑之假釋門檻提高外，更引進了美國「三振法案」的精神，針對犯最輕本刑五年以上有期徒刑之重罪累犯，於假釋期間、受徒刑執行完畢，或一部執行完畢經赦免後，於五年以內故意再犯最輕本刑五年以上有期徒刑之罪者，因罪刑重大，且假釋制度的教化作用，顯已無法發揮實質效用，故規定此種犯罪行為人無假釋規定之適用，直接排除在「假釋制度」的優惠之外。2005年刑法修法的目的即在，對危害社會的重大犯罪或高危險的犯罪人，採取重罪重罰的政策；對於輕微犯罪採取緩起訴、緩刑、社區處遇措施，以替代傳統刑罰，達成促使犯罪人復歸社會並防止再犯。刑法第74條第1項亦清楚地規定，緩刑的適用，非不能，而在不為，單純的施用毒品犯，需要的是常態規律的治療、輔導與觀護，尚無監禁的必要，顯示現行的毒品法制與刑事司法程序亟待修正。

參考書目

一、中文部分

土井正和（1997），「國際化」的「日本型行刑」。刑法雜誌，37卷1號，頁25以下。

中華人民共和國公安部，禁毒白皮書。

日本犯罪白皮書（昭和63年版）。

行政院研究發展考核委員會（2005），毒品防制政策整體規劃報告。

房傳珏（1977年6月），現代觀護制度之理論與實際。著者發行，頁58。

林順昌（2009年8月），犯罪者處遇新動向——以日本中間處遇制度為發展中心。觀護法論（初版），臺北：元照出版。

金文昌（1998年6月），「成人觀護法析論」。臺灣臺中地方法院檢察署87年度研究發展報告，頁52-54。

翁弘彰（1986），建立我國觀護制度完整體系之研究。臺灣宜蘭地方法院檢察處，頁448。

馬維野主編（2003），全球化時代的國家安全。武漢：湖北教育出版社，頁440-441；轉引自蒲吉蘭，犯罪致富——毒品走私、洗錢與冷戰的金融危機（2001年版），北京：社會科學文獻出版社。

國家安全局編印（2004年2月），非傳統安全威脅研究報告（第三輯）。臺北：遠景基金會，頁248-249。

崔敏主編（1999年6月），毒品犯罪發展趨趨與遏止對策。北京：警官教育出版社，頁125。

陳淑貞（1998年6月），觀護制度一元化之研究。中央警察大學犯罪防治研究所碩士論文，頁41-42。

陳揚明（1975），觀護制度與觀護立法之研究。國立臺灣大學法律學研究所碩士論文，頁78-80。

黃徵男（2005），新加坡刑罰、獄政與青少年犯罪防治策略，http://www.mtp.moj.gov.tw/moj/010.htm。2005年3月7日。

詹中原（2007年6月29日），我國地方毒品危害防制中心之研究。國政研究報告，憲

政（研）096-026號。

詹中原（2007年6月29日），從全球治理論我國毒品防制政策（Drug Abuse）之機制建構。國政研究報告，憲政（研）096-024號。

蔡德輝、楊士隆（2019），犯罪學（修訂新版）。臺北；五南圖書出版公司。

二、外文部分

2004-2007 The Drug Policy Action Programme in Finland, 2006.10.15.

2006 Avenue Report, INCB, 2007.3.

2007 Annual report on the state of the drugs problem in Europe.

2019 Word Drug Report, UNODC.

Biregional Strategy for Harm Reduction 2005-2009, WHO, 2006.10. Braithwaite, J. (2002). Restorative Justice and Responsive Regulation.Oxford, UK: Oxford University Press.

Braithwaite, J. (1989). Crime, Shame and Reintegration. Cambridge, UK: Cambridge University Press.

Comprehensive Drug Abuse Preventiona nd Control Act of 1970 (P. L. 91-513, October 27, 1970).

David Wellbourne-Wood (1999), Harm Minimization in Australia: some problems putting policy into practice. *International Journal of Drug Policy*, 10, pp. 403-413.

David, S. (2004). A Fourth International Convention for Drug Policy: Promoting Public Health Policies. The British Institute of International & Comparative Law.

Department of Justice (1997), Defining Drug Courts: The Key Components.

Five-Year Drug Abuse Prevention Strategy in Japan, Jul 2003.

Fonagy, P. & Kurtz, A. (2002). Conduct disorder. In P. Fonagy,M.Target, D.Cottrell, J. Phillips & Z. Kurtz (eds.), What Works for Whom? A Critical Review of Treatments for Children and Adolescents. NY: The Guilford Press.

Freeman, K. (2002). NSW Drug Court evaluation: health, well-being and participant satisfaction. Sydney: NSW Bureau of Crime Statistics.

Gwen Mcclure(2000). The Role of Interpol in Fighting Organized Crime. *International Criminal Police Review*, 481.

Home Office-Drug strategy.

Home Office-Drugs: protecting families and communities' Action plan 2019-2020.

Home Office-National Community Safety Plan 2017-2019.

INCB Report of the International Narcotics Control Board 1996, E/INCB/1996.

Kevin S. Irwin & Craig L., Fry (2007), Strengthening drug policy and practice through ethics engagement: An old challenge for a new harm reduction. *International Journal of Drug Policy*, 18 (2), pp. 75-83.

King, J. & Hales, J. (2004). Cost-effectiveness Study - Victorian Drug Court. Melbourne: Health Outcomes International Pty Ltd.

National Drug Control Strategy, ONDCP, The White House, 2006.2.

PSA Delivery Agreement 25: Reduce the harm caused by alcohol and drugs, HM Government, http://www.hm-treasury.gov.uk/d/pbr_csr07_psa25.pdf, 2009.8.10.

Shihlung Huang, Acentury of the War on Drugs: A Review of Current US Anti-DrugPolicy, 2006年毒品與防治國際研討會，頁55-74，2006年6月1日。

Vaughnn, M. S., Huang, F. F., & Ramierz, C. R. (1995). Drug Abuse and Anti-Drug Policy in Japan-Past History and Fiture Directions. *The British Journal of Criminology*, 35, pp. 491-524.

WHO Joint Programme on drug dependence treatment and care, UNODC, 2011.8.5. WHO/UNODC/UNAIDS, Substitution maintenance therapy in the management of opioid dependence and HIV/AIDS prevention: position paper, International Journal of Drug Policy 18 (2007) 75-83.

國家圖書館出版品預行編目資料

藥物濫用、毒品與防治／ 楊士隆等著. ——
三版.——臺北市：五南，2020.02
　　面；　公分
ISBN 978-957-763-856-4（平裝）

1.藥物濫用防制　2.毒品

412.24　　　　　　　　109000340

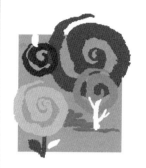

4T54

藥物濫用、毒品與防治

主　　編 ― 楊士隆（312）、李思賢（83.7）

作　　者 ― 楊士隆、李思賢、朱日僑、林春秀、戴伸峰
　　　　　　曾淑萍、李宗憲、徐　倩、蔡孟璋、石倩瑜
　　　　　　束連文、巫梓豪、顧以謙

發 行 人 ― 楊榮川

總 經 理 ― 楊士清

總 編 輯 ― 楊秀麗

副總編輯 ― 劉靜芬

責任編輯 ― 黃郁婷、王者香

封面設計 ― 姚孝慈

出 版 者 ― 五南圖書出版股份有限公司

地　　址：106台北市大安區和平東路二段339號4樓

電　　話：(02)2705-5066　傳　　真：(02)2706-6100

網　　址：http://www.wunan.com.tw

電子郵件：wunan@wunan.com.tw

劃撥帳號：01068953

戶　　名：五南圖書出版股份有限公司

法律顧問　林勝安律師事務所　林勝安律師

出版日期　2012年 3 月初版一刷
　　　　　2013年 4 月二版一刷
　　　　　2020年 2 月三版一刷

定　　價　新臺幣780元

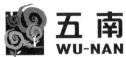
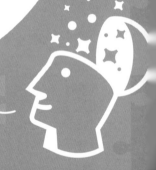
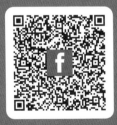
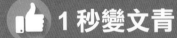

經典永恆・名著常在

五十週年的獻禮——經典名著文庫

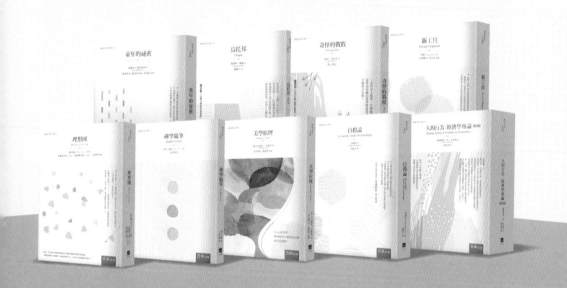

五南，五十年了，半個世紀，人生旅程的一大半，走過來了。
思索著，邁向百年的未來歷程，能為知識界、文化學術界作些什麼？
在速食文化的生態下，有什麼值得讓人雋永品味的？

歷代經典・當今名著，經過時間的洗禮，千錘百鍊，流傳至今，光芒耀人；
不僅使我們能領悟前人的智慧，同時也增深加廣我們思考的深度與視野。
我們決心投入巨資，有計畫的系統梳選，成立「經典名著文庫」，
希望收入古今中外思想性的、充滿睿智與獨見的經典、名著。
這是一項理想性的、永續性的巨大出版工程。
不在意讀者的眾寡，只考慮它的學術價值，力求完整展現先哲思想的軌跡；
為知識界開啟一片智慧之窗，營造一座百花綻放的世界文明公園，
任君遨遊、取菁吸蜜、嘉惠學子！